紫斑
①点状出血

真皮上層の限局性の赤血球遊出による直径1〜5mmの紫色の出血斑.

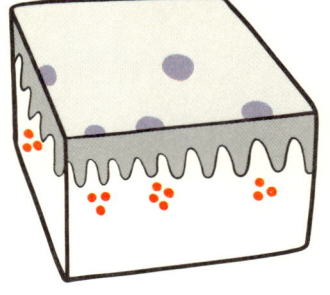

p.6

血管拡張
①斑状

真皮上層の細小血管の持久性拡張による赤い斑. 紅斑との鑑別必要.

p.4

紫斑
②溢血斑

真皮または皮下脂肪織内の赤血球遊出による直径1〜5cmの境界不鮮明な出血斑.

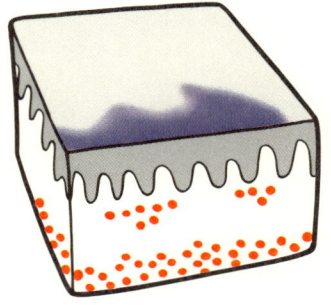

p.6

血管拡張
②丘疹状

真皮上層の細小血管の増加, 蛇行および拡張による丘疹. 炎症に基づく丘疹との鑑別必要.

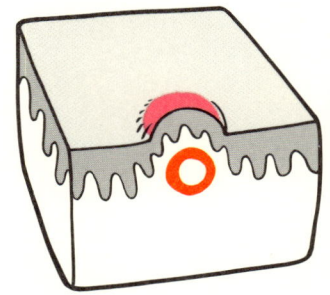

p.4

膨疹

主として液体成分による真皮の限局性の浮腫. 蕁麻疹の基本的発疹. 表面の色は種々.

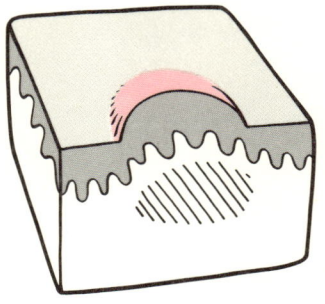

p.12

血管拡張
③分枝状

真皮上層の毛細血管の持久性拡張. 循環血液の増加による一過性潮紅との鑑別必要.

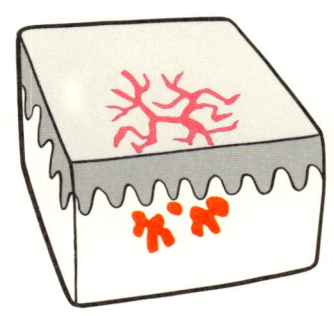

p.4

結節

表皮, 真皮の腫瘍性変化, 肉芽腫性炎症または沈着症による皮膚の境界鮮明な盛り上がり.

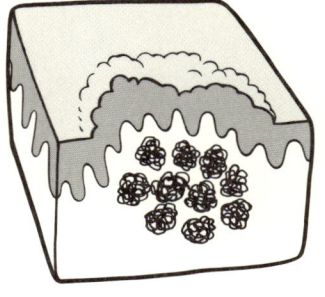

p.20

血管拡張
④丘疹・分枝状

表皮に向かって上行する小血管の拡張と真皮上層の毛細血管拡張.

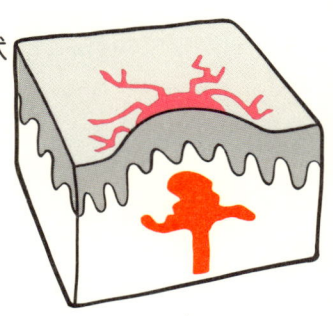

p.4

皮膚病アトラス

皮膚病アトラス

西山茂夫 [著]
北里大学名誉教授

第5版

ATLAS OF
DERMATOLOGY

東京 文光堂 本郷

第5版序文

　本書の初版刊行以来，¼世紀が経過し，疾患の臨床像，頻度，誘因，病態概念なども時代と共に変化して来た．その間に4回の改訂で，ある程度，追加，補足，訂正されたが，今回さらに大幅な改訂をすることが出来た．

　追加，補足された主要な疾患は全身性エリテマトーデス，関節リウマチを中心とした，いわゆる膠原病，ペラグラ，ヘモクロマトーシス，銀皮症，ムチン沈着症などの代謝異常，コレステロール結晶塞栓症，Osler結節，心粘液腫などの血管障害のほか，AIDS，悪性リンパ腫，水疱症である．そのほか，爪および口腔粘膜の疾患も珍しいものを加え，追加掲載された写真は約100枚に及ぶ．その中には各施設から提供された貴重な症例の写真が少なくない．心よく使用を許可された方々のお名前を感謝の意をこめて末尾に一括して記した．

　近年，皮膚科学の分子生物学的側面は著しく進歩した．しかしその基本は発疹の病理学的な成り立ちを理解することにある．まず発疹が炎症か，循環障害か，代謝異常（沈着）か，腫瘍かを眼で見て区別することが必要である．そして次にその成り立ちを，各症例について考え，治療に反映させることが大切と思う．この目的のために，本書が臨床皮膚科学の基礎として利用されれば幸甚である．

2004年3月

西山　茂夫

序　文

　皮膚科学を始めて学ぶ人にとって，皮膚疾患の種類が多い上に，病名が長くて難しいという話を聞く．その理解を助けるために，カラーアトラスが利用されるが，いわば絵合わせ的に用いるのはあまり好ましいことではない．本来は発疹の成り立ちを病理学的に理解した上で，検査，診断の方向を決めて行くのが望ましい．すなわち皮膚の病変を診るときに，それが炎症か，循環障害か，沈着症か，腫瘍かというように，病理総論に基づいて把握することが第一に必要である．

　本書では，いわば総論ともいうべき発疹のみかたに重点をおき，シェーマによって発疹の病態の理解を容易にすべく試みた．皮膚疾患はこのような発疹の時間的，空間的な分布と組み合わせによって，或る程度まで診断できるものである．

　1つの皮膚疾患でも，年齢，部位，経過によって，その臨床像は驚くほど異なるので，疾患全体の理解のためには出来るだけ多くの写真が必要となる．本書では1疾患を4枚の写真でまとめてあり，或る程度までその要求に応ずることが出来たと思う．同時に若干の重要な疾患については病理組織像をつけ加えた．

　疾患の説明は箇条書きによって簡単に行なったので，例外的な事項は割愛してある．しかし病態生理に関する新しい知見は出来るだけ多く書き加えた心積りである．また記述部分のスペースが少ないので，鑑別診断の表を載せられず，その一部を総論の項に移さざるを得なかった．

　本書で使用したカラー写真は，川崎病の口唇のもの（関東中央病院皮膚科，西脇宗一博士原図）を除き，全て北里大学皮膚科教室のものである．

　貴重な資料を提供された患者諸氏，診断および治療に当たった教室の医師，ナース，および文光堂の嵩恭子氏に深謝する．

1984年1月

西山　茂夫

目 次

総 論

発疹のみかた — 1

1. 紅　　斑 ……………………… 2
2. 血管拡張 ……………………… 4
3. 紫　　斑 ……………………… 6
4. 白斑および色素脱失 …………… 8
5. 色素斑，色素沈着 ……………… 10
6. 膨　　疹 ……………………… 12
7. 丘　　疹 ……………………… 14
8. 結　　節 ……………………… 20
9. 水　　疱 ……………………… 24
10. 膿　　疱 ……………………… 28
11. 皮下結節 ……………………… 30
12. 囊　　腫 ……………………… 32
13. 瘻　　孔 ……………………… 33
14. 硬　　化 ……………………… 33
15. 萎　　縮 ……………………… 34
16. びらんと潰瘍 ………………… 36
17. 亀　　裂 ……………………… 38
18. 鱗　　屑 ……………………… 38
19. 痂　　皮 ……………………… 40
20. 浸　　軟 ……………………… 41
21. 魚鱗癬 ………………………… 42
22. 角質増生 ……………………… 43
23. 搔破痕 ………………………… 43

各　論

1. 湿疹・皮膚炎 ——————— 47
    接触皮膚炎 ……………………… 47
    アトピー性皮膚炎 ……………… 50
    貨幣状皮膚炎 …………………… 54
    自家感作性皮膚炎 ……………… 55
    ヴィダール苔癬 ………………… 56
    うっ滞性皮膚炎 ………………… 57
    乾皮症 …………………………… 58
    主婦(手)湿疹 …………………… 59
    進行性指掌角皮症 ……………… 59
    リール黒皮症 …………………… 60
    脂漏性皮膚炎 …………………… 61

2. 蕁麻疹・痒疹 ——————— 63
    蕁麻疹 …………………………… 63
    ストロフルス …………………… 65
    痒疹 ……………………………… 66
    亜急性単純性痒疹 ……………… 67
    固定蕁麻疹 ……………………… 67
    結節性痒疹 ……………………… 68
    多形慢性痒疹 …………………… 69
    痒疹(症候性) …………………… 70
    色素性痒疹 ……………………… 71

3. 紅斑・紅皮症 ——————— 73
    多形滲出性紅斑 ………………… 73
    Sweet 病 ………………………… 75
    持久性隆起性紅斑 ……………… 76
    遠心性環状紅斑 ………………… 77
    結節性紅斑 ……………………… 78
    硬結性紅斑 ……………………… 79
    紅皮症 …………………………… 80

4. 紫斑 ———————————— 81
    血小板減少性紫斑 ……………… 81
    播種性血管内凝固症候群 ……… 81
    老人性紫斑, 機械的紫斑 ……… 82
    単純性紫斑 ……………………… 83
    高γ-グロブリン血症性紫斑 …… 83
    慢性色素性紫斑 ………………… 84

5. 循環障害 —————————— 85
    肢端紫藍症 ……………………… 85
    糖尿病性壊疽 …………………… 85
    糖尿病性水疱 …………………… 86
    前脛骨部萎縮性色素斑 ………… 86
    閉塞性血栓性血管炎 …………… 87
    皮斑(リベド症状) ……………… 88
    オスラー結節 …………………… 90
    コレステロール結晶塞栓症 …… 91
    心粘液腫 ………………………… 92
    抗リン脂質抗体症候群 ………… 93
    遊走性血栓性静脈炎 …………… 94
    血栓症後症候群 ………………… 95
    レイノー現象 …………………… 96

6. 膠原病とその類症 —————— 97
    全身性エリテマトーデス ……… 97
    慢性円板状エリテマトーデス … 102
    亜急性皮膚エリテマトーデス … 103
    新生児エリテマトーデス ……… 103
    chilblain lupus ………………… 104
    深在性エリテマトーデス ……… 104
    汎発性強皮症 …………………… 105
    限局性強皮症 …………………… 107
    皮膚筋炎 ………………………… 108

シェーグレン症候群……………………… 109
関節リウマチ……………………………… 110
成人 Still 病 ……………………………… 113
反復性多発軟骨炎………………………… 114
アナフィラクトイド紫斑………………… 115
皮膚アレルギー性血管炎………………… 116
皮膚結節性動脈周囲炎…………………… 117
全身性血管炎……………………………… 118
川崎病……………………………………… 121
壊疽性膿皮症……………………………… 122
ベーチェット病…………………………… 123
悪性萎縮性丘疹症………………………… 125

7. 肉芽腫 — 127
サルコイドーシス………………………… 127
顔面播種状粟粒性狼瘡…………………… 129
環状肉芽腫………………………………… 130
リポイド類壊死症………………………… 131
肉芽腫性口唇炎…………………………… 132
血管拡張性肉芽腫………………………… 133

8. 物理・化学的皮膚障害 — 135
日光皮膚炎………………………………… 135
ベルロック皮膚炎………………………… 135
光接触皮膚炎……………………………… 136
多形日光疹………………………………… 137
種痘様水疱症……………………………… 137
色素性乾皮症……………………………… 138
慢性放射線皮膚炎………………………… 139
凍瘡………………………………………… 140
symmetrical lividities of the soles of the feet ………………………………… 141
摩擦黒皮症………………………………… 141

9. 薬疹 — 143
薬疹………………………………………… 143

播種状紅斑丘疹型薬疹…………………… 143
固定薬疹…………………………………… 144
Lyell 症候群 ……………………………… 145
扁平苔癬型薬疹…………………………… 146
光線過敏性薬疹…………………………… 147
痤瘡型薬疹………………………………… 147
金製剤による薬疹………………………… 148
d-penicillamine による薬疹 …………… 148
副腎皮質ステロイド薬による皮膚障害… 149
抗悪性腫瘍薬による皮膚障害…………… 150

10. 水疱症・膿疱症 — 151
天疱瘡……………………………………… 151
水疱性類天疱瘡…………………………… 155
妊娠性疱疹………………………………… 156
瘢痕性類天疱瘡…………………………… 157
ジューリング疱疹状皮膚炎……………… 158
線状 IgA 皮膚症 ………………………… 159
先天性表皮水疱症………………………… 160
掌蹠膿疱症………………………………… 162
角層下膿疱症……………………………… 163
好酸球性膿疱性毛包炎…………………… 164

11. 角化症 — 165
魚鱗癬……………………………………… 165
掌蹠角化症………………………………… 166
魚鱗癬様紅皮症…………………………… 167
紅斑角化症………………………………… 168
ダリエ病…………………………………… 169
Hailey-Hailey 病 ………………………… 170
毛孔性角化症……………………………… 171
連圏状粃糠疹……………………………… 172
鱗状毛包性角化症………………………… 172
汗孔角化症………………………………… 173

12. 炎症性角化症 —— 175

- 尋常性乾癬 ……………………… 175
- 膿疱性乾癬 ……………………… 178
- 稽留性肢端皮膚炎 ……………… 179
- 関節症性乾癬 …………………… 179
- Bazex 症候群 …………………… 180
- 滴状類乾癬 ……………………… 181
- 急性苔癬状痘瘡状粃糠疹 ……… 182
- 斑状類乾癬 ……………………… 183
- ジベルばら色粃糠疹 …………… 184
- 扁 平 苔 癬 ……………………… 185
- 硬化性萎縮性苔癬 ……………… 187
- 光 沢 苔 癬 ……………………… 188
- 線 状 苔 癬 ……………………… 189
- 毛孔性紅色粃糠疹 ……………… 190
- 融合性細網状乳頭腫症 ………… 191
- Kyrle 病 ………………………… 191

13. 代謝・内分泌異常 —— 193

- アミロイドーシス ……………… 193
- 全身性アミロイドーシス ……… 193
- 皮膚限局性アミロイドーシス … 195
- ムチン沈着症 …………………… 196
- 黄 色 腫 症 ……………………… 199
- ポルフィリン症 ………………… 200
- クリオグロブリン血症 ………… 202
- グルカゴノーマ症候群 ………… 203
- Crow-Fukase（深瀬）症候群 … 204
- Fabry 病 ………………………… 205
- 亜鉛欠乏症候群 ………………… 206
- ペラグラ ………………………… 207
- ヘモクロマトーシス …………… 208
- 銀 皮 症 ………………………… 209
- Cushing 症候群 ………………… 210
- Addison 病 ……………………… 211

14. 色素異常 —— 213

- 全身性白皮症 …………………… 213
- まだら症 ………………………… 213
- 尋常性白斑 ……………………… 214
- Waardenburg 症候群 …………… 215
- 網状肢端色素沈着症（北村） … 215
- 肝 斑 …………………………… 216
- 遺伝性対側性色素異常症 ……… 217
- Albright 症候群 ………………… 218
- 汎発性黒子症 …………………… 218
- Laugier-Hunziker-Baran 症候群 … 218

15. 形成異常 —— 219

- 進行性特発性皮膚萎縮症 ……… 219
- 皮膚萎縮線条 …………………… 220
- Ehlers-Danlos 症候群 …………… 221
- Werner 症候群 …………………… 221
- 弾力線維性仮性黄色腫 ………… 222
- 黒色表皮腫 ……………………… 223
- 脳回転状皮膚 …………………… 224
- ばち状指 ………………………… 224
- 強皮骨膜症 ……………………… 225
- 表 皮 母 斑 ……………………… 226
- 脂 腺 母 斑 ……………………… 227
- 脱色素性母斑 …………………… 228
- 扁 平 母 斑 ……………………… 229
- 母斑細胞母斑 …………………… 230
- 蒙古斑, 青色母斑 ……………… 233
- 太 田 母 斑 ……………………… 234
- 血 管 腫 ………………………… 235
- 血管拡張性母斑, ポートワイン母斑 … 235
- 正中部母斑 ……………………… 235
- Sturge-Weber 症候群 …………… 236
- Klippel-Weber 症候群 …………… 237
- 青色ゴムまり様母斑症候群 …… 237
- クモ状血管腫 …………………… 238

手掌紅斑	238	パージェット病	266
遺伝性出血性毛細血管拡張症	239	ボーエン病	268
被角血管腫	240	白板症	270
苺状血管腫	241	有棘細胞癌	271
海綿状血管腫	241	転移性皮膚癌	272
血管芽細胞腫	242	悪性黒色腫	273
先天性血管拡張性大理石様皮膚	242	汗管腫	275
リンパ管腫	243	皮膚線維腫	276
貧血性母斑	244	軟線維腫	277
グロムス腫瘍	245	線維性軟疣	277
表在性脂肪腫性母斑	246	ケロイド	278
平滑筋母斑	246	小児指線維腫症	279
多発性皮膚平滑筋腫	246	後天性(指趾)被角線維腫	279
von Recklinghausen 病	247	隆起性皮膚線維肉腫	280
Bourneville-Pringle 母斑症	248	多発性細網組織球症	281
色素失調症	249	若年性黄色肉芽腫	282
Peutz-Jeghers 症候群	250	リンパ球腫	283
Cowden 病	251	リンパ腫様丘疹症	284
Muir-Torre 症候群	251	光線性類細網症	285
		菌状息肉症	286
16. 腫瘍性疾患	**253**	Sézary 症候群	287
脂漏性角化症	253	成人 T 細胞性白血病	288
粉瘤	254	その他の皮膚悪性リンパ腫	289
多発性毛包嚢腫症	255	白血病	290
稗粒腫	256	色素性蕁麻疹	291
指(趾)粘液嚢腫	256	Langerhans 細胞組織球症	293
外傷性嚢腫	257	悪性血管内皮細胞腫	294
陰茎縫線嚢腫	257		
表皮下石灰化結節	258	**17. ウイルス性疾患**	**295**
石灰化上皮腫	258	単純性疱疹	295
嚢腫状腺様上皮腫	259	疱疹性歯肉口内炎	296
基底細胞上皮腫	260	カポジ水痘様発疹症	297
基底細胞母斑症候群	262	帯状疱疹	298
ケラトアカントーマ	263	水痘	299
日光角化症	264	手足口病	300
砒素角化症	265	麻疹	301

風　　疹	302	恙虫病	334
Gianotti 症候群，Gianotti 病	303	**20. 真菌性疾患**	335
伝染性単核症	304	頭部白癬	335
伝染性紅斑	304	顔の白癬	335
ウイルス性乳頭腫	305	体部白癬	336
伝染性軟属腫	309	手，足白癬	337
後天性免疫不全症候群（エイズ）	310	爪白癬	338
18. 細菌性疾患	313	ケルズス禿瘡	339
伝染性膿痂疹	313	白癬性毛瘡	340
ブドウ球菌性熱傷様皮膚症候群	314	白癬疹	341
丹　　毒	315	カンジダ症	342
蜂巣織炎	316	癜　　風	345
壊死性筋膜炎	316	スポロトリコーシス	346
癤	317	クロモミコーシス	347
癰	317	皮膚クリプトコックス症	348
化膿性汗腺炎	318	**21. 動物性疾患**	349
尋常性毛瘡	319	疥癬	349
頭部乳頭状皮膚炎	319	マダニ刺症	350
殿部慢性膿皮症	320	毛虱症	350
pitted keratolysis	320	**22. 付属器疾患**	351
外歯瘻	320	汗疱	351
尋常性狼瘡	321	汗疹	352
皮膚疣状結核	322	尋常性痤瘡	353
皮膚腺病	323	痤瘡様発疹	354
腺病性苔癬	324	酒皶	355
陰茎結核疹	324	円形脱毛症	356
結節性結核性静脈炎	325	男性型脱毛症	357
壊疽性丘疹状結核疹	325	多毛症	358
Hansen 病	326	白毛	359
非結核性抗酸菌症	328	後天性生毛性多毛症	359
紅色陰癬	329	nail-patella 症候群	360
黄菌毛	329	縦の黒色線条	360
19. 梅　　毒	331	爪甲横溝	360
梅　　毒	331		

黄色爪症候群･････････････････････････ 360
　　匙　状　爪････････････････････････････ 361
　　爪甲剥離症････････････････････････････ 361
　　pachyonychia congenita･･････････････････ 361
　　時計ガラス爪･･････････････････････････ 361
　　爪甲点状凹窩･･････････････････････････ 362
　　twenty nail dystrophy ･･････････････････ 362
　　先天性示指爪甲形成異常症･･･････････････ 362
　　陥　入　爪････････････････････････････ 362
　　Muhrcke 爪 ･･･････････････････････････ 363
　　Terry 爪 ････････････････････････････ 363
　　爪甲縦裂症････････････････････････････ 363
　　爪甲鈎彎症････････････････････････････ 363

23. 口腔粘膜疾患 ─────────── 365
　　フォアダイス状態･･････････････････････ 365
　　皺　襞　舌････････････････････････････ 365
　　地　図　状　舌････････････････････････ 365
　　正中菱形舌炎･･････････････････････････ 365
　　毛　　　舌････････････････････････････ 366
　　舌　扁　桃････････････････････････････ 366

　　再発性アフタ･･････････････････････････ 366
　　ベドナーアフタ････････････････････････ 366
　　赤い平らな舌･･････････････････････････ 367
　　粘　液　嚢　腫････････････････････････ 367
　　線　維　腫････････････････････････････ 367
　　外　骨　症････････････････････････････ 368
　　口　角　炎････････････････････････････ 368
　　静　脈　湖････････････････････････････ 368

24. 老人性変化 ─────────────── 369
　　項部菱形皮膚･･････････････････････････ 369
　　cutis linearis punctata colli ････････････ 369
　　老人性面皰････････････････････････････ 369
　　Favre-Racouchot 症候群 ････････････････ 370
　　dermatosis papulosa nigra ･･････････････ 370
　　老人性血管腫･･････････････････････････ 370
　　殿部老人性苔癬化局面･･････････････････ 371
　　white fibrous papulosis of the neck ･･････ 371
　　老人性脂腺増殖症･･････････････････････ 371
　　星状偽瘢痕････････････････････････････ 371

付録　全身疾患と皮膚 ─────────────────── 373
写真提供者一覧 ─────────────────────── 382
索　　引 ────────────────────────── 383

総論
発疹のみかた

皮疹と個疹──────皮膚にあらわれる肉眼的変化を広く皮疹（発疹）eruption, exanthema といい，そのうち根本的な最小単位を個疹という．

診断のポイント────皮膚疾患の診断に際しては，第1に発疹ないし個疹の性質を認識することにはじまる．第2に個疹の性質によって病変を病理学的に把握する．すなわち病変が炎症か，循環障害か，代謝異常か，腫瘍かを考え，最後に臨床像と病歴から疾患の原因を探求することとなる．

皮疹の種類──────皮疹（発疹）の種類には次のものがある．

1. 皮膚面にあるもの
   a) 血管拡張　teleangiectasia（4, 5頁）
   b) 紅斑　erythema（2, 3頁）
   c) 紫斑　purpura（6, 7頁）
   d) 白斑　leucoderma および色素脱失　depigmentation（8, 9頁）
   e) 色素斑　pigmented fleck および色素沈着　pigmentation（10, 11頁）
2. 皮膚面より隆起しているもの
   a) 膨疹　wheal（12, 13頁）
   b) 丘疹　papule（14～19頁）
   c) 結節　nodule（20～23頁）
   d) 水疱　blister および小水疱　vesicle（24～27頁）
   e) 膿疱　pustule（28, 29頁）
   f) 嚢胞（腫）　cyst（32頁）
3. 皮膚面より陥凹しているもの
   a) 萎縮　atrophy（34, 35頁）
   b) びらん　erosion（36頁）
   c) 潰瘍　ulcer（37頁）
   d) 亀裂　fissure（38頁）
4. 発疹の上にのっているもの
   a) 鱗屑　scale（38, 39頁）
   b) 痂皮　crust（40頁）

1 紅斑 erythema　　こうはん

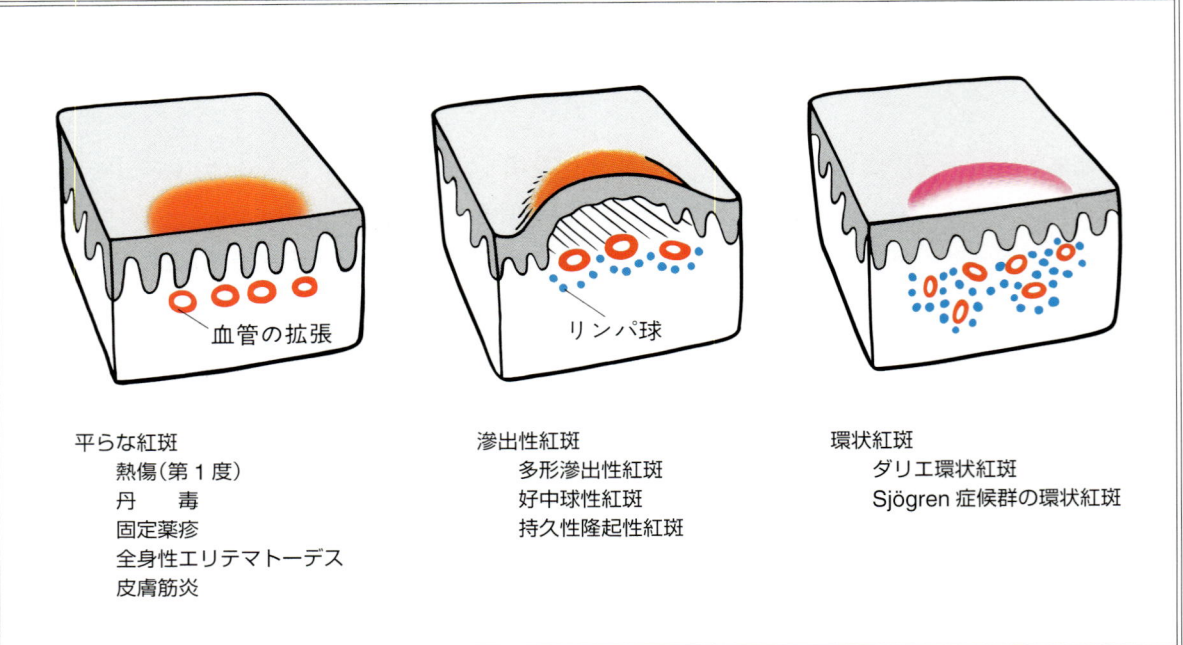

平らな紅斑
　熱傷（第1度）
　丹　毒
　固定薬疹
　全身性エリテマトーデス
　皮膚筋炎

滲出性紅斑
　多形滲出性紅斑
　好中球性紅斑
　持久性隆起性紅斑

環状紅斑
　ダリエ環状紅斑
　Sjögren 症候群の環状紅斑

定義　　紅斑は皮膚の細小血管の炎症性充血による可逆的な赤い斑であり，時間とともに変化する．その存在は皮膚の炎症を意味する．

炎症が表皮におよぶと表皮内の小さな水疱，鱗屑，痂皮を生じ，のちに色素沈着を残すことが多い．

紅斑の特殊型
1）丘疹性紅斑：小さく，やや隆起する．
2）滲出性紅斑：水っぽく盛りあがる．
3）環状紅斑：辺縁が輪状．
4）蕁麻疹様紅斑：浮腫性の紅斑で膨疹より長く続く．

鑑別を要するもの　　血管拡張による非可逆的な赤い斑．紫斑．発赤の強い膨疹．

A. 滲出性紅斑
exsudative erythema

紅斑のうち滲出性炎症の強い，水っぽく盛りあがったもの．
1）多発．多くは左右対称性．
2）滲出液が表皮の下にたまって水疱をつくることがある．
3）組織学的に滲出を伴う慢性炎症．
4）アレルギー性の発生機転が考えられる．

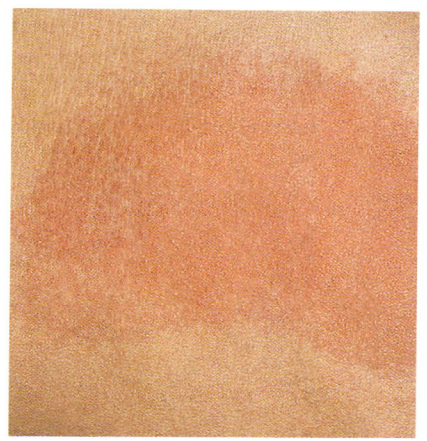 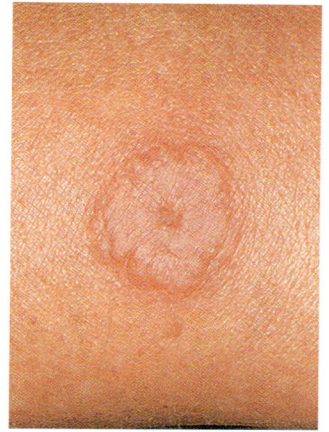 

| 平らな紅斑 | 滲出性紅斑 | 環状紅斑 |

B. 環状紅斑
anular erythema

紅斑のうち辺縁の赤みが強く，輪ないし環状を呈するもの．
1）紅斑の辺縁を触れると浸潤がある（浸潤：真皮内の細胞，または線維の増加によるかたさ）．
2）滲出性紅斑より経過が長く，数が少ない．
3）表皮の変化がない．
4）組織学的には滲出傾向のない，真皮血管周囲のリンパ球増殖．
5）アレルギー性（遅延型）が考えられる．

（付）蝶形紅斑

定義 ── 鼻を中心として両頬にかけて，蝶が翅を広げた形で分布する紅斑をいう．

蝶形紅斑をきたす疾患
1）全身性エリテマトーデス（97頁）
2）皮膚筋炎（108頁）
3）ペラグラ
4）多形滲出性紅斑（73頁）
5）好中球性紅斑（Sweet病）（75頁）
6）光線過敏性皮膚炎（135頁）
7）猩紅熱
8）伝染性紅斑（304頁）
9）Bloom症候群
10）Hartnup症候群
11）Cockayne症候群

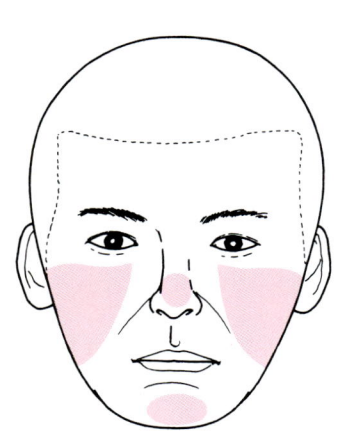

蝶形紅斑の分布

2 血管拡張 teleangiectasia

けっかんかくちょう

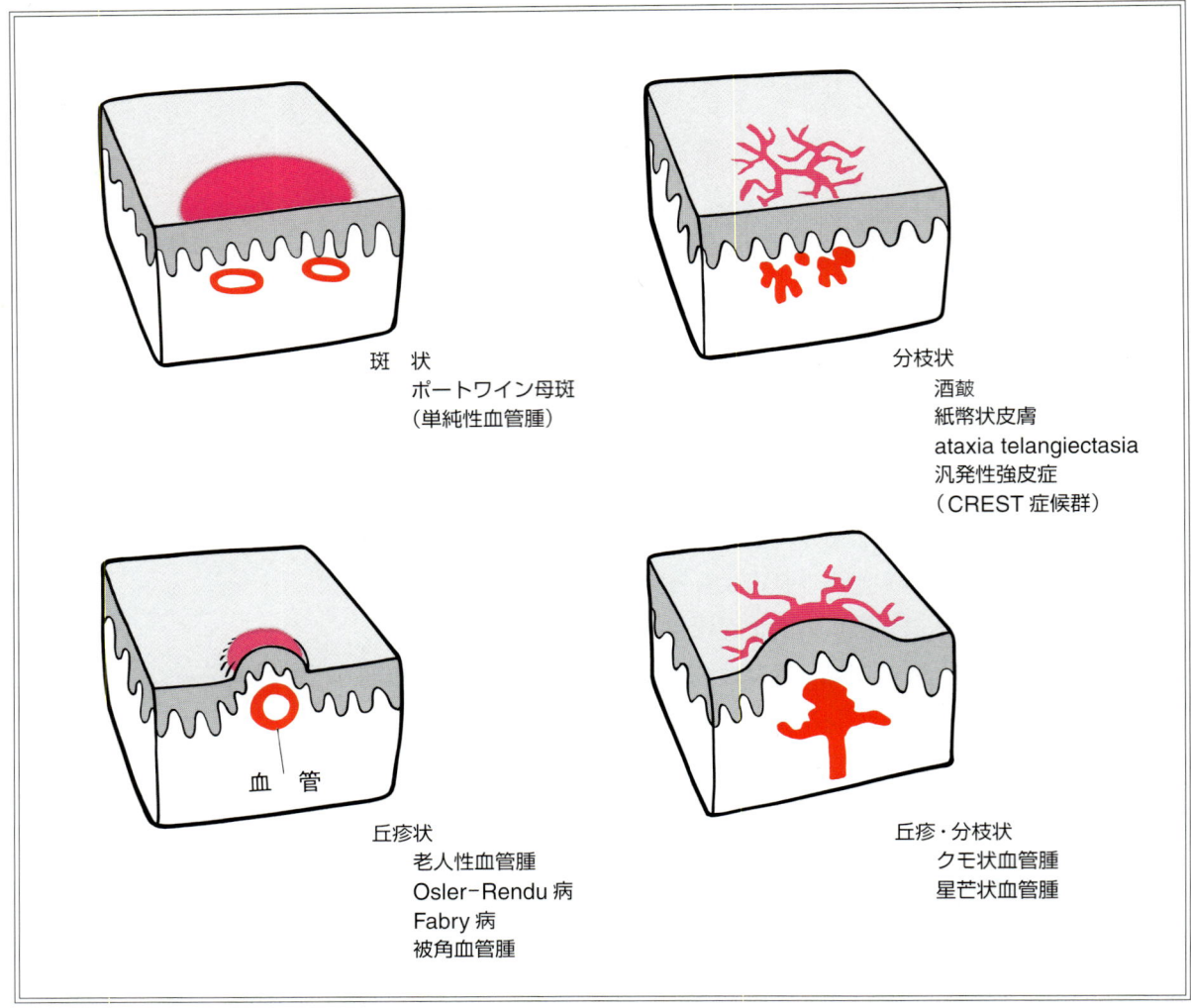

定義	真皮上層の毛細血管が持久性に拡張，延長，蛇行している状態．
特徴	1) 臨床形態に4型がある．
	①斑状，②分枝状，③丘疹状（結節状），④丘疹（結節）・分枝状．
	2) ガラス圧によって赤い色が消える．
	3) かゆみ，痛みなどの自覚症状なし．
	4) 組織学的には末梢血管の形態異常．非炎症性．
鑑別	1) 斑状の血管拡張は紅斑（炎症性，可逆的）と．
	2) 分枝状血管拡張は循環血液の増加による一過性の潮紅と．
	3) 丘疹状血管拡張は丘疹，結節と区別する．

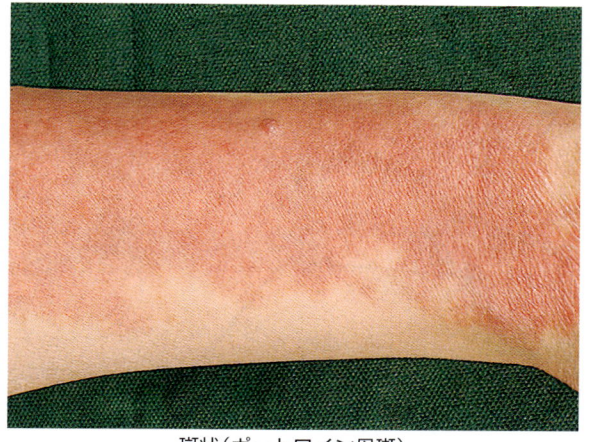
斑状（ポートワイン母斑）

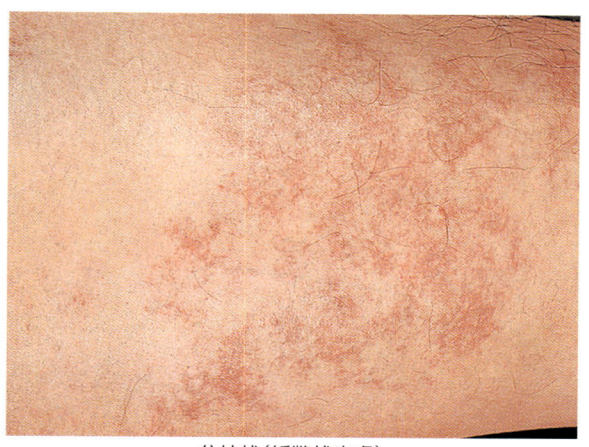
分枝状（紙幣状皮膚）

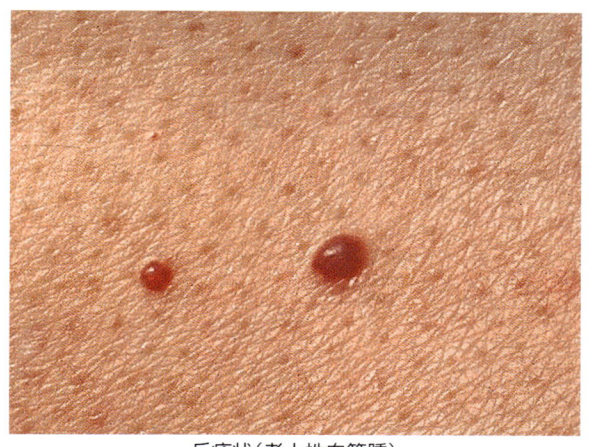
丘疹状（老人性血管腫）

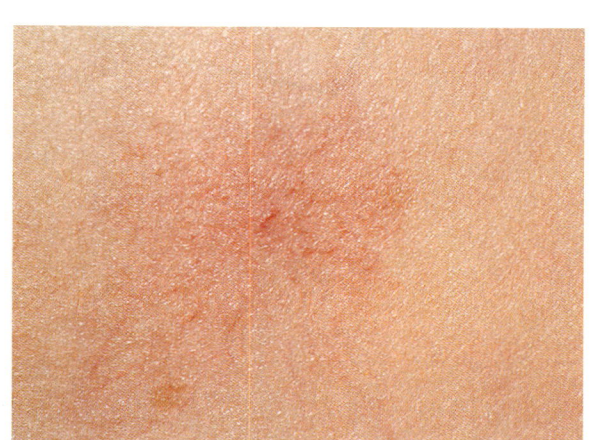
丘疹・分枝状（クモ状血管腫）

病変の一部に血管拡張
のみられるもの─── 1）カルチノイド症候群（晩期）．
2）皮膚筋炎（108頁）．
3）Majocchi 紫斑．
4）色素性乾皮症（138頁）．
5）リポイド類壊死症（131頁）．

分枝状の血管拡張では，循環血液の増加によって一過性の潮紅をきたすことがある．特に外界の温度や精神的影響によって顔に起こりやすい．

顔の一過性潮紅をきた
す疾患─── 1）糖尿病 rubeosis diabetica. 　　4）Cushing 症候群．
2）高血圧． 　　5）酒皶（355頁）．
3）カルチノイド症候群． 　　6）副腎皮質ステロイド薬の長期使用（149頁）．

3 紫斑 purpura

しはん

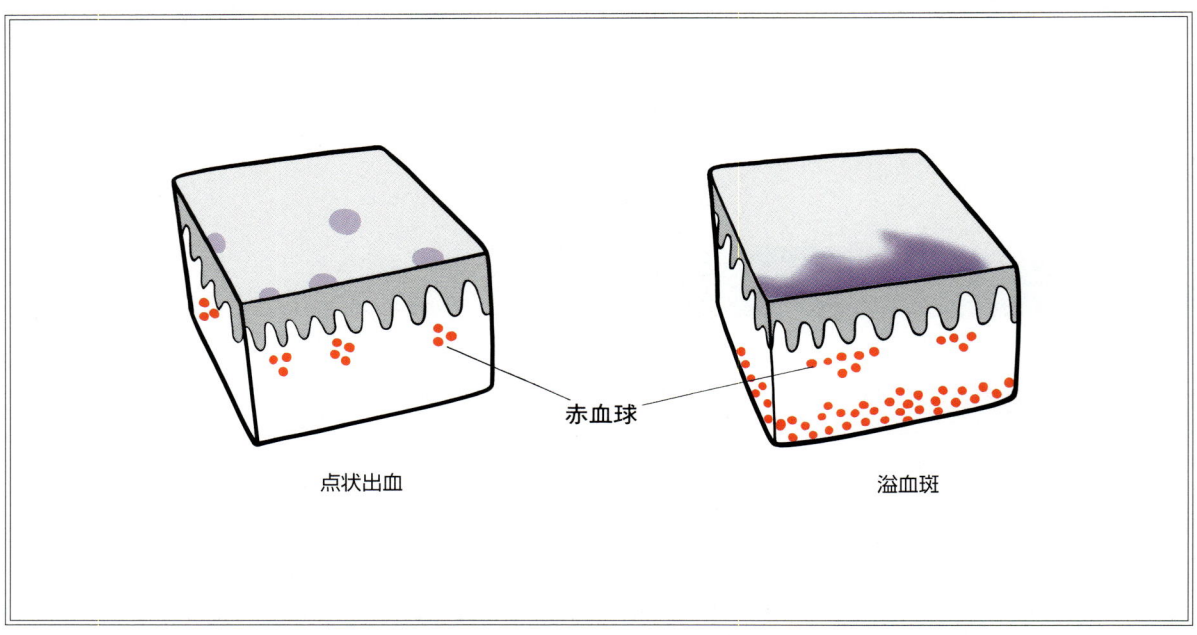

点状出血 / 溢血斑 / 赤血球

表Ⅰ 紫斑の分類と鑑別

	紫斑の形	口腔粘膜	血小板減少	出血時間延長	凝固時間延長	プロトロンビン時間延長	毛細血管抵抗減弱	疾患ないし原因
血小板異常	点～斑	(+)	(+)	+	(−)	(−)	+	血小板減少症（表Ⅱ）
	(−)	(+)	(−)	+	(−)	(−)	+	血小板無力症
血管壁の炎症	点状紅斑膨疹丘疹水疱 を伴う	まれ	(−)	(−)	(−)	(−)	(−)～+	アナフィラクトイド紫斑, 症候性の血管性紫斑
血管支持組織の弱体化	点～斑	(−)	(−)	(−)	(−)	(−)	+	老人性紫斑, ステロイド紫斑, Ehlers-Danlos症候群
血管自体の異常	点～斑	(+)	(−)	(−)	(−)	(−)	+	Osler病, 壊血病, 尿毒症, 感染症
	点, 色素沈着	(−)	(−)	(−)	(−)	(−)	+	高γ-グロブリン血症
線溶異常	点～斑	(+)	(−)	(−)～(+)	(−)～(+)	(−)～(+)	−	線維素溶解性紫斑, 血管内凝固症候群
原因不明	点	(−)	(−)	(−)	(−)	(−)	+～(−)	単純性紫斑
	点状出血, 表皮の変化, 色素沈着, 血管拡張を伴う	(−)	(−)	(−)	(−)	(−)	+～(−)	慢性色素性紫斑

表Ⅱ 血小板減少症の原因別分類

Ⅰ．血小板産生の障害
　1．再生不良性貧血
　　　本態性, 放射線障害性, 薬物中毒性
　2．骨髄浸潤
　　　白血病, 転移癌, 多発性骨髄腫, 骨髄線維症
　3．悪性貧血
Ⅱ．血小板破壊の亢進
　1．免疫機序
　　　本態性血小板減少性紫斑
　　　薬物アレルギー性
　　　全身性エリテマトーデス
　　　感染症に伴う血小板減少症
　　　新生児血小板減少症
　　　後天性溶血性貧血（Evans症候群）
　　　頻回輸血後血小板減少症
　2．脾機能亢進症
　3．体外循環
Ⅲ．血小板消費の亢進
　1．血栓性血小板減少性紫斑病
　2．急性血管内凝固
　3．輸血の溶血性反応
　4．Kasabach-Merritt症候群
Ⅳ．血液希釈によるもの
　1．保存血大量輸血
　2．血漿大量輸血

（安永による）

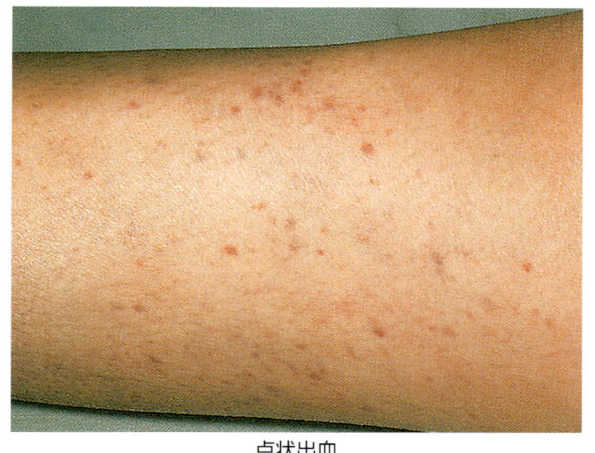
点状出血

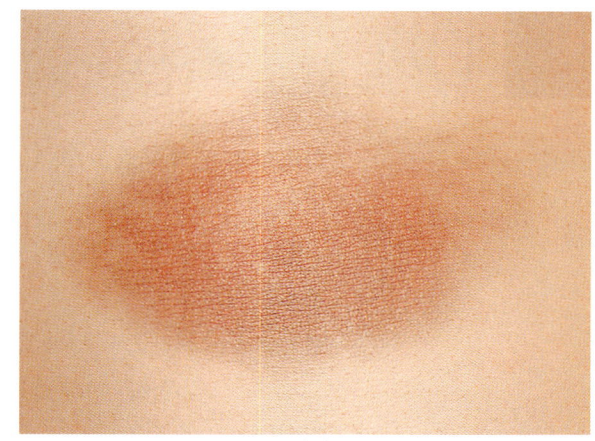
溢血斑

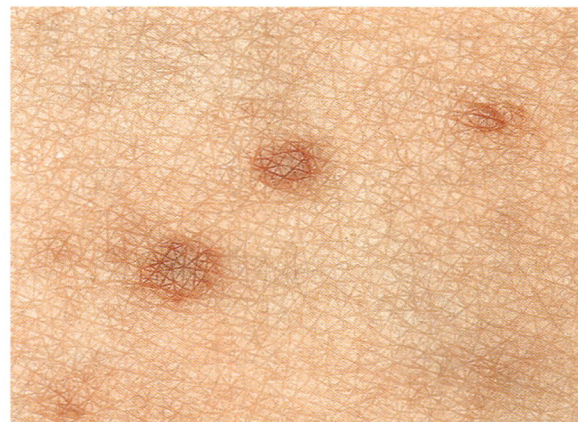
炎症性紫斑

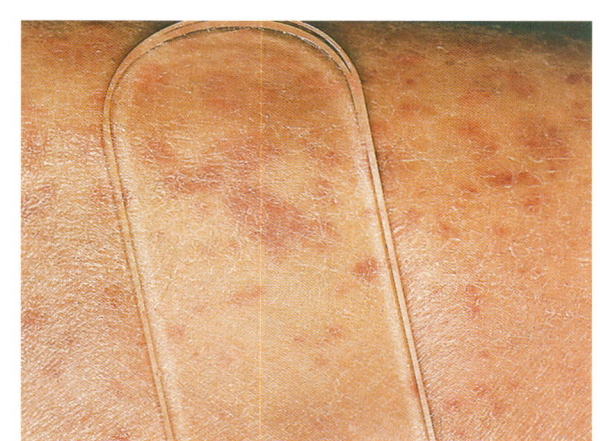
ガラス圧で消退しない

定義	真皮または皮下組織内の出血を紫斑という．
種類	溢血斑 ecchymosis（直径 1～5 cm）と点状出血 petechia（直径 1～5 mm）．
特徴	1）はじめ，浅い紫斑は鮮紅色，深いものは赤紫色．
	2）紫斑は時間の経過により，褐，黄と変化して消退する．
	3）紅斑と異なりガラス圧で消えない．
	4）出血を繰り返しているとヘモジデリンの色素沈着の残ることがある．
原因	1）血小板の異常（血小板減少）．
	2）血液凝固の異常．
	3）血管壁の変化．
	4）血管内圧の上昇および血管周囲支持組織の脆弱化．
	5）線溶系の異常．
	6）血管壁の炎症（血管炎）．滲出および細胞浸潤を伴うので，点状出血とともに紅斑，膨疹，出血性水疱がみられる（炎症性紫斑）．

4 白斑 leucoderma および色素脱失 depigmentation

原因 ── 白斑は表皮メラニン単位 epidermal melanin unit の各過程の障害によって生ずる．

1）メラノサイトの欠如：尋常性白斑，Sutton 母斑，白斑黒皮症，部分的白皮症，老人性白斑．
2）メラノゾームの形態異常：Chédiak-Higashi 症候群．
3）メラノゾームの成熟障害：脱色素性母斑，Bourneville-Pringle 病の木葉型白斑（248 頁）．
4）チロジンの減少：フェニルケトン尿症．
5）チロジナーゼの欠損ないし減少：全身性白皮症．

色素脱失と白斑 ── 表皮メラニン単位の異常によって皮膚色の白くなる場合を色素脱失といい，そのうち限局性のものを白斑という．

1）色の抜け方にはいろいろな程度がある．完全色素脱失（完全白斑），不完全色素脱失（不完全白斑）と表現する．
不完全白斑：脱色素性母斑，Bourneville-Pringle 病の木葉型白斑，癜風，炎症後の白斑．
2）白斑ないし色素脱失は種々の全身性疾患のデルマドロームとして重要である（表Ⅳ）．
3）先行する皮膚変化の認められない場合（尋常性白斑），炎症が先行する場合（炎症後の色素脱失）および真皮結合織の硬化が根底にある場合（右頁右上図）とがある．
4）白斑と同時に色素斑ないし色素沈着が存在することがある．これを白斑黒皮症という．
5）白斑の形は疾患によって多少の特徴がある．地図状（脱色素性母斑），木葉型（Bourneville-Pringle 病），菱形（部分的白皮症），中心に黒子（Sutton 母斑）など．

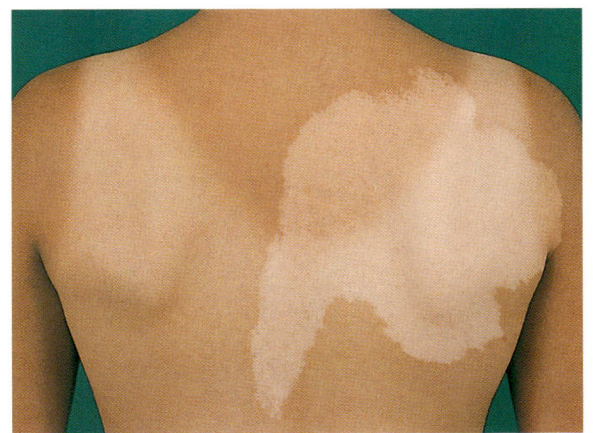
白斑(尋常性白斑と日光による色素沈着)

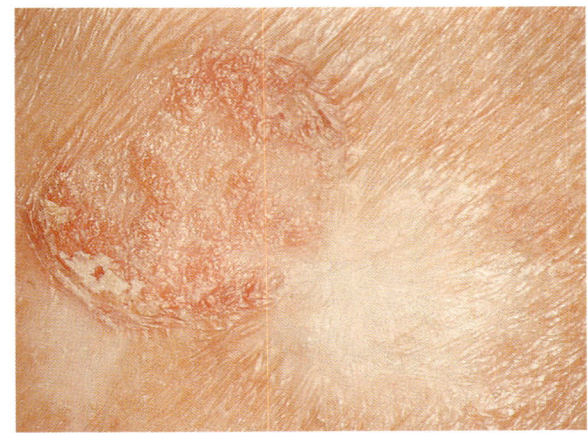
萎縮性瘢痕による白斑(尋常性乾癬を合併)

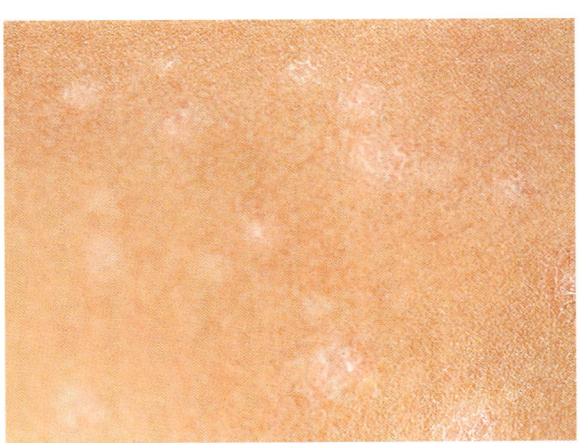
不完全白斑(尋常性乾癬)

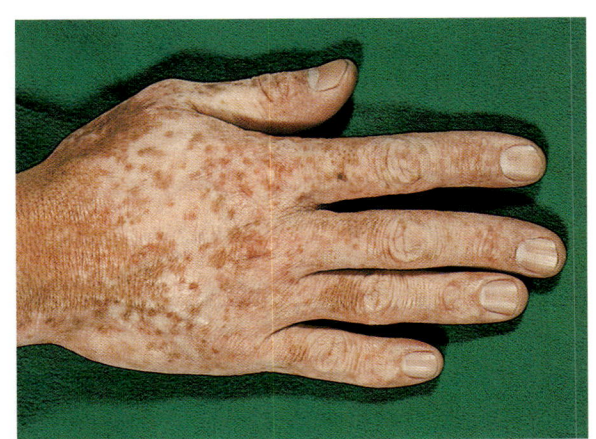
白斑黒皮症

表III 白斑を特徴とする疾患

1. 先天性
   a) 部分的白皮症
   b) 脱色素性母斑
2. 後天性
   a) 尋常性白斑
   b) Sutton 母斑
   c) 老人性白斑
3. 炎症後の白斑(不完全色素脱失が多い)
   a) 梅毒性白斑
   b) 尋常性乾癬
   c) アトピー性皮膚炎
   d) 特発性滴状白斑
4. 結合織の変化による白斑
   a) 硬化性萎縮性苔癬
   b) 限局性強皮症
   c) 慢性放射線皮膚炎
   d) 先天性表皮水疱症
5. 薬剤による白斑
6. 白斑黒皮症
   a) 遺伝性対側性色素異常症
   b) クロロサイアザイド系薬剤

表IV 色素脱失(白斑)を伴う全身疾患

1. 全身性白皮症
2. Chédiak-Higashi 症候群
3. フェニルケトン尿症
4. Ullrich-Turner 症候群
5. Werner 症候群
6. Simmonds-Sheehan 症候群
7. Falta 症候群
8. Vogt-小柳-原田病
9. Maffucci-Kast 症候群
10. デルマドロームとして
    a) 甲状腺機能亢進症
    b) Addison 病
    c) 悪性貧血

5　色素斑 pigment fleckle，色素沈着 pigmentation

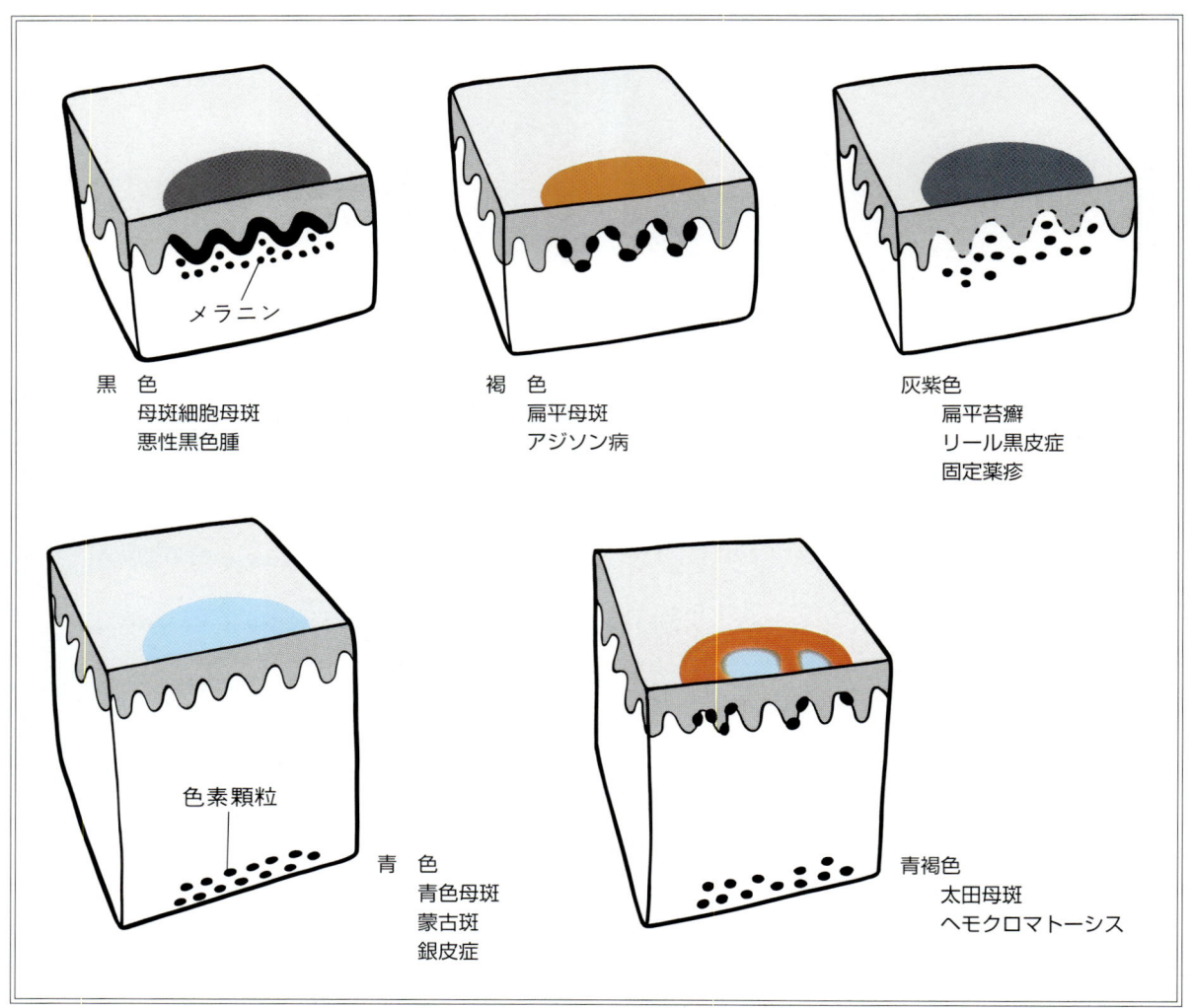

原因	皮膚色の増強に関係のある因子は，1）角層の性状，2）表皮の色素顆粒，特にメラニン顆粒の増加および 3）真皮の色素顆粒の沈着である．
びまん性と限局性	皮膚色の増強はびまん性の色素沈着 pigmentation と限局性の色素斑 pigmented macule とに分けられる．
メラニン色素	色素沈着でもっとも重要なものはメラニン色素である．表皮メラニン単位からみるとメラニン色素沈着の発生機序には，1）メラノサイトの増加，2）メラニン顆粒の増加，3）メラニン顆粒の授受障害（pigment blockade），4）メラニン顆粒変性，排出の障害および 5）担色細胞の出現，があげられる．その各々の場合で色調に変化があり，診断上重要である．

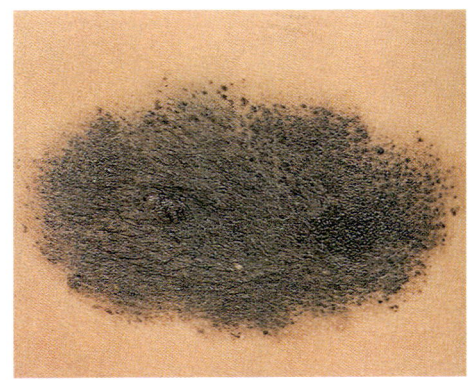
母斑細胞母斑

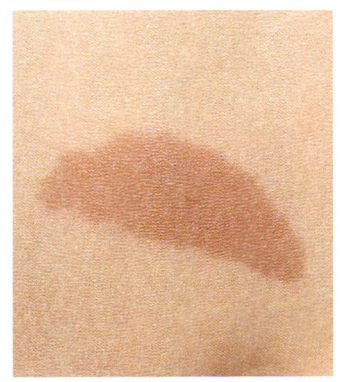
カフェオレ斑

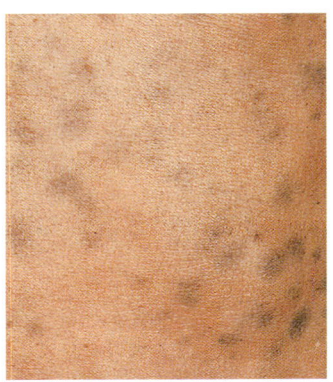
炎症後の色素沈着（扁平苔癬）

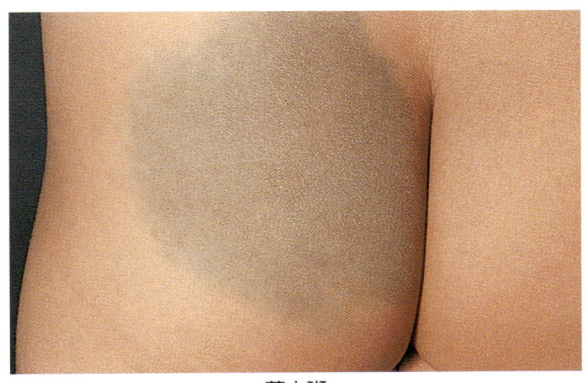
蒙古斑

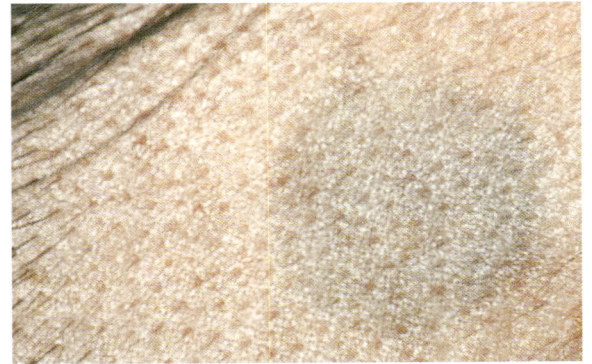
太田母斑

メラニン色素沈着は全身性（主として内分泌性）の影響によるものと，局所性の刺激（例えば炎症後の色素沈着）によるものとがある．一般に前者はびまん性の色素沈着，後者は色素斑となる．

色素斑は普通扁平であるが，メラニンを含む細胞の増殖がある場合には盛りあがることがある（母斑細胞母斑，青色母斑，悪性黒色腫）．

炎症後の色素沈着
1） 斑　状
　①固定薬疹，②色素性蕁麻疹，③色素性扁平苔癬，④特発性多発性斑状色素沈着
2） 網　状
　①リール黒皮症，②色素性扁平苔癬，③色素失調症，④dyskeratosis congenita，⑤網状皮斑（特に erythema ab igne）

表Ⅴ　色素沈着をきたす全身疾患

Ⅰ．びまん性の色素沈着	Ⅱ．限局性の色素斑
1. 内分泌異常 　a）アジソン病 　b）Cushing 症候群 　c）ACTH 分泌腫瘍 　d）甲状腺機能亢進症 2. 代謝異常（沈着症） 　a）慢性肝障害 　b）ヘモクロマトーシス 　c）ポルフィリン症 　d）Wilson 病 　e）慢性腎不全 　f）アルカプトン尿症 　g）銀皮症 3. 薬　剤 　a）クロルプロマジン 　b）抗腫瘍薬 　c）ACTH 　d）砒素，銀，蒼鉛 　e）抗マラリア薬 　f）ミノサイクリン	1. Peutz-Jeghers 症候群 2. Recklinghausen 母斑症 3. Albright 症候群 4. Leopard 症候群 5. Cronkhite-Canada 症候群 6. Werner 症候群 7. 薬　剤 　a）抗腫瘍薬（ブレオマイシン，5FU，サイクロフォスファマイド） 　b）経口避妊薬 　c）ヒダントイン 　d）アミオダロン

6 膨疹 urtica, wheal ぼうしん

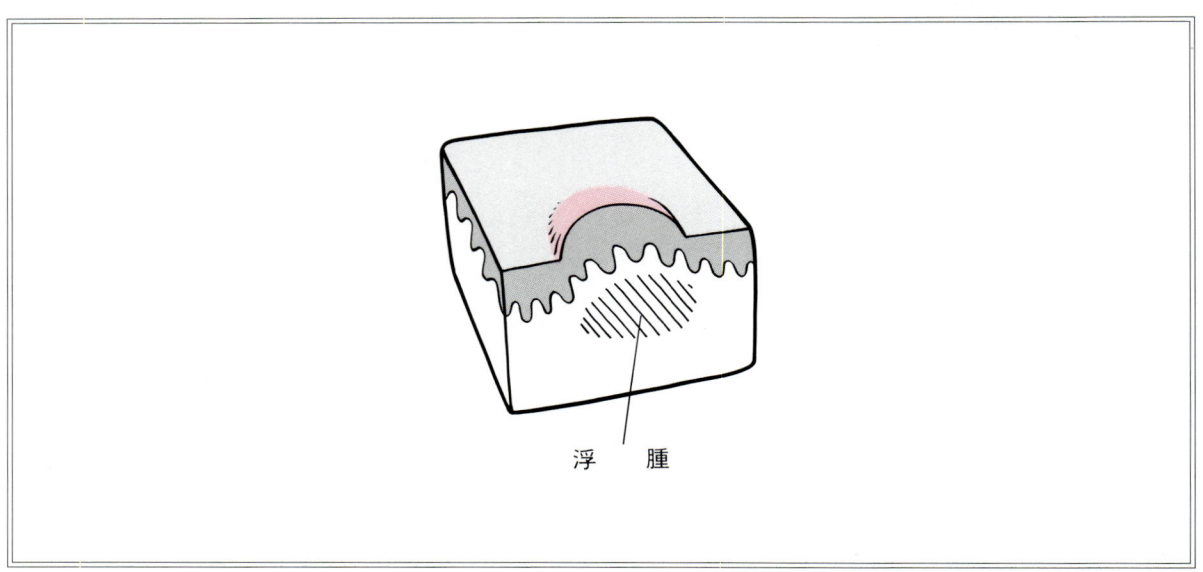

浮腫

定義 ── 主として液体成分による皮膚の限局性の膨隆を膨疹という．すなわち皮膚の表在性，限局性の浮腫であり，蕁麻疹の基本的な発疹である．小さな膨疹（丘疹状膨疹）は種々の皮膚疾患の初発疹として生ずることがある．

特徴 ── 1) 数時間であとかたなく消失する．
2) かゆみを伴う．
3) 膨疹の大きさはさまざま．丘疹状の小さなものから，遠心性に拡大，融合して大きくなるものもある．
4) 結合織がまばらでリンパ管の多い部位（眼瞼，外陰部，口唇）では巨大な膨隆となる．
5) 色は表面の血管の状態によって正常色から赤，青赤色ないしむしろ蒼白にみえることもある．

蕁麻疹 ── 膨疹が発疹性に配列している状態を蕁麻疹 urticaria という．

血管性浮腫 ── 膨疹が皮膚の深部（真皮，皮下組織）に生ずる場合，血管浮腫 angioedema ないしクインケ浮腫という．

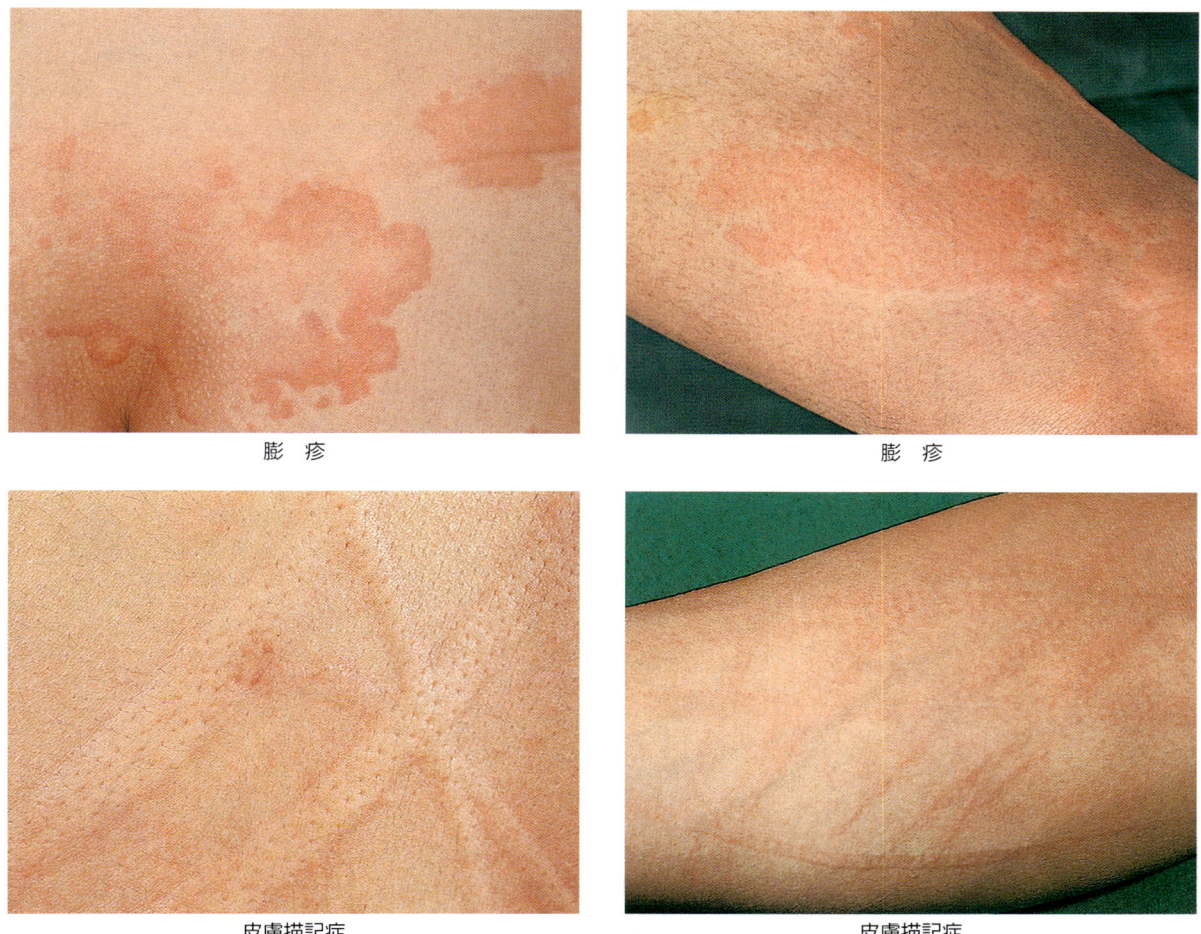

膨疹　　　　　　　　　　膨疹

皮膚描記症　　　　　　　皮膚描記症

初発疹として丘疹状
膨疹を生ずる疾患— 1) 虫刺症.
2) ストロフルス, 蕁麻疹様苔癬などの急性ないし亜急性痒疹.
3) ジューリング疱疹状皮膚炎.
4) アナフィラクトイド紫斑.
5) 苔癬状粃糠疹.
6) anétodermie urticarienne.

皮膚描記症, デルモ　皮膚を鉛筆かボールペンの反対側でこすると, その部の皮膚は血管の拡張に
グラフィー　　　　よって赤くなり, さらに血管反応の強い時には浮腫性の腫脹が起こる(隆起性
dermographism　デルモグラフィー, dermographia elevata). いわば人工的な膨疹である.
　　　　　　　アトピー性の皮膚では血管の収縮によりデルモグラフィーは白くなる
　　　　　　　(dermographia alba)(図 1-19).

7 丘疹 papule

きゅうしん

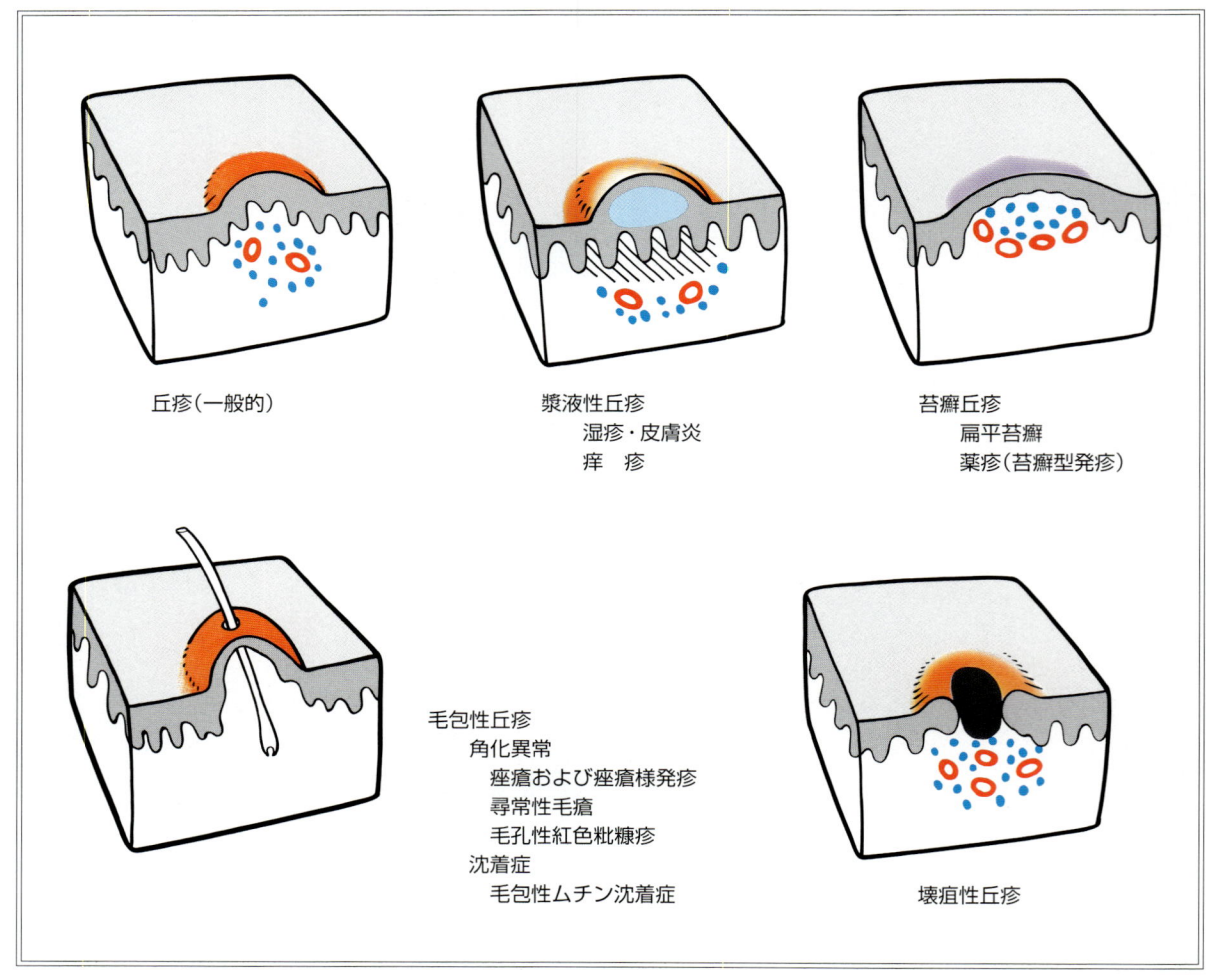

定義	炎症に基づく細胞成分の増加による小さな盛りあがりを丘疹という．丘疹の形は半球状．まれに不規則形となる（例：扁平苔癬）．
分類	炎症の時期によって，紅斑性丘疹または丘疹性紅斑（急性炎症による紅斑が非常に小さく，かつ盛りあがっているもの），漿液性丘疹（滲出性炎症の強いもの，水っぽくみえる），充実性丘疹（慢性炎症によるもの，かたい）に区別される．また炎症が表皮に波及する仕方によって丘疹の性質が異なる．これには苔癬丘疹，痒疹丘疹，湿疹丘疹および毛包性丘疹があり，皮膚疾患の診断に役立つ．
丘疹と結節	丘疹の大きさは粟粒ぐらい（例：光沢苔癬）から直径 1 cm までで，それ以上のものは一般に結節という．ただし腫瘍性の細胞増殖が考えられる時には，たとえ小さくとも小結節というのが普通である（例：粟粒腫，汗管腫）．

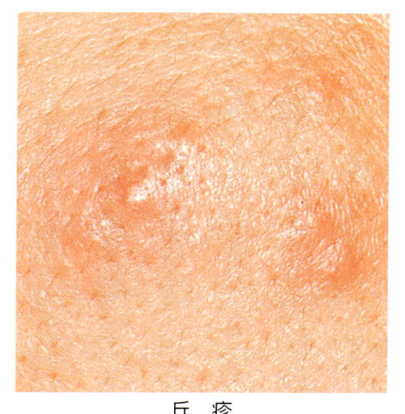
丘　疹

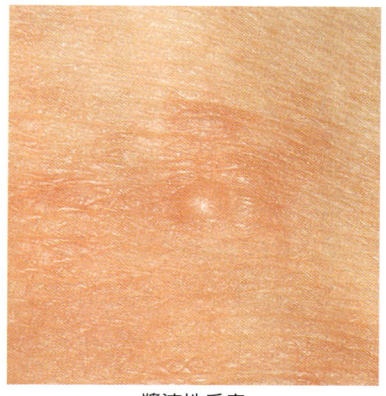
漿液性丘疹

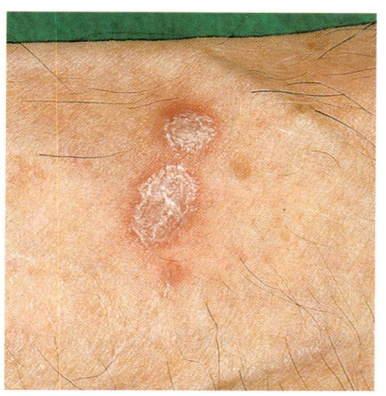
苔癬丘疹

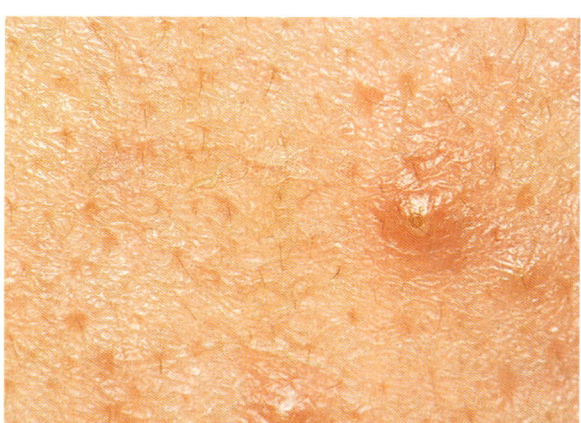
毛包性丘疹

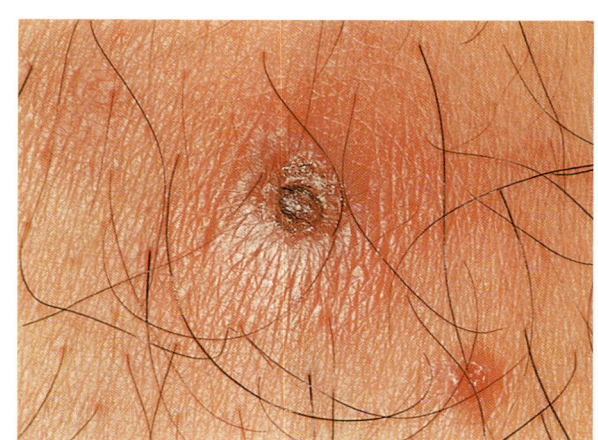
壊疽性丘疹

A. 苔癬丘疹　　表皮と真皮の両方の要素をもつ丘疹を苔癬丘疹といい，次の特徴を有する．
　　1) 表面は平らで光沢があり，鱗屑はない．
　　2) 形は正しい円形ではなく，多角形．
　　3) ほかの形の発疹に移行しない．
　　4) 赤紫色の色素沈着を伴う．
　　5) 典型的なものは扁平苔癬であるが，非定型的なものを苔癬様発疹 lichenoid eruption といい，薬疹，その他の丘疹性発疹でもみられる．

B. 漿液性丘疹　　真皮の滲出性炎症が強い丘疹を漿液性丘疹といい，次の特徴を有する．
　　1) 境が不明瞭，中央に水がたまったようにみえる．
　　2) かゆみが強く，搔破によって中央に小さなびらんができる．
　　3) 経過：漿液性丘疹 ─→ 湿疹丘疹：集簇性，ほかの形の発疹に移行する．
　　　　　　　　　　　　 ─→ 痒疹丘疹：孤立性，ほかの形の発疹に進展しない．

C. 壊疽性丘疹　　　丘疹の一部が壊死になり，膿疱に似た外観を呈するもの．
　　1）丘疹の頂点に黒褐色の壊死．
　　2）周辺の炎症性の赤味が強い．
　　3）ときに出血を伴う．
　　4）治癒後は瘢痕となる．
　　5）表皮直下の限局性の線維素性炎症による．
　　6）搔破によるびらん性丘疹（痒疹丘疹）と区別する．

壊疽性丘疹を生ずる疾患　A．四肢，体幹
　　1）壊疽性丘疹状結核疹．
　　2）皮膚アレルギー性血管炎．
　　3）急性苔癬状痘瘡状粃糠疹（Mucha-Habermann型）．
　　4）papulose atrophiante maligne Degos.
　　B．顔面では
　　1）種痘様水疱症．
　　2）壊疽性痤瘡 acne necroticans.
　　3）晩発性皮膚ポルフィリン症．

D. 毛包性丘疹　　　毛包に一致した丘疹で次の特徴を有する．
　　1）中央には毛，点状の毛包口または糸状の鱗屑がみられる．
　　2）半球状に盛りあがり，中央がとがっている．
　　3）互いに等間隔に並ぶ．
　　4）発生原因は細菌感染，毛包の角化異常，皮脂分泌の異常，排泄物の刺激によるものが多い．
　　5）毛包脂腺系の発達していない小児ではまれ．多くは遺伝性角化異常による．
　　6）毛包性の漿液性丘疹はまれ（毛包性湿疹）．直ちに膿疱に変化しやすい（痤瘡様発疹）．

毛包一致性の発疹を生ずる疾患
　　1）角化異常
　　　①毛孔性角化症，②尖形毛包性角化症，③鱗状毛包性角化症，④Monilethrix症候群，⑤VA欠乏症（phrynoderma）．
　　2）炎症
　　　①尋常性痤瘡，②痤瘡様発疹，③毛包炎，④マラセチア毛包炎，⑤尋常性毛瘡，⑥毛包性湿疹，⑦毛孔性紅色粃糠疹，⑧毛包性ムチン沈着症．

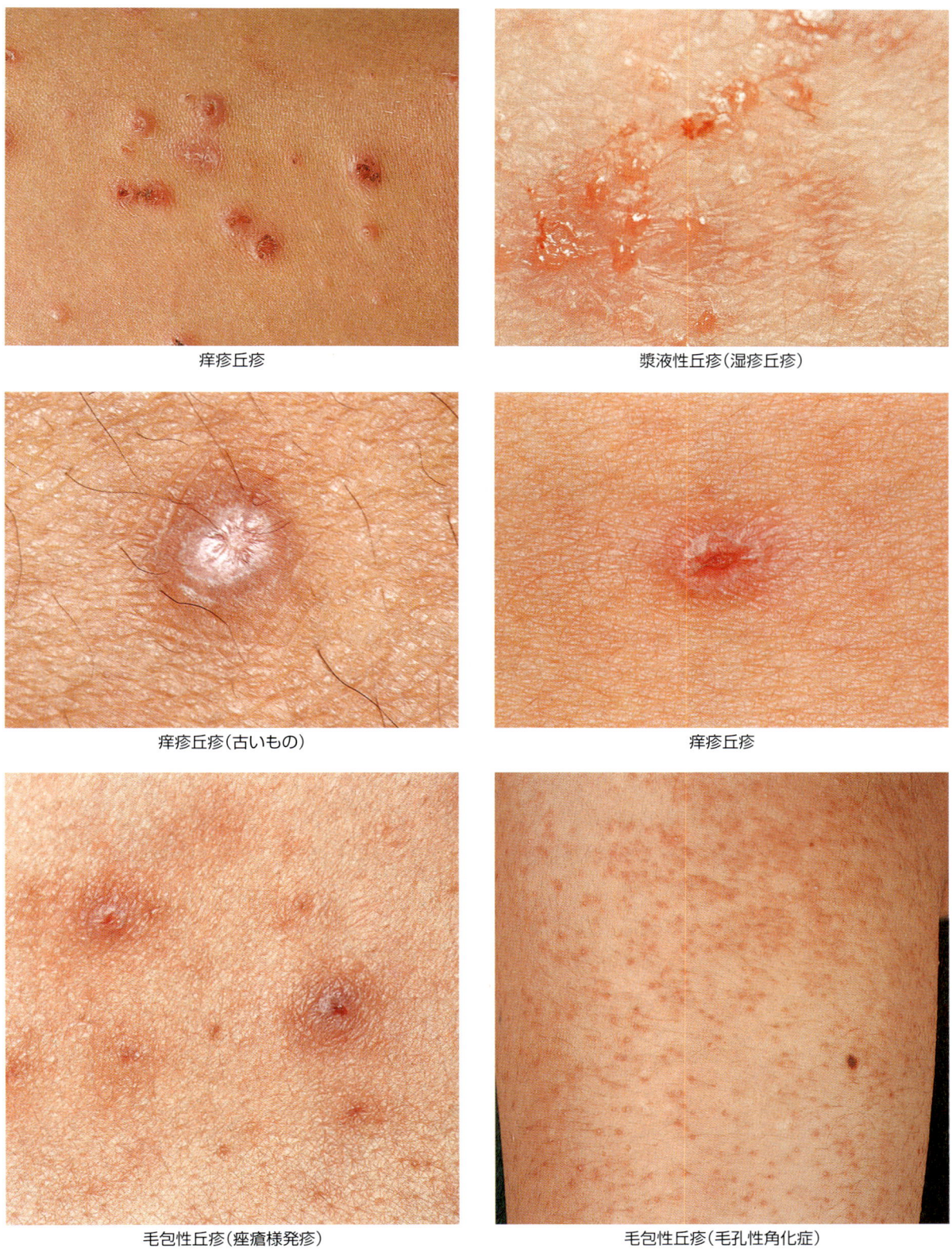

痒疹丘疹　　　　　　　　　　　漿液性丘疹（湿疹丘疹）

痒疹丘疹（古いもの）　　　　　　痒疹丘疹

毛包性丘疹（痤瘡様発疹）　　　　毛包性丘疹（毛孔性角化症）

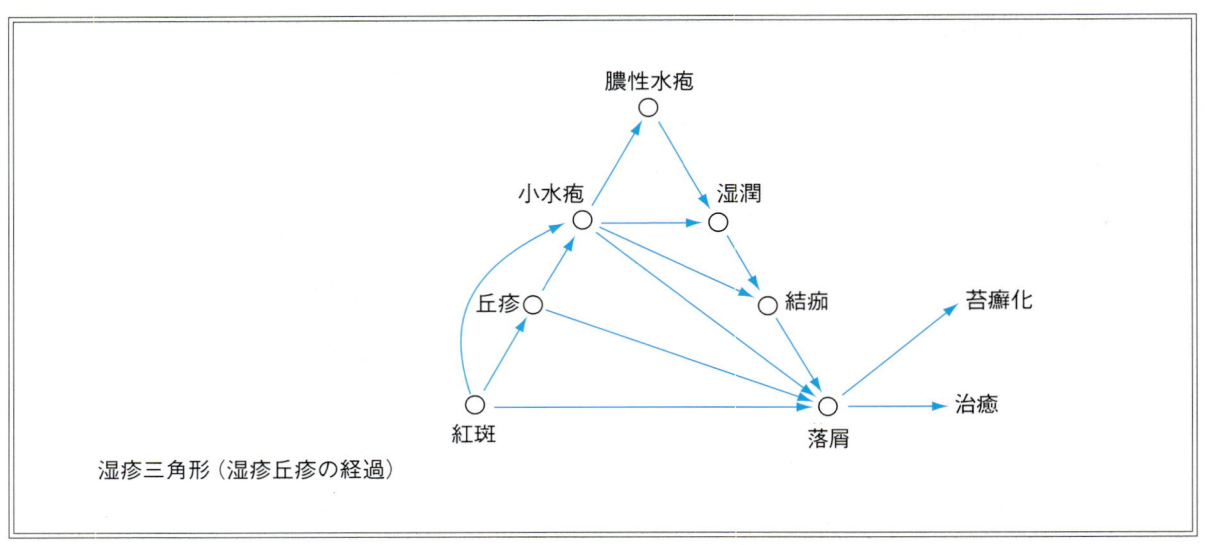

湿疹三角形（湿疹丘疹の経過）

E. 湿疹丘疹　表皮細胞間の浮腫（海綿状態 spongiosis）を主徴とする丘疹を湿疹丘疹という．

1）湿疹丘疹は紅斑性丘疹，漿液性丘疹から発展して生じ，やがて小水疱，膿疱，びらんとなり，鱗屑，痂皮を伴うようになる．

2）湿疹・皮膚炎という疾患は湿疹丘疹を中心として，上記のいろいろな時期の発疹が混在する（上図参照）．

3）かゆみが強い．

4）アレルギー性の場合には遅延型（IV 型）の反応．

湿疹丘疹を特徴とする疾患

1）接触皮膚炎．
2）アトピー性皮膚炎．
3）貨幣状皮膚炎．
4）自家感作性皮膚炎．
5）うっ血性皮膚炎．
6）体部白癬．

湿疹丘疹の集簇

苔癬化

鱗痂皮を伴い乾燥した病変

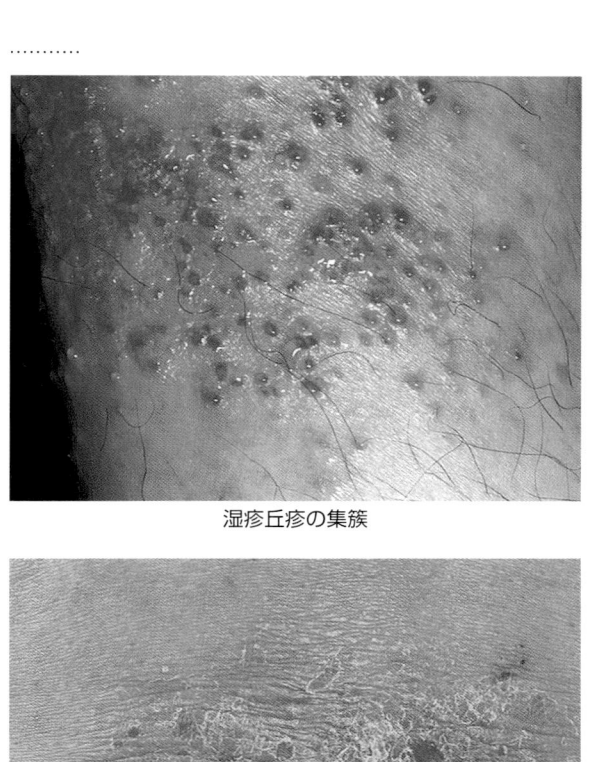

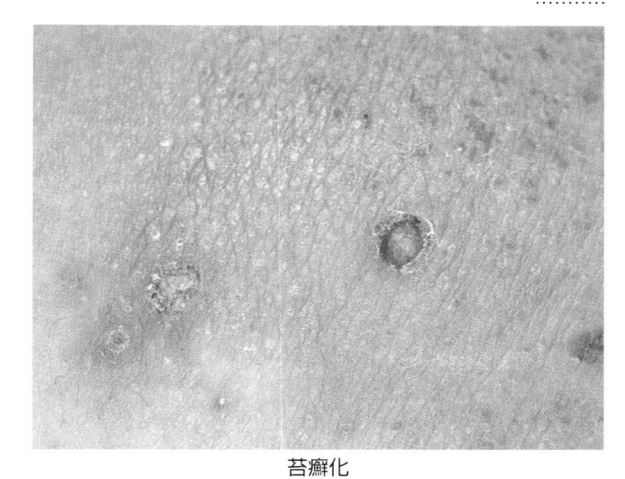

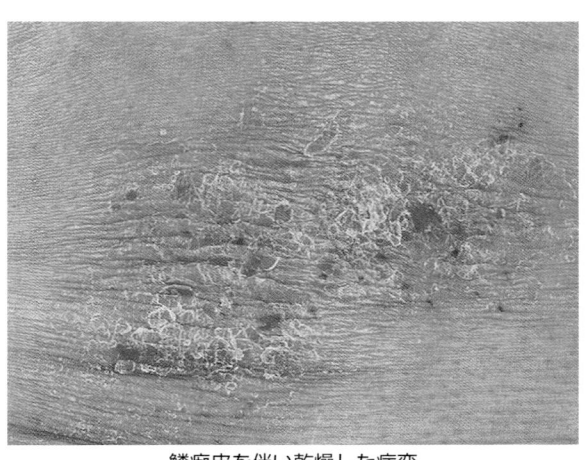

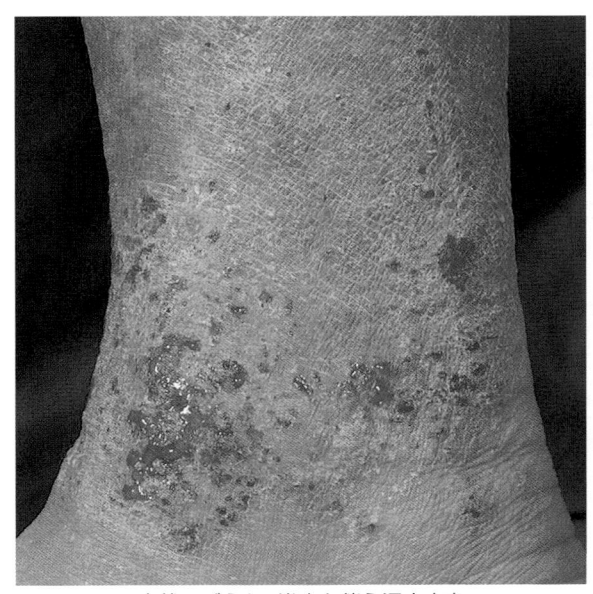

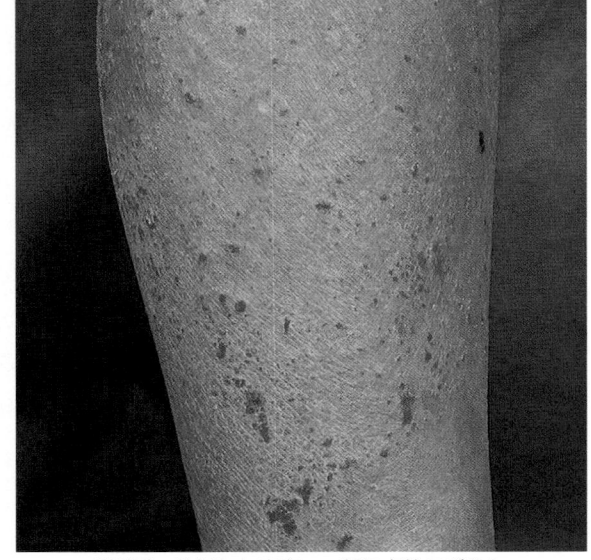

鱗痂皮を伴い浸潤する病変

点状のびらん，滲出を伴う湿疹病変
（アトピー性皮膚炎）

苔癬化，乾燥した病変．一部に点状のびらん
（アトピー性皮膚炎）

8 結節 nodule　　けっせつ

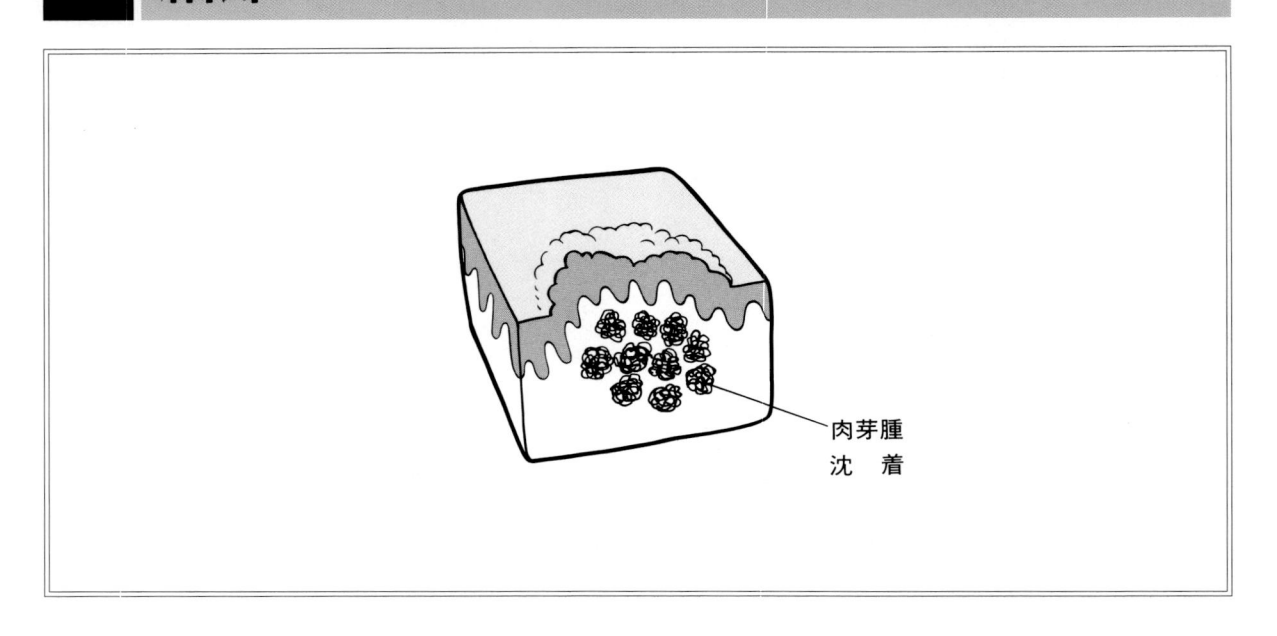

（肉芽腫／沈着）

定義 　　直径1 cm以上の大きな皮膚の盛りあがりを結節という．結節は肉芽腫性炎症，表皮，真皮の腫瘍性変化および沈着症を意味する．

特徴
1) 丘疹よりも時間的変動が少ない．
2) 直径1 cm以下の小さなものでも，腫瘍性の性格があれば小結節という（粟粒腫，汗管腫など）．
3) 結節は境界が鮮明であるが，特に表皮の腫瘍性変化ではこの傾向が著しい．これに対して真皮の肉芽腫性炎症では境界が不明確となる．
4) 結節の表面は表皮の変化の強い時，乳嘴状となったり，凹凸不整となる．肉芽腫性炎症の場合には結節の表面ははじめ平滑であるが，のちに表皮が増殖し，最後に萎縮することがある．

腫瘤　　いくつかの小結節が集合して大きな腫瘤となることがある．
腫瘍 tumor は特に増殖傾向の強い，大きな結節をいう．

診断のポイント　　結節の診断には，その形，色（赤，黒，黄など），かたさ，大きさ，表面の性質および発生部位（関節周囲，鼻など）が参考になる．しかし種々の肉芽腫性炎症，腫瘍性変化および沈着症が結節としてあらわれるので，組織学的検査，ときには組織化学的かつ細菌，真菌学的検査が必要である．

結節（尋常性疣贅）

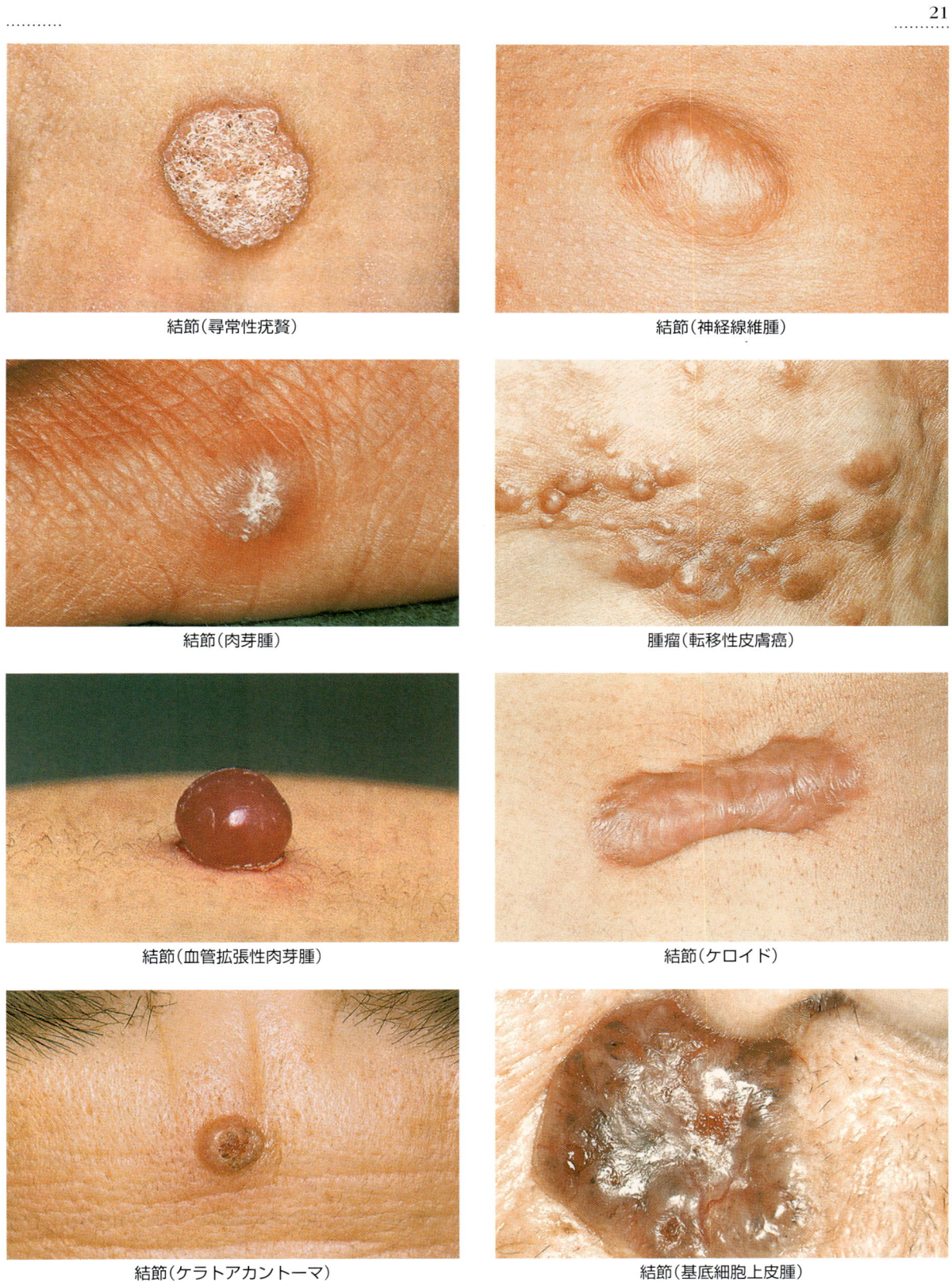

結節（神経線維腫）

結節（肉芽腫）

腫瘤（転移性皮膚癌）

結節（血管拡張性肉芽腫）

結節（ケロイド）

結節（ケラトアカントーマ）

結節（基底細胞上皮腫）

赤い結節	血管の腫瘍性変化か，血管の豊富な肉芽腫性炎症を意味する．

    1）血管腫（苺状血管腫，老人性血管腫）．　　4）スピッツ母斑．
    2）血管拡張性肉芽腫．　　5）Bourneville-Pringle 母斑症
    3）副腎腫の皮膚転移．　　　　の脂腺腫．

黒い結節	メラニン色素を大量に含む腫瘍性変化か，腫瘍内の出血を意味する．

    1）悪性黒色腫．　　6）皮膚線維腫．
    2）ボーエン病．　　7）血管拡張性肉芽腫．
    3）老人性疣贅．　　8）毛細血管瘤．
    4）基底細胞上皮腫．　　9）カポジ肉腫．
    5）母斑細胞母斑．　　10）悪性血管内皮細胞腫．

黄色の結節	脂質の沈着，皮脂腺の増殖，肥大，または弾力線維の塊状の変性を意味する．

    1）黄色腫．　　4）老人性脂腺増殖症．
    2）若年性黄色肉芽腫．　　5）弾力線維性仮性黄色腫．
    3）脂腺母斑．　　6）石灰沈着．

関節の周囲に結節を
生ずる疾患————
    1）沈着症．　　3）線維化をきたす炎症．
      ①黄色腫．　　①持久性隆起性紅斑．
      ②痛風結節．　　4）循環障害．
      ③石灰沈着．　　① chilblain-lupus.
      ④ histiocytosis X.　　5）その他．
    2）肉芽腫．　　① knuckle pads.
      ①リウマチ結節．　　②搾乳者結節．
      ②環状肉芽腫．
      ③ multiple reticulohistiocytosis.

鼻に結節を生ずる疾患　1）サイコイドーシス（lupus pernio）．　　6）リンパ球腫．
    2）尋常性狼瘡．　　7）慢性リンパ性白血病．
    3）癩．　　8）Hansen 病（L 型）．
    4）pyostomatitis vegetans.　　9）鼻部紅色顆粒症．
    5）鼻の線維性結節．　　10）鼻硬腫．

赤い結節（苺状血管腫）

黒い結節（母斑細胞母斑）

黄色の結節（黄色腫）

褐色の結節（皮膚線維腫）

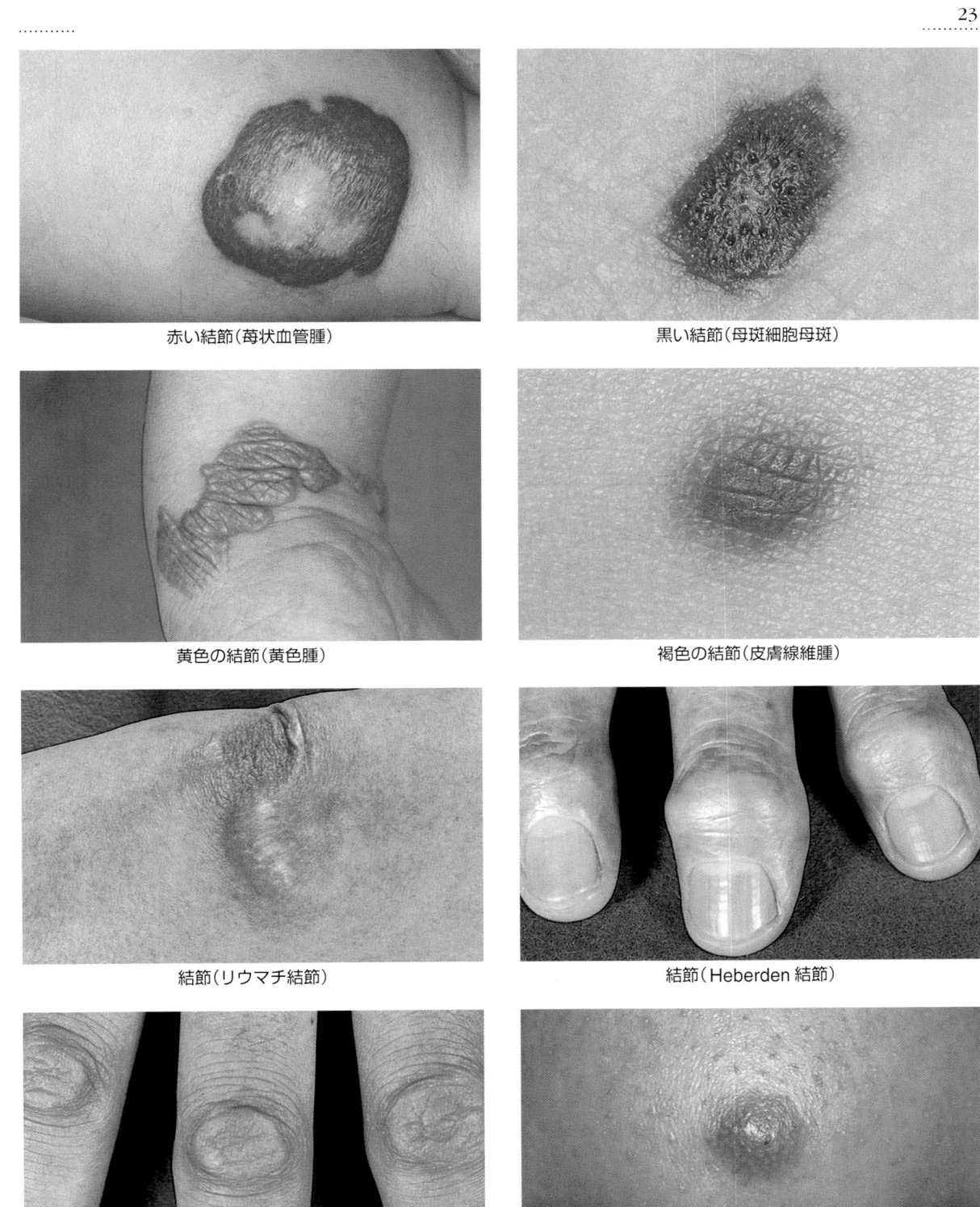

結節（リウマチ結節）

結節（Heberden 結節）

結節（knuckle pads）

鼻の線維性結節

9 水疱 bulla, blister　　　すいほう

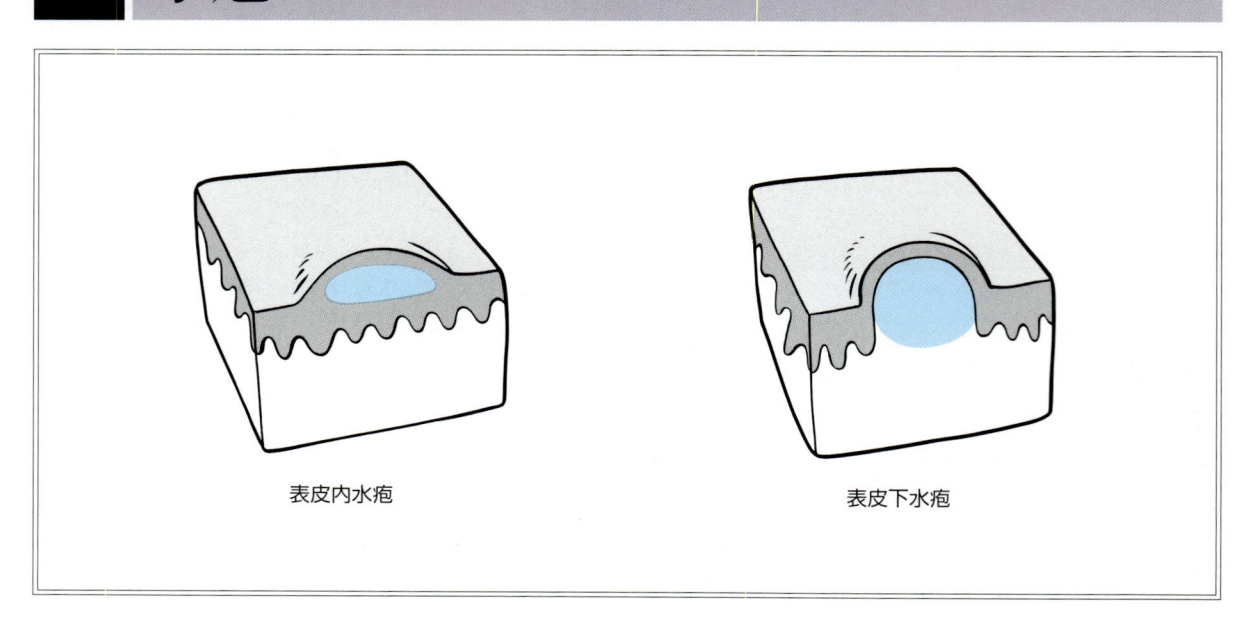

表皮内水疱　　　表皮下水疱

水疱と小水疱 ── 液体のたまった大豆大以上の洞を水疱，これより小さいものを小水疱 vesicule という．

水疱は単房性と多房性がある．小水疱は多房性のことが多く，水疱は単房性が普通である．

水疱の位置 ── 水疱のできる位置は，表皮内および表皮下に区別できる．

表皮内の水疱は弛緩性，表皮下の水疱は緊満性のことが多い．

表皮内の浅い水疱は破れやすく，表皮下の水疱は破れ難い．

水疱の内容 ── 水疱の内容は漿液性であるが，のちに膿性（膿性水疱）または血性（血疱）となることがある．

びらん ── 水疱が破れるとびらんとなり，辺縁に水疱被膜が付着してみえる．

診断のポイント ── 診断のためには組織学的検査が必要であり，同時に蛍光抗体法，電顕による検討が不可欠のこともある（天疱瘡群，表皮水疱症など）．

小水疱には疱疹状および汗疱状の小水疱が特徴的であり，皮膚疾患の診断上重要である．ときには糸状菌，ウイルスの検査を行なうこともある．

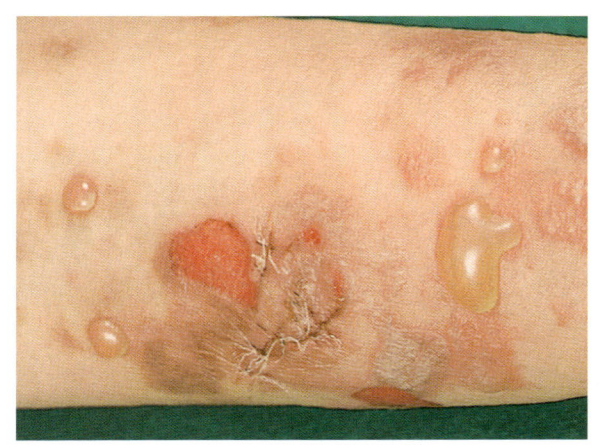

表皮内水疱（尋常性天疱瘡）

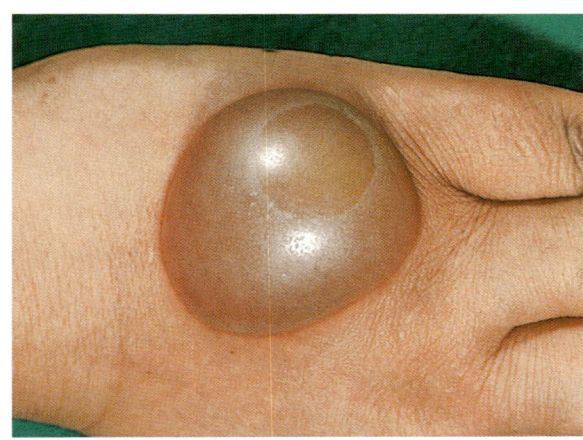

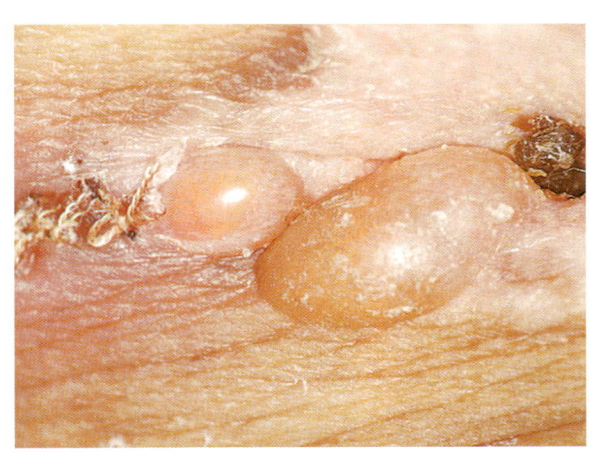

表皮下水疱

表皮下水疱（水疱性類天疱瘡）

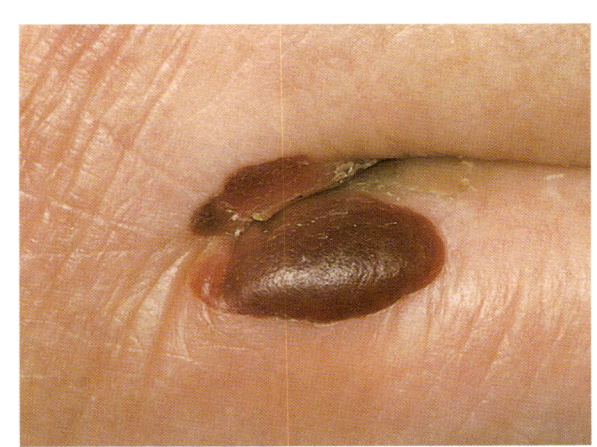

血性水疱

表 VI 水疱の種類と疾患

1. 表皮内水疱
   a) 表皮細胞の壊死を伴う浮腫
      ウイルス性水疱 ……………………小水疱
      toxic epidermal necrolysis ………水　疱
   b) 表皮細胞間の浮腫
      湿疹・皮膚炎，汗疱，白癬…………小水疱
   c) 表皮細胞相互の連絡の喪失（acantholysis）
      天疱瘡 ………………………………水　疱
      家族性良性慢性天疱瘡
      ダリエ病

2. 表皮下水疱
   a) 真皮の滲出性炎症
      熱傷，多形滲出性紅斑，晩発性皮膚ポルフィリン症，色素性蕁麻疹
   b) 基底細胞ないし基底膜の変化
      先天性表皮水疱症，疱疹状皮膚炎，類天疱瘡，扁平苔癬，エリテマトーデス（水疱型），後天性表皮水疱症，糖尿病性水疱

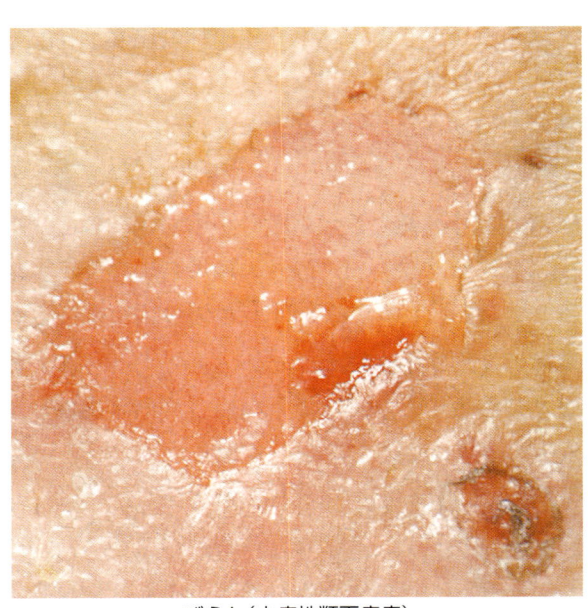

びらん（水疱性類天疱瘡）

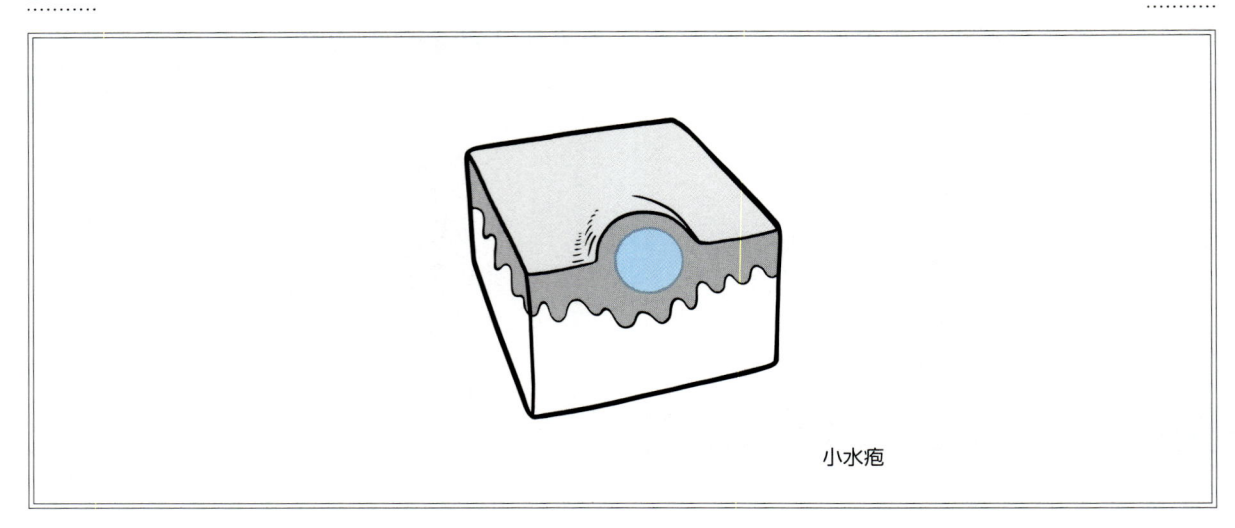

小水疱

A. 疱疹状小水疱
herpetiform vesicle

1）中心に臍窩がある表皮内の水疱．
2）いくつかの小水疱が集簇して生ずる．
3）周辺に炎症性の潮紅がある．
4）ウイルス性疾患の特徴．
　①単純性疱疹，②類アフタ（のちに潰瘍），③カポジ水痘様発疹症，④水痘，
　⑤帯状疱疹，⑥手足口病（中心臍窩はない）．

鑑別

1）表在性のリンパ管拡張：時間の経過とともに変化せず，一部にリンパ管内の出血で血性水疱のようにみえるものがある．周辺に炎症性の赤味を欠く．
2）伝染性軟属腫：中心に臍窩があるが小水疱ではない．
3）ジューリング疱疹状皮膚炎：表皮下の水疱．紅斑の辺縁に小水疱が環状に並ぶ．

B. 汗疱状小水疱
pompholiciform vesicle

掌蹠の小水疱は一般に汗疱状と表現される．発汗の異常による真の汗疱とそれ以外の種々の炎症反応によるものがある．
いずれも表皮内に形成される．

掌蹠に汗疱状小水疱を生ずる疾患

1）白癬（汗疱状白癬）．
2）接触皮膚炎．
3）白癬疹．
4）汗疱．
5）薬剤による汗疱状発疹．

疱疹状小水疱（水痘）　　　　　　　　　　　疱疹状小水疱（帯状疱疹）

汗疱状小水疱（白癬）　　　　　　　　　　　汗疱状小水疱（白癬）

小水疱（桜草による接触皮膚炎）　　　　　　小水疱（白癬疹）

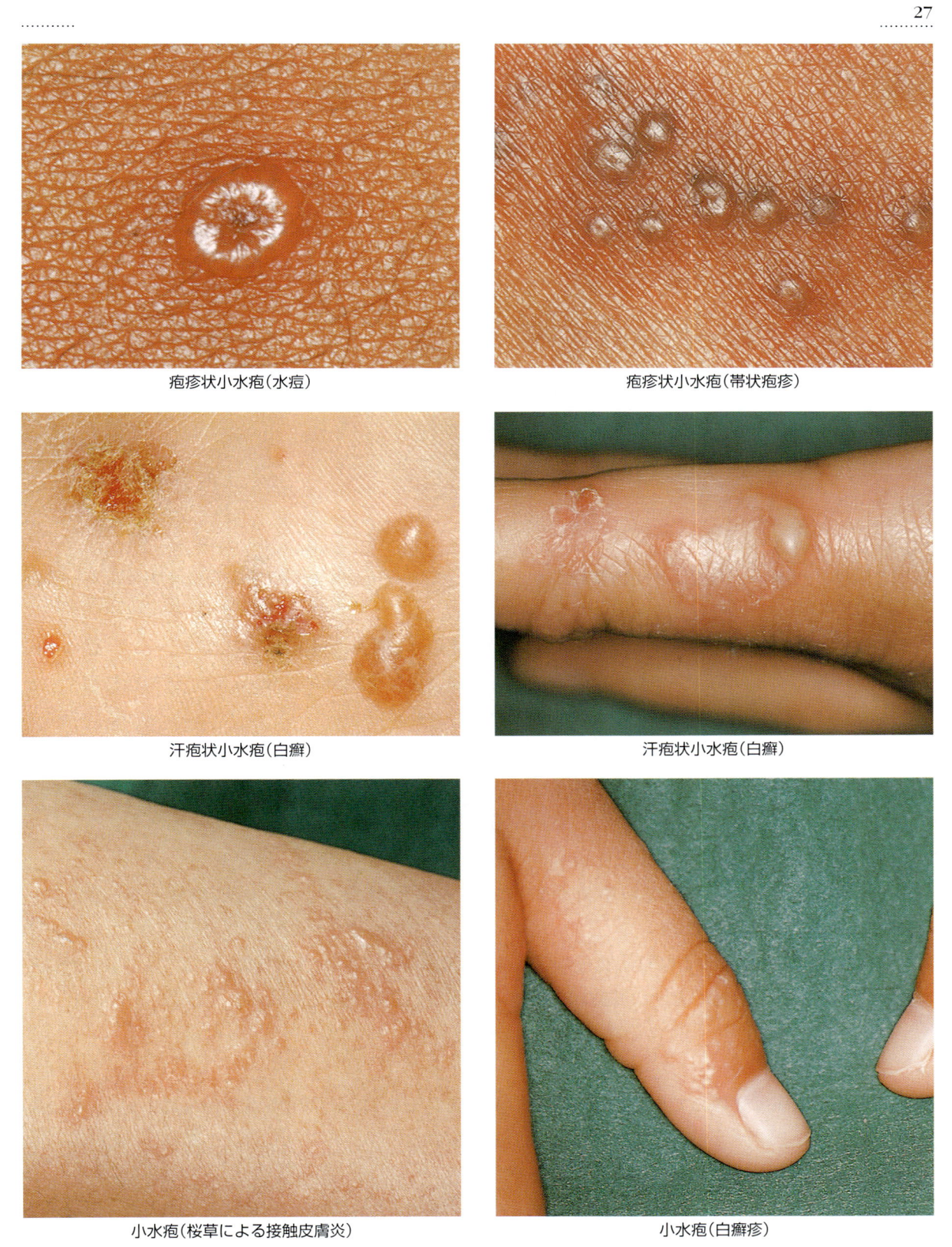

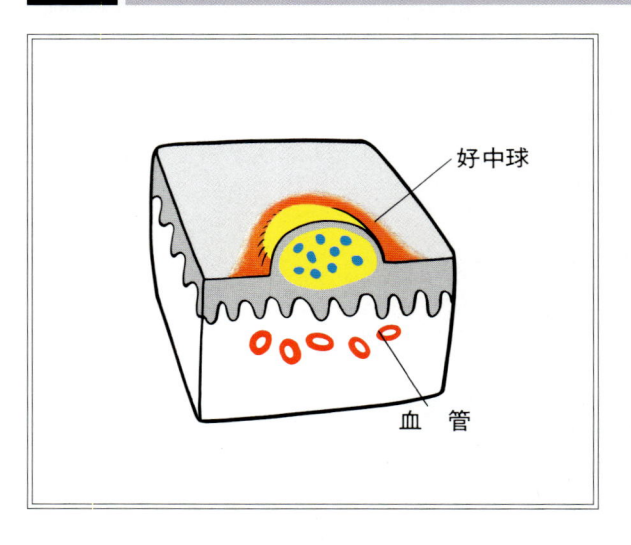

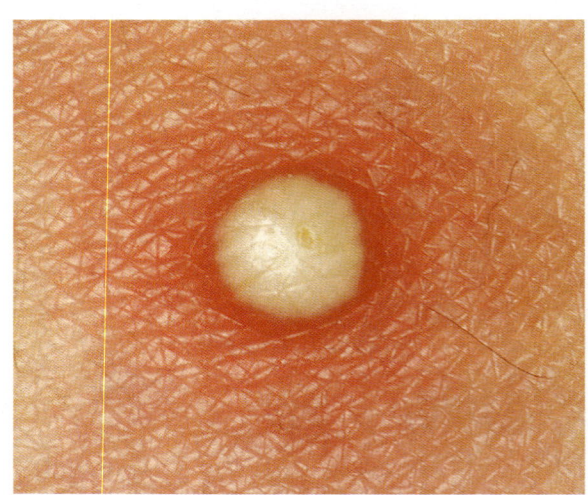

10 膿疱 pustule　のうほう

好中球
血管

膿疱と膿瘍	膿疱は表皮内に好中球の集まっている状態で，真皮および皮下組織における膿瘍（abscess）と区別する．
無菌的膿疱	好中球の集団は膿であるが，膿疱は必ずしも細菌感染を意味しない．膿疱中に細菌などの病原体の証明されない場合を無菌的膿疱といい，膿疱性乾癬を主とした特殊な疾患群が含まれる．
膿疱のでき方	1）1次的に白血球が集まってできるもの：主に角層下に生ずる． 　　例：掌蹠膿疱症 2）水疱の中に白血球が遊走してできるもの：膿性水疱． 　　例：伝染性膿痂疹 3）丘疹の中央が破潰して白血球が集まるもの：壊疽性丘疹（papulo-necrotic）． 　　例：壊疽性丘疹状結核疹，皮膚アレルギー性血管炎 4）ときに好酸球が毛包内に集まって膿疱状にみえることがある． 　　例：好酸球性膿疱性毛包炎
モンローの微細膿瘍	極めて小さい顕微鏡的な膿疱を，モンローの微細膿瘍 Munro's microabscess といい，乾癬型反応の特徴である．
痂皮	膿疱が経過すると痂皮をつくる．

膿疱（毛包炎） 膿疱（膿性汗疱）

膿疱（カンジダ症） 膿疱（膿疱性乾癬）

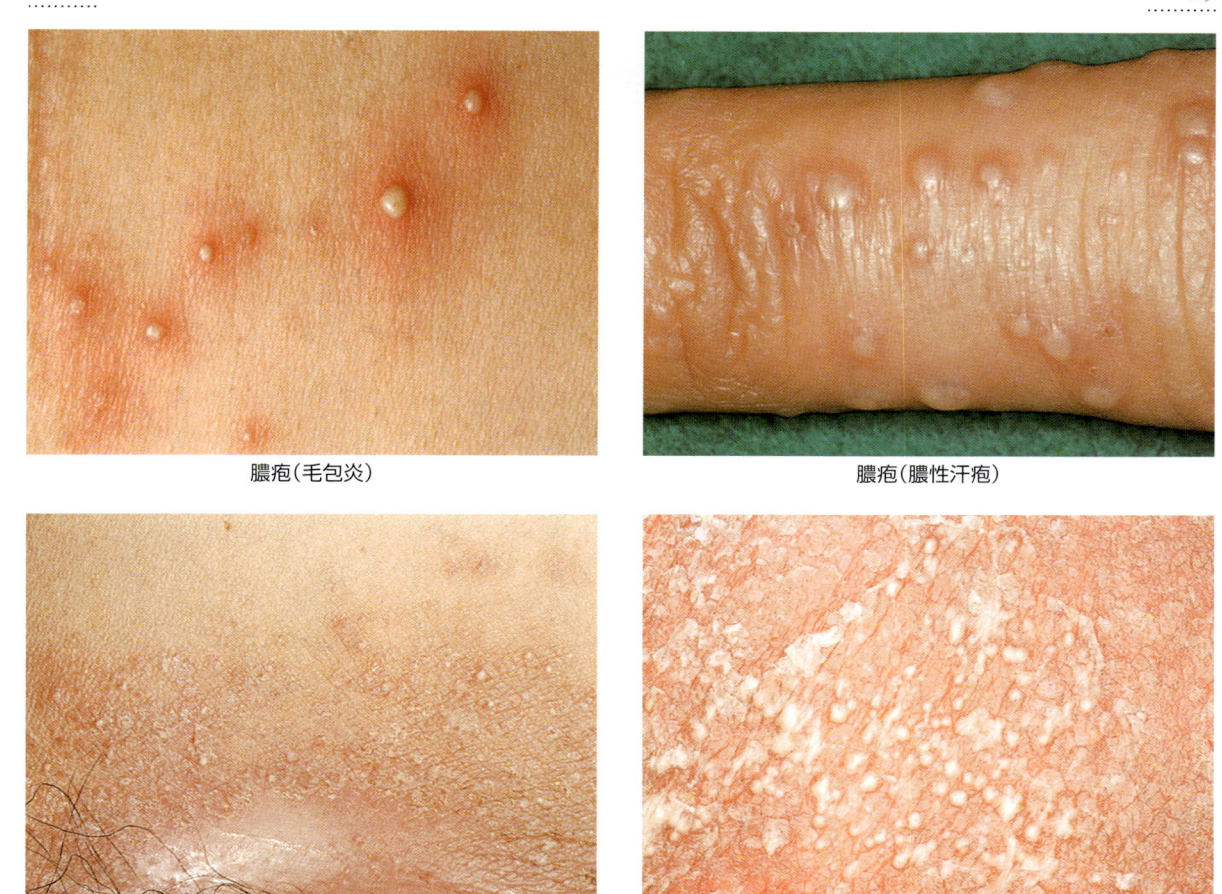

無菌的膿疱をつくる疾患　1）掌蹠膿疱症．
　　　　　　　　　　　　2）膿疱性乾癬．
　　　　　　　　　　　　3）疱疹状膿痂疹．
　　　　　　　　　　　　4）稽留性肢端皮膚炎．
　　　　　　　　　　　　5）角層下膿疱症．

診断のポイント──　一般に膿疱（または膿性水疱）のある時には細菌検査が必要であり，無菌的の場合には組織検査を行なう．

11 皮下結節 subcutaneous nodule

ひかけっせつ

表VII　結節性紅斑の鑑別診断

		年齢／性	発生部位	皮膚表面	硬　結	経過	全身検査の方向
結節性紅斑	急性型 慢性型	若い女≫男 中年女≫男	下腿伸側 下腿下1/3	鮮紅色 暗赤色	軟 硬	数週 数ヵ月	本文参照（78頁）
移動性静脈炎		男≫女 中年	下腿屈側, 大腿,上肢	暗赤色	索状,硬	数週	悪性腫瘍,異蛋白血症
皮膚結節性動脈周囲炎		若い女	足,下腿, 大腿,殿部	網状皮斑 小潰瘍	小結節	慢性	腎,肺
うっ滞性皮膚炎		男＞女 中年	下腿下1/3	色素沈着 潰瘍	板状,硬	慢性	—
Weber-Christian脂肪織炎		女＞男	四肢,体幹	青赤色	境界鮮明,凹凸,後に軟化	数週	膵,肝
女子下腿うっ血紅斑		若い女のみ	下腿下1/3	青赤色 冷	—	慢性	—

定義──────　皮下脂肪組織における炎症を皮下の硬結 induration または皮下結節という．

特徴──────　1）皮下脂肪組織の急性炎症は真皮にも波及するので，表面に浮腫性の潮紅がある．皮下の結節はやわらかく，境界は明らかではない．
　　　　　　　　例：結節性紅斑
　　　　　　2）皮下脂肪組織の肉芽腫性炎症では表面の潮紅は少なく，皮下の結節はかたく触れ，境界は明らかである．
　　　　　　　　例：バザン硬結性紅斑
　　　　　　3）皮下の静脈の炎症では，索状の硬結（結節）として触れる．
　　　　　　4）急性の皮下脂肪織炎がなおる時，表面に鱗屑がみられる．
　　　　　　5）肉芽腫性の皮下脂肪織炎では結節の部分に強い循環障害が起こると潰瘍をつくることがある．
　　　　　　6）皮下脂肪組織の破壊，融解 lipolysis が起こると，のちに皮膚が陥凹する．

診断の順序────　1）中毒，2）感染症，3）悪性腫瘍，4）アレルギー性疾患，5）その他．

診断のポイント──　皮下結節の診断にあたっては，炎症のほかに腫瘍（例：悪性リンパ腫），葉間結合織の変性（例：リウマチ結節），脂肪組織の変性→肉芽腫（例：脂肪肉芽腫）を考え，組織検査が必要である．

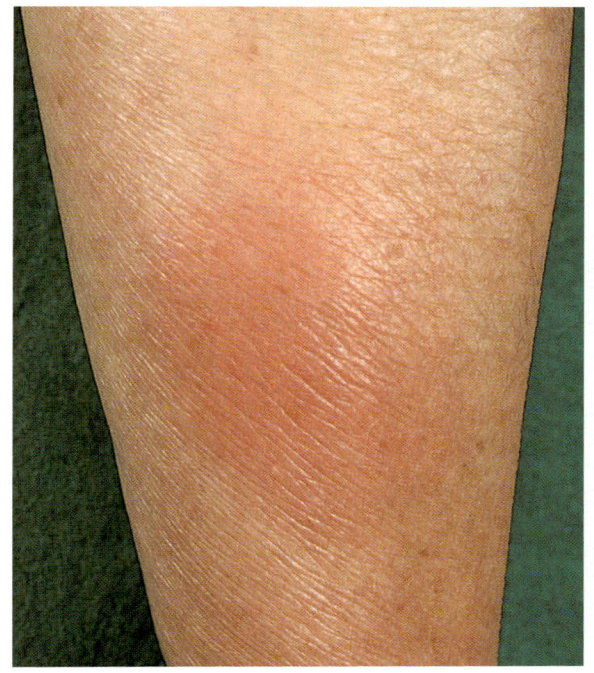

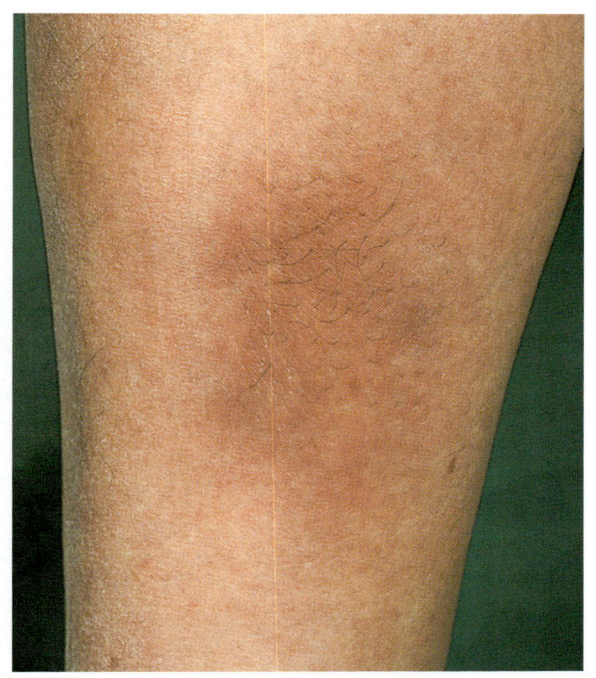

皮下結節（急性皮下脂肪織炎） 　　　　　　　　皮下結節（肉芽腫性皮下脂肪織炎）

炎症性の皮下結節を生ずる疾患

1) 結節性紅斑（急性，非特異的皮下脂肪織炎）．
2) 細菌感染（蜂窩織炎，敗血症など）．
3) 寄生虫症（マンソン孤虫症など）．
4) 特異的肉芽腫症（類上皮細胞性肉芽腫）．
   ①結核．
   ②梅毒．
   ③深在性真菌症．
   ④ Hansen 病．
   ⑤サルコイドーシス．
5) 移動性静脈炎．
6) 皮膚アレルギー性血管炎（皮下型）．
7) 皮膚結節性動脈周囲炎．
8) Weber-Christian 脂肪織炎．
9) 悪性リンパ腫．

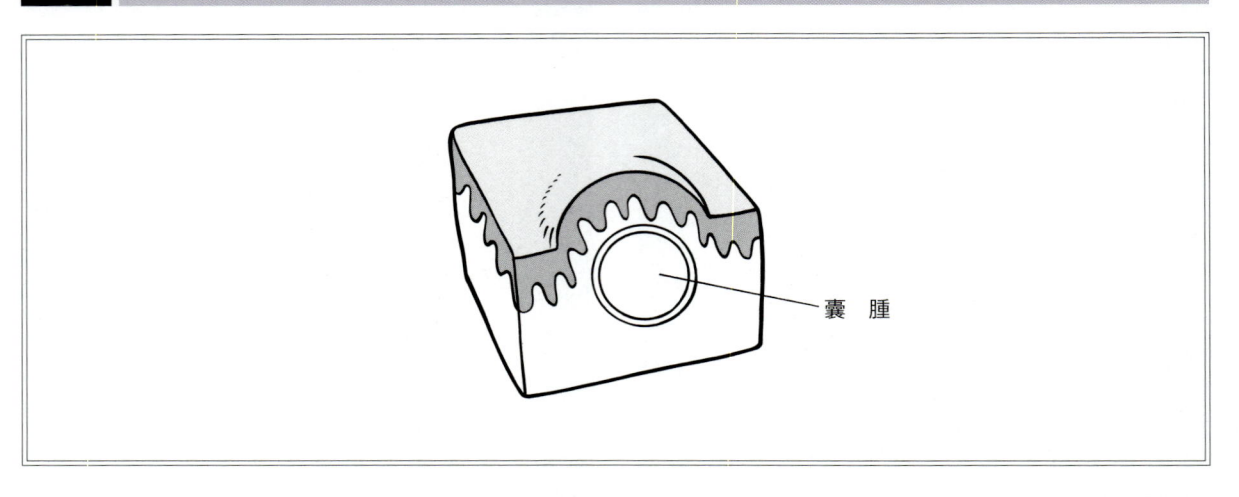

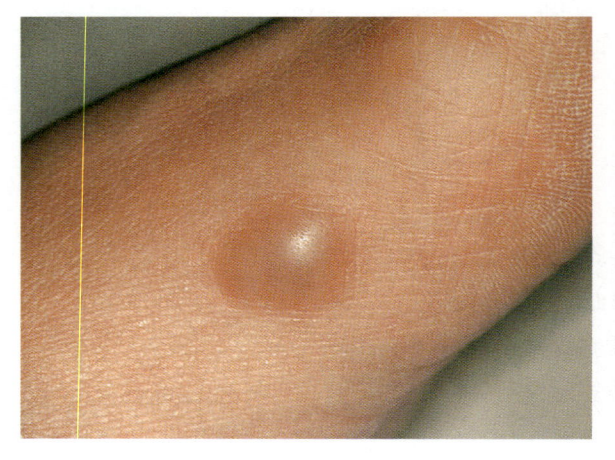

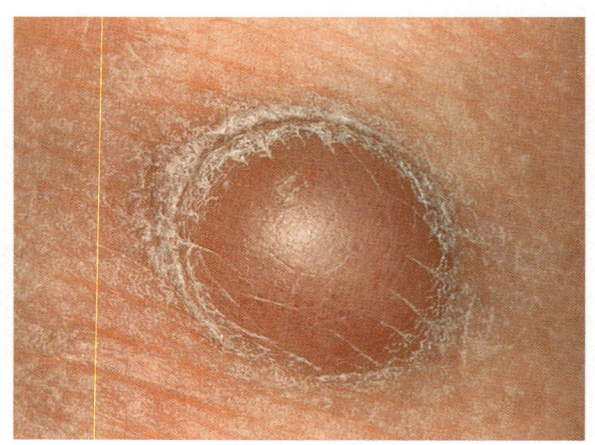

12 嚢腫 cyst　　のうしゅ

囊　腫

定義	主として上皮性の壁によって囲まれた組織内の洞を嚢腫（嚢胞）という．その内容は壁の性質によって異なる．
特徴	1）大きさ粟粒くらいの小さなもの（粟粒腫）から，手拳大以上の巨大なもの（皮膚様嚢腫 dermoid cyst）までさまざま． 2）境界鮮明，半球状に隆起し，偽波動を触れるものが多い． 3）二次的に炎症を生じ，また瘻孔のできることがある．
成因	1）胎生期の形成異常（皮膚様嚢腫など）． 2）外傷（外傷性上皮嚢腫，粘液嚢腫，ガングリオンなど）． 3）導出管の閉塞（脂腺および汗腺の貯留嚢腫）．

13　瘻孔　fistula　　　　　　　　　　　　　　　　　　　　　　　ろうこう

深部より連続性に皮膚の表面に開いている穴を瘻孔という．
1）先天的な瘻孔：耳および耳前部の瘻孔，鰓裂瘻，甲状舌瘻孔，下口唇の瘻孔など．
2）深部組織の慢性化膿性および肉芽腫性炎症：皮膚腺病，鼠径リンパ肉芽腫症，外歯瘻など．

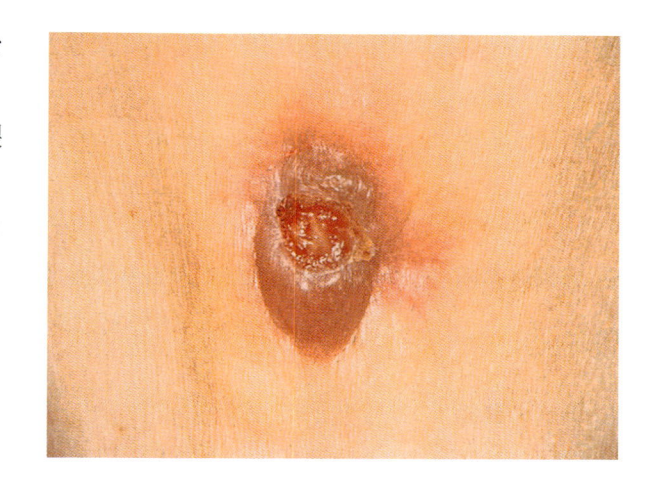

14　硬化　sclerosis　　　　　　　　　　　　　　　　　　　　　　　こうか

線維芽細胞の増殖なしに膠原線維が増生している状態を硬化という．硬化では皮膚はかたく，圧痕をつくらず，つまんでしわをつくることができない．

皮膚の硬化をきたす疾患

1）汎発性強皮症．
2）限局性強皮症．
3）浮腫性硬化症．
4）新生児皮膚硬化症．
5）scleromyxoedema.
6）Werner 症候群．
7）Shulmann 症候群．
8）インスリン依存性糖尿病（小児）．
9）慢性 GVHD.
10）アジュバント病
11）Eosinophilia myalgia syndrome.
12）Crow-Fukase 症候群．

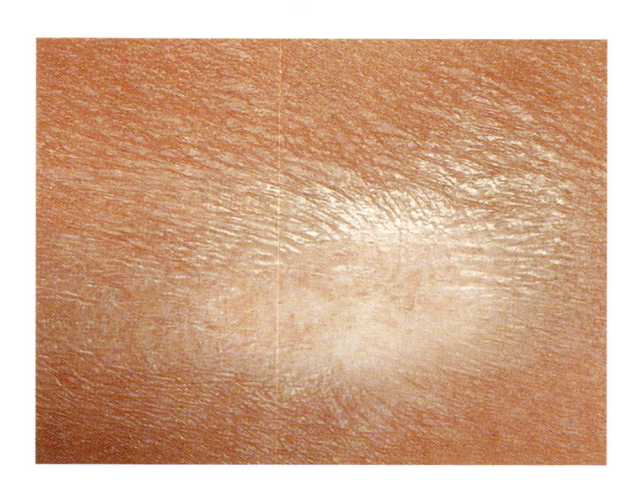

15 萎縮 atrophy　　いしゅく

定義 ── 真皮の退行性変化によって皮膚が薄くなる状態を萎縮という．

A. 弛緩性萎縮　皮膚の表面は平滑となり，弾力が失われ深部の血管が透見される．皮膚をつまんで離すと正常よりもゆっくりともどる（例：老人の手背の皮膚）．

B. 緊張性萎縮　皮膚はかたく，張り切っていて，下床とくっつき，つまみあげられない．表面は光沢がある（例：結合織の線維化または硬化の上の皮膚）．

C. 線状の萎縮　皮膚萎縮線条．

D. 多型皮膚萎縮　皮膚萎縮の特別な型で，表皮の萎縮，色素沈着，色素脱失および血管拡張を伴う状態を多型皮膚萎縮 poikiloderma という．
1) ときに落屑，石灰沈着を伴うことがある．
2) 組織病因的には循環障害に基づく表皮の栄養障害と真皮結合織の変性による．
3) 緊張性萎縮とともに前癌状態として重要である．

多型皮膚萎縮をきたす疾患 ── 多型皮膚萎縮の典型は慢性放射線皮膚炎と色素性乾皮症であるが，その他に次のごとき種々の疾患の随伴現象ないし末期の症状としてみられる．
1) 皮膚筋炎．
2) ペラグラ．
3) 菌状息肉症．
4) ホジキン病．
5) 萎縮性扁平苔癬．
6) parakeratosis variegata．
7) Rothmund-Thomson 症候群．
8) Hartnup 症候群．

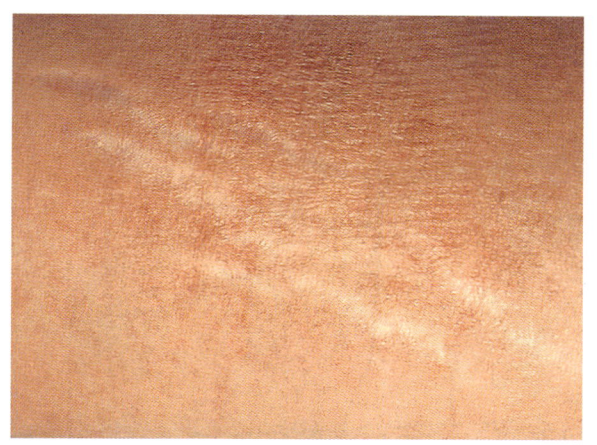

萎縮（皮膚萎縮線条）

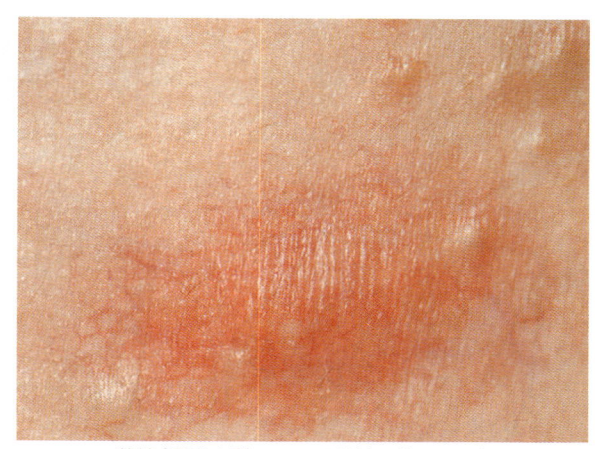

萎縮（副腎皮質ステロイド外用薬による）

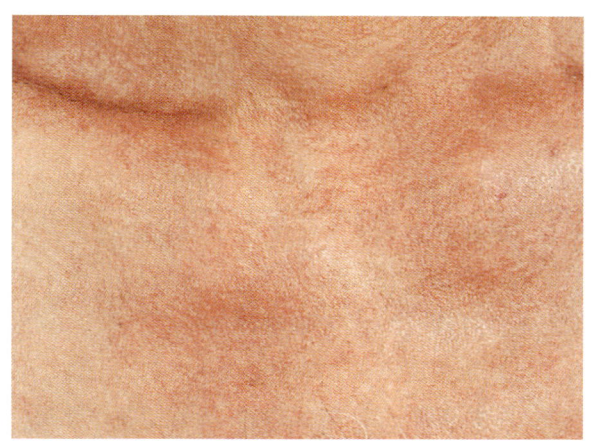

多型皮膚萎縮（皮膚筋炎）

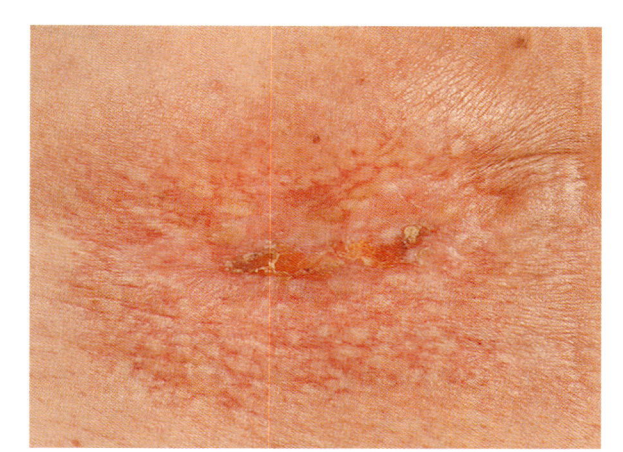

多型皮膚萎縮（慢性放射線皮膚炎）

表VIII　多型皮膚萎縮をきたす先天性疾患の鑑別診断

	発病年齢	多型皮膚萎縮	強皮症様変化	老人性変化	毛	爪	白内障	口腔	予後，合併症
Rothmund-Thomson症候群	数ヵ月	++	−	−	−	−	+ 3〜6歳	−	良
Werner症候群	20〜30歳	−	+	+	白毛	−	+ 20歳頃	−	糖尿病，骨粗鬆症
色素性乾皮症	1〜2歳	+	−	−	−	−	−	色素斑	悪性腫瘍
dyskeratosis congenita	5〜20歳	+	−	−	−	萎縮	−	白板症	再生不良性貧血，脾腫
Hartnup症候群	5〜10歳	−〜±	−	−	−	−	−	−	良性，悪性の2型
Bloom症候群	数ヵ月	−	−	−	−	−	−	−	白血病

16　びらん erosion と潰瘍 ulcus

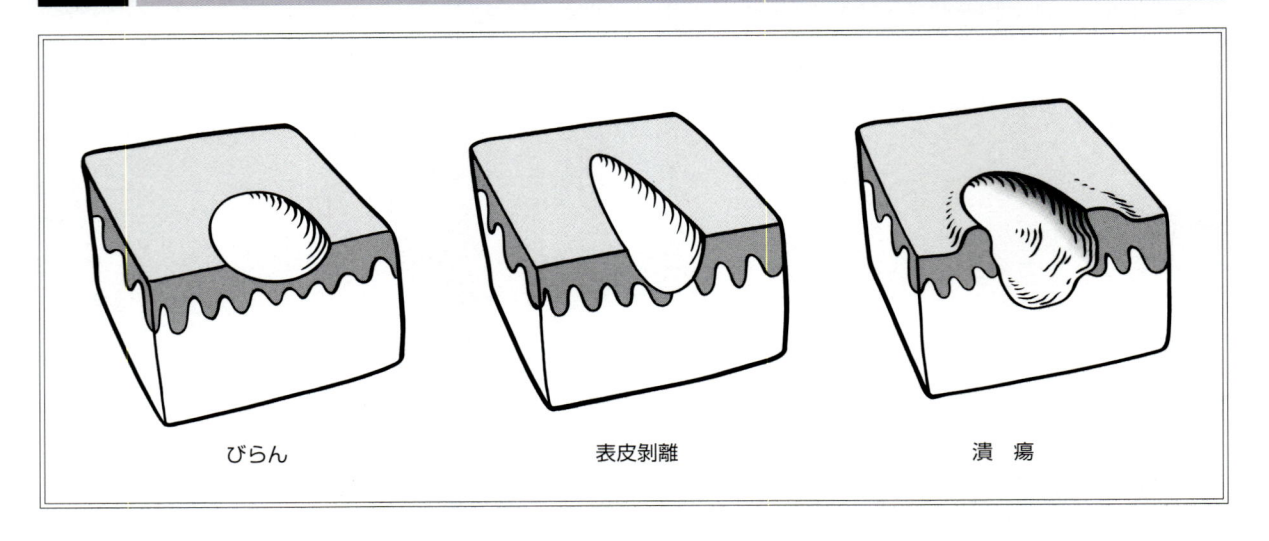

びらん　　　　　　表皮剥離　　　　　　潰　瘍

表 IX　下腿に潰瘍を生ずる疾患

1．血管炎および循環障害 　a）静脈瘤性潰瘍（80〜90%） 　b）動脈硬化性潰瘍（5〜10%） 　c）糖尿病性潰瘍 　d）Behçet 病 　e）Buerger 病 　f）皮膚結節性動脈周囲炎 　g）膠原病（SLE, 汎発性強皮症, 関節リウマチ） 　h）クリオグロブリン血症	2．肉芽腫性炎症 　a）梅毒（ゴム腫） 　b）結核（バザン硬結性紅斑） 　c）真菌症（スポロトリコーシス） 3．悪性腫瘍（癌, 線維肉腫, 悪性リンパ腫, カポジ肉腫） 4．その他 　a）壊疽性膿皮症 　b）人工的

A. びらん

定義　　　　表皮に限局した組織欠損をびらんという．

特徴　　　　1）水疱, 膿疱が破れたあと, または浸軟した皮膚がこすれたあとに生ずる．
　　　　　　2）湿潤した鮮紅色の面．
　　　　　　3）のちに瘢痕とならずに, 表皮が再生する．
　　　　　　4）びらんよりやや深く, 真皮乳頭体が露出すると点状の出血が加わる．この状態を表皮剥離 excoriation という（例：擦過傷, 掻破のあと）．

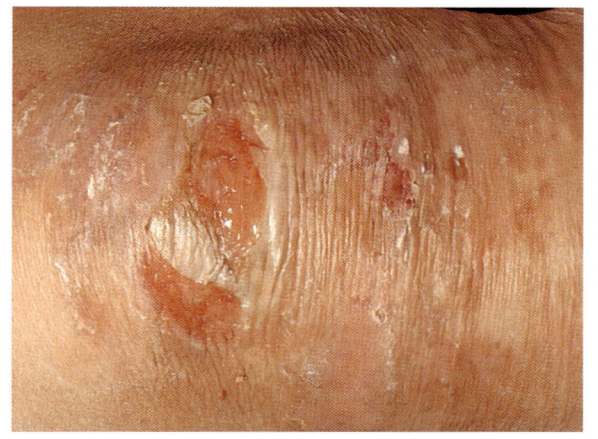

びらん(先天性表皮水疱症) 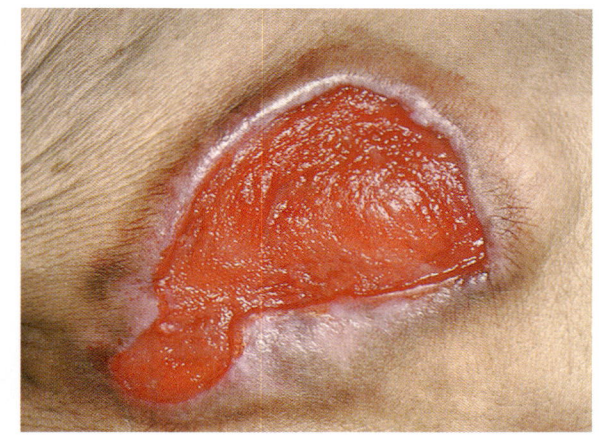 　　　　　　　　潰瘍

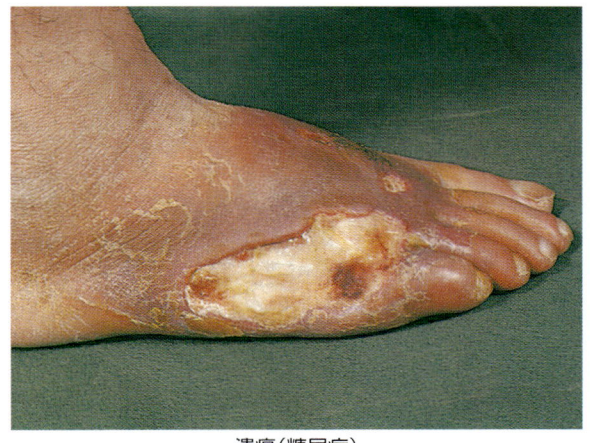

潰瘍(糖尿病) 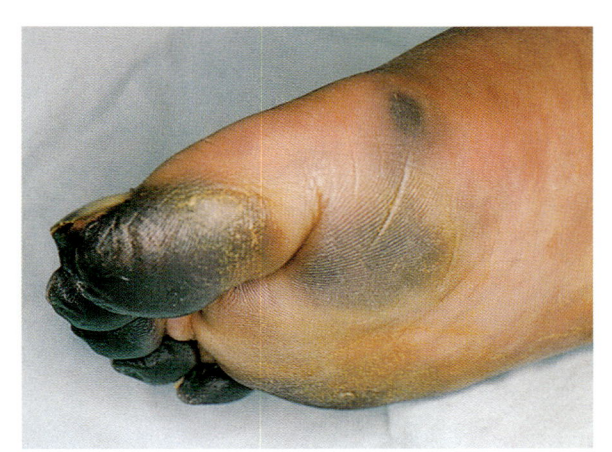 　　　　　　　　壊疽(糖尿病)

B. 潰　瘍

定義 ── びらんより深く，真皮または皮下脂肪組織にまで達する組織欠損を潰瘍という．

特徴 ── 1）潰瘍は肉芽組織でおきかえられ，したがってなおったあと瘢痕 scar となる．
2）潰瘍の発生原因には感染症，悪性腫瘍，血管病変が重要である．
3）潰瘍の外観はさまざま．位置，数，大きさ，形，潰瘍底および辺縁の性状によって診断の方向を考える．
4）四肢末端における皮膚組織の急激な壊死を壊疽 gangrene という．

17 亀裂 fissure　きれつ

18 鱗屑

不全角化

丘疹の上の鱗屑

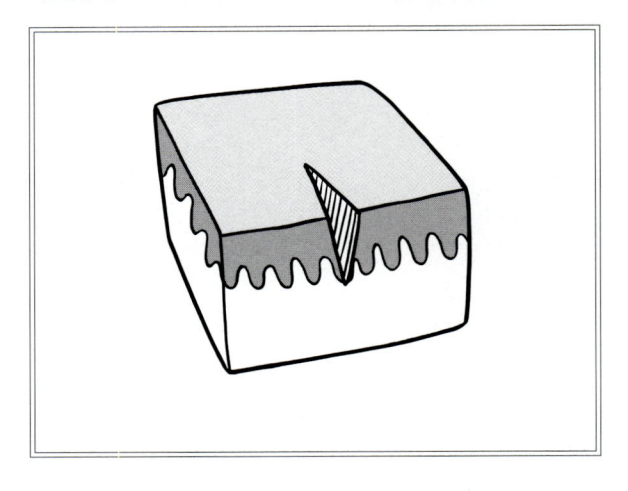

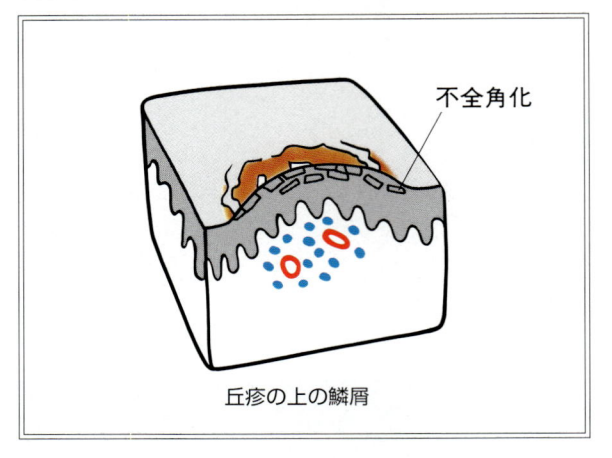

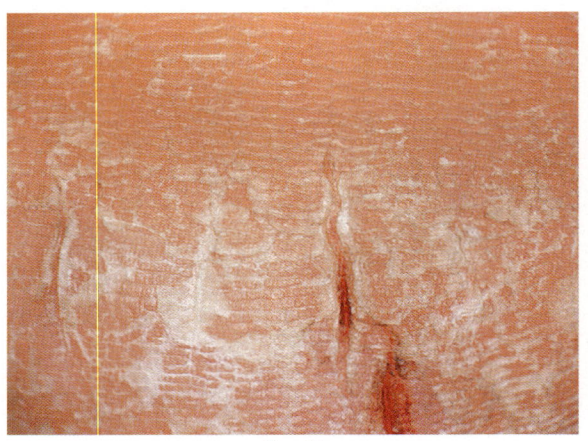

亀　裂

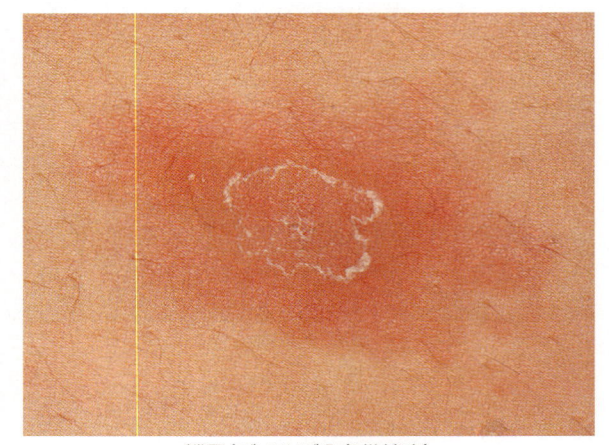

鱗屑（ジベルばら色粃糠疹）

皮膚の線状の裂けめを亀裂という．
1）角質増生，著しい乾燥，炎症の結果から生ずる．
2）痛みがあり，ときに出血する．
3）瘢痕を残さない．
4）治療は原疾患によるが，一般に亜鉛華軟膏の貼布．

| squama, scale | りんせつ |

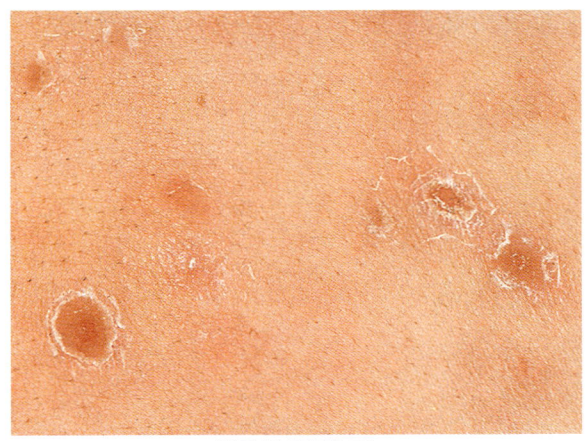

鱗屑（滴状類乾癬） 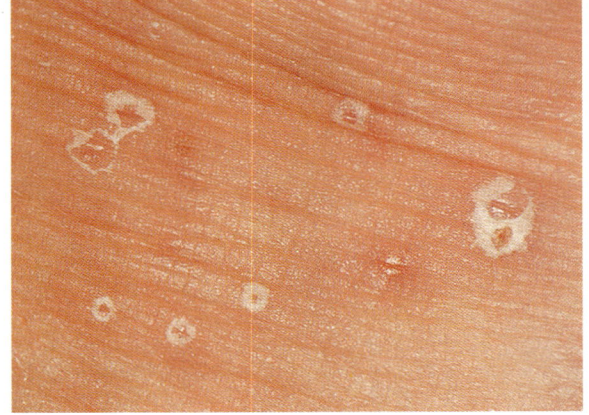　　　　　　　　　　　　　　　　鱗屑（汗疱）

定義　　鱗屑とは著しく角化または不全角化した角層が皮膚の上にのっているものをいう．鱗屑が皮膚から剥がれて脱落することを落屑 desquamation という．

特徴　　1）鱗屑の存在は一般に角化の異常のあることを示し，炎症の場合には反応が表皮にまで波及したことを意味する．

2）鱗屑の大きさは炎症の広がりと強さを示すことが多い．大きさは非常に小さいものから粃糠様，小葉状，大葉状，剝脱性と表現する．

3）鱗屑の色は普通白色であるが，銀白色（尋常性乾癬），黄色（脂漏性皮膚炎）など，発生原因によって異なる．

4）鱗屑のつき方は疾患により特徴があり，えり飾り状（ジベルばら色粃糠疹），カンジダ症（または鱗屑縁ともいう），毛包に固着性（慢性円板状エリテマトーデス），線状（疥癬）などがある．

5）一見鱗屑が認められなくても，病巣をこすると細かい鱗屑が浮き出ることがある（例：癜風）．

6）鱗屑に分泌物が混入している場合には鱗痂皮 Schuppenkruste という．組織学的には角層内に白血球と不全角化が認められる．

19 痂皮 crust　　　　かひ

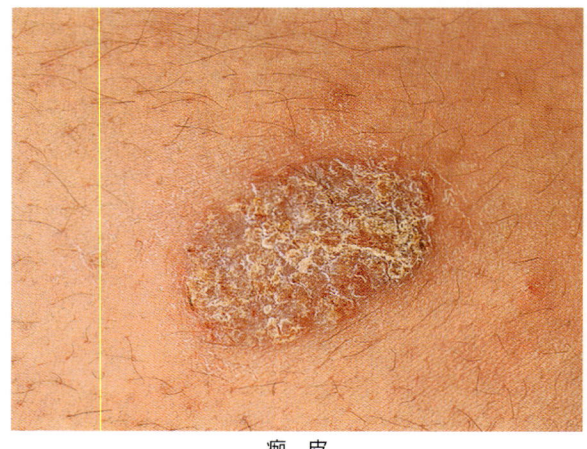

痂皮

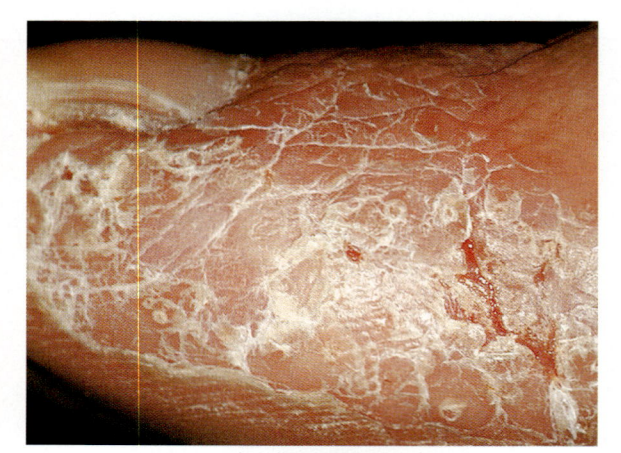

痂皮（掌蹠膿疱症）

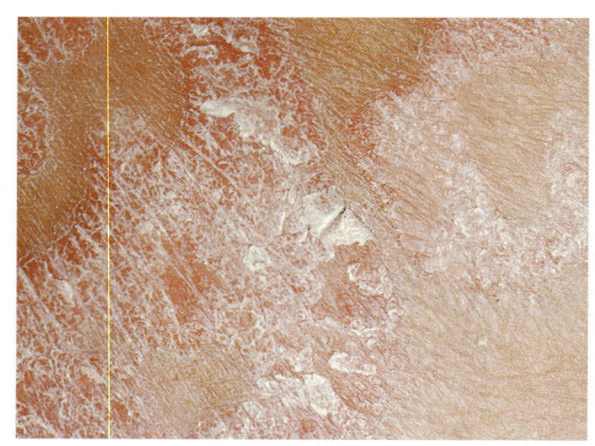

鱗痂皮（尋常性乾癬）

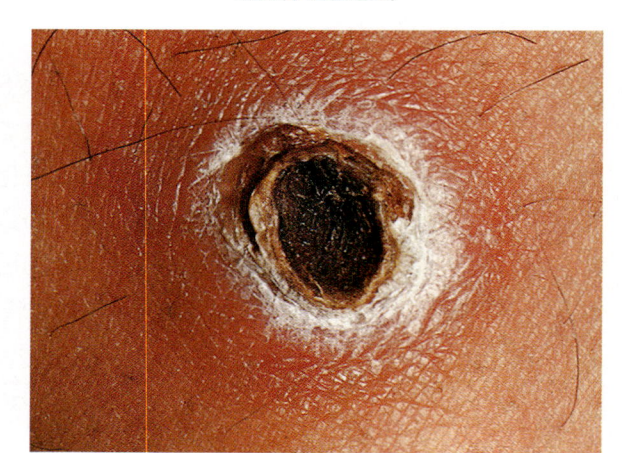

壊死性痂皮（糖尿病）

定義　　痂皮とは乾いた分泌物が角質と一緒となって皮膚の上にのっているものをいい，その過程を痂皮形成という．

特徴　　1）痂皮の性質は分泌物の性状によって違ってくる．血清：透明～白，血液：赤褐色（血痂），膿および脂質：黄褐色，壊死性の物質：灰黒色．
2）痂皮を剥がすとびらんまたは潰瘍が露出する．
3）皮膚への接着の部分より，軽く着いているものは水疱ないし膿疱の乾いたものを示し，固着性のものは壊死組織の存在を意味する．後者を壊死性痂皮ともいう．

除去　　痂皮を除去するには亜鉛華軟膏の貼布，湿布または蛋白分解酵素を含む軟膏，パウダーを使用する．

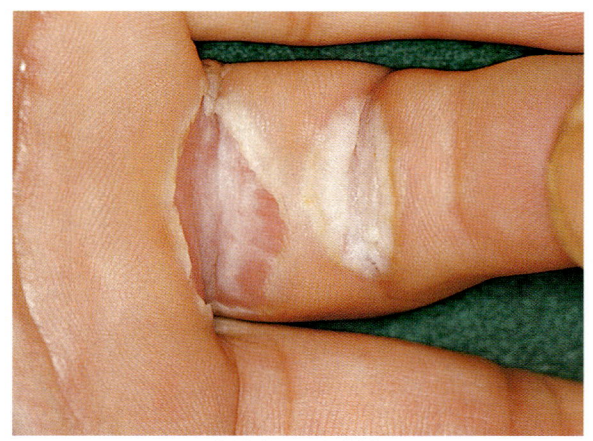

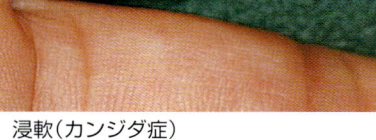

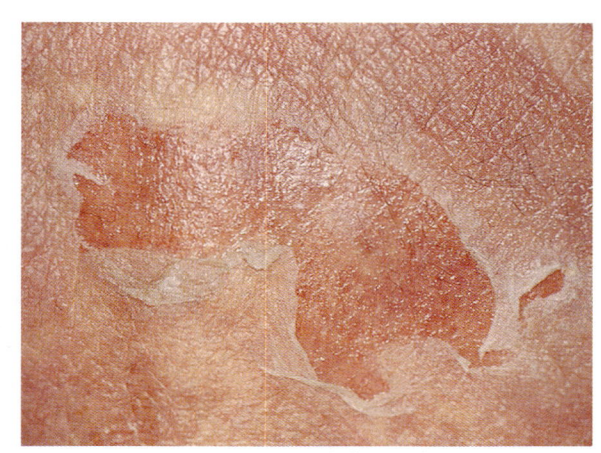

20 浸軟 maceration　　　　　　　　しんなん

浸軟（カンジダ症）　　　　　　　ニコルスキー現象（SSSS）

定義 ── 表皮の水分含有量が著しく増加し，白くふやけてみえる状態を浸軟という．指趾間，間擦部などの炎症性病変にみられる．

ニコルスキー現象 ── 人工的に表皮剝離を起こすこと．病変部の周辺の，一見健常にみえる皮膚を強くこすると，表皮が剝離したり，水疱を生ずる現象である．真皮の炎症が軽いにもかかわらず，表皮の変性，壊死が強い場合に認められる．

ニコルスキー現象をきたす疾患 ──
1) 天疱瘡．
2) 中毒性表皮壊死融解症（TEN）．
　①薬剤（成人）．
　②SSSS（乳幼児）．

21 魚鱗癬 ichthyosis　　　　ぎょりんせん

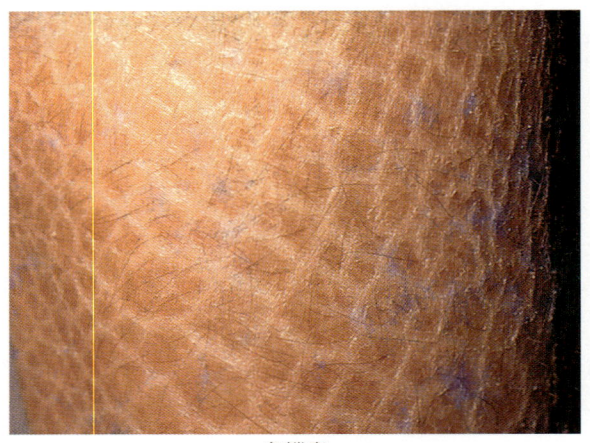

魚鱗癬 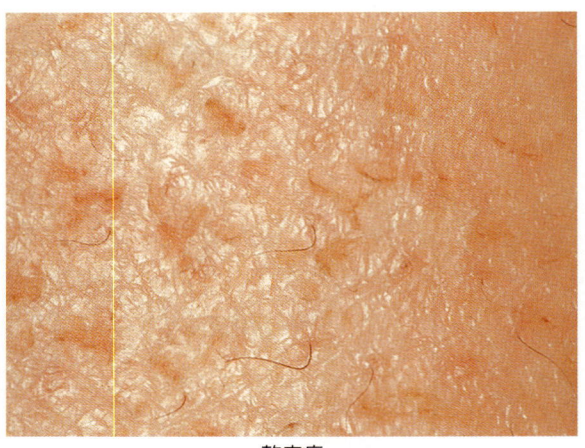　　　　　　　　　　　　　　　乾皮症

角層の剝脱で隆起して角層が厚くなっている状態．
1) 表皮細胞の増殖がないために皮膚は厚く触れない．
2) 表面は魚のうろこ状．魚鱗癬様鱗屑 ichthyosiform scale ともいう．
3) 尋常性魚鱗癬がその典型例．
4) 皮膚が著しく乾燥し，粗糙化した状態を乾皮症 xerosis といい，魚鱗癬と区別する．

表X　魚鱗癬の分類

遺伝性魚鱗癬	常染色体性優性	尋常性魚鱗癬 水疱性魚鱗癬様角化症 豪猪皮状魚鱗癬
	常染色体性劣性	魚鱗癬様紅皮症 薄葉状魚鱗癬
	伴性劣性	伴性遺伝性魚鱗癬
魚鱗癬症候群		Sjögren-Larsson 症候群 Rud 症候群 Conradi 症候群 Refsum 症候群
非遺伝性魚鱗癬	後天性魚鱗癬 連圏状粃糠疹	

表XI　主要な魚鱗癬症候群

	遺伝	発病	魚鱗癬	その他の主症状
Sjögren-Larsson 症候群	劣性	生下時	魚鱗癬様紅皮症 黒色表皮腫様	精神遅滞 痙性麻痺 ときに網膜色素変性
Rud 症候群	?	出生直後	さまざま 魚鱗癬様紅皮症 尋常性魚鱗癬 乾皮症など	知能障害 てんかん ときに性器発育不全
Conradi 症候群	劣性（予後悪） 優性（予後良） 伴性優性 （男は致死）	生下時	魚鱗癬様紅皮症 尋常性魚鱗癬 毛包性皮膚萎縮 萎縮性脱毛	骨端軟骨の石灰化 四肢の短肢 白内障 関節拘縮 鞍鼻
Refsum 症候群	劣性	幼小児 成人	魚鱗癬	網膜色素変性 多発性ニューロパチー 小脳性運動失調

22 角質増生 hyperkeratosis　　かくしつぞうしょう

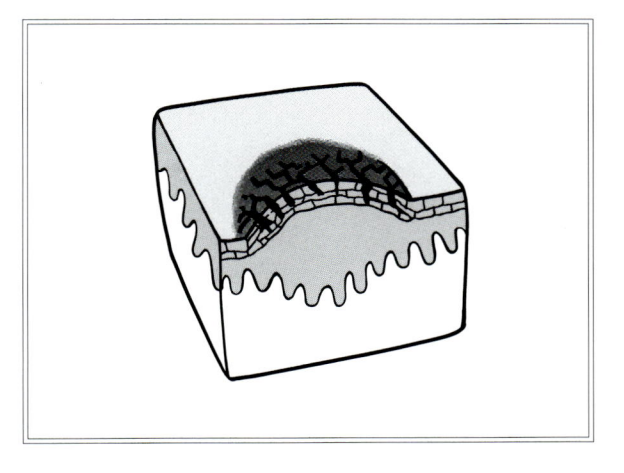

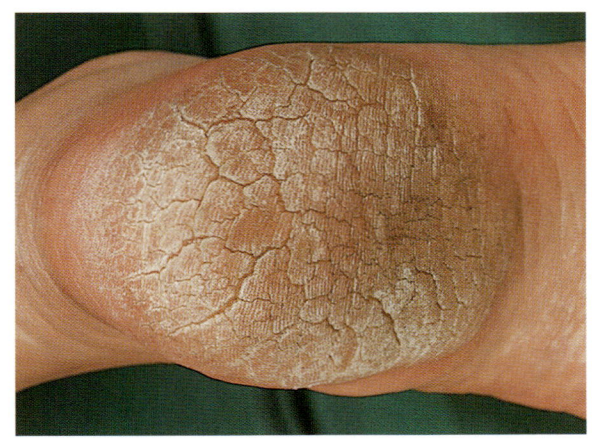

定義　　　　　　角質の形成が増加または促進している状態を角質増生 hyperkeratosis または角化性鱗屑という．

特徴
1）表面は白〜灰白色を呈する．
2）主として機械的刺激によって生ずる．胼胝 callus および更年期角化腫はその例．
3）先天的には遺伝性の角化異常症の特徴．
4）一般的治療はサルチルワゼリンまたは尿素軟膏．

23 搔破痕　　そうはこん

1）かゆい皮膚を搔いたために起こる皮膚変化．
2）点状ないし線状の点状出血となることが多い．
3）真の発疹と区別する必要がある．
4）線状の色素沈着を伴う場合はしいたけ皮膚炎，皮膚筋炎，ブレオマイシンによる薬疹を考慮する．

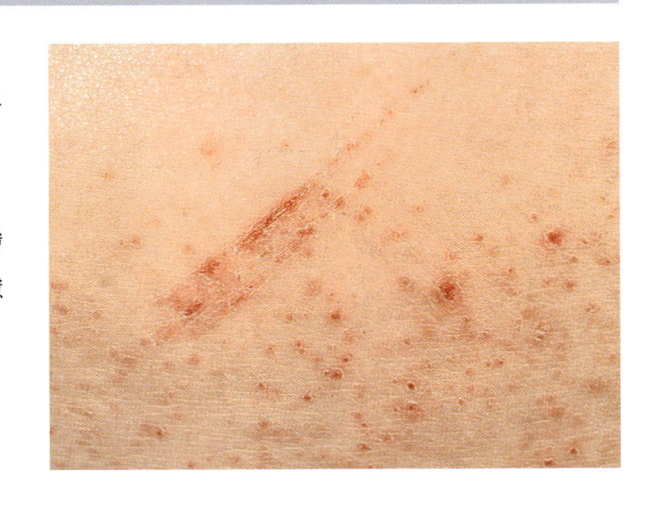

各論
疾患別皮膚のみかた

総論では代表的な皮疹について個々に性質を述べてきた．
各論では各疾患でみられる皮膚の肉眼的変化を以下の24章に分けて記載した．

1. 湿疹・皮膚炎 ･････････････････････････ 47
2. 蕁麻疹・痒疹 ･････････････････････････ 63
3. 紅斑・紅皮症 ･････････････････････････ 73
4. 紫　　斑 ･････････････････････････････ 81
5. 循環障害 ･････････････････････････････ 85
6. 膠原病とその類症 ･････････････････････ 97
7. 肉芽腫 ･･････････････････････････････ 127
8. 物理・化学的皮膚障害 ････････････････ 135
9. 薬　　疹 ････････････････････････････ 143
10. 水疱症・膿疱症 ･･････････････････････ 151
11. 角化症 ･･････････････････････････････ 165
12. 炎症性角化症 ････････････････････････ 175
13. 代謝・内分泌異常 ････････････････････ 193
14. 色素異常 ････････････････････････････ 213
15. 形成異常 ････････････････････････････ 219
16. 腫瘍性疾患 ･･････････････････････････ 253
17. ウイルス性疾患 ･･････････････････････ 295
18. 細菌性疾患 ･･････････････････････････ 313
19. 梅　　毒 ････････････････････････････ 331
20. 真菌性疾患 ･･････････････････････････ 335
21. 動物性疾患 ･･････････････････････････ 349
22. 付属器疾患 ･･････････････････････････ 351
23. 口腔粘膜疾患 ････････････････････････ 365
24. 老人性変化 ･･････････････････････････ 369

1. 湿疹・皮膚炎

接触皮膚炎

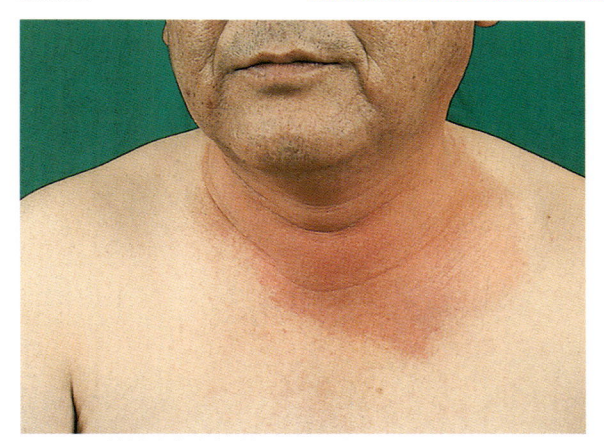

図 1-1　接触皮膚炎（毛染めによる）

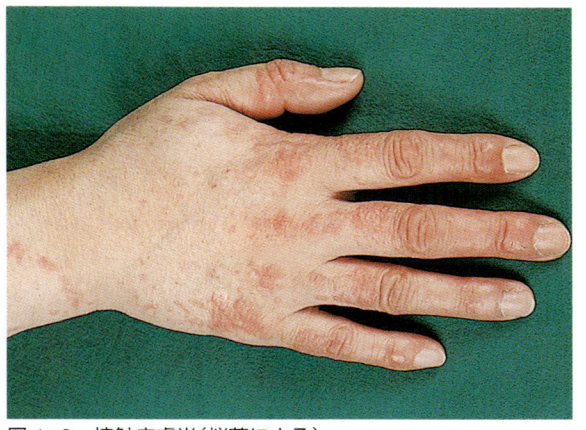

図 1-3　接触皮膚炎（桜草による）

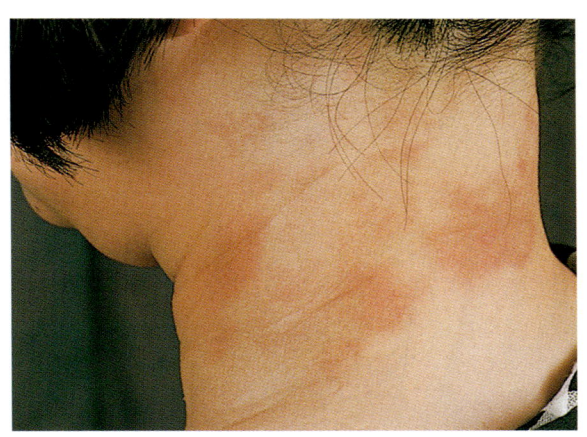

図 1-2　接触皮膚炎（ネックレスによる）

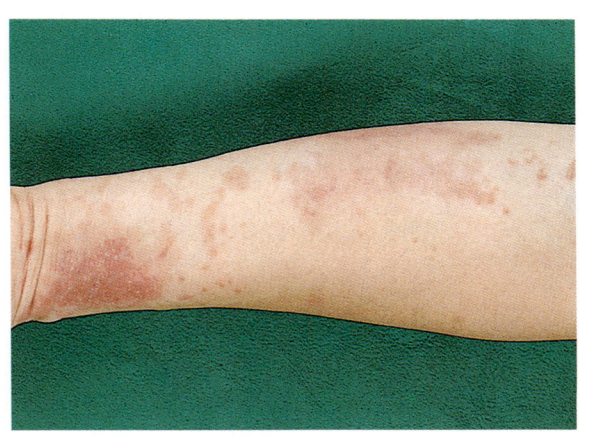

図 1-4　接触皮膚炎（桜草による）

接触皮膚炎　　　contact dermatitis

環境物質が，外から皮膚について起こる皮膚炎（湿疹反応）であり，一次刺激性のものとアレルギー性（IV型）のものとがある．成人にもっとも多い湿疹・皮膚炎．

A. 一次刺激性接触皮膚炎　primary irritant contact dermatitis
毒性，刺激性の強い物質が皮膚について間もなく起こるもの．酸，アルカリなどの強い化学物質，植物，昆虫の毒物など．皮膚炎の症状は強い．

B. アレルギー性接触皮膚炎　allergic contact dermatitis
抗原物質が繰り返し皮膚に接触しているうちに感作され，やがて皮膚炎を発生する．したがって，潜伏期間があり，皮膚炎の症状は軽い．
毛染め，化粧品，金属，植物など．

発生機序
次の過程が考えられる．
1) 抗原物質が皮膚につき，組織蛋白と結合して，複合抗原 complex antigen となる．
2) 表皮の Langerhans 細胞に取り込まれる．
3) リンパ節に運ばれる．
4) 感作され，抗体をもった感作リンパ球ができる．
5) 感作リンパ球は皮膚に達し，再び抗原刺激が加わると抗原抗体反応を起こす．
6) この結果，種々のリンホカインが出て炎症（皮膚炎）が起こる．

接触皮膚炎

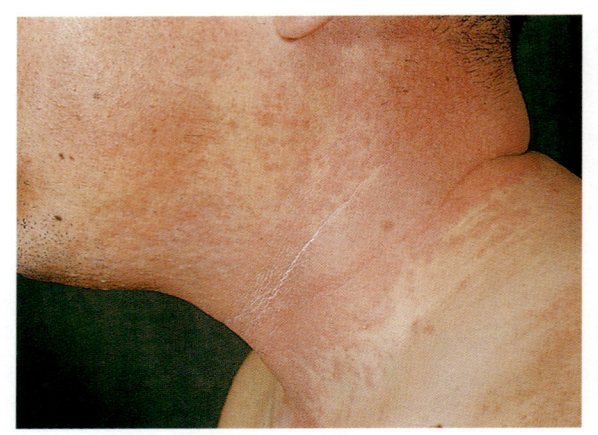

図1-5 接触皮膚炎(うるしによる)

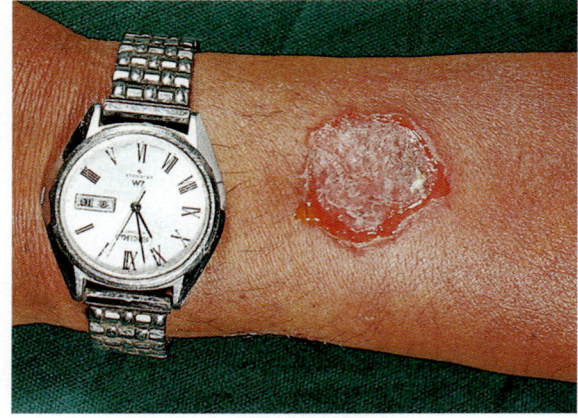

図1-7 接触皮膚炎(時計の金属による)

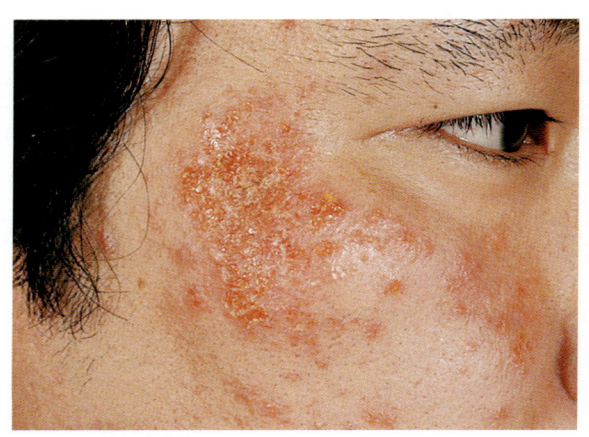

図1-6 接触皮膚炎

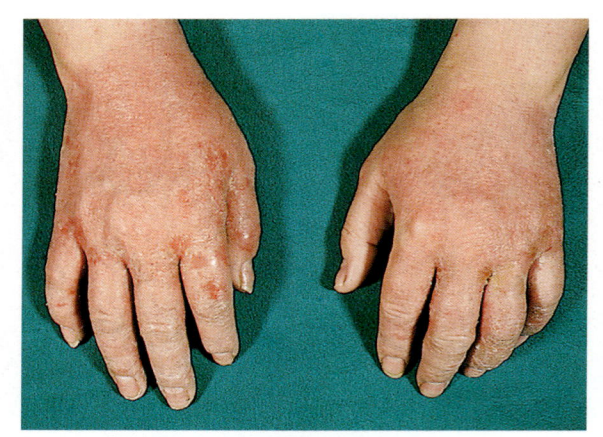

図1-8 接触皮膚炎(抗真菌薬による)

● 症　状
1）好発部位：接触源の性質によってそれぞれ特徴がある（右図参照）．
2）発赤，腫脹（図1-5：うるし皮膚炎，図1-1：毛染めによる皮膚炎）．
3）赤い小丘疹（図1-2：ネックレスによる皮膚炎）．
4）不規則な形の紅斑（図1-3，4：桜草皮膚炎）．
5）小水疱，びらん（図1-8：抗真菌薬による皮膚炎）．
6）鱗屑（図1-10：ゴム手袋による皮膚炎）．
7）かゆみが強い．

● 診断のポイント
1）病変は原因の接触した部位に限局する．
2）接触源が除去されると自然に消退する．
3）接触源が繰り返し作用すると慢性化の症状（浸潤，苔癬化，色素沈着，角質増生）を呈する．職業性のもの（石灰，セメント，洗剤など）は慢性化しやすい．
4）原因物質の接触後，紫外線の照射によって皮膚炎を生ずることがある（光アレルギー性接触皮膚炎）．
5）皮膚疾患の治療外用薬，特に殺菌剤，抗生物質，抗真菌薬による接触皮膚炎が少なくない．
6）接触源の証明．貼布試験 patch test.
感作しやすい物質：ウルシオール，ホルマリン，パラフェニレンジアミン，ベルガモット油，ローズ油，プロカイン，Cr，Co，Ni，MBT など．

● 治　療
1）接触源の証明とその除去．
2）原因が明らかで再発の危険がなく，病変が広範囲の場合にのみ副腎皮質ステロイド薬の全身投与．
3）小範囲のものでは症状に応じた外用療法，一般には副腎皮質ステロイド外用薬．
4）抗ヒスタミン薬の内服．

接触皮膚炎

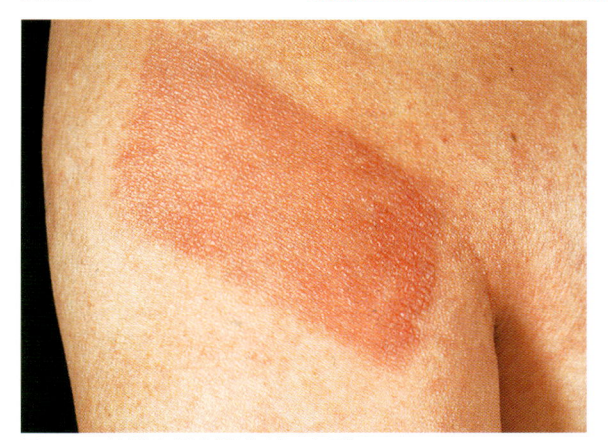

図 1-9　接触皮膚炎（貼布剤による）

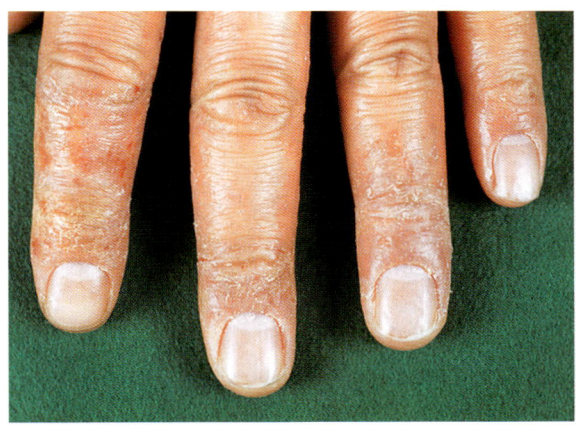

図 1-10　接触皮膚炎（ゴムによる）

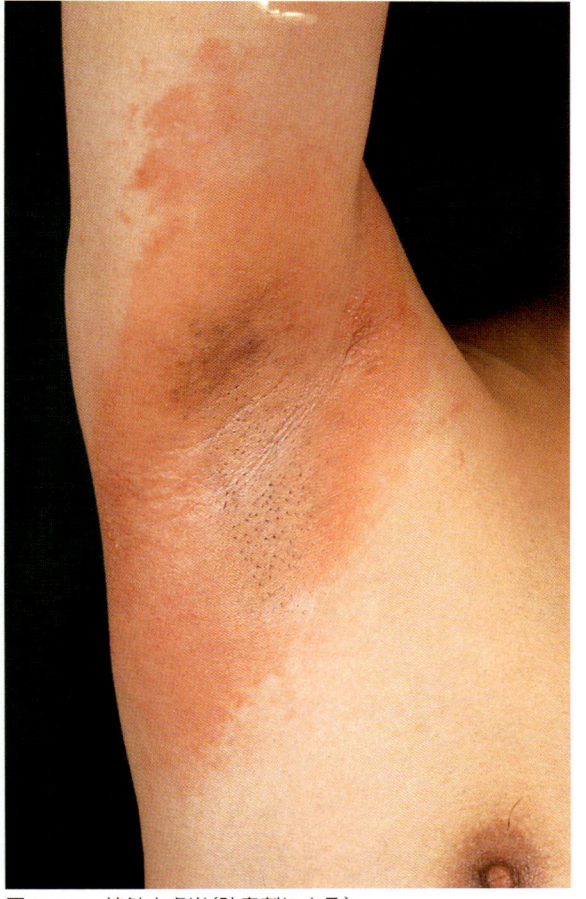

図 1-11　接触皮膚炎（防臭剤による）

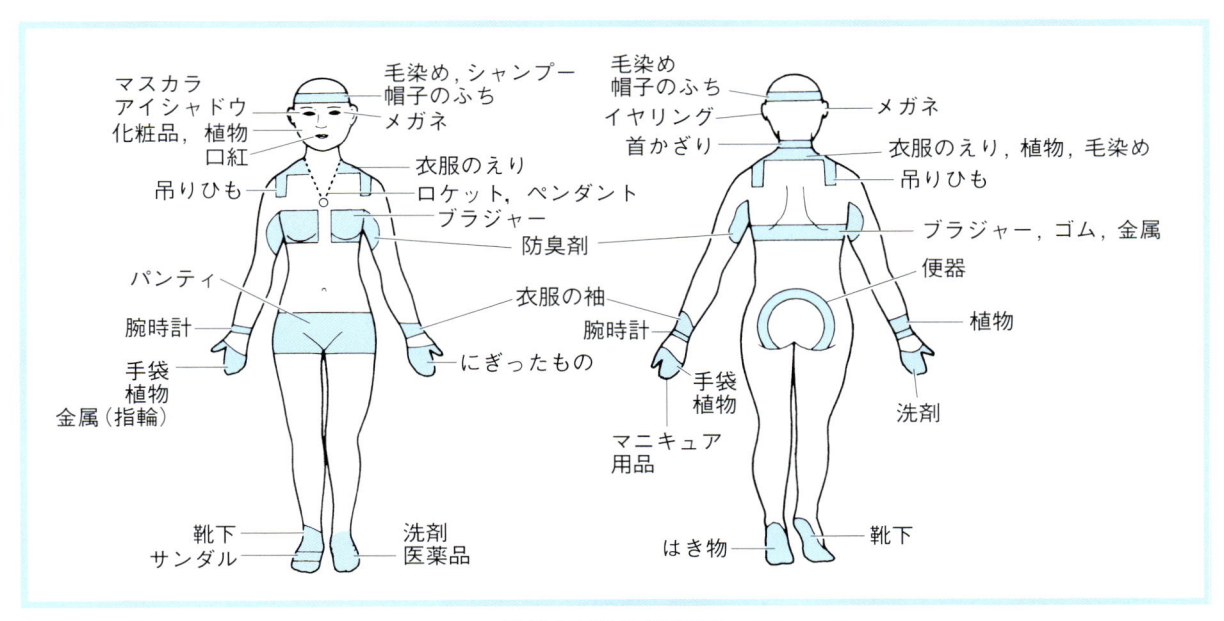

接触皮膚炎の好発部位

アトピー性皮膚炎

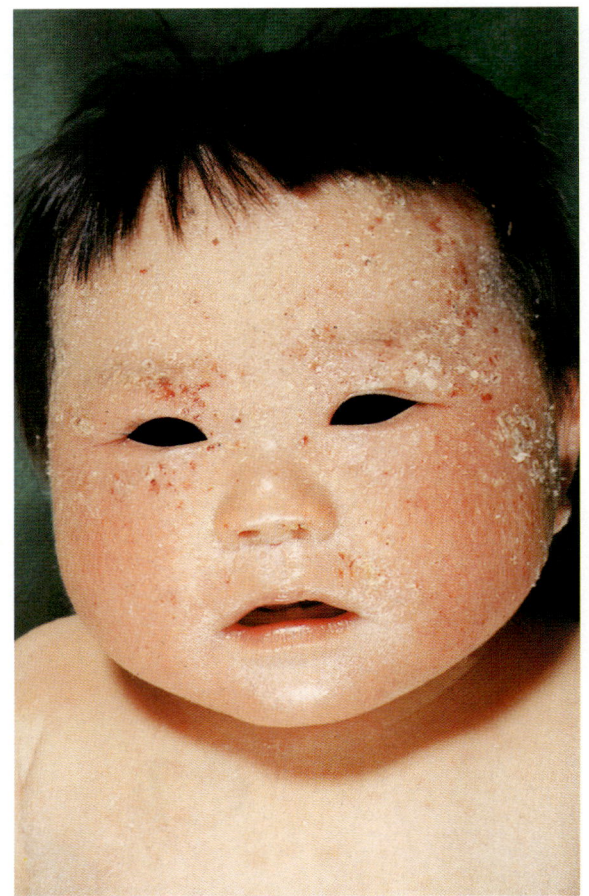

図 1-12 乳児アトピー性皮膚炎

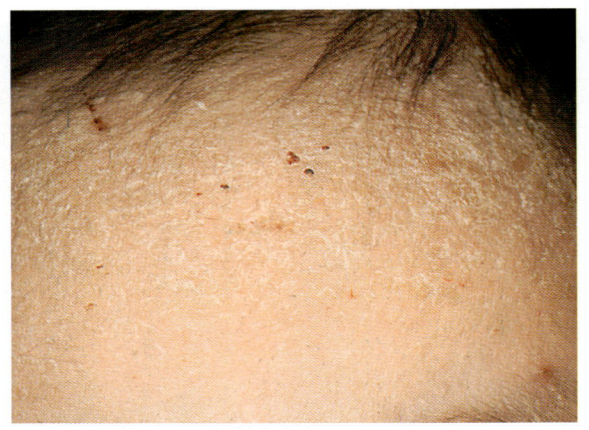

図 1-13 乳児アトピー性皮膚炎

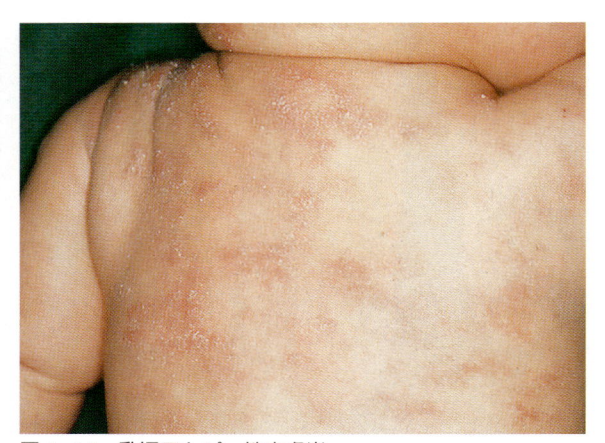

図 1-14 乳児アトピー性皮膚炎

アトピー性皮膚炎　atopic dermatitis

気管支喘息，アレルギー性鼻炎などの遺伝的なアトピー素因を有する個体に生ずる特殊な慢性，再発性の皮膚炎をアトピー性皮膚炎という．

●誘　因
小児から成人では環境因子（ダニ，ホコリ，スギなどの花粉など），および外用薬を含む化学物質，発汗，細菌，日光，ストレス，乳児ではその他まれに食物（卵，牛乳，大豆）などさまざまなものがある．

●アトピー皮膚 atopic skin の特徴
1）乾燥した皮膚（barrier 機能の低下）．
2）鳥肌だったような毛孔性角化（図1-16）．
3）下腿の魚鱗癬様変化．
4）白色皮膚描記症 dermographismus alba（図1-19）．
5）アセチルコリン遅発蒼白反応 delayed blanch phenomenon.
6）Hertoghe 徴候（眉毛外 1/3 の乏毛）．

●症　状
アトピー性皮膚炎は乳幼児，小児および成人でかなり病像が異なる．

A. 乳児期（生後2ヵ月～2,3歳）
1）生後2～3ヵ月ごろからはじまる．
2）被髪頭部に鱗痂皮．
3）顔，特に頰に潮紅，鱗屑，搔破痕（図1-13）．
この時期では乳児脂漏性皮膚炎（図1-48）に似る．
4）次第に体幹，四肢に拡大する．鱗屑，潮紅局面．一般に乾燥性であるが，搔破によって湿潤，結痂する．
5）再発性，特に冬に悪化．
6）皮膚炎の症状のない時にも体幹にアトピー皮膚，下腿に魚鱗癬がみられる．

アトピー性皮膚炎

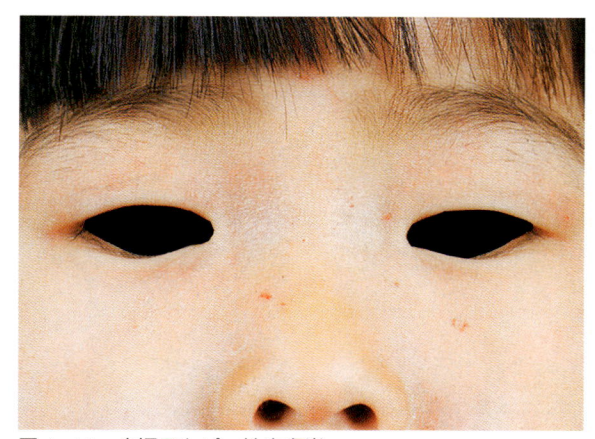

図 1-15　小児アトピー性皮膚炎

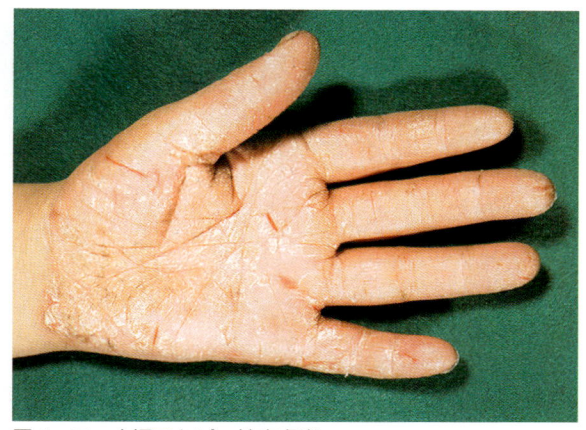

図 1-17　小児アトピー性皮膚炎

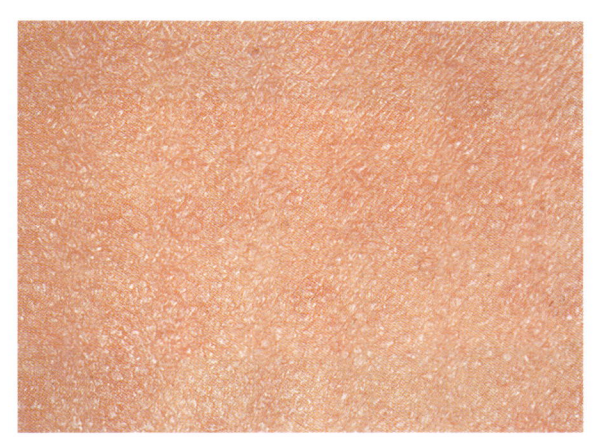

図 1-16　アトピー皮膚

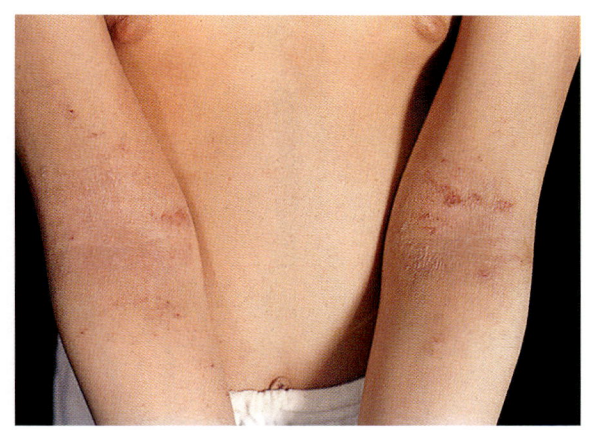

図 1-18　小児アトピー性皮膚炎

B．小児期
1）肘窩と膝窩に好発する．
2）湿潤，結痂から苔癬化が顕著となる．
3）顔は蒼白く，乾燥し，細かい粃糠様の鱗屑．
4）口唇は乾燥し小さい皸裂．口唇周囲に舌なめずり皮膚炎 lick dermatitis を起こしやすい．
5）いわゆる耳ぎれ（耳朶の下端の亀裂）ができやすい．
6）下腿に魚鱗癬様皮膚，ときに痒疹丘疹．
以上の症状は学齢期までに軽快，消退することが多い．

C．学童
1）足趾先端に乾燥，亀裂を生じやすい（いわゆるズック靴皮膚炎）．
2）顔に単純性粃糠疹 pityriasis simplex（いわゆるはたけ）を生じやすい．
3）上肢ときに体幹に境界鮮明な，細かい粃糠様鱗屑を伴う不完全脱色素斑．白色粃糠疹 pityriasis alba という．

● 合併症
喘息，アレルギー性鼻炎の合併が多い．眼合併症として白内障が重要．
アトピー性皮膚炎をもつ小児は皮膚の細菌，ウイルス感染症にかかりやすい．
1）伝染性軟属腫
2）カポジ水痘様発疹症
3）膿痂疹（SSSS を含む）

アトピー性皮膚炎

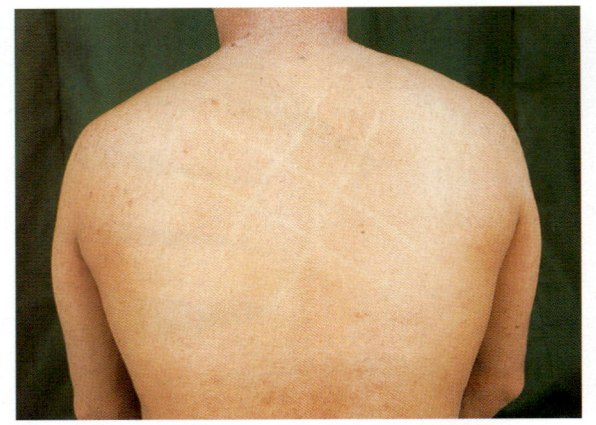

図1-19　成人アトピー性皮膚炎（白色皮膚描記症）

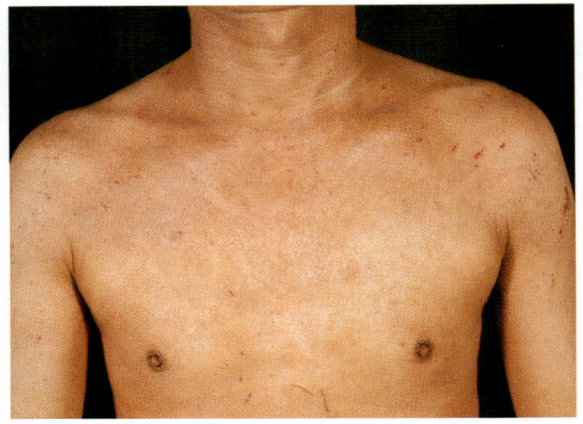

図1-21　成人アトピー性皮膚炎

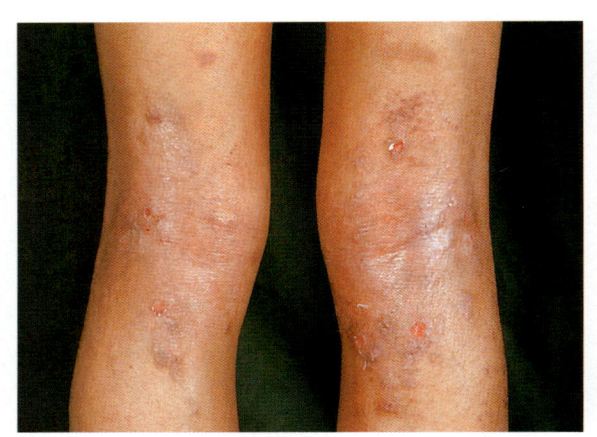

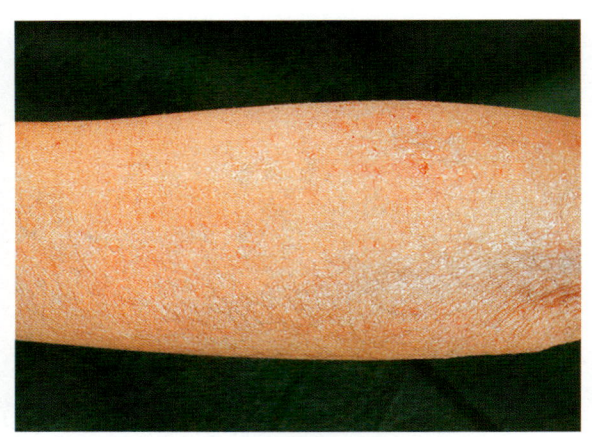

図1-20　成人アトピー性皮膚炎

図1-22　成人アトピー性皮膚炎

D. 成　人

小児アトピー性皮膚炎が思春期後も消退せず成人まで続く場合と，思春期後に症状の出現することがある．
1）好発部位：顔，頸，前胸部，背部，四肢，手．
2）広範囲に乾燥した苔癬化局面が生ずる．
3）下肢には痒疹丘疹が混在することがある（図1-23）．
4）かゆみが強く，掻破のあとが発疹よりも顕著なことがある．
5）ときに紅皮症の状態となる．

● 診断のポイント
1）家系中にアトピー素因の証明．
2）アトピー皮膚の発見．
3）幼児では掻破痕を伴う紅斑・落屑性変化，小児では関節屈側面の苔癬化が特徴的．
4）血中IgE高値，好酸球増多，RAST.

● 治　療

アトピー素因は変化しないので根本的治療法はない．皮膚炎のある時には症状に応じた軟膏療法のほか，かゆみを鎮めることが大切である（抗ヒスタミン薬，抗アレルギー薬の内服，包帯）．
対症療法として副腎皮質ステロイド外用薬はきわめて有用であるが，同薬の全身投与は本症が慢性，再発性のために好ましくない．成人の顔，頸部の病変にはタクロリムス軟膏を用いる．
皮膚炎のない時期には皮膚の乾燥，脂肪膜の消失を防ぎ，barrier機能を保つために保湿剤を主としたskin careが重要．誘因を避けて予防に留意する．
幼児の場合，食事制限はしない．

アトピー性皮膚炎

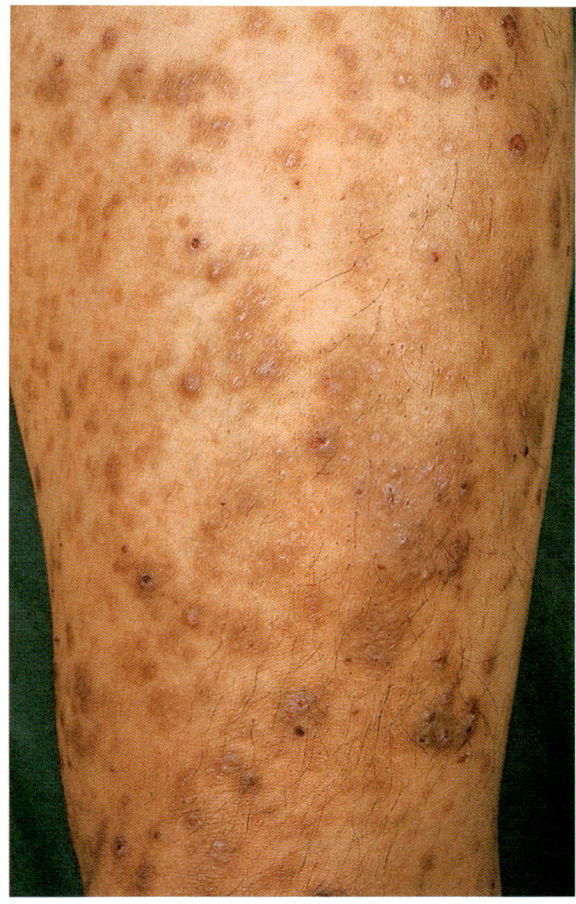

図1-23 成人アトピー性皮膚炎（痒疹型）

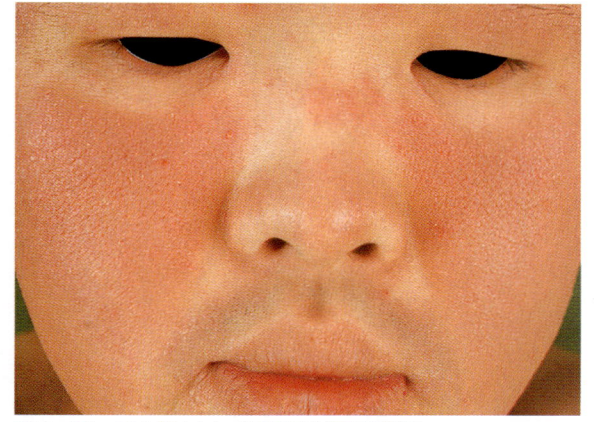

図1-24 成人アトピー性皮膚炎（顔の潮紅）

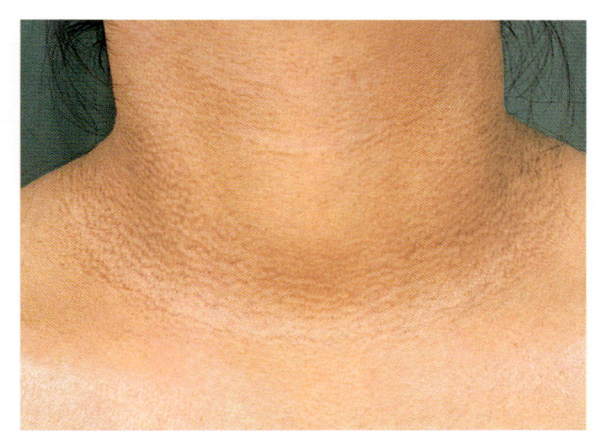

図1-25 成人アトピー性皮膚炎（dirty neck）

E. 成人の特殊な症状

アトピー性皮膚炎の誘因として環境因子が重要なので，その症状は時代とともに変化しうる．かつては認められなかった症状として次のものがある．いずれも慢性，重症の症例にみられる．

1）顔の潮紅
　a）はじめ斑状の湿疹局面．
　b）種々の誘因によって，びまん性の潮紅となる（図1-24）．
　c）ときに湿潤，ときに浸潤ないし表皮の肥厚をきたす．
　d）誘因として副腎皮質ステロイド外用薬の長期連用およびそのリバウンド，非ステロイド系抗炎症薬などによる接触皮膚炎，表在性の細菌感染，脂漏性皮膚炎，石けん，シャンプー，化粧品，日光，ダニなどがあげられる．
　e）ステロイド酒皶，口囲皮膚炎（149頁）と異なる．

2）頸部の色素沈着

ポイキロデルマ様皮膚変化またはdirty neckともいう．
　a）思春期から発生し，重症例は男性に多い．
　b）はじめ側頸部の点状ないし線状の淡黄色の隆起（脂腺の肥大によるcutis linearis punctata colli（図24-3））．
　c）次いで網の目状の黒褐色の色素沈着（図1-25）．
　d）最終的に毛細血管拡張，表皮萎縮，脱色素斑を混ずる（ポイキロデルマ）．
　e）副腎皮質ステロイド外用薬の長期連用のほか機械的刺激が誘因となる炎症後の色素沈着．

貨幣状皮膚炎

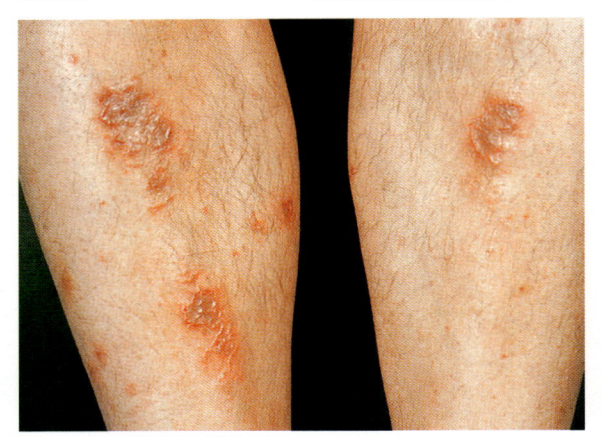

図1-26 貨幣状皮膚炎

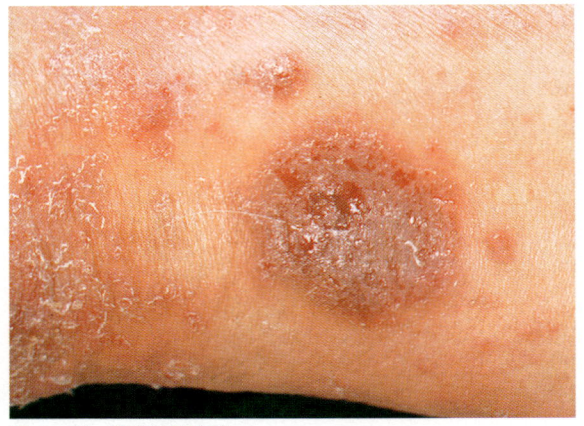

図1-28 貨幣状皮膚炎

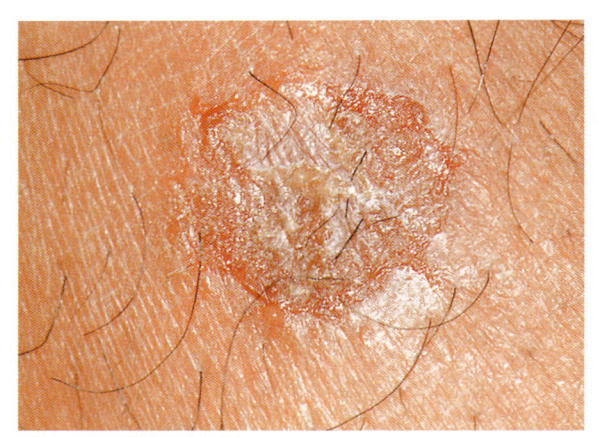

図1-27 貨幣状皮膚炎

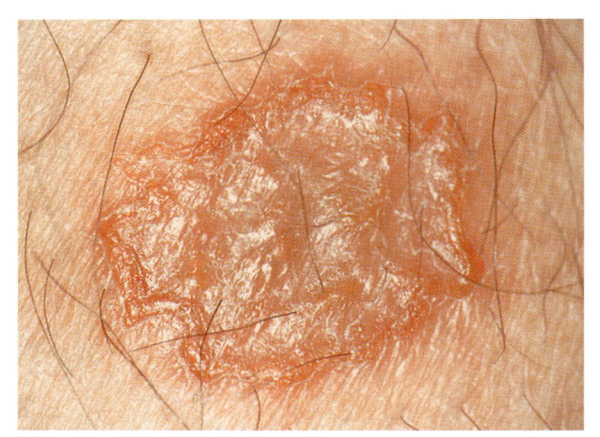

図1-29 貨幣状皮膚炎(拡大図)

貨幣状皮膚炎
nummular dermatitis

貨幣のごとく境界鮮明,円形の湿疹病巣を特徴とする.原因は明らかではないが,皮膚の細菌感染が関係するといわれている.比較的若い男性に多い.老人では乾燥した皮膚に生じやすい.

● 症　状
1)好発部位:下腿伸側.ときに手背,指.
2)境界鮮明,漿液性丘疹が集合,湿潤,痂皮を伴う.老人の乾皮症から生じたものは浸潤軽度で,亀裂,鱗屑が主となる.
3)慢性の時期では浸潤のある潮紅局面,色素沈着を伴う.
4)同時に同じような病巣が多発する.
5)自家感作性皮膚炎の原発巣となり得る.

● 診断のポイント
1)下腿に貨幣状の病巣が複数あれば診断は容易.
2)主婦の手背,指に生ずる場合(いわゆる手湿疹)には貨幣状皮膚炎のほか,接触皮膚炎およびアトピー性皮膚炎の可能性があり,診断は難しい.

● 鑑別診断
1)うっ滞性皮膚炎:静脈瘤の存在,ヘモジデリンの色素沈着,辺縁の病勢は弱い.
2)脂漏性皮膚炎:特に老人の場合,湿潤せず,表面にわずかな鱗屑あり.かゆみが少ない.
3)尋常性乾癬:銀白色の鱗屑.湿潤せず,かゆみがない.

● 治　療

抗生物質加副腎皮質ステロイド外用薬の塗擦と亜鉛華軟膏の貼布.抗ヒスタミン薬の内服.

自家感作性皮膚炎

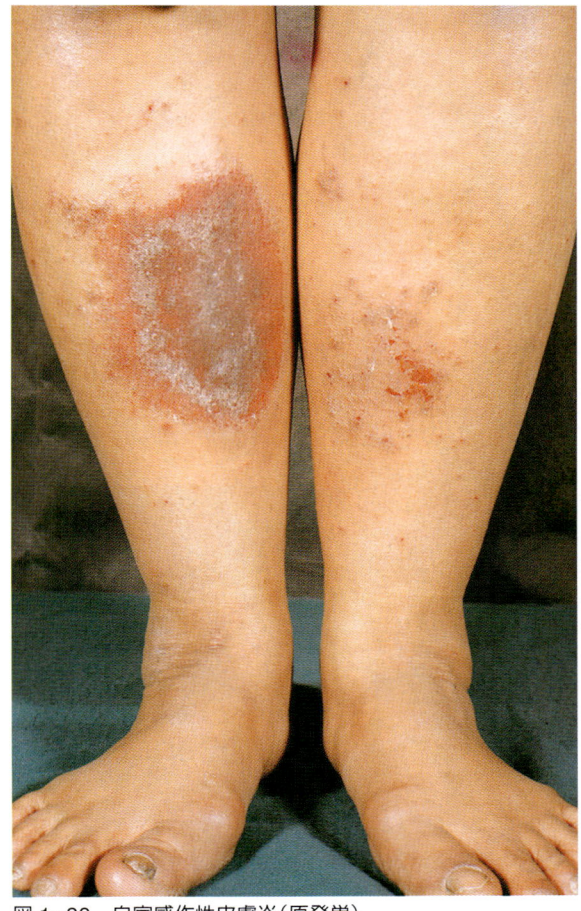

図1-30　自家感作性皮膚炎（原発巣）

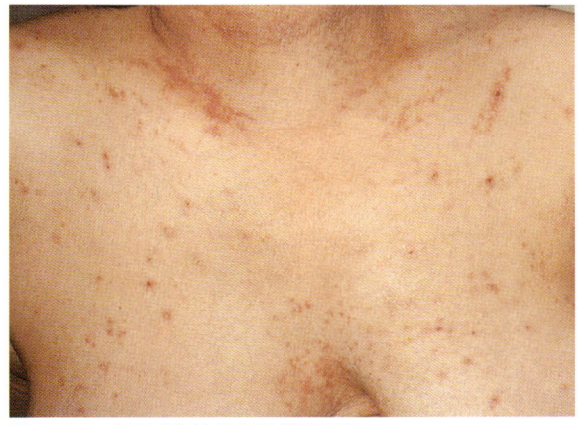

図1-31　自家感作性皮膚炎（散布疹）

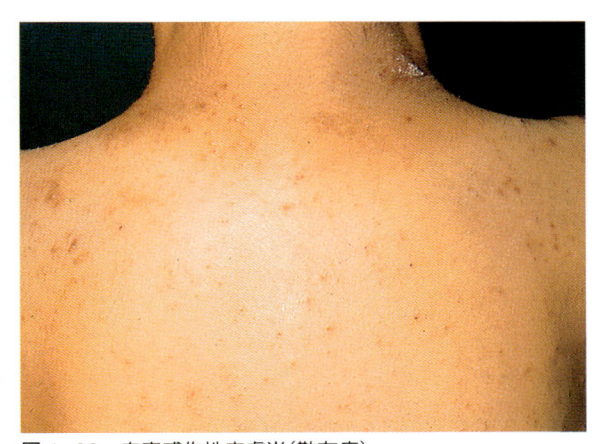

図1-32　自家感作性皮膚炎（散布疹）

自家感作性皮膚炎　autosensitization dermatitis

ある湿疹病変（原発巣）が不適当な治療，細菌感染などによって急激に悪化したのちに，遠隔部位の皮膚に，原発巣と同様の性質をもった小さな発疹（散布疹）が多発する状態を自家感作性皮膚炎という．
発生機序として，原発巣で新たに抗原が生じ，全身皮膚が感作されて，湿疹型反応が起こると考えられている．原発巣が皮膚ではなく，内臓にある場合も，これに含める立場がある．

症　状
1) 原発巣：熱傷による潰瘍，下腿潰瘍などに治療の際の接触皮膚炎による場合がもっとも多い．その他貨幣状皮膚炎，うっ滞性皮膚炎，主に下腿の病巣．
2) 原発巣の急性増悪後，約10日ぐらいで散布疹を生ずる．
3) 好発部位：四肢，体幹，顔．
4) 対称性，播種状，急速に発生．
5) 原発巣と同様の漿液性丘疹ないし紅斑性丘疹で，すべて同じ発育段階にある．
6) かゆみが強い．
7) 原発巣の治療により自然に消退する．

診断のポイント
原発巣の悪化により診断は容易．ときに麻疹型薬疹，亜急性単純性痒疹と間違いやすい．

治　療
原発巣の適切な治療によって散布疹は自然に治癒する．ときに副腎皮質ステロイド薬および抗ヒスタミン薬の内服．

ヴィダール苔癬

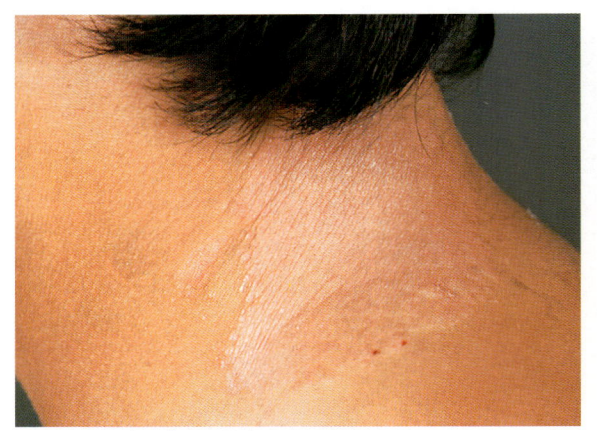

図 1-33　ヴィダール苔癬

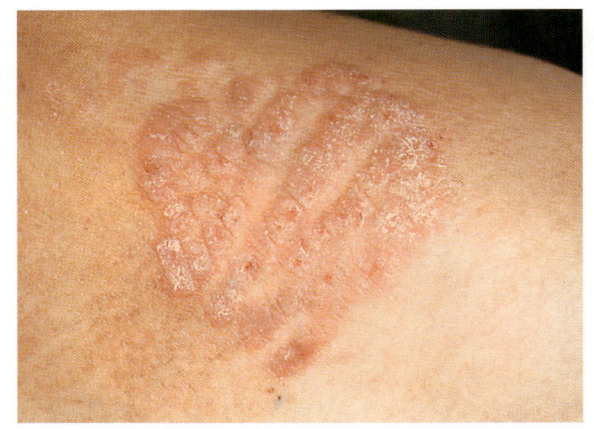

図 1-35　ヴィダール苔癬

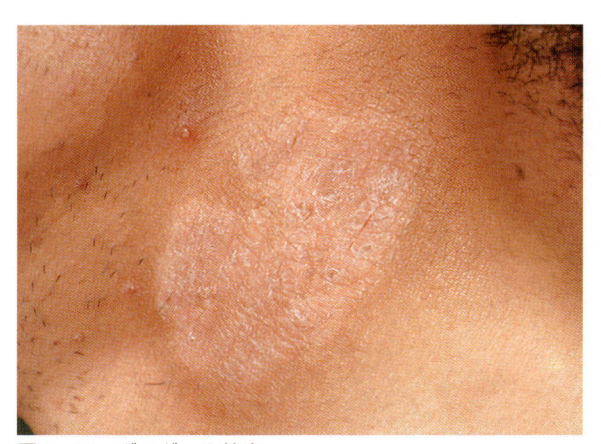

図 1-34　ヴィダール苔癬

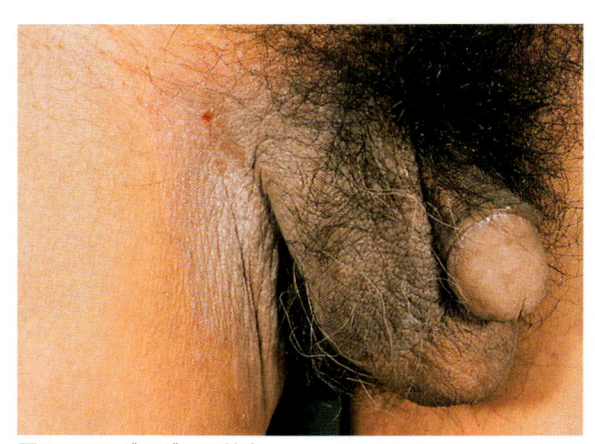

図 1-36　ヴィダール苔癬

ヴィダール苔癬　　　　　　　lichen simplex chronicus Vidal

一次的に苔癬化を生ずる状態をヴィダール苔癬という．全経過を通じて苔癬丘疹に終始するのが特徴である．

● 症　状
1) 中年女性の側頸部に好発する．
2) 次いで陰嚢, 大陰唇, まれに前腕伸側, 大腿内側．
3) 病変は普通1～2個．多発はまれ．
4) かゆみが先行する．
5) 境界鮮明, ほぼ円形の苔癬化局面．
6) 色はほぼ常色で, 赤味は強くない．
7) 表面は平滑, やや光沢を有する．

● 診断のポイント
1) 乾燥した苔癬丘疹のみでほかの発疹がみられない．
2) 著しいかゆみを伴うが, 搔破のあとがみえない．

● 鑑別診断
1) アトピー性皮膚炎：二次的に苔癬化する．したがって辺縁またはほかの部位に湿疹丘疹がみられる．病巣の内に搔破のあとがあるものはアトピー性皮膚炎や頑癬などの二次的苔癬化と考えた方がよい．
2) 扁平苔癬：赤紫色丘疹の中央が陥凹．Wickham現象あり．粘膜の罹患があれば確実．
3) アミロイド苔癬：炎症症状なし．色素沈着および表面の角化が強い（図13-9）．
4) 項部菱形皮膚：老人の項部, 皮野の形成は大きく, かゆみなし（図24-1）．
5) Fox-Fordyce病：若い女性．腋窩に好発．毛包および汗口に限局した丘疹の集合で, 苔癬化なし．

● 治　療
副腎皮質ステロイド外用薬．外からの刺激を防ぐ．

うっ滞性皮膚炎

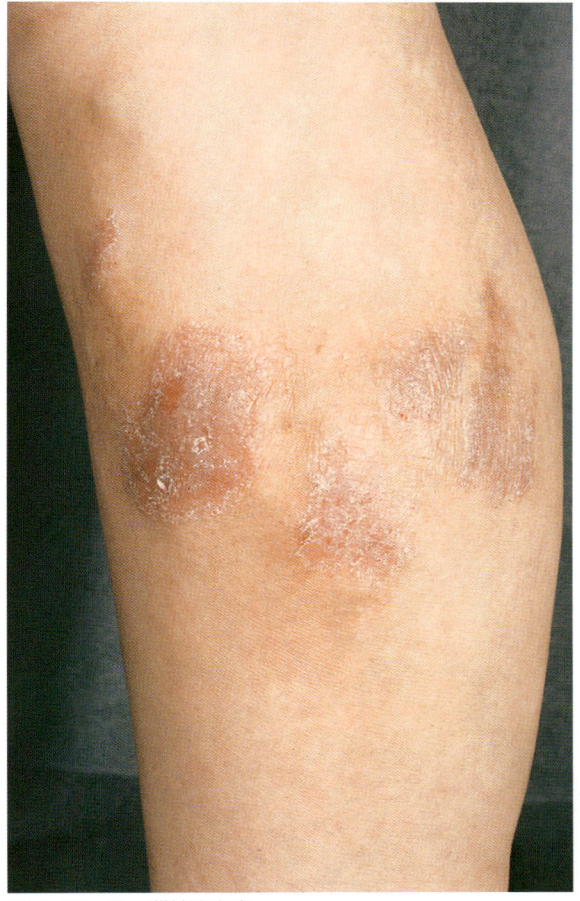

図1-37　うっ滞性皮膚炎

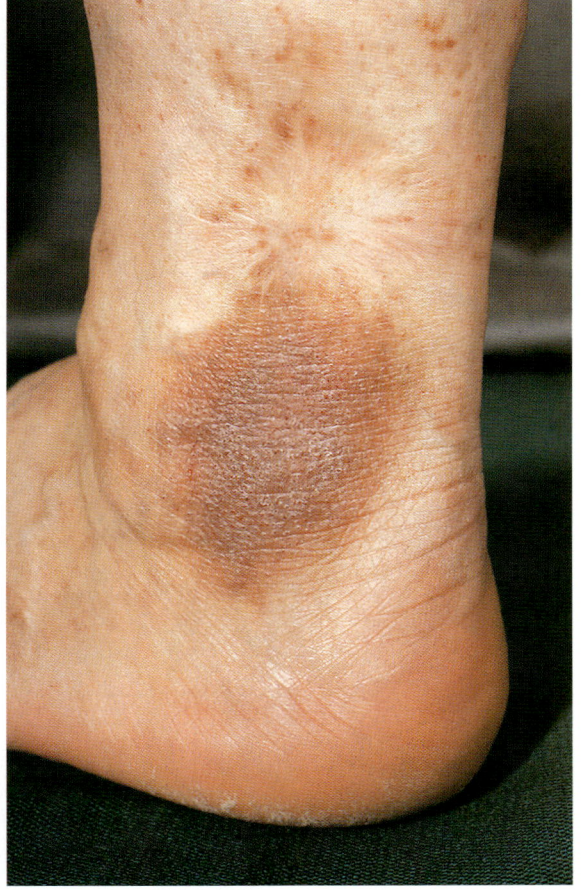

図1-38　うっ滞性皮膚炎

うっ滞性皮膚炎　stasis dermatitis

下肢静脈の循環障害（うっ血）が根底にある部分に生ずる皮膚炎をうっ滞性皮膚炎という．静脈の循環障害は静脈瘤のかたちで観察されることが多いが，一部は血栓症後の症候群 postthrombotic syndrome として発生する．長時間立仕事に従事する中年男性に多い．

●症　状
1）好発部位：下腿の下1/3．
2）静脈瘤のある部分に一致して，軽いかゆみを伴う点状の紅色丘疹としてはじまる．一部には点状出血があり，斑状の慢性色素性紫斑（Schamberg病）に近い．
3）境界不鮮明，ほぼ円形の潮紅，湿潤局面を呈し，貨幣状皮膚炎に似る．
4）鱗屑，痂皮→濃い褐色の色素沈着と経過するが，追発性に新しい病変を生じ，長期間続く．
5）吸収不全症候群では不規則な点状出血を伴うことが多い．
6）一部では下腿潰瘍 ulcus cruris を併発する．
7）自家感作性皮膚炎の原発巣となり得る．

●診断のポイント
1）中年の男性で，下腿の湿疹様病変．静脈瘤の発見．
2）種々の程度の皮膚炎を示し，次の場合にはほかの疾患名の方が適当となる．
　①点状出血が顕著：Schamberg病（84頁）．
　②かたい大型の丘疹が集合：鈍性苔癬 lichen obtusus.
　③潰瘍，色素脱失，色素沈着が顕著：血栓症後症候群（95頁）．

●治　療
静脈性循環障害の改善（下肢の高挙，安静．弾性包帯など），副腎皮質ステロイド外用薬．

乾皮症

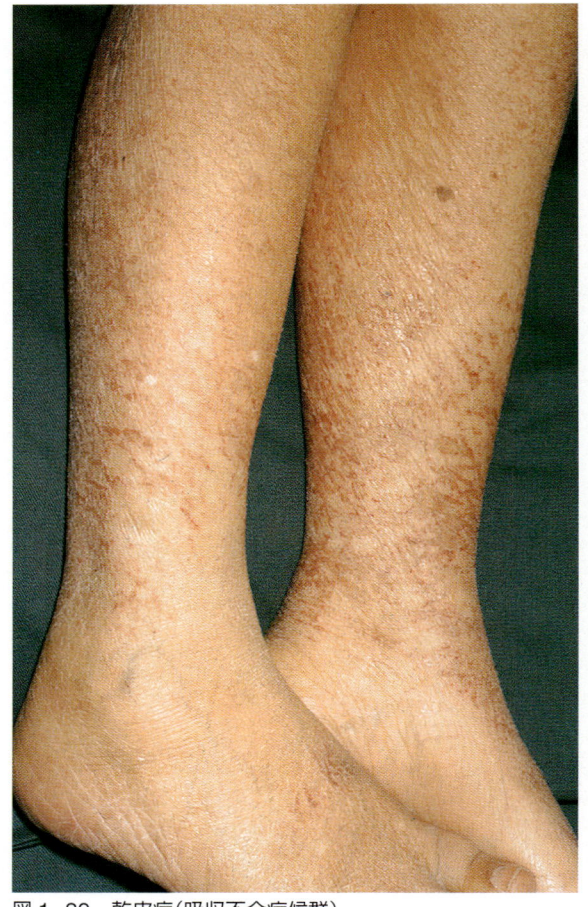

図1-39 乾皮症（吸収不全症候群）

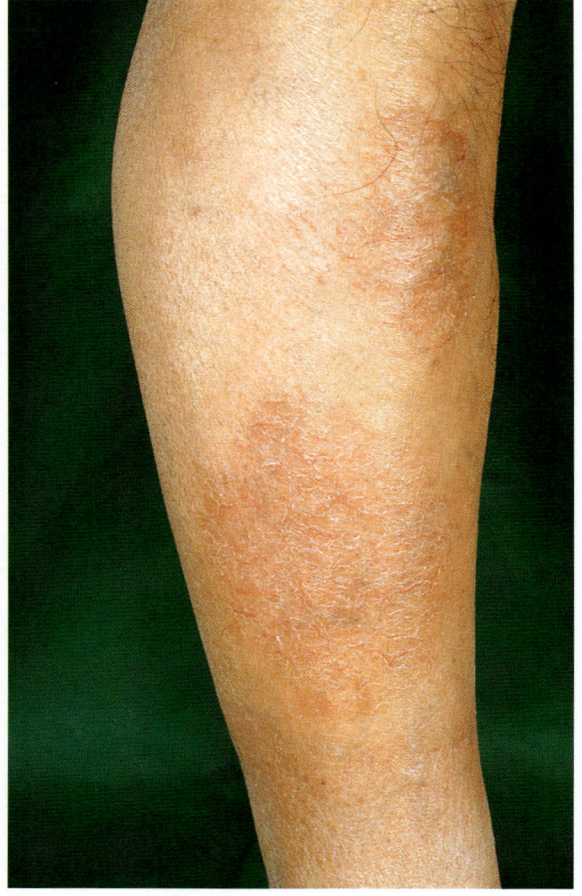

図1-40 皮脂欠乏性皮膚炎

乾皮症
xerosis

皮脂および汗の分泌が減少して，皮膚が異常に乾燥している状態を乾皮症，または皮脂欠乏症 asteatosis という．疾患というより，ひとつの状態と考えられる．

● 特　徴
1）皮膚は乾燥，粗糙，粃糠様鱗屑，細かい亀裂を生ずる．
2）冬期，老人の下腿，大腿，側腹部に顕著（老人性乾皮症 xerosis senilis）．
皮表の脂肪膜の減少ないし消失により，摩擦，細菌感染に弱く，皮膚瘙痒症 pruritus cutaneus，湿疹化すなわち皮脂欠乏性皮膚炎 asteatotic dermatitis（図1-40），貨幣状皮膚炎 nummular dermatitis の原因となる．
3）アトピー性皮膚炎の小児にもみられる．
4）悪液質では同時に汚い色素沈着を伴う．
5）吸収不全症候群では不規則な点状出血を伴うことが多い．

● 鑑別診断
1）尋常性魚鱗癬：魚のうろこ様の鱗屑が季節的変動はあっても，1年中存在している（図11-1）．
2）後天性魚鱗癬：魚のうろこ様の鱗屑が，ある時期より発生．基礎疾患を伴う（165頁）．

● 治　療
1）乾皮症：尿素軟膏など補湿剤の外用．
2）皮脂欠乏性皮膚炎：症状の程度に応じて，副腎皮質ステロイド外用薬と亜鉛華軟膏（またはヒルドイド軟膏）を外用．かゆみに対して抗ヒスタミン薬の内服．入浴の際の強い摩擦を避ける．

手湿疹

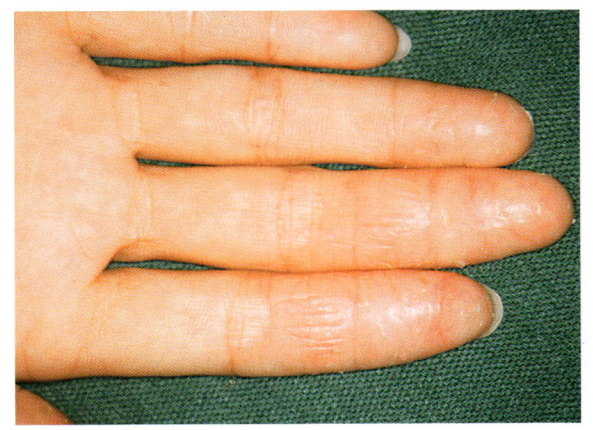

図 1-41　進行性指掌角皮症

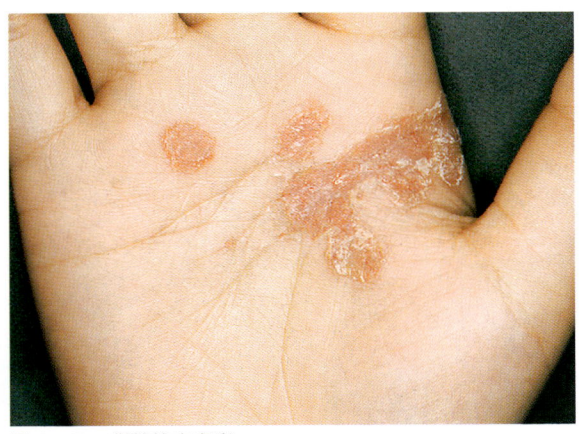

図 1-43　貨幣状皮膚炎

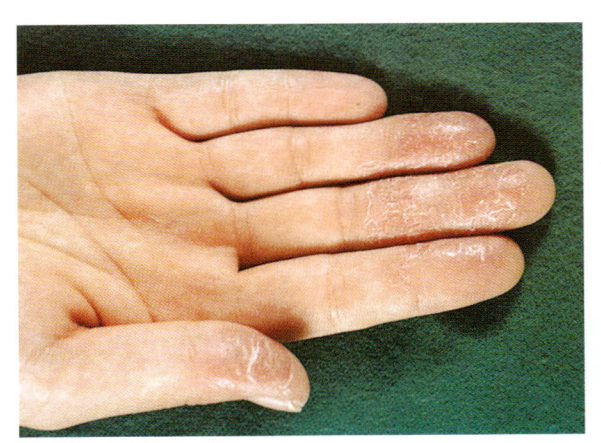

図 1-42　接触皮膚炎

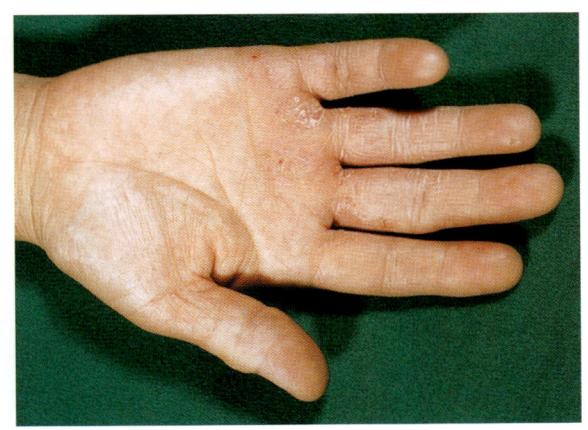

図 1-44　接触皮膚炎

主婦（手）湿疹
hausewives eczema, hand eczema

主婦（手）湿疹は，洗剤などを使用することの多い主婦の手に起こる皮膚炎であり，一種の非アレルギー性の接触皮膚炎と考えられる．日本では古くから進行性指掌角皮症と呼ばれているものも，主婦（手）湿疹に含まれる．

進行性指掌角皮症
keratodermia tylodes palmaris progressiva

●原　因
表皮内水分保有能の減少による．脱脂作用の強い界面活性剤を含む洗剤，石けんのほか，シンナー，エーテル，アクリルモノマーなどの化学物質が原因となる．また指で紙をこするなどの機械的刺激も重要である．

●症　状
1）もっともよく使う指の先端からはじまる．
2）乾燥，浅い亀裂，落屑→指紋の消失．
3）軽い潮紅と痛み．
4）次第に他の指および手掌に向かって拡大する．

●診断のポイント
1）手・指，冬に著しい変化．
2）指をのばして爪をみると，先端の近くに貧血性の部分が生ずる．
3）子供にアトピー児が多い．

●鑑別診断
手湿疹には，進行性指掌角皮症のほかに，接触皮膚炎（図 1-42），貨幣状皮膚炎（図 1-43）も含まれる．

●治　療
昼間はハンドクリーム，夜間は亜鉛華軟膏を塗布する．ゴム手袋を用いると，手指背に接触皮膚炎を生ずることが多い．

リール黒皮症

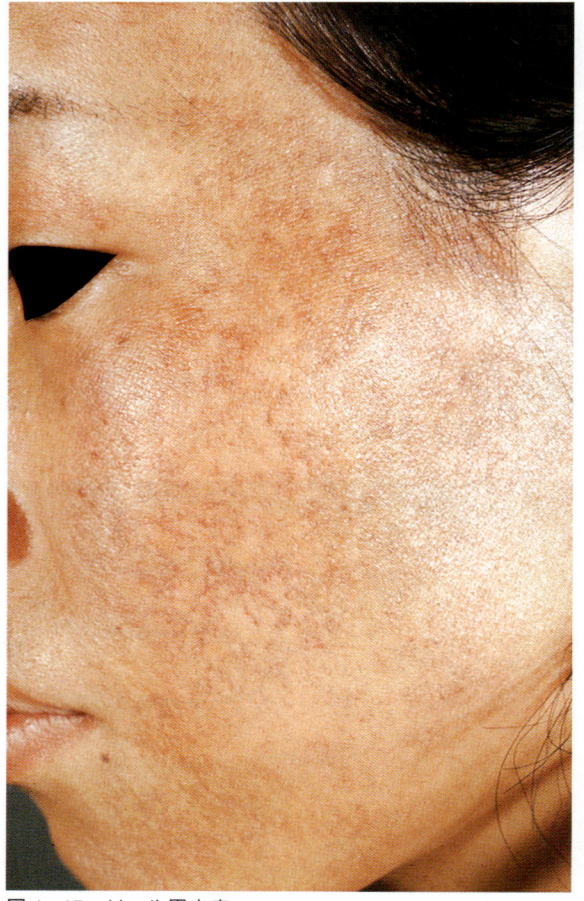

図 1-45　リール黒皮症

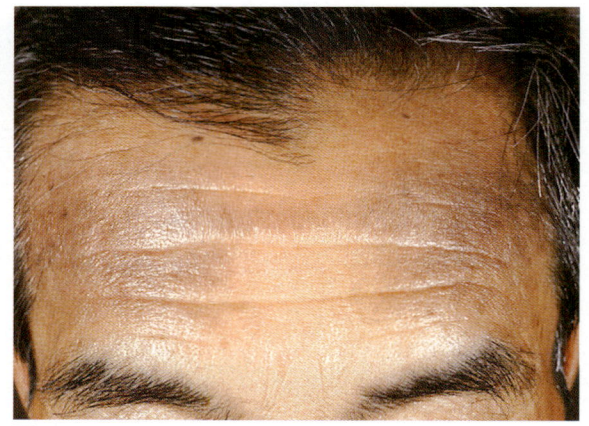

図 1-46　melanodermitis toxica

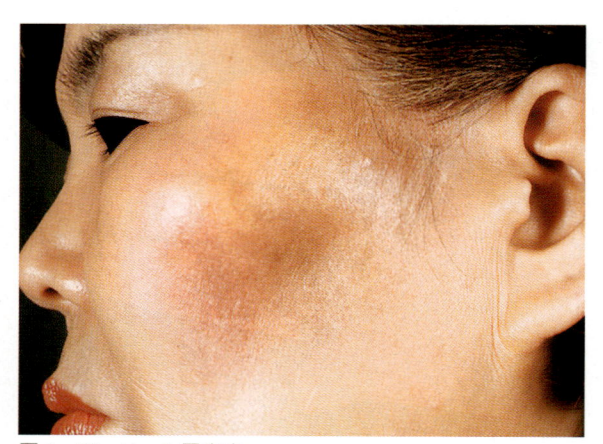

図 1-47　リール黒皮症

リール黒皮症　　　　　　　　　　melanosis Riehl

外因性の光感作性物質（化粧品中の色素，香料など）による接触皮膚炎に，細かい網の目状の紫褐色の色素沈着を生ずる状態を広く melanodermitis toxica という．また色素性接触皮膚炎 pigmented contact dermatitis とも呼ばれる．リール黒皮症もこの範疇に属する．近年は著しく減少している．

● 症　状
1）主に中年女性．職業性のものでは性別，年齢を問わない（図 1-46）．
2）好発部位：頬の突出部分，額，次いで側頸部，上腕外側．
3）はじめ，かゆみのある潮紅．
4）のちに細かい網状，紫褐色の色素沈着（基底層の破潰によるメラニン色素の滴落）．

● 診断のポイント
1）顔面の軽い炎症を伴う網状，紫褐色の色素沈着．
2）外因に気付かないことが多い．

● 鑑別診断
1）肝斑：境界鮮明，一様の褐色．
2）皮膚筋炎：肩，膝，肘，手指関節部の皮膚変化．筋症状（図 6-42）．
3）ペラグラ：顔のほか，頸，手背など露光部の変化．消化器，神経症状および赤い平らな舌．
4）薬剤による白斑黒皮症：色素脱失と色素増強を伴う．大型．

● 治　療
1）外因の発見とその除去．
2）炎症性の潮紅およびかゆみのある時のみ副腎皮質ステロイド薬の外用．

脂漏性皮膚炎

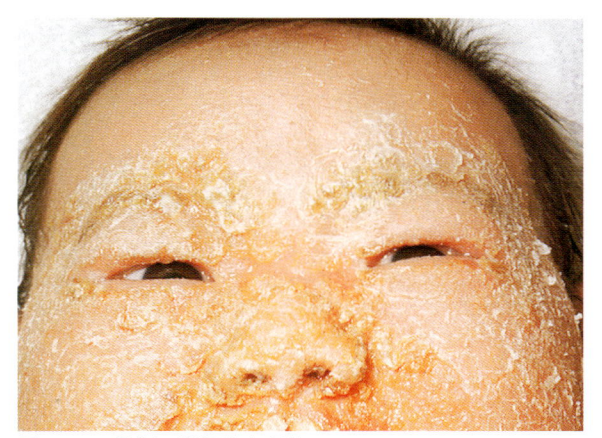

図1-48 乳児の脂漏性皮膚炎

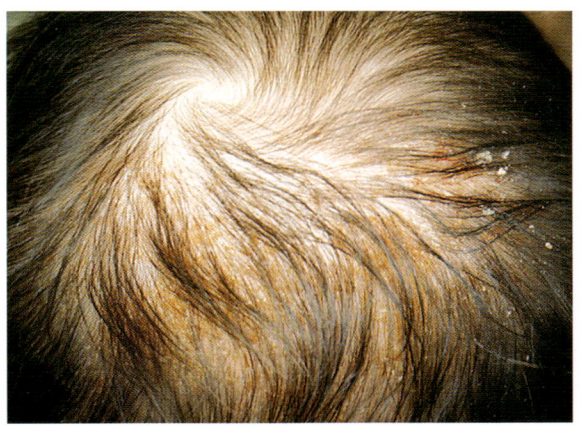

図1-49 乳児の脂漏性皮膚炎

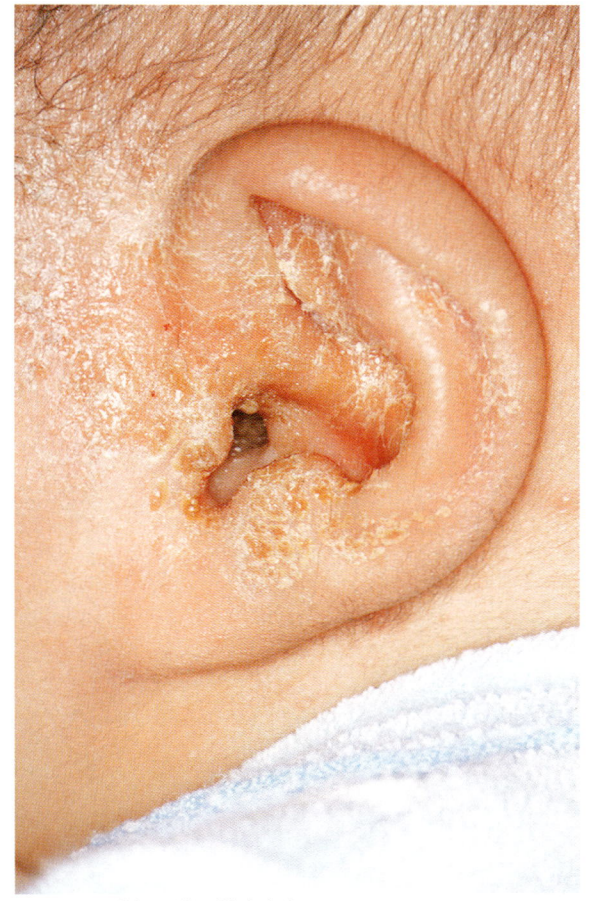

図1-50 乳児の脂漏性皮膚炎

脂漏性皮膚炎　seborrheic dermatitis

脂漏部位の皮膚に生ずる急性ないし亜急性の炎症．皮脂分泌の異常に細菌感染が関与して生ずると思われる．臨床症状および組織像は湿疹型反応ではなく，むしろ乾癬型反応であるので脂漏性湿疹よりは脂漏性皮膚炎の方が妥当である．

脂漏性皮膚炎は生後数ヵ月の乳児に生ずるものと成人にみられるものとがあり，症状はかなり異なる．

A. 乳児の脂漏性皮膚炎
● 症　状

1）被髪頭部，眉毛の部分からはじまる．
2）黄褐色の痂皮が炎症性の潮紅のある皮膚に生ずる．
3）鼻孔，耳孔の周囲では細菌感染によって症状が増悪する．
4）一般に再発はない．
5）ときに顔全体，体幹に拡大し，重症例では落屑性紅皮症 erythroderma desquamativum Leiner の状態となる．補体第5成分の機能障害によるといわれる．まれ．

● 診断のポイント

1）乳児脂漏部における潮紅と脂漏性鱗屑・痂皮．
2）下痢，緑便のある母乳栄養児に多い．

● 鑑別診断

アトピー性皮膚炎：鱗屑は白色，乾燥性，かゆみが強く掻破痕を認める．慢性に経過する．

● 治　療

亜鉛華軟膏貼布により痂皮を除き，副腎皮質ステロイド外用薬または同ローションを使用．重症例ではVB_2，VB_6の全身使用．人工栄養にする．

脂漏性皮膚炎

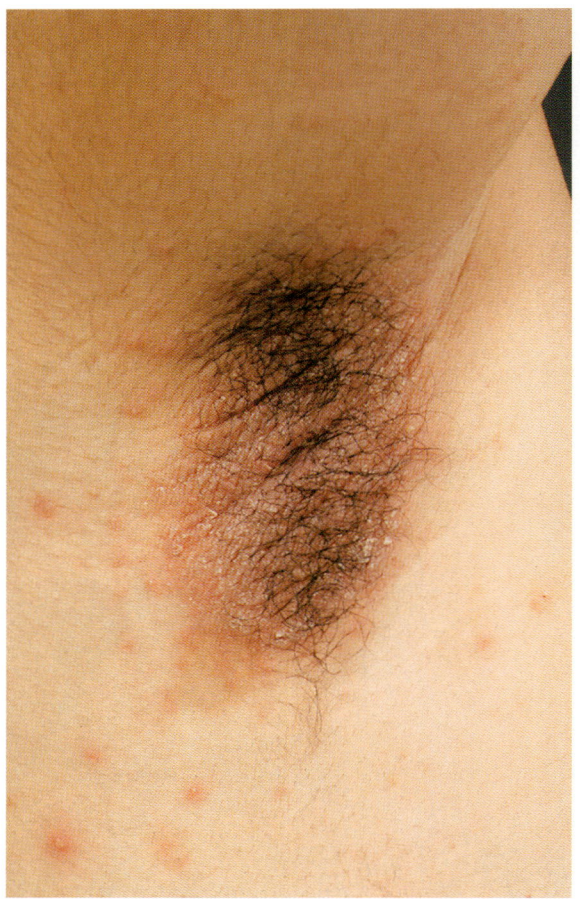

図 1-51　脂漏性皮膚炎

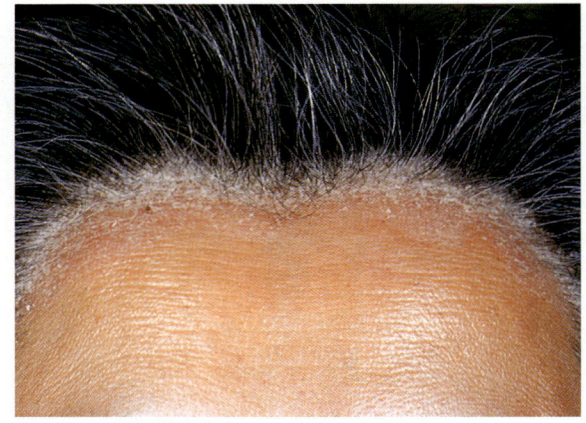

図 1-52　脂漏性皮膚炎

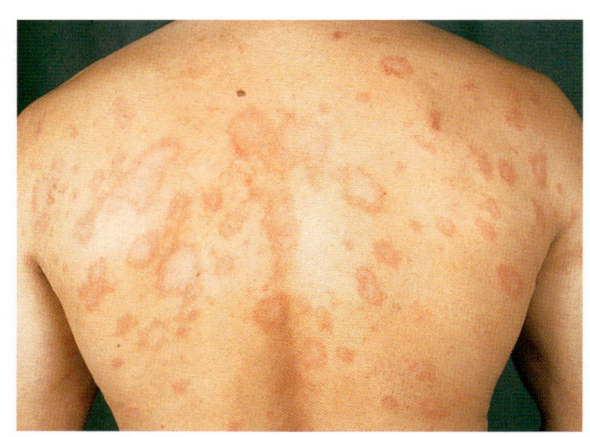

図 1-53　脂漏性皮膚炎

B. 成人の脂漏性皮膚炎

脂漏部位における落屑性紅斑が主体であるが，種々の異なった臨床型がある．初発疹は毛包に一致した黄色を帯びた紅斑性丘疹．癜風菌の関与も考えられる．

● 診断のポイント

1）被髪頭部をはじめとする脂漏部位．
2）黄色調を帯びた鱗屑・痂皮．
3）かゆみはないか軽微．
4）湿疹としての性質（紅斑，丘疹，小水疱などの多型性）がない．
5）1つの発疹は遠心性に拡大するか（間擦部），対称性に脂漏部位に生ずるか，または対称性不規則に，好発部位をこえて拡大する（Gibert 型）．

● 病理組織

部分的な不全角化．表皮内への好中球の遊走．乾癬型反応に近い．

● 鑑別診断

1）尋常性乾癬：境界鮮明な紅斑．銀白色の厚い鱗屑，皮膚の浸潤がより強い．爪甲の点状陥凹．ただし頭部ではしばしば困難．
2）ジベルばら色粃糠疹：初発疹以外は小型．発疹性．鱗屑は発疹の中央に付着．
3）斑状類乾癬：小斑状型では困難．鱗屑はやや少ない．組織検査と経過観察．
4）AIDS の脂漏性皮膚炎：早期の皮膚症状として重要．暗赤色ないし赤褐色調が強い．浸潤が顕著．

● 治療

副腎皮質ステロイド外用薬または抗生物質加ステロイド外用薬．被髪頭部では石けん洗髪，二硫化セレンによる洗浄．顔，間擦部にはイミダゾール系抗真菌薬クリーム．過労およびストレスを避ける．

2. 蕁麻疹・痒疹

蕁　麻　疹

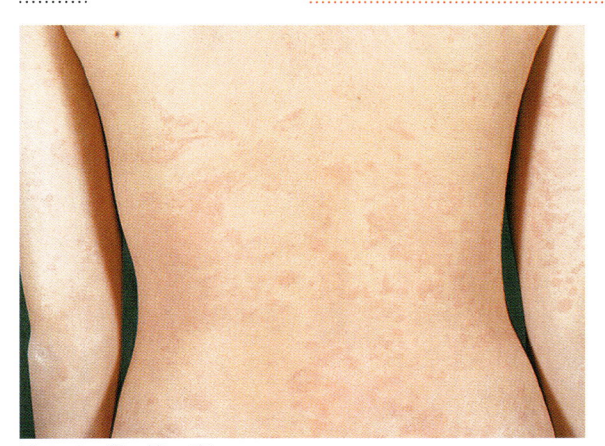

図2-1　蕁　麻　疹

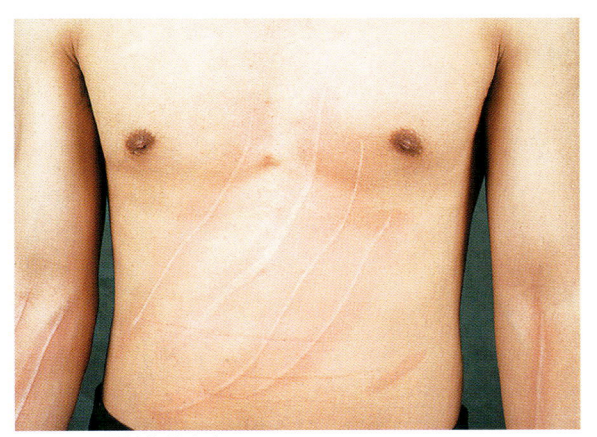

図2-2　機械的蕁麻疹

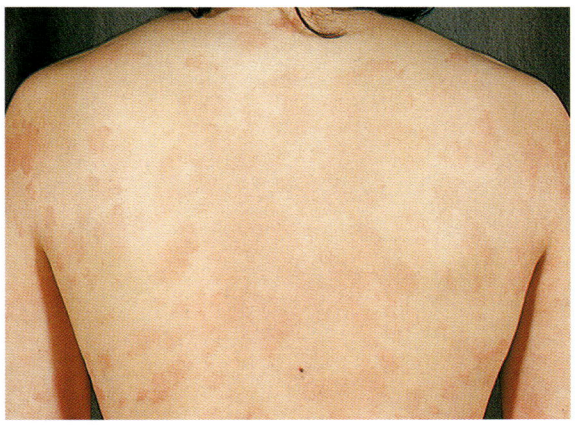

図2-3　蕁　麻　疹

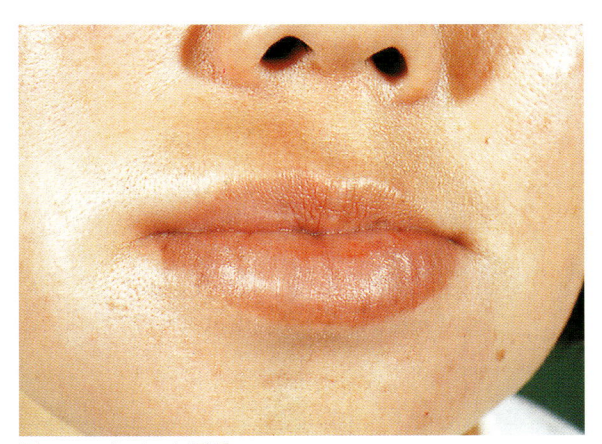

図2-4　クインケ浮腫

蕁麻疹　　　　　　　　　　　　　　　urticaria

真皮上層の一過性の浮腫で，潮紅とかゆみを伴う．この浮腫は真皮の肥満細胞から遊離されるヒスタミンなどの化学伝達物質により，毛細血管の透過性が亢進して生ずる．

●原因および分類

1）アレルギー性蕁麻疹：IgE抗体の関与するⅠ型アレルギー．花粉，家塵，ダニなどの吸入抗原，薬剤（ペニシリン），食物など．まれ．
2）食餌性蕁麻疹：小児に多い．食物の中のヒスタミン遊離物質によることが多く（仮性アレルゲン），アレルギー性は少ない．魚介類，卵，牛乳，大豆など．
3）物理性蕁麻疹：機械的刺激（人工蕁麻疹，皮膚描記症と同じ）によるものが多く，次いで寒冷，日光，圧迫，温熱，水，振動など．
4）コリン性蕁麻疹：アセチルコリンに対する過敏反応．運動後の発汗による．
5）接触蕁麻疹：原因物質が皮膚に接触した部位に起こる．アレルギー性（花粉，ダニ，食物など）と非アレルギー性（化学物質，食物，植物など）．
6）心因性蕁麻疹：心因の関与する慢性の蕁麻疹．
7）経過の違いによる分類：

急性蕁麻疹：急激に発生，症状は激しく，ときにアナフィラキシー症状を呈する．2〜3週間で終わる．主にアレルギー性ないし食餌性．

慢性蕁麻疹：1ヵ月以上数年間再発する．原因不明のことが多い．

●症　状

1）突然，からだの各所に膨疹（12頁）を生ずる．
2）かゆみを伴い，搔くと膨疹は拡大，数を増す．
3）色はピンク色ないし赤，まれに貧血性．
4）1個の膨疹は数時間で跡形なく消退する．

蕁麻疹

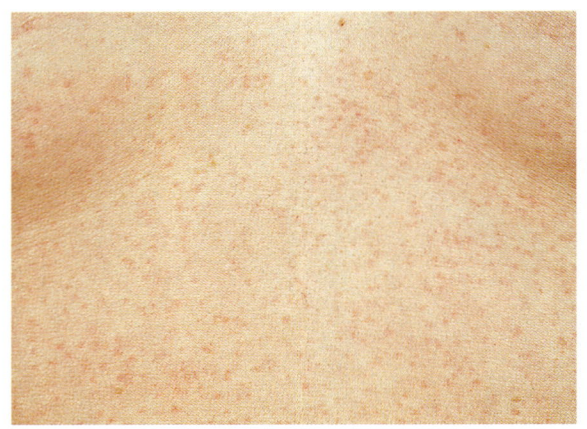

図2-5 コリン性蕁麻疹

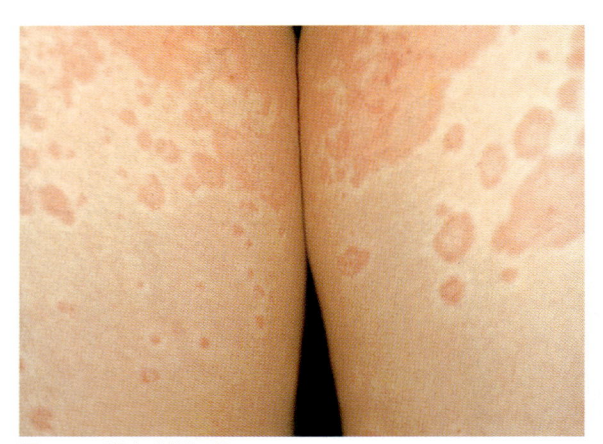

図2-6 蕁麻疹様紅斑

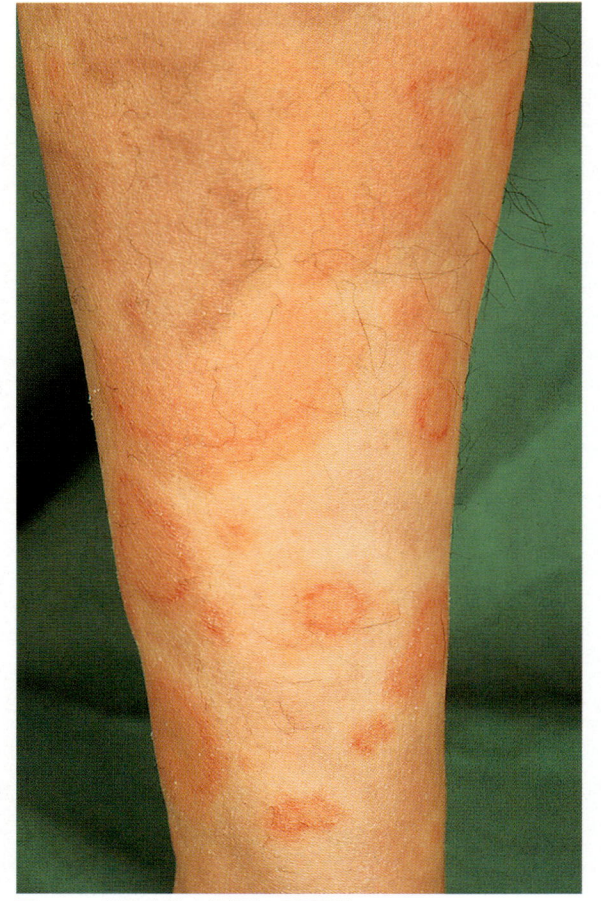

図2-7 蕁麻疹様血管炎（B型肝炎）

●診断のポイント
1）診断は容易，原因の追求はむずかしい．
2）コリン性蕁麻疹：小型の膨疹が均等に汎発（図2-5）．
3）血管神経性浮腫（クインケ浮腫 Quincke's edema）：眼瞼，口唇などの皮下に生ずる限局性浮腫で，蕁麻疹よりも長時間続く（図2-4）．
4）遺伝性血管神経浮腫 hereditary angioneurotic edema（HANE）：常染色体性優性遺伝．C_1-esterase の抑制物質が欠損し，C_1 が連続的に活性化される．血清 CH_{50}，C_4，C_2 は低下する．皮膚のほか消化管，喉頭に浮腫をきたす．
5）episodic angioedema with eosinophilia：若い女性の下腿に対称性に好発．浮腫は蕁麻疹よりも長く続き，顕著な好酸球浸潤．
6）次の場合には蕁麻疹以外の疾患を考える．
①1個の膨疹が2日以上続く．蕁麻疹様紅斑（図2-6），②かゆみがない，③出血性，④水疱を生ずる，⑤あとに色素沈着を残す．

付）蕁麻疹様血管炎 urticarial vasculitis（図2-7および6-10）
皮膚の細小血管の免疫複合体血管炎．
●症状および診断のポイント
1）紫斑を伴う不整形の蕁麻疹様紅斑．
2）個疹は数日続き，色素沈着を残す．
3）かゆみはないか少ない．
4）低補体血症，血中循環免疫複合体の増加．
5）抗ヒスタミン薬無効，副腎皮質ステロイド薬有効．
6）免疫複合体の関与する各種疾患に合併する．①SLE（99頁），②関節リウマチ，③Sjögren 症候群，④過敏性血管炎，⑤混合型クリオグロブリン血症，⑥B型およびC型肝炎，⑦特発性．

ストロフルス

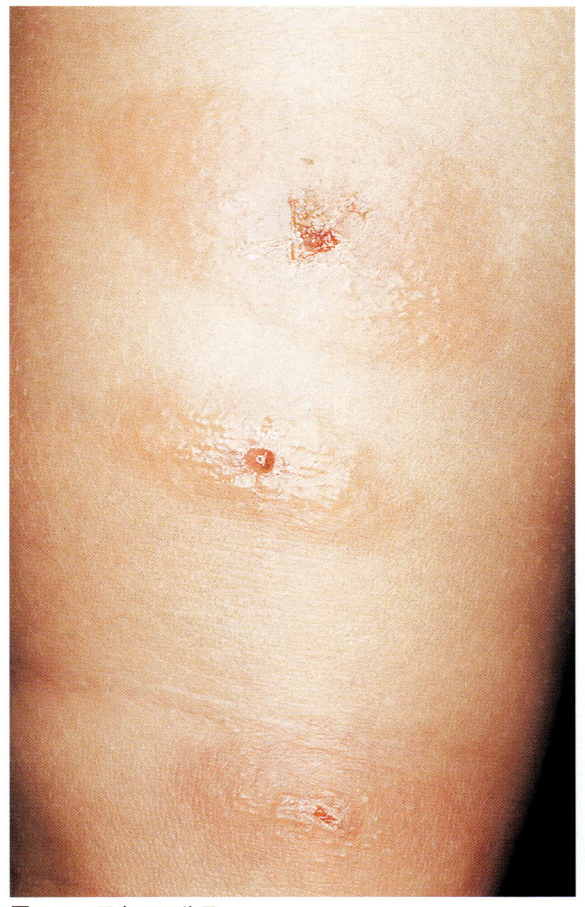

図2-8 ストロフルス

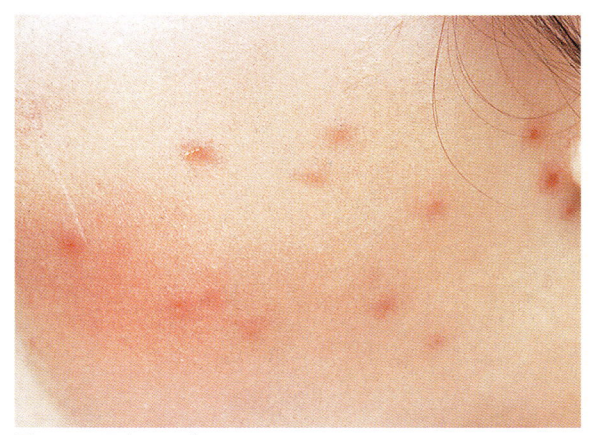

図2-9 ストロフルス

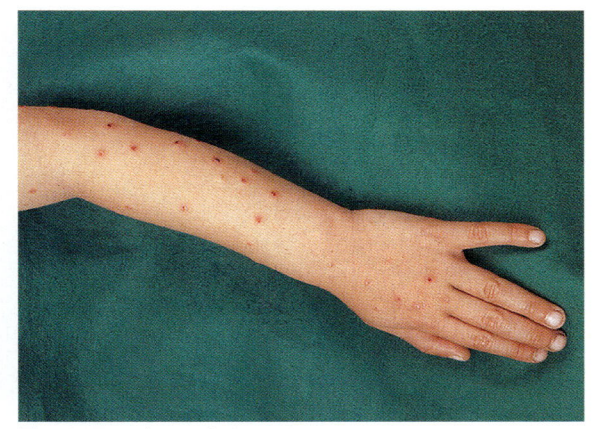

図2-10 ストロフルス

ストロフルス strophulus

痒疹型反応の急性期に相当する病変(漿液性丘疹)で，慢性の状態に移行しない．乳，幼児期に特徴的な皮膚の反応であり，原因的には虫刺に基づく場合が最も多く，一部では食餌によるものがある．

● 症　状
1）好発部位：四肢の伸側．
2）散発性．融合しない．
3）はじめ小さな膨疹として生じ，間もなく中心が水っぽくなる(漿液性丘疹)．
4）かゆみがはなはだしい．
5）搔破の結果，新しい発疹が誘発される．

● 診断のポイント
1）激しいかゆみ．
2）ほかの形の発疹に変化しない，漿液性の丘疹が離れ離れに存在する．
3）小児期以後では同じような痒疹反応が生じても，搔破の結果，表皮が増殖して疣状となる(固定蕁麻疹)．

● 治　療
カルボールチンクリニメントまたは抗ヒスタミン薬，副腎皮質ステロイド薬の外用．抗ヒスタミン薬(アリメジンシロップ)または抗アレルギー薬の内服．食餌制限は行なわない．

痒疹

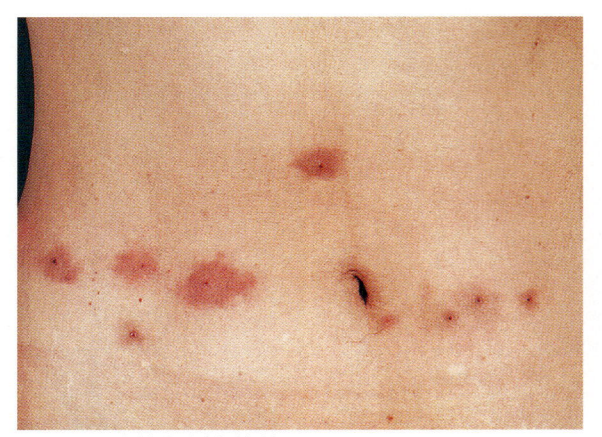

図2-11　急性痒疹（虫刺症）

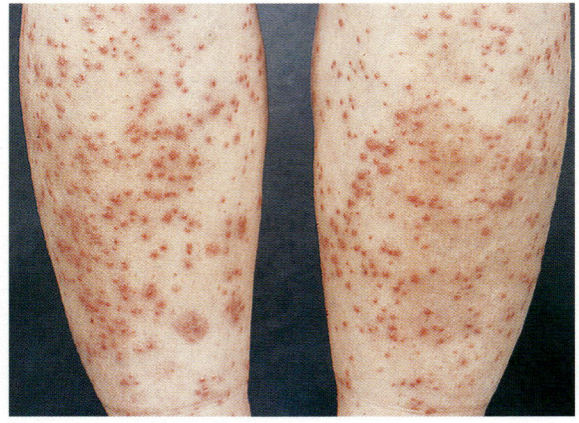

図2-13　亜急性単純性痒疹

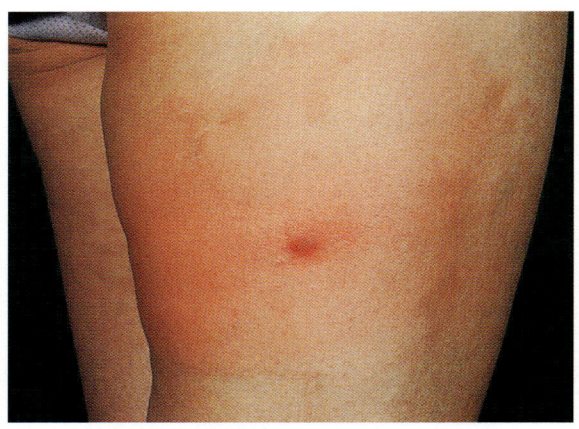

図2-12　急性痒疹（虫刺症）

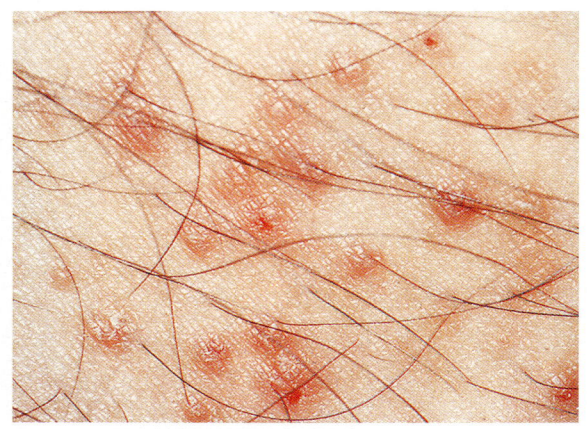

図2-14　亜急性単純性痒疹（拡大図）

痒疹
prurigo

痒疹 prurigo は乳頭下血管叢の血管反応ではじまり，滲出性変化が強い急性期のものからリンパ球，好酸球の増殖する亜急性のものまでいろいろな段階がある．同時に表皮の増殖を伴う場合には慢性痒疹という．
痒疹の特徴的な発疹は，
1）境界のあまり明瞭でない円形の丘疹．
2）掻破の結果，その中心に点状，円形の小さなびらんまたは血痂を有する．
3）時がたってもほかの形の発疹に進展しない．
掻破されていない痒疹の表面は平らで，やや光沢がある．古いものでは表皮の肥厚を伴って，大きな丘疹となり，ときには疣状とさえなることがある（固定蕁麻疹，図2-15, 16）．

● 痒疹型反応の原因別分類
1）虫刺症 insect bite（図2-11, 12）.
2）妊娠：妊娠性痒疹 prurigo gestationis（図2-17）.
3）日光光線：夏期痒疹 prurigo aestivalis.
4）慢性肝障害（肝硬変および肝癌）prurigo hepatica.
5）痛風 prurigo uratica, 慢性腎不全 prurigo uraemica, 糖尿病などの代謝異常.
6）悪性リンパ腫（ホジキン病，慢性リンパ性白血病，木村病など）：リンパ節腫性痒疹 prurigo lymphadenica.
7）癌.

痒疹に属する皮膚の病変には，①急性型として小児ストロフルス（65頁），②亜急性型として亜急性単純性痒疹（図2-13）および③慢性型として固定蕁麻疹，結節性痒疹，多形慢性痒疹がある．

痒疹(固定蕁麻疹)

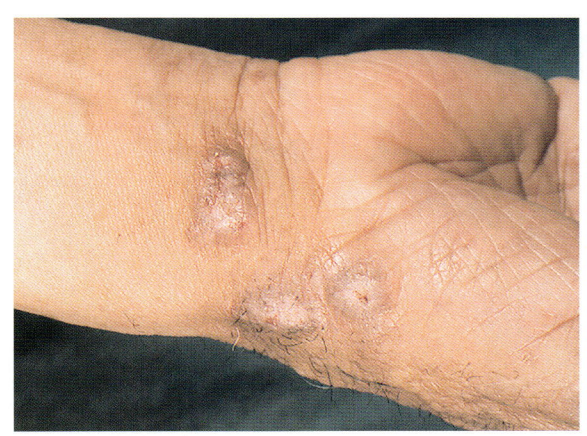

図 2-15　固定蕁麻疹

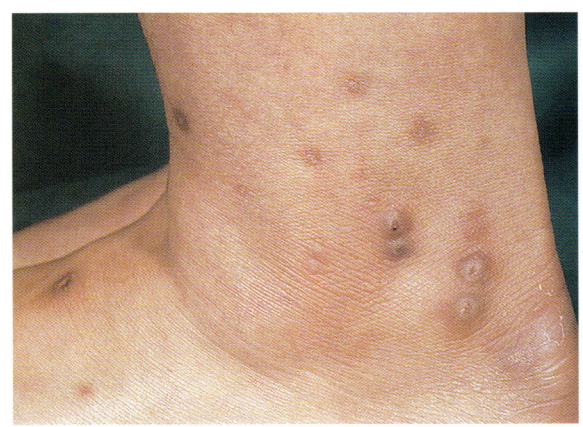

図 2-16　固定蕁麻疹

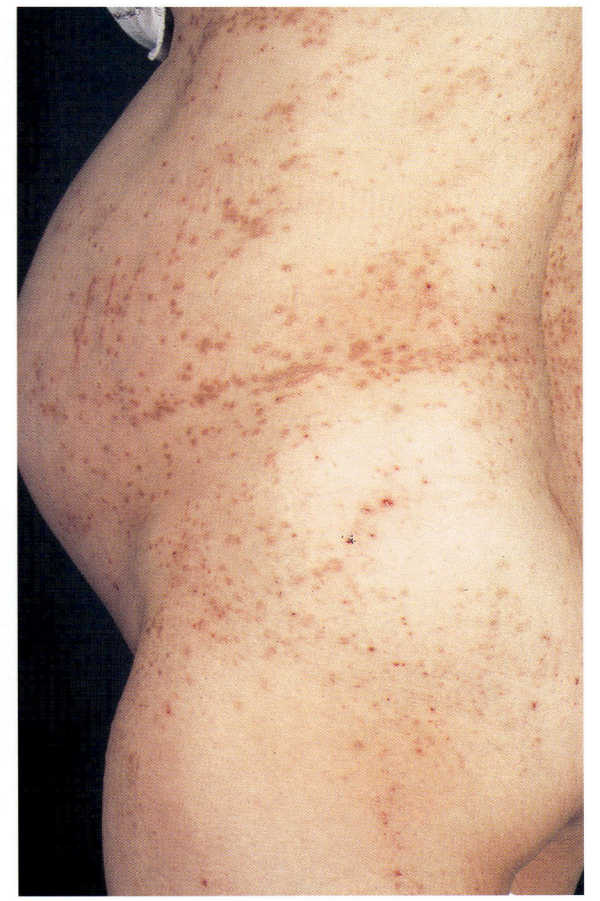

図 2-17　妊娠性痒疹

亜急性単純性痒疹
prurigo simplex subacuta

亜急性単純性痒疹はまた成人の蕁麻疹様苔癬 lichen urticatus および丘疹性蕁麻疹 urticaria papulosa とも呼ばれる．亜急性の痒疹反応の典型．

● 症　状
1) 好発部位：四肢伸側．
2) 初発疹は膨疹状の丘疹→中心に水疱形成→掻破のため点状のびらん→色素沈着と変化して治癒する．
3) 発疹は孤立性．融合しない．
4) ときに再発性．

● 診断のポイント
虫刺症および内臓疾患との関係を除外して診断する．いわば特発性の痒疹反応．

● 治　療
抗ヒスタミン薬の内服および外用．

固定蕁麻疹
urticaria perstans

虫刺症の特別な痒疹型反応であり，学童から青年男女に多い．

● 症　状
1) 好発部位：下腿．
2) 急性痒疹のかたちの痒疹丘疹ではじまる．
3) 発疹が持続して，次第にかたい丘疹が疣状となる．
4) ときに径数 cm の大きな局面を形成．
5) 激しいかゆみ．
6) 秋から発生し，年余にわたって経過．治癒後も瘢痕，色素沈着，色素脱失を残す．

● 治　療
副腎皮質ステロイド薬の外用(ODT またはテープ)，雪状炭酸または液体窒素圧抵法，切除．

結節性痒疹

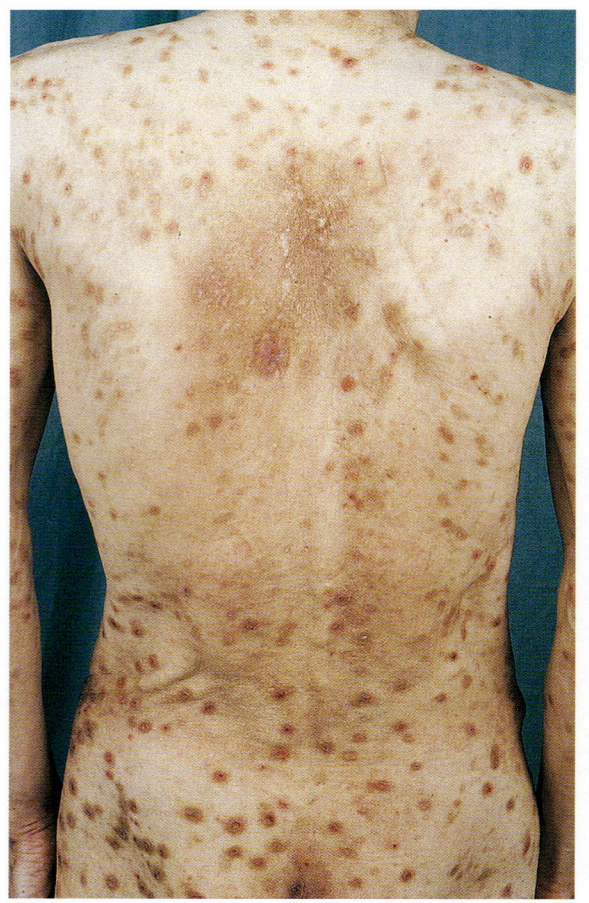

図2-18 結節性痒疹

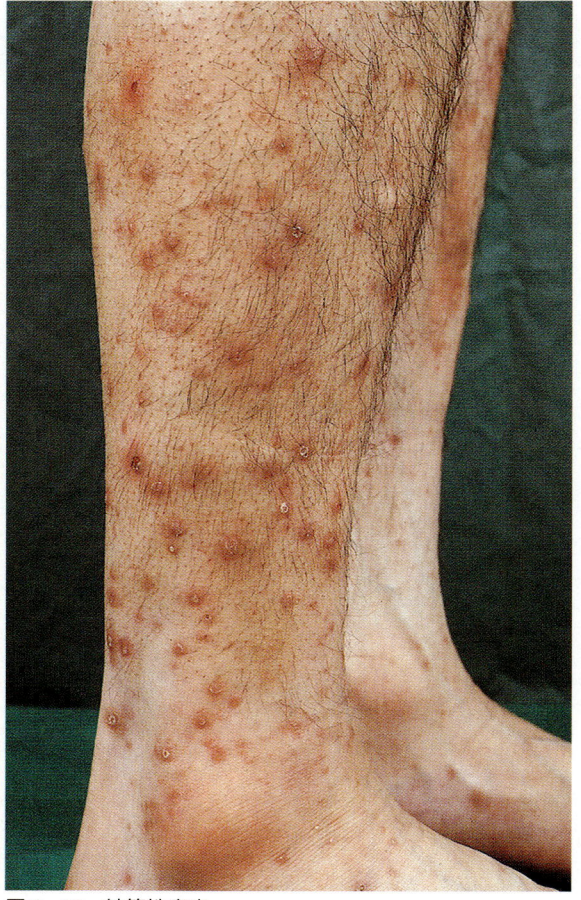

図2-19 結節性痒疹

結節性痒疹
prurigo nodularis Hyde

慢性型痒疹の典型像．個々の痒疹丘疹の性状（痒疹小結節と表現される）および疾患全体の経過が慢性である．亜急性痒疹から移行することもあり，アトピー素因が背景にある場合もある．
成人男性に多い．

●症　状
1）好発部位：四肢伸側（特に下腿），背部．顔，掌蹠はまれ．
2）ほぼ同じ性質の個疹が対称性に汎発し，互いに融合しない（個疹の間にほぼ正常の皮膚がある）．
3）個疹は径1cm内外の大きな硬い充実性の丘疹．
4）類円形ないし不整形で表面に角質増殖，しばしば搔破のための浅いびらん，陥凹を生ずる．
5）炎症症状は少ないがかゆみは著しい．
6）疾患の経過は平均6〜7年．
7）組織像：不規則な著しい表皮肥厚が特徴的．真皮の炎症は比較的軽く，ときに好酸球を含むリンパ球浸潤．毛細血管，神経の増生．肥満細胞の増加．

●診断のポイント
1）痒疹丘疹の分布，性状より診断は容易．
2）一部にデルマドロームとして内臓病変あり（悪性腫瘍，鉄欠乏性貧血，糖尿病，低Ca血症，AIDSなど）．

●鑑別診断
1）成人型アトピー性皮膚炎（図1-23）：下腿に痒疹丘疹を合併する場合．個疹の間に湿疹性変化あり，個疹の性質は不均一．
2）固定蕁麻疹：虫刺されが誘因となる．発疹は散在性．

●治　療
液体窒素の凍結療法，活性型ビタミンD_3軟膏．抗ヒスタミン薬，抗アレルギー薬の併用．

痒疹(多形慢性痒疹)

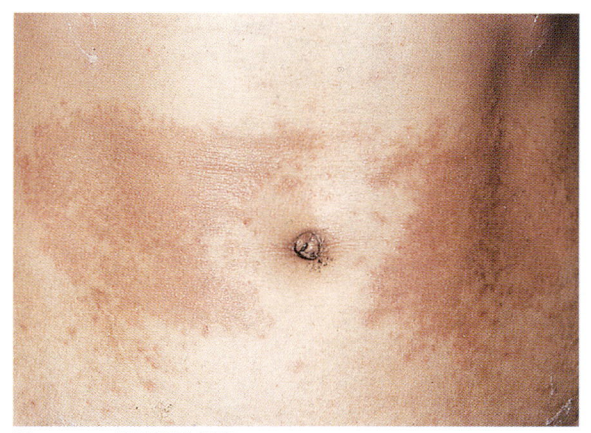

図2-20　多形慢性痒疹

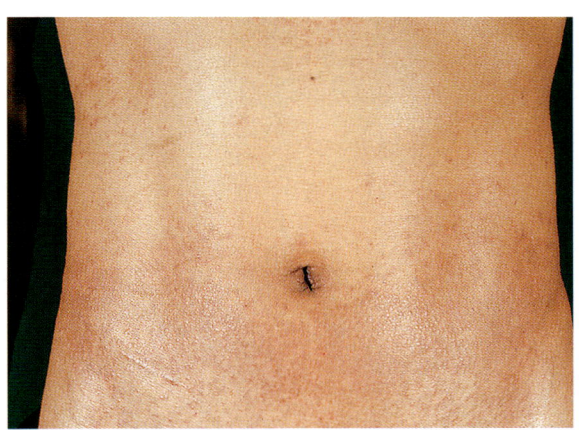

図2-21　多形慢性痒疹

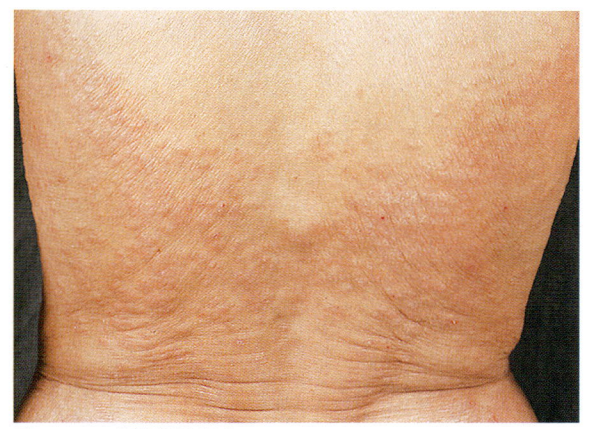

図2-22　多形慢性痒疹

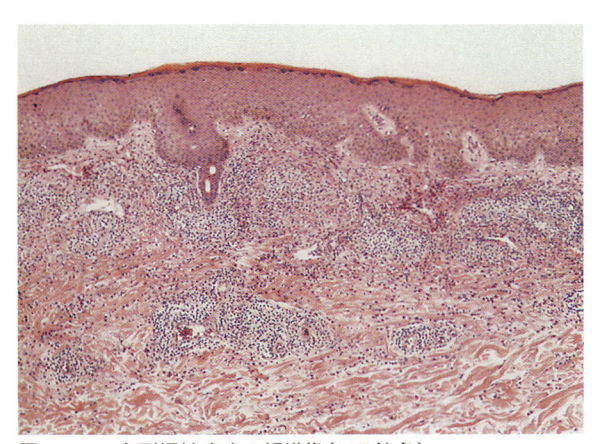

図2-23　多形慢性痒疹の組織像(HE染色)

多形慢性痒疹　prurigo chronica multiformis

慢性痒疹とは疾患の経過が長いだけではなく，個疹(痒疹結節)の経過も2～3週と長いものをいう．多形慢性痒疹は中年以後の男性に多い．

●症状

1) 好発部位:下腹部の側面からはじまり，腹部，腰部から体幹に拡大する．
2) かゆみの強い半米粒大の膨疹状丘疹で，淡紅色を呈する．
3) 次いで紅色が失われ，ほぼ常色の皮内に埋没した痒疹結節となる．個々の発疹は離れて存在し，ほとんど融合しない．
4) 一部では軽い苔癬化がみられる．
5) 淡褐色の色素沈着が残る．

●病理組織

表皮には著変なし(慢性痒疹反応の特徴である表皮肥厚はない)．真皮の小血管周囲に大型のリンパ球と好酸球からなる密な細胞集団がある．

●診断のポイント

1) 老人の腹，腰のある範囲に，種々の時期の痒疹結節の集合．
2) 発疹に一致して搔破のあとがみられるが湿潤しない．
3) 軽い苔癬化以外，ほかの形の発疹に変化しない．
4) 消化器疾患をはじめとして内臓悪性腫瘍の存在に注意．

●治療

原因の発見．抗ヒスタミン薬，抗アレルギー薬および蛋白分解酵素薬の内服．副腎皮質ステロイド薬の外用の効果は少ない．

痒疹（症候性）

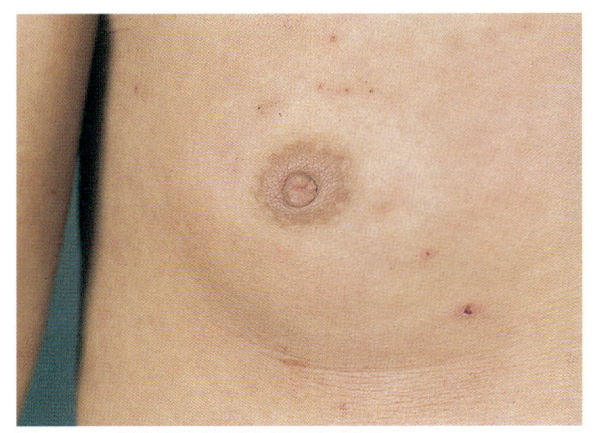

図2-24　肝性痒疹（女性化乳房を伴う）

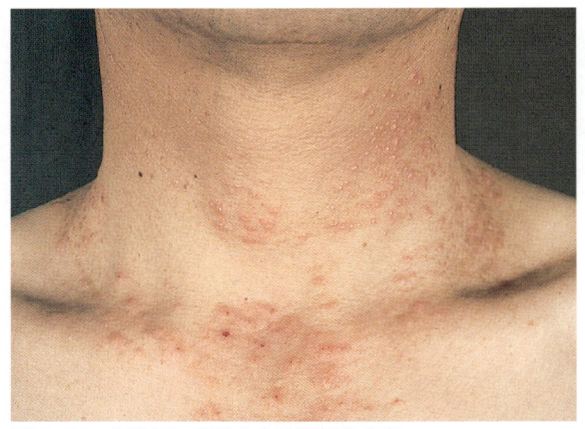

図2-26　慢性リンパ性白血病に伴う痒疹

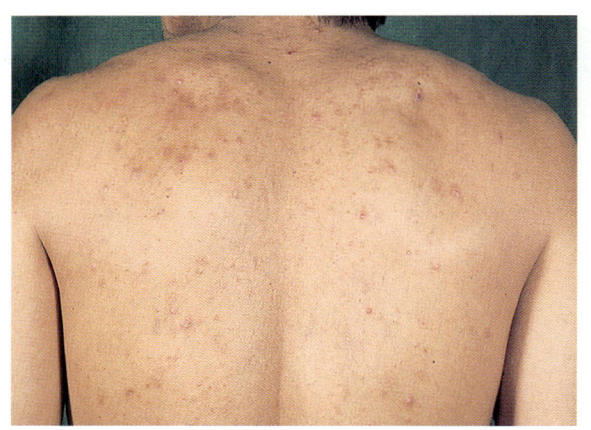

図2-25　腎性痒疹（黄褐色の皮膚を伴う）

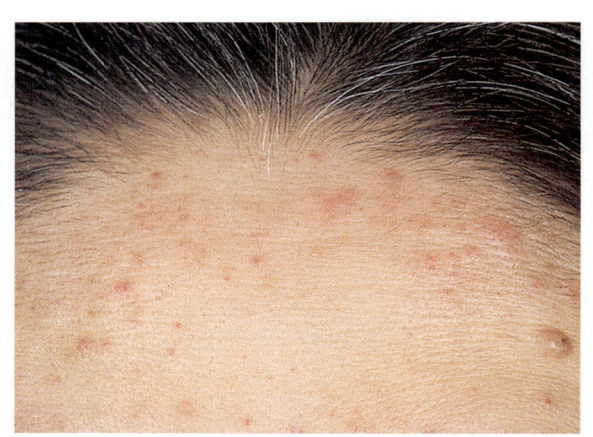

図2-27　急性骨髄性白血病に伴う痒疹

痒疹（症候性）　prurigo symptomatica

痒疹型反応を呈する疾患のうち，デルマドローム（内臓病変の皮膚表現）とみなされるものを症候性痒疹という．

ストロフルス（急性痒疹）と固定蕁麻疹（慢性痒疹）とは虫刺されによって生ずるのが普通である．これに対して成人の亜急性単純性痒疹，結節性痒疹および高齢者の多形慢性痒疹の中には症候性のものが含まれる．

診断のポイント

1）皮膚症状および経過が非定型的である場合．
2）抗ヒスタミン薬，抗アレルギー薬ないし副腎皮質ステロイド外用薬に対する反応が悪く，再発性の場合．

色素性痒疹

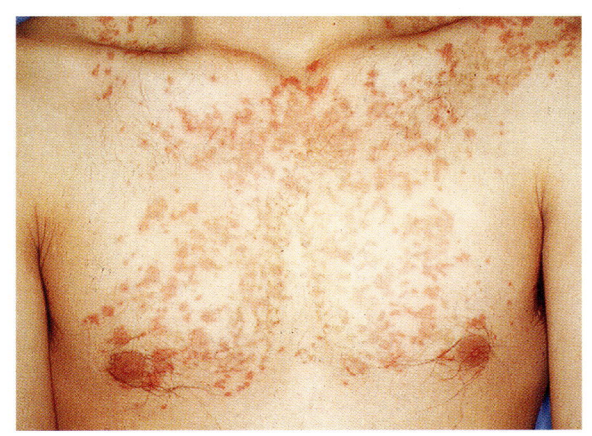

図2-28 色素性痒疹

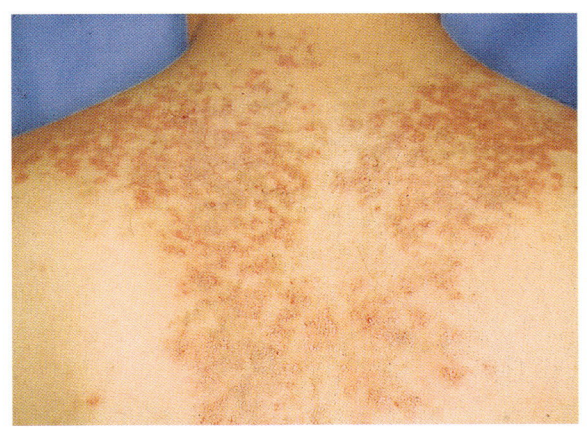

図2-29 色素性痒疹

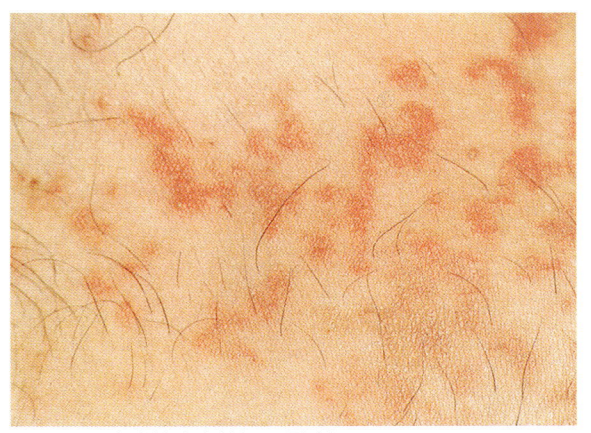

図2-30 色素性痒疹（新しい発疹）

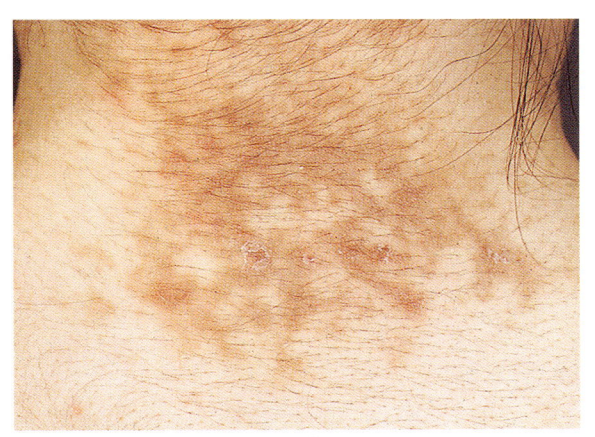

図2-31 色素性痒疹（古い発疹）

色素性痒疹　prurigo pigmentosa

本症は近年発見され，逐次増加している疾患で，本邦にもっとも多い．臨床的，組織病因的に痒疹の範疇に入らないが，便宜上ここに分類する．
20歳代の若い女性に好発するが，男性にもある．

症　状
1）好発部位：上背部，上胸部，次いで腰部，項部．
2）かゆみを伴う蕁麻疹様丘疹で突然はじまる．
3）半球状の淡紅色丘疹となり，集簇しつつ，拡大していく．
4）丘疹は自然に扁平化するが，治癒後，淡褐色の色素斑が特徴的な粗大網目状ないし樹枝状に配列する．
5）発疹の範囲は比較的明瞭，多くは対称性，ときに片側性．
6）発疹は反復再発し，特に春，秋の候に悪化する．
7）ときに小水疱を混ずることがある．

診断のポイント
1）若い成人の体幹に限られた，網目状の病変．
2）肌着の刺激，急激なダイエット，糖尿病などと関連する例がある．

病理組織
表皮基底細胞層の破壊とリンパ球の浸潤．表皮内に個細胞の異常角化，軽度の細胞間浮腫．真皮上層には組織球，リンパ球，好酸球のほか，メラニン色素の滴落を認める．

鑑別診断
1）融合性細網状乳嘴腫症：発生部位は酷似する．乳嘴状の角質増殖があり，炎症症状およびかゆみがない．
2）癜風：一様の淡褐色斑．菌の証明．まれに炎症症状のある紅色癜風では区別に注意．
3）reticular erythematous mucinosis：体幹に網目状の隆起しない紅斑．辺縁は不明瞭．真皮上層にムチン沈着と血管周囲性のリンパ球浸潤．

治　療：DDS，ミノマイシンの内服が有効．

3. 紅斑・紅皮症

多形滲出性紅斑

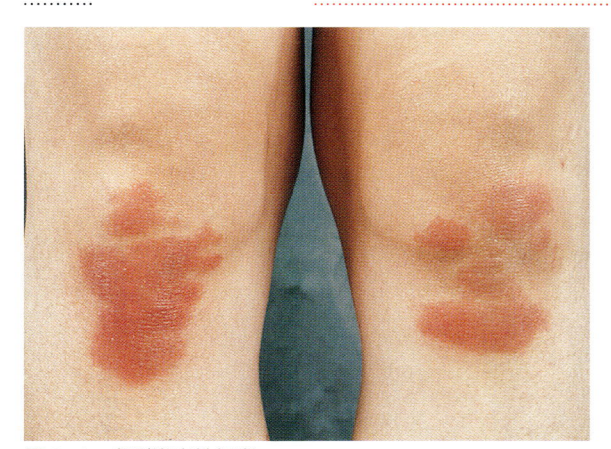

図 3-1　多形滲出性紅斑

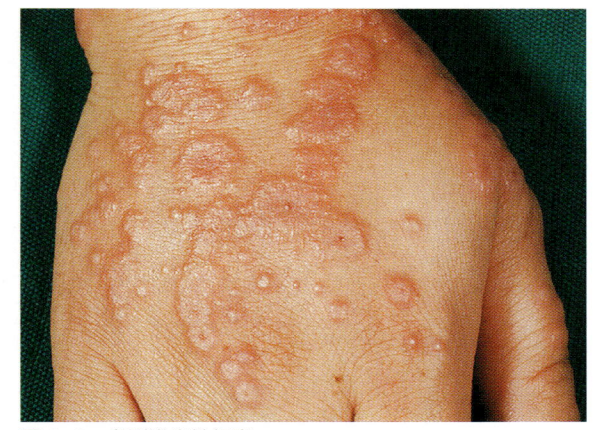

図 3-3　多形滲出性紅斑

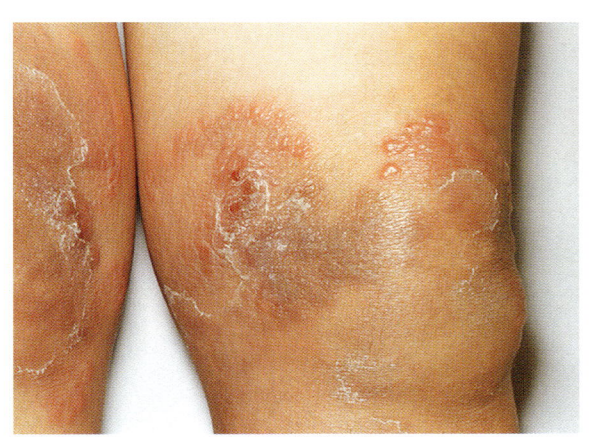

図 3-2　多形滲出性紅斑

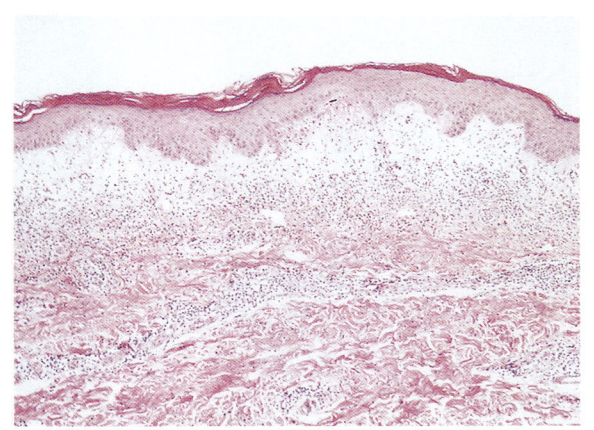

図 3-4　多形滲出性紅斑の組織像

多形滲出性紅斑
erythema exsudativum multiforme

皮膚の典型的な滲出性炎症で，最も頻度が高い．臨床的には水っぽい紅斑，すなわち滲出性紅斑（2頁）としてあらわれる．

多形滲出性紅斑は多原因性の皮膚の反応であり，感染（特に疱疹ウイルス，mycoplasma）および薬剤アレルギーの関与することが多い（症候性）．しかし原因不明の場合もあり（特発性），若い女性に，春秋の候に好発する．

● 症　状
1）好発部位：特発性のものは肘頭，膝蓋，手背，足背．症候性のものは好発部位なく，からだのどこにでもできる．
2）普通は左右対称性に多発．
3）発疹の性質は滲出性紅斑で，軽い浸潤のある紅斑から表皮下水疱をつくるものまで種々の程度がある．
4）口腔粘膜ではアフタからびまんまで．
5）2〜3週で治癒するが，とくに特発性では春，秋に再発傾向あり．

● 診断のポイント
1）滲出性紅斑の性質は症例によりさまざまで，非定型的な場合は症候性のものを考え，原因の追求が必要である．
2）滲出傾向が強く，口腔粘膜，外陰，眼結膜を同時におかす場合を皮膚粘膜眼症候群またはStevens-Johnson症候群という（現在は単に多形滲出性紅斑症候群）．全身症状を伴い，原因的には薬疹のことが普通．
3）病因的には皮下脂肪織の滲出性炎症である急性の結節性紅斑と同じ．この2つは同時に発生することがある．

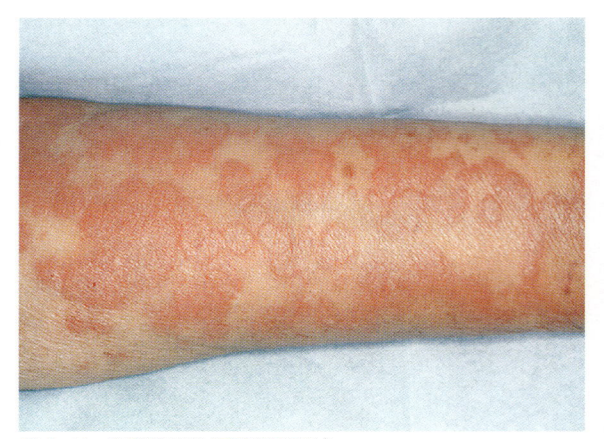

多形滲出性紅斑

図 3-5　多形滲出性紅斑（症候性）

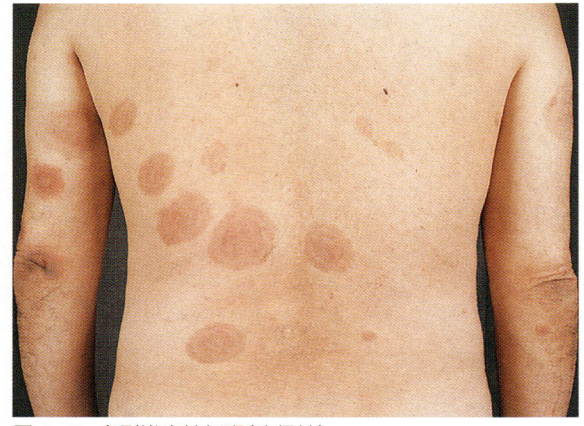

図 3-7　多形滲出性紅斑（症候性）

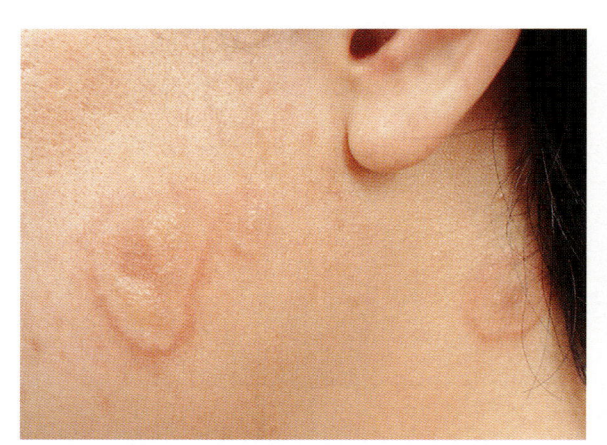

図 3-6　多形滲出性紅斑（水疱形成，症候性）

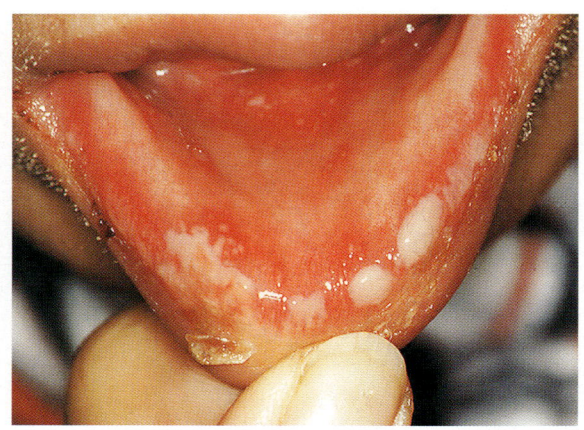

図 3-8　多形滲出性紅斑（びらん性口内炎）

● 鑑別診断
1）表1参照.
2）皮膚粘膜眼症候群では
　①ベーチェット病：再発性のアフタ，結節性紅斑，外陰潰瘍，ぶどう膜炎．慢性再発性.
　② Reiter 病：尿道炎，関節炎，連圏状亀頭炎，keratosis blenorrhagica．急性.
　③ Lyell 症候群：びまん性の潮紅，表皮剝離.

● 治　療
原因が明らかで再発を防止できる場合と重症の場合には副腎皮質ステロイド薬の全身投与．軽症では抗ヒスタミン薬または抗アレルギー薬の内服.

表 1

	好発部位	滲出性紅斑の性質	口腔粘膜	経　過	組織反応
多形滲出性紅斑	特発性：四肢関節背面 症候性：な　し	浸潤（±） 淡い紅色 一部水疱	アフタ〜 　　びらん	2〜3週	滲出＋リンパ球
好中球性紅斑 （Sweet 病）	顔, 頸	浸潤（+++） 暗赤色 一部膿疱	深いアフタ〜 浅い潰瘍	3〜5週	滲出＋好中球
持久性隆起性紅斑	四肢関節背面	浸潤（+++） 暗赤色 一部潰瘍	潰　瘍	4週以上	滲出＋好中球＋線維化

Sweet 病

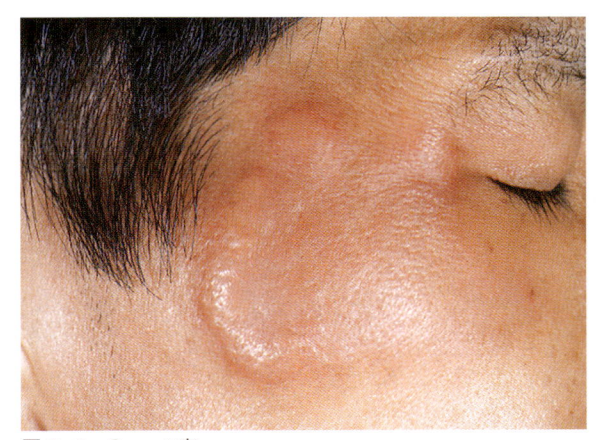

図 3-9　Sweet 病

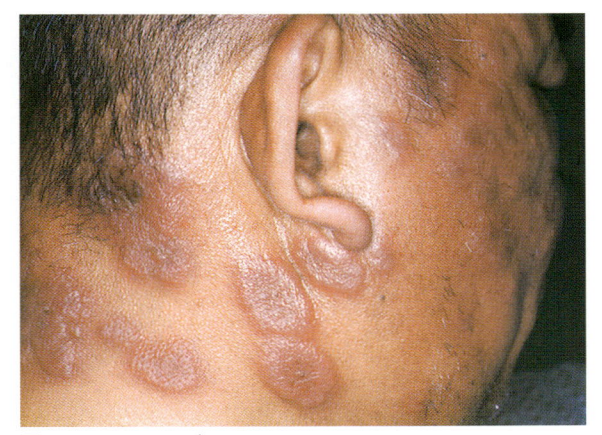

図 3-11　Sweet 病

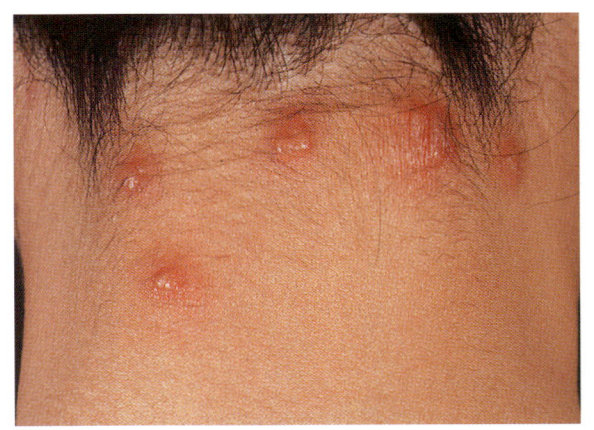

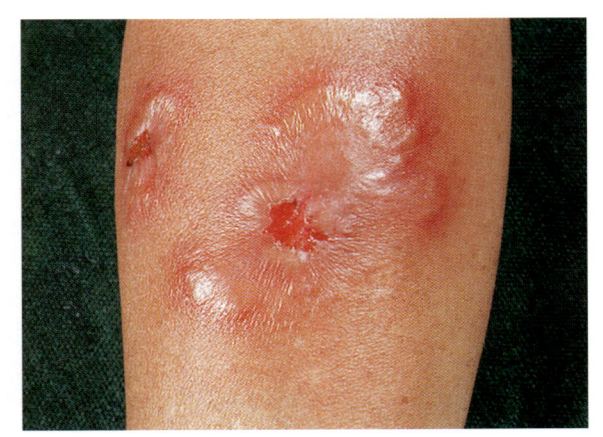

図 3-10　Sweet 病（初期）

図 3-12　Sweet 病

Sweet 病　　（acute febrile neutrophilic dermatosis）

Sweet 病とは特殊な滲出性紅斑を伴い，発熱，末梢血の白血球増多を特徴とした非感染性の再発性疾患をいう．小児にはまれ．
骨髄性白血病ないし myelodysplastic syndrome に伴うことがある．

症　状
1）好発部位：顔，頸，手背．体幹は少ない．
2）発熱を伴って，突然に滲出性の紅斑を生ずる．
3）紅斑は暗赤色，浸潤が強く，辺縁に小さな膿疱がみられることが多い．
4）徐々に周辺に拡大し，3〜4週で色素沈着を残してなおる．
5）口腔粘膜に潰瘍を生ずる．
6）1年に数回の再発傾向あり．

診断のポイント
1）滲出性の紅斑ではあるが，多核白血球の浸潤が強く，多形滲出性紅斑と持久性隆起性紅斑の中間に位置する．
2）発熱，白血球増多を伴わない例があり，これを好中球性紅斑 neutrophilic erythema という．
3）非特異的皮膚反応が亢進し，ベーチェット状態のひとつでもある．

鑑別診断
多形滲出性紅斑，持久性隆起性紅斑（表1）のほか，
1）Hansen 病：慢性の経過，膿疱なし，組織検査．
2）悪性リンパ腫：慢性の経過，組織検査．
3）壊疽性膿皮症：膿疱で始まり，急速に潰瘍化．

治　療
DDS，コルヒチン，ヨードカリ，初期に少量の副腎皮質ステロイド薬＋抗ヒスタミン薬．再発を防止する確実な方法はない．

持久性隆起性紅斑

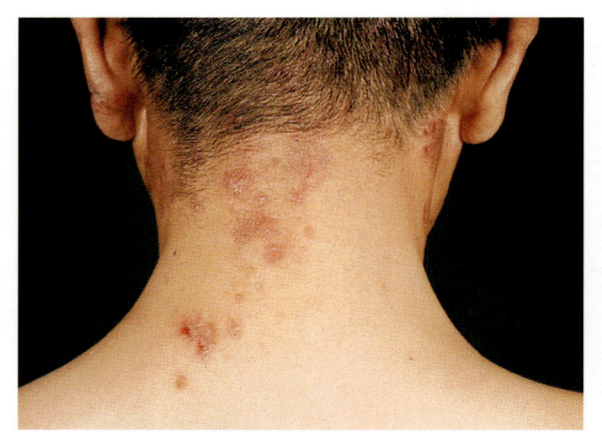

図3-13　持久性隆起性紅斑

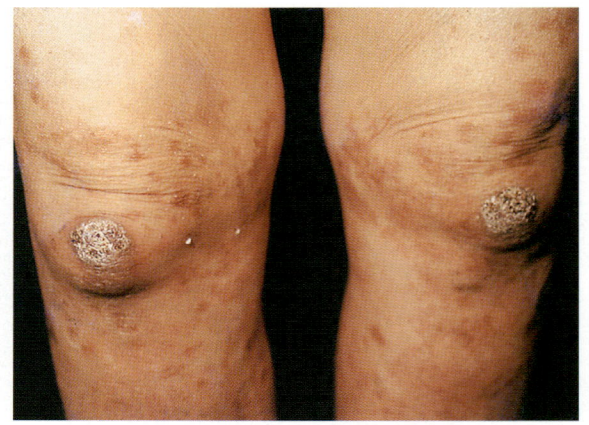

図3-15　持久性隆起性紅斑

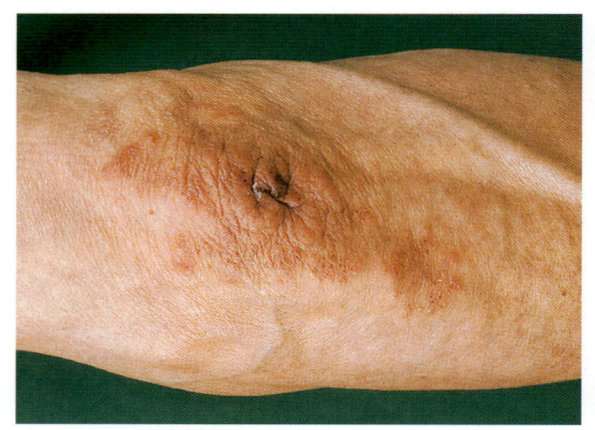

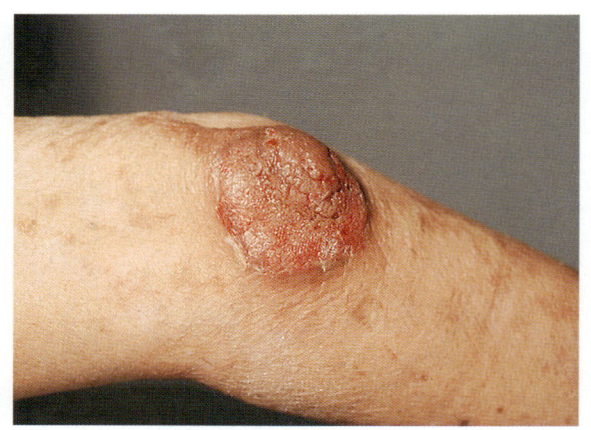

図3-14　持久性隆起性紅斑（初期）

図3-16　持久性隆起性紅斑

持久性隆起性紅斑
erythema elevatum diutinum

血管アレルギー性の全身性疾患であり，年余にわたり慢性再発性に経過する．皮膚には多形滲出性紅斑または環状肉芽腫に似た特異な発疹を生ずる．初期では多核白血球の核破潰を伴う強い線維素炎症，末期では線維化を特徴とする．比較的まれな疾患．

症　状
1）好発部位：四肢伸側および関節背面．
2）はじめ直径3〜10mmの丘疹または結節．
3）典型的な発疹は淡黄色を帯びた紅色で，皮表より壇状に盛りあがる．中心はやや凹み，触れるとかたい．
4）個疹は慢性に経過し，ときに一部に潰瘍を生じ，瘢痕となる．
5）関節背面，足背では肉芽腫性ないし増殖性変化が顕著の場合がある（図3-16）．のちに癌化の可能性がある．
6）口腔粘膜に孤立性の潰瘍，のちに瘢痕化．
7）その他の症状：関節炎，肺の線維化，角膜潰瘍．
検査所見でCRP陽性，血沈の促進，白血球増多．

鑑別診断
1）多形滲出性紅斑：個疹の経過は短い．潰瘍，瘢痕はできない．
2）皮膚アレルギー性血管炎：紫斑を伴う紅斑が主体となり，個疹の経過は短い．関節背面には好発しない．組織学的に細小血管の壊死性血管炎を認める．線維化はない．

治　療
副腎皮質ステロイド薬の効果は少なく，DDSが有効．

遠心性環状紅斑

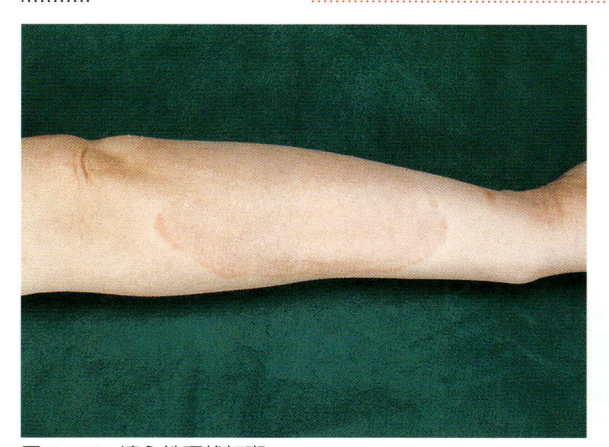

図 3-17　遠心性環状紅斑

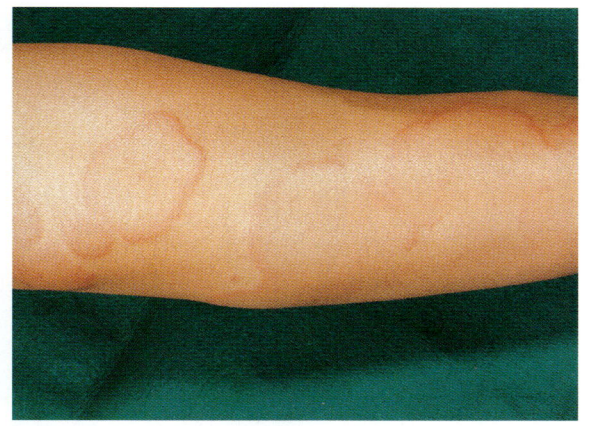

図 3-19　リウマチ性環状紅斑

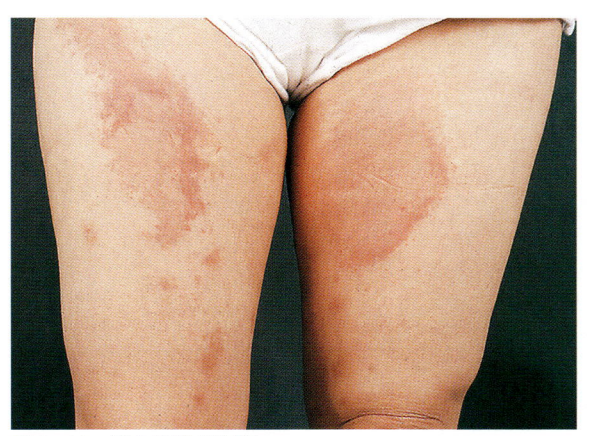

図 3-18　遠心性環状紅斑

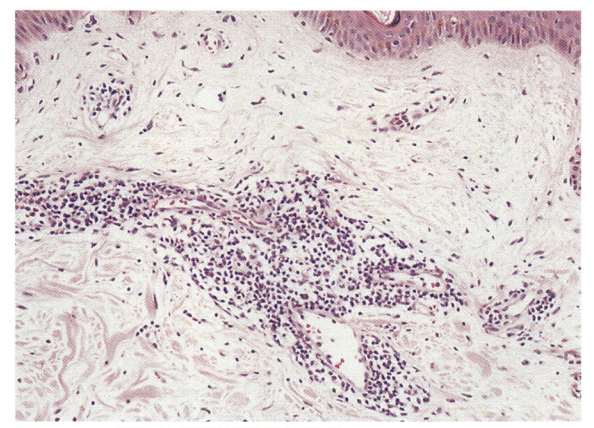

図 3-20　遠心性環状紅斑の組織像

遠心性環状紅斑
erythema anulare centrifugum

遠心性に拡大する環状の紅斑 anular erythema は滲出傾向が少ない特殊な慢性炎症のひとつで，多原因性の皮膚の症状である．病因的には感染症，リウマチ性疾患，内臓悪性腫瘍と関係がある．

● 症　状
1）好発部位：体幹とそこに近い四肢．
2）はじめ膨疹状の紅斑として発生し，遠心性に拡大する．中央は退色する．
3）環状の紅斑の辺縁は浸潤があり，堤防状にみえる．
4）数週続き，年余にわたって再発を繰り返す．
5）かゆみは軽度．

● 病理組織
表皮に変化なく，真皮の小血管周囲に密なリンパ球の増殖．ときに好酸球を含む．滲出はない．

● 診断のポイント
1）表皮の変化(鱗屑)を伴わない環状の紅斑．
2）Sjögren 症候群の環状紅斑(109頁)：女性の顔に生じた場合には可能性が高い．
3）リウマチ性環状紅斑 erythema anulare rheumaticum (図3-19)：主にリウマチ熱，まれに関節リウマチの時に，体幹に好発する環状の紅斑．浸潤は少なく，数時間〜数日で消退する．かゆみはない．

● 鑑別診断
1）多形滲出性紅斑：滲出傾向が強く，個疹は小さい．
2）遠心性に拡大する湿疹様病変：浸潤は少なく，辺縁に細かい鱗屑．
3）慢性遊走性紅斑 erythema chronicum migrans：ダニの刺傷による環状の紅斑．Lyme 病の皮膚症状．

● 治　療
原因の追求が必要．少量の副腎皮質ステロイド薬，抗ヒスタミン薬の内服．ただしその効果は少ない．

結節性紅斑

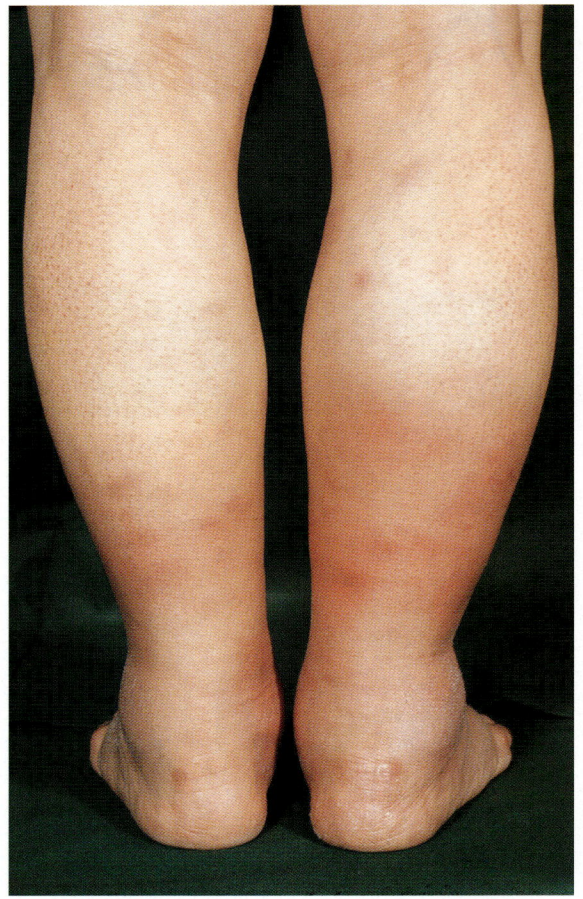

図 3-21　結節性紅斑

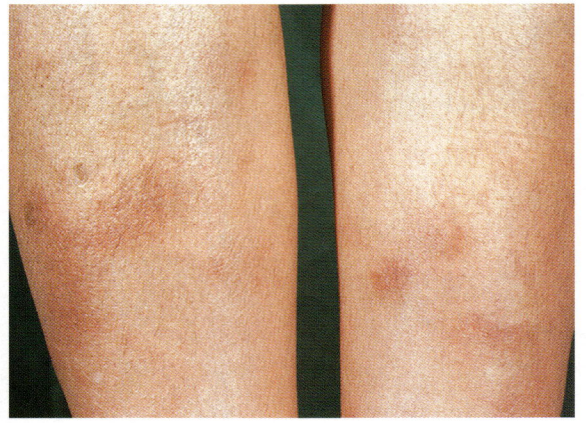

図 3-22　結節性紅斑

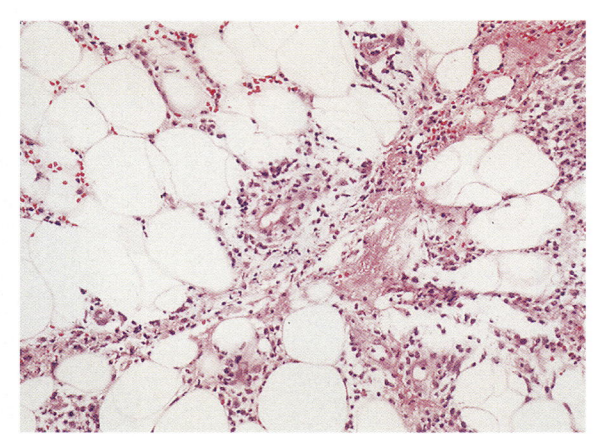

図 3-23　結節性紅斑の組織像

結節性紅斑　erythema nodosum

皮下脂肪組織における非特異的な炎症．急性および慢性型がある．原因的には溶連菌を主とした上気道感染症，全身性ウイルス感染症，結核，サルコイドーシス，真菌症，Hansen 病，ベーチェット病，潰瘍性大腸炎，Crohn 病，薬剤，白血病，癌など悪性腫瘍が重要である．

● 症状（急性の結節性紅斑）
1）好発部位：下腿伸側，ときに屈側．
2）大きさは指頭大より鵞卵大．
3）表面に炎症性の潮紅と腫脹，光沢がある．
4）圧痛，ときに自発痛．
5）2～3週で表面の軽い落屑，色素沈着を残してなおる．
6）発熱，頭痛，関節痛を伴うことが多い．
7）検査所見：全身的な炎症反応（血沈の促進，CRP 陽性，軽い白血球増多）．

● 診断のポイント
1）細菌，ウイルス感染症：治癒後，ある期間を経てから出現．
2）結核：慢性型の結節性紅斑，小児では急性型．
3）サイコイドーシス：初期，まれ（図 7-6）．
4）Hansen 病：多菌型の治療中．
5）真菌症：coccidioidomycosis，histoplasmosis の際に多く，本邦にはほとんどない．
6）ベーチェット病：再発性，経過が短く，慢性型とならない（図 6-96）．
7）薬剤：サルファ薬，ヨード，ブロームが多い．
8）白血病：初期．
9）癌：慢性型の結節性紅斑，非定型的．

● 鑑別診断　30頁参照．

● 治療
原因の追求とその治療．対症的には下肢の安静，高挙．非ステロイド系抗炎症薬の内服．

硬結性紅斑

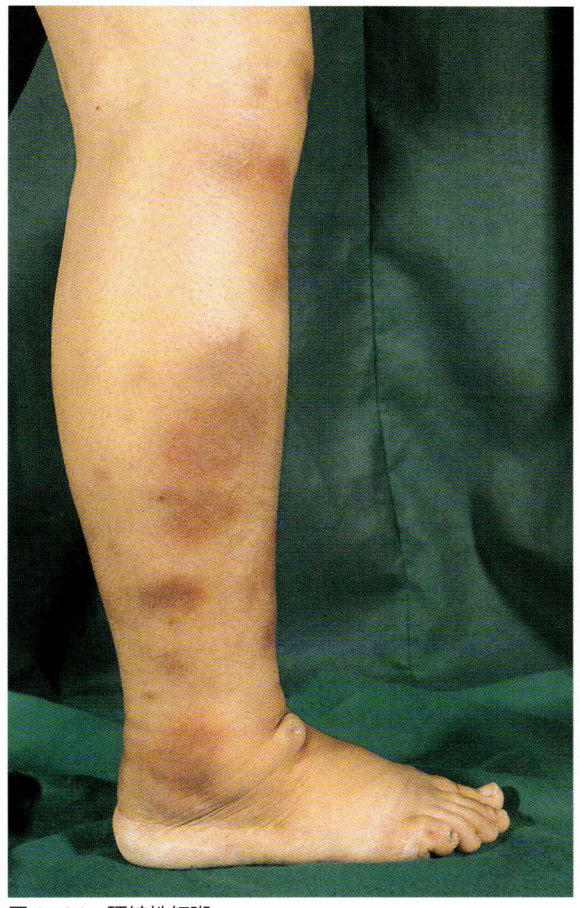

図3-24　硬結性紅斑

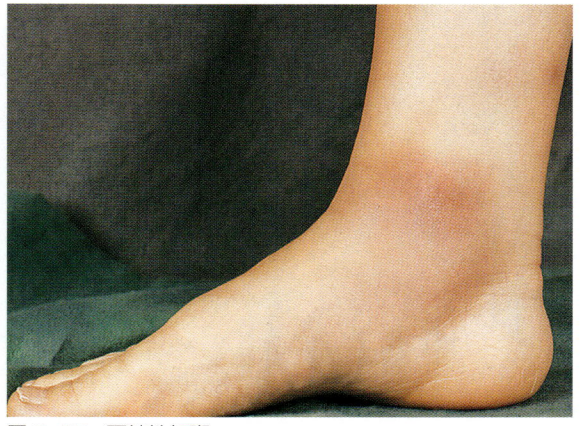

図3-25　硬結性紅斑

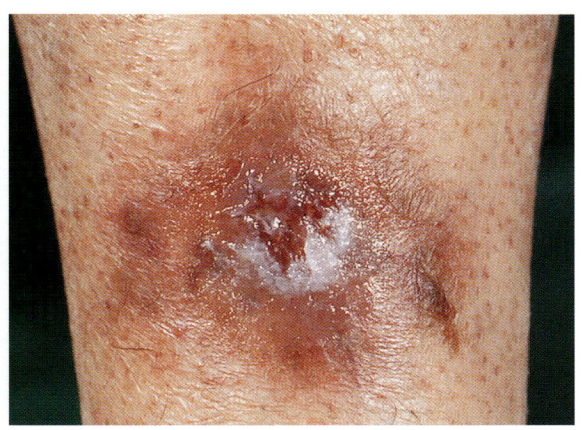

図3-26　硬結性紅斑（潰瘍形成）

硬結性紅斑
erythema induratum

皮下脂肪組織における特異的な肉芽腫性炎症を硬結性紅斑という．特異的な肉芽腫性炎症には結核，梅毒，Hansen病，深在性真菌症，サイコイドーシスなどがあるが，本邦では結核によるものが最も多い．いずれも類上皮細胞の肉芽腫が特徴である．これらの疾患では経過のある時期に，免疫状態に従って急性の結節性紅斑も存在し得る．

● 結核性硬結性紅斑の症状
1）太い足の若い女性に多い．
2）好発部位：下腿．
3）初期には比較的急性であり，結節性紅斑と同じ．
4）皮下結節は消退することなく，拡大して鶏卵大以上となる．
5）表面暗赤色．
6）境界の比較的明らかなかたい皮下結節となる．
7）ときに潰瘍をつくる（図3-26）．
8）ときに足の側縁に連珠状の小さな皮下結節を伴う（結節性結核性静脈炎 phlebitis tuberculosa nodosa）．

● 診断のポイント（結核性の硬結性紅斑の鑑別診断）
いずれの場合も組織学的，細菌学的および血清学的な検査が必要である．
1）サルコイドーシス：皮下に不規則な形の，炎症症状に乏しい硬結．
2）梅毒：2期の終わりから3期に，皮下の硬結，表面やや赤銅色を呈する．
3）Hansen病：急性の結節性紅斑として生ずる（癩性結節性紅斑 erythema nodosum leprosum）．
4）深在性真菌症：まれ．
5）その他：リポイド類壊死症，深在性環状肉芽腫，浮腫結合性肉芽腫症，リウマチ結節など．

● 治　療
抗結核薬の長期投与．

紅皮症

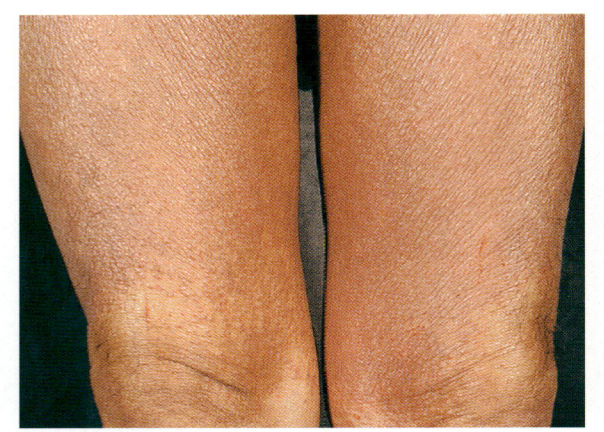

図3-27　紅皮症（皮膚T細胞リンパ腫）

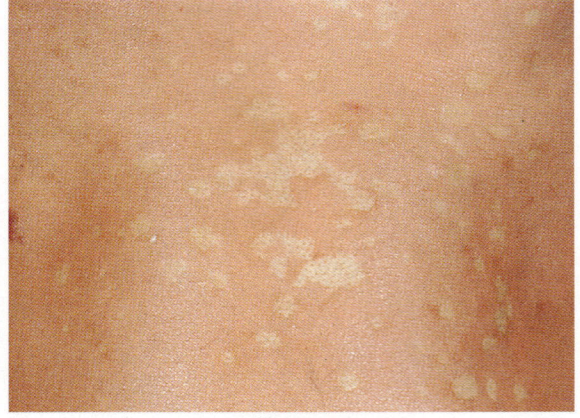

図3-29　紅皮症（毛孔性紅色粃糠疹）

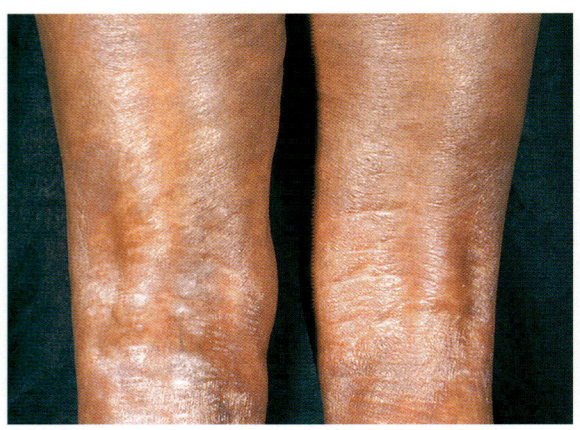

図3-28　紅皮症（アトピー性皮膚炎）

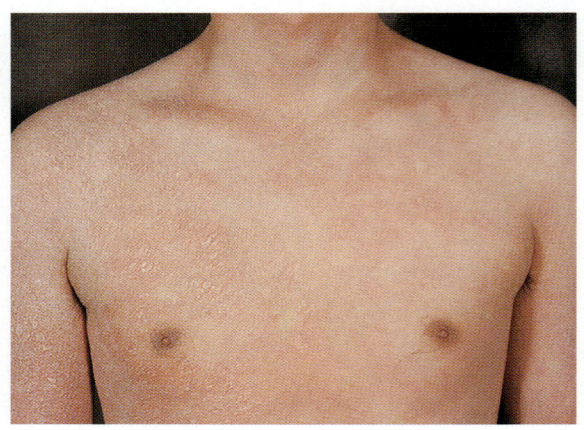

図3-30　紅皮症（乾癬）

紅皮症　　　　　　　　　　　erythroderma

全身の皮膚に潮紅をきたし，落屑の著しい状態を紅皮症という．病理学的には皮膚の網内系の活性が高まり，リンパ球と好酸球が増殖する．同時に皮膚に近いリンパ節（特に腋窩と鼠径部）も腫大する．

● 原因的分類

1）既存の皮膚疾患より（続発性紅皮症）．
①アトピー性皮膚炎（図3-28）．②脂漏性皮膚炎．③尋常性乾癬（図3-30および図12-7）．④毛孔性紅色粃糠疹（まれ，図3-29）．⑤扁平苔癬（まれ）．
2）薬疹（金，砒素，水銀，サルファ薬など）．
3）急性のGVHD．輸血後，手術後，骨髄移植後．
4）toxic shock syndrome.
5）リンパ球系悪性腫瘍（Sézary症候群，ホジキン病，慢性リンパ性白血病）．
6）原因不明，老人性．

● 症　状

1）原因により急性（薬疹）または慢性に発症する．
2）全身皮膚に潮紅，乾燥．
3）直ちに粃糠様ないし落葉状（剥脱性皮膚炎 exfoliative dermatitis ともいう）の著しい落屑をきたす．
4）びまん性の色素沈着をきたす．
5）表在リンパ節の腫脹．
6）毛の脱落，爪の変形．

● 診断のポイント（診断の順序）

1）薬剤摂取の既往を調べる（急性型）．
2）細菌感染症（敗血症）を除外する．
3）続発性紅皮症では，どこかに原疾患の性質をもつ．
4）内臓悪性腫瘍および悪性リンパ腫の検査．
5）皮膚およびリンパ節の組織検査．

● 治　療

基礎疾患の治療が根本的であるが，重症例では副腎皮質ステロイド薬の全身投与が必要である．

4. 紫斑

血小板減少性紫斑・播種性血管内凝固症候群

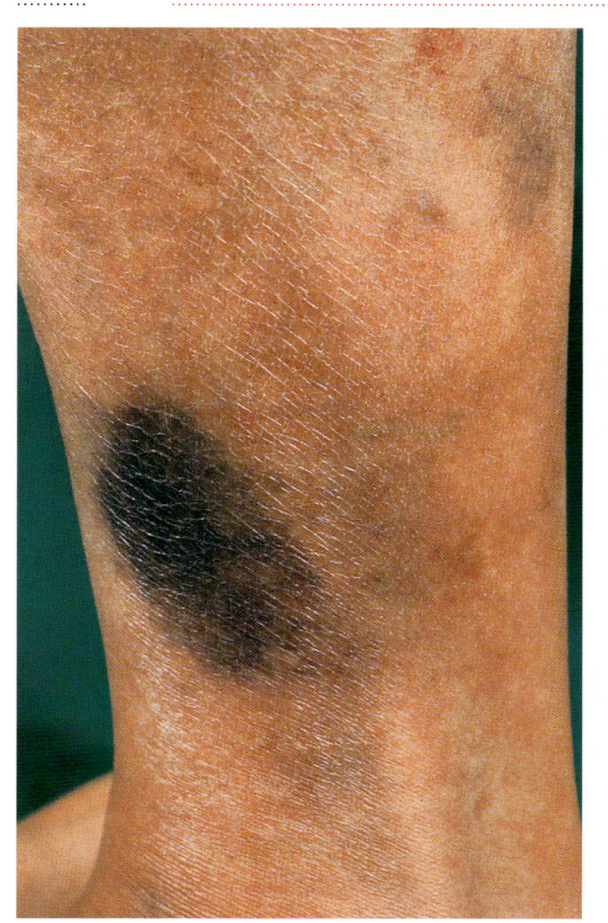

図 4-1　本態性血小板減少性紫斑

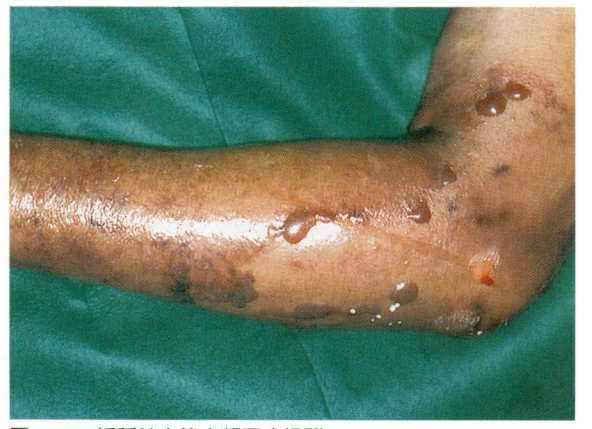

図 4-2　播種性血管内凝固症候群

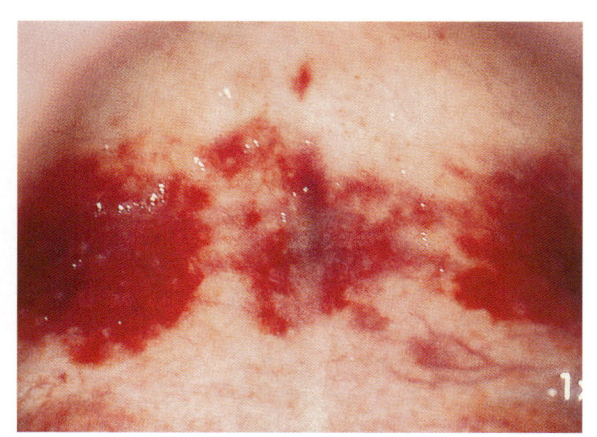

図 4-3　本態性血小板減少性紫斑（硬口蓋）

血小板減少性紫斑
thrombocytopenic purpura

血小板減少の原因はさまざまであるが，皮膚にみられる紫斑の性質には大差がない．軽い打撲による紫斑は血小板数が8万以下，自然出血は5万以下の時に起こる．

● 症　状
1）四肢，体幹．
2）種々の大きさの紫斑（点状出血および斑状出血），散在性．
3）口腔粘膜の出血，鼻出血，消化管出血，血尿などは，特に症候性の血小板減少症や小児の急性型の本態性血小板減少症に多い．慢性型では一般に皮膚症状は軽い．
4）炎症症状なし．

播種性血管内凝固症候群
disseminated intravascular coagulation (DIC)

1）急性かつ広範囲な細小血管内の凝固．
2）血栓形成．
3）血小板および凝固因子の急速な消費．
4）出血傾向．

皮膚症状は血小板減少症による広範囲の紫斑と細小血管の血栓による手指，足趾の出血性壊死とが主体．Kasabach-Merritt 症候群は慢性の DIC に属する．

● 検査（診断のポイント）
血小板減少，フィブリノーゲンの減少，FDP の増加．

● 治　療
1）原因疾患（感染症，重症熱傷，癌の全身転移，前骨髄性白血病など）の治療．
2）ヘパリン，アンチトロンビン III 製剤．

老人性紫斑，機械的紫斑

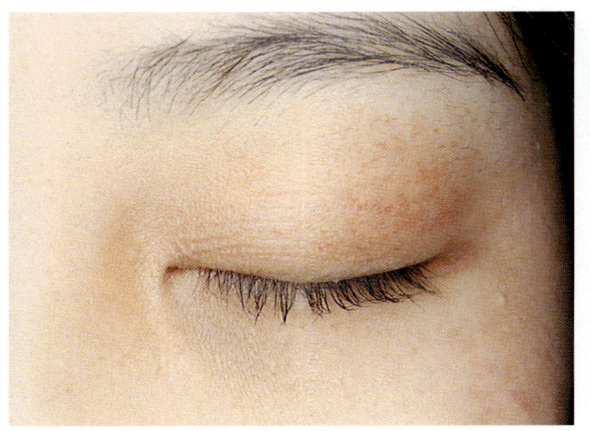

図4-4　血管内圧亢進による紫斑

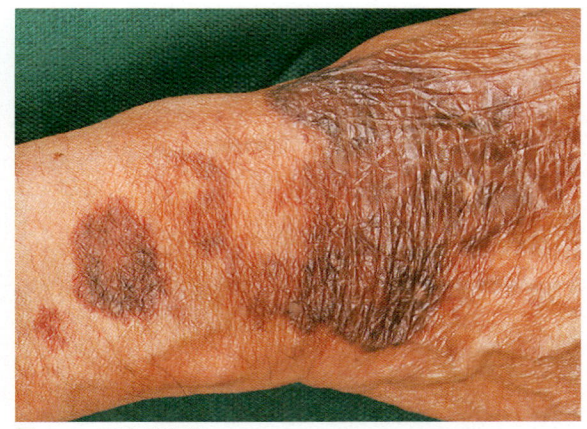

図4-6　老人性紫斑

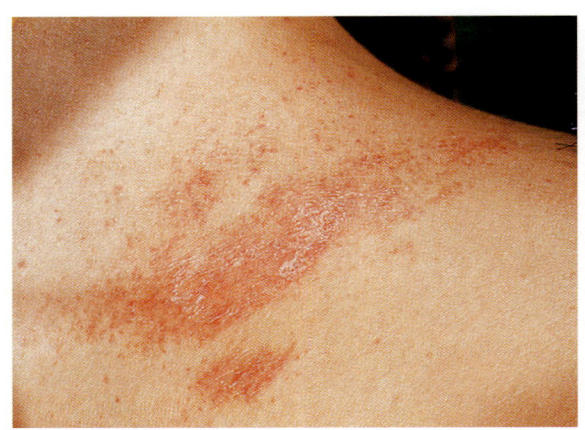

図4-5　血管内圧亢進による紫斑

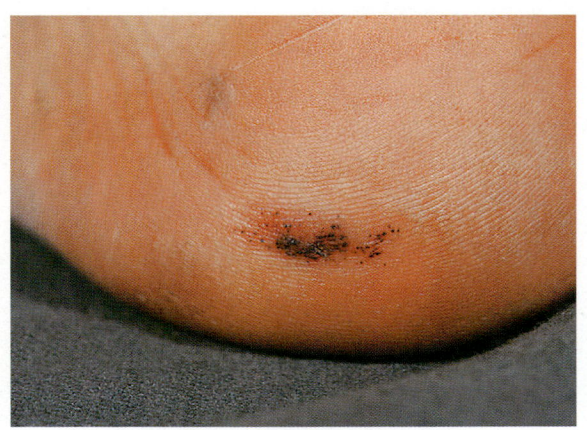

図4-7　機械的刺激による紫斑（black heel）

老人性紫斑　　　　　　　　　　　purpura senilis

血管周囲支持組織の脆弱化のために，わずかな外因によって容易に紫斑を生ずる状態であり，老人に多い．

● 症　状
1）好発部位：手背，次いで前腕伸側，ときに下肢．
2）不規則な形の溢血斑．
3）新旧の紫斑が混在する．
4）炎症症状を欠く．
5）若年者の溢血斑に比して消退する時間が長い．

● 診断のポイント
1）老人にみられる紫斑という意味ではない．
2）主に老人の手背，前腕伸側の斑状の紫斑．
3）血液凝固，血小板に異常はない．
4）わずかな外因が誘因となるが，気がつかないことが多い．

● 鑑別診断
1）血小板減少性紫斑：手背，前腕以外の部位および口腔粘膜にも発生．点状出血も混じる．血液検査．
2）ステロイド紫斑：本質的に同じ．
副腎皮質ステロイド薬の全身投与および局所使用の病歴．

● 治　療
特に必要はない．

● その他の紫斑
1）血管内圧亢進による紫斑：せき，嘔吐，吸引などにより，眼瞼，口囲，頸に点状出血を生ずる（図4-4, 5）．
2）機械的刺激による紫斑：搔破による点状の紫斑，バスケットボールなどをする若い成人のかかとの点状紫斑（black heel，図4-7）など．

単純性紫斑・高γ-グロブリン血症性紫斑

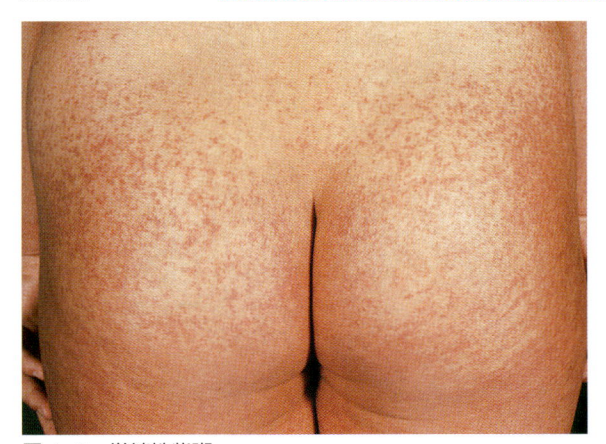

図 4-8　単純性紫斑

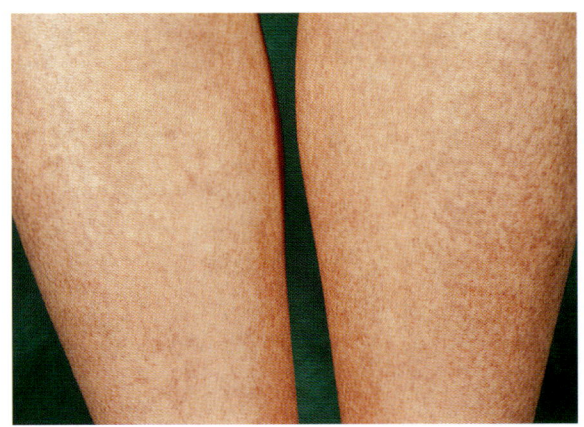

図 4-9　単純性紫斑

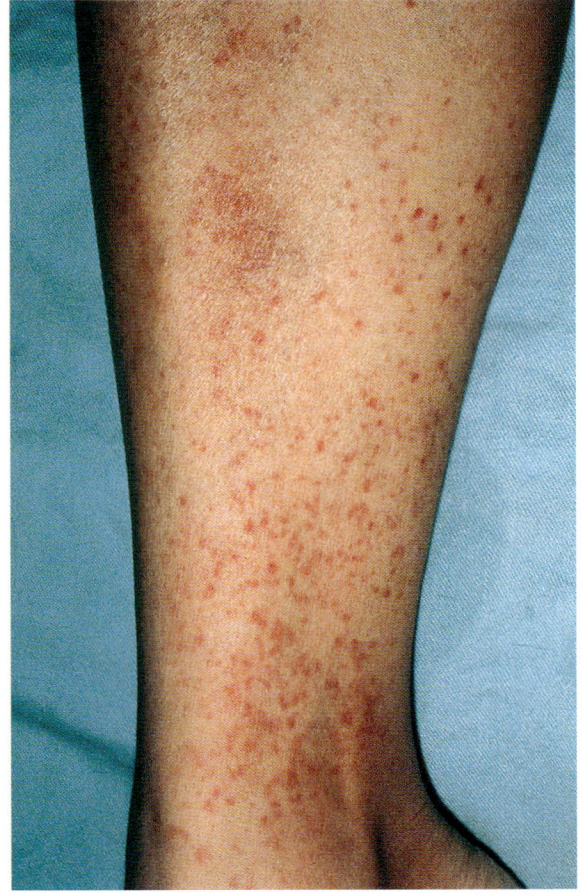

図 4-10　高γ-グロブリン血症性紫斑（Sjögren 症候群）

単純性紫斑
purpura simplex

原因ないし誘因の全く認められない紫斑病．
健康な若い女性にときにみられる．

● 症　状
1) 主に下肢，ときに上肢，体幹，顔にも生ずる．
2) 粟粒大，ほとんど盛りあがらない点状出血．
3) 炎症症状を欠く．
4) 点状出血の色調，大きさとも全く平等，融合せず．
5) 再発性．慢性例では褐色の色素沈着を残す．

● 診断のポイント
1) 血管性紫斑，慢性色素性紫斑を除外し，
2) 出血傾向の検査で，これを否定し，
3) 血管支持組織の弱体化，血管内圧の亢進などによる紫斑を鑑別する．

● 治　療
適切なものはない．血管強化薬を試みる．

高γ-グロブリン血症性紫斑
hypergammaglobulinaemic purpura

高γ-グロブリン血症の際にみられる点状紫斑．中年以後の男女．

● 症　状
1) 好発部位：下肢，特に下腿．
2) 慢性に再発性．年余にわたる．
3) ほとんど隆起しない点状出血で，融合せず，血管炎性の炎症症状なし．
4) ヘモジデリンによる点状褐色の色素沈着が顕著．
5) ときに関節痛を伴う．

● 診断のポイント
1) 褐色の色素沈着の強い点状の紫斑が下肢に限局．
2) 血沈の促進，血清γ-グロブリンの増加．
3) 高γ-グロブリン血症の基礎疾患はないか，ときに肝硬変，Sjögren 症候群．

慢性色素性紫斑

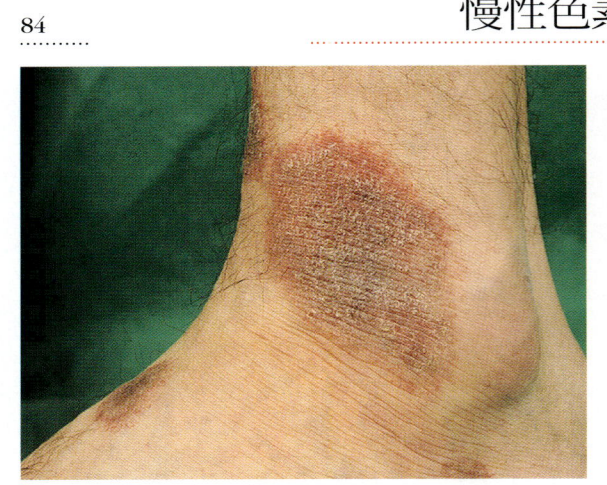

図 4-11　Schamberg 病

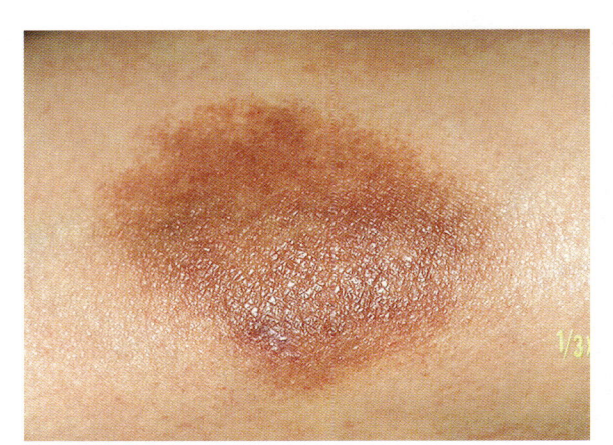

図 4-12　黄色苔癬

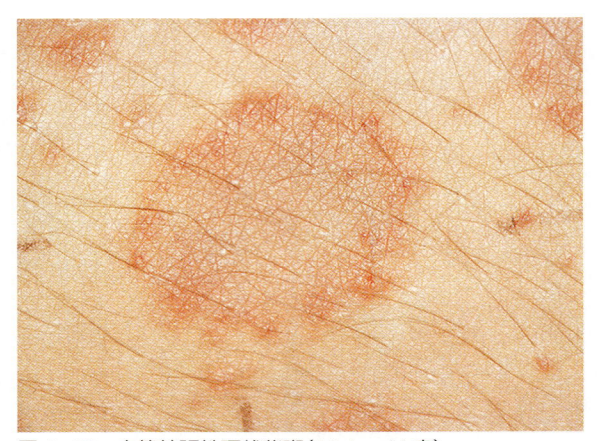

図 4-13　血管拡張性環状紫斑（Majocchi 病）

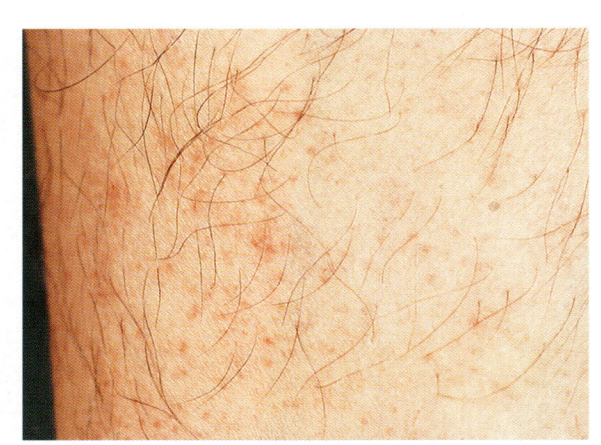

図 4-14　色素性紫斑性苔癬様皮膚炎（Gougerot-Blum 病）

慢性色素性紫斑　purpura pigmentosa chronica

原因不明で，非血管炎性の点状出血を主徴とし，血管拡張，表皮の炎症性変化，色素沈着を伴って多少とも進行性に，慢性に経過する一群の疾患を angiodermatitis または慢性（特発性）色素性紫斑という．angiodermatitis を細かく分類することは難しいが，5つの亜型がみられる（表 2）．

● 診断のポイント
1）成人まれに小児．
2）下腿に初発し，慢性に経過して，ほかの部位に及ぶことが多い．
3）潮紅局面の中，または辺縁に点状の出血を伴う．
4）軽い鱗屑，色素沈着を伴う．

● 治　療
血管強化薬のほか特別の治療を必要としない．自然治癒があり得る．

表 2　慢性色素性紫斑の鑑別診断

		急性発症	慢性経過	血管拡張	点状出血	色素沈着	静脈うっ血	かゆみ
斑状型	Schamberg 病	±	+	-	++	++	+	±
丘疹状型	Gougerot-Blum 病	+	-	±	+	+	-	-
血管拡張型	Majocchi 病	±	+	+	+	+	±	-
混合汎発型	itching purpura	+	-	-	+	+	-	++
黄色苔癬	lichen aureus	-	+	-	±	++	-	-

5. 循環障害

肢端紫藍症・糖尿病性壊疽

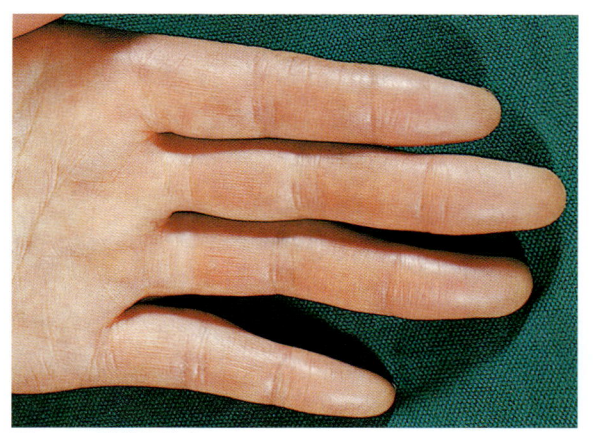

図 5-1　肢端紫藍症

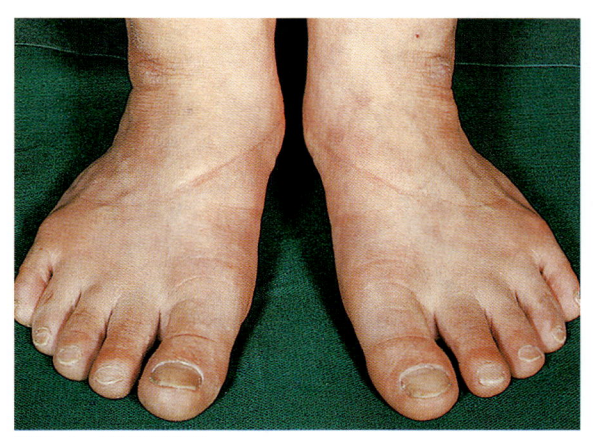

図 5-2　肢端紫藍症

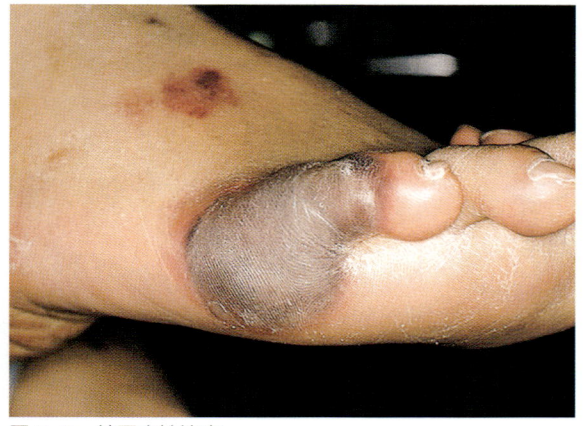

図 5-3　糖尿病性壊疽

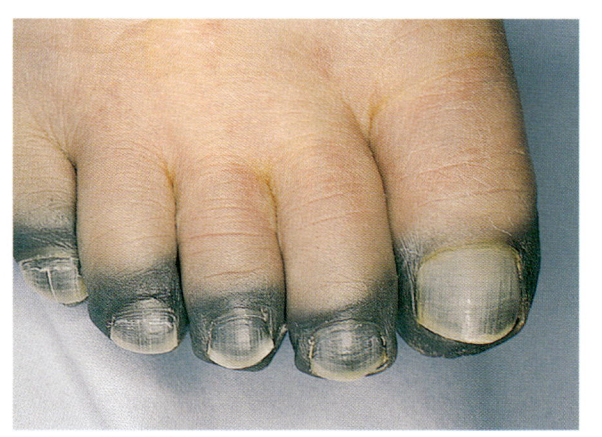

図 5-4　糖尿病性壊疽

肢端紫藍症　acrocyanosis

四肢末梢の小静脈の拡張とうっ血によるチアノーゼ色（青赤色）の変化．寒冷刺激によって著しくなる皮膚の末梢循環障害のひとつ．

● 症　状
1）好発部位：手，足，ときに耳，鼻．
2）びまん性の青赤色，自覚症状なし．
3）寒さで色調が濃くなるが，著変はなく持続する．
4）手を心臓の高さより上にあげると，正常に近い色となる．

● 肢端紫藍症を伴う疾患
1）クリオグロブリン血症．
2）寒冷凝集素疾患．
3）発作性寒冷血色素尿症．
4）本態性寒冷蕁麻疹．
5）全身性エリテマトーデス，汎発性強皮症．

糖尿病性壊疽および潰瘍　diabetic gangrene and ulcer

糖尿病患者に生ずる難治性の潰瘍をいう．動脈硬化症を伴って太い動脈に閉塞のある場合と，末梢神経障害を併発している場合とがある．

● 症状（診断のポイント）
1）好発部位：足，足趾．
2）急速に生ずる壊疽ないし潰瘍．
3）潰瘍の形，性質には特徴がない．
4）肢端紫藍症，末梢神経障害，足背動脈の拍動の消失ないし減弱を参考として診断する．
5）外傷（熱傷，靴ずれ，鶏眼の切除など），角化型の白癬，皮膚炎などが誘因となる．

● 治　療
主幹動脈閉塞のある場合は外科的に扱う．潰瘍では壊死組織の除去，排膿．抗生物質の全身投与．インスリン湿布ないし局注．

糖尿病性水疱・前脛骨部萎縮性色素斑

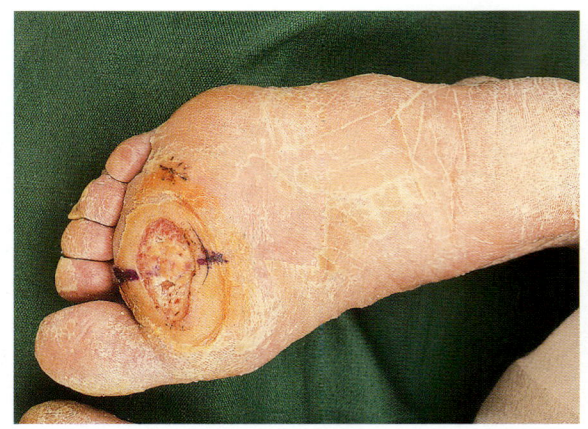

図5-5 糖尿病性潰瘍．角化型白癬を合併

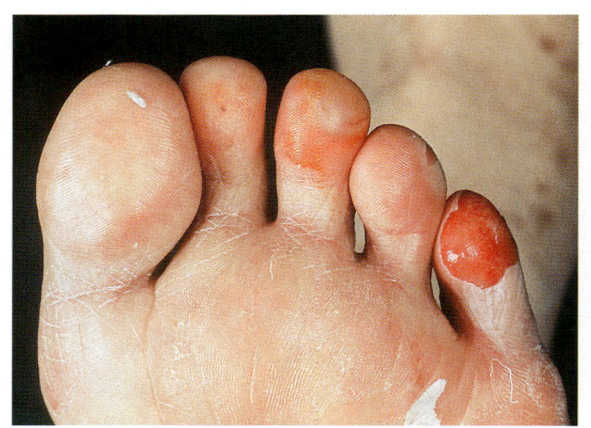

図5-6 糖尿病性水疱（びらん）

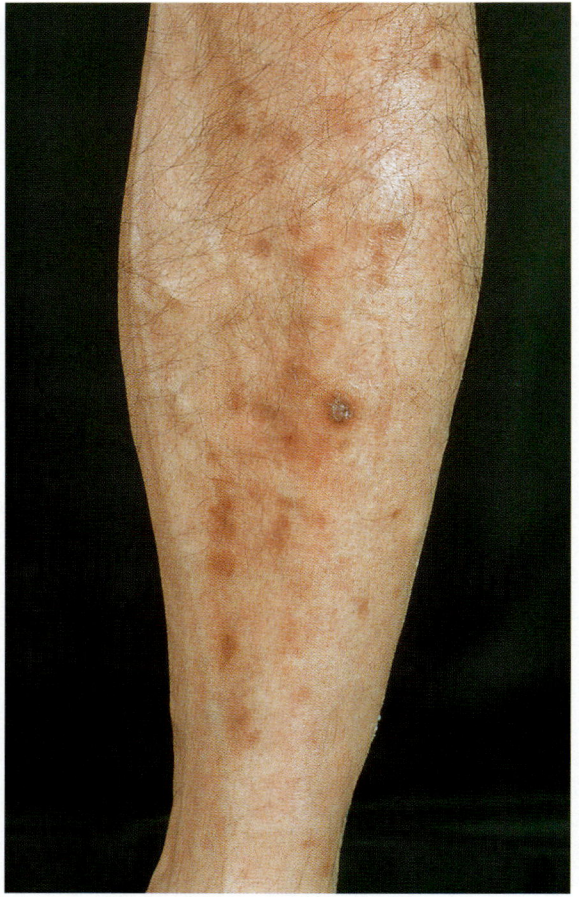

図5-7 前脛骨部萎縮性色素斑

糖尿病性水疱
diabetic bulla

糖尿病性神経障害および末梢循環障害 diabetic microangiopathy が根底にあり，わずかな外傷によって生ずる水疱をいう．

●症　状
1）好発部位：外傷を受けやすい足縁，足蹠，趾，下腿前面．
2）緊満性の水疱，ときに血性水疱．
3）水疱の周囲に炎症性の潮紅を欠く．

●診断のポイント
熱傷水疱に類似するので原因を調べる．組織学的に水疱底部に細小血管壁の PAS 陽性物質の付着．

前脛骨部萎縮性色素斑
pretibial pigmented patches

糖尿病性の末梢循環障害 diabetic microangiopathy による前脛骨部皮膚の退行性病変．わずかな外傷による．男性に好発．

●症　状
1）下腿前面の脛骨部に好発．
2）初期に軽い潮紅（自覚症状を欠き，看過されやすい）．
3）径 1cm 以内の境界不鮮明な淡褐色斑で，やや陥凹，萎縮する．

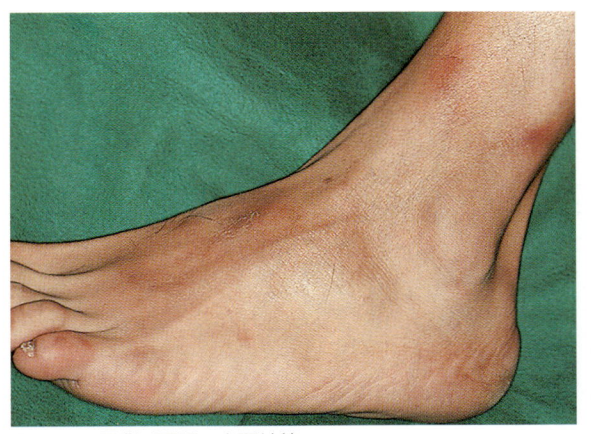

閉塞性血栓性血管炎（Buerger 病）

図 5-8　足背，下腿の皮下結節

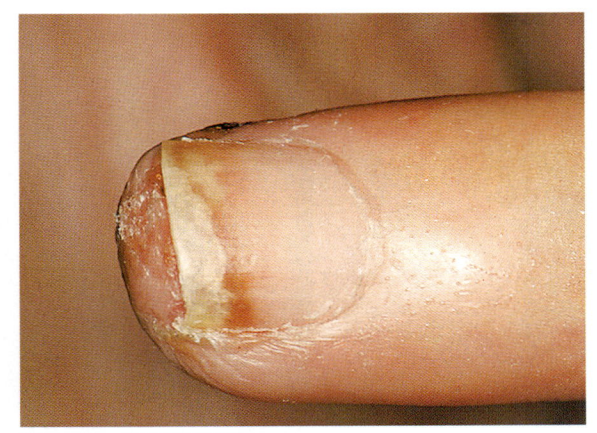

図 5-10　指先端の潰瘍

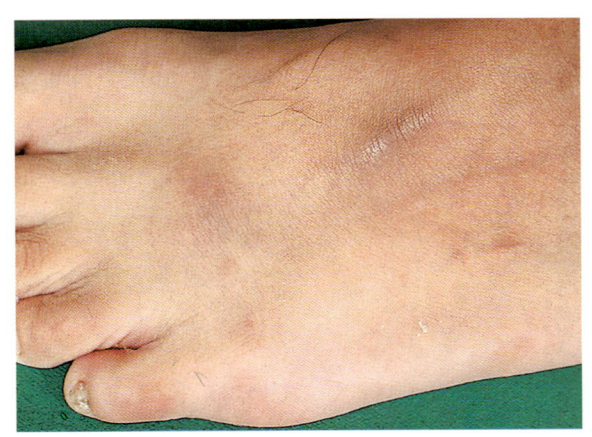

図 5-9　足背の索状の硬結

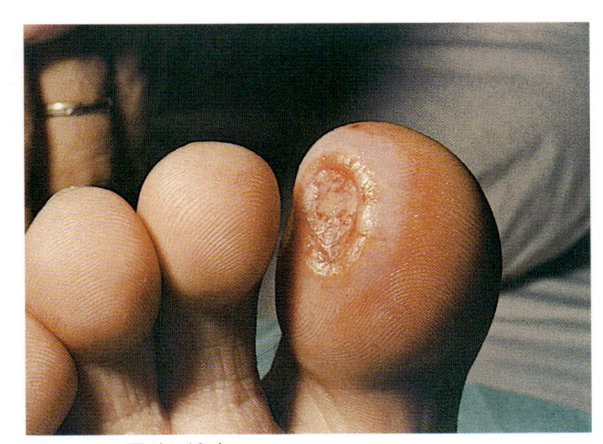

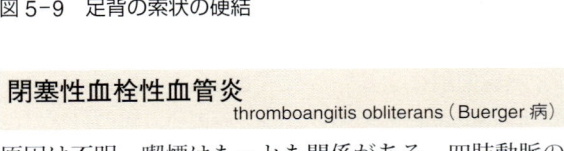

図 5-11　足趾の潰瘍

閉塞性血栓性血管炎
thromboangitis obliterans（Buerger 病）

原因は不明．喫煙はもっとも関係がある．四肢動脈の閉塞性変化．比較的若い男性（40〜55歳）に生ずる．

● 症　状
1）レイノー現象または移動性（血栓性）静脈炎が先行するか，同時に生ずる．
2）罹患部位の疼痛，局所の貧血．
3）指趾の壊疽，潰瘍．
4）末梢動脈の拍動は減弱ないし消失．
5）ときに皮下結節を触知．

● 診断のポイント
1）末梢動脈の閉塞症状．
2）動脈撮影，組織像．
3）他の動脈閉塞性疾患，特に閉塞性動脈硬化症 arteriosclerosis obliterans を鑑別する（表3）．

表3　Buerger 病と閉塞性動脈硬化症の鑑別

	Buerger 病	閉塞性動脈硬化症
発病年齢	40〜55歳	50歳以上
罹患血管	前腕，手，指のものは本症に多い．	腋窩，鎖骨下のものは本症に多い．
レイノー現象	＋	まれ
移動性静脈炎	＋	－
動脈硬化	－	＋
高血圧	－	＋
糖尿病	－	＋
高脂血症	－	＋
予後　生命	良	悪
局所	悪	良

皮斑（リベド症状）

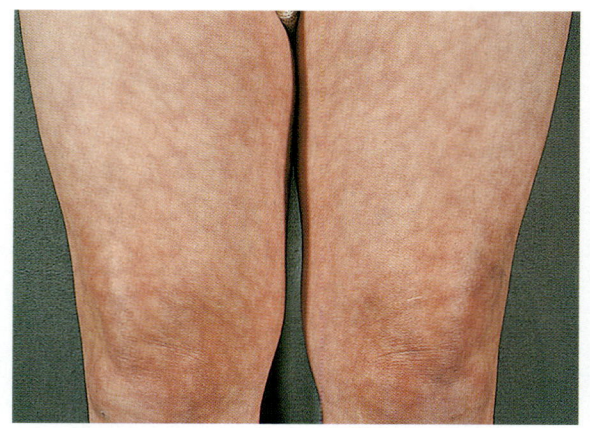

図5-12　網状皮斑（livedo reticularis）

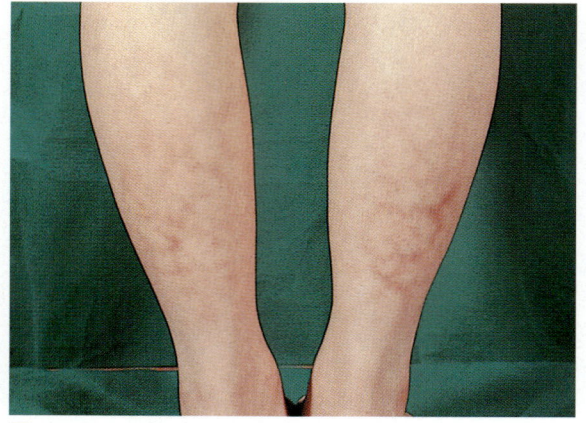

図5-14　livedo e calore

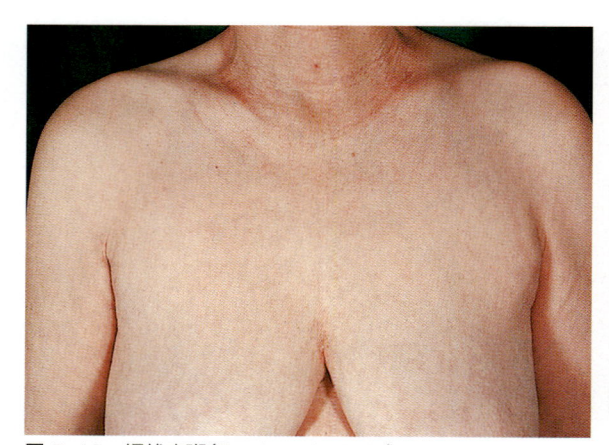

図5-13　網状皮斑（livedo reticularis）

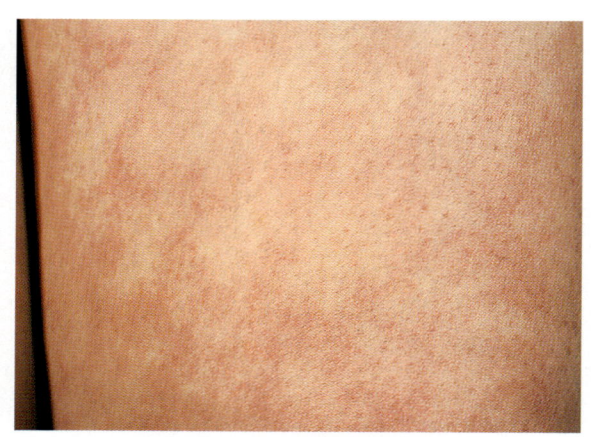

図5-15　網状皮斑（livedo reticularis）（拡大）

皮斑（リベド症状 livedo）

末梢循環障害の皮膚症状のひとつ．
真皮と皮下脂肪組織の境界部にある血管の，静脈側の緊張低下と動脈側の緊張亢進状態は網の目状の赤い斑としてあらわれる．
リベドには血管の機能的変化による cutis marmorata（大理石様皮膚）と器質的変化による livedo racemosa があり，その中間に livedo reticularis がある．

● 診断のポイント

1）cutis marmorata.
　①一過性，閉鎖性の網の目状，淡紅色．
　②精神的（若い女性の前胸部），温度変化（膝の周囲）による．
　③組織変化なし．
2）網状皮斑 livedo reticularis.
　①持続性，閉鎖性の網の目状，暗赤色．
　②熱線照射による"火だこ" livedo e calore（erythema ab igne）もそのひとつ．赤褐色，網の目状の色素沈着．
　③病理組織：拡張した小静脈のうっ血，ときに血栓．
3）分枝状皮斑 livedo racemosa.
　①持続性，不規則な樹枝状，紅色ないし赤紫色．
　②ときには皮下の小結節，潰瘍（潰瘍を伴う livedo racemosa 参照）．
　③種々の全身疾患に伴うことがある（表4）．
　④病理組織：小動脈壁のフィブリノイド膨化（図5-31）．炎症性細胞浸潤を欠くか，ときに傍血管性のリンパ球の増殖．ただし原因によっては小動脈の塞栓（心粘液腫，コレステリン結晶），壁の肥厚（粘液水腫）による閉塞もありうる．

● 治　療

適切なものはない．基礎疾患の存在に留意しつつ，経過をみる．

皮斑(リベド症状)

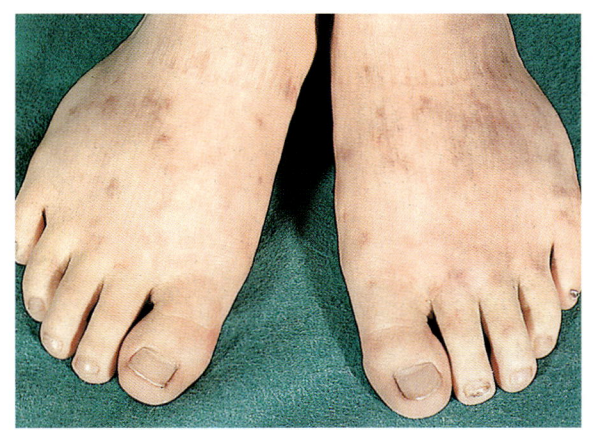

図 5-16　分枝状皮斑(livedo racemosa)

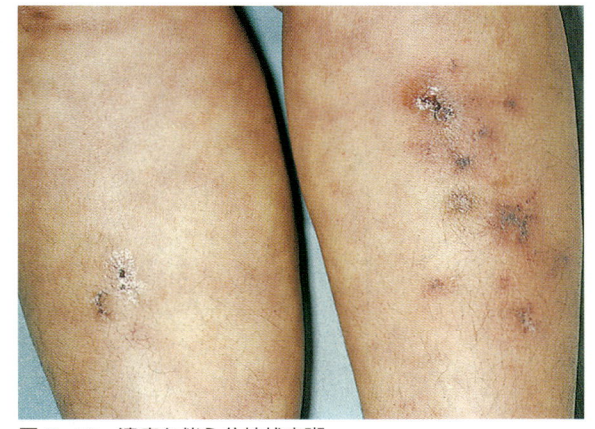

図 5-18　潰瘍を伴う分枝状皮斑

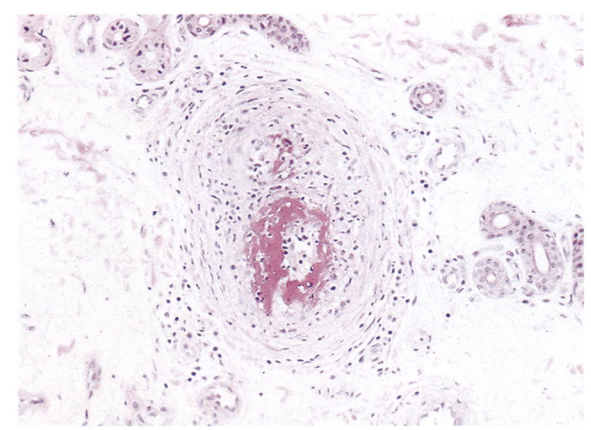

図 5-17　分枝状皮斑(livedo racemosa)の組織像

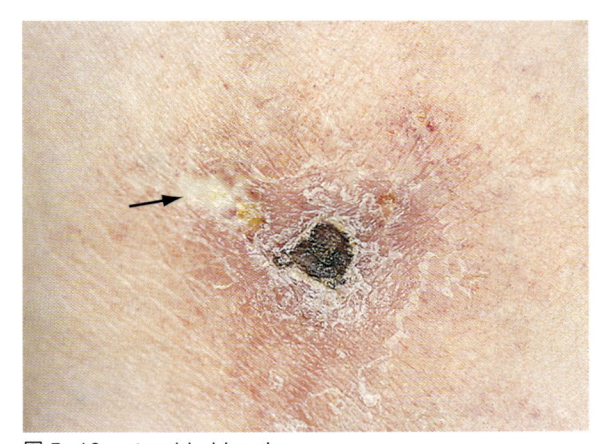

図 5-19　atrophie blanche

分枝状皮斑 livedo racemosa を基盤として,循環障害が高度となると次のような症状があらわれる.
1)結節:皮斑の網の目に一致して,皮下に小豆大くらいの結節を触れることがある.
2)潰瘍:皮斑の潮紅に一致して,大小さまざまの穿掘性の潰瘍を生ずる.特に夏に悪化するために,livedo reticularis with summer ulceration と呼ばれる(図5-18).
3)萎縮:下腿伸側に不規則な形をした小陥凹,陶白色を呈し,炎症症状を欠く.これを白色萎縮(症) atrophie blanche という(図 5-19).
以上のような症状を合併する時に,livedo vasculitis という立場がある.

〔付〕Sneddon 症候群:広範囲の皮斑に多発性の脳梗塞を伴う場合.抗リン脂質抗体症候群のひとつ.

表4　皮斑(リベド症状)をきたす疾患

1. 中枢神経疾患 　(Sneddon 症候群)	c)血小板増多症 d)多血症
2. 循環器疾患 　a)動脈硬化症 　b)心内膜炎 　c)心房粘液腫	5. 代謝異常 　a)粘液水腫 　b)アミロイドーシス 　c)ホモシスチン尿症
3. 膠原病 　a)全身性エリテマトーデス 　b)結節性多発動脈炎 　c)関節リウマチ	6. 薬剤 　　amantadine, quinidine 7. その他 　a)コレステロール結晶塞栓症 　b)抗リン脂質抗体症候群
4. 血液疾患 　a)クリオグロブリン血症 　b)マクログロブリン血症	

オスラー結節

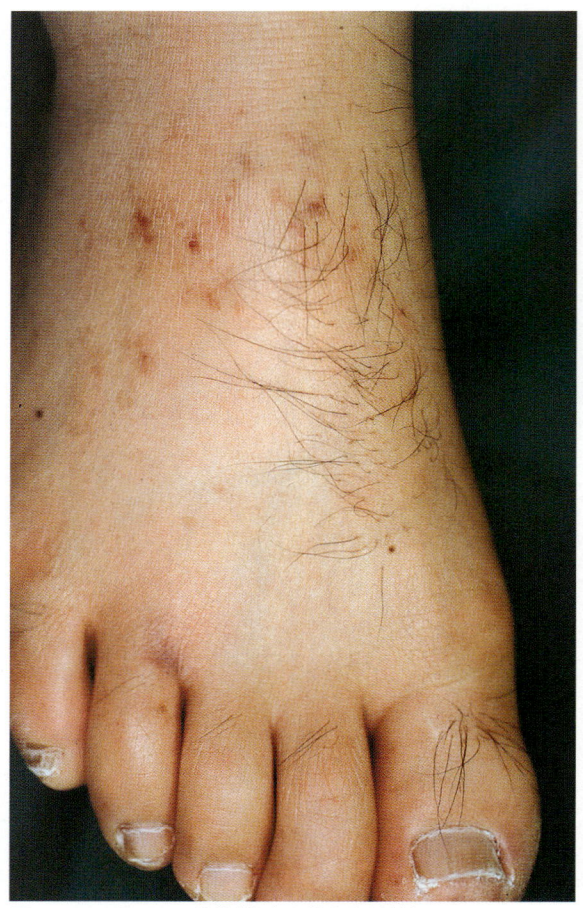

図5-20 オスラー結節(紫斑を伴う小結節)

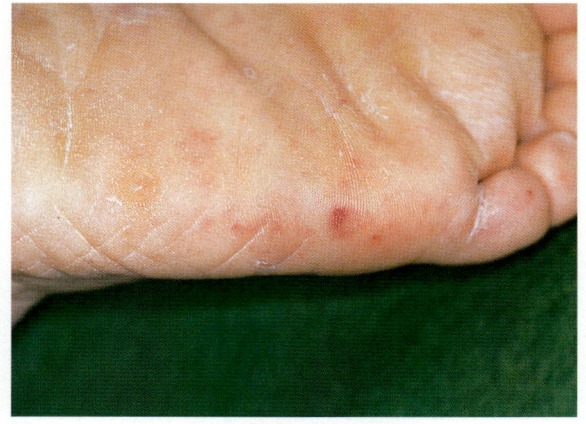

図5-21 オスラー結節(紫斑を伴う紅斑)

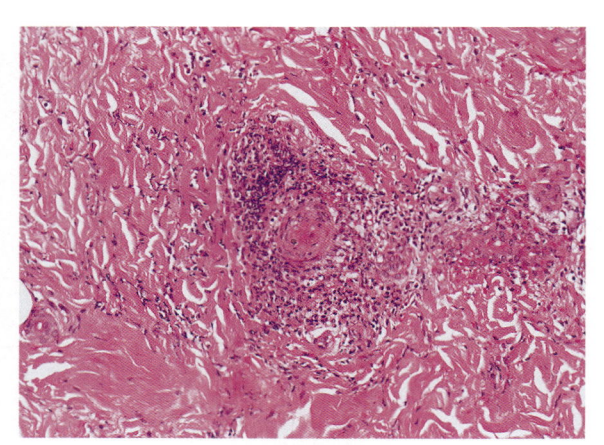

図5-22 オスラー結節の病理組織像

オスラー結節
Osler's node

亜急性細菌性心内膜炎において，四肢末端に生ずる有痛性の皮内小結節．弁の疣贅に付着する菌塊が飛散して，末梢の小血管に血栓を生じた状態．疼痛性紅斑症ともいう．

● 症　状
1）四肢末端，とくに指趾の先端および屈側面，外足縁，手掌に好発．
2）径1～数mm，不整形の紅斑が散在．
3）紅斑の下に皮内の結節を触れる．
4）圧痛がある．
5）紅斑に紫斑を混ずるものが多い．

● 病理組織

真皮上中層の小血管に赤い血栓ないし塞栓があり，末梢の毛細血管は拡張する．一部に好中球の浸潤を伴うが，壊死性血管炎はない．

● 診断のポイント
1）有痛性の皮内小結節．
2）白血球増多，CRP陽性，ASLOおよびASKはしばしば高値．
3）血液培養．
4）心エコーで疣贅を証明．

● 鑑別診断
1）心粘液腫：圧痛のある皮内小結節であるが紫斑を混じない．自然消退，再発が顕著．
2）コレステロール結晶塞栓症：網状皮斑ないしmicro-livedoが主で，しばしば壊疽，潰瘍をきたす．
3）抗リン脂質抗体症候群：網状皮斑を主とし，症状が多彩．

● 治　療：ペニシリンG

コレステロール結晶塞栓症

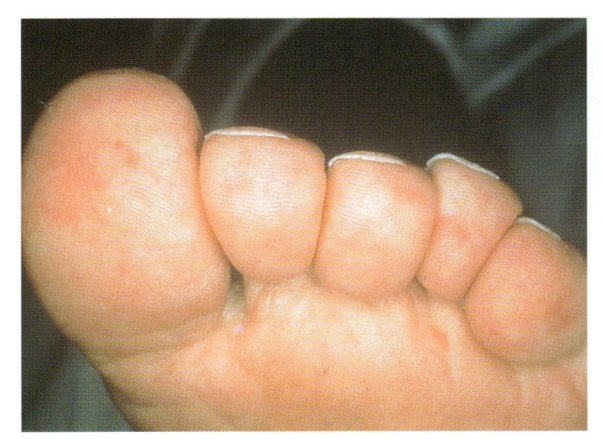

図 5-23　微細な網状の潮紅（micro-livedo）

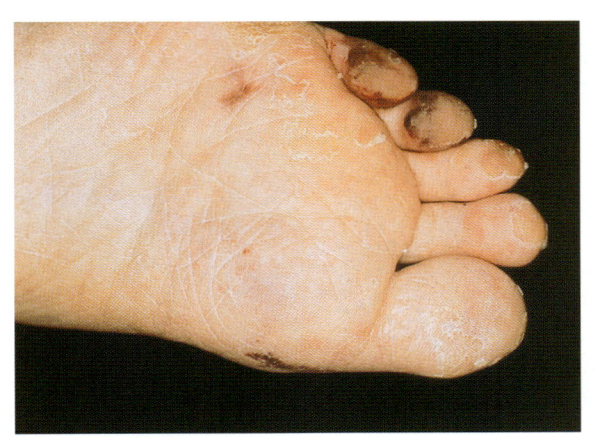

図 5-24　趾先端の壊疽

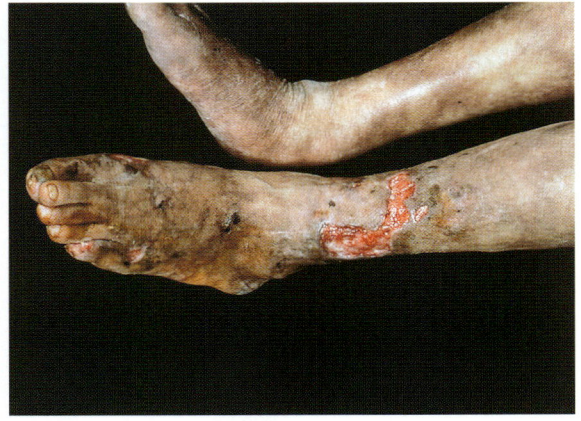

図 5-25　分枝状皮斑と潰瘍

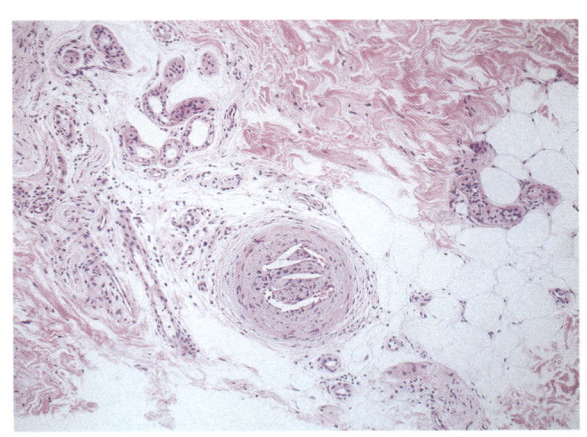

図 5-26　小動脈内腔に針状のコレステロール結晶による裂隙

コレステロール結晶塞栓症
cholesterol crystal embolization

大血管壁の粥状硬化巣より飛んだコレステロール結晶が多臓器の末梢血管を閉塞して起こる症候群．動脈硬化症に伴う特発性の場合もあるが，近年は心・大血管の人工操作によるものが多い．ときに抗凝固薬が誘因となる．高齢男性に好発．

症　状
1) 足趾の微細網状の潮紅 micro-livedo（図 5-23）．
2) 足趾の潰瘍，壊疽（図 5-24），チアノーゼ（purple toes syndrome）．
3) 下肢から殿部に及ぶ広範囲の分枝状皮斑．潰瘍を伴う．
4) 皮下の小結節．

診断のポイント
1) 非炎症性の末梢循環障害の皮膚症状．
2) 組織像（分枝状皮斑）：真皮皮下境界部の小動脈の内腔にコレステロール結晶による紡錘形の裂隙．軽い肉芽腫性細胞増殖を伴う．
3) 腎不全のほか，血小板減少，好酸球増多，赤沈促進，低補体血症が参考となる．

鑑別診断
1) 全身性血管炎：組織学的に炎症性変化を証明する．
2) 皮斑（リベド症状）をきたす疾患（93 頁，表 4）．
3) cryocrystalglobulinaemia：I 型クリオグロブリン血症．

治　療
有効なものはなく，予後不良．

心粘液腫

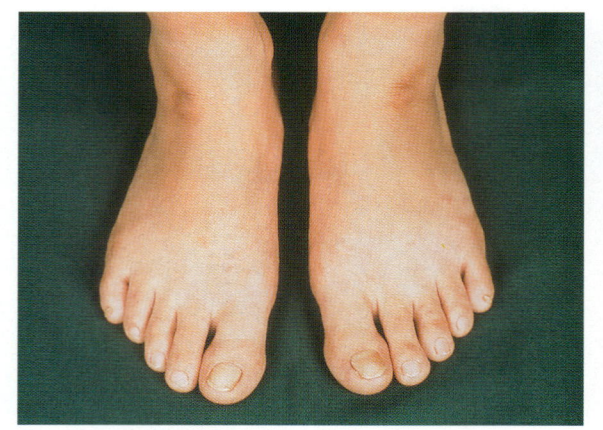

図5-27　足背の皮斑(リベド症状)

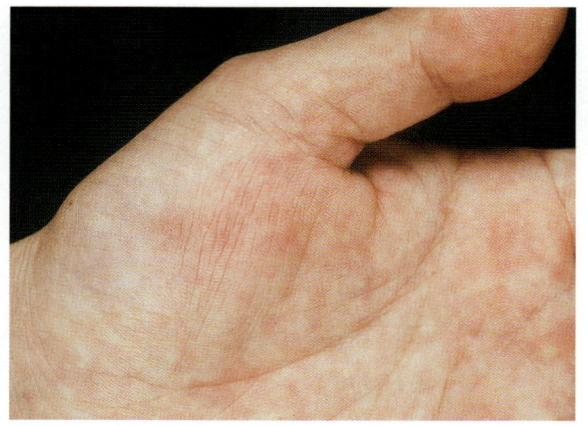

図5-29　皮斑と皮内の小結節

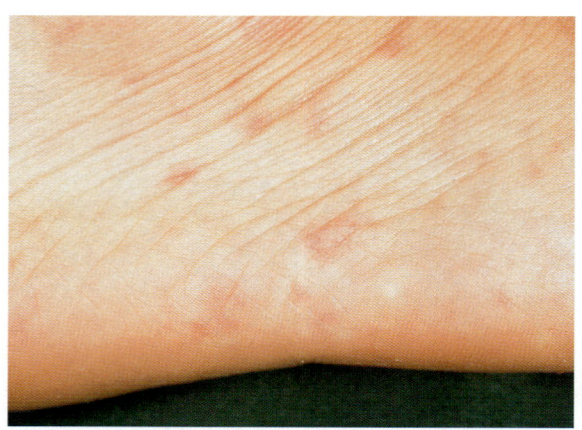

図5-28　足外側縁の有痛性,皮内結節

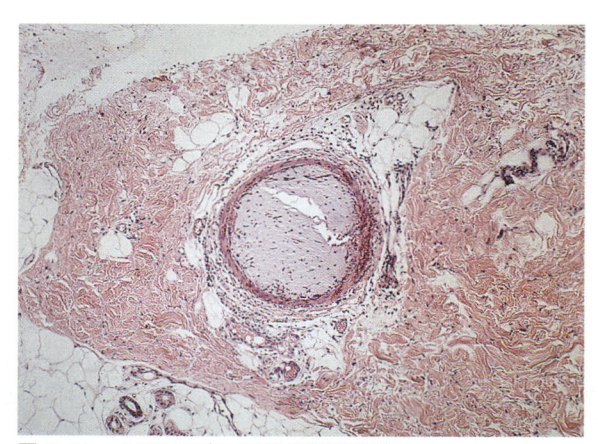

図5-30　ムチンに富んだ粘液腫細胞塞栓

心粘液腫　cardial myxoma

心粘液腫の皮膚症状には悪性腫瘍としての皮膚転移(皮下結節)のほか，粘液腫細胞およびムチンの小血管塞栓の症状が重要である．発熱，胸痛，脳，肺の症状を合併する．若い成人，男女．

●症　状
1)指，趾，次いで足背に好発．
2)皮内の小結節．圧痛および軽度の潮紅があり，一過性に出没．散在性(図5-28，5-29)．
3)手掌の不規則な形の網状の潮紅．炎症症状はない(図5-29)．
4)下腿の軽度の分枝状皮斑．

●組織像
真皮皮下組織境界部の小動脈の粘液腫細胞による塞栓．内腔をムチン性物質で充満する．炎症性変化はない．

●診断のポイント
1)一過性，有痛性の皮内の小結節．
2)体位の変化による心雑音の聴取．
3)組織学的にムチン塞栓を証明．
4)画像診断により心粘液腫を確認する．
5)赤沈の促進，CRP，血清LDH高値などが参考となる．

●鑑別診断
1)コレステロール結晶塞栓症：微細な分枝状皮斑，末端紫藍症，趾の壊疽など症状が強い．
2)オスラー結節：細小血管の血栓．潮紅が強い．

●治　療
心粘液腫の摘出．

抗リン脂質抗体症候群

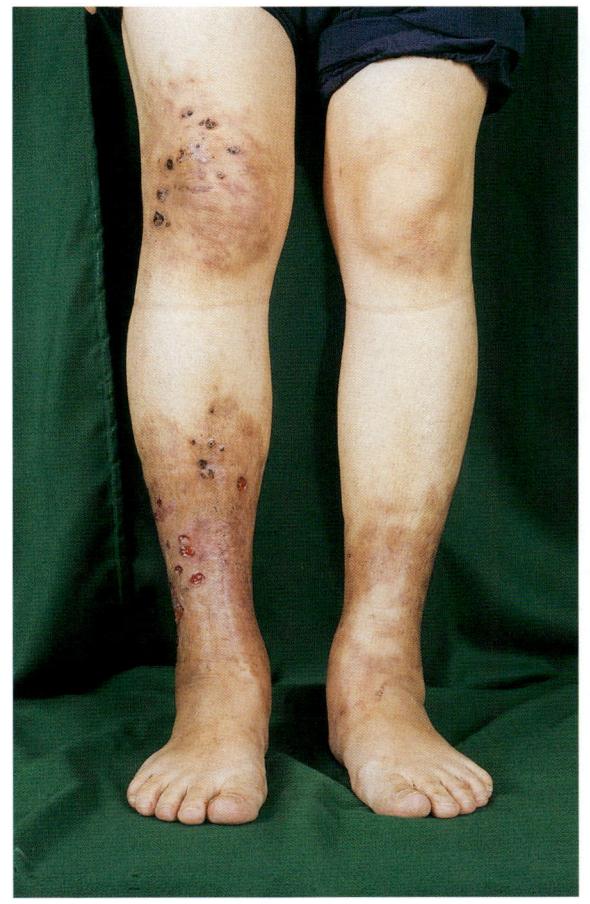

図5-31 色素沈着を伴う分枝状皮斑と小潰瘍

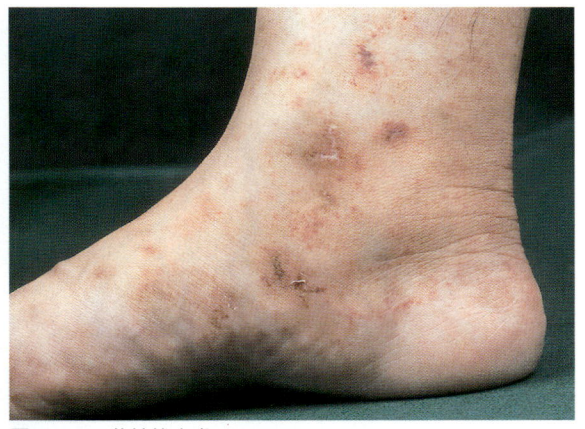

図5-32 分枝状皮斑, atrophie blanche

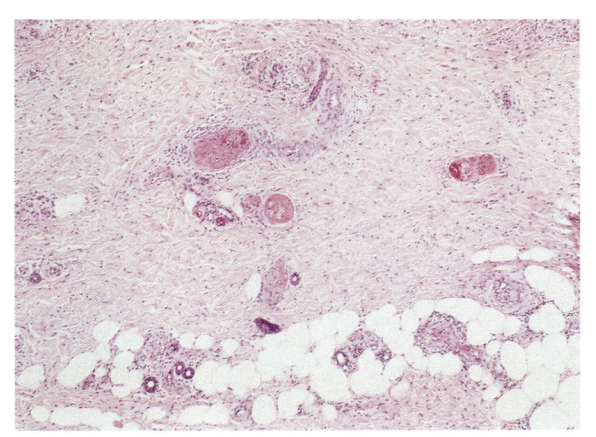

図5-33 細小血管のヒアリン血栓

抗リン脂質抗体症候群
antiphospholipid syndrome（APS）

リン脂質に対する自己抗体の関与する血栓症．血小板減少，習慣性流産，動静脈血栓症を3徴候とする．特発性と症候性とがあり，後者では全身性エリテマトーデスによるものが多い．

●症状
1）全身症状：中枢神経，とくに脳の多発性梗塞，肺静脈血栓症が多い．
2）分枝状皮斑 livedo racemosa：中枢神経症状を合併するとき Sneddon 症候群という．
3）潰瘍：分枝状皮斑に伴う．
4）atrophie blanche：分枝状皮斑に伴う．
5）皮内の小結節：分枝状皮斑に伴う．
6）大腿の慢性色素性紫斑．

●組織像
主に真皮内の細小血管のヒアリン血栓．血管炎はない．

●診断のポイント
1）広範囲の分枝状皮斑を基盤とする循環障害の像．
2）抗カルジオリピン抗体，ループスアンチコアグラント陽性．
3）血小板減少，APTT 延長，BFP 陽性．
4）脳の MRI．

●鑑別診断
皮斑（リベド症状）をきたす疾患（89頁）．

●治療
少量のアスピリン，抗血小板薬，ワーファリン．

遊走性血栓性静脈炎

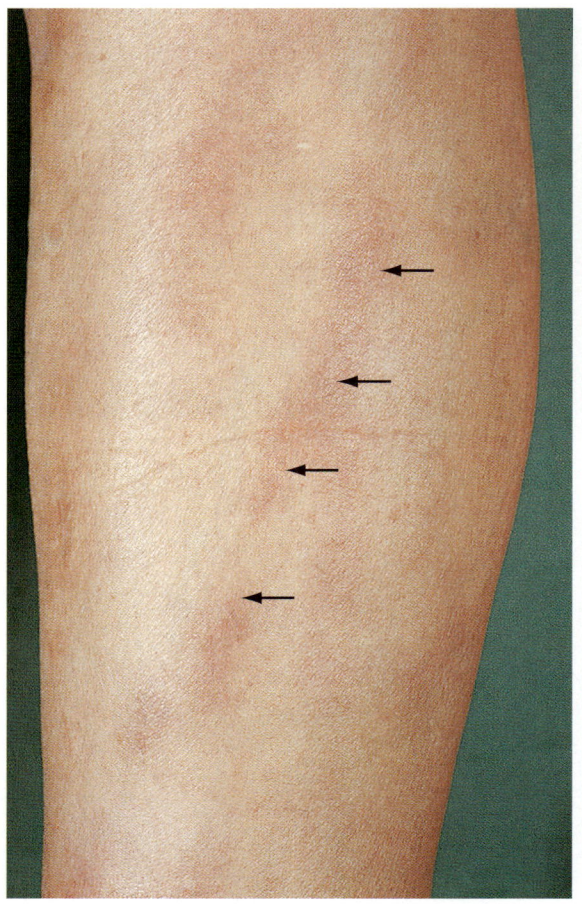

図 5-34　遊走性血栓性静脈炎

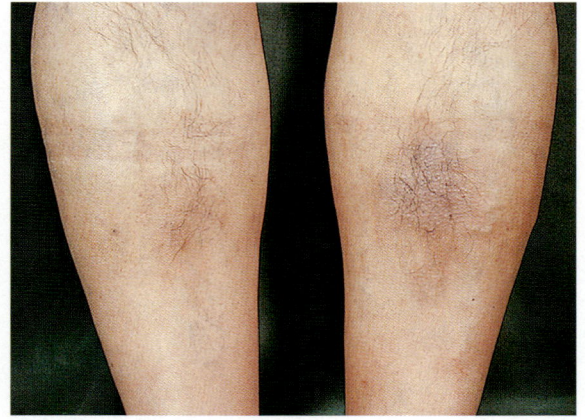

図 5-35　遊走性血栓性静脈炎

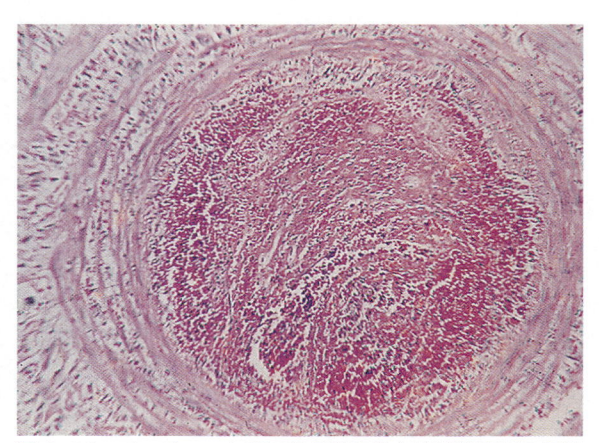

図 5-36　ベーチェット病に伴う遊走性血栓性静脈炎の組織像

遊走性血栓性静脈炎
phlebitis migrans

皮下の血栓性静脈炎．原因的には内皮細胞の変化，血流の異常（血栓症後症候群），血漿成分の異常などがあげられる．成人男性に多いが原因によっては女性でもあり得る．

● 症　状
1）好発部位：下腿，ときに上肢，まれに体幹にも生ずる．
2）皮下の索状の硬結．
3）表面ははじめ鮮紅色，後に赤褐色になる．
4）圧痛がある．
5）普通2～3週でなおるが，同じ静脈の別の部分に再発しやすい．
6）慢性に経過するものでは潰瘍をつくることがある．

● 病理組織
1）内腔に血栓形成．ただしその器質化はまれ．
2）静脈壁から周囲に好中球を主とする細胞浸潤．

● 診断のポイント
1）静注後，分娩後，内臓の手術後に発生するものは病歴より診断は容易．
2）再発性の場合はベーチェット病の遊走性血栓性静脈炎が最も多い．
3）下腿以外に生ずる場合は内臓悪性腫瘍，とくに肺癌，膵癌を考慮する．
4）静脈瘤があり，下腿の下1/3に起これば深部静脈の血栓症後症候群に伴うもの．
5）閉塞性血栓性血管炎（Buerger病）の初期症状として併発することがある．

● 鑑別診断
結節性紅斑の項を参照．

● 治　療
原因ないし基礎疾患の治療に準ずる．対症的には下肢の安静，高挙．非ステロイド系抗炎症薬．

血栓症後症候群

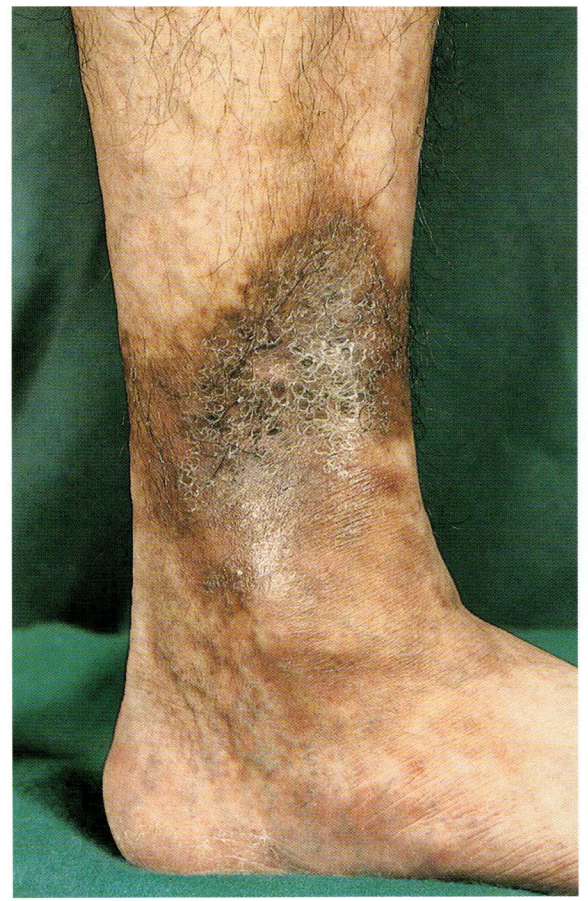

95

図5-37 血栓症後症候群

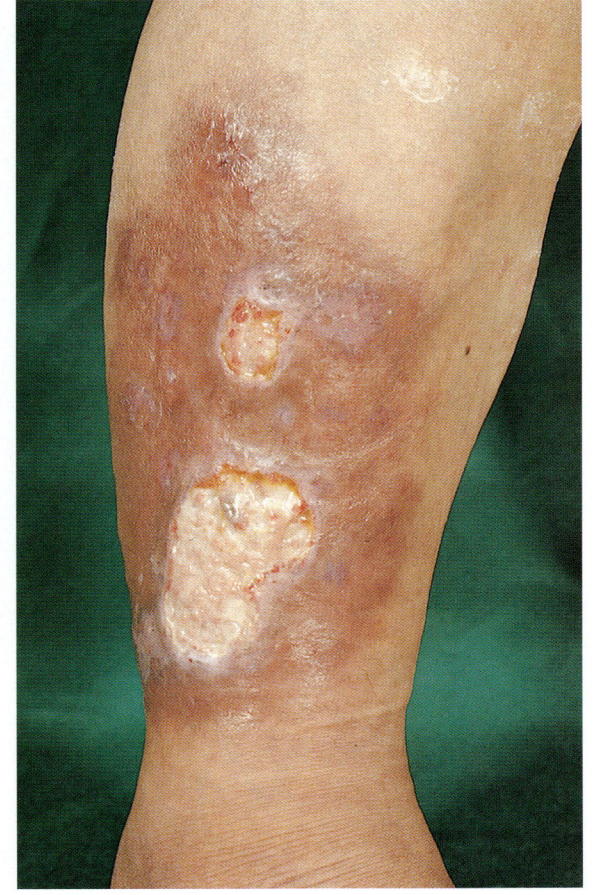

図5-38 血栓症後症候群(下腿潰瘍)

血栓症後症候群
postthrombotic syndrome

皮下静脈のうっ滞が長期間続くことによって起こる皮膚の変化を総称する．静脈瘤性症候群ともいう．長時間立ち仕事をする中年男性に多い．

●症　状
1) 好発部位：下腿の下 1/3.
2) 静脈瘤の形成，静脈血栓(ないし血栓性静脈炎).
3) うっ滞性皮膚炎.
4) 下腿潰瘍 ulcus cruris varicosum (図5-38).
5) 潰瘍の周囲には静脈うっ滞性の浮腫.
6) ヘモジリンの沈着による暗褐色の色素沈着.
7) 点状出血.
8) 色素脱失.
9) 皮膚の萎縮，硬化(硬化性脂肪織炎).

●診断のポイント
1) 立ち仕事をする中年男性.
2) 静脈瘤，静脈の蛇行，拡張に伴う表皮の栄養障害性変化.
3) 機械的刺激または細菌感染によって，潰瘍を生ずる.
4) 潰瘍には二次的細菌感染が起こりやすく，自家感作性皮膚炎の原因となる.

●鑑別診断
下腿に潰瘍を生ずる疾患.

●治　療
1) 立位，正座を避け，下肢を高挙する.
2) 難治の場合は拡張，蛇行した静脈を外科的に抜去する.
3) 弾性包帯.

レイノー現象

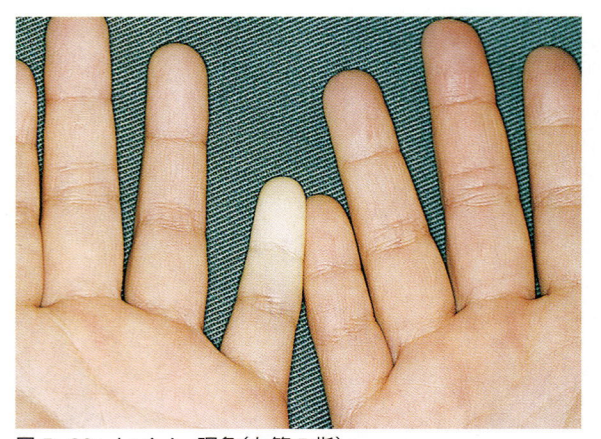

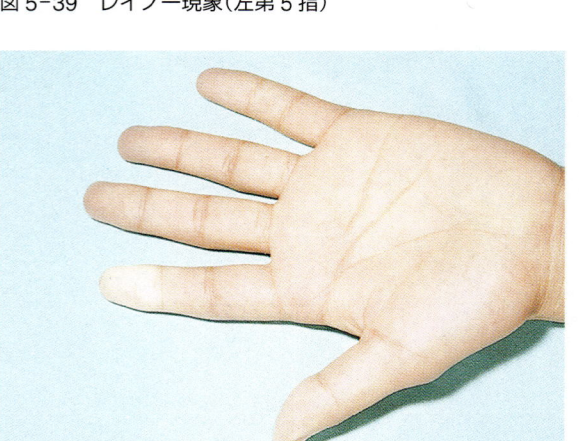

図5-39 レイノー現象（左第5指）

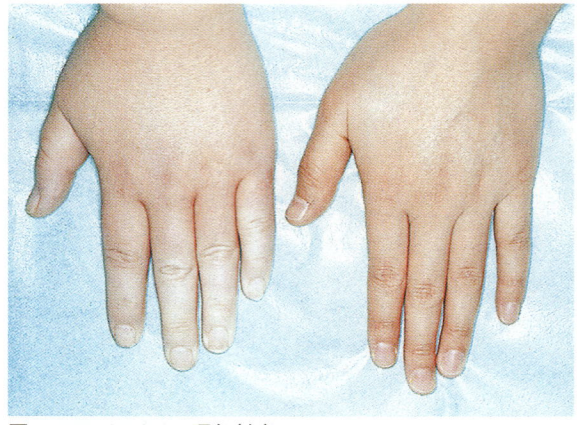

図5-41 レイノー現象（左）

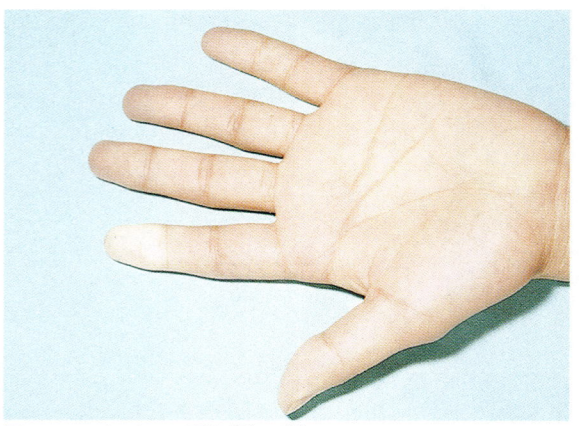

図5-40 レイノー現象（第2指）

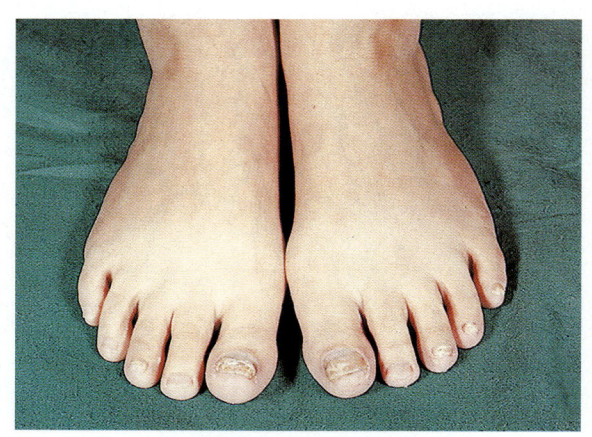

図5-42 レイノー現象（足）

レイノー現象
Raynaud's phenomenon

四肢末端の小動脈の攣縮に基づく末梢循環障害で，寒冷および精神的影響により誘発される．レイノー現象は種々の全身性疾患の随伴現象であることが多く，独立疾患としてのレイノー病の存在は疑わしい．若い女性に多いが，症候性のものは年齢，性を問わない．

● 症　状
1）好発部位：第1指を除く手の指．ときに趾．多くは左右対称性．
2）寒冷または精神的ストレスによって出現，次の3つの時期を経過する．
3）蒼白→チアノーゼ色→赤色．蒼白の時間が最も長く，全体として数分から十数分で旧に復する．

● 治　療
有効なものはないが，レセルピン動注，セロトニン拮抗薬，プロスタサイクリン（PGI$_2$）などが試みられる．

表5 レイノー現象をきたす疾患

1.	汎発性強皮症，CREST症候群
2.	全身性エリテマトーデス
3.	皮膚筋炎
4.	MCTD
5.	心疾患
6.	上肢帯圧迫症候群
7.	本態性血小板増加症
8.	真正多血症
9.	閉塞性血栓性血管炎
10.	重金属中毒（鉛，砒素）
11.	粘液水腫
12.	クリオグロブリン血症
13.	hyperviscosity症候群
14.	薬剤（エルゴタミン，ブレオマイシン，ビンブラスチン）

6. 膠原病とその類症

全身性エリテマトーデス

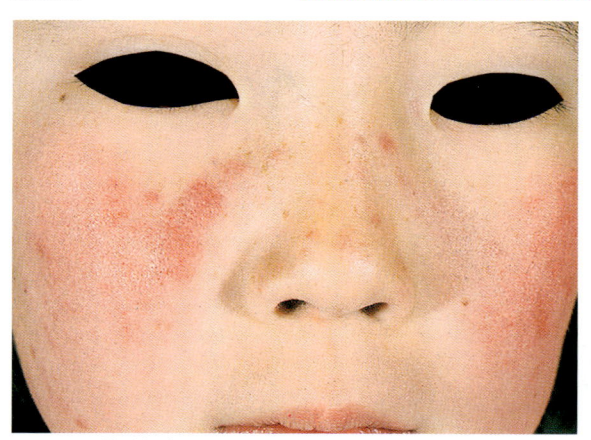

図6-1　蝶形紅斑

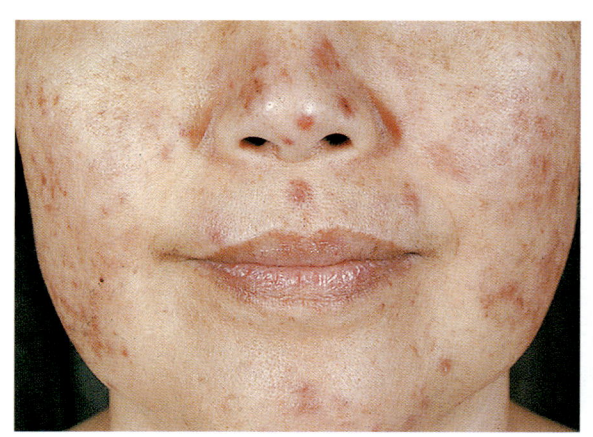

図6-2　蝶形紅斑

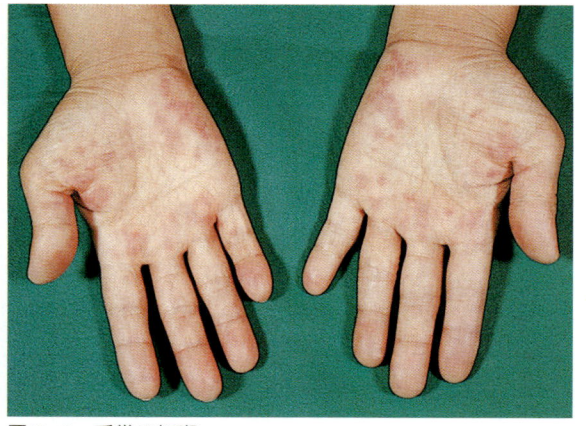

図6-3　手掌の紅斑

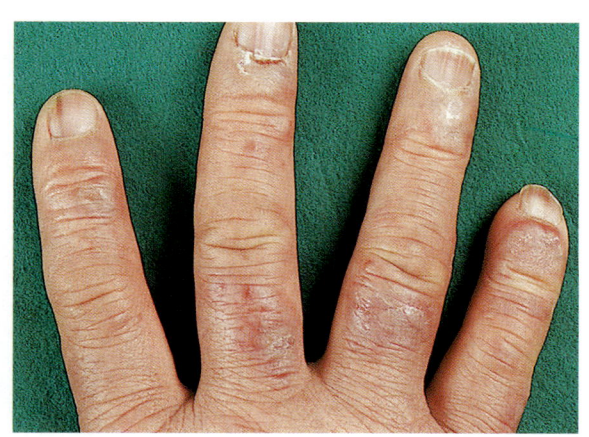

図6-4　手指の紅斑

全身性エリテマトーデス
systemic lupus erythematodes

遺伝性の異蛋白血症(抗体産生能の異常)を基盤として，種々の誘因(紫外線，妊娠，分娩，感染症，手術，薬剤，精神的ストレスなど)が加わって症状が発現する．血中に抗核抗体をはじめとして，いろいろな自己抗体が証明され，持続的な immune complex の形成と組織への沈着が起こる．さらに細胞性免疫能は低下しているが，リンパ球が組織障害性に働いている可能性もある．膠原病の中でももっとも自己免疫過程の確かな，全身の血管・結合織を系統的におかす炎症性疾患である．

個体の免疫学的な防御機転の面から，本症の両極端として全身性エリテマトーデス(SLE)と，皮膚限局性の慢性円板状型とに大別される．

■ 診断のポイント(診断基準，1982年改訂)

1) 蝶形紅斑．
2) 円板状エリテマトーデス．
3) 日光過敏症．
4) 口腔内潰瘍．
5) 関節炎．
6) 漿膜炎：胸膜炎または心膜炎．
7) 腎障害：0.5g/日(または ⧻)以上の持続性蛋白尿，または細胞性円柱尿．
8) 神経学的障害：痙攣発作または精神症状．
9) 血液学的異常：溶血性貧血，白血球減少，1,500/mm^3 以下のリンパ球減少，血小板減少のいずれか．
10) 免疫学的異常：LE細胞，抗nDNA抗体，抗Sm抗体，BFPのいずれかが陽性．
11) 抗核抗体の陽性．

以上のうち4項目以上を満たすもの．

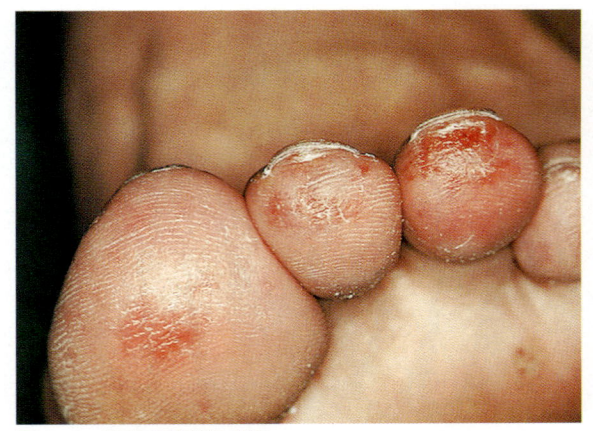

全身性エリテマトーデス

図6-5 趾先の萎縮性紅斑

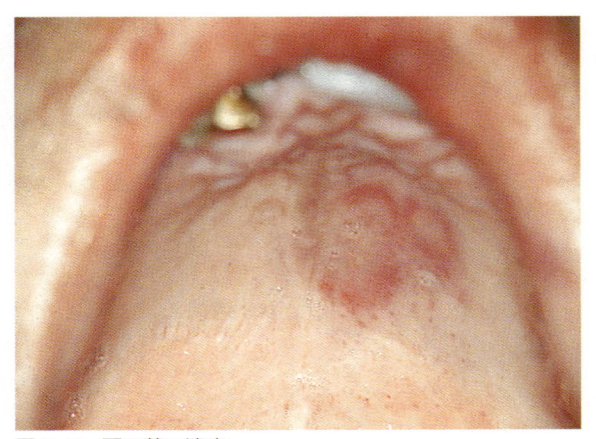

図6-7 硬口蓋の潰瘍

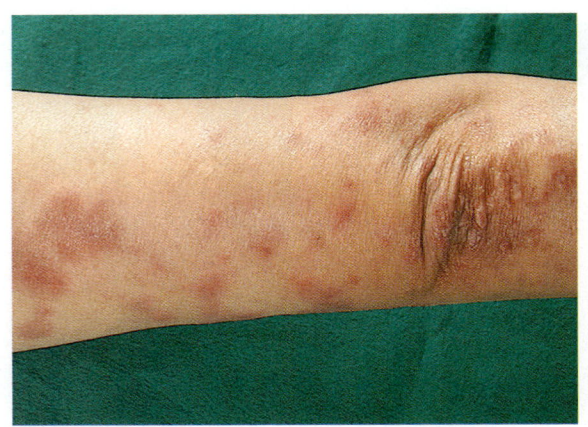

図6-6 滲出性の紅斑

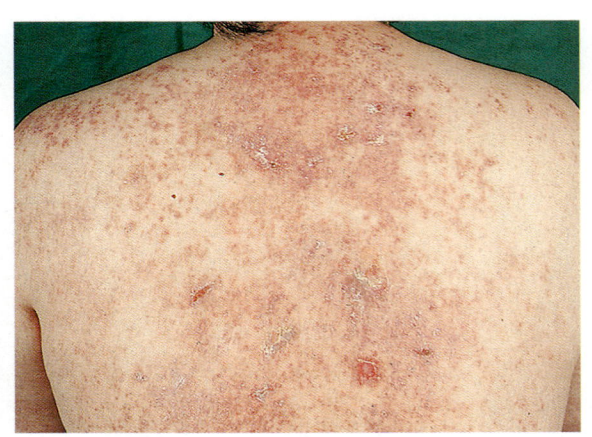

図6-8 不整形の紅斑

表6　エリテマトーデス，強皮症，皮膚筋炎および全身性血管炎の皮膚症状

	エリテマトーデス	汎発性強皮症	皮膚筋炎	全身性血管炎
紅　　　斑	++	−	+	+
浮　　　腫	+	±	++	−
レイノー現象	+	++	±	+
硬　　　化	−	++	+	−
網 状 皮 斑	+	−	−	++
紫　　　斑	+	−	−	++
潰　　　瘍	+	±	−	+
色 素 沈 着	±	++	±	−
色 素 脱 失	−	+	−	−
脱　　　毛	++	±	±	−
石 灰 化	−	+	+	−
光 線 過 敏 症	++	−	+	−

● 皮膚症状

1) 顔の蝶形紅斑．鼻を中心に蝶が翅を広げたように分布する．眉の下，鼻の下，鼻唇溝，口唇の下はおかされない．
2) 紅斑の性質は多少とも表皮の変化を伴い，滲出性炎症の強い時は鱗屑，痂皮がみられる．紅斑はときに点状出血を伴う．
3) 指趾末端の紅斑．爪囲紅斑．
4) 口腔粘膜（硬口蓋）のびらんないし潰瘍（図6-7）．
5) びまん性の脱毛ないし lupus hair（前頭部の短い髪）．
6) レイノー現象．
7) その他のまれな皮膚症状．
　①滲出性紅斑（図6-6）．
　　a) 体幹，四肢伸側．
　　b) 軽い滲出性，ほぼ円形の紅斑が多発．
　　c) 亜急性エリテマトーデス（subacute LE）の皮膚症

全身性エリテマトーデス

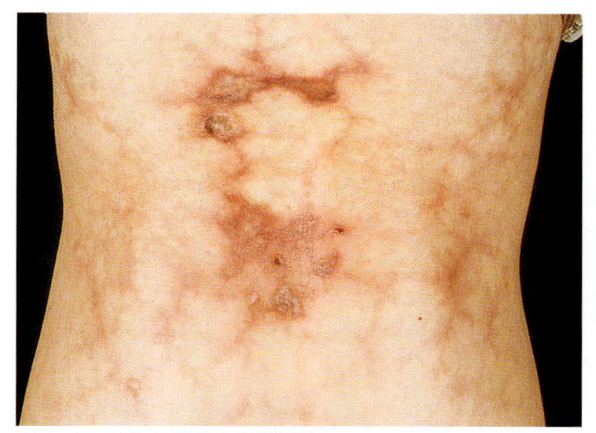

図6-9　SLEの網状皮斑（背部）

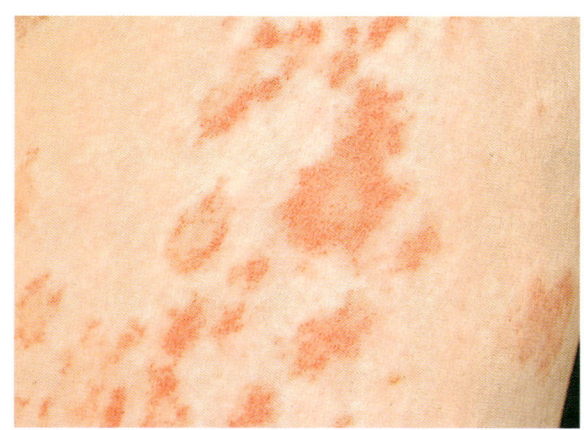

図6-10　SLEの蕁麻疹様血管炎

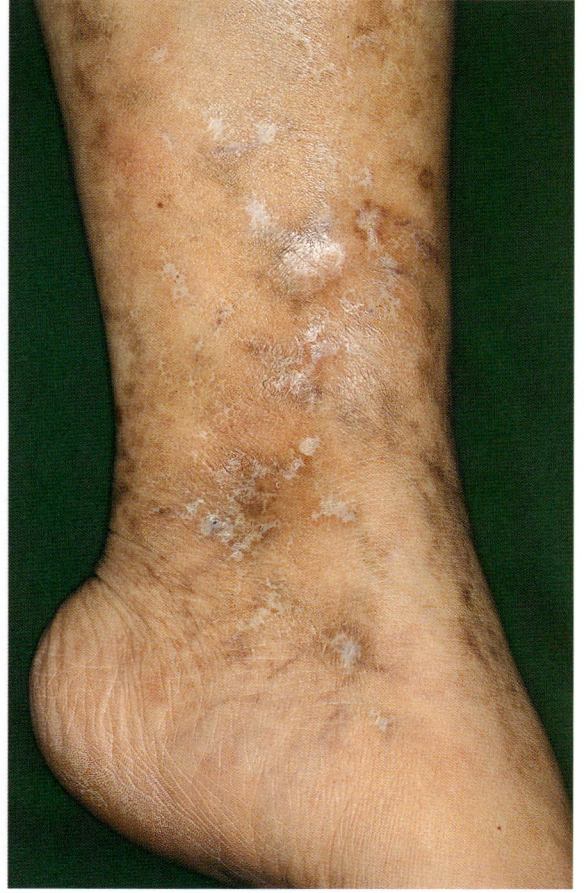

図6-11　SLEの白色萎縮症

　　状のことが多い．
②皮斑（リベド症状）（図6-9）（88, 93頁参照）．
　a) 下肢の軽度の分枝状皮斑はしばしばみられる．
　b) 下腿の古い病巣では atrophie blanche を伴うことが多い．atrophie blanche（白色萎縮症）は真皮の小動脈の非炎症性の閉塞性変化による．光沢のある白色，星形の萎縮局面（図6-11）．
　c) 高度の場合および背部のような特殊な部位に生ずる場合は抗リン脂質抗体症候群（92頁参照）の可能性がある．
③蕁麻疹様血管炎 urticarial vasculitis（64頁参照）．
　a) 紫斑を伴う環状ないし不整形の蕁麻疹様紅斑．
　b) 低補体血症，血中免疫複合体の増加．
　c) 関節痛，腎炎を伴う．
　d) 抗ヒスタミン薬無効，副腎皮質ステロイド薬有効．
④水疱型（bullous SLE）（図6-12）．

　a) やや弛緩性の水疱ないし小水疱．好発部位なし．
　b) 表皮下水疱．基底膜の変性，好中球の浸潤（ジューリング疱疹状皮膚炎に似る）．
　c) 蛍光抗体直接法で基底膜部に IgG，IgM のほかしばしば IgA の沈着が特徴的．
　d) 血中抗VII型コラーゲン抗体の証明されることがある．
　e) 血中抗基底膜抗体陰性．
　f) 低補体血症，血中免疫複合体高値．腎病変を伴うことが多い．予後が悪い．
⑤ムチン沈着症（結節性皮膚ループスムチン症 nodular cutaneous lupus mucinosis）．
　a) 好発部位は上背部，胸，上腕．多発性．
　b) 大豆大，皮表より軽度隆起，弾性軟．表面は正常色か若干蒼白．自覚症状なし．
　c) SLEの病勢とは無関係．
　d) SLEの紅斑ないし慢性円板状型と併存すること

全身性エリテマトーデス

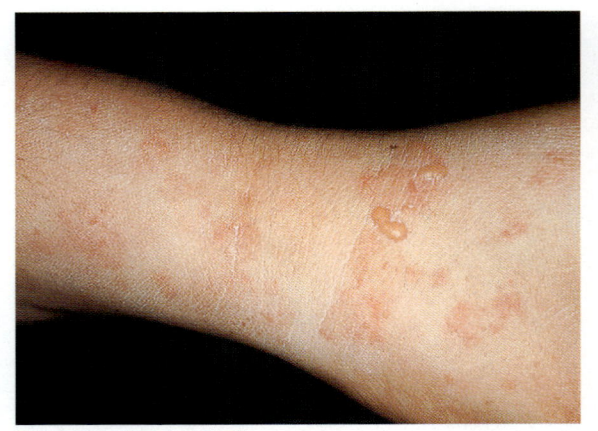

図6-12　SLEの水疱型

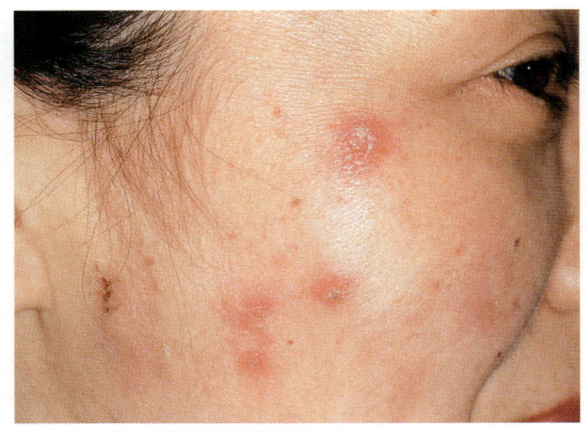

図6-14　SLEの黄色腫型反応

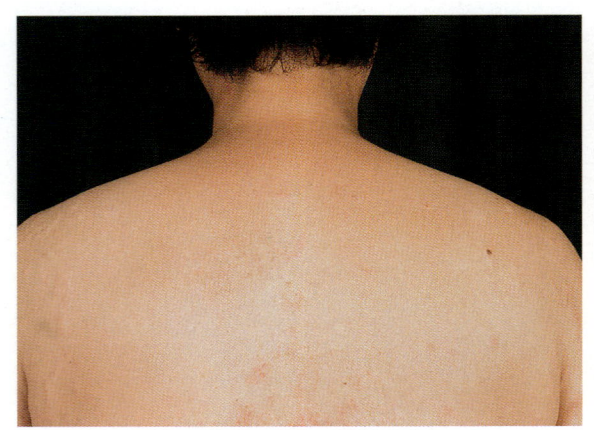

図6-13　SLEのムチン沈着症

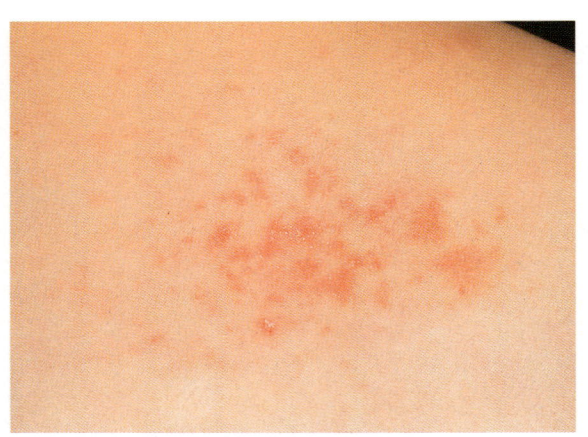

図6-15　SLEの黄色腫型反応（上背部）

もある．
⑥黄色腫型反応 xanthomatous reaction（新井）
　リポフスチンを含む組織球が増殖し，病理組織学的に黄色腫型の反応を示す病変．主としてSLEでみられるが，MCTDなど他の疾患でも存在する．近年注目され，増加している症状．
a）好発部位は被髪頭部，顔，上腕伸側．
b）被髪頭部では不整形，浸潤の強い脱毛局面．
c）顔では径1cmほどの境界不明の紅斑で，その下に強い浸潤，または硬結がある（図6-14）．
d）四肢，体幹では亜急性皮膚エリテマトーデスに類似するが浸潤が著しい．表面に鱗屑が付着（図6-15）．
e）深在性エリテマトーデスの病因として重要．
f）ときに腎にも認められる．
g）病理学的にリポフスチンは組織球内の微細な顆粒として存在し，自家蛍光を発する（図6-17）．

● 組織像（紅斑）
1）表皮の萎縮．
2）基底層の液状変性．
3）PAS陽性基底膜の肥厚，断裂．
4）真皮上層膠原線維のフィブリノイド膨化．
5）蛍光抗体（直接法）．表皮下基底膜部および細小血管に免疫グロブリン，補体の沈着．SLEの正常皮膚でも基底膜部に陽性．
● 鑑別診断：表7参照．
● 治　療
1）副腎皮質ステロイド薬の全身投与．量は腎病変の有無，その程度によって異なる．
2）蝶形紅斑は副腎皮質ステロイド薬によく反応するので，疾患全体の治療の目標とはならない．
3）副腎皮質ステロイド薬に反応しにくい時は，免疫抑制薬の併用．
4）ときに血液透析療法．

全身性エリテマトーデス

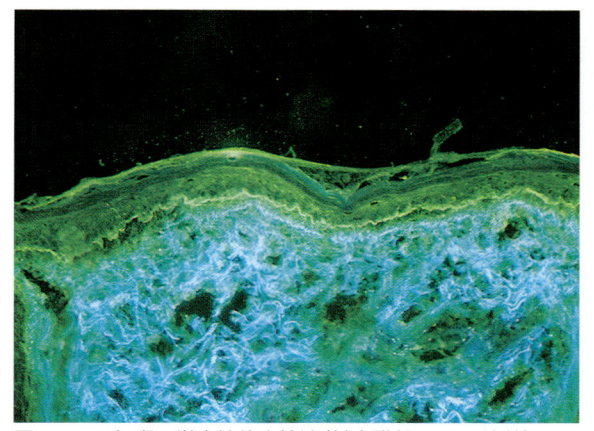

図6-16 紅斑の蛍光抗体直接法(基底膜部にIgG沈着)

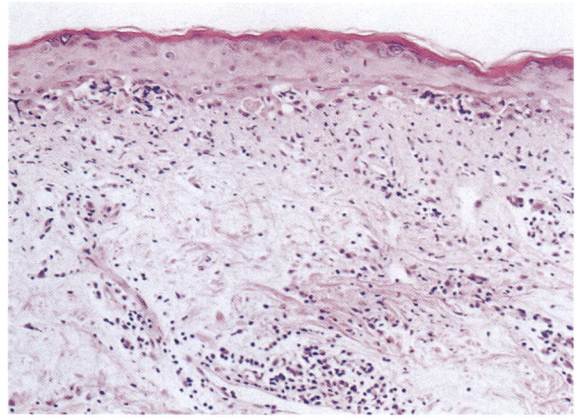

図6-18 SLEの紅斑の組織像

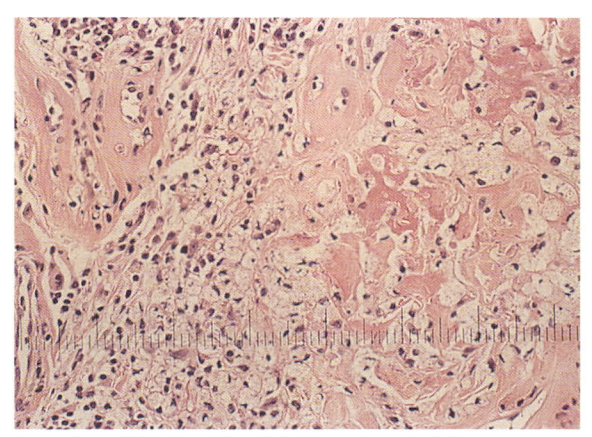

図6-17 黄色腫型反応と血管壁のヒアリン変性

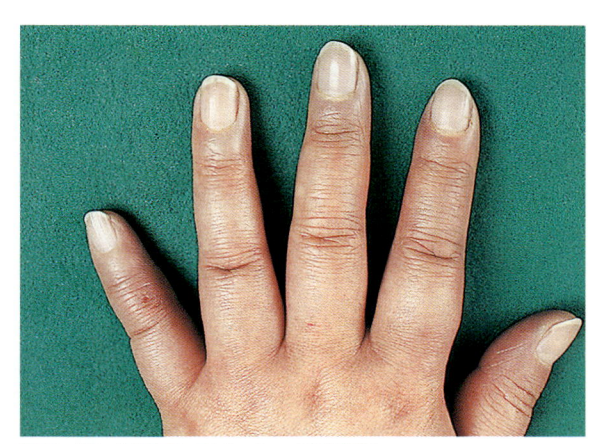

図6-19 MCTDのソーセージ様手指

〔付〕Mixed connective tissue disease(MCTD)
いわゆる膠原病に属する疾患の中のいくつかが、1人の患者に合併することがある(overlap症候群).
MCTDはoverlap症候群の軽症型、または膠原病の不完全重複例と考えられる.

● 症　状
1）レイノー現象.
2）ソーセージ様手指(図6-19).
3）筋炎,筋力低下.
4）関節炎.
5）高γ-グロブリン血症.
6）抗RNP抗体が単独高値(speckled patternの抗核抗体).
7）腎症はほとんどない.
8）全身の予後は良好. 副腎皮質ステロイド薬によく反応する.
9）最近は肺高血圧症の合併が注目されている(約10％). 予後が悪い.

慢性円板状エリテマトーデス

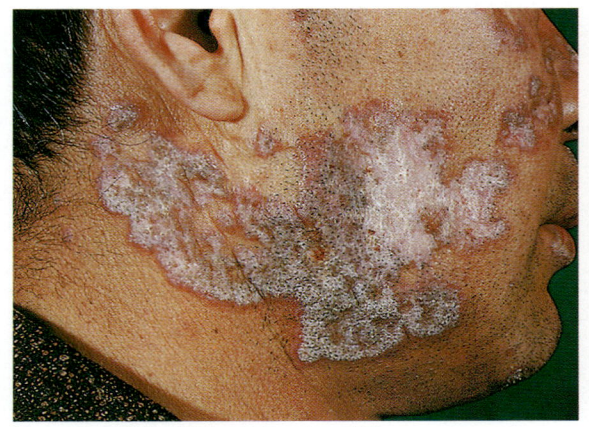

図6-20 慢性円板状エリテマトーデス

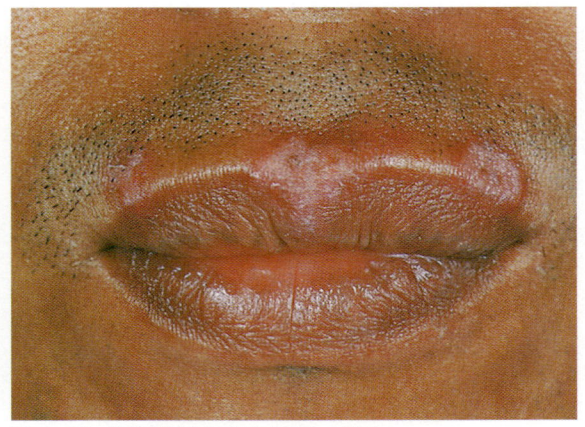

図6-22 慢性円板状エリテマトーデス

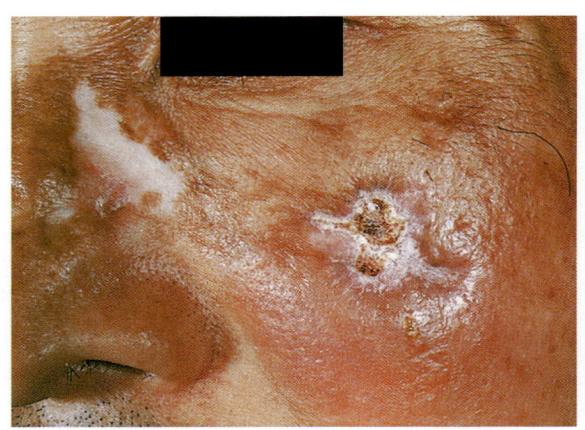

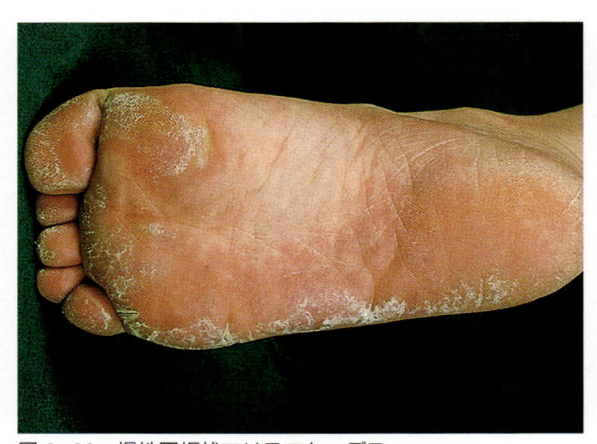

図6-21 慢性円板状エリテマトーデス

図6-23 慢性円板状エリテマトーデス

慢性円板状エリテマトーデス
lupus erythematodes discoides

皮膚限局性のエリテマトーデスであるが，ときにはSLEの皮膚症状のこともある．一般に顔に限局し，乾燥性の病変よりも，手足にも汎発し，滲出性傾向の強い病変を有する症例の方がSLEに近い．両者の中間にあるタイプを亜急性エリテマトーデスという．

●症　状
1）好発部位：顔，特に頬，下口唇，耳．分布は必ずしも蝶形ではない．手，指の背面，足の側縁．
2）境界鮮明の紅斑．
3）その上に表皮の栄養障害性変化，すなわち白い固着性の鱗屑，毛包一致性の角化，色素脱失および沈着，萎縮が種々の程度にある．
4）非可逆的な瘢痕，色素脱失および色素沈着を残す．
5）のちに瘢痕の上に有棘細胞癌を生ずることがある．

●診断のポイント
1）表皮の萎縮を伴う慢性の紅斑．
2）顔に病変のある時は手，足の末端を調べる．
3）日光照射またはわずかな外傷によって誘発，悪化．
4）軽度ではあるが，血沈促進，白血球の減少，γ-グロブリンの増加があり，さらに抗核抗体，リウマチ因子の証明されることがある．

●組織像
表皮の萎縮，角栓形成，基底膜の液状変性のほかに，リンパ球の著しい増殖があり，SLEと区別される．

●治　療
副腎皮質ステロイド外用薬（ODTまたはそのテープ）．サンスクリーンにより紫外線照射を避ける．病変が汎発してSLEの傾向があるときは副腎皮質ステロイド薬（1日20mg程度）の内服．

亜急性皮膚エリテマトーデス・新生児エリテマトーデス

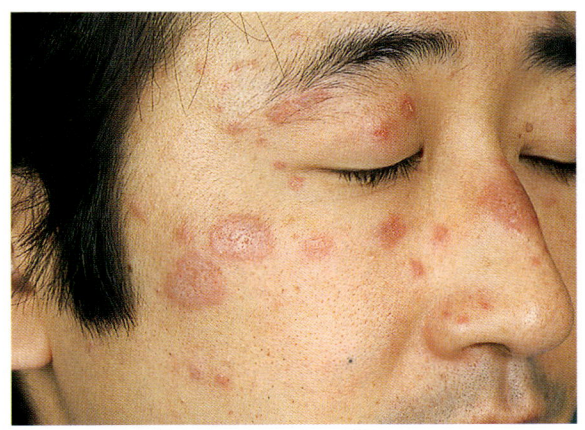

図 6-24　亜急性皮膚エリテマトーデス

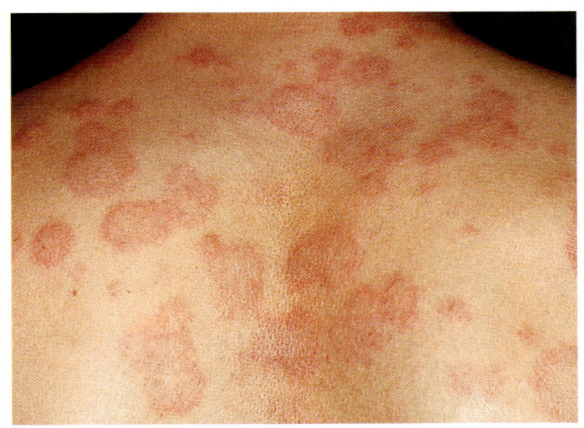

図 6-25　亜急性皮膚エリテマトーデス

図 6-26　新生児エリテマトーデス

亜急性皮膚エリテマトーデス
subacute cutaneous lupus erythematosus

SLEと慢性円板状型の間には，全身症状や発疹の性質から，亜急性エリテマトーデスという範疇を置くことができる．これとは別に subacute cutaneous lupus erythematosus (Sontheimer) という概念がある．

● 症　状

1）環状の紅斑（annular）と乾癬に似たタイプ（papulosquamous）とがある．本邦では前者が多い．
2）顔および体幹，上肢に多発する．
3）光線過敏，関節症状を伴う例が多く，これに対して腎，中枢神経，漿膜炎はまれ．
4）抗核抗体，抗SS-AおよびB抗体がしばしば陽性，抗DNA抗体およびSm抗体の出現はまれ．
5）約50%はSLEの診断基準を満たし，乾癬類似型はSLEに発展する可能性がある．

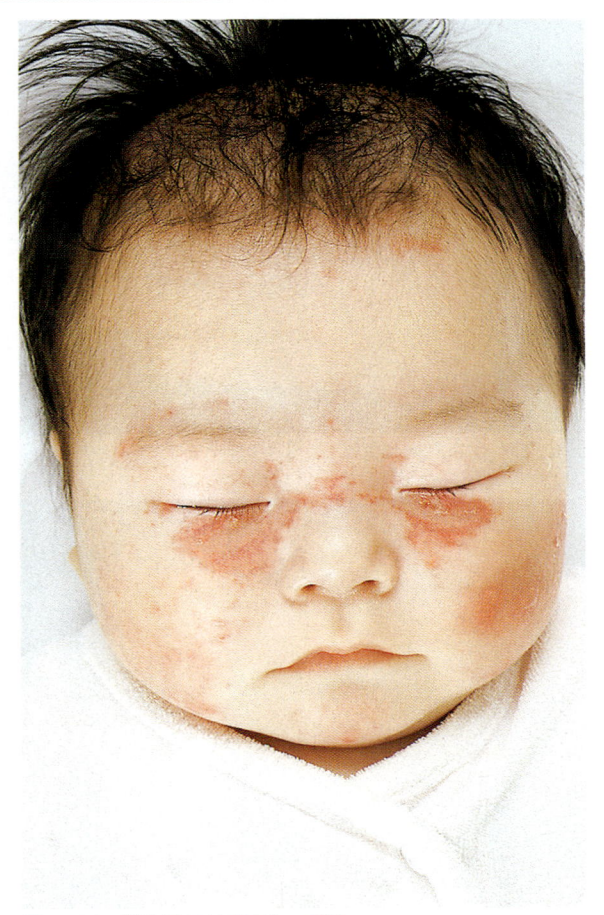

新生児エリテマトーデス
neonatal lupus erythematosus

新生児に生ずる環状の紅斑を特徴とする．ただしSLEの診断基準を満たさず，むしろ母親のSS-A抗体の存在と関係がある．

● 症　状

1）生後間もなく出現する．
2）顔面を主として，ときに体幹，四肢に及ぶ．
3）環状ないし不規則円形の紅斑．
4）紅斑は約6ヵ月で自然消退する．
5）先天性完全房室ブロックを伴うことがある．
6）まれに溶血性貧血，血小板減少，肝脾腫．

● 診断のポイント

1）抗核抗体，SS-A ときに SS-B 陽性．
2）母親にシェーグレン症候群（しばしば無症状）のあることが多い．

エリテマトーデスの特殊型

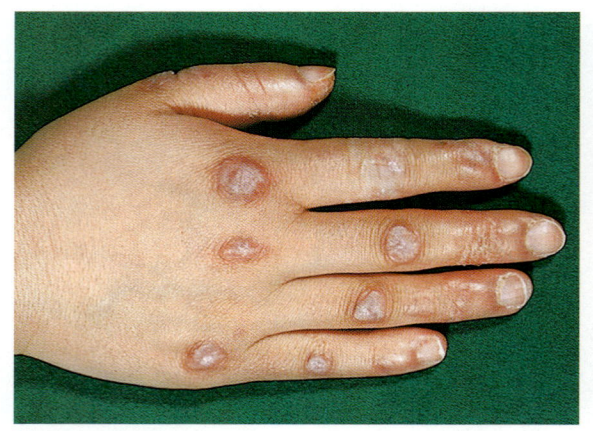

図6-27 chilblain lupus

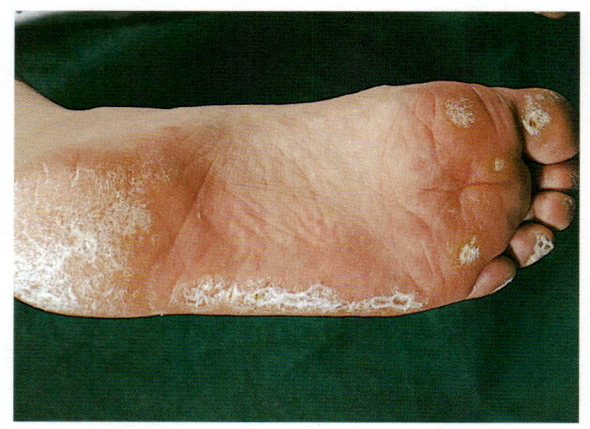

図6-28 chilblain lupus

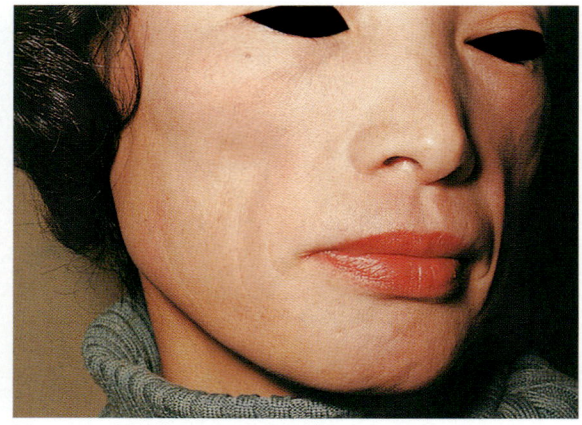

図6-29 深在性エリテマトーデス

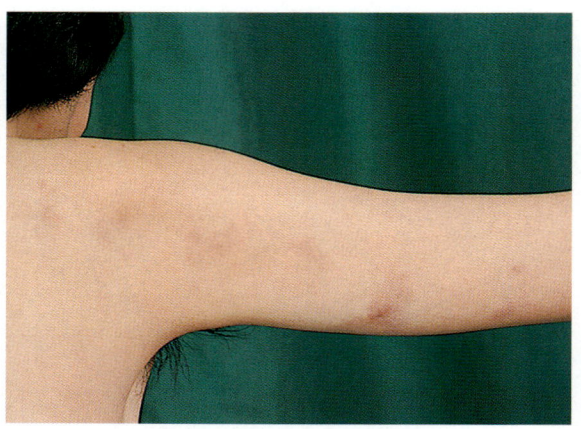

図6-30 深在性エリテマトーデス

chilblain lupus（凍瘡状狼瘡）

慢性円板状エリテマトーデスの特殊型．異常蛋白血症を根底に有し，主として寒冷刺激によって症状が誘発される．成人，男女．

● 症　状
1）好発部位：手指関節背面，足の外側縁，耳介．
2）はじめ凍瘡に似た鮮紅色の盛りあがった紅斑．
3）やがて中央は陥凹し，萎縮する．
4）辺縁は角化，浸潤が強い．

● 診断のポイント
1）指の関節背面，足の外側縁に好発する慢性円板状エリテマトーデス様発疹．
2）耳介を除き，顔に円板状型の病変を欠く．

● 治　療
副腎皮質ステロイド外用薬（ODTまたはテープ）を主とし，VEの内服．

深在性エリテマトーデス
lupus erythematodes profundus

エリテマトーデスと関係して生ずる皮下脂肪織炎．LE-panniculitisともいう．①SLEに伴うもの，②慢性円板状型に伴うもの，③単独で生ずるものがある．

● 症　状
1）好発部位：顔，上腕，ときに下肢．
2）はじめ皮下に不規則な形の硬結．
3）やがて深い陥凹をきたす．
4）表面の皮膚にLEの紅斑を伴うこともある．

● 診断のポイント
1）LEの病巣がどこかにあれば診断は容易．
2）単独の場合は，皮膚に陥凹をきたす疾患を鑑別，除外する．
3）LEと同様に，基底膜や血管壁に免疫グロブリン，補体の沈着あり．
4）リポフスチンを含む黄色腫反応がしばしばみられる．

汎発性強皮症

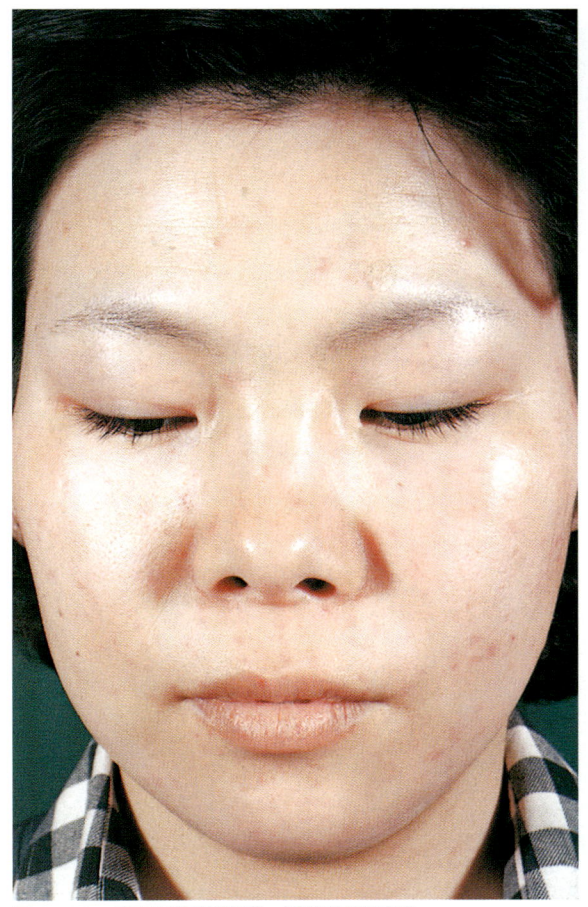

図6-31 仮面状顔貌（硬化，毛細血管拡張）

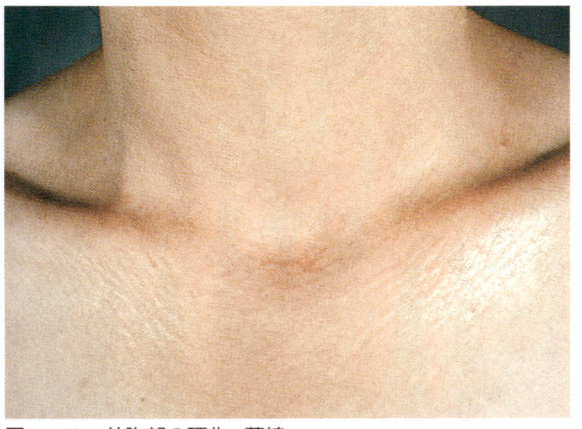

図6-32 前胸部の硬化，萎縮

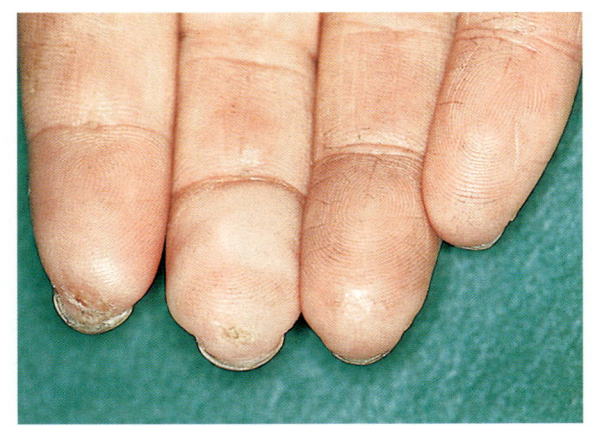

図6-33 指先の潰瘍，陥凹

汎発性強皮症　scleroderma diffusum

全身性強皮症 systemic sclerosis ともいう．いわゆる膠原病の中に含まれる．SLE，関節リウマチ，皮膚筋炎，シェーグレン症候群などと症状の重なり合いが認められる．皮膚のみならず，消化器，肺，腎などの硬化性変化を特徴とする．

皮膚では初期に寒冷刺激に対する末梢血管の異常反応，特にレイノー現象が先行し（浮腫期），次いで結合織の特有な浮腫，膨化，均質化が生じ，皮膚が硬化する（硬化期）．最後に表皮，皮膚付属器など実質臓器が萎縮する（萎縮期）．

女性にやや多く，20〜40歳代に発病する．

● 症　状

1）レイノー現象（初発症状としてもっとも重要）．
2）手指，顔の浮腫．
3）硬化：指→手背→前腕．指の皮膚をつまみあげにくい（指端硬化症 sclerodactylia）．指の伸展が困難，関節部と指先端に小潰瘍，爪が小さくなる．
顔は仮面状，鼻がとがり，口唇が薄く，歯が露出，口囲にしわが多い．前胸部では皮膚がかたく，表面に光沢を有する．
4）色素沈着と色素脱失．特に顔，四肢，体幹の突出部．
5）舌小帯の短縮，歯肉の萎縮．
6）CREST症候群：汎発性強皮症のひとつのタイプで石灰沈着，レイノー現象，食道の硬化，指端硬化症および毛細血管拡張を特徴とする．抗セントロメア抗体陽性．

● 鑑別診断（皮膚の硬化をきたす疾患，33頁参照）

汎発性強皮症

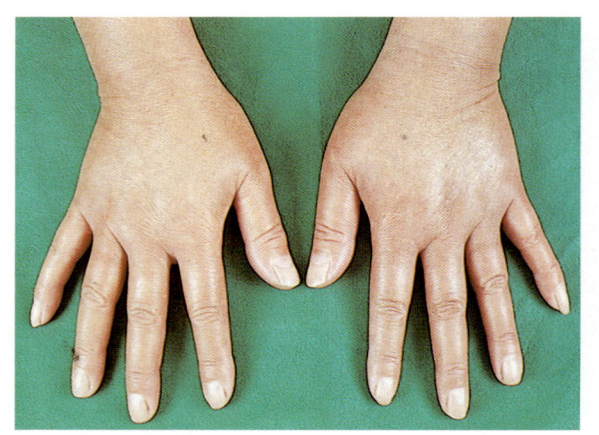

図6-34　手の硬化

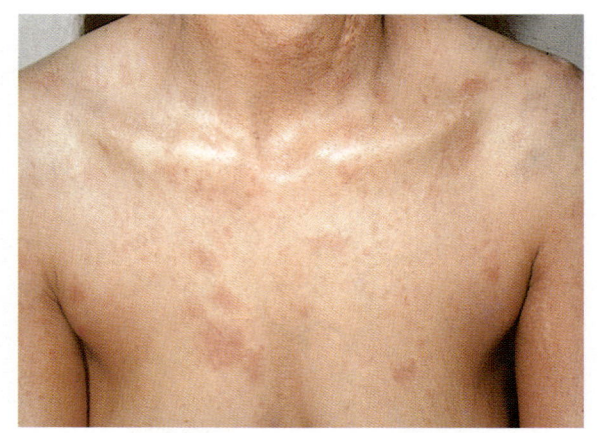

図6-36　毛細血管拡張

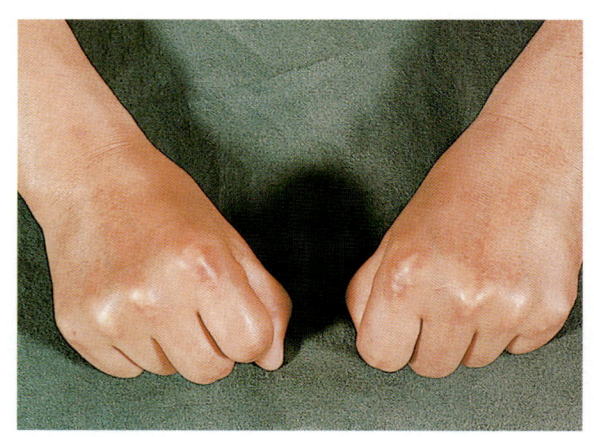

図6-35　手の硬化

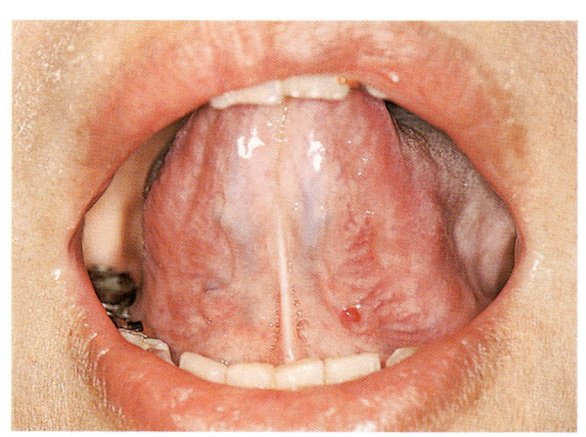

図6-37　舌小帯の硬化

●皮膚以外の臓器症状
1）消化器：食道下部の運動障害，大腸の偽性憩室，小腸の吸収障害（脂肪便）．
2）肺：肺線維症（両側性，肺下野よりはじまる）．
3）心：心筋障害，心外膜炎．
4）腎：（急速な）腎不全．
5）関節：関節炎（指，手，肘，膝関節）．末節骨の吸収像，腱および骨膜の炎症．
6）筋：筋力低下，筋萎縮．

●検査所見
血沈促進，γ-グロブリン増多．RA因子陽性，Scl 70抗体（topoisomerase I），抗セントロメア抗体の出現．抗DNA抗体は普通陰性，低補体血症はない．

●治　療
特に冬期の安静，保温，パラフィン浴，リポPGE₁，免疫抑制薬，ときに副腎皮質ステロイド薬．

表7　エリテマトーデス，強皮症，皮膚筋炎の罹患臓器別鑑別診断

	エリテマトーデス	皮膚筋炎	強皮症
腎	⧻	－	＋
関　節	⧻	－	＋
心	⧻ 心外膜炎，ときに心内膜炎，心筋障害	⧻ 心筋炎	⧻ 心筋の線維化
肺	＋ 胸膜炎	＋ 間質性肺炎	⧻ 肺線維症
消化管	±	±	⧻ 食　道
骨格筋	－	⧻	＋ びまん性，間質の変化
中枢神経	＋	－	－
眼	⧻	－	－

限局性強皮症

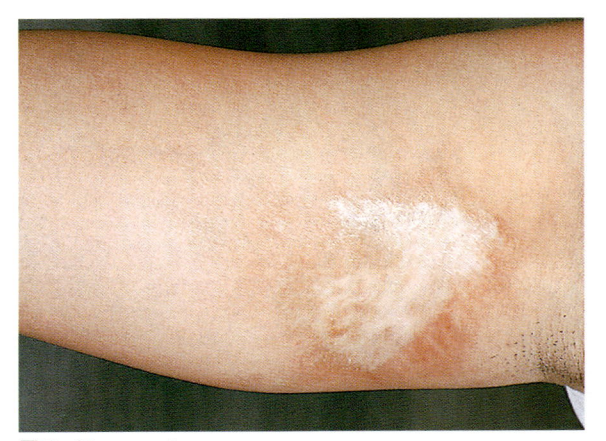

図6-38　morphea

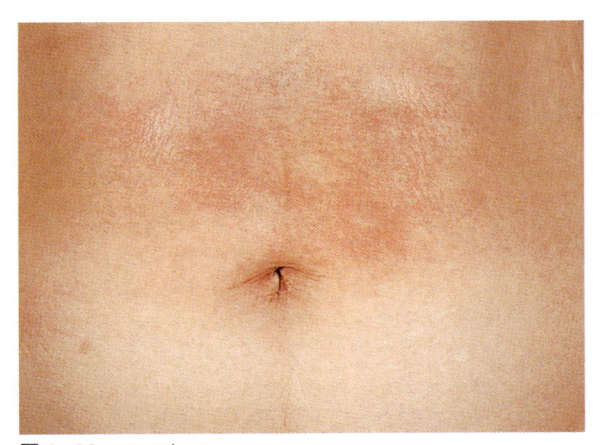

図6-39　morphea

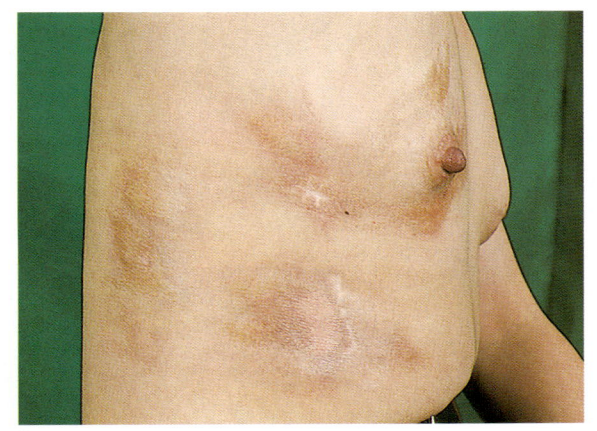

図6-40　disseminated morphea

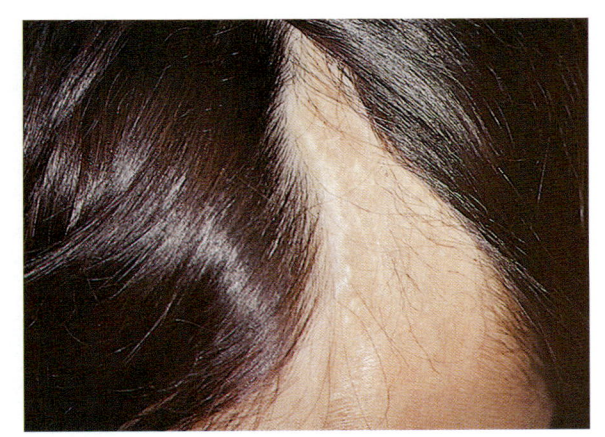

図6-41　剣創状強皮症

限局性強皮症
scleroderma circumscriptum または morphea

ある範囲の皮膚に限局した結合織の硬化を特徴とする疾患．ただしときに広範囲の皮膚に多発し，食道の硬化など汎発性強皮症の症状を呈し，抗核抗体の証明される例もある（disseminated morphea）．小児から成人まで，あらゆる部分の皮膚に生じ得る．

● 症　状
1）斑状の淡い潮紅ではじまる．
2）次第に中央より硬化し，表皮の萎縮が起こる．
3）辺縁では幅数 mm のピンク色の部分がみられることがある（lilac ring）．
4）形は円形ないし帯状，ときに点状．
5）古い病巣では表面に不完全な色素脱失があり，細かいしわおよび光沢がある．
6）ときに列序性に配列し，四肢では筋の萎縮を伴うことがある．
7）剣創状強皮症 sclerodermie en coup de sabre：小児．額の中央からややはずれ，被髪頭部にかけて，縦の帯状に陥凹する．結合織の硬化はない．

● 鑑別診断
1）萎縮性硬化性苔癬：点状の限局性強皮症とは臨床的に不可能．組織像で真皮上層のリンパ性浮腫と弾力線維の消失．
2）進行性顔面片側萎縮症 hemiatrophia progressiva：筋，骨の萎縮を伴う顔の片側性の神経性萎縮．小児の剣創状強皮症との区別．
3）慢性萎縮性肢端皮膚炎 acrodermatitis chronica atrophicans：境界不鮮明，表皮の萎縮の著しい炎症性局面．下の血管を透見できる．組織学的にプラスマ細胞増殖と弾力線維の消失．本邦にはない．

● 治　療
初期に副腎皮質ステロイド外用薬．VE の内服．

皮膚筋炎

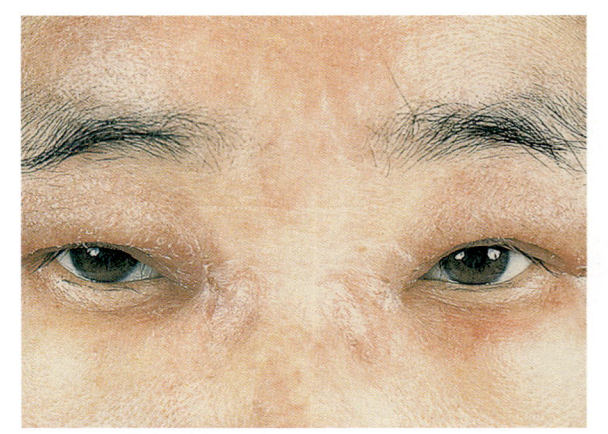

図6-42　眼瞼の潮紅と腫脹

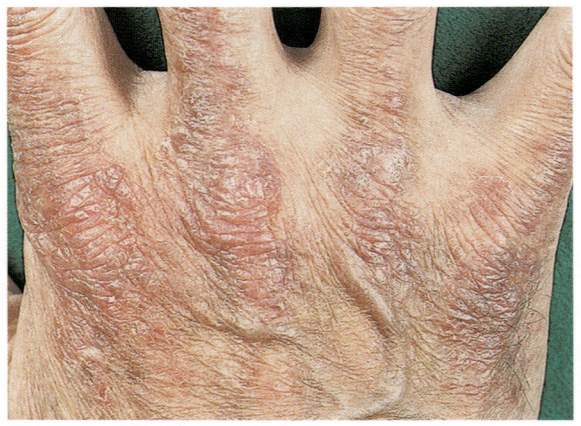

図6-44　手指関節背面の紅斑

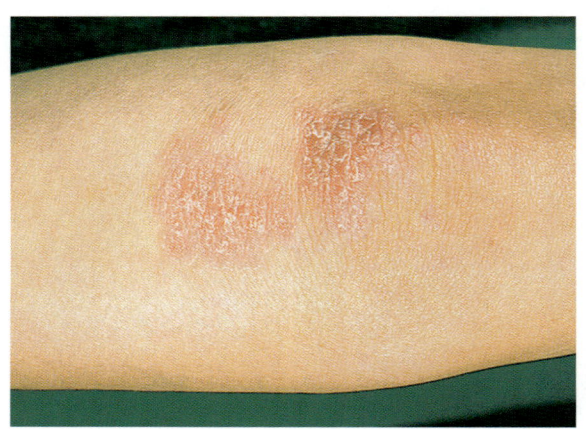

図6-43　肘頭の紅斑

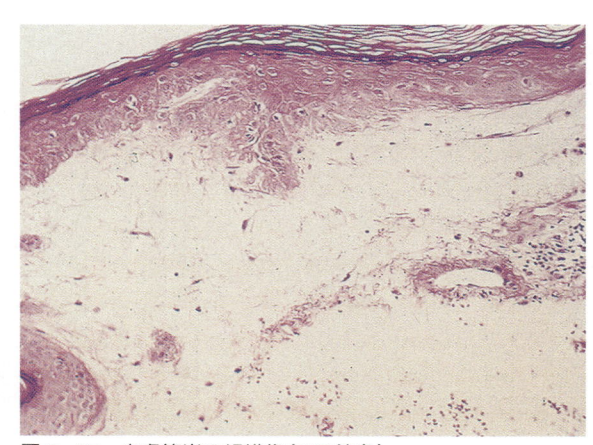

図6-45　皮膚筋炎の組織像（HE染色）

皮膚筋炎　dermatomyositis

皮膚および骨格筋を系統的におかす原因不明の炎症性疾患で，いわゆる膠原病に属する．SLE，汎発性強皮症に比べると自己免疫的な性格が少ない．皮膚症状のない例は多発性筋炎と同じ．また筋症状のない皮膚筋炎の例もある．

罹患年齢，性に特徴なし．小児にも好発する．中年以後では約50％に内臓悪性腫瘍を合併する．

● 皮膚症状
1）好発部位：顔，特に上眼瞼，項，肩，四肢の関節背面．
2）眼瞼．青味を帯びた紅色の浮腫性腫脹（heliotrope疹）．
3）ほかの皮膚でははじめピンク色の潮紅局面，のちに色素沈着，色素脱失，血管拡張，表皮の萎縮が加わって多型皮膚萎縮の状態となる．
4）指関節背面の中央萎縮性の小結節（Gottron徴候）．
5）色素沈着を伴う線状の搔破痕（しいたけ皮膚炎，ブレオマイシンによる薬疹に似る）．

● 筋症状
1）筋力低下と握痛が特徴的．
2）体幹に近い四肢の筋からはじまる．
3）筋症状は皮膚症状と必ずしも平行しない．
4）平滑筋の罹患は極めてまれ．

● 診断のポイント
1）青赤色の眼瞼腫脹，関節背面の多型皮膚萎縮は筋症状がなくとも診断できる．ときに組織検査（ムチン性浮腫，表皮基底膜部の液状変性）．
2）筋の組織検査（筋の炎症と変性が混在），筋電図，筋原性酵素の増加（CPK，aldolase，GOT，GPT）．

● 治療
多くの例では副腎皮質ステロイド薬が有効．一部では免疫抑制薬．筋症状と検査所見が治療の指標となる．多型皮膚萎縮の状態は治療効果なし．成人では悪性腫瘍の検索．急激に生ずる間質性肺炎に注意する．

シェーグレン症候群

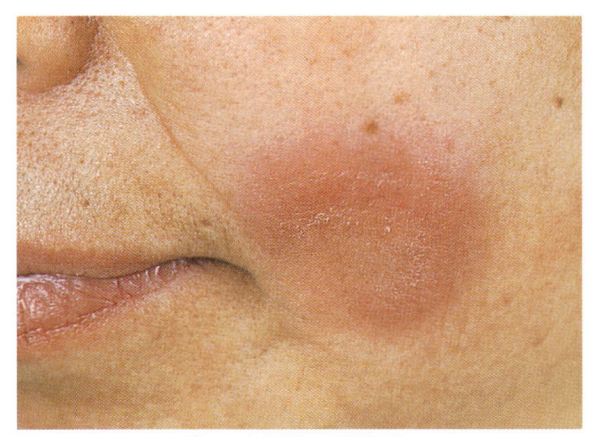

図6-46 シェーグレン症候群の環状紅斑

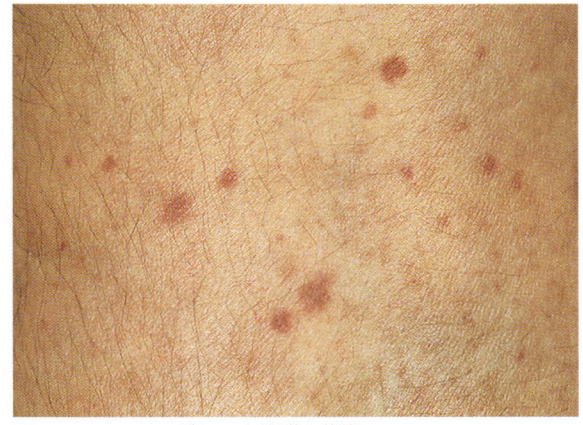

図6-48 シェーグレン症候群の紫斑

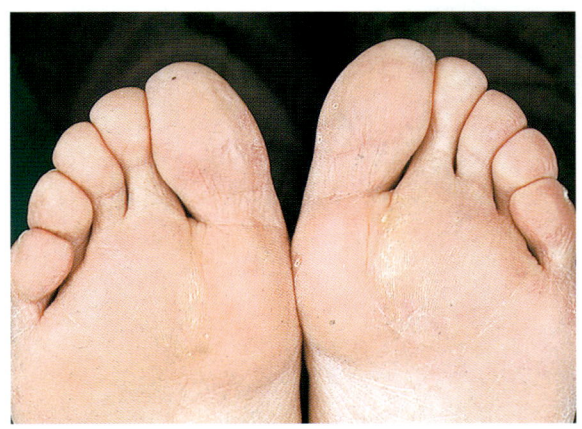

図6-47 シェーグレン症候群の凍瘡様紅斑

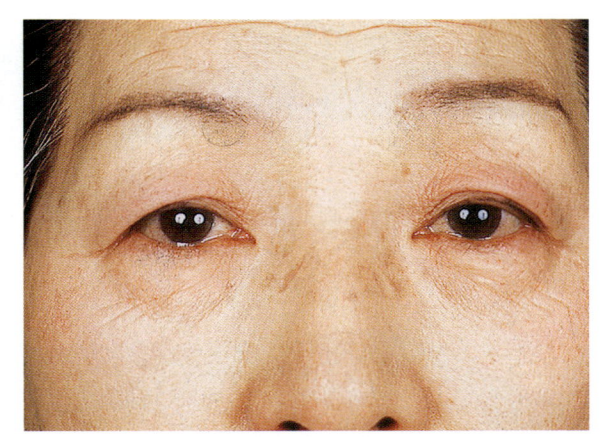

図6-49 シェーグレン症候群の眼瞼の潮紅

シェーグレン症候群　Sjögren syndrome

全身の外分泌腺(涙腺,唾液腺,汗腺,胃,子宮)を系統的におかす自己免疫疾患.腺外症状として発熱,関節痛,耳下腺腫脹がある.

本症には単独に生ずる場合のほかに,他の膠原病(SLE,強皮症,関節リウマチなど)や原発性胆汁性肝硬変に合併する場合がある.女性に多い.

●皮膚症状
1)皮膚乾燥症ないし無汗症.
2)眼瞼炎(図6-49),口角炎(perléche),赤い平らな舌.
3)環状紅斑(図6-46):顔,次いで上肢に好発.遠心性に拡大,辺縁は浸潤強く,隆起する.1～2ヵ月持続.乾燥症状に先行する.
4)凍瘡様紅斑(図6-47):足,まれに手指.
5)レイノー症状:二次性シェーグレン症候群に多い.
6)紫斑:高γ-グロブリン血症性紫斑(83頁)が多い.
まれに壊死性血管炎.
7)結節性紅斑,滲出性紅斑,蕁麻疹,虫刺症様紅斑.
8)薬疹を生じやすく,偽リンパ腫を合併.

●診断のポイント
1)RA因子,高γ-グロブリン血症,SS-A抗体(40～50%),SS-B抗体(10～20%),抗核抗体陽性,白血球減少.アミラーゼは上昇.
2)皮膚・口唇の生検:汗腺周囲にリンパ球浸潤.小唾液腺導管周囲にリンパ球浸潤と腺組織の萎縮.
3)シアログラフィー:3度(apple tree像)以上.
4)シルマー検査,ローズベンガル,蛍光色素試験.
5)ガム試験.10ml/10分間以下.

●治療・予後
予後は良好.二次性のものは原疾患による.乾燥症状に対しては人工唾液,コンドロン点眼,尿素軟膏など.腺外症状の強い場合には副腎皮質ステロイド薬の全身投与(少量),経口金製薬など.

関節リウマチ

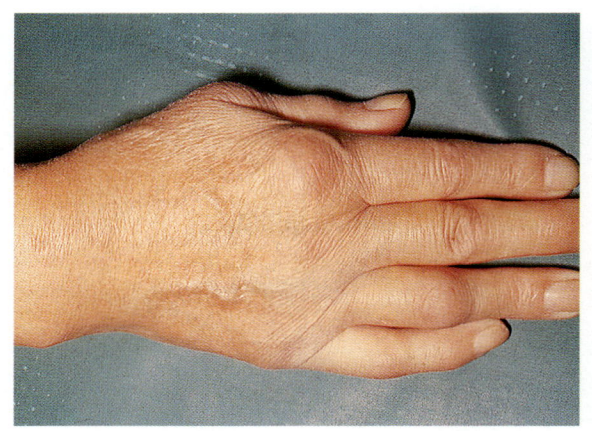

図6-50　リウマチ結節

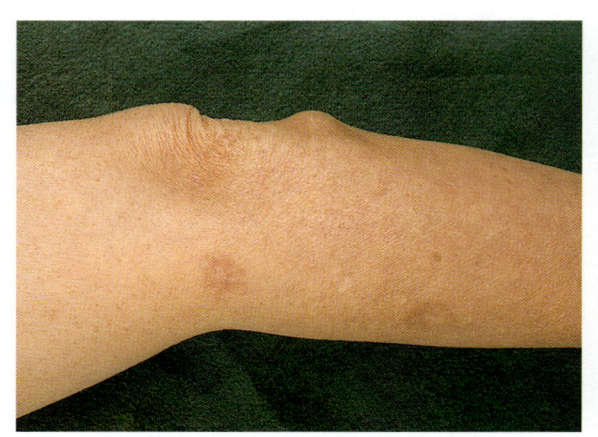

図6-51　リウマチ結節

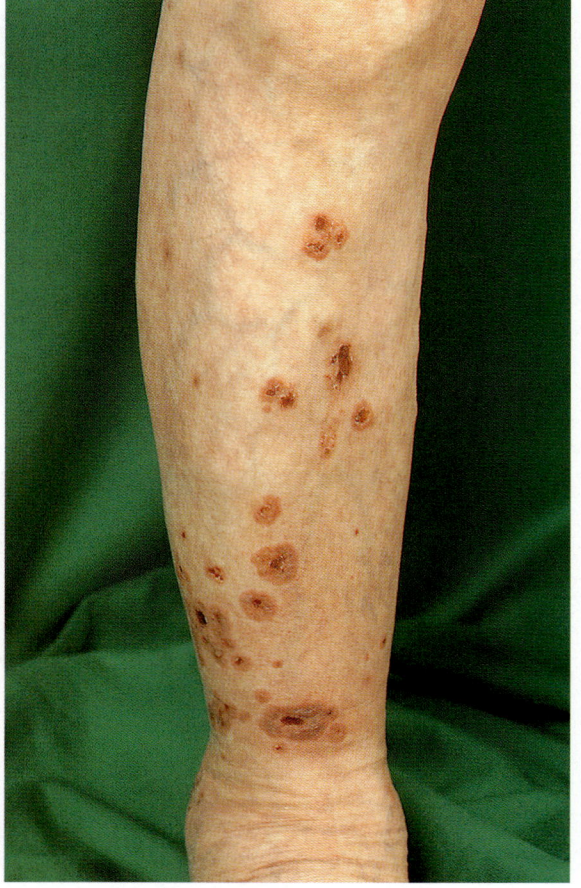

図6-52　リウマトイド血管炎

関節リウマチ
rheumatoid arthritis

関節滑膜を主病変とする全身性の慢性炎症性疾患．関節外症状として皮膚，肺，心，骨，眼など全身結合織の病変が起こる．女性は男性の約4倍．思春期，更年期に多い．

A．リウマチ結節　rheumatoid nodule
関節リウマチに特異的な病変で，診断基準のひとつ．約25％の症例にみられる．
●症　状
1）好発部位：外からの圧迫を受けやすい部分．肘頭，手背，ときに後頭部，アキレス腱部．
2）大きさは0.5〜2cm．
3）弾性硬の皮下結節で可動性あり．
4）表面皮膚は正常．痛みはない．
5）組織像：病変は真皮下層から皮下に存在し，中心にフィブリノイド変性，周囲に組織球が放射状に並び，その外層にリンパ球と形質細胞が増殖する．

B．リウマトイド血管炎　rheumatoid vasculitis
関節リウマチに合併する壊死性血管炎（免疫複合体血管炎）で，比較的まれ．悪性関節リウマチの皮膚症状．
●症　状
1）下腿に好発．次の3つの病型がある．
2）分枝状皮斑に合併する皮膚結節を主とし，潰瘍，水疱（血疱），紫斑を混ずる．肢端壊疽も起こりうる．結節性動脈周囲炎と同じ．
3）紫斑を伴う紅斑（図6-52）．皮膚アレルギー性血管炎と同じ．
4）紫斑を伴う蕁麻疹様紅斑．蕁麻疹様血管炎と同じ．
●診断のポイント
関節リウマチの皮膚血管変化としては，上記壊死性血管炎よりは分枝状皮斑，潰瘍，atrophie blanche，紫

関節リウマチ

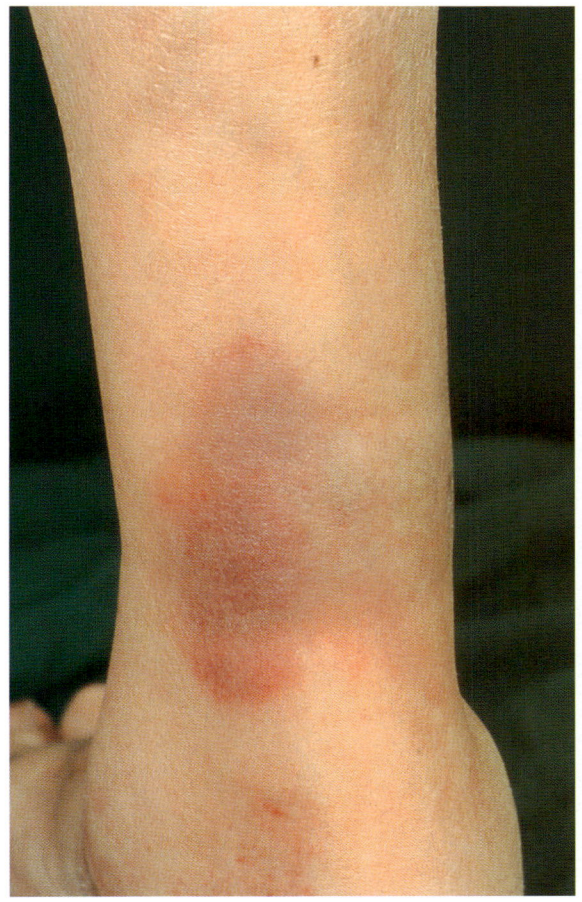

図 6-53 linear necrobiotic subcutaneous bands

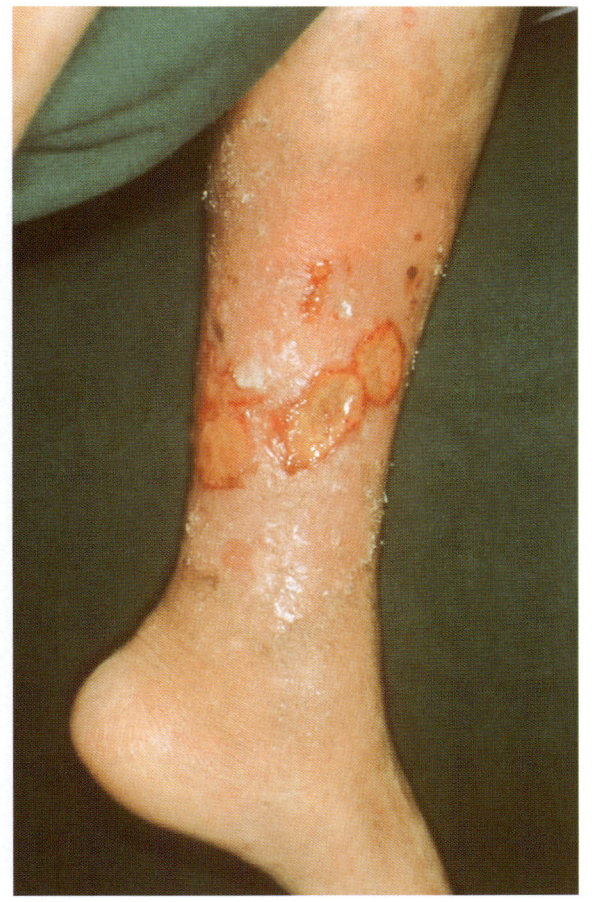

図 6-54 superficial ulcerating rheumatoid necrobiosis

斑など循環障害に基づくものが多い．

C. linear necrobiotic subcutaneous bands
皮下の結合織の類壊死性変化による硬結．関節リウマチを有する高齢者の下腿に好発．

● 症　状
1）長楕円形ないし帯状の皮下硬結．
2）境界不鮮明．
3）表面は淡い赤褐色調を呈する．
4）変動が少なく，慢性に経過し，難治．

● 鑑別診断
1）遊走性血栓性静脈炎：急性，炎症性，索状の皮下結節．圧痛がある．
2）リポイド類壊死症：辺縁に炎症性の潮紅，中央は黄褐色で萎縮がある．
3）皮下脂肪肉芽腫 lipogranulomatosis subcutanea：病巣は多発性，円ないし不整円形．外傷またはうっ滞

性変化によるものは病歴や他の症状によって鑑別は容易．
いずれも組織学的に診断する．

D. superficial ulcerating rheumatoid necrobiosis
真皮から皮下の結合織の類壊死に基づく潰瘍．高齢者の下腿に好発する．

● 症　状
1）基盤に境界不鮮明な淡い潮紅と軽い硬化．
2）円形ないし不整形の浅い潰瘍．

● 診断のポイント
1）血管性の病変を伴わない．
2）関節リウマチの際の潰瘍はこのほかに
　a）分枝状皮斑に伴う有痛性，小さい潰瘍．
　b）静脈性の循環障害による足内顆の潰瘍．
　c）壊死性血管炎（多彩な皮膚症状，まれ）．

関節リウマチ

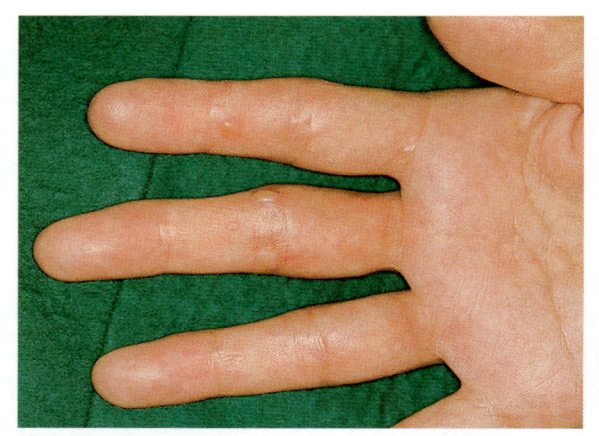

図 6-55 rheumatoid papules

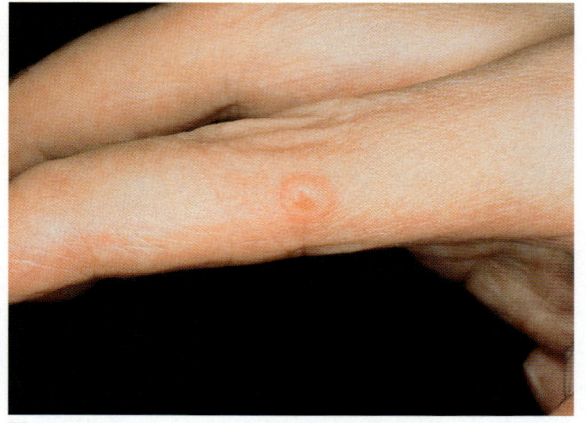

図 6-57 rheumatoid papules

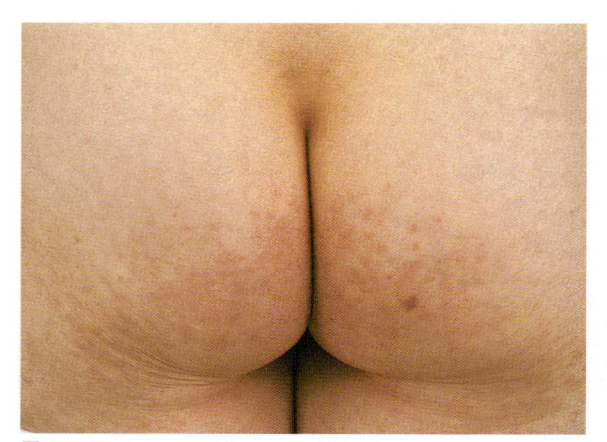

図 6-56 rheumatoid neutrophilic dermatitis

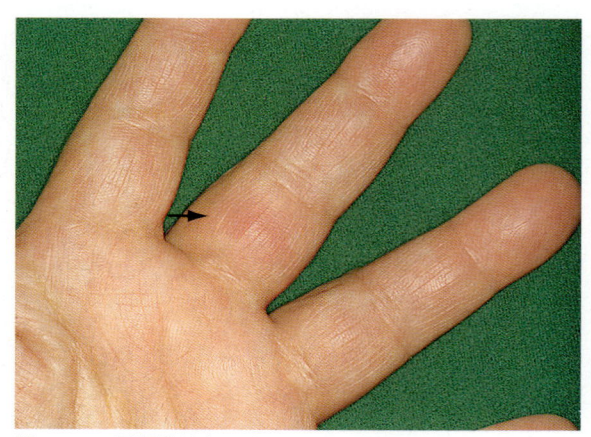

図 6-58 回帰性リウマチ

E. rheumatoid papules
真皮における膠原線維の類壊死性変性に好中球の核破潰を伴う浸潤を合併した状態.
- 症 状
1）好発部位：手指の屈側面，側面および関節背面.
2）数個ないし十数個，孤立性に生ずる.
3）径数 mm，半球状の淡紅色，弾性硬の丘疹.
4）中心が陥凹または血痂をつけることがある.
5）自然に消退，新生を繰り返す.
- 鑑別診断
環状肉芽腫，アレルギー性肉芽腫症（出血性），高安動脈炎（壊疽性丘疹）.

F. rheumatoid neutrophilic dermatitis
真皮全層に好中球がびまん性に浸潤する状態.
- 症 状
1）好発部位：体幹，四肢近位部の外側に対称性.

2）数週から数ヵ月続く蕁麻疹様紅斑（図 6-56）.
3）表面に変化なく，痛みもない.
4）色素沈着で治る.
- 鑑別診断
Sweet 症候群（主として顔．体幹はまれ．有痛性），蕁麻疹様血管炎（紫斑を伴う），持久性隆起性紅斑（肘，膝，手足背に暗赤褐色斑）.

付）回帰性リウマチ palindromic rheumatism
関節とその近くの軟組織の疼痛と腫脹の発作が年余にわたって再発する．ただし全身症状はなく，関節リウマチのような骨びらん，破壊，変形は起こらない.
- 症 状
1）罹患関節周辺の紅斑は約 85％に生ずる.
2）好発部位：手掌，指腹，次いで足，前腕.
3）紅斑は軽い浸潤を伴い，有痛性.
4）数日で自然に消退する.

成人 Still 病

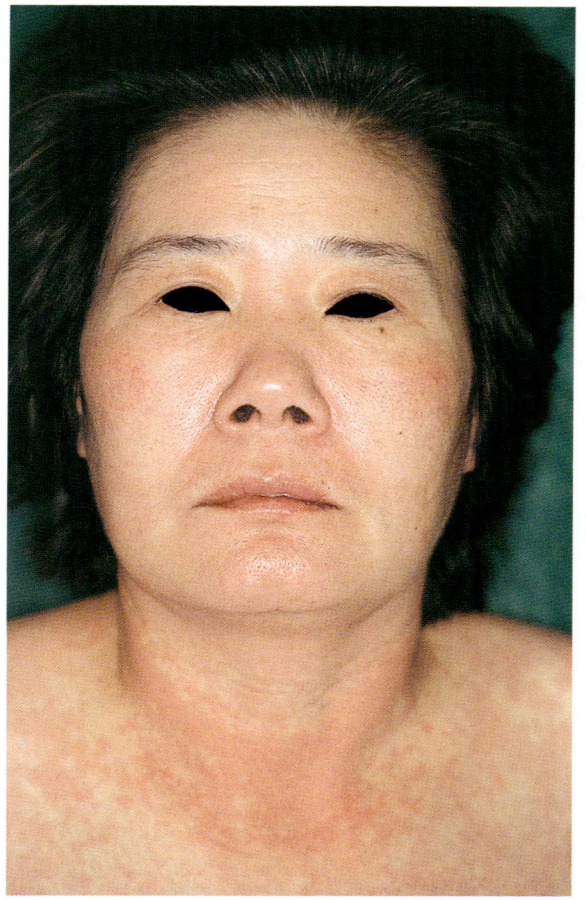

図 6-59 頬と体幹に丘疹性紅斑の多発，融合

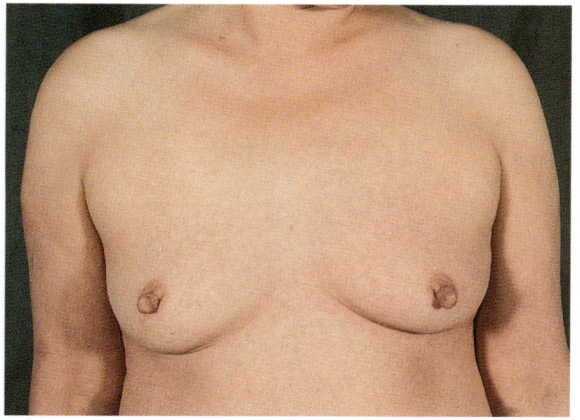

図 6-60 体幹に丘疹性紅斑の多発

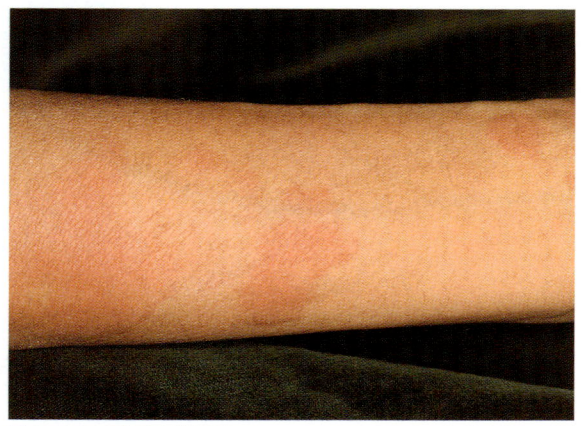

図 6-61 蕁麻疹様紅斑

成人 Still 病
adult Still's disease

若年性関節リウマチのうち発疹，全身症状を主徴とする病型を Still 病といい，成人に発症するものを成人（発症）Still 病という．Wissler-Fanconi 症候群またはアレルギー性亜敗血症ともいう．若い成人，女性に多い．

症　状
1）発熱，関節痛，発疹を3徴候とする．
2）発熱は39℃以上の弛張熱．7日ほど持続し，無熱期に入る．再発性．
3）関節痛は一過性で，膝，手，指関節に多い．破壊性関節炎ではない．
4）発疹は発熱時に出現し，解熱時に消退する．小さい丘疹性紅斑，膨疹性紅斑が散在，ときに融合．多発．かゆみはないか軽度．個疹は浸潤，滲出がなく，慢性炎症に移行しない．
5）数年から十数年，再発を繰り返す．

診断のポイント
1）高熱のわりに重症感がない．
2）白血球増多（好中球80％以上），赤沈促進．抗核抗体およびリウマトイド因子は陰性．
3）血清フェリチン，LDH 上昇．
4）感染症（特に敗血症，伝染性単核症），悪性リンパ腫，SLE を除外する．

治　療
副腎皮質ステロイド薬の全身使用．

反復性多発軟骨炎

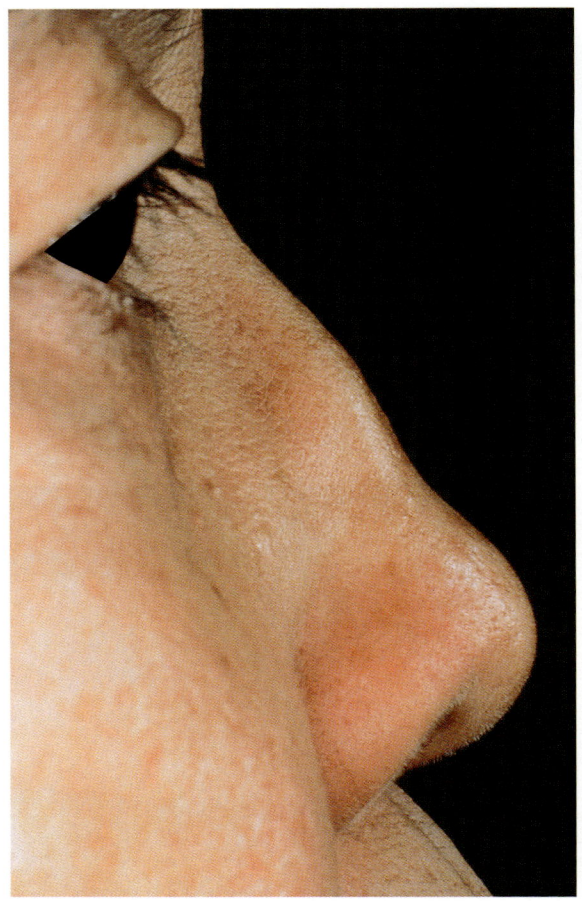

図6-62　反復性多発軟骨炎の鞍鼻

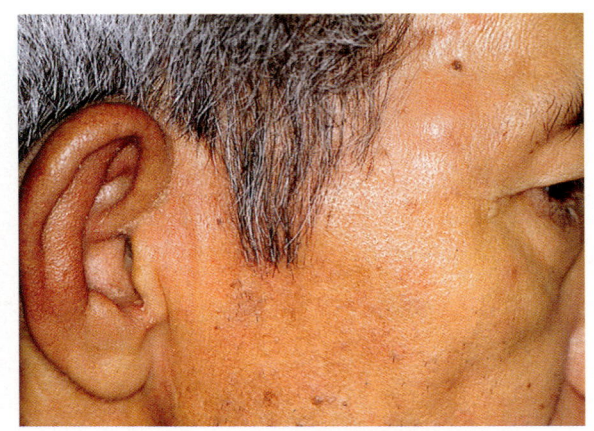

図6-63　反復性多発軟骨炎（耳介の再発性軟骨炎）

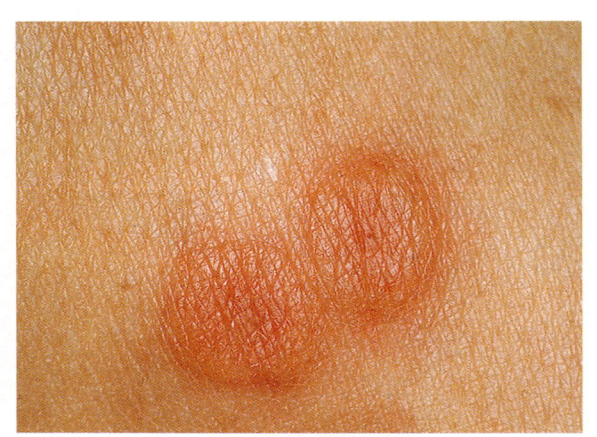

図6-64　反復性多発軟骨炎の好中球性紅斑

反復性多発軟骨炎　relapsing polychondritis

全身の軟骨を系統的におかす進行性，再発性の炎症性疾患．軟骨の主な構成成分であるⅡ型コラーゲンおよびmatrilin1に対する抗体が活動期の血清中に証明されることが多く，自己免疫疾患のひとつと考えられる．各年齢層ただし30歳代が多い．性差なし．

● 症　状

1）全身症状：発熱，筋肉痛，食欲不振，体重減少．
2）皮膚症状
　a）両側耳介の再発性軟骨炎（約90％）：有痛性の発赤，腫脹．耳垂はおかされない．10日ほどで自然消退することもあるが再発を繰り返すと変形を生ずる．
　b）鼻軟骨炎：有痛性の発赤，腫脹．のちに鞍鼻（図6-62）．約70％．
　c）非特異的な紅斑，例えば好中球性紅斑（図6-64），滲出性紅斑，結節性紅斑（約15％）．
3）その他の臓器症状．
　a）多発性関節炎：非対称性，非びらん性であり，大関節および肋軟骨移行部，胸肋関節，胸鎖関節など．RA因子陰性．約80％．
　b）心血管症状：弁膜症，動脈瘤，動脈炎．約25％．
　c）眼症状：眼球の各部の炎症．約60％．
　d）気道軟骨炎：嗄声，発音障害，呼吸困難．約60％．死因となることが多い．
　e）内耳障害：難聴，めまい，耳鳴り，嘔気など．約45％．

● 診断のポイント

1）初期症状として耳介軟骨炎が重要．
2）抗Ⅱ型コラーゲン抗体の証明．
3）SLE，Sjögren症候群，関節リウマチなどに合併することがある．

● 治　療

副腎皮質ステロイド薬，ときに免疫抑制薬を併用．

アナフィラクトイド紫斑

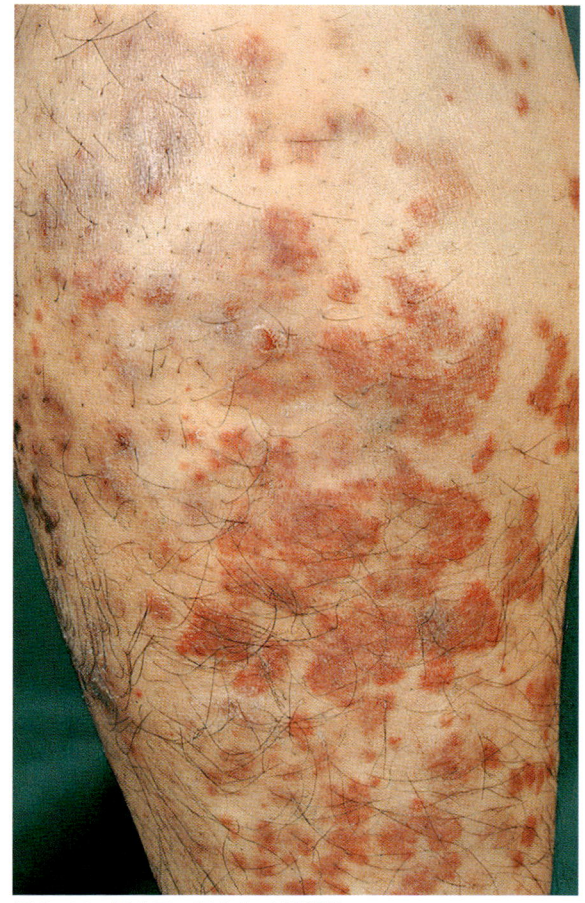

図 6-65　アナフィラクトイド紫斑

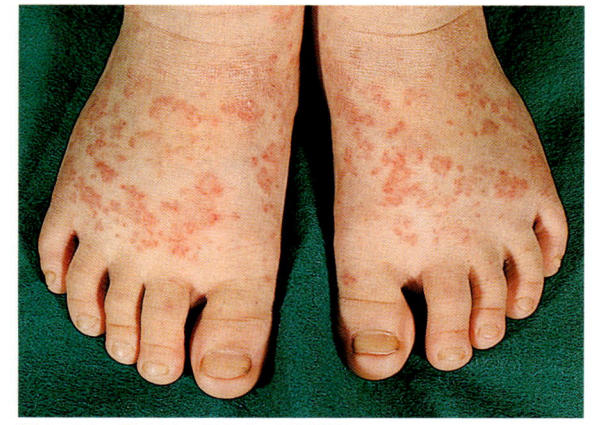

図 6-66　アナフィラクトイド紫斑

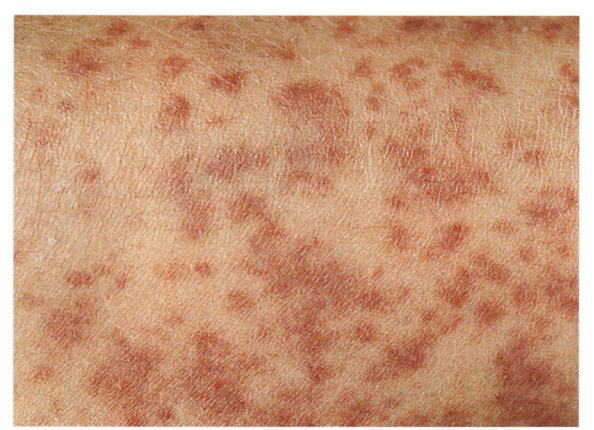

図 6-67　アナフィラクトイド紫斑

アナフィラクトイド紫斑　anaphylactoid purpura

真皮の浅い部分の細小血管の壊死性血管炎．皮膚以外に関節，腎，消化器も罹患することがある．上気道の感染症後に発生する場合もあるが，原因は不明．小児に多いが，成人でもまれではない．
Schönlein-Henoch 紫斑ともいう．

● 症　状
1）好発部位：下腿．ときに大腿，上肢，顔まで拡大．
2）帽針頭大～小豆大の紅斑・丘疹性変化，直ちに紫斑性（赤紫色）となる．
3）関節痛（足，膝），筋肉痛，腹痛（消化管出血）．
4）腎炎（purpura nephritis）を伴う（約 40％）．
5）再発あり，平均 2 ヵ月の経過でなおる．

● 診断のポイント
1）関節痛を伴う血管性紫斑．
2）組織像：真皮上層（ときに下層まで）の細小血管の周囲にフィブリンの析出，好中球の核破壊を伴う浸潤および出血．
3）細小血管壁に IgA の沈着．血中 IgA 免疫複合体の証明．
4）血中補体の低下なし．
5）蛋白尿および血尿．
6）高齢者では腎障害高度．かつ内臓悪性腫瘍に留意．

● 鑑別診断
1）過敏性血管炎 hypersensitivity angitis：紫斑を伴う蕁麻疹様紅斑．予後が悪い全身性血管炎．
2）皮膚アレルギー性血管炎：紫斑，紅斑，結節，潰瘍など症状は多彩．全身症状を欠く．
3）単純性紫斑：点状の小さな紫斑．ほとんど盛りあがらない．単調．全身症状なし．

● 治　療
安静．少量の副腎皮質ステロイド薬と抗ヒスタミン薬．

皮膚アレルギー性血管炎

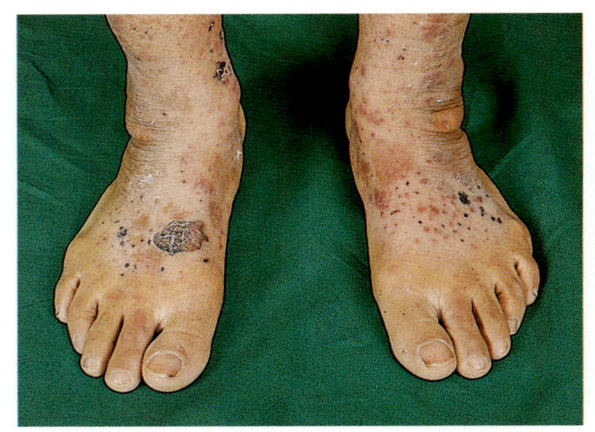

図 6-68　皮膚アレルギー性血管炎

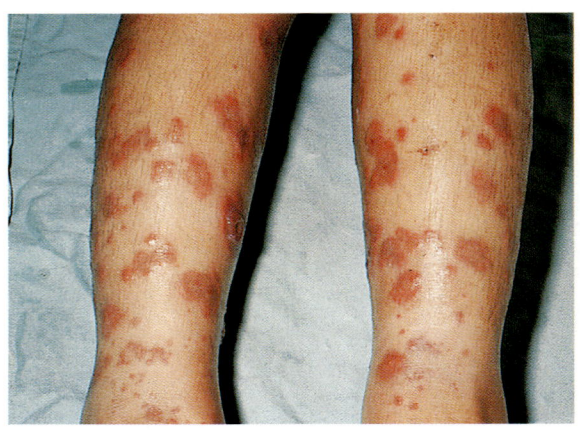

図 6-69　皮膚アレルギー性血管炎

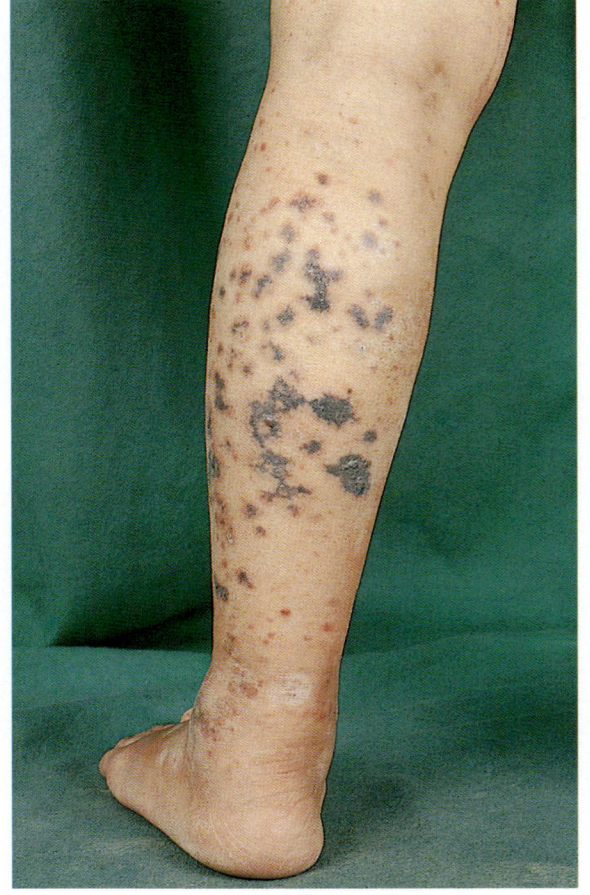

図 6-70　皮膚アレルギー性血管炎

皮膚アレルギー性血管炎
vasculitis allergica cutis（Ruiter）

真皮および皮下組織の小血管の壊死性血管炎．皮膚に限局し，全身症状はない．再発性であるが数年の経過で治癒する．主に成人．最近減少しつつある．

● 症　状
1）好発部位：下腿，ときに大腿，殿部，上肢，まれに体幹．
2）発疹は多形性．
次のような病型がある．
　a）紫斑型：血管性の紫斑を主とし，アナフィラクトイド紫斑と類似する．皮膚限局性を証明する必要がある．
　b）小結節・紫斑型：上記の症状に加えて皮内の小結節を伴う．体幹にも生ずる．
　c）壊疽性丘疹型：中心が壊疽状に陥凹する丘疹が散在する．四肢に多い．
　d）多型結節型：もっとも多いタイプ．紅斑，膨疹，結節，潰瘍など多彩．下腿に好発．
　e）皮下型：まれ．皮下の不規則な形の結節または硬結．

● 診断のポイント
1）多種類の血管炎性変化が混在．
2）病理組織学的に壊死性血管炎を証明し，次に全身性血管炎を除外する．
3）血中の免疫複合体は証明されない．

● 鑑別診断
1）アナフィラクトイド紫斑：比較的単調．経過が短い．尿所見．
2）壊疽性丘疹状結核疹：ツベルクリン反応強陽性．組織で壊死性血管炎の像なし．

● 治　療
安静，非ステロイド系抗炎症薬．

皮膚結節性動脈周囲炎

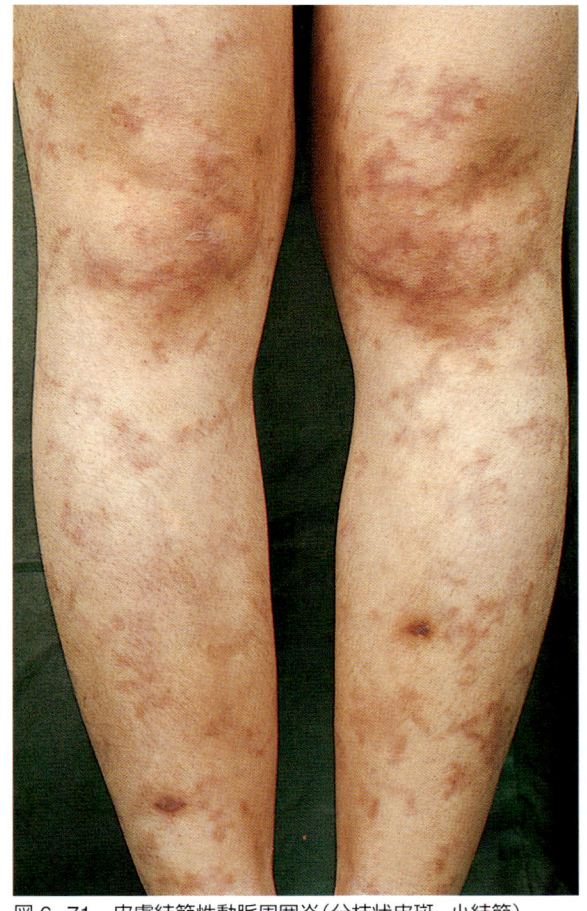

図6-71　皮膚結節性動脈周囲炎(分枝状皮斑, 小結節)

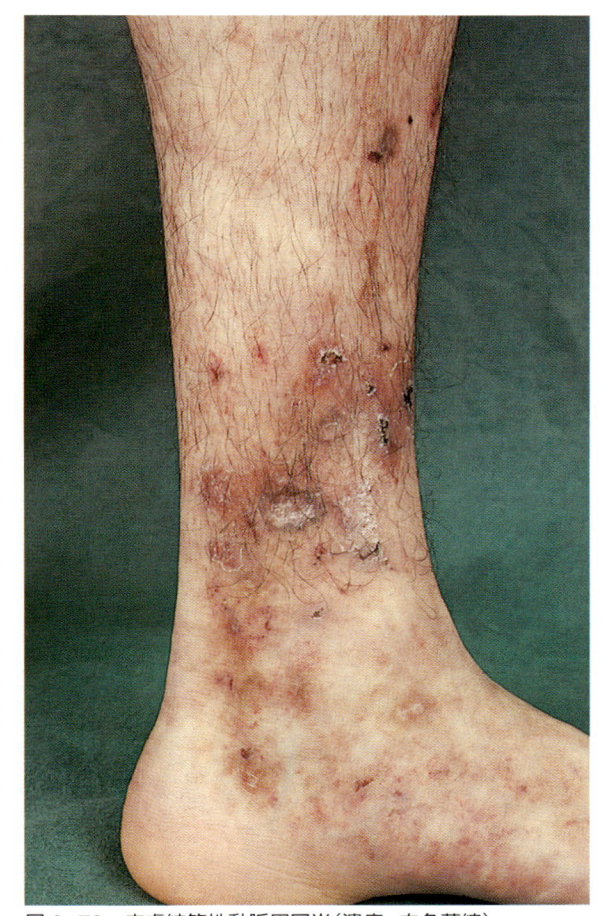

図6-72　皮膚結節性動脈周囲炎(潰瘍, 白色萎縮)

皮膚結節性動脈周囲炎
panangitis nodosa cutanea

真皮と皮下脂肪組織の境界部にある小動脈の循環障害に炎症の加わった状態．臨床的，組織学的に全身性の血管炎である結節性多発動脈炎に似るが，全身的な予後のよい皮膚限局性の血管炎．主に成人．

●症　状
1）分枝状皮斑(livedo racemosa)を根底に有することが多い(約50％)．その上に潰瘍，瘢痕(atrophie blanch)などを生ずる．
2）径1cmほどの皮下結節が多発．
3）下腿にはじまり，大腿，殿部に拡大する．
4）ときに関節，筋症状を伴うが，全身性の血管炎とは無関係．
5）数年の経過で自然治癒する．

●診断のポイント
1）livedo racemosa を主とし，多彩な血管炎性の皮膚症状．
2）全身性の炎症所見(CRP陽性，赤沈促進)があるが，多臓器の血管炎は認められない．
3）病理組織：皮下の小動脈に内膜のフィブリノイド膨化，壁およびその周囲に好中球の浸潤を認める．

●鑑別診断
1）皮膚アレルギー性血管炎：罹患血管は小さく，分枝状皮斑，atrophie blanche を欠く．
2）混合型クリオグロブリン血症(Melczer症候群)：livedo racemosa と潰瘍は同じ．関節炎と腎炎を合併．IgG-IgM型のクリオグロブリンの証明．

●治　療
下肢の安静，非ステロイド系抗炎症薬．極めて難治．

全身性血管炎

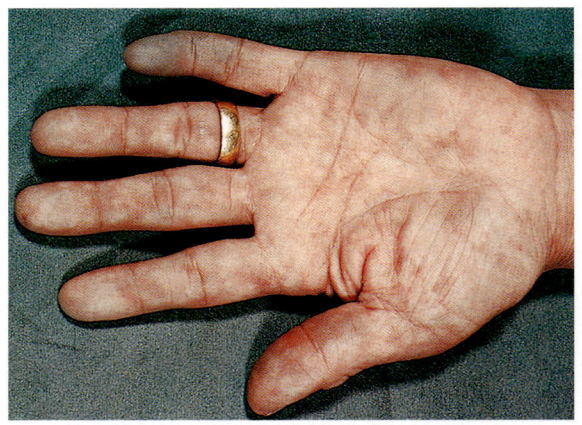

図 6-73　結節性多発動脈炎（第 5 指の壊疽）

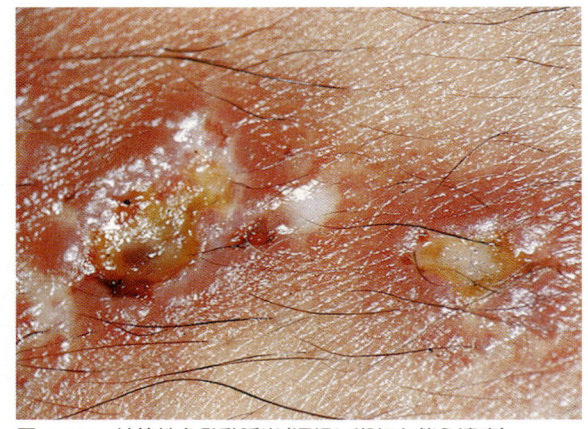

図 6-75　結節性多発動脈炎（辺縁に潮紅を伴う潰瘍）

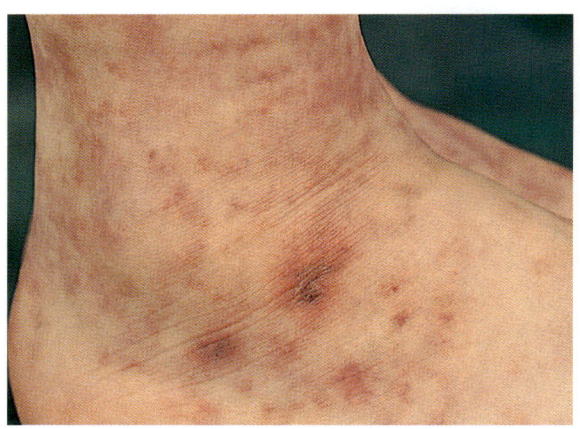

図 6-74　結節性多発動脈炎（livedo racemosa）

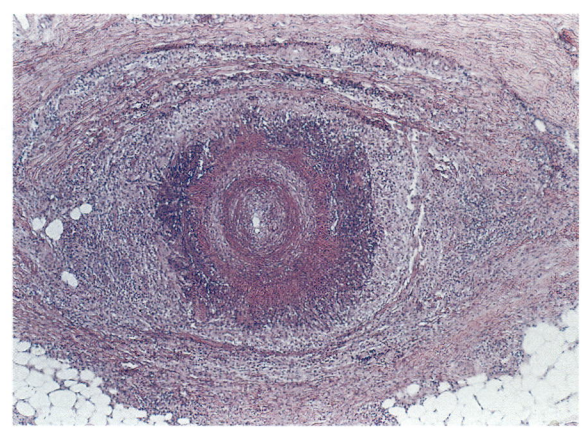

図 6-76　結節性多発動脈炎の組織像

全身性血管炎

A．結節性多発動脈炎　polyarteritis nodosa

筋層を有する小動脈を系統的におかす壊死性血管炎．罹患血管は過敏性血管炎よりも大きい．内膜下のフィブリノイド膨化と多核白血球の核破潰を伴う浸潤を特徴とし，好酸球も種々の程度に混ずる．内弾性板の破潰した血管は肉芽腫性変化から線維化を生じ，内腔の閉塞をきたす．臨床症状は罹患血管の大きさ，位置および炎症の時期によってかわってくる．原因的には immune complex が関与し，抗原としては B 型肝炎ウイルス，薬剤が想定されるが明らかでない場合の方が多い．

● 症　状

皮膚症状は多彩で種々の病変が混在する．
1）紫斑を伴う紅斑．罹患血管の小さい場合．浸潤の程度はさまざま．
2）分枝状皮斑 livedo racemosa.
3）その一部に小さな皮下結節，一部に穿掘性の潰瘍．
4）四肢末端では壊疽．ときにレイノー現象，肢端紫藍症．

● 診断のポイント

1）多彩な皮膚血管炎の症状の混在．
2）抗生物質に反応しない発熱，体重減少，筋炎，末梢神経炎の存在．
3）組織検査
4）Wegener 肉芽腫症，アレルギー性肉芽腫症を除外する．
5）SLE，悪性関節リウマチ，クリオグロブリン血症などに伴って起こる壊死性血管炎を区別する．

● 治　療

副腎皮質ステロイド薬の全身投与，多くは免疫抑制薬の併用．

全身性血管炎

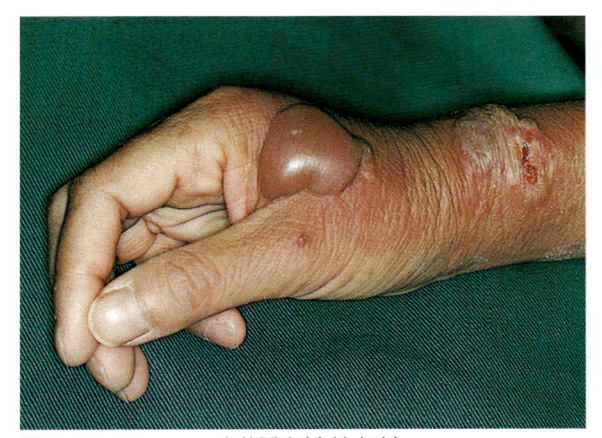

図6-77 Wegener肉芽腫症（血性水疱）

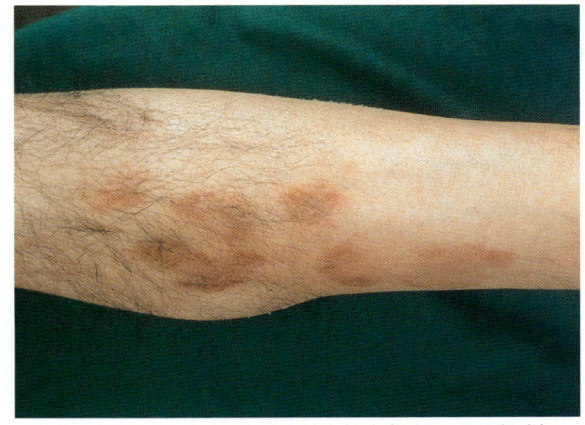

図6-79 アレルギー性肉芽腫性血管炎（浸潤のある紅斑）

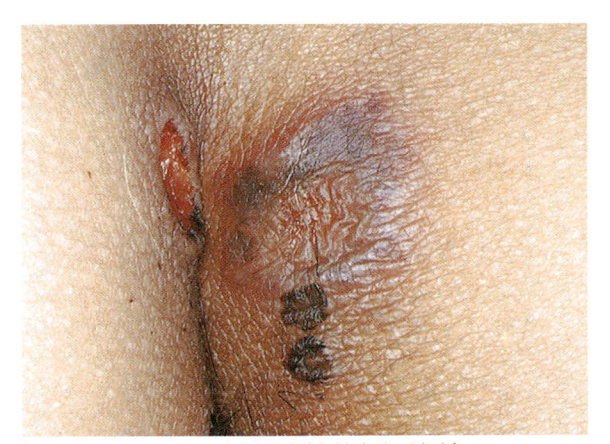

図6-78 Wegener肉芽腫症（血性水疱，潰瘍）

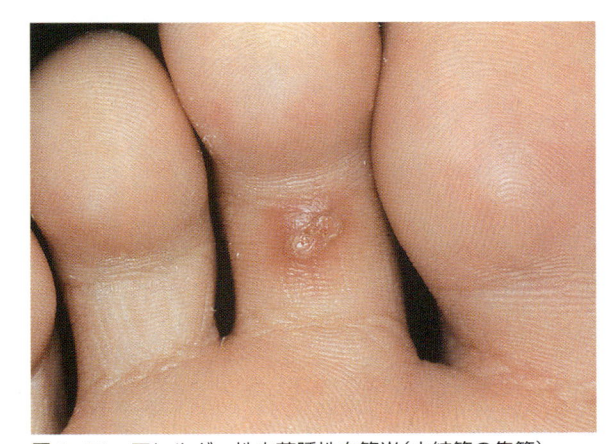

図6-80 アレルギー性肉芽腫性血管炎（小結節の集簇）

B. Wegener肉芽腫症　Wegener's granulomatosis

罹患血管の大きさは，結節性多発動脈炎と同じ．ただし罹患臓器に特徴がある．組織学的には壊死性血管炎と肉芽腫性血管炎の両方が存在する．antineutrophil cytoplasmic antibody（c-ANCA）陽性．

● 症状（診断のポイント）

次の4つの時期を経過する．
1）鼻，副鼻腔，上気道の壊死性肉芽腫性変化→鞍鼻．
2）肺の肉芽腫．
3）全身の壊死性血管炎：皮膚では肛囲，四肢に不規則に分布するやや大型の血性水疱ないし滲出性紅斑，潰瘍．皮斑は極めてまれ．
4）腎炎．

● 治療

副腎皮質ステロイド薬とシクロホスファミドの大量の全身投与．

C. アレルギー性肉芽腫性血管炎　allergic granulomatosis

罹患血管の大きさは結節性多発動脈炎と同じ．好酸球を伴う肉芽腫性，壊死性血管炎で喘息の合併を特徴とする．

● 症状

1）喘息が先行する．
2）顔，四肢末端などに浸潤の強い紅斑，結節で，血性水疱を伴う特徴がある．
3）多発神経炎，消化管出血，心筋梗塞など結節性多発動脈炎と同様の病変．

● 診断のポイント

1）喘息．
2）血中好酸球増多，IgE増加．p-ANCA陽性（約70％）．
3）病理組織像（好酸球を伴う肉芽腫性血管炎）による．

全身性血管炎

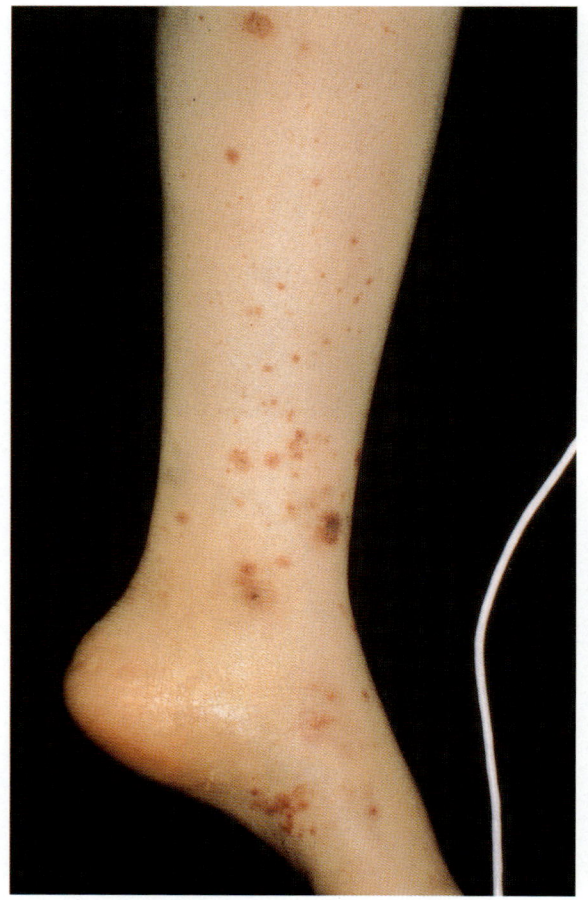

図6-81 顕微鏡的結節性多発動脈炎（炎症性紫斑）

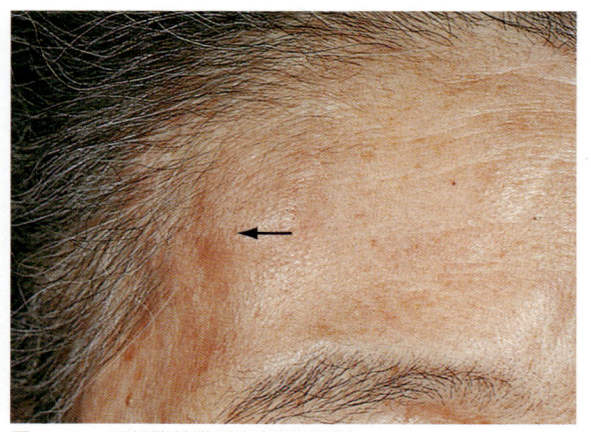

図6-82 巨細胞性動脈炎（索状硬結）

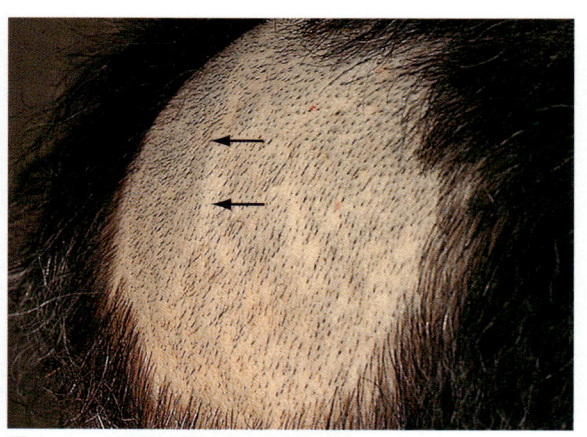

図6-83 巨細胞性動脈炎（索状硬結）

D. 顕微鏡的結節性多発動脈炎　microscopic polyarteritis nodosa

半月体形成性腎炎を特徴とし，結節性多発動脈炎よりも小さな細小血管の壊死性血管炎で，p-ANCAが関係する．

● **症状**（診断のポイント）
1）腎症状（半月体形成性腎炎）．
2）肺胞出血（死因となる）．
3）皮膚症状はアナフィラクトイド紫斑に類似するが，発疹の大きさ，分布は不規則，不整で，手足の浮腫を伴うことが多い．
4）p-ANCA関連血管炎．

● **治療**
副腎皮質ステロイド薬（パルス療法）と免疫抑制薬の併用．

E. 巨細胞性動脈炎　giant cell arteritis

浅側頭動脈など太い動脈における肉芽腫性の血管炎．高齢の女性に多い．原因不明．

● **症状**（側頭動脈炎の場合）
1）発熱，体重減少，貧血．
2）偏頭痛，視力障害，めまい，難聴．
3）側頭部，こめかみに索状の皮下結節，圧痛あり，ときに潰瘍．
4）他の全身性血管炎に比して全身的な予後はよい．

● **診断のポイント**
上記症状のほか，病理組織像（中膜の巨細胞を伴う肉芽腫性変化）による．

● **治療**
副腎皮質ステロイド薬の全身投与．

川崎病

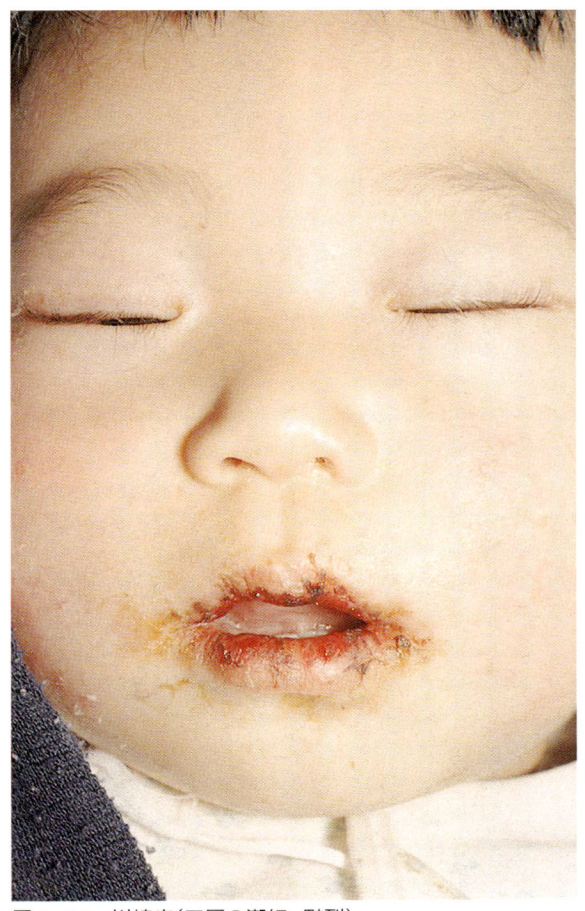

図6-84 川崎病（口唇の潮紅，皸裂）

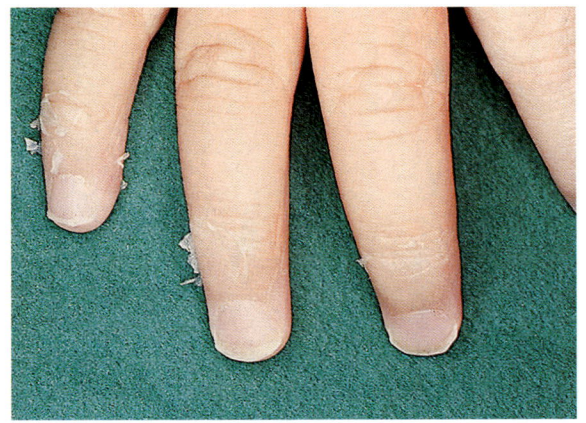

図6-85 川崎病（指先の膜様鱗屑）

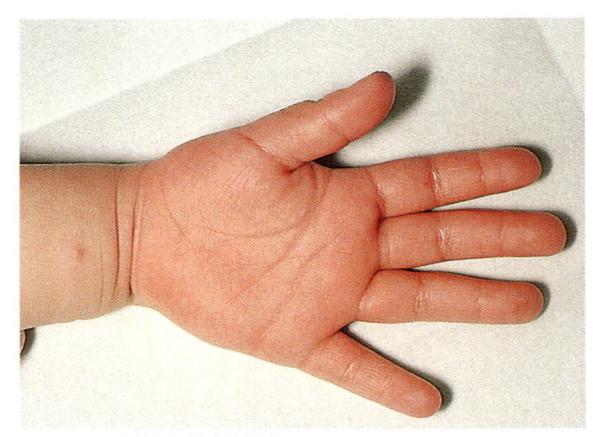

図6-86 川崎病（硬性浮腫）

川崎病
（急性熱性皮膚粘膜リンパ節症候群
acute febrile mucocutaneous lymphnode syndrome：MCLS）

急性感染症を思わせるが，原因不明の皮膚粘膜リンパ節症候群．主として幼児が罹患．数年間隔の流行があり，特に日本人に多い．

● 症　状
1）抗生物質に反応しない発熱(5日以上)．
2）急性期の掌蹠紅斑と手足の硬性浮腫．
3）急性期の多彩な紅斑．
4）眼球結膜の充血．
5）口唇の腫脹，潮紅，乾燥，皸裂，出血．口腔粘膜のびまん性充血，苺状舌．
6）頸部の非化膿性リンパ節腫脹．
以上の6項目の中で，5項目を満たす場合は診断がなされる．
7）検査所見：CRP陽性，赤沈促進，好中球増多など全身性の炎症反応がみられる．特異的なものはない．
8）BCG接種部位の発赤，腫脹．

● 予　後
急性期の症状が消退してから，冠動脈瘤を生じ，その破裂，血栓，閉塞，心筋炎などが死因となることがある．

● 鑑別診断
1）皮膚粘膜眼症候群：皮膚では多形滲出性紅斑．口腔粘膜に易出血性のびらん．頸部リンパ節腫脹は著しくない．手足の硬性浮腫，膜様落屑はない．
2）猩紅熱：頸，腋窩，陰股部，膝窩，肘囲に潮紅が著しい．口囲蒼白．

● 治　療
ガンマグロブリンの大量静注，アスピリン，少量の副腎皮質ステロイド薬の全身投与．

壊疽性膿皮症

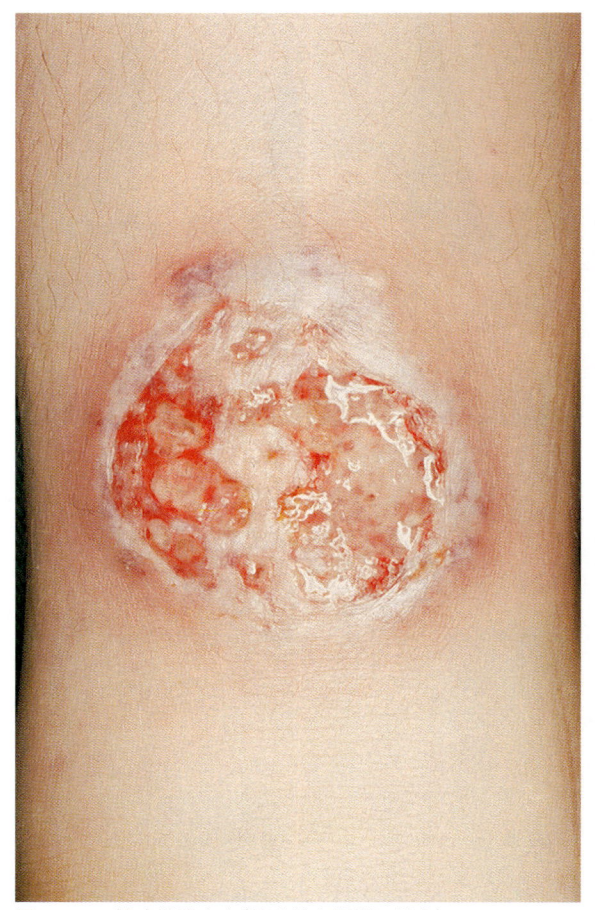

図6-87　壊疽性膿皮症（潰瘍性大腸炎に伴う）

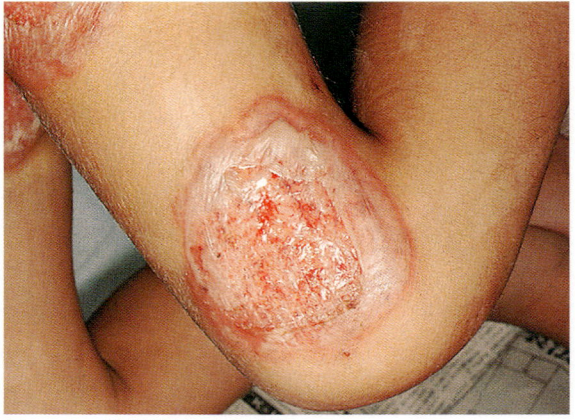

図6-88　壊疽性膿皮症（小児）

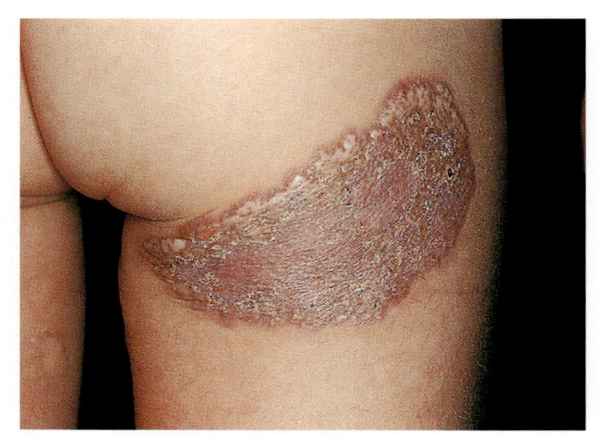

図6-89　壊疽性膿皮症（瘢痕治癒）

壊疽性膿皮症
pyoderma gangrenosum

原因不明．種々の全身疾患に伴うことの多い特殊な皮膚の潰瘍．膿皮症の名があるが，細菌感染とは関係がない．

● 症　状
1）好発部位：四肢．
2）急速に発生，拡大する潰瘍．
3）単発ないし多発．
4）ほぼ円形，手掌大にまでなる．
5）潰瘍の辺縁は赤紫色調，浸軟した表皮がおおい，浸潤を触れる．
6）潰瘍底は細かい乳嘴状．
7）表面凹凸のある暗赤褐色の汚い瘢痕となってなおる（図6-89）．

● 診断のポイント
1）辺縁の赤紫色調，小水疱ないし小膿疱の存在が参考となる．
2）同時に，結節性紅斑様の皮下結節，壊疽性丘疹状の変化を認めることがある．
3）次の基礎疾患を有する場合がある：潰瘍性大腸炎（もっとも多い），Crohn病，関節リウマチ，IgA多発性骨髄腫，カルチノイド症候群，Wegener肉芽腫症，白血病，大動脈炎症候群など．

● 鑑別診断
1）急性化膿性炎症，特に壊死性筋膜炎：初期に境界不鮮明の潮紅，腫脹，疼痛あり．
2）下肢の潰瘍を生ずる疾患（36頁参照）．

● 治　療
副腎皮質ステロイド薬の全身投与．DDS，サラゾピリンの有効な場合もある．抗生物質は無効．

ベーチェット病

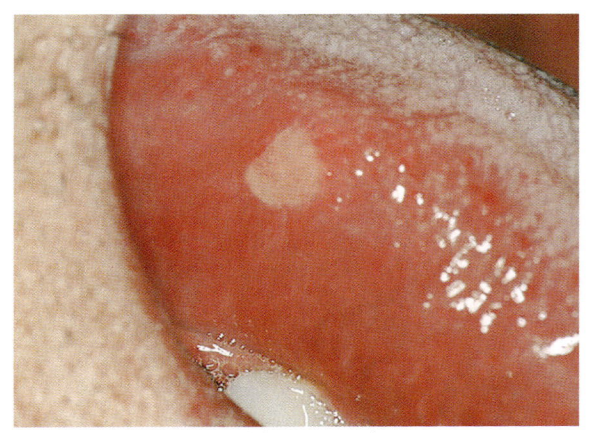

図6-90 ベーチェット病（舌のアフタ）

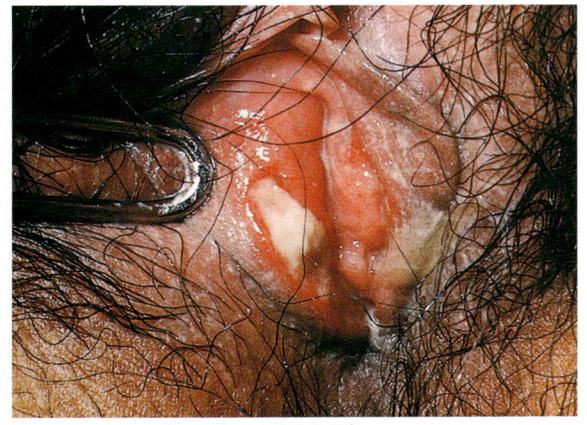

図6-92 ベーチェット病（外陰潰瘍）

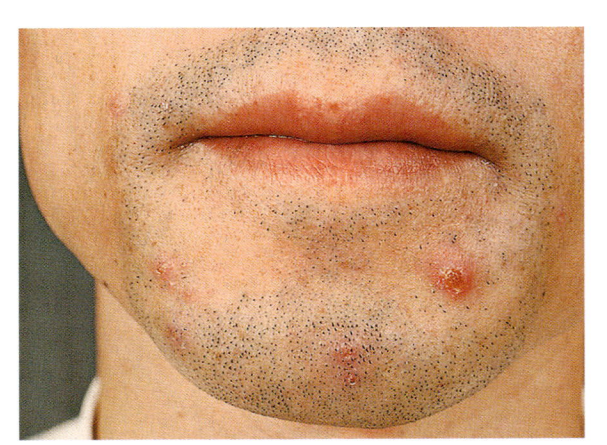

図6-91 ベーチェット病（毛包炎）

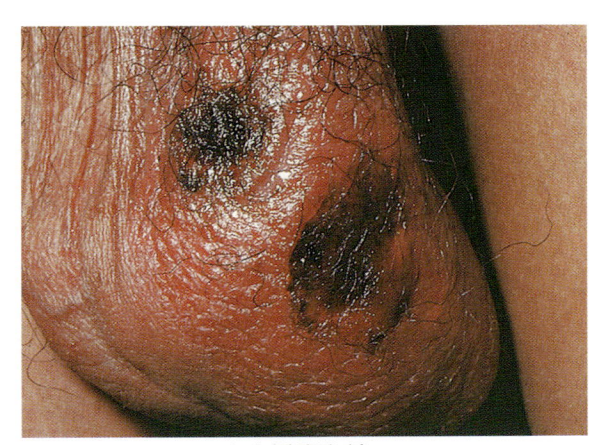

図6-93 ベーチェット病（陰嚢潰瘍）

ベーチェット病 Behçet's disease

1）再発性アフタ，2）結節性紅斑，3）外陰潰瘍，4）前房蓄膿性ぶどう膜炎を主徴とし，ときに関節，消化器，大きな血管および中枢神経の症状を伴う再発性の炎症性疾患．原因は不明であるが，膠原病とは関係がない．日本，中近東に偏在し，欧米では極めてまれ．成人に多く，小児，老人にはない．性差はない．近年は著しく減少している．
HLA-B16が関係している．

●症　状
1）症状の発現順序は口腔アフタ→結節性紅斑→外陰潰瘍→ぶどう膜炎が普通．この間1〜3年．
2）各症状は慢性再発性，ときに周期性あり．
3）発作時には発熱，関節痛，倦怠感など不定の全身症状を伴うことがある．
4）白血球増多，CRP陽性，赤沈促進．

●ベーチェット病のアフタ　aphtha（図6-90）
口腔粘膜における孤立性，円形小豆大までの線維素性炎症局面．これより深いものは潰瘍，広い範囲の炎症は口内炎という．原因不明で再発性のものを再発性アフタまたは習慣性アフタという．ベーチェット病のアフタは普通の再発性アフタと区別できない．

●ベーチェット病の移動性静脈炎　phlebitis migrans
1）皮下脂肪組織の血栓性静脈炎で皮下の索状硬結を触れる．
2）男性に多い．
3）採血，静注に誘発されることがある．
4）まれに深部の静脈（上大静脈，肝静脈など）にも起こる．

●ベーチェット病の毛包炎（図6-91）
1）孤立性，毛包一致性の膿疱，ただし無菌的．
2）顔面に好発（にきび様発疹）するが，ほかの部位にも生じ得る．

ベーチェット病

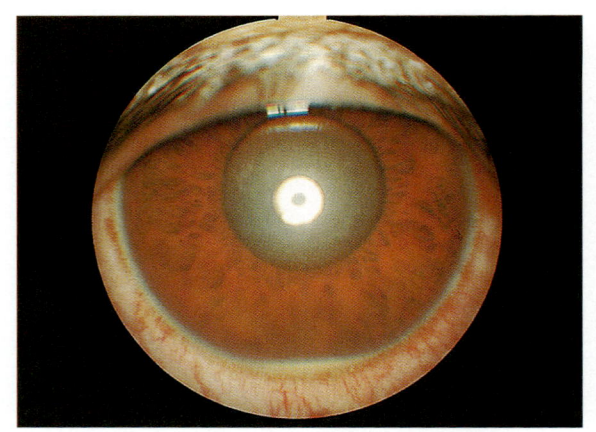

図6-94　ベーチェット病（前房蓄膿性ぶどう膜炎）

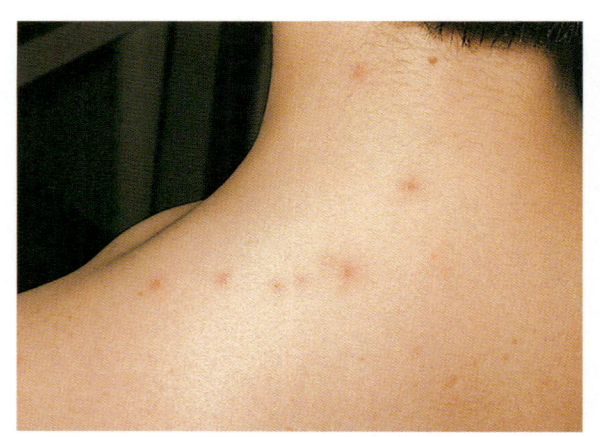

図6-95　ベーチェット病の針反応（針治療のあと）

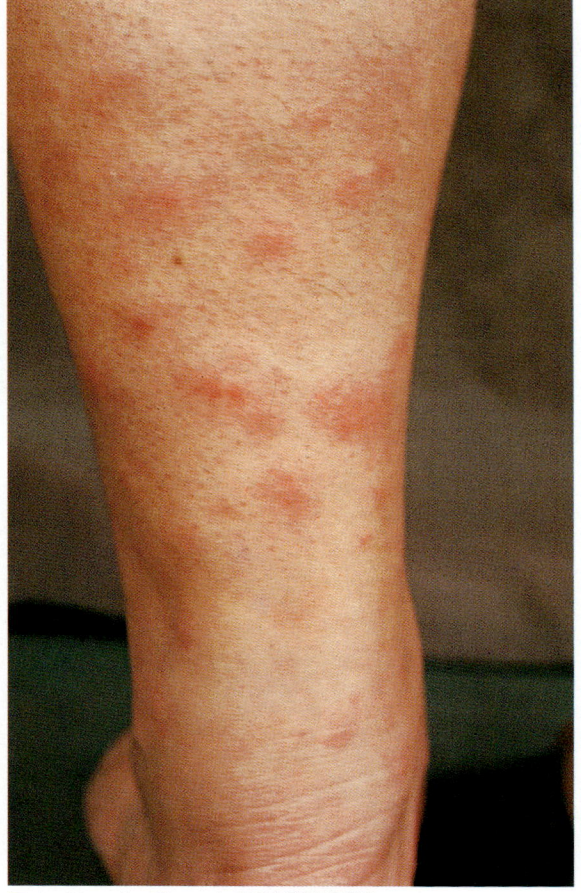

図6-96　ベーチェット病（結節性紅斑）

●ベーチェット病の外陰潰瘍（図6-92, 93）
1）女性では大陰唇内側，小陰唇，腟，腟前庭に，男性では陰囊に生ずる．
2）再発性，ただしアフタほど頻繁ではない．
3）辺縁の深くえぐれた潰瘍で，のちに瘢痕化．
4）1個の潰瘍は1～2週間でなおる．

●ベーチェット病の結節性紅斑（図6-96）
急性の皮下脂肪織炎であり，慢性肉芽腫性炎症に進展し難い．ほかの原因の結節性紅斑に比べて次の特徴がある．
1）反復して再発．
2）個疹の経過が短い（5～10日）．
3）個疹の大きさが小さく（鶏卵大以下），多発する．
4）下腿のほか，大腿，上肢にもできる．

●ベーチェット病の虹彩炎（図6-94）
1）男性に多く，重症．
2）頭痛，発熱の前駆することがある．
3）朝，気がつくと片側眼のかすみと充血．
4）前房蓄膿．
5）再発を繰り返すと次第に視力減退→失明．

●診断のポイント
1）口腔アフタに結節性紅斑，外陰潰瘍を伴えば眼症状がなくとも診断できる．
2）針反応が陽性か，注射，採血部位に無菌的膿疱または移動性静脈炎が発生すれば可能性が強い．
3）各症状とも病理学的には多核白血球の浸潤を特徴とする．
4）アレルギー性とは考えられず，特異的な抗原も証明されない．

●治　療
1）アフタおよび外陰潰瘍には副腎皮質ステロイド薬の外用．
2）結節性紅斑には安静，非ステロイド系抗炎症薬．
3）重症な症状に対してはコルヒチン，エンドキサン．副腎皮質ステロイド薬の全身投与は禁忌．

悪性萎縮性丘疹症

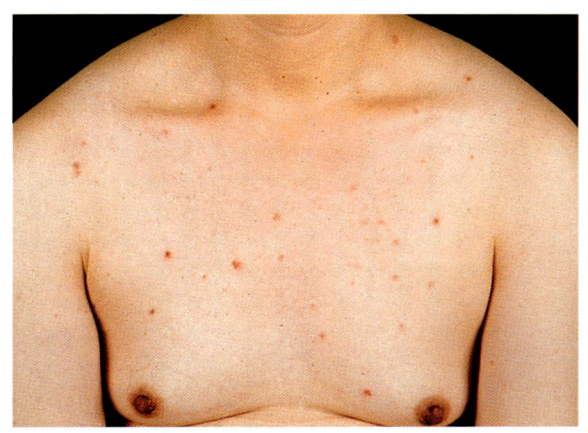

図6-97　悪性萎縮性丘疹症

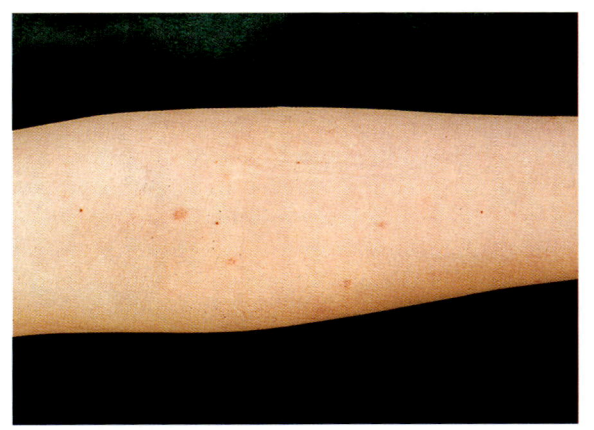

図6-98　悪性萎縮性丘疹症

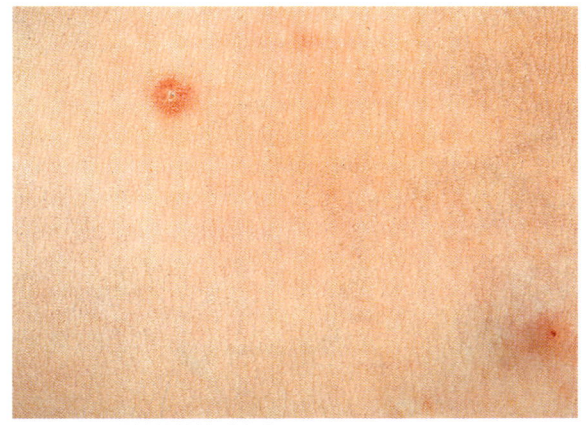

図6-99　悪性萎縮性丘疹症

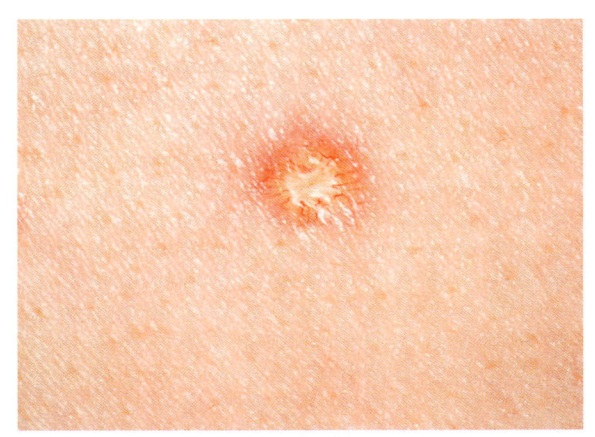

図6-100　悪性萎縮性丘疹症（拡大）

悪性萎縮性丘疹症
malignant atrophic papulosis

皮膚および消化管の小動脈の非炎症性，閉塞性変化を特徴とする全身疾患で，予後不良．散発型と常染色体性優性遺伝による家族性発症型とがある．Köhlmeier-Degos病ともいう．

●症　状
1）20～50歳代．男性にやや多い．
2）皮膚症状が全身症状に先行することが多い．
3）好発部位：体幹，次いで四肢の近位部．
4）直径2～5mmの扁平な浮腫性の丘疹が散在性に生ずる．
5）完成された個疹は辺縁が堤防状に隆起し，紅暈とともに毛細血管拡張がある（図6-100）．中央は萎縮陥凹し，白色磁器様光沢を有する．
6）消化器症状：約50％．小腸穿孔による急性腹症．
7）その他の臓器症状：中枢神経（約20％），まれに心膜，胸膜，眼，口腔粘膜．

●診断のポイント
1）一見軽症にみえる特徴的な皮膚症状．
2）病理組織：真皮下層の小動脈の内膜肥厚による閉塞性変化．壊死性血管炎はない．

●鑑別診断
1）白色萎縮症 atrophie blanche（図5-33）：不規則形，他の血管性症状を伴う．
2）滴状類乾癬（図12-23）：多発性，表面に白い鱗屑．瘢痕はない．
3）急性苔癬状痘瘡状粃糠疹（182頁）：多発性，壊疽性丘疹．瘢痕はあるが陶白色ではない．

●治　療
抗血小板療法が試みられるのみ．副腎皮質ステロイド薬および免疫抑制薬は無効．

7. 肉芽腫

サルコイドーシス

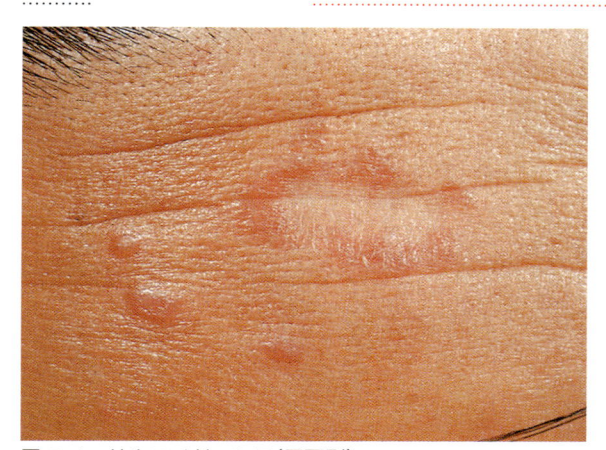

図7-1 サルコイドーシス（局面型）

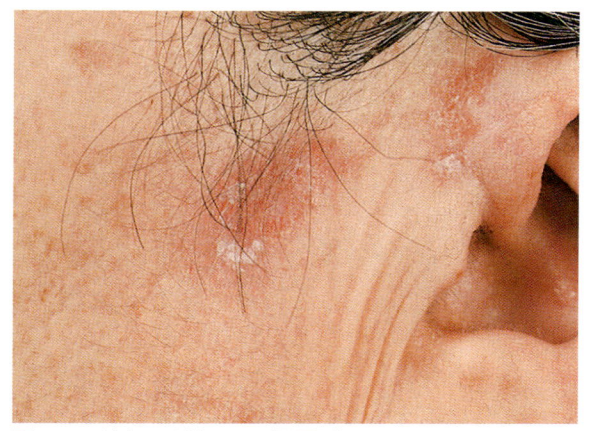

図7-3 サルコイドーシス（局面型）

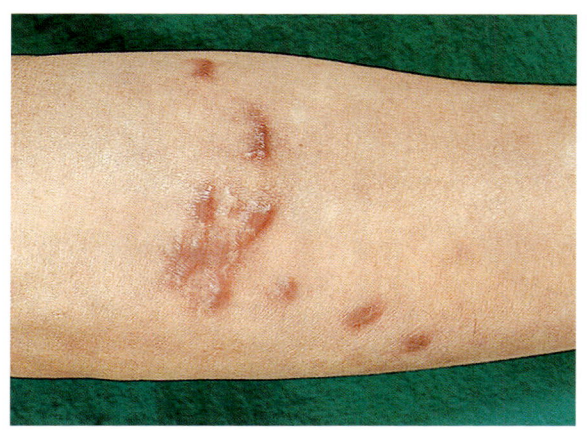

図7-2 サルコイドーシス（瘢痕浸潤）

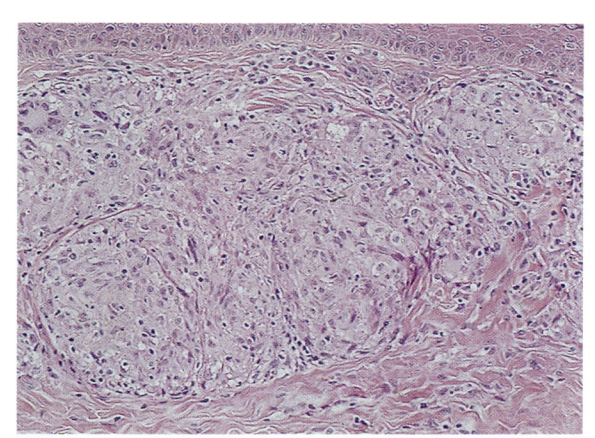

図7-4 サルコイドーシスの組織像（HE染色）

サルコイドーシス sarcoidosis

原因不明，全身の各臓器を系統的におかす特異的（類上皮細胞性）肉芽腫性炎症．特異的な病原菌は証明されないが，細胞性免疫の低下した状態が特徴的である．結核およびHansen病（癩）の少ない国に多く，本邦では北の方が多い．

● 症 状

1）皮膚症状にはその形態から結節型，局面型，びまん浸潤型および皮下型に分類される．
  ① 結節型：ほぼ円形，暗赤色，種々の大きさの結節で多発することが多い．
  ② 局面型：境界鮮明な浸潤のある斑として生じ，中央が萎縮して陥凹，辺縁が堤防状となる．顔に好発する（図7-1）．
  ③ びまん浸潤型：暗赤色，表面に血管拡張のあるびまん性の腫脹．凍瘡のできやすい鼻尖，耳介，頬，手指背に好発し，指では同時に骨の変化を伴う．
  ④ 皮下型：皮下に不規則な形のかたい硬結．表面に炎症性の変化がほとんどない．
  ⑤ 瘢痕浸潤（scar sarcoidosis）：膝，肘などのすりむき傷のあとに一致して潮紅，腫脹または小結節（図7-2）．
  ⑥ 結節性紅斑：下腿伸側，有痛性の紅色皮下結節で，関節痛を伴う（図7-6）．
  ⑦ 苔癬様型：体幹，毛包一致性，やや赤味のある丘疹が集簇．腺病性苔癬（324頁）に似る．

2）皮膚以外の臓器病変．
  ① 肺：初期の症状として両側の肺門リンパ節腫脹（BHL），のちに肺線維症．
  ② リンパ節：組織検査は右斜角リンパ節．
  ③ 眼：ぶどう膜炎．
  ④ 骨：指趾骨の多発性嚢腫状骨炎 ostitis fibrosa multiplex cystica.

サルコイドーシス

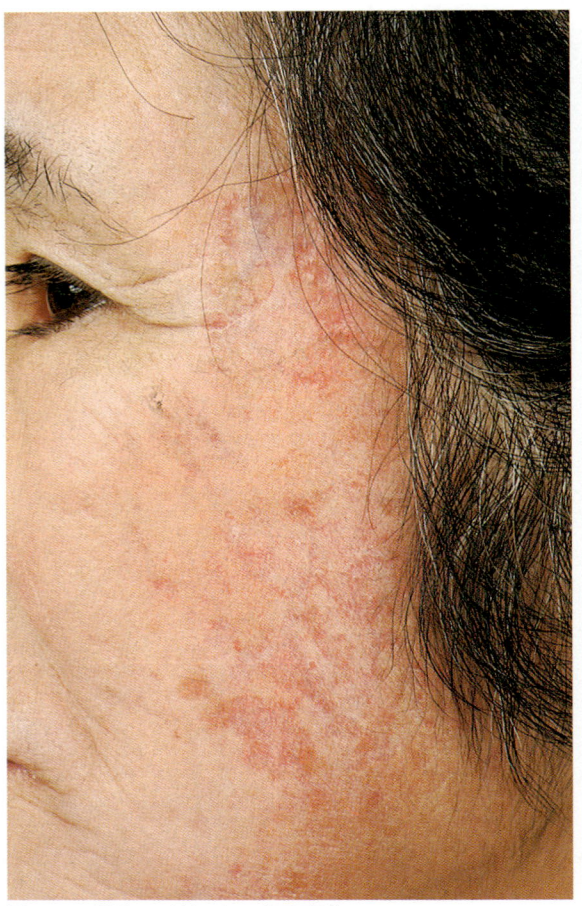

図 7-5　サルコイドーシス（局面型）

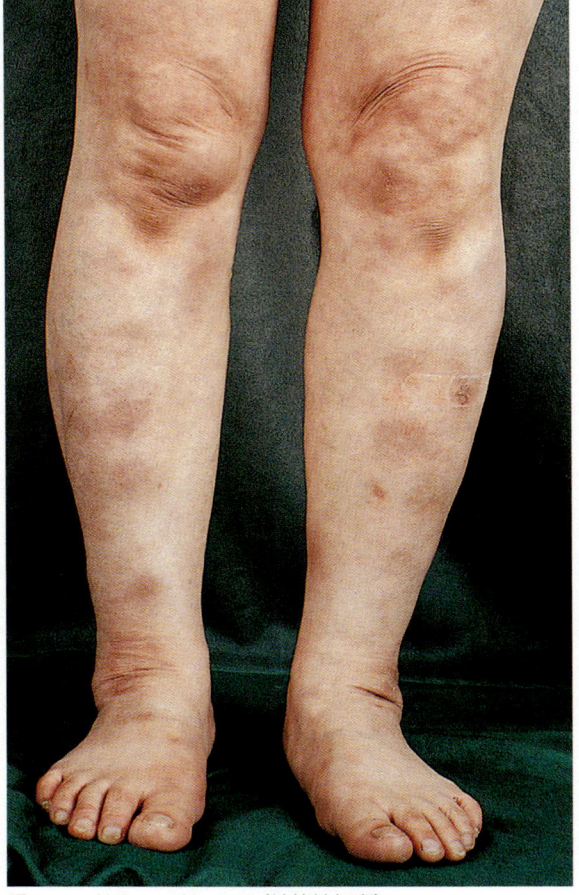

図 7-6　サルコイドーシス（結節性紅斑）

⑤耳下腺：両側性，無痛性の腫脹．ぶどう膜炎，顔面神経麻痺（Bell's palsy）を伴うものを，Heerfordt症候群という．
⑥心：伝導障害，心筋障害，期外収縮．
⑦その他筋，中枢神経，肝，脾，腎など．

3）検査所見：血清のアンギオテンシン転換酵素（ACE）上昇，血清リゾチーム上昇，γ-グロブリン増加，血清Ca増加．

● 病理組織

リンパ球の少ない類上皮細胞の集団．中心壊死を欠く．巨細胞中に星芒体（asteroid body），Schaumann体を含む．

● 診断のポイント

1）臨床症状：皮膚病変とBHL．ただし皮膚病変は多彩であり，確実な臨床診断は難しい．他の肉芽腫性疾患を除外する．
2）皮膚，リンパ節（特に斜角リンパ節）および古い瘢痕（瘢痕浸潤）の生検．
3）Kveim反応陽性．Kveim抗原液を前腕屈側の皮内に注射し，4～6週後に生検する．類上皮細胞の集団があれば陽性．最近は行われない．
4）細胞性免疫の低下：ツ反応陰性，DNCB感作不成立．
5）Gaシンチグラムでリンパ節，肺などの集積像．

● 治　療

1）軽症例では無治療またはグリチルリチン製剤．
2）進行性で重要な臓器病変のある場合は，副腎皮質ステロイド薬の全身投与．
3）皮膚病変には副腎皮質ステロイド薬のテープまたはODT．

顔面播種状粟粒性狼瘡

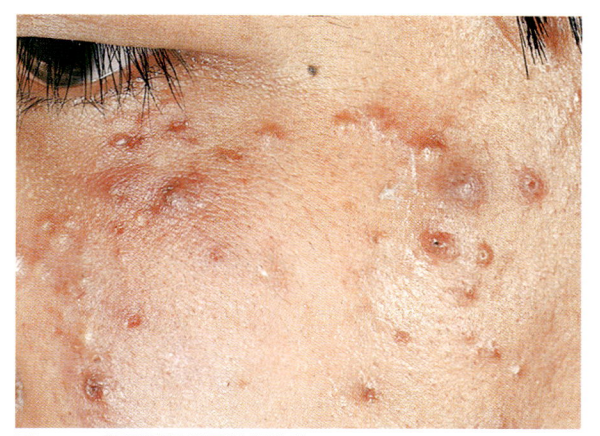

図 7-7 顔面播種状粟粒性狼瘡

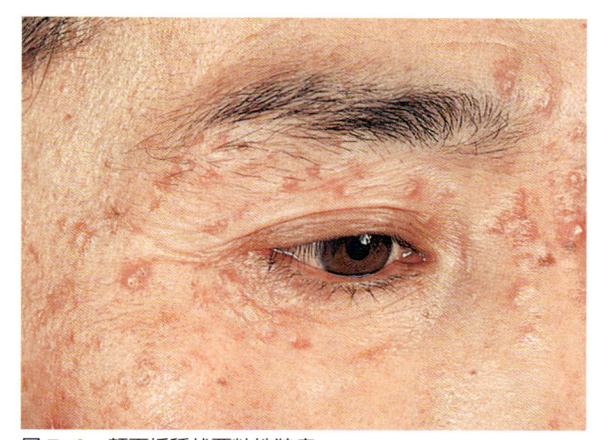

図 7-9 顔面播種状粟粒性狼瘡

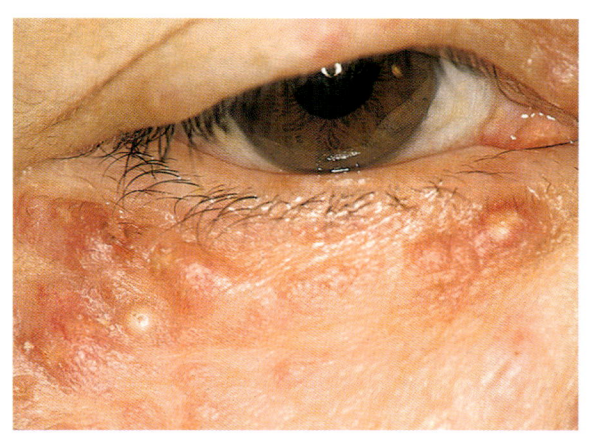

図 7-8 顔面播種状粟粒性狼瘡

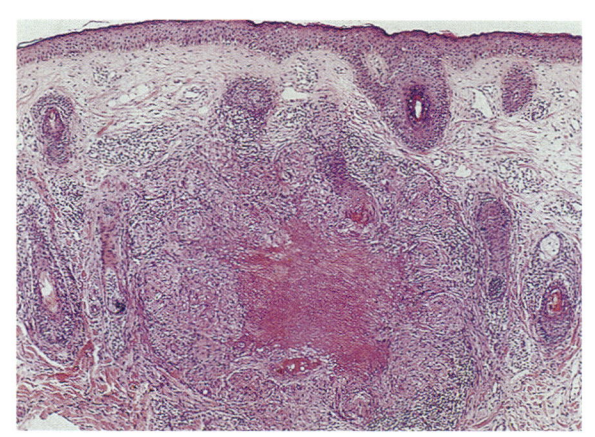

図 7-10 顔面播種状粟粒性狼瘡の組織像

顔面播種状粟粒性狼瘡
lupus miliaris disseminatus faciei

主として顔面における毛包周辺の特異的肉芽腫性炎症．結核菌は証明されず，内臓の結核もない．acne agminata ともいう．

症　状
1）青年男女に多い．
2）顔，特に下眼瞼，口の周囲に好発．
3）浮腫性腫脹を伴う皮内の粟粒大の結節として生じる．
4）一部に中心が黄色調を呈し，膿疱状にみえる．
5）一部は大豆大ぐらいの結節になるが，発疹の多型性は少ない（尋常性痤瘡との鑑別）．
6）慢性に経過して治癒後は瘢痕となる．
7）ときに顔以外に，頸，胸，上肢に生ずることもある．

病理組織
中心壊死を伴う類上皮細胞性の肉芽腫で，結核の像に類似する．しばしば破潰した毛包の近傍に認められる（図 7-10）．
ときに中心壊死およびリンパ球増殖を欠き，サルコイド反応を呈することがある．

診断のポイント
1）健康な 20～30 歳の若い人の下眼瞼に並ぶ小結節（図 7-8）．
2）小膿疱状にみえる皮内の壊死．
3）痤瘡および酒皶とは無関係であるが，痤瘡様発疹（354 頁参照）と鑑別する．

治　療
塩酸ミノサイクリンの内服．丸山ワクチン，アンピシリンも有効といわれる．

環状肉芽腫

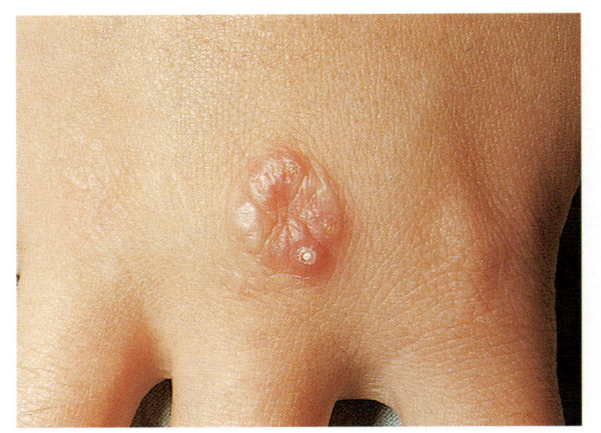

図 7-11　環状肉芽腫

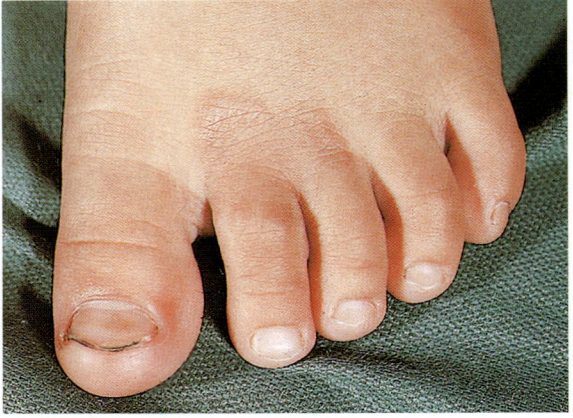

図 7-13　環状肉芽腫

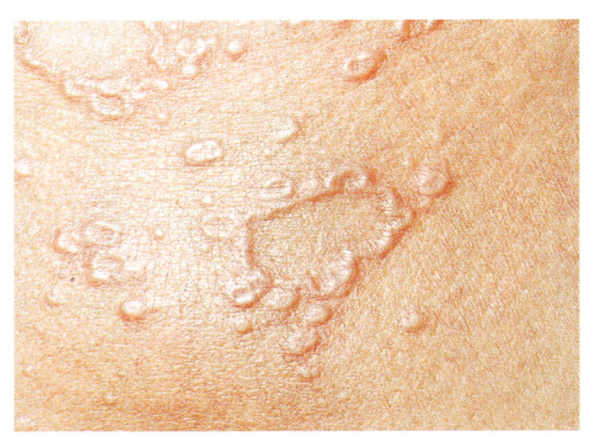

図 7-12　播種状環状肉芽腫

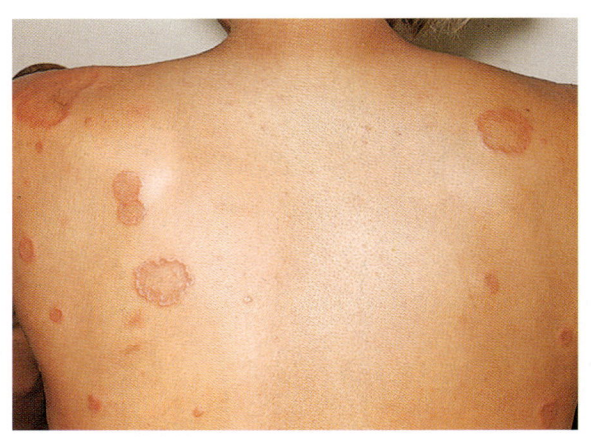

図 7-14　環状肉芽腫

環状肉芽腫
granuloma annulare

真皮の膠原線維の1次的な変性に基づく肉芽腫性の病変で，環状の配列をとる疾患．ほかの臓器に同様の病変を生ずることはないが，播種状環状肉芽腫では糖尿病に合併することが多い．

成人のみならず，幼児，小児にも認められる．

● 症　状

1）好発部位：指関節背面，肘，膝，手の関節部分．
2）病巣の数は数個が多いが，まれに汎発する．
3）病巣は直径数 mm の皮内の小結節が環状に配列，中央部はわずかに陥凹する．ただし潰瘍にはならない（図 7-11）．
4）大きな病巣では辺縁の隆起が軽度で，連圏状となる．
5）自覚症状なし．
6）1～2年で自然消退し得るが，再発傾向あり．

● 環状肉芽腫の特殊型

組織学的に同一であり，臨床的に非定型的なもの．
1）皮下型：特に小児の足関節，被髪頭部に生ずる．皮下のかたい結節で，表面の皮膚には変化がない．
2）巨大型（g. annulare giganteum）：関節部位と無関係に，体幹，上肢，頸部に環状，連圏状に並ぶ．
3）播種型：典型的な環状の病変の他に，丘疹状の皮疹が汎発する（図 7-12）．

● 病理組織

膠原線維の necrobiosis を中心に，組織球が柵状に並ぶ．血管変化はなく，ムチンの沈着を認める．

● 鑑別診断

1）リポイド類壊死症：下腿伸側，赤褐色で盛りあがらない．組織学的には変性部位に脂質の沈着がある．
2）リウマチ結節：環状肉芽腫の皮下型と臨床的には区別できない．RA 因子，関節症状，組織学的にフィブリノイド膨化．

リポイド類壊死症

図7-15　リポイド類壊死症

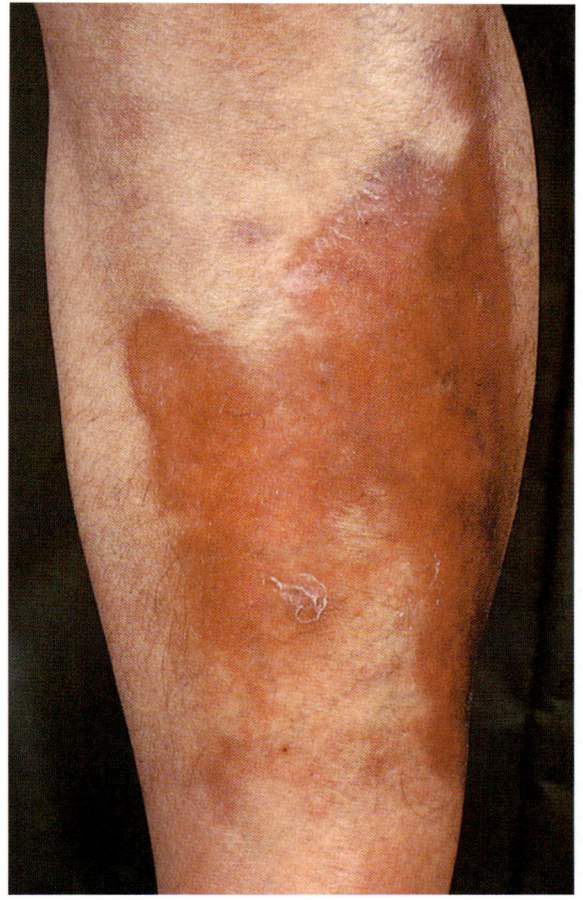

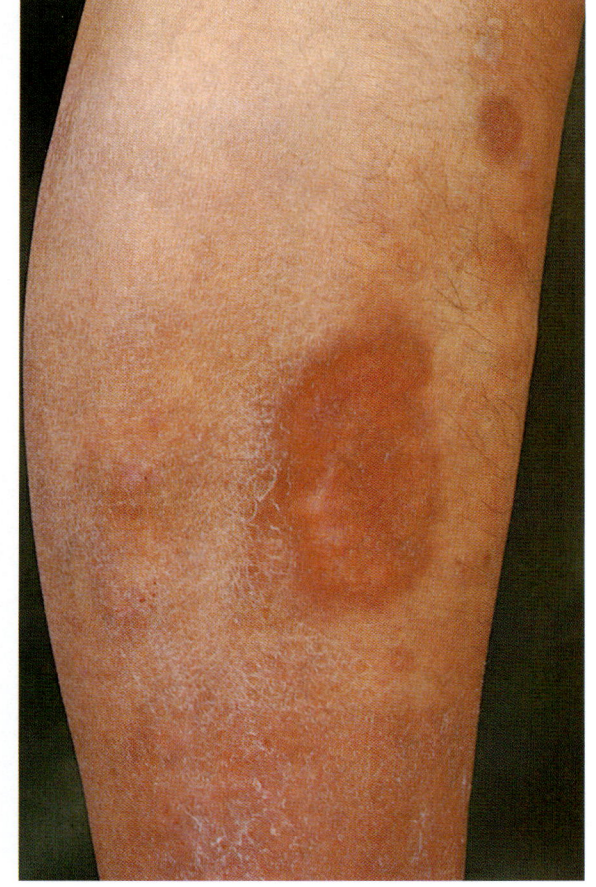

図7-16　リポイド類壊死症

リポイド類壊死症
necrobiosis lipoidica

末梢血管の異常に基づく，結合織の脂肪変性を特徴とする皮膚の萎縮症で，糖尿病のデルマドロームのひとつ．糖尿病の発見に先行することもある．

● 症　状

1）好発部位：圧倒的に下腿伸側に多い．ときに手背，額の髪際部（ただし非定型的）．
2）境界やや鮮明な暗赤色斑（打撲後の内出血に似る）．
3）不規則な帯状の形に進行し，触れると軽い浸潤とかなりの硬結がある．
4）古い病巣では中心部は黄色調を呈する．
5）古い病巣では表面に毛細血管拡張があり，周辺部にはみ出している．
6）わずかな外傷によって病巣内に潰瘍を生ずる．
7）額，手背では辺縁が堤防状に隆起し，中心の陥凹した非定型像を示す．

● 診断のポイント

1）下腿の伸側．
2）自覚症状および炎症症状なし．
3）暗赤色，中心やや黄色調を呈し，硬結を触れる．
4）慢性の経過．
5）糖尿病の合併．ただし糖尿病に伴わないものもあり，特に非糖尿病性のリポイド類壊死症の初期の状態はgranulomatosis sclerodermiformis sive disciformisと同じ．

● 鑑別診断

1）結節性紅斑：経過は短い．表面の萎縮および黄色調はない．
2）サルコイドーシス：表面の萎縮はない．しかししばしば不可能で，組織診断が必要．
3）限局性強皮症：潮紅は辺縁のみ（lilac ring）．表面に毛細血管拡張なし．

肉芽腫性口唇炎

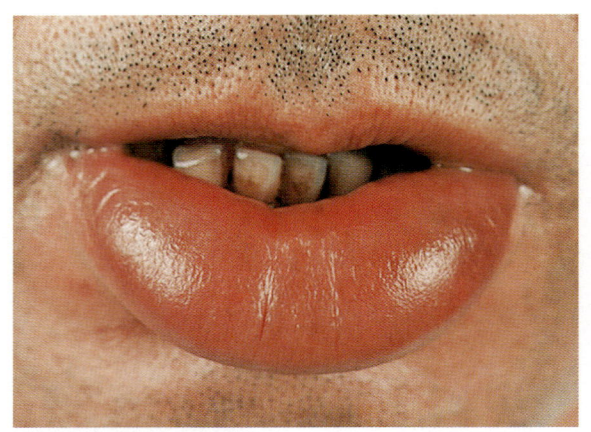

図7-17　肉芽腫性口唇炎

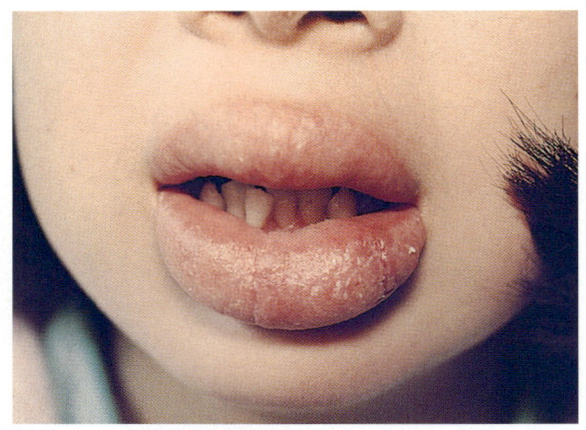

図7-19　肉芽腫性口唇炎

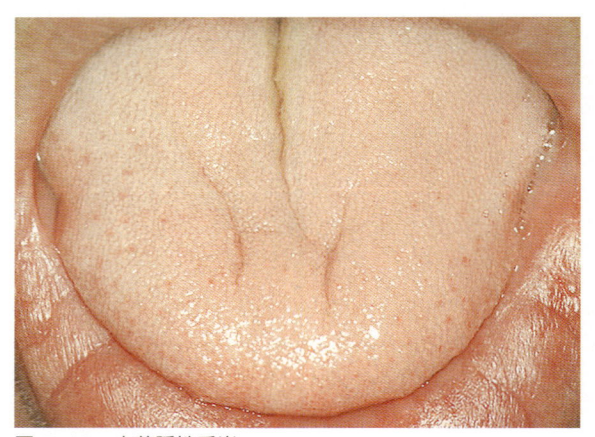

図7-18　肉芽腫性舌炎

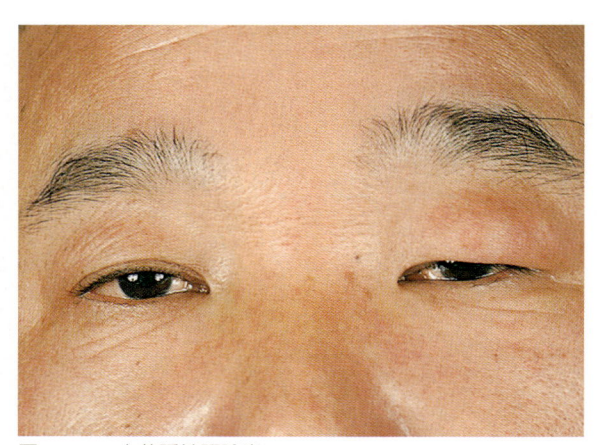

図7-20　肉芽腫性眼瞼炎

肉芽腫性口唇炎
cheilitis granulomatosa

肉芽腫性口唇炎は脳神経麻痺，皺状舌とともに Melkersson-Rosenthal 症候群の重要な症状である．実際には肉芽腫性口唇炎が単独で生ずることが多い．
小児にはまれ．

● 症　状
1）口唇の一側から腫脹がはじまる．自覚症状なし．
2）次第に持久性の腫脹となって他側にまで波及．
3）全体として弾力性硬の巨大口唇となる．
4）口唇を押しても圧痕を生じない．
5）口唇の表面に軽い潮紅があるが，びらん，潰瘍は生じない．
6）ときに口唇から皮膚にはみ出して潮紅，硬結の起こることがある．
7）ときに顎下リンパ節の腫脹．

● 診断のポイント
1）慢性に続く口唇のかたい腫脹．
2）同様の病変は口唇のほか，舌（図7-18），頰，硬口蓋，眼瞼（図7-20），額，顎，さらに陰唇，肛門，大腸（Crohn 病と関係）にも生ずることがある．
3）組織学的にはリンパ管の異常，慢性のリンパ浮腫，リンパ球，プラスマ細胞および類上皮細胞の肉芽腫性炎症がみられ，浮腫結合性肉芽腫症 ödemgebundene Granulomatose といわれる．
4）ときにサルコイド反応が病巣およびリンパ節に認められるがサルコイドーシスとは関係がない．
5）ときに Crohn 病の腸外症状．

● 治　療
歯性の化膿性病巣の治療を第一に行なう．局所には副腎皮質ステロイド薬の局注．ときに外科的切除．副腎皮質ステロイド薬の内服は有効であるが一時的．

血管拡張性肉芽腫

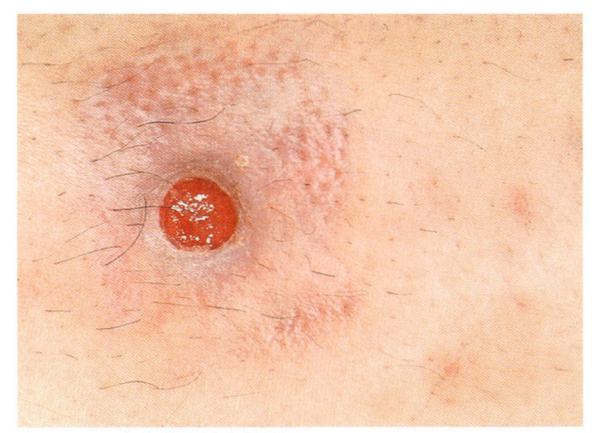

図 7-21　血管拡張性肉芽腫

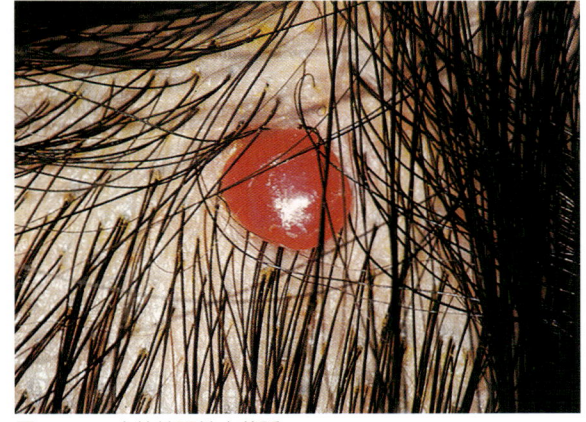

図 7-23　血管拡張性肉芽腫

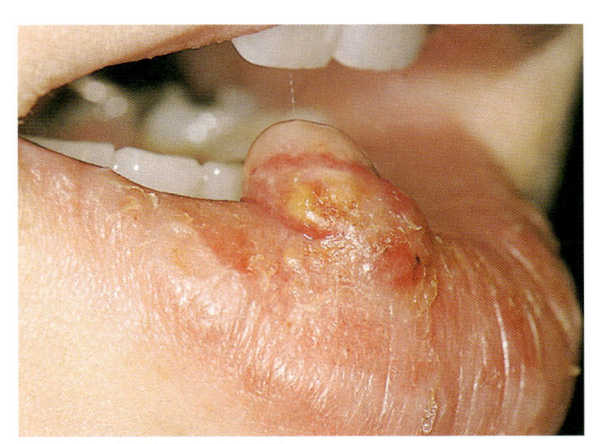

図 7-22　血管拡張性肉芽腫

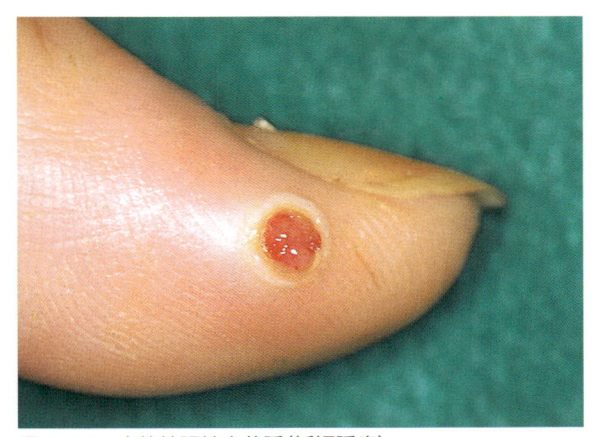

図 7-24　血管拡張性肉芽腫（妊娠腫瘍）

血管拡張性肉芽腫
granuloma teleangiectaticum

毛細血管の新生と血管拡張に，間質の炎症を伴う肉芽腫性の腫瘍である．わずかな外傷によって誘発される．組織学的には良性の血管内皮細胞腫．化膿性肉芽腫 granuloma pyogenicum またはいわゆるボトリオミコーゼとも呼ばれる．また妊娠中に発生し，出産後消退するものを妊娠腫瘍 pregnancy tumor という．

● 症　状
1）好発部位：外傷の受けやすい被髪頭部（櫛），顔，手および口腔粘膜．
2）孤立性．まれに衛星状に多発することがある．
3）球状ないし茸状に隆起．
4）鮮紅色ないし暗赤色．
5）出血しやすく，表面に血痂を伴う．
6）痛みはない．

● 診断のポイント
1）孤立性，易出血性の赤い腫瘤．
2）妊娠時に発生するものはエストロゲンの血管作用によると考えられる．
3）血管拡張性母斑（ポートワイン母斑）の上に生ずることもある．
4）まれに衛星状に多発する．

● 鑑別診断
1）悪性黒色腫，特に amelanotic melanoma：もっとも誤診しやすい．血管拡張性肉芽腫はすべて切除して組織検査を行なう．
2）悪性腫瘍の皮膚転移：特に副腎腫，絨毛上皮腫．
3）苺状血管腫：乳幼児のみ．組織学的には良性の血管内皮細胞腫．炎症所見はない．

● 治　療
切除．妊娠腫瘍は自然消退もあり得る．

8. 物理・化学的皮膚障害

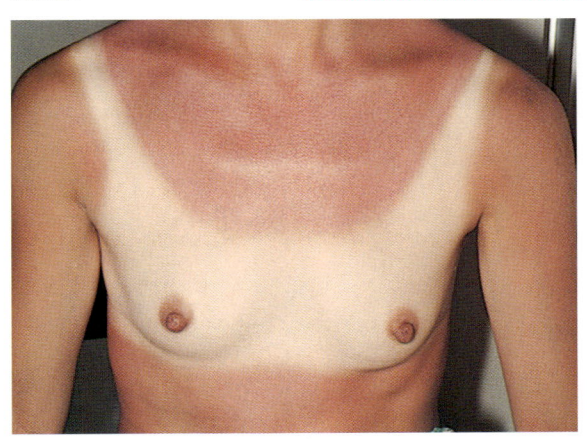

光線過敏性皮膚炎

図8-1 日光皮膚炎（sun burn）

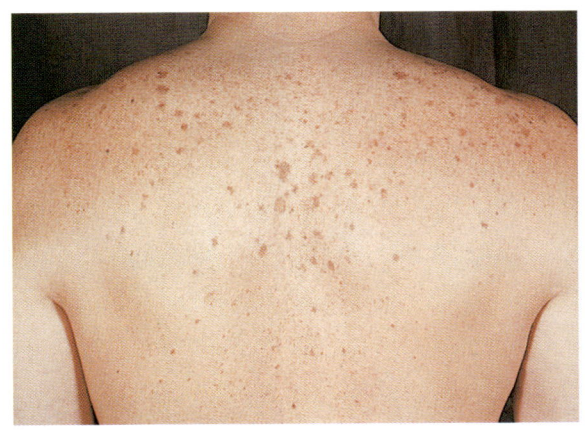

図8-2 光線性花弁状色素斑

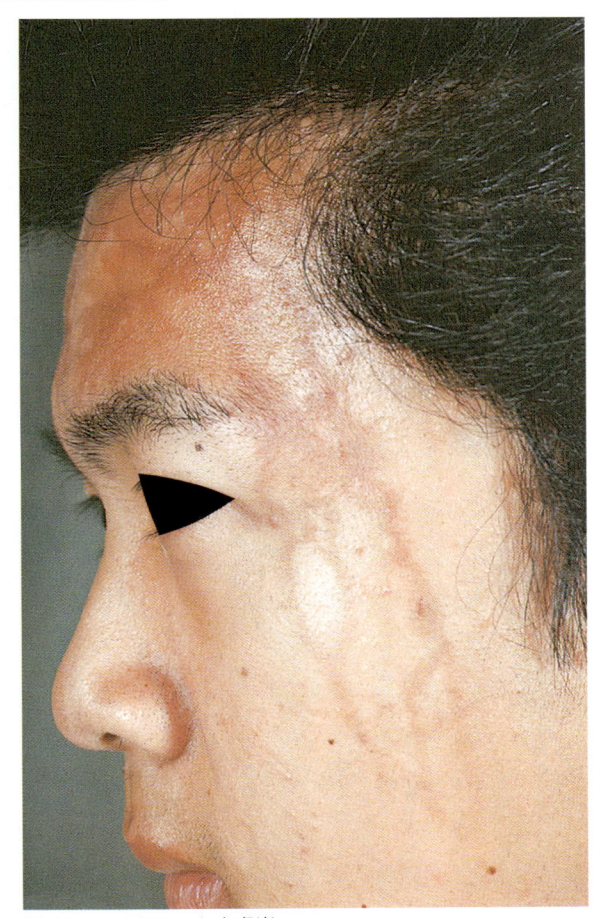

図8-3 ベルロック皮膚炎

日光皮膚炎
dermatitis solaris (sun burn)

日光光線に対する異常な皮膚反応は種々の臨床形態を示し，日焼けのひどい状態，蕁麻疹様，湿疹様および丘疹・結節性の変化がみられる．
日光光線のうち，中波長紫外線（UVB，290〜320mm）によって起こる皮膚の潮紅を日光皮膚炎という．

■ 症　状
1）日光にあたったあとに，発赤，灼熱感を生ずる．
2）ひどい時は水疱となる．
3）2〜5日で落屑を生じ，暫時褐色の色素沈着を残す．
4）ときに全身症状（ショック，発熱，嘔気，頻脈）を起こす．
5）数年後に，上背，肩などに光線性花弁状色素斑 pigmentatio petaloides actinica（図8-2）を生ずる．

ベルロック皮膚炎
berloque dermatitis

香水など，光過敏性物質が皮膚についたあと日光にあたって，色素沈着を生ずる状態をいう．一種の光毒性皮膚炎．

■ 症　状
1）好発部位：女性の側頸部，耳後部．
2）ペンダント状（berloque）の形をした，褐色の色素沈着．
3）初期に潮紅，小水疱を伴うことがある（図8-3）．

■ 診断のポイント
病歴と色素沈着の形状から診断は容易．円ないし楕円形の場合には固定薬疹（図9-7）との鑑別．

■ 治　療
香水の使用を中止し，副腎皮質ステロイド薬を外用する．ただし原因を除けば自然にも治癒し得る．

光線過敏性皮膚炎

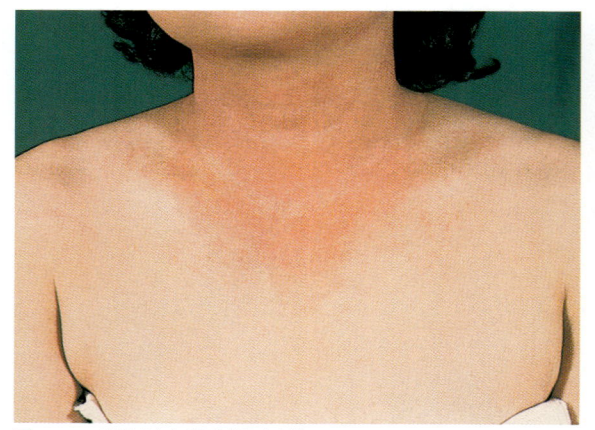

図8-4 光接触皮膚炎(光毒性)

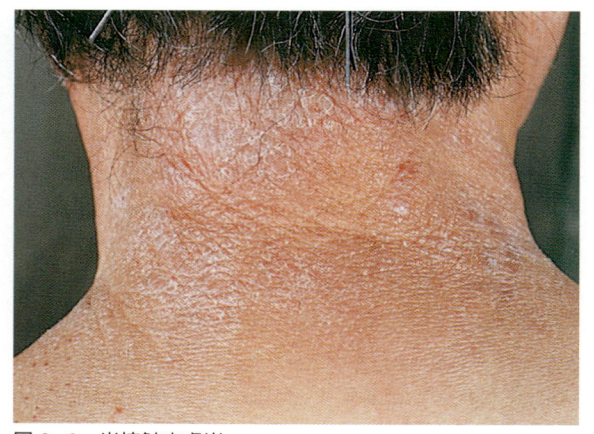

図8-6 光接触皮膚炎

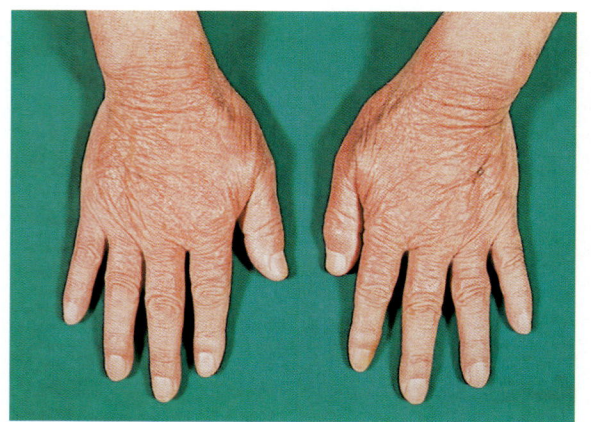

図8-5 光接触皮膚炎

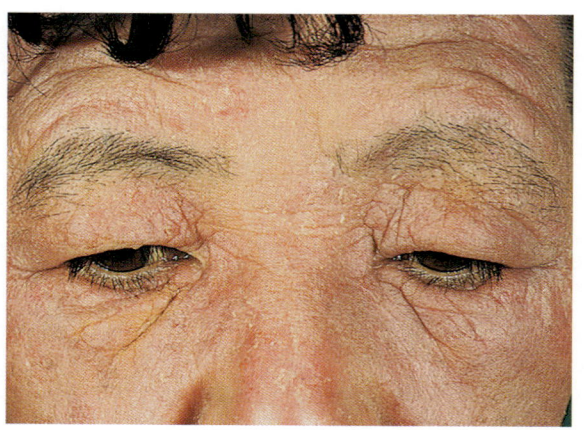

図8-7 光接触皮膚炎

光接触皮膚炎
photocontact dermatitis

光接触皮膚炎は光力学的な作用を有する物質が皮膚に存在し，生理的範囲の光線が作用して炎症を生ずるものである．光活性物質の皮膚への経路は1)外部からの接触，2)薬剤または食物の形で体内部からの2つがある．またその発生機序には光毒性phototoxicと，光アレルギー性photo-allergicとが考えられる(表8).

診断のポイント
1) 光毒性反応は光過敏性の物質が作用した部位に，日光照射後急激に発生し，日焼けのひどい状態を示すので診断上の問題は少ない．
2) 光アレルギー性反応では，内因性のもの(例えば薬剤)は顔，頸部，手背，前腕伸側など露光部位に起こる．
3) ただし，外因性のもの(例えば殺菌剤，除草剤などハロゲン化フェノール)では，その他の接触部位に生じ得る．
4) 光アレルギー性の皮膚炎は湿疹・皮膚炎の症状を呈する．
5) 薬剤による日光疹は光アレルギー性，光毒性の両方がある(147頁参照)．
6) 光貼布試験(photo patch test).
7) 薬剤，食品，生活環境などの詳しい問診．

表8 光接触皮膚炎の発生機序による差

	光　毒　性	光アレルギー性
個体差	なし	あり
症状の発現	急性	潜伏期あり
臨床形態	日焼けのひどい状態	湿疹型反応
発生部位	物質の作用したところ	露光部位
色素沈着	╫	±
光貼布試験	光毒性反応	アレルギー反応
交叉反応	無	有
作用波長	物質の吸収波長	吸収波長より長波長

多形日光疹・種痘様水疱症

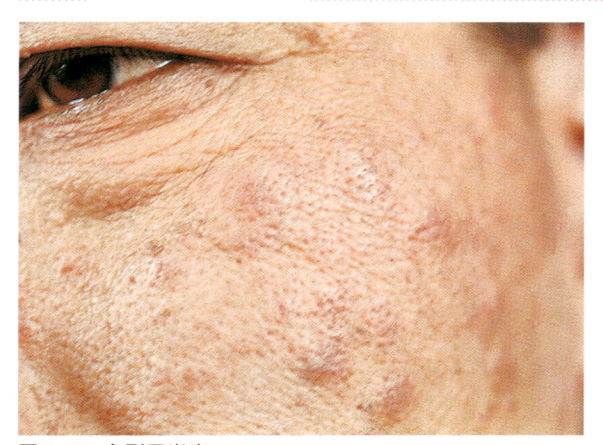

図8-8　多形日光疹

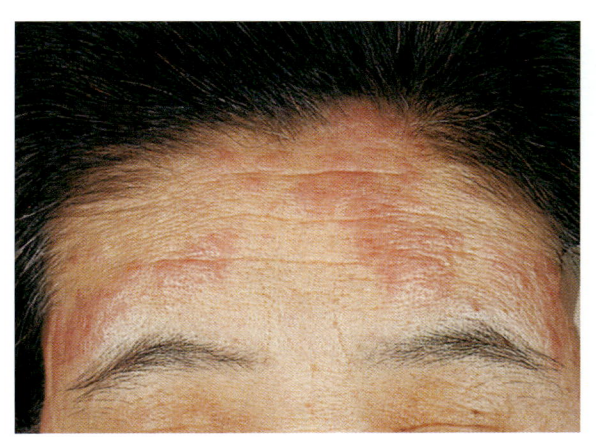

図8-9　多形日光疹

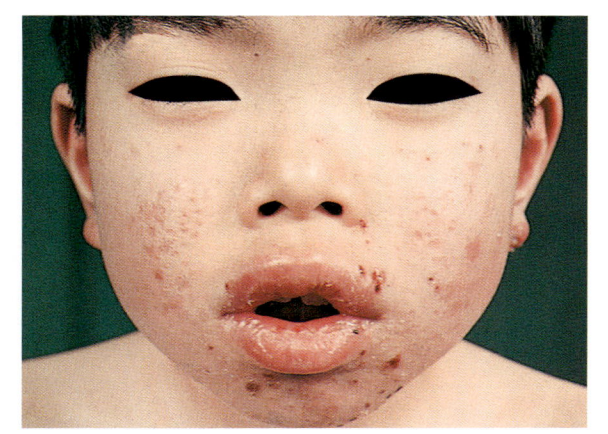

図8-10　種痘様水疱症

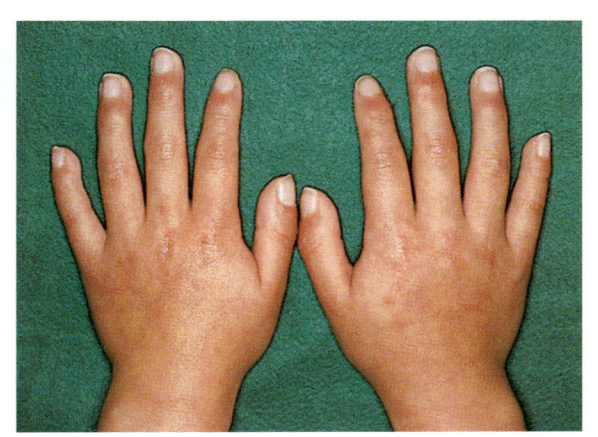

図8-11　種痘様水疱症

多形日光疹
polymorphous light eruption

内因性日光過敏症のひとつ．UVB（ときにUVA）によって特定の人に起こる遅延型の光アレルギー反応と考えられる．成人．

症状
1）春から夏にかけて，露出部，特に顔に生ずる．
2）日光照射後，数時間してかゆみを伴う紅斑．
3）紅斑は浸潤があり，大小さまざま，不整形．
4）鱗屑はほとんどみられない．
5）まれに痒疹様の丘疹．

診断のポイント
1）毎年，春から夏に発生し，秋になおる慢性の紅斑性変化．
2）光線過敏症の直接の原因なし．
3）組織像：リンパ球の増殖，表皮の一部に特異な不全角化．

種痘様水疱症
hydroa vacciniforme

内因性日光過敏症のひとつ．幼児期に発症し，成人になると自然になおるが，ATL，EBウイルス感染と関係する例がある．作用波長はUVA領域．

症状
1）主に春から夏にかけて，露光部位（額，耳，鼻，頬，手背）に生ずる．
2）かゆみを伴う丘疹性の紅斑．
3）直ちに中心に小水疱を生じ，臍状に陥凹する．
4）数日で結痂し，あとに瘢痕となる．
5）下口唇は腫脹し，びらん性の変化を伴うことがある．

鑑別診断
1）膿痂疹：膿性水疱．瘢痕なし．
2）骨髄性プロトポルフィリン症：赤血球，便に多量のプロトポルフィリンを含む．
3）hyalinosis cutis et mucosae：嗄声．水疱なし．

色素性乾皮症

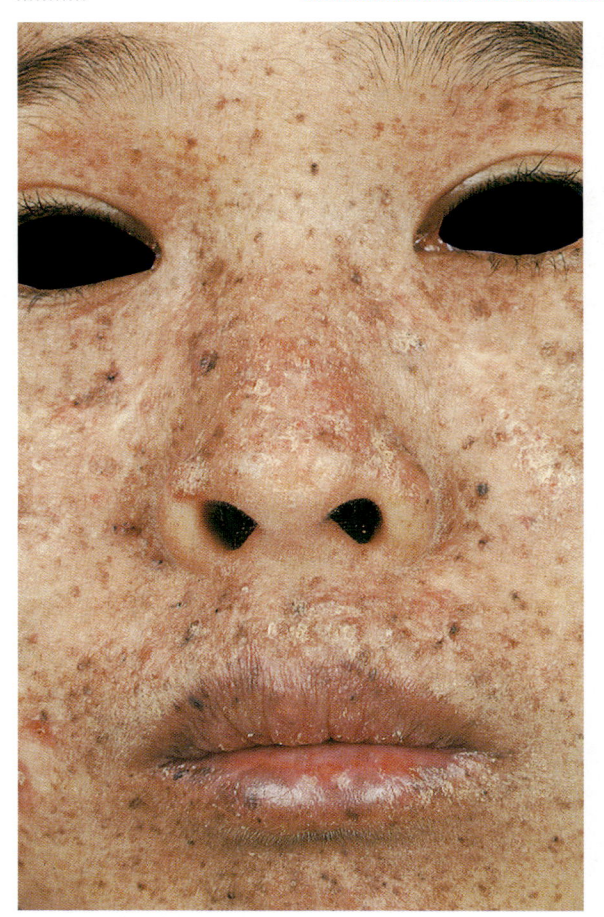

図 8-12 色素性乾皮症

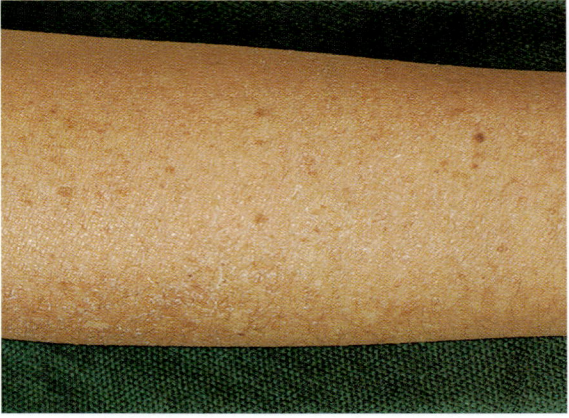

図 8-13 色素性乾皮症

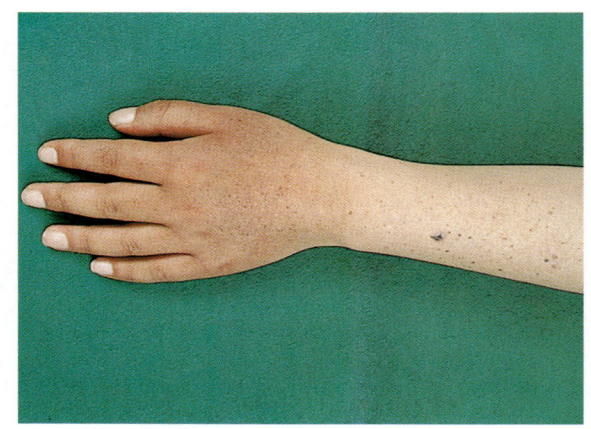

図 8-14 色素性乾皮症

色素性乾皮症
xeroderma pigmentosum

常染色体性劣性遺伝性の疾患で，同胞発生，血族結婚が多い．紫外線による DNA 損傷の修復機転に障害があり，幼児期より著しい光線過敏性をきたす．その結果露光部の皮膚は多型皮膚萎縮の状態に陥り，早期より種々の悪性腫瘍が発生する．9種（A群〜I群）の遺伝性相補性群と variant に分類される．

● 症　状
1）生後1〜2年にはじまる，日光光線照射後の潮紅，水疱（日焼け）．
2）露出部位の皮膚は乾燥し，点状の色素沈着（そばかす様）．はじめ褐色，次第に濃くなる．
3）鱗屑を伴った点状の皮膚萎縮．
4）萎縮した皮膚に毛細血管拡張が出現し，多型皮膚萎縮となる．
5）手背，前腕にも軽い変化がみられる．
6）のちに顔，口唇に種々の腫瘍が出現．腫瘍は有棘細胞癌，基底細胞上皮腫，悪性黒色腫，ケラトアカントーマなどが多い．
7）合併症：知能障害，精神神経症状，性腺発育不全など（De Sanctis-Cacchione 症候群）．

● 診断のポイント
1）異常な日焼け，そばかすに気づく．
2）多型皮膚萎縮．
3）比較的遅く発症し，症状の軽い例では DNA 修復障害は認められないことがある．

● 鑑別診断
1）異常な日焼けの時期には骨髄性プロトポルフィリン症の初期：ポルフィリン代謝異常．
2）多型皮膚萎縮の時期には表Ⅷに示す先天性疾患．

● 治　療
日光照射を避ける．光線遮断クリーム．悪性腫瘍の早期発見と切除．

慢性放射線皮膚炎

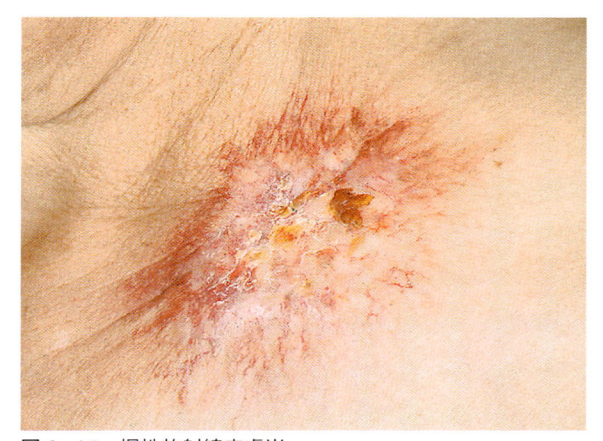

図 8-15　慢性放射線皮膚炎

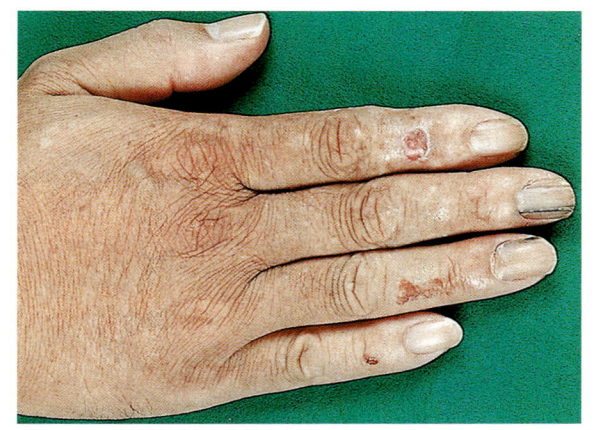

図 8-17　慢性放射線皮膚炎（医師）

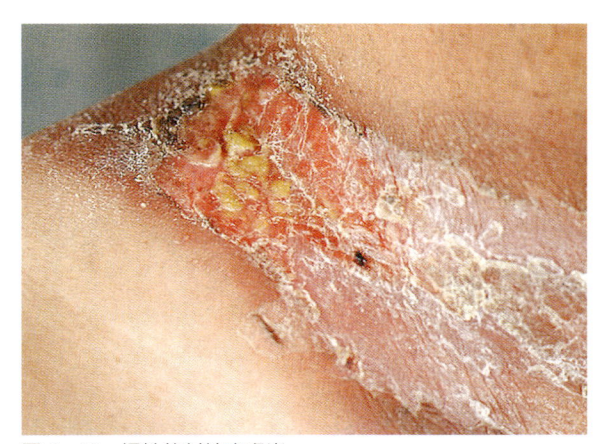

図 8-16　慢性放射線皮膚炎

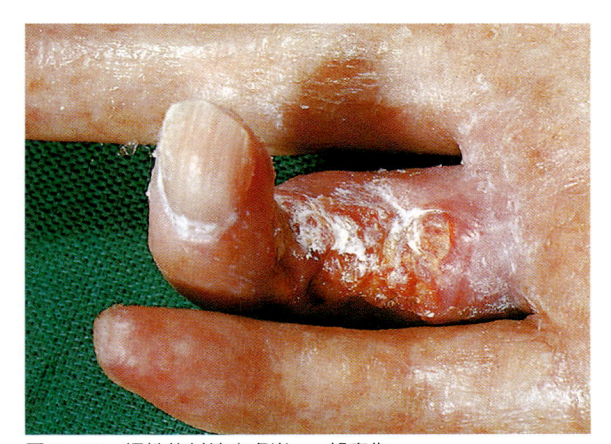

図 8-18　慢性放射線皮膚炎，一部癌化

慢性放射線皮膚炎　　　radiodermatitis chronica

弱い放射線の長期間反復照射によって起こる皮膚の障害．

病因的には結合織の変性と末梢血管の循環障害に基づく表皮の栄養障害性変化が特徴的であり，のちに表皮細胞の悪性変化を生じ得る．

放射線治療の際の後遺症として，および放射線取扱者に職業的に起こることが多い（図 8-17）．

● 症　状

1）皮膚の乾燥．不規則な色素沈着および色素脱失．
2）毛細血管拡張．
3）表皮の萎縮．
4）皮膚の硬化．
以上の多型皮膚萎縮性の変化が根本的なものであり，次の症状が出現した時には前癌状態と考えられる．
5）部分的に，とがった，かたい角質増生．
6）難治性の潰瘍．

● 診断のポイント

1）既往歴．放射線治療および診断の従事者では手指に注意．
2）多型皮膚萎縮（poikiloderma）．
3）角質増生局面および潰瘍縁から癌が発生し得る．普通は有棘細胞癌，まれに基底細胞癌，悪性黒色腫，肉腫．

● 治　療

油性軟膏を塗布して刺激を避ける．経過を観察し，前癌状態があれば早期に切除．または広範囲に植皮．

凍瘡

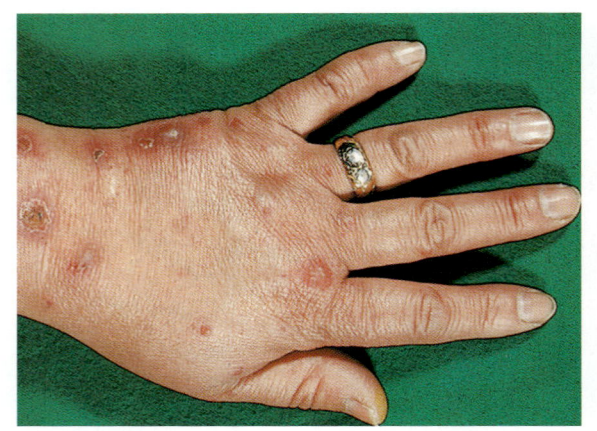

図8-19 凍瘡

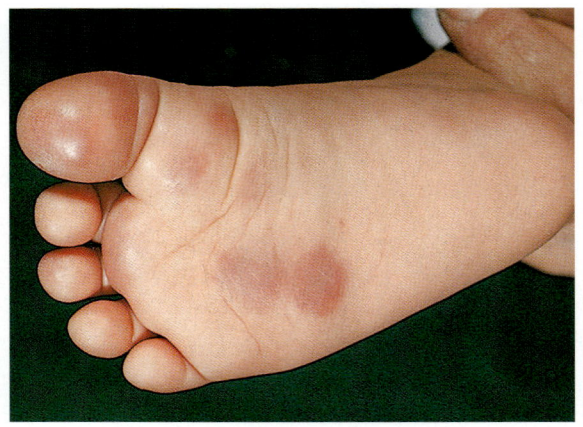

図8-21 凍瘡

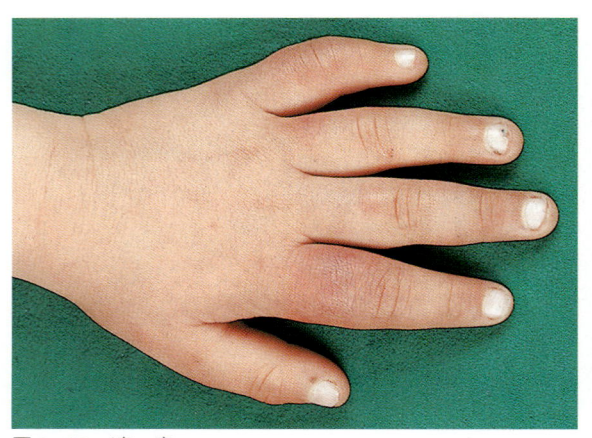

図8-20 凍瘡

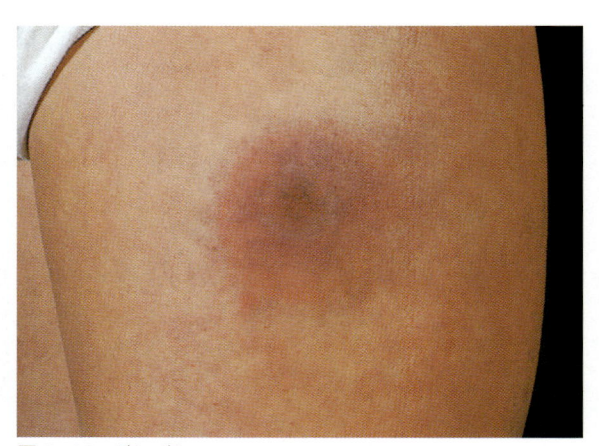

図8-22 凍瘡

凍瘡　　　　　　　　　　　　　　　　　pernio

寒冷刺激に対する皮膚末梢血管の異常反応の症状であり，cryopathyに属する．体質的な素因があり，これに皮膚の温度低下，湿度上昇が加わって静脈性の末梢循環障害をきたす．小児と若い女性に多い．

● 症　状
1）好発部位：からだの末端（足，手，耳，殿部）．
2）暗赤色，浮腫性の腫脹（図8-20）．
3）滲出性の紅斑．
4）かゆみを伴う．
5）まれに紅斑の上に水疱を生じ，びらん，潰瘍，角質増生など二次的な変化をきたす．
6）普通は7日ほどでなおるが，誘因があれば再発．

● 診断のポイント
凍瘡に似た症状（非定型的な凍瘡）は末梢循環障害をきたす種々の全身疾患に伴って生ずることがある．特に全身性エリテマトーデスの初発症状として重要．非定型的な凍瘡とは次の項目のいずれかに該当する．
1）冬以外の時期，梅雨時などにも発生するもの．
2）好発部位以外にも発生するもの．
3）1個の発疹の経過が長いもの．
4）難治性の潰瘍となるもの．
5）かゆみがないか，発赤のわりに圧痛の強いもの．

● 鑑別診断
1）SLEの手足の紅斑：普通かゆみなし．浮腫性腫脹軽度．確実には組織検査．
2）chilblain lupus：手指関節背面，足の外側縁，耳に好発．表皮の萎縮が強く，慢性に経過．
3）全身性血管炎に伴う凍瘡様紅斑：関節炎その他の全身症状．

● 治　療
保温，乾燥による予防が第一．VEの内服．凍瘡軟膏．

symmetrical lividities of the soles of the feet・摩擦黒皮症

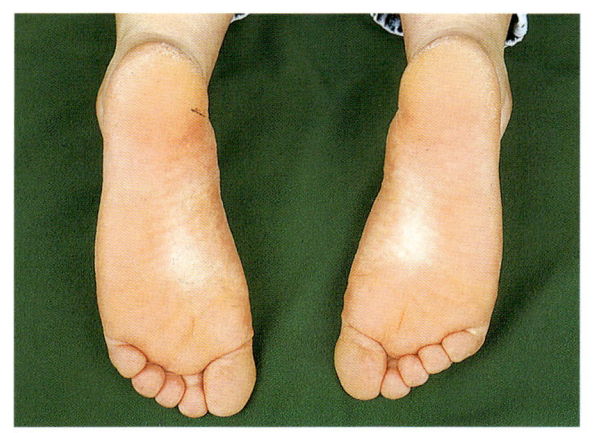

図 8-23　symmetrical lividities of the soles of the feet

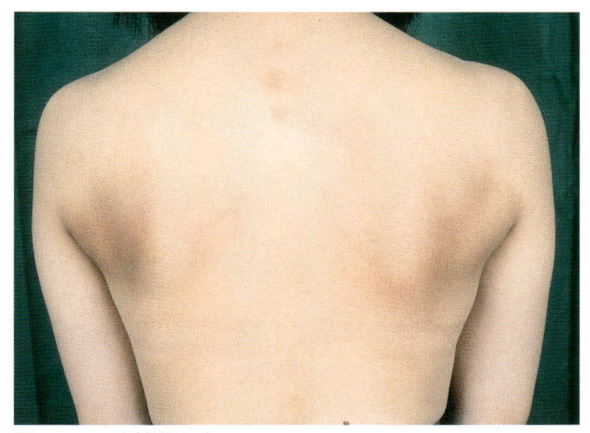

図 8-25　摩擦黒皮症

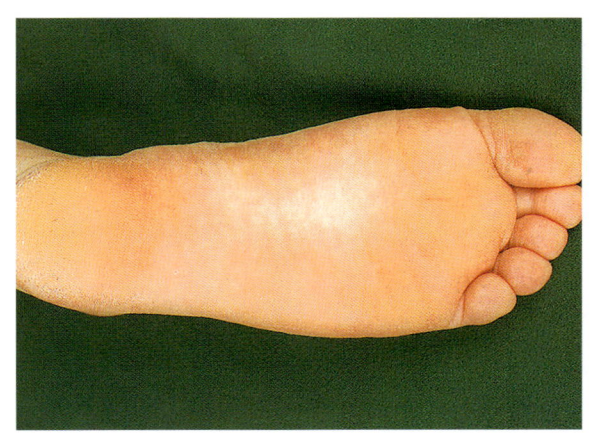

図 8-24　symmetrical lividities of the soles of the feet

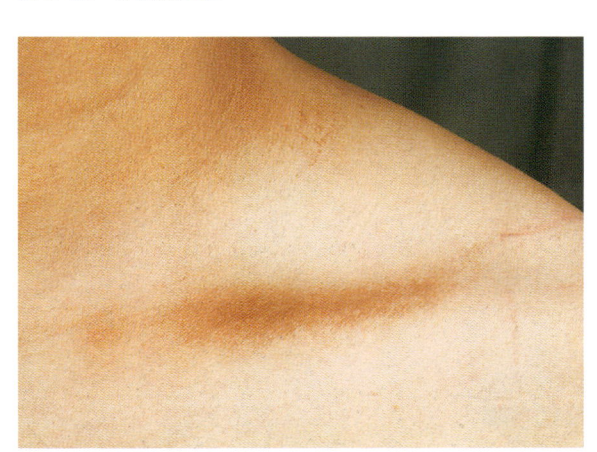

図 8-26　摩擦黒皮症

symmetrical lividities of the soles of the feet

若い成人の両側足底に生ずる病変で，局所的な多汗症と機械的刺激によると思われる．
好発年齢は 10〜20 歳代で，女性に多い．

● 症　状
1）病変は両足，対称性（まれに片側性）に生ずる．
2）足底（土踏まず）では扁平に隆起した淡紫紅色の丘疹が多数集簇．
3）足縁ではやや大型の局面を呈する．鱗屑なし．
4）軽い圧痛がある．
5）掌蹠に多汗症のあることが多い．

● 病理組織
軽い表皮肥厚，真皮の血管拡張と軽い細胞浸潤．

● 治　療
制汗薬の外用．

摩擦黒色症
friction melanosis

ナイロンタオルなどで頻繁に摩擦することによる色素沈着．towel melanosis ともいう．成人女性に多い．

● 症　状
1）好発部位：肩甲骨および鎖骨など骨の上の皮膚．
2）境界不鮮明な淡褐色の色素沈着．
3）表面平滑，鱗屑はない．
4）慢性例では色素脱失を伴うことがある．

● 病理組織
表皮直下にメラニン色素の滴落．

● 鑑別診断
1）斑状アミロイドーシス：上背部に好発．さざなみ状の色素斑．組織学的にアミロイドの証明．
2）多発性斑状色素沈着症 pigmentatio macularis multiplex idiopathica：若い成人の体幹，爪甲大の円形，灰褐色〜紫褐色の色素斑が多発．原因不明．

9. 薬疹

薬疹

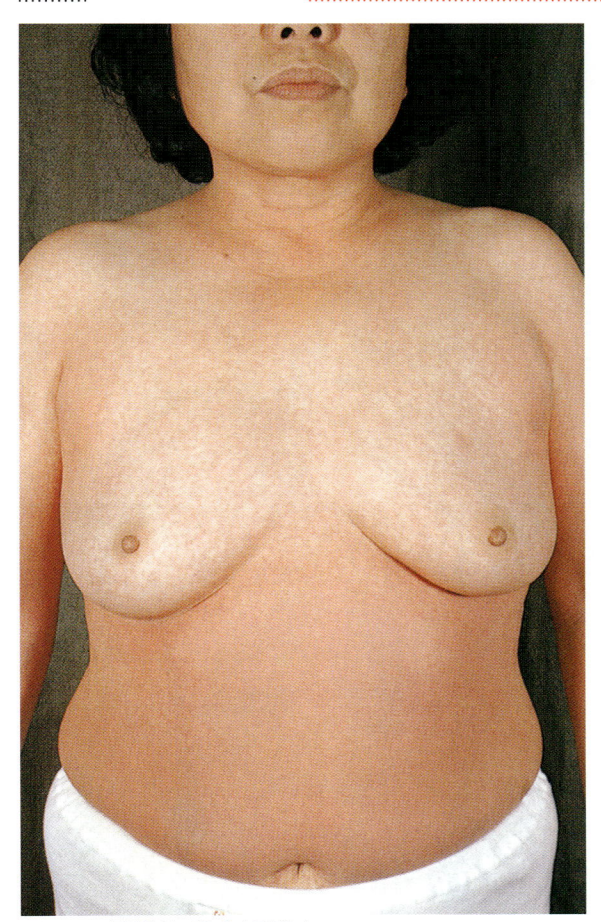

図9-1　播種状紅斑丘疹型薬疹

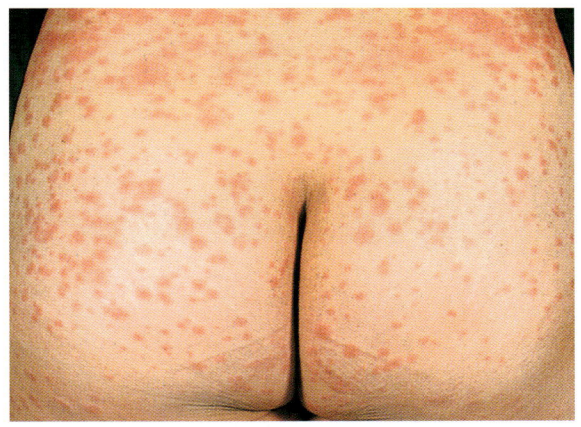

図9-2　播種状紅斑丘疹型薬疹

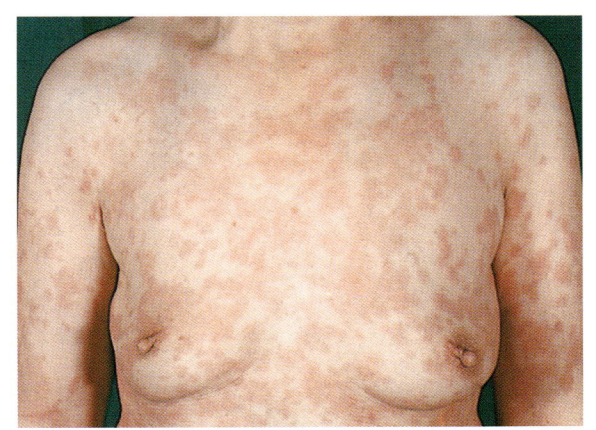

図9-3　播種状紅斑丘疹型薬疹

薬疹　drug eruption

薬剤が経口的または注射によって体内に入り，種々の発生機転で皮膚に異常を生じた場合に薬疹と総称する．薬剤が経皮的に作用した時は接触皮膚炎といって薬疹とは別に扱う．

● 薬疹の発生機序

アレルギー性，中毒性のものが多く，まれに蓄積作用，生体内環境の平衡障害，Herxheimer反応，Sanarelli-Shwartzman現象，ビオトロピスムなど．

● 薬疹の診断のポイント

1）薬疹を全く起こさない薬剤はない．
2）頻用されている薬剤ほど薬疹を起こしやすい．
3）長期間使用して無事であった薬剤でも薬疹を起こす．
4）薬疹が一度起こると同じ薬剤によって再発することが多い．
5）異なった薬剤でも構造上同じ抗原性を有する場合には再発する（交叉反応）．
6）同じ薬剤でも個体によって異なった反応を示す．したがって臨床像から原因薬剤を確定できない．

播種状紅斑丘疹型薬疹

薬疹のうち，もっとも普通のタイプ．原因薬剤摂取後7日以内に起こるものが多い．

● 症　状

1）小さい紅斑または紅斑丘疹性変化が播種状に汎発．
2）ときに融合，ときに紫斑を混ずる．
3）ときに発熱，後に肝障害をきたす場合がある．

● 診断のポイント

1）感染症（特に風疹，麻疹，猩紅熱など）を除外．
2）薬剤摂取の病歴．

薬疹

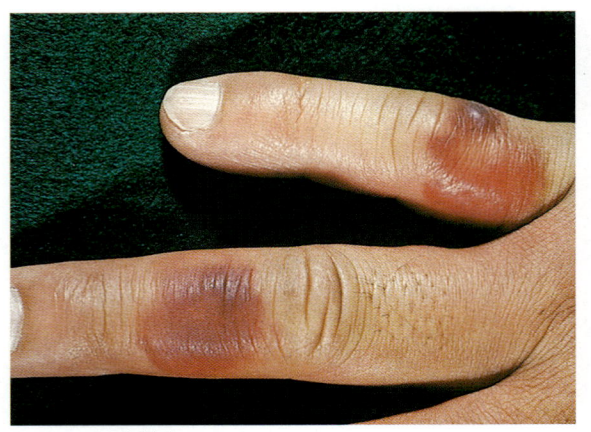

図9-4　固定薬疹

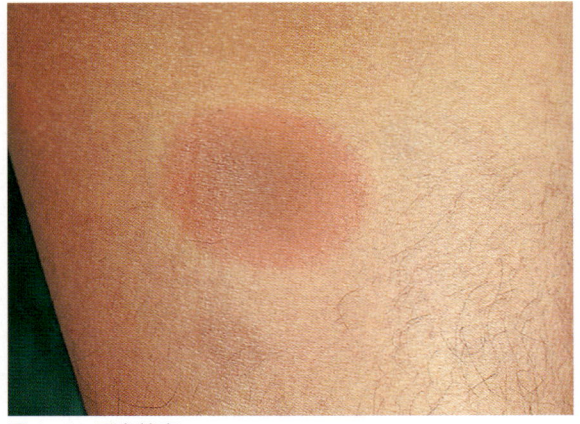

図9-6　固定薬疹

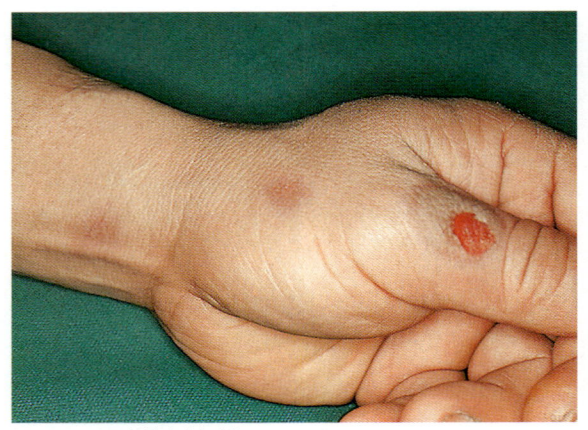

図9-5　固定薬疹（水疱）

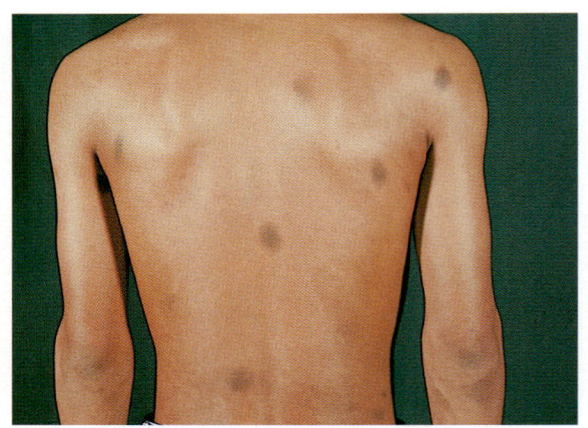

図9-7　固定薬疹（色素斑）

固定薬疹　　　　　　　　fixed drug eruption

原因薬剤を摂取するたびに同じ部位に紅斑を生ずるタイプの薬疹．

固定薬疹は特異な臨床像を示し，ほかのタイプの薬疹とは明瞭に区別される．

● 原因薬剤

アミノピリン，アンチピリンなどのピリン剤（ピリン疹），バルビタール，サルファ薬，抗生物質，非ステロイド系抗炎症薬，ヒダントイン．

● 症　状

1）好発部位：皮膚粘膜移行部．ただし体のどこにでも生じ得る．

2）円形，境界鮮明．やや紫色を帯びる紅斑．

3）ときに水疱を生じ，びらん面となる（図9-5）．

4）灰褐色の色素斑としてなおる．色素斑は数年間残存する．

5）原因薬剤を再び摂取すると数分ないし数時間後に同じ部位にかゆみと潮紅を生ずる．

6）再発ごとに次第に数を増す．

7）口腔，外陰粘膜では，円形ないし不整形のびらんとなる．

● 診断のポイント

1）臨床症状と薬剤摂取の病歴より診断は難しくない．

2）原因薬剤を決定するためには，常用量の1/10を内服する．

● 治　療

1）原因薬剤を決定し，中止する．

2）局所的に副腎皮質ステロイド外用薬．

3）色素沈着にはVCの内服．

薬疹

図 9-8 Lyell 症候群

図 9-9 Lyell 症候群

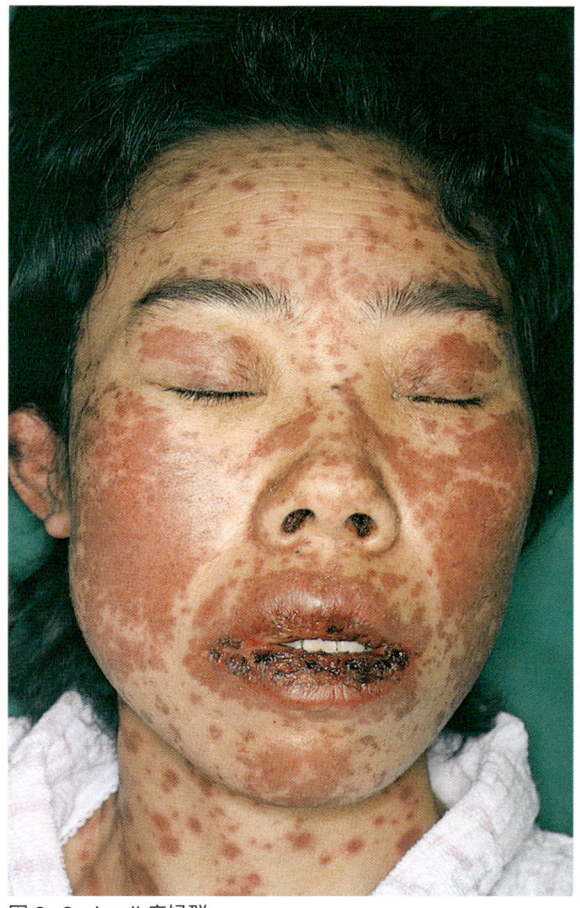

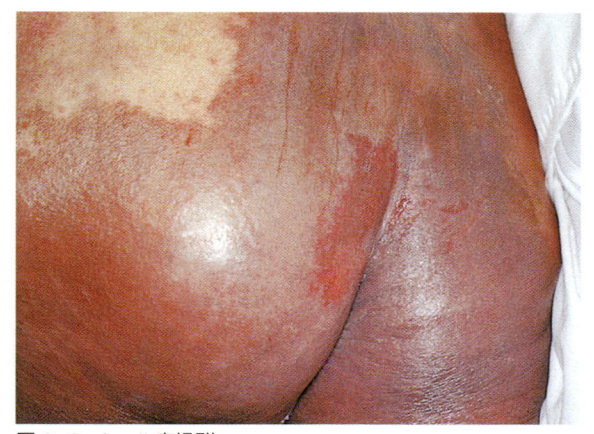

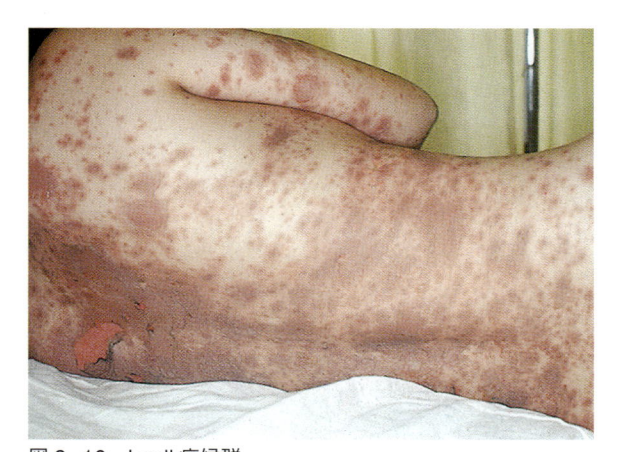

図 9-10 Lyell 症候群

Lyell 症候群
（toxic epidermal necrolysis）

種々の病的過程のある時期に，ちょうど第2度熱傷のように，表皮が広範に剥離する状態を中毒性表皮壊死融解症 toxic epidermal necrolysis（略して TEN と呼ばれる）という．

原因的には成人の場合，薬剤によるものが圧倒的に多く，皮膚粘膜眼症候群の薬疹に近い．小児の場合は epidermolytic toxin を出すブドウ球菌感染症の時に生ずる（SSSS）．

● 原因薬剤

サルファ薬，抗生物質，サリチル酸剤，バルビタール，ピラゾロン系，および非ピラゾロン系鎮痛解熱薬など．

● 症　状

1）顔，体幹，四肢に，突然痛みを伴ってびまん性の潮紅または紅斑を生ずる．

2）間もなく紅斑は褐色となり，表皮が壊死性の発疹となる．

3）3〜4日で表皮は剥離し広範囲のびらんとなる．Nikolsky 現象陽性．

4）口腔粘膜，外陰，肛門部も同時に罹患し，出血性のびらんを生ずる．

5）50％以上の皮膚が罹患した場合の死亡率 30％．

6）死因は尿細管壊死による急性腎不全，気管支肺炎，脱水，ショック．

● 鑑別診断

1）皮膚粘膜眼症候群：滲出性の紅斑が主体となる．びらんの周辺に紅斑が存在．

2）graft v. host disease．

● 治　療

直ちに薬剤を中止，副腎皮質ステロイド薬の大量全身投与，補液（広範囲熱傷と同じ）．

薬疹

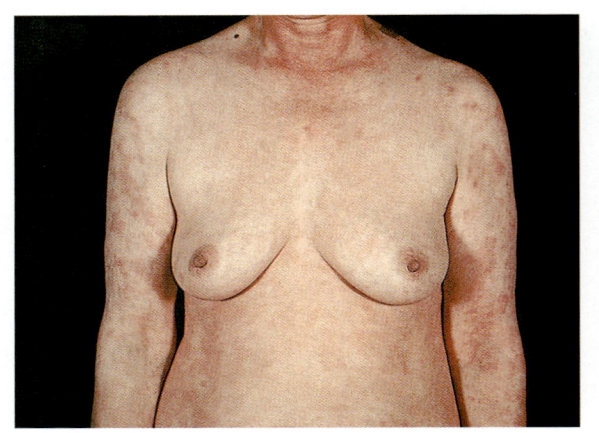

図9-11　扁平苔癬型薬疹

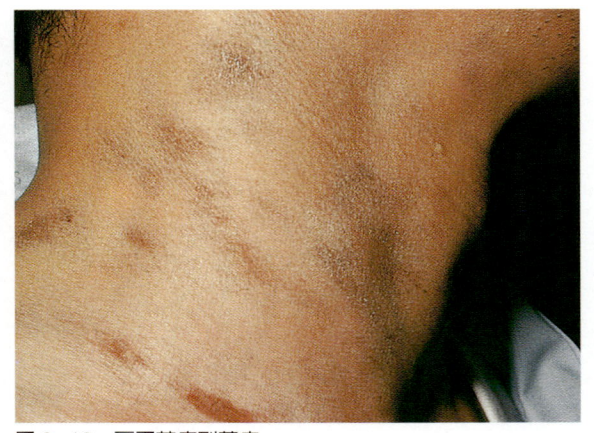

図9-13　扁平苔癬型薬疹

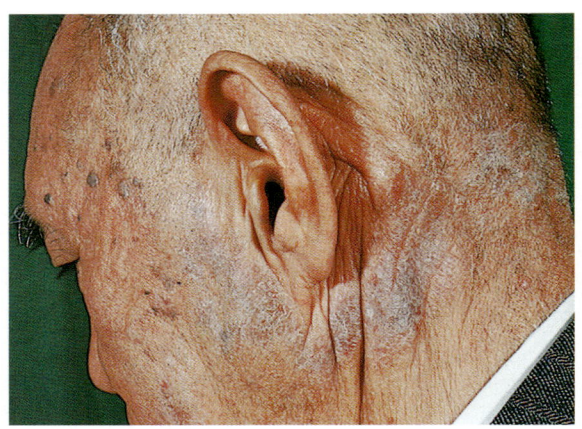

図9-12　扁平苔癬型薬疹

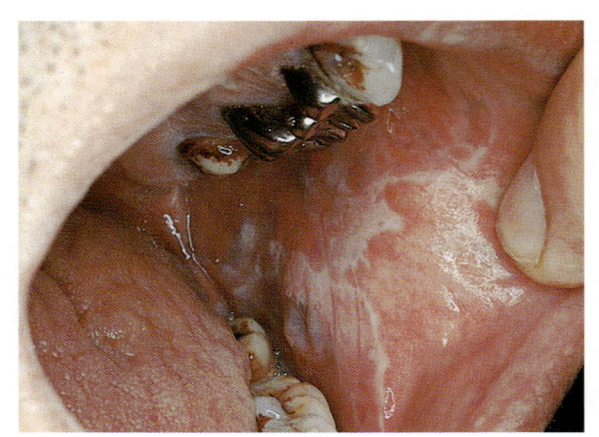

図9-14　扁平苔癬型薬疹

扁平苔癬型薬疹　lichenoid drug eruption

臨床的, 組織学的に扁平苔癬に類似した病像を示す薬疹. 老人に多い. 近年, 滲出性紅斑, 環状紅斑などの臨床像を示しながら, 組織学的に扁平苔癬型反応(lichenoid reaction)である薬疹が増加している. 慢性のGVHDもこれに属す.

● 原因薬剤

サイアザイド系降圧利尿薬, 脳代謝機能改善薬(塩酸ピリチオキシン), 末梢血管拡張薬(シンナリジン). 近年はβブロッカー, Ca拮抗薬, ACE阻害薬, テトラサイクリンが多い.

● 症　状

1) 好発部位：四肢, 体幹. 日光と関係のあるものは顔, 頸.
2) 毛細血管拡張を伴う金平糖状の紅斑が多発. 大きさは爪甲大くらい.
3) やがて滲出傾向が増し, 扁平苔癬様の紅斑となる.
4) ときに紅斑の上に水疱.
5) 口腔粘膜の罹患(約20％)：線状の白色角化が潮紅局面を取り囲む. 口唇粘膜では浅いびらん.
6) 爪甲の栄養障害性変化.

● 診断のポイント

1) 老人で不整形の紅斑が多発する場合には本症を考える.
2) 組織像：表皮基底層の破壊, 変性, リンパ球は比較的少なく, 好酸球を含む.
3) 発疹出現までの期間は数週から数ヵ月.
4) 内服試験：常用量を3日ないし2週間, 同様の病変を誘発し得る. 貼布試験陰性.

● 治　療

薬剤を中止すれば自然になおる.

薬疹

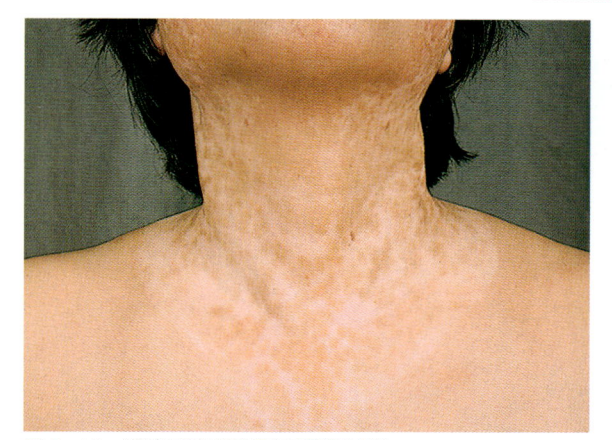

図 9-15　光線過敏性薬疹（白斑黒皮症）

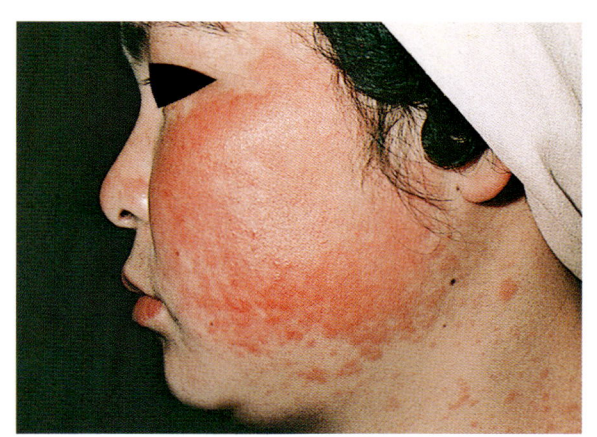

図 9-16　光線過敏性薬疹

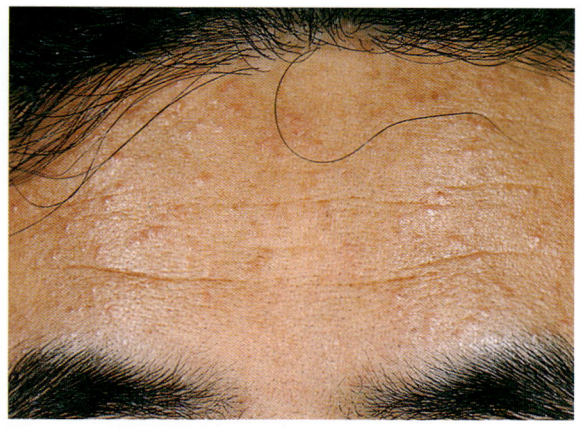

図 9-17　痤瘡型薬疹（INAH）

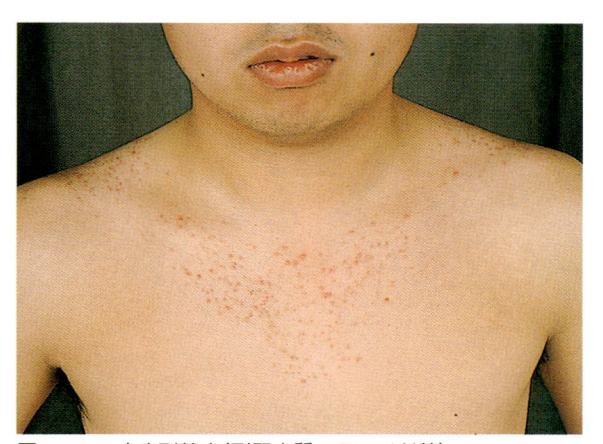

図 9-18　痤瘡型薬疹（副腎皮質ステロイド薬）

光線過敏性薬疹　drug induced photosensitivity

薬剤の摂取後，日光光線にあたって生ずる薬疹．光毒性反応と光アレルギー性反応とがある．

原因薬剤
クロルプロマジン，経口糖尿病薬，クロロサイアザイド系降圧利尿薬，ジメチルクロルテトラサイクリン，グリセオフルビン，サルファ薬．

症　状
1）好発部位：顔，項，前胸部（V字型）および手背，前腕伸側．
2）紅斑，浮腫，水疱（光毒性反応）．
3）湿疹・皮膚炎の症状（光アレルギー性反応）．
4）薬剤中止後，数ヵ月以上も日光疹を生ずることがある（persistent light reaction）．

治　療
原因薬剤の除去，局所に副腎皮質ステロイド外用薬．

痤瘡型薬疹　acneiform drug eruption

痤瘡（にきび）に似た毛包一致性の丘疹・膿疱を生ずるタイプ．尋常性痤瘡を既往に有する人では，特に起こりやすい．

原因薬剤
副腎皮質ステロイド薬，ACTH，INAH，ハロゲン（ヨウ素，臭素，塩素），ヒダントイン．

症　状
1）好発部位：体幹，特に上背部，上腕．
2）毛包に一致する赤色の丘疹，膿疱．
3）面皰はない．
4）ハロゲンによるものは炎症，痛みが強い．

治　療
もっとも軽症の薬疹であるので，原因薬剤（特に副腎皮質ステロイド薬）を中止する必要はない．クンメルフェルド液の外用．

薬疹

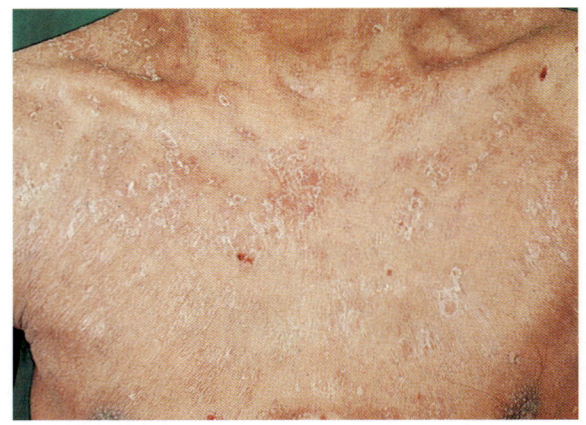

図 9-19　金皮膚炎

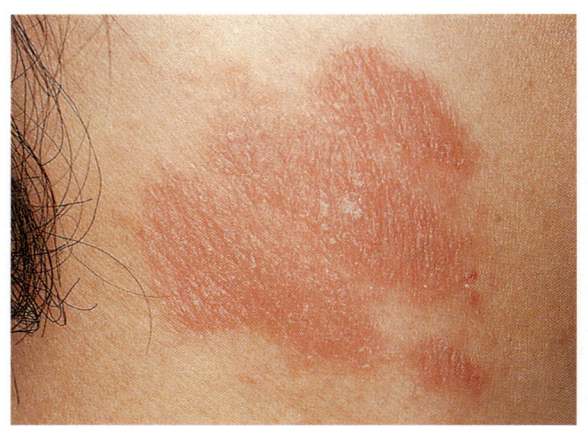

図 9-20　金皮膚炎

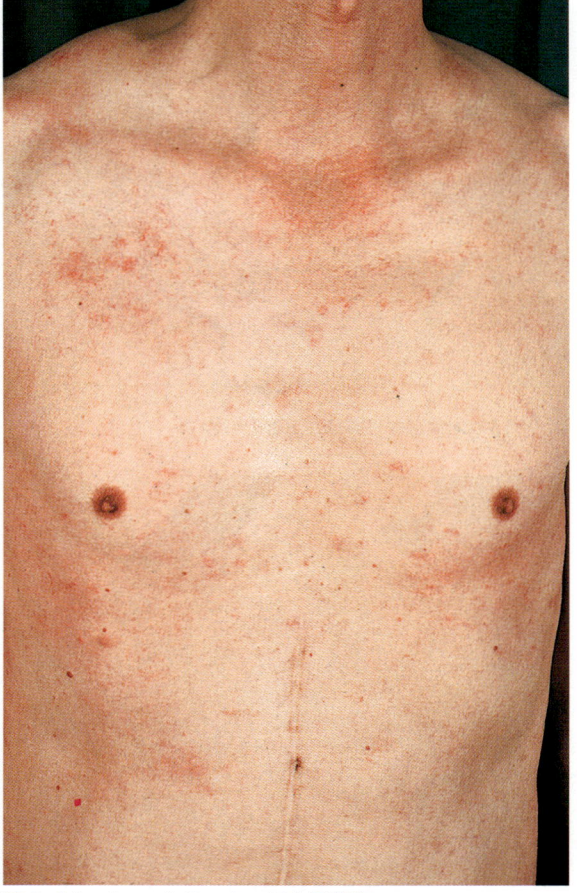

図 9-21　d-penicillamine による薬疹

金製剤による薬疹

金製剤(gold sodium thiosulfate)は，主に関節リウマチ，エリテマトーデス，天疱瘡などに用いられる．その副作用は，薬剤の蓄積作用による．全身的には，頭痛，発熱，腸炎，造血障害がある．

● 症　状
1) 口唇炎(潮紅，鱗屑)：初期症状として3～5週頃に出現(約16％)．
2) 口内炎(真珠母口内炎)，味覚異常．
3) かゆみ．
4) 皮膚炎：口囲→頸部→体幹．不規則な形をした紅斑．間もなく脂漏性鱗屑が付着し脂漏性皮膚炎に似る．
5) まれに紅皮症となる．

● 診断のポイント
1) 金製剤使用の病歴と脂漏性皮膚炎様症状．
2) 血中金濃度と症状は平行せず，貼布試験陰性．

d-penicillamine による薬疹

d-penicillamine は主として関節リウマチ，汎発性強皮症，ウイルソン病に用いられる．その副作用として全身的には発熱，悪心，関節痛，味覚障害，リンパ節腫脹，造血障害がある．その他，自己免疫性疾患を誘発する特徴がある．

● 症　状
1) 汎発性の紅斑・丘疹性変化，蕁麻疹様紅斑．
2) lupus 症候群．
3) 天疱瘡，後天性表皮水疱症．
4) 口唇炎，舌炎，口内炎．
5) 外傷部位の丘疹性変化，表皮性囊胞．
6) dermatochalasis.
7) elastosis perforans serpiginosa.
8) anetoderma 様変化．
9) 黄色爪症候群．

副腎皮質ステロイド薬による皮膚障害

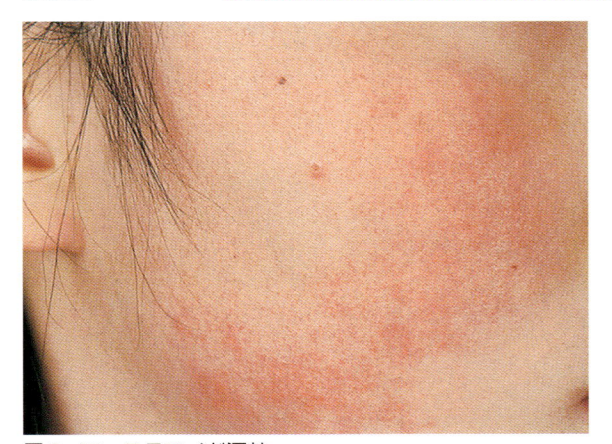

図 9-22 ステロイド酒皶

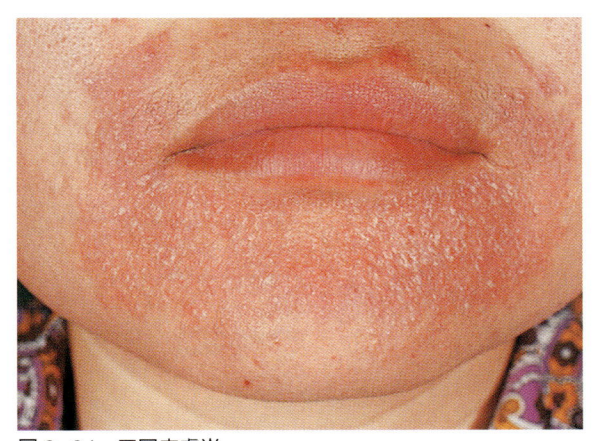

図 9-24 口囲皮膚炎

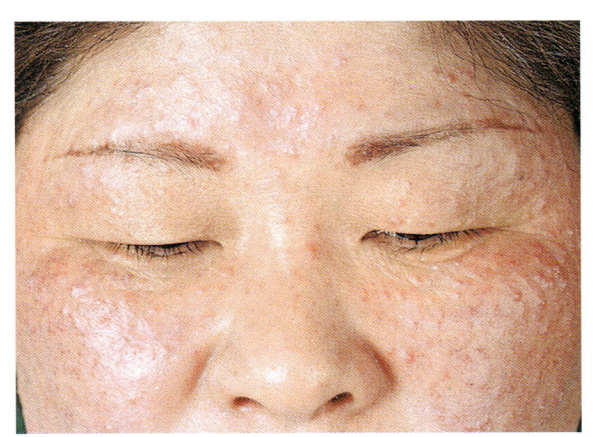

図 9-23 ステロイド酒皶

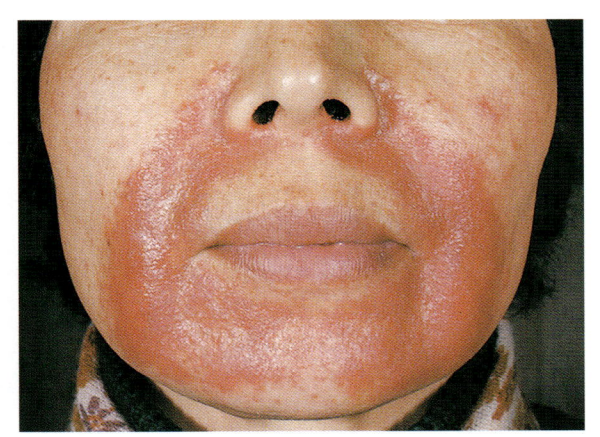

図 9-25 口囲皮膚炎

副腎皮質ステロイド薬による皮膚障害

A. 全身投与による副作用
 1）皮膚症状は Cushing 症候群のそれに似る．
 2）特有な体型（体幹の肥満，四肢の脂肪萎縮），満月様顔貌．
 3）皮膚萎縮線条（220頁）．
 4）痤瘡様発疹（図9-18）．
 5）紫斑．
 6）多毛．
 7）皮膚感染症．

B. 局所使用による副作用
一般に副腎皮質ステロイド外用薬の長期使用による．広範囲の皮膚に大量に用いた場合（特に ODT 療法）には全身使用の時と同様の副作用が起こり得る．ただし Cushing 症候群の発現は極めてまれ．

 1）毛細血管拡張．
 2）萎縮，ときに皮膚萎縮線条．
 3）色素脱失．
 4）多毛．
 5）紫斑．
 6）痤瘡様発疹（steroid acne）．
 7）酒皶．ステロイド酒皶 steroid rosacea という．中年女性に好発．
 8）口囲皮膚炎 perioral dermatitis：口囲の比較的境界鮮明の範囲に微細な丘疹が密集．鱗屑が種々の程度に付着．軽い色素沈着．
 9）感染症の発生ないし悪化．白癬，カンジダ症，疥癬，毛包炎．

抗悪性腫瘍薬による皮膚障害

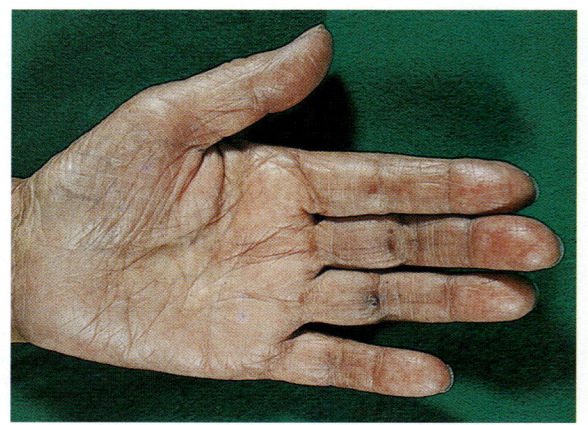

図9-26　ブレオマイシンによる色素沈着

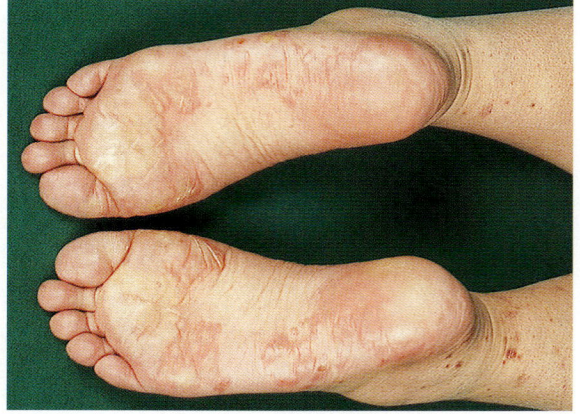

図9-28　5-FUによる角化を伴う紅斑

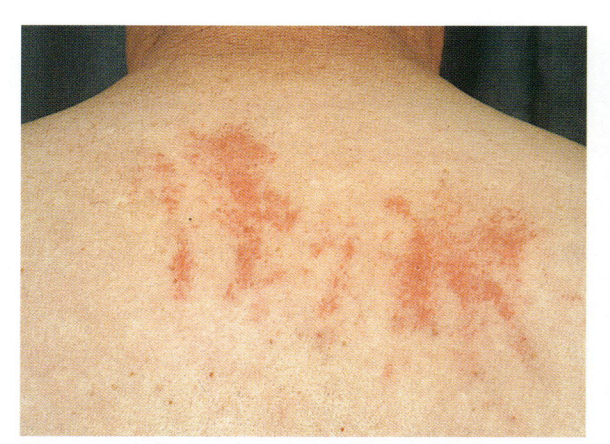

図9-27　ペブレオマイシンによる潮紅，色素沈着

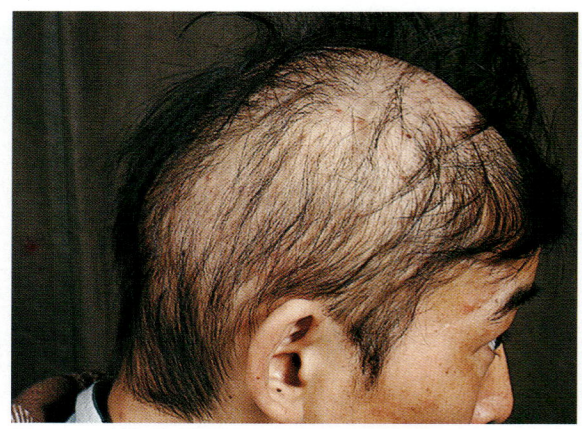

図9-29　抗悪性腫瘍薬によるびまん性脱毛

抗悪性腫瘍薬による皮膚障害

抗悪性腫瘍薬の種類によって，皮膚症状には多少の差がある．
1）抗悪性腫瘍薬の細胞毒性によるもの（脱毛，紫斑，口内炎）は共通している．
2）通常の薬疹と同じような起こり方は症状がさまざまで，発生機序の不明なものもある．

A．ブレオマイシン
1）脱毛，口内炎．
2）色素沈着（掌蹠，爪）（図9-26）．
3）皮膚硬化，指趾の浮腫，レイノー現象．
4）瘙痒症．搔破痕に一致して潮紅，色素沈着（scratch dermatitis）（図9-27）．
5）その他，白毛，紅斑．

B．5-FU（5-fluorouracil）
1）脱毛，紫斑，口内炎．
2）掌蹠の角化性紅斑（図9-28）．
3）色素沈着（掌蹠，爪）．
4）その他：発疹，びらん，水疱．

C．メソトレキセート（MTX）
1）脱毛，紫斑，口内炎．
2）光線過敏症．
3）発疹は極めてまれ．

10. 水疱症・膿疱症

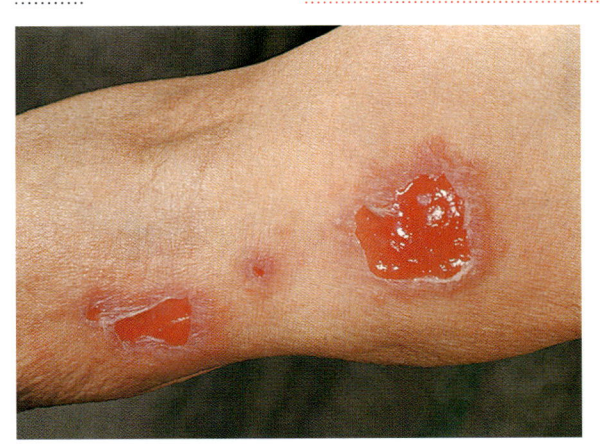

天疱瘡

図 10-1　尋常性天疱瘡

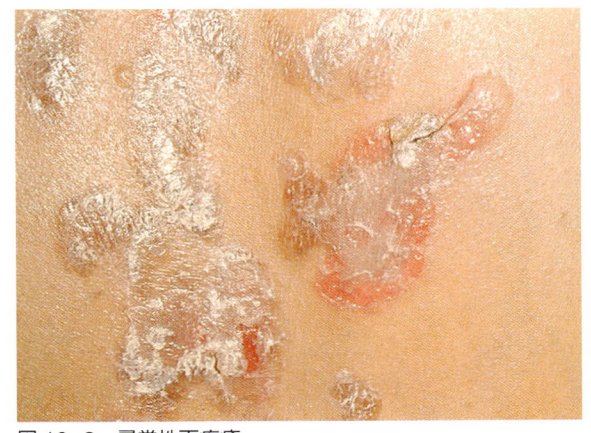

図 10-3　尋常性天疱瘡

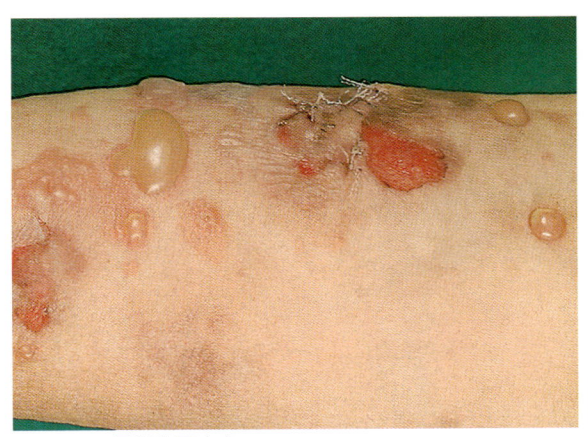

図 10-2　尋常性天疱瘡

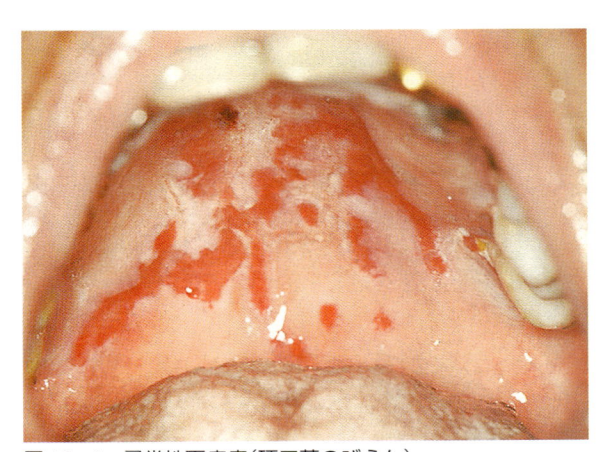

図 10-4　尋常性天疱瘡（硬口蓋のびらん）

天疱瘡　pemphigus

上皮細胞の相互の連絡が失われ（棘融解 acantholysis），上皮内に水疱ができるのを特徴とする皮膚，粘膜の水疱症を天疱瘡という．
次の2つのタイプがある．
　1）尋常性天疱瘡
亜型：増殖性天疱瘡
　2）落葉状天疱瘡
亜型：紅斑性天疱瘡（Senear-Usher 症候群）

天疱瘡では表皮細胞の細胞接着蛋白に対する自己抗体が証明され（天疱瘡抗体），その免疫反応によって蛋白分解酵素が活性化され，表皮細胞膜を障害し，棘融解が起こると考えられる．
尋常性天疱瘡の自己抗原は分子量 130kDa の desmoglein 3，落葉状天疱瘡のそれは分子量 160kDa の desmoglein 1．

A. 尋常性天疱瘡　pemphigus vulgaris

● 症　状

1）口腔粘膜に難治性のびらんで初発することが多い（図10-4）．
2）一見正常な皮膚の上に突然水疱を生ずる．
3）水疱は直ちに破れてびらんとなる．
4）びらん面の周囲の皮膚を指で強くこすると簡単に剝がれ，ときには水疱ができる．これを Nikolsky 現象という（41頁）．
5）新旧さまざまの水疱が混在し多彩な外観を呈する．
6）水疱からの蛋白喪失によって低蛋白血症，低カルシウム血症をきたすことがある．

● 診断のポイント

1）口腔粘膜のびらんが普通の治療で3週以上なおらない時は本症を疑う．
2）Nikolsky 現象．
3）Tzanck 試験（水疱底を鈍いメスで擦りとった材料

天疱瘡

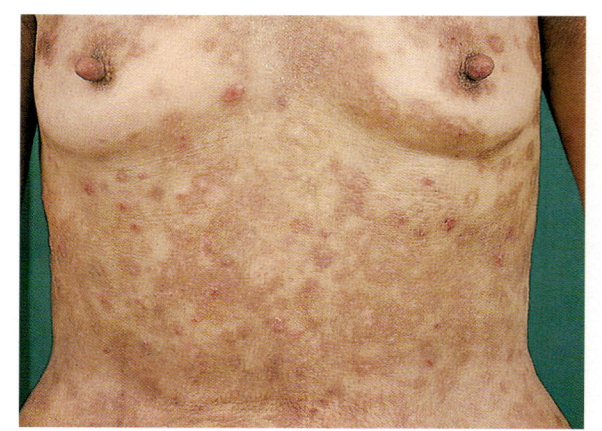

図 10-5 増殖性天疱瘡（Neumann 型）

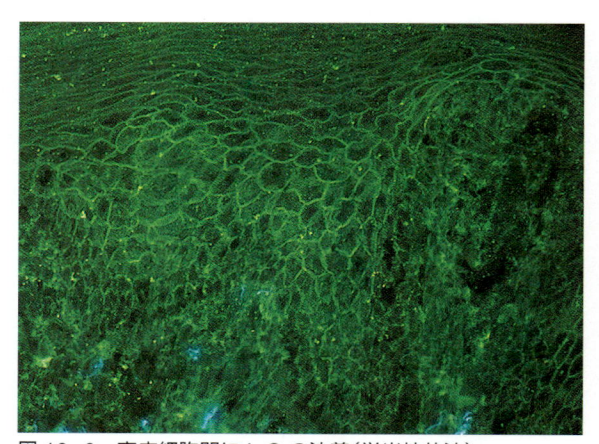

図 10-6 表皮細胞間に IgG の沈着（蛍光抗体法）

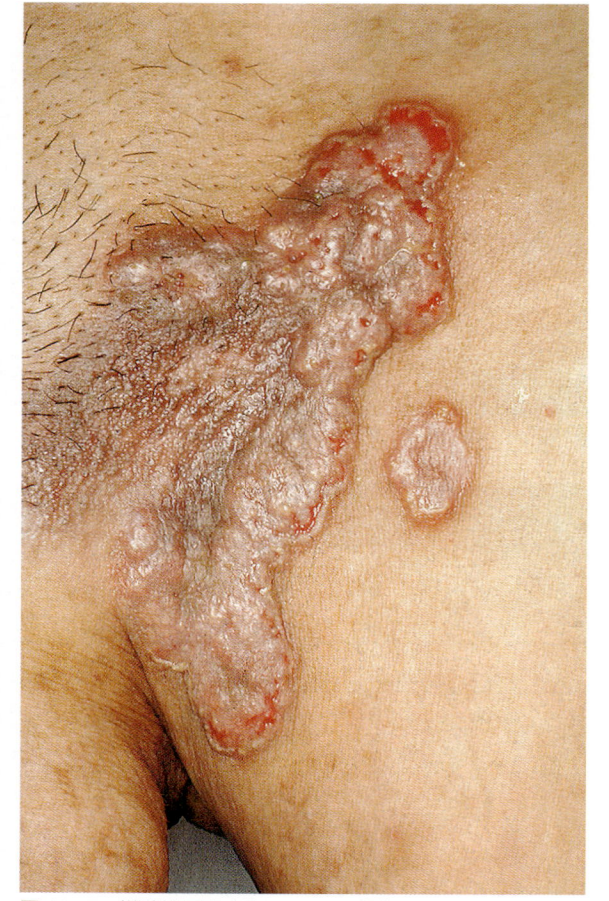

図 10-7 増殖性天疱瘡（Hallopeau 型）

をギムザ染色し，鏡検すると腫大した棘融解細胞 acantholytic cell が認められる）．
4）組織像：表皮基底層の上部に棘融解による裂隙ないし水疱形成，好酸球の浸潤．
5）蛍光抗体直接法で表皮細胞間に IgG の沈着（図 10-6）．間接法で抗表皮細胞膜抗体陽性．

● 治　療

副腎皮質ステロイド薬の大量全身投与．ときに免疫抑制薬の併用．びらん面の感染の防止．血漿交換療法．

B．増殖性天疱瘡　pemphigus vegetans

尋常性天疱瘡の亜型と考えられる．間擦部，皮膚粘膜移行部に乳頭状の増殖をきたすのを特徴とする．
Neumann 型と Hallopeau 型の 2 つに分けられる．

● 症　状

1）好発部位
①Neumann 型：皮膚粘膜移行部，顔，体幹，四肢の間擦部.
②Hallopeau 型：腋窩，陰股部．
2）尋常性天疱瘡と類似の水疱ができたあとに，表皮が増殖する（Neumann 型）．
3）はじめに膿疱を生じ，乳頭状の増殖をきたす（Hallopeau 型）．水疱はみられない．
4）表面に汚褐色の痂皮を有する．
5）発症は徐々，経過は慢性．

● 診断のポイント

1）間擦部に著しい汚褐色調の表皮増殖．
2）組織学的に肥厚した表皮内に好酸球の膿瘍．
3）蛍光抗体法では尋常性天疱瘡と同じ．

● 治　療

副腎皮質ステロイド薬の全身投与．尋常性天疱瘡に比してよく反応し，予後もよい．

天疱瘡

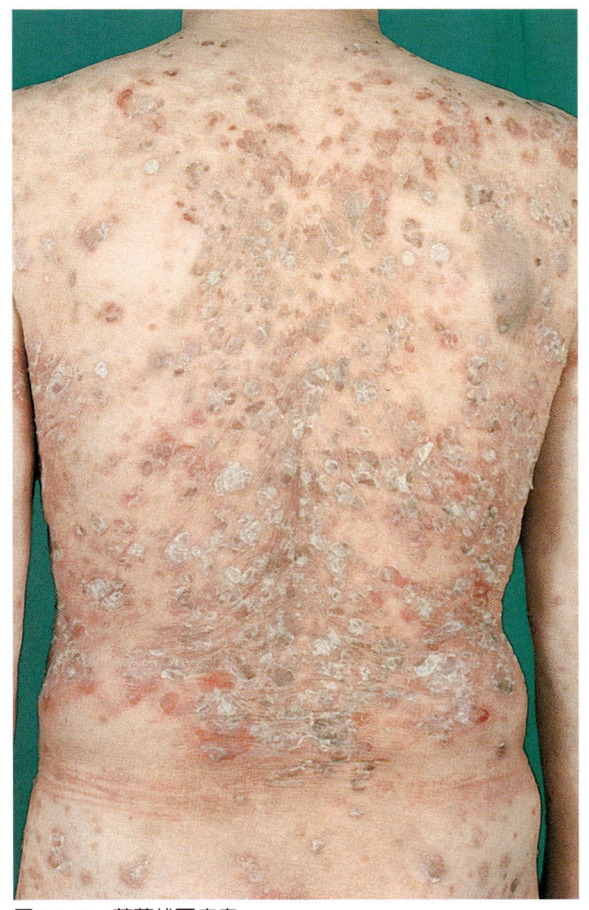

図10-8 落葉状天疱瘡

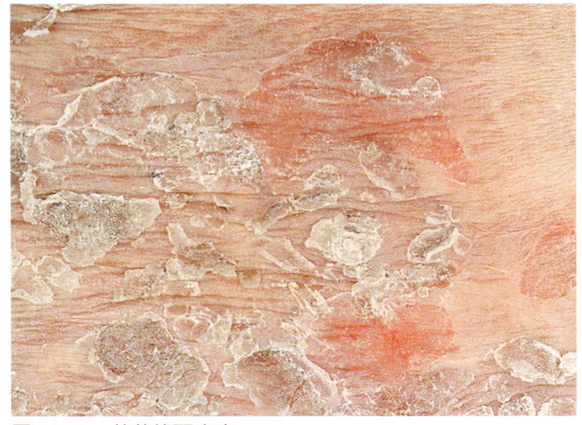

図10-9 落葉状天疱瘡

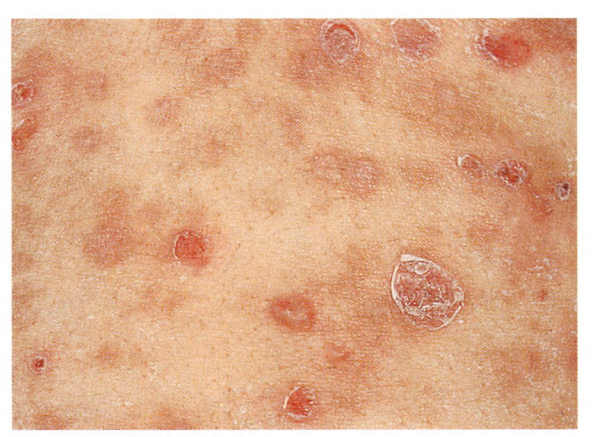

図10-10 落葉状天疱瘡

C. 落葉状天疱瘡　pemphigus foliaceus

尋常性天疱瘡に比して水疱は表皮の浅い部分(顆粒層ないし有棘層の上部)に起こる．全身状態および予後はよい．比較的若年者にも生じ得る．

● 症　状

1) 好発部位：背，胸．四肢はまれ．
2) 口腔粘膜はおかされない．
3) 多くは汚い黄褐色の痂皮を伴う潮紅を示す．
4) 顔では光線刺激によって，エリテマトーデス様または脂漏性皮膚炎様の蝶型の紅斑・落屑性変化を生ずる．しばしば初発症状となる．この状態を紅斑性天疱瘡(Senear-Usher症候群)という．落葉状天疱瘡の限局型(図10-11)．
5) 全身皮膚がおかされて紅皮症様となり，表皮が葉状に剥離する．

● 診断のポイント

1) 痂皮を除去すると潮紅，浸潤面があらわれるが，2，3日で旧に復する．
2) 組織学的に表皮の表層に棘融解．
3) 紅斑性天疱瘡ではときに抗核抗体が陽性で，まれにSLE，重症筋無力症，胸腺腫を合併する．

● 鑑別診断

1) 尋常性天疱瘡：水疱性膿痂疹(口腔粘膜のびらんはない)，水疱性類天疱瘡(潮紅の上に緊満性の大型の水疱)．
2) 増殖性天疱瘡：家族性良性慢性天疱瘡(夏に悪化，表皮増殖の程度は著しくない)．
3) 落葉状天疱瘡：体幹では水疱性膿痂疹，紅斑性天疱瘡では脂漏性皮膚炎，SLEと区別する．

● 治　療

副腎皮質ステロイド薬の全身投与．若年者の経過および予後はよい．軽症例では副腎皮質ステロイド外用薬．

天疱瘡

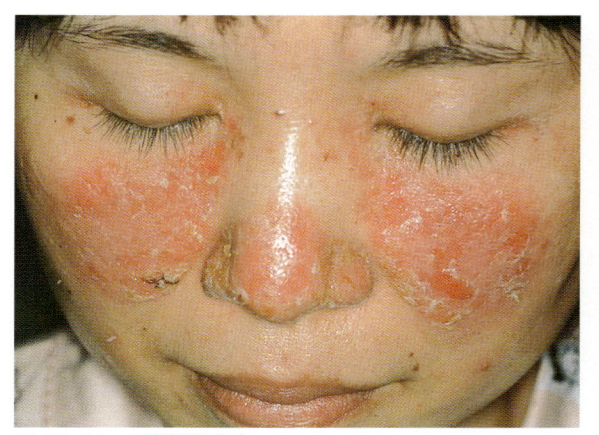

図 10-11　紅斑性天疱瘡

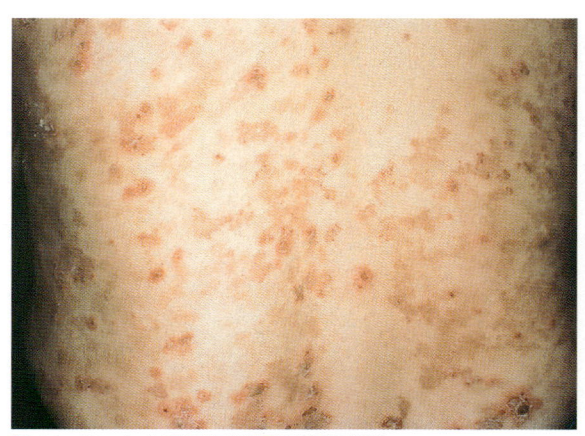

図 10-12　IgA 天疱瘡（角層下膿疱症型）

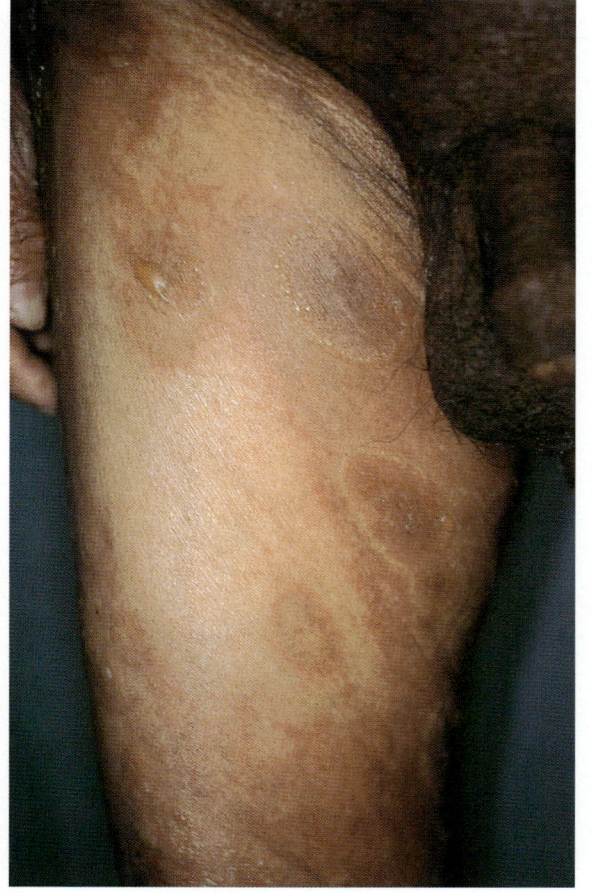

図 10-13　疱疹状天疱瘡

付〕IgA 天疱瘡 IgA pemphigus
臨床的に表在性の小水疱および小膿疱が環状に配列し，蛍光抗体法で IgA クラスの抗表皮細胞膜抗体が証明される病型．
 a) subcorneal pustular dermatosis type：角層下膿疱症の臨床像を呈し，IgA の沈着は表皮上層に限られる（図 10-12）．
 b) intraepidermal neutrophilic type：好中球の遊走および IgA 沈着が表皮全層にみられる．

付〕疱疹状天疱瘡 herpetiform pemphigus
臨床的にジューリング疱疹状皮膚炎に似る．蛍光抗体法で天疱瘡と同様に IgG クラスの表皮細胞膜表面に対する自己抗体が証明される病型．
● 症　状
1）体幹，四肢の広範囲に浸潤の少ない環状の紅斑が多発，融合．
2）辺縁に疱疹状の小水疱が環状に配列する．
● 診断のポイント
1）臨床症状はジューリング疱疹状皮膚炎を強く疑わせる．
2）組織学的に棘融解はなく，表皮内に好酸球を主とする小水疱．
3）蛍光抗体直接および間接法で IgG 抗表皮細胞膜抗体が証明される．
● 治　療
DDS または副腎皮質ステロイド薬の内服．

水疱性類天疱瘡

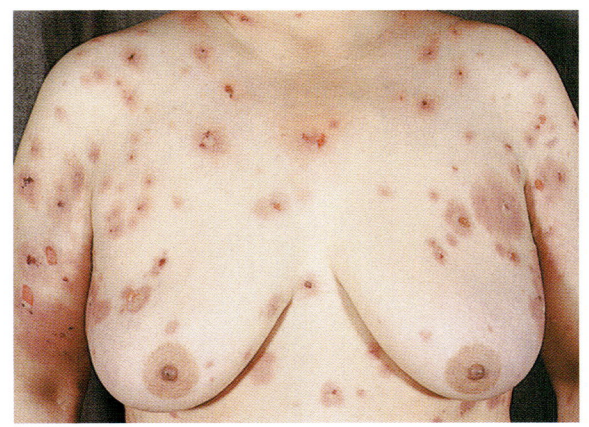

図 10-14　水疱性類天疱瘡

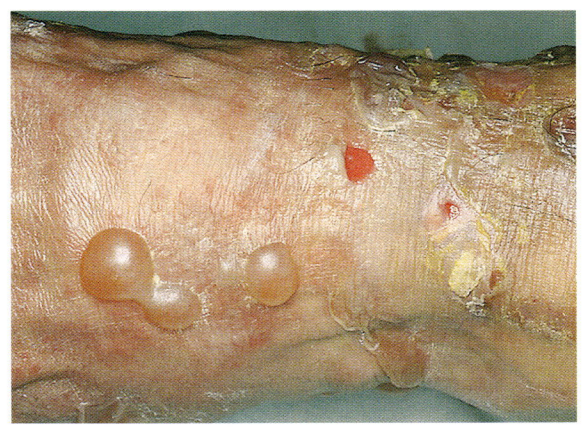

図 10-16　水疱性類天疱瘡

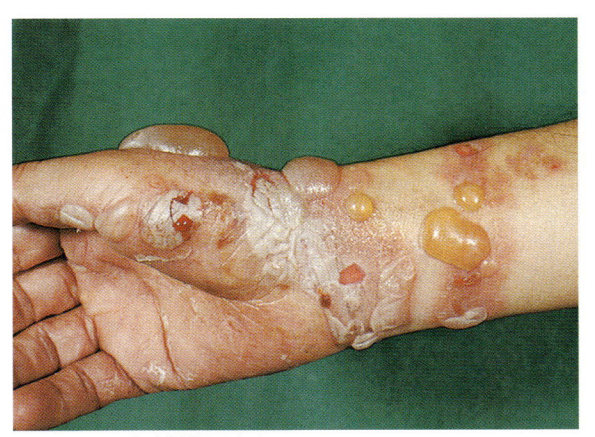

図 10-15　水疱性類天疱瘡

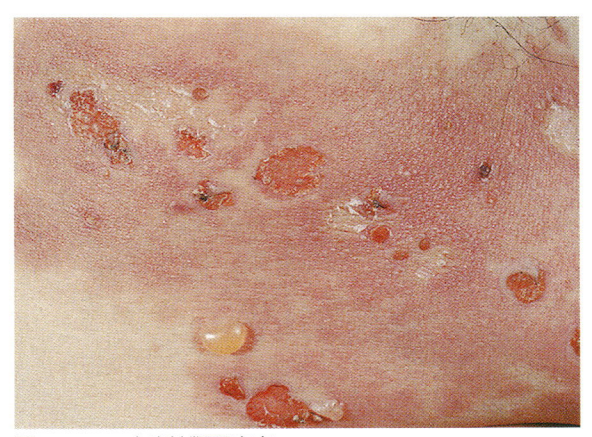

図 10-17　水疱性類天疱瘡

水疱性類天疱瘡　bullous pemphigoid

臨床症状は天疱瘡に似るが組織学的に表皮細胞の棘融解を示さず，表皮下の水疱形成を特徴とする．基底膜部（特に lamina lucida）に免疫グロブリンと補体が沈着し，血清中に抗基底膜部抗体が証明される自己免疫性疾患．
老人に多く，小児では極めてまれ．

● 症　状
1）好発部位：体幹および四肢．
2）突然にかゆみを伴う紅斑の上に水疱を生ずる．
3）水疱は大きく，母指頭大以上になることもある．
4）水疱は表皮下にあるために比較的破れにくく，緊満している．
5）内容は澄明な液体であるが，ときに出血性となる．
6）水疱は破れるとびらんとなる．

● 診断のポイント
1）炎症性潮紅のある部分に生ずる緊満した大型水疱．
2）口腔粘膜のびらん性変化は初期にはないか，極めて軽度．経過中に出現する．
3）組織学的には表皮下の水疱．
4）紅斑の基底膜部に IgG，補体の沈着．血清抗基底膜部抗体陽性（約 70％）．

● 鑑別診断
1）尋常性天疱瘡：口腔粘膜に初発，皮膚では棘融解による弛緩性の水疱．表皮細胞間に IgG の沈着．血中天疱瘡抗体陽性．
2）後天性表皮水疱症 epidermolysis bullosa acquisita：機械的刺激による表皮下水疱．四肢伸側に好発．瘢痕化．IgG の基底膜沈着は lamina densa．抗 VII 型コラーゲン抗体が関与する．

● 治　療
ミノサイクリン，副腎皮質ステロイド薬の全身投与（プレドニン 25 mg 程度）．

妊娠性疱疹

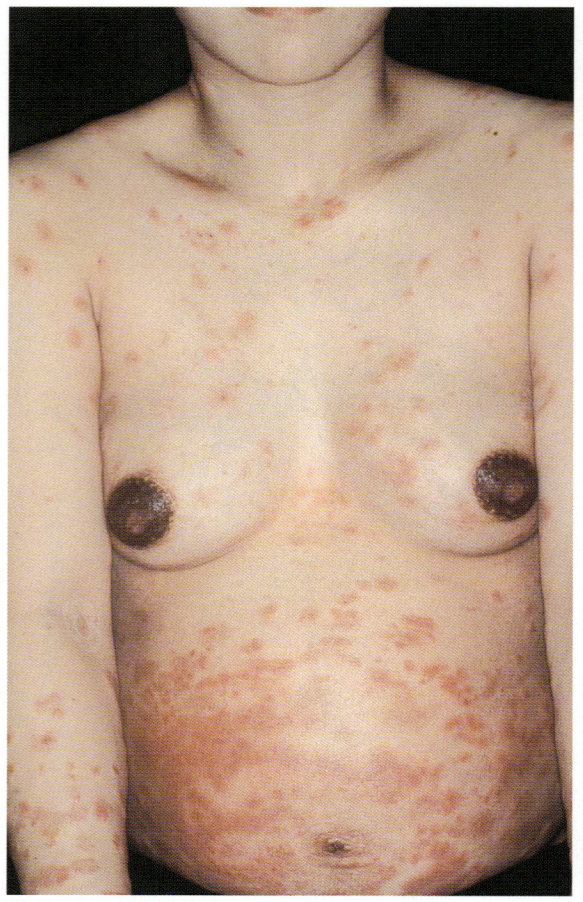

図 10-18　妊娠性疱疹

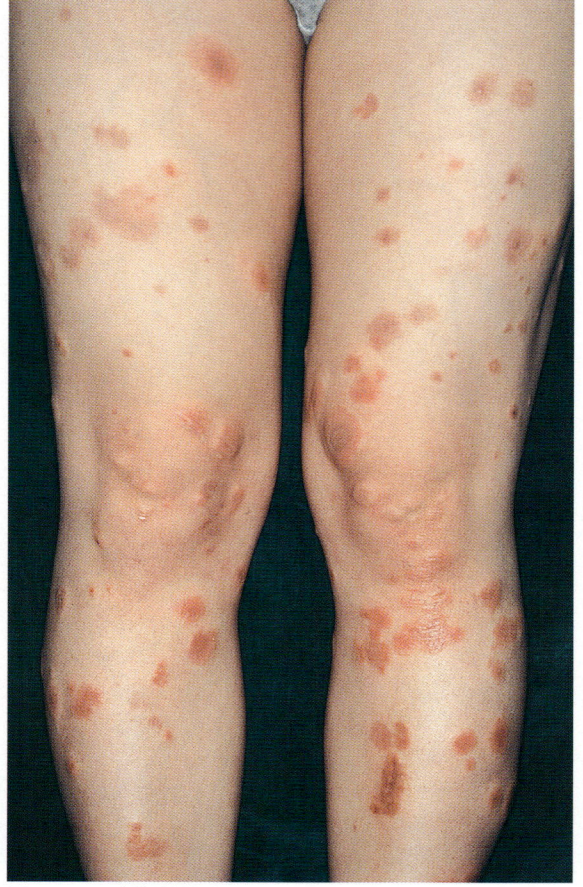

図 10-19　妊娠性疱疹

妊娠性疱疹　　　　　　　　　　　　　herpes gestationis

妊娠中，後期に発症する水疱性類天疱瘡．分娩後まもなく自然消退するが，妊娠ごとに再発することもある．新生児に同様の症状を生じうる（新生児類天疱瘡）．

● 症　状
1）妊娠中，後期に腹部より，体幹，四肢に拡大する浮腫性ないし滲出性紅斑が多発．
2）はじめは滲出の強い紅斑性丘疹．
3）特に紅斑の辺縁に潮紅が強く，小水疱がある．
4）かゆみが強い．

● 診断のポイント
1）妊娠後半に発症する，かゆみの強い滲出性紅斑と表皮下水疱．ジューリング疱疹状皮膚炎ないし線状IgA皮膚症に似る．
2）表皮下に多数の好酸球を含む水疱．
3）蛍光抗体法で基底膜部にIgGおよび補体の沈着．
4）抗基底膜部自己抗体（HG因子）の証明．
5）1M食塩水剥離皮膚を用いた間接蛍光抗体法で表皮側に染色．
6）免疫ブロット法で180 kDa類天疱瘡抗原2（BPAG2）を証明．

● 治　療
重症例では副腎皮質ステロイド薬内服．出産後に抗ヒスタミン薬を追加．

瘢痕性類天疱瘡

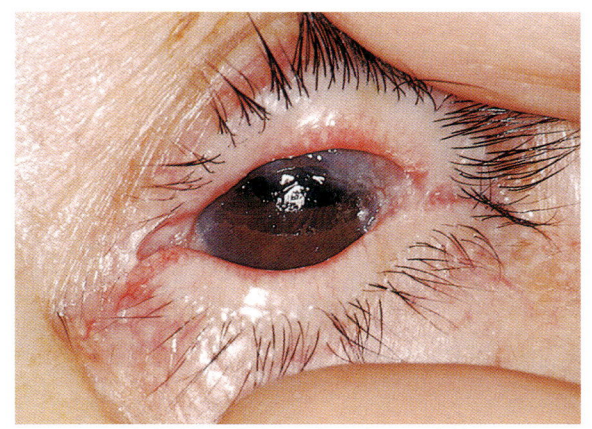

図 10-20　瘢痕性類天疱瘡，眼瞼のびらん，癒着

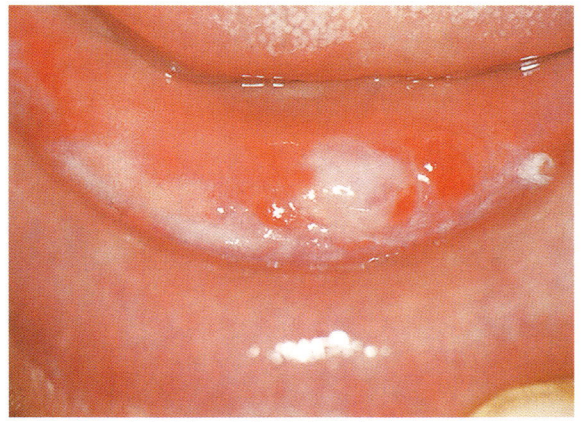

図 10-22　瘢痕性類天疱瘡，歯肉のびらん

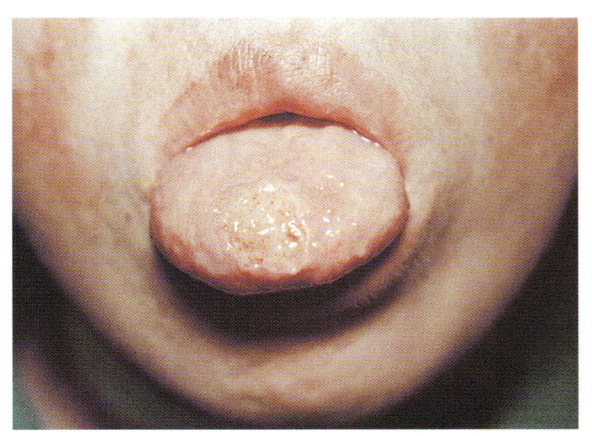

図 10-21　瘢痕性類天疱瘡，舌の潰瘍と口裂の狭小化

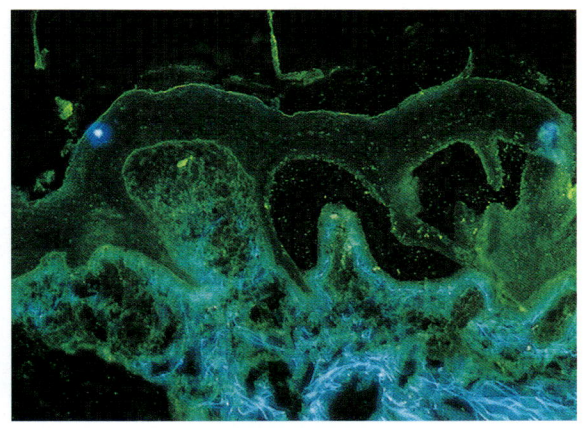

図 10-23　水疱性類天疱瘡，基底膜部に IgG 沈着

瘢痕性類天疱瘡
cicatricial pemphigoid

強い瘢痕，萎縮をきたす，眼，粘膜および皮膚の慢性，再発性水疱症．水疱は表皮下に生じ，基底膜部に免疫グロブリンの沈着があるために，水疱性類天疱瘡の亜型と考えられる（図 10-23）．ただし，血中の抗基底膜抗体の証明される例は少ない．

中年以後の女性に多い．良性粘膜類天疱瘡 benign mucous membrane pemphigoid ともいう．

症　状
1）初発部位：口腔粘膜．次いで眼．
2）眼：結膜下の水疱→瘢痕→眼瞼，眼球の癒着（眼天疱瘡 ocular pemphigus）（図 10-20）．
3）口腔粘膜：水疱，びらん，潰瘍（図 10-22）→萎縮性瘢痕（図 10-21），開口障害．
4）皮膚：水疱を伴う滲出性の紅斑→瘢痕，まれ．
5）その他，咽頭，喉頭，外陰粘膜，尿道，肛門，食道にも同様の変化を生ずることがある．
6）全身症状はなく，予後はよい．

診断のポイント
1）初期には水疱性類天疱瘡とほとんど区別できない．
2）瘢痕，萎縮，拘縮を生ずると，診断をつけることが可能となる．
3）眼の変化が特徴的．
4）蛍光抗体直接法で基底膜部に IgG，補体の沈着を認める．
5）血中の抗基底膜部抗体があれば免疫ブロット法．

治　療
副腎皮質ステロイド薬の内服，免疫抑制薬．DDS も試みられる．

ジューリング疱疹状皮膚炎

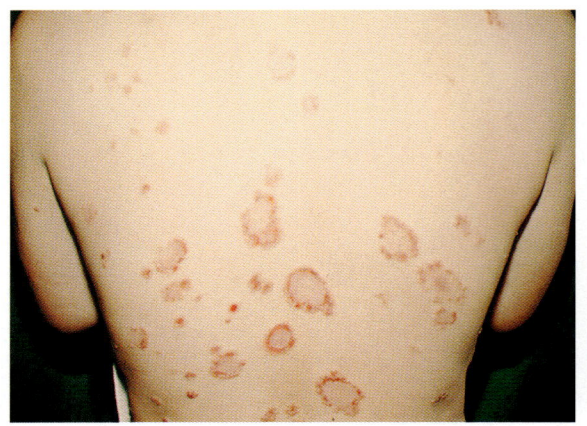

図 10-24 ジューリング疱疹状皮膚炎

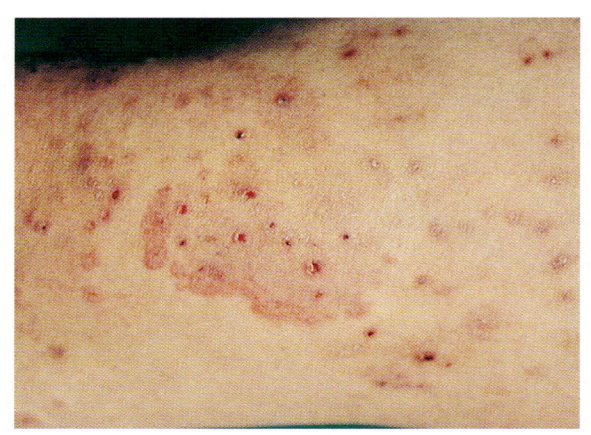

図 10-25 ジューリング疱疹状皮膚炎

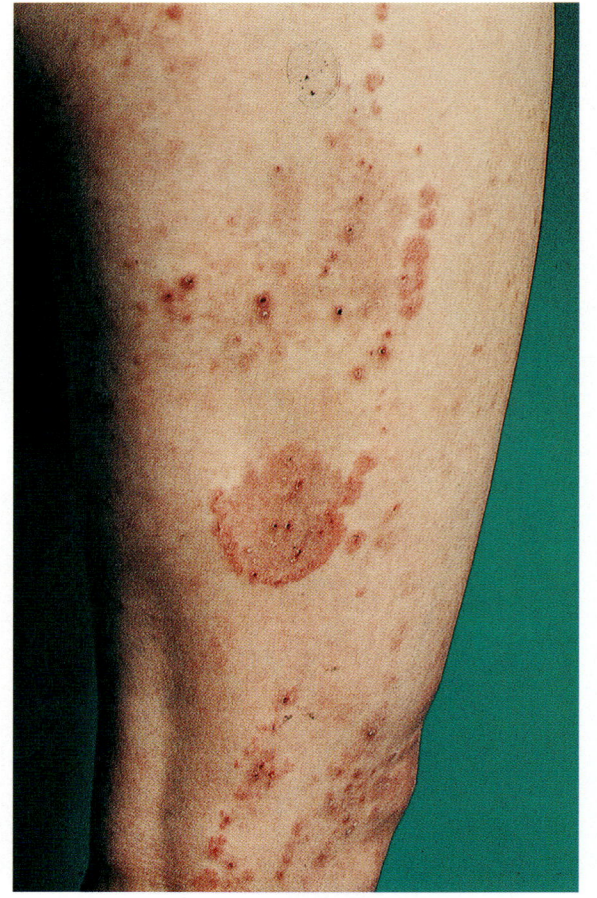

図 10-26 ジューリング疱疹状皮膚炎

ジューリング疱疹状皮膚炎
dermatitis herpetiformis Duhring

好酸球増多を伴う滲出性炎症で表皮下に水疱をつくる．グルテン過敏性腸炎を合併し，表皮基底膜部にIgAが顆粒状に沈着する．若い成人にみられ，慢性に経過するが全身状態はよい．きわめてまれ．HLA-B8と相関する．

● 症　状
1）好発部位：体幹，四肢伸側．口腔粘膜はまれ．
2）はじめ蕁麻疹様の紅斑が多発，かゆみが強い．
3）紅斑の辺縁に環状に小水疱が発生．
4）小水疱は表皮下にできるため緊満して破れにくく，内容は透明．
5）強い色素沈着を残す．

● 診断のポイント
1）かゆみの強い蕁麻疹様の紅斑，辺縁に小水疱，治癒後の色素沈着が混在．
2）ヨードに敏感．
3）末梢血に好酸球増多，組織学的に表皮下微細膿瘍．
4）表皮基底膜部にIgAの顆粒状沈着．
5）血中自己抗体を認めない．

● 鑑別診断
1）多形滲出性紅斑：紅斑の上に水疱のできることがあるが，すべての発疹が同じような発育段階にある．
2）尋常性天疱瘡：表皮内水疱のため，破れやすく，びらんが主．かゆみなし．口腔粘膜にびらんあり．
3）水疱性類天疱瘡：中年以後，表皮下水疱はより大きい．基底膜に免疫グロブリンと補体の沈着．血中抗基底膜部抗体陽性．
4）妊娠性疱疹：臨床的に酷似．妊娠後半に発生．血中に抗基底膜因子あり．

● 治　療
サルファ薬（DDS，サルファピリジン），ときに副腎皮質ステロイド薬内服．ヨードを含む食物を禁ずる．無グルテン食．

線状 IgA 皮膚症

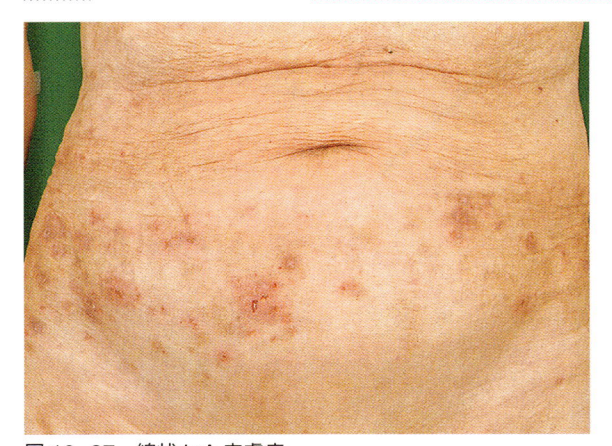

図 10-27　線状 IgA 皮膚症

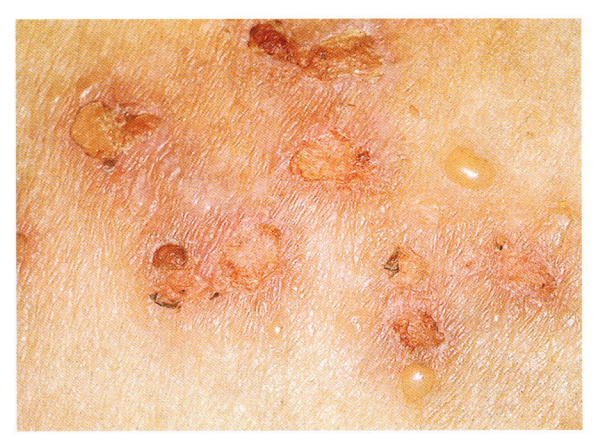

図 10-28　線状 IgA 皮膚症

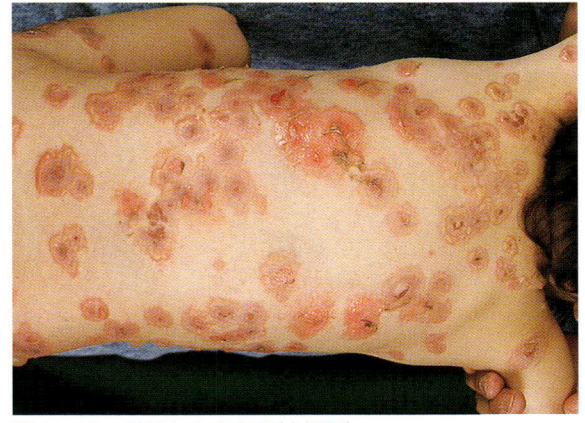

図 10-29　線状 IgA 皮膚症(小児型)

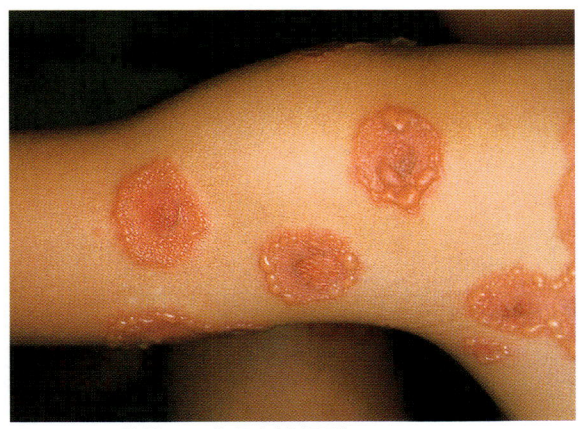

図 10-30　線状 IgA 皮膚症(小児型)

線状 IgA 皮膚症　linear IgA dermatosis

ジューリング疱疹状皮膚炎と同様に表皮基底膜部に IgA が沈着するが，顆粒状ではなく，線状を呈するものをいう．従来，疱疹状皮膚炎と診断された症例の大部分は本症といわれる．

中年以後に生ずる成人型と小児型とがある．

●症状

1）紅斑の辺縁に環状に小水疱が発生（疱疹状皮膚炎に相似）．
2）小水疱から比較的大きな水疱が不規則に生ずる（水疱性類天疱瘡に類似）．
3）慢性に経過．ただし小児では自然治癒がある．

●診断のポイント

表皮下水疱症として疱疹状皮膚炎，水疱性類天疱瘡と臨床的に区別できない．IgA の基底膜部の線状沈着を証明する．

●鑑別診断（ジューリング疱疹状皮膚炎に対して）

1）IgA の基底膜部の線状沈着．
2）グルテン過敏性腸炎がない．
3）HLA-B8 との相関なし．
4）血中抗基底膜部抗体（IgA タイプ）の証明されることがある（小児型）．
5）DDS に対する反応が悪い．

●治療

DDS，サルファピリジン．ときに副腎皮質ステロイド薬内服．

先天性表皮水疱症

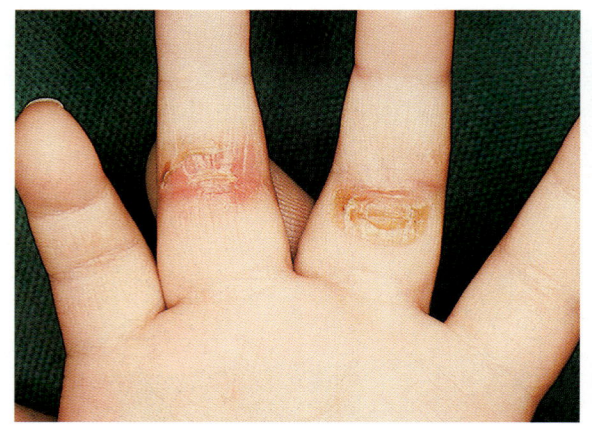

図 10-31　先天性表皮水疱症（単純型）

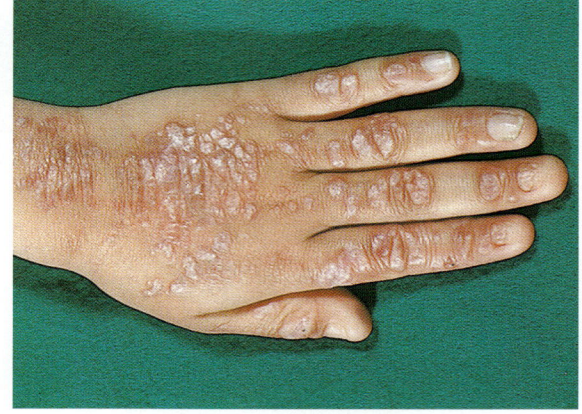

図 10-33　先天性表皮水疱症（栄養障害型）

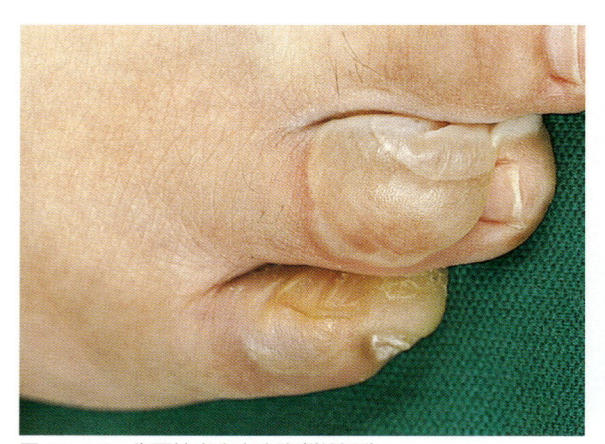

図 10-32　先天性表皮水疱症（単純型）

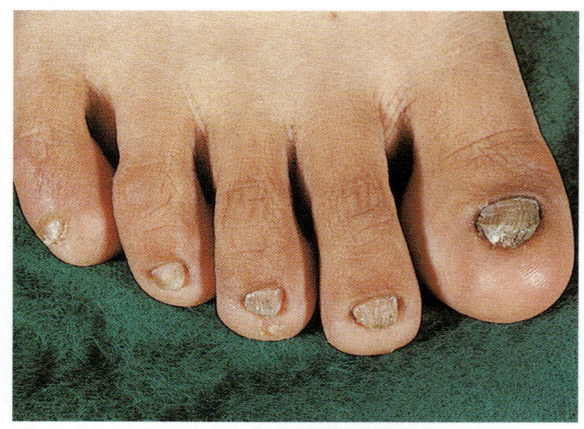

図 10-34　先天性表皮水疱症（栄養障害型）（爪の変形）

先天性表皮水疱症
epidermolysis bullosa hereditaria

先天的，遺伝的に機械的刺激によって皮膚および粘膜に水疱のできやすい状態を先天性表皮水疱症という．遺伝形式と皮膚症状に従って分類される．
水疱は表皮真皮接合部か，その直下に起こる．

A．単純性先天性表皮水疱症　e. b. simplex
1）常染色体性優性遺伝．
2）好発部位：手，足，膝蓋，肘頭など機械的圧迫を受けやすいところ．
3）水疱は大きく，ところにより出血性．瘢痕を残さない．
4）口腔粘膜，歯には変化ない．
5）生下時または乳児期より症状があらわれ，思春期以後は軽快する．

B．栄養障害性先天性表皮水疱症　e. b. dystrophica
1）さらに2型あり．
　①劣性遺伝：e. b. dystrophica polydysplastica
　②優性遺伝：e. b. dystrophica hyperplastica
2）水疱はどこにでもできる．
3）水疱のなおったあとに瘢痕および稗粒腫を残す．
4）爪の変形，萎縮．指趾の断節，融合．
5）口腔粘膜，舌，食道にもびらん，瘢痕をきたす．歯の変形あり（劣性遺伝型）．
6）優性遺伝性のタイプには体幹に蠟白色，扁平な白色丘疹を生ずる亜型がある（albopapuloidea）．

C．致死型表皮水疱症　e. b. lethalis Herlitz
1）常染色体性劣性遺伝．
2）生下時より，皮膚，口腔粘膜に水疱．
3）瘢痕とならない．
4）進行性．数ヵ月で死亡することが多い．

先天性表皮水疱症

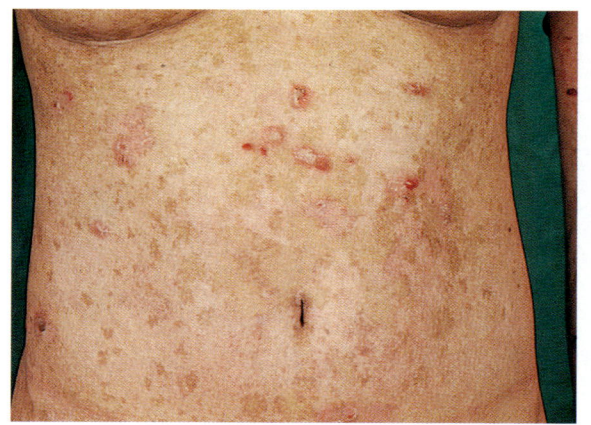

図 10-35　先天性表皮水疱症（単純型）（疥癬を合併）

図 10-37　先天性表皮水疱症（栄養障害型）

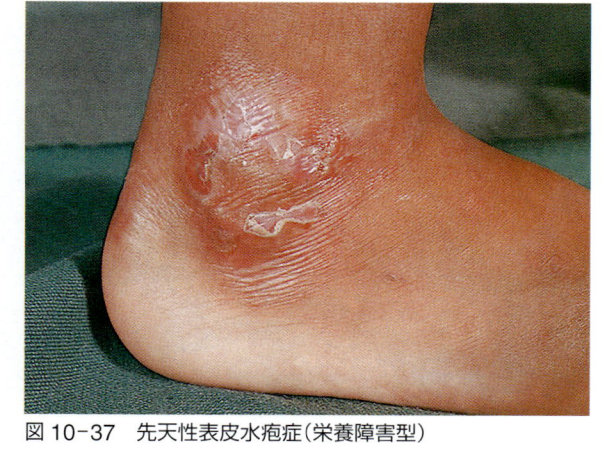

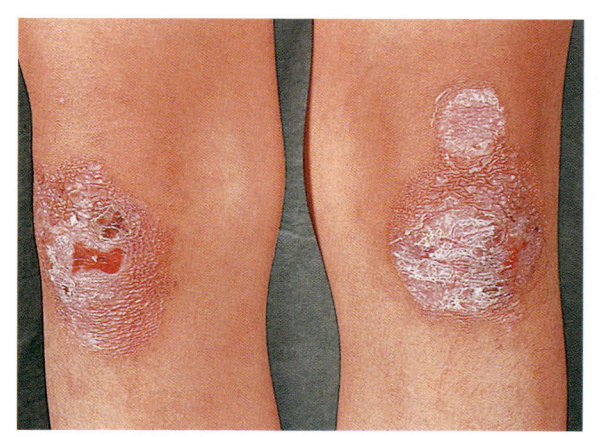

図 10-36　先天性表皮水疱症（栄養障害型）

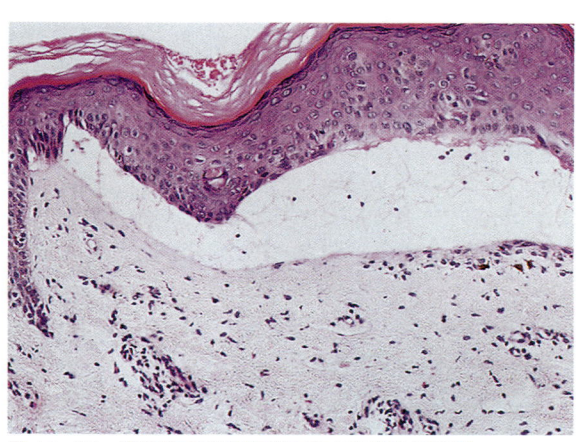

図 10-38　栄養障害性先天性表皮水疱症の組織像

● 診断のポイント
1）新生児期より起こる機械的刺激による水疱形成．
2）年長児では水疱より瘢痕が目だつことが多い．
3）遺伝関係の問診．

● 治　療
外傷を避ける．VE 内服，副腎皮質ステロイド薬の外用．重症例では副腎皮質ステロイド薬の全身投与．ヒダントインの内服．

表 9　先天性表皮水疱症の病型分類

	遺伝形成	水疱 光顕	水疱 電顕	瘢痕	口腔粘膜	歯
epidermolysis bullosa simplex	優性	上皮内（基底層の上）	epidermolytic blister	(−)	まれ	(−)
epidermolysis bullosa dystrophica hyperplastica	優性	上皮下	dermolytic blister	＋	＋＋	(−)
epidermolysis bullosa dystrophica polydysplastica	劣性	上皮下	dermolytic blister	＋	＋＋＋	＋
epidermolysis bullosa lethalis Herlitz	劣性	上皮下	junctiolytic blister	(−)	＋	(−)

掌蹠膿疱症

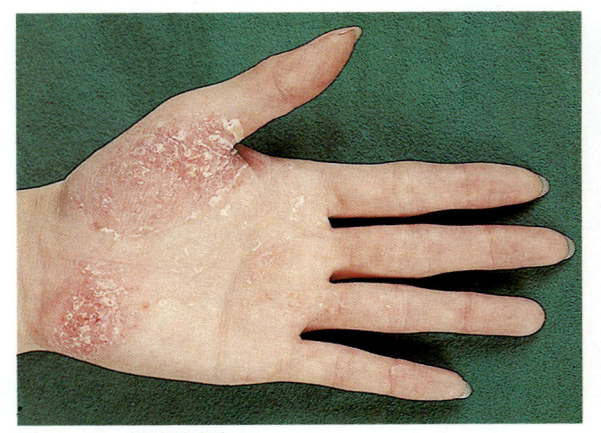

図 10-39　掌蹠膿疱症

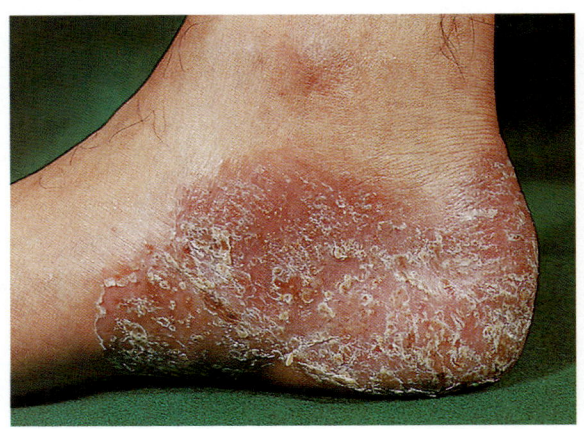

図 10-40　掌蹠膿疱症

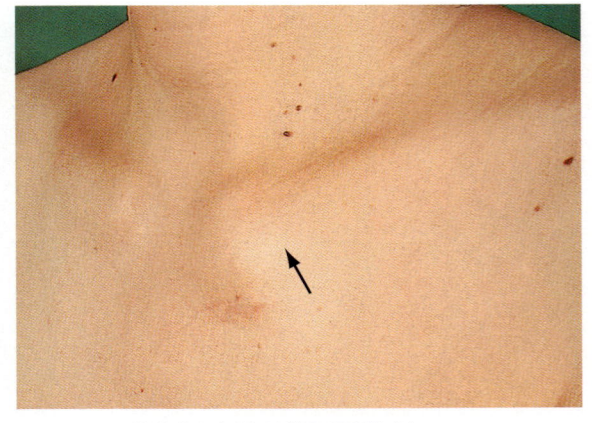

図 10-41　掌蹠膿疱症（胸骨鎖骨間骨化症）

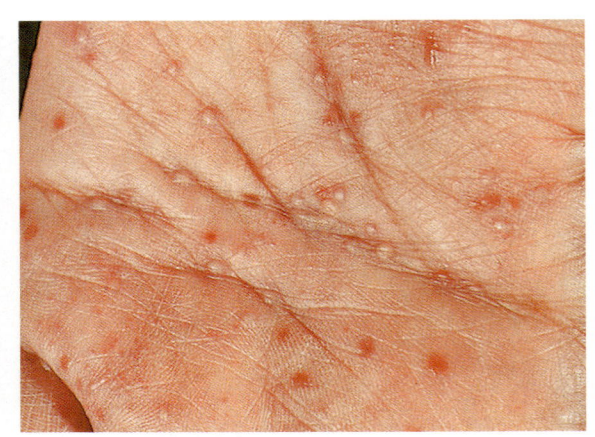

図 10-42　膿疱性細菌疹

掌蹠膿疱症　palmoplantar pustulosis

掌蹠に限局して無菌的膿疱を生ずる原因不明の皮膚疾患．"膿疱性の乾癬 pustular psoriasis" の範疇に属するが，Kogoj の海綿状膿疱はまれ．症例のほぼ30%に病巣感染がある．特に中年女性に好発する．

● 症　状

1）好発部位：手掌，足蹠．ときに膝，肘頭，下腿の伸側にも拡大し得る．
2）はじめ片側，間もなく対称性となる．
3）母指球，小指球（図10-39）および足穹窿部（図10-40）からはじまることが多い．
4）炎症性の潮紅の上に粟粒大の小膿疱が散在．
5）膿疱は数日で乾燥して，黄褐色となり鱗屑，痂皮を付着する．
6）膿疱は追発性に生じ，慢性に経過する．
7）爪床に膿疱を生じて爪の変形をきたす．
8）胸骨・鎖骨間骨化症の合併．同部位の腫脹，痛み．

● 診断のポイント

1）掌蹠に左右対称性，潮紅の上に小膿疱が慢性，追発性に発生．
2）白癬菌を認めず．

● 鑑別診断

1）手足白癬：初期には汗疱状白癬，後に角化型白癬との区別が難しい．白癬菌の証明．
2）稽留性肢端皮膚炎：初発部位は爪床，爪の周囲．掌蹠以外に病変が拡大すれば鑑別は可能となる．
3）膿疱性細菌疹 pustular bacterid：上気道感染症に引き続き，手足，まれに広範囲に小膿疱が孤立性に生ずる（図10-42）．

● 治　療

副腎皮質ステロイド薬の外用が主．ビタミンD_3軟膏，外用PUVA療法．扁桃などの病巣除去の有効例が多い．

角層下膿疱症

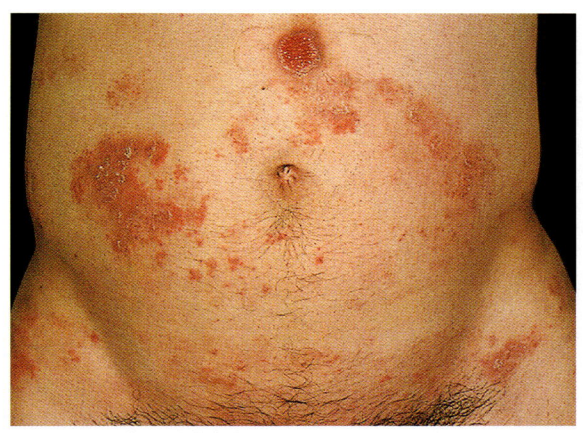

図 10-43　角層下膿疱症

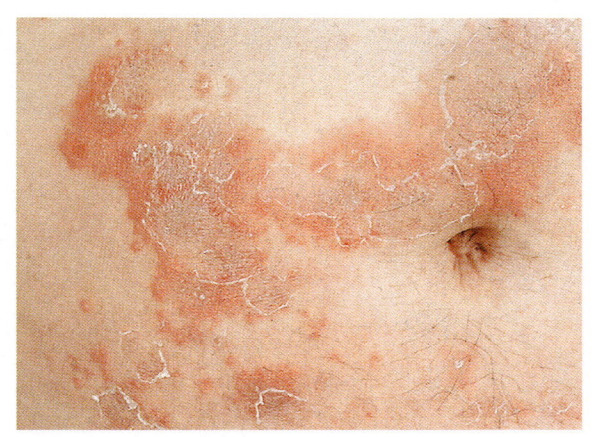

図 10-45　角層下膿疱症

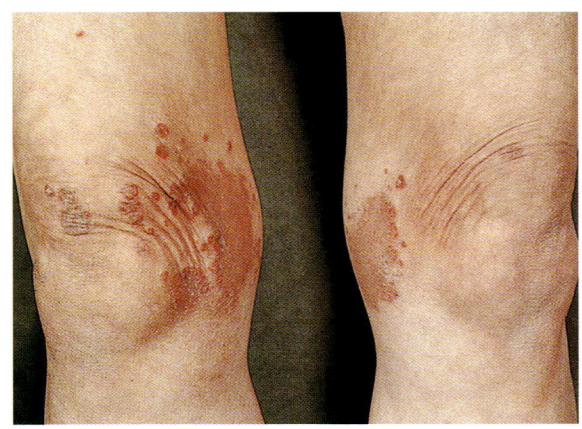

図 10-44　角層下膿疱症

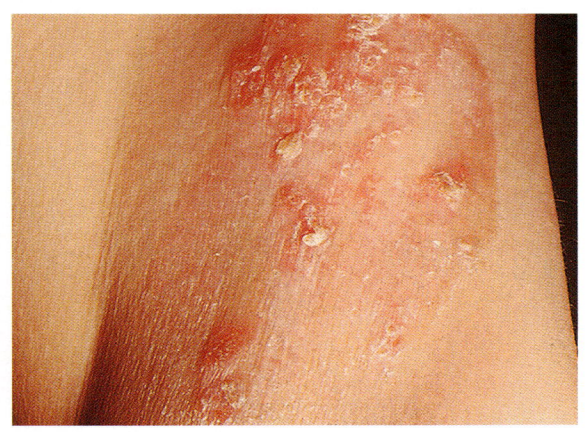

図 10-46　角層下膿疱症

角層下膿疱症
subcorneal pustular dermatosis, Sneddon-Wilkinson disease

表皮角層の下に無菌的な膿疱を生ずる疾患．原因は不明．中年の女性に多い．まれに IgA 多発性骨髄腫に伴う．

●症　状
1）好発部位：体幹，特に腋窩，下腹部，鼠径部，乳房下部，ほぼ対称性．
2）初発は弛緩性の小膿疱．
3）膿疱は集まって，不整な環状，蛇行状となる．
4）辺縁に軽い潮紅と鱗痂皮を有する．
5）数日で，軽い色素沈着を残してなおる．
6）慢性に再発性で，数年にわたって経過する．
7）全身症状はない．

●診断のポイント
1）不規則な形の環状，蛇行状の斑の辺縁に破れない小膿疱．
2）一見，体部白癬に似るが，白癬菌を証明できない．
3）組織学的にくさび型の角層下膿瘍．真皮の炎症反応は軽く，好酸球なし．

●鑑別診断
1）体部白癬：かゆみが強く，白癬菌陽性．
2）膿疱性乾癬：潮紅が強く，膿疱は融合傾向．
3）ジューリング疱疹状皮膚炎：かゆみが強く，小水疱が環状に並ぶ．組織学的に表皮直下の乳頭体内に小膿瘍．
4）落葉状天疱瘡：病変は体幹の中央に多く，汚い痂皮におおわれる．

●治　療
DDS が有効．局所的に副腎皮質ステロイド外用薬．

好酸球性膿疱性毛包炎

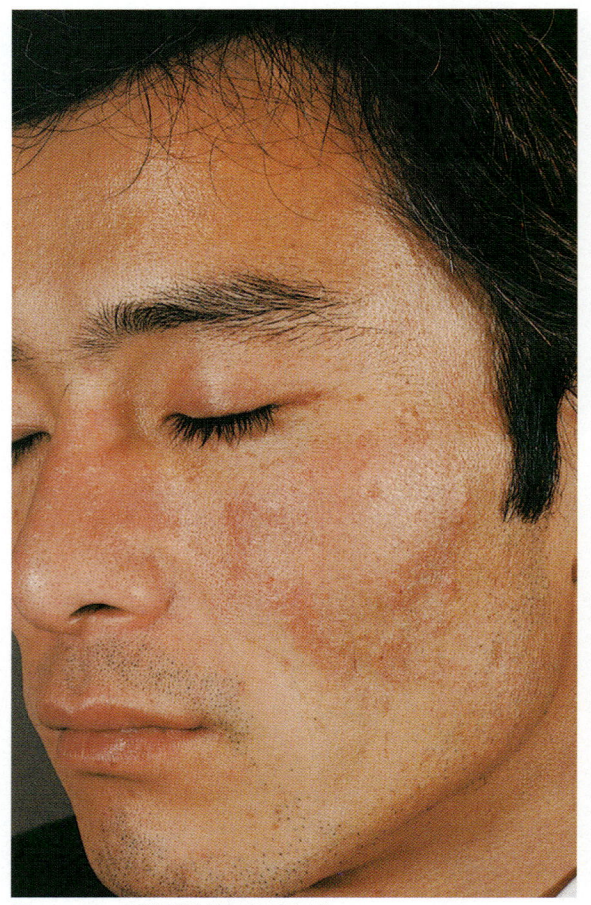

図 10-47　好酸球性膿疱性毛包炎

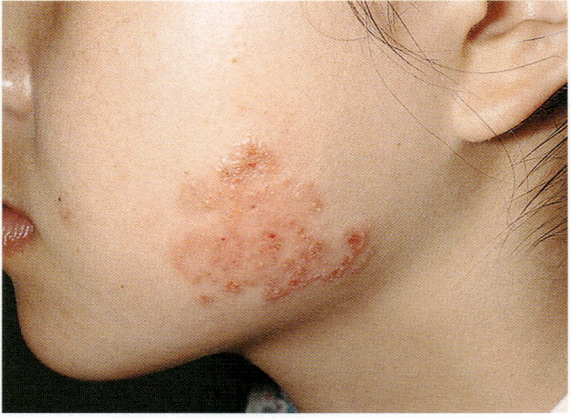

図 10-48　好酸球性膿疱性毛包炎

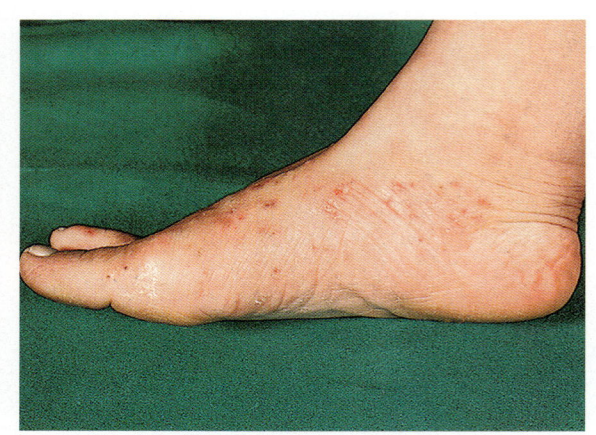

図 10-49　好酸球性膿疱性毛包炎

好酸球性膿疱性毛包炎
eosinophilic pustular folliculitis Ofuji

脂腺，毛包上部への好酸球浸潤による膿疱を特徴とする原因不明の疾患．成人，男性に多い．

症　状
1）好発部位：顔，背，上腕伸側．
2）毛包性の膿疱ないし丘疹が集まって局面をつくる．
3）局面は淡褐色．大小さまざまで多発する．
4）病巣の辺縁に膿疱，丘疹が多く，中心は治癒傾向を示す．
5）数週の経過で消長を繰り返し，年余にわたって経過する．
6）ときに掌蹠に掌蹠膿疱症様の変化（図 10-49）．

診断のポイント
1）顔，背に多発する体部白癬に似た病変．
2）毛包一致性の小膿疱がどこかに存在する．
3）尋常性痤瘡を既往に有する例が多い．

4）組織像：毛包外毛根鞘内，脂腺内に好酸球を含む水疱性の変化．掌蹠では，表皮内水疱で，好酸球，好中球を含む．

鑑別診断
1）体部白癬：より境界鮮明な連圏状．ただし副腎皮質ステロイド外用薬使用中の症例では難しい．白癬菌の証明．
2）角層下膿疱症：間擦部，四肢屈側に多い．弛緩性の膿疱．
3）ジューリング疱疹状皮膚炎：小水疱が環状に配列する．
4）掌蹠膿疱症（図 10-40）：小膿疱は潮紅局面の中心部に多い．掌蹠外の病巣として顔，背中に極めてまれ．

治　療
副腎皮質ステロイド薬の内服または外用（再発が多い）．DDS 内服，インドメサシン内服または外用，PUVA 療法も試みられる．

11. 角化症

魚鱗癬

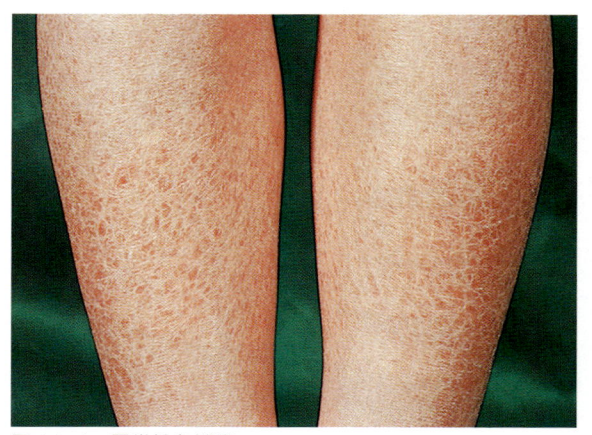

図 11-1　尋常性魚鱗癬

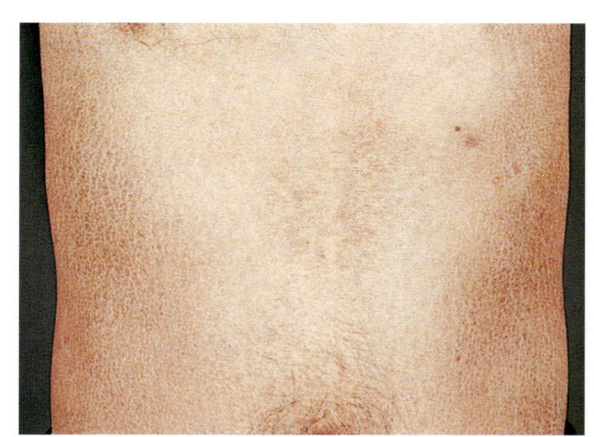

図 11-2　伴性遺伝性魚鱗癬

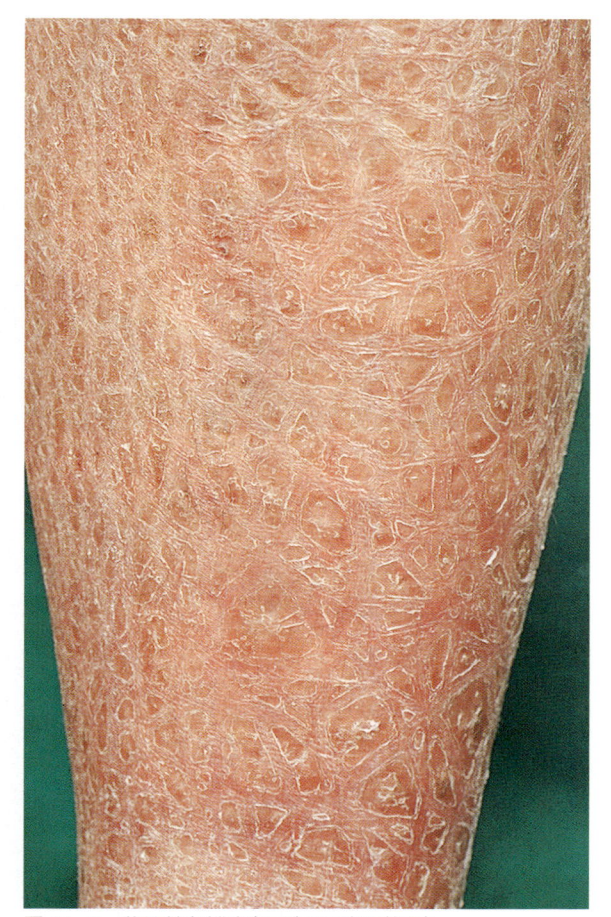

図 11-3　後天性魚鱗癬（ホジキン病に伴う）

魚鱗癬　ichthyosis

魚鱗癬には遺伝的なものと後天的に生ずるものとがある．後天的の魚鱗癬は種々の全身疾患に伴ってあらわれる．魚鱗癬と乾皮症（42頁）との違いは，魚のうろこ状の鱗屑が季節的に変化があっても，1年中存在している点である．なお魚鱗癬症候群については42頁参照．

A. 遺伝性魚鱗癬　inherited ichthyosis
遺伝性角化異常症のひとつで遺伝形式によって表X（42頁）のごとく分類される．このうち優性遺伝性（尋常性魚鱗癬 ichthyosis vulgaris）が大部分である．伴性劣性魚鱗癬はまれ．steroid sulfatase の先天的欠損がある．

● 症　状（尋常性魚鱗癬）
1）好発部位：四肢伸側，背．関節の屈曲部，間擦部は正常．
2）生後数ヵ月で発症．
3）魚鱗様ないし小葉状の鱗屑を有す．
4）冬に悪化し，夏に軽快する．
5）ときに毛孔性角化を伴うことがある．

● 治　療
ビタミン D$_3$ 軟膏，尿素軟膏の外用．

B. 後天性魚鱗癬　acquired ichthyosis
生下時または小児期にはなく，ある時期より発生する魚鱗癬．症状の程度および部位はさまざまで，一部の皮膚に限局していることもある．次の疾患に際してみられる．
1）VA 欠乏症．同時に毛包一致性の角化異常がある．
2）甲状腺機能低下症．
3）内臓悪性腫瘍．特にホジキン病，菌状息肉症，多発性骨髄腫，木村病など．
4）癌．症状は軽い．5）Hansen 病（癩）．6）サルコイドーシス．7）SLE．8）AIDS．9）薬剤．

掌蹠角化症

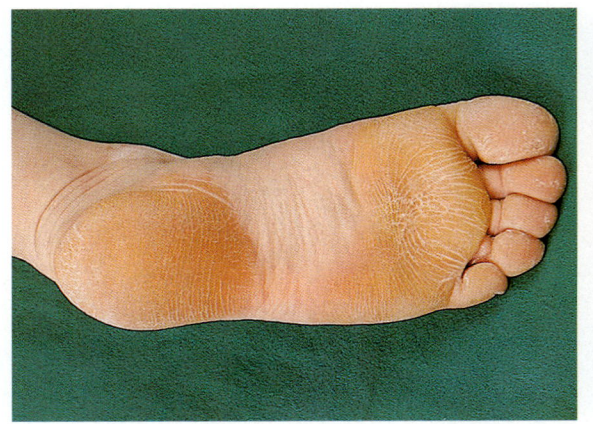

図11-4　遺伝性掌蹠角化症

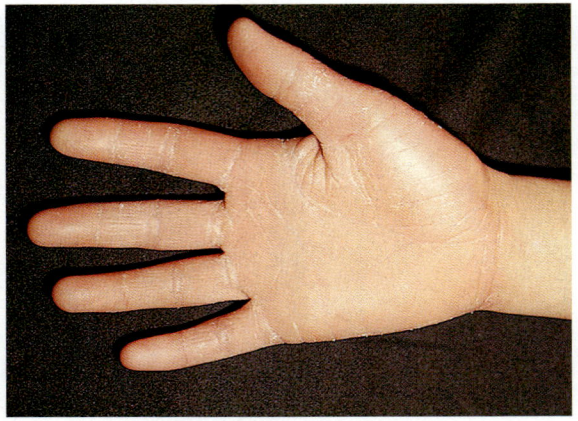

図11-6　遺伝性掌蹠角化症

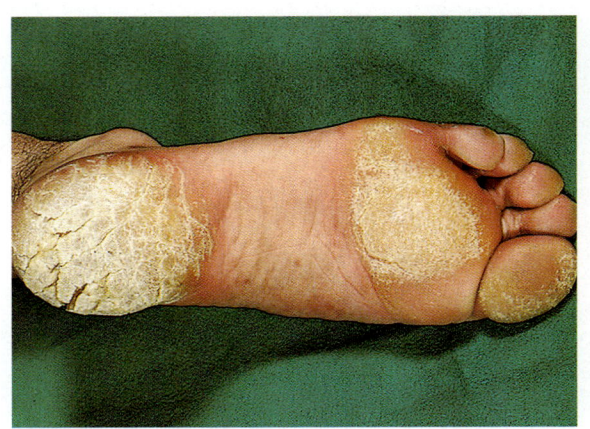

図11-5　遺伝性掌蹠角化症

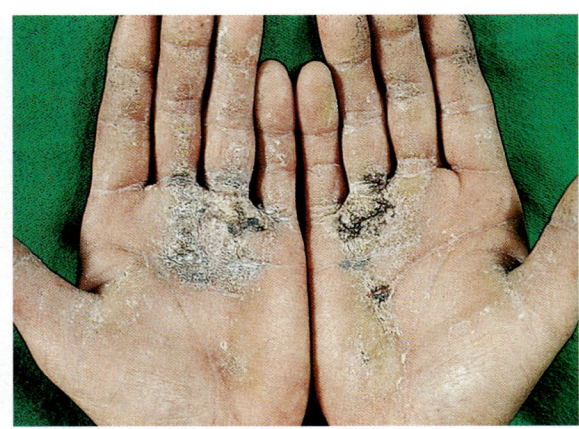

図11-7　遺伝性掌蹠角化症

掌蹠角化症　keratosis palmoplantaris

手掌と足蹠の角化症には，1)いろいろな原因による症候性のものと，2)特発性，すなわち遺伝性のものとがある．

A．遺伝性掌蹠角化症

優性遺伝性のものは掌蹠の角化症が唯一の病変であることが多く，Unna-Thost型がその代表．劣性遺伝性のものは，ほかの外胚葉性の形成異常を伴うことが多い．

● 診断のポイント
1) 家族性，遺伝性．
2) 乳幼児期より発生，経過はきわめて緩徐．
3) 左右対称性．
4) 発赤があっても非炎症性．

B．症候性の掌蹠角化症

鑑別診断上，次の疾患があげられる．

1) 機械的，化学的刺激によるもの(例：たこ，学童の足蹠，趾のアトピー性皮膚炎)．
2) 更年期角化腫 keratoma climacterium：掌蹠の中央に限局．同時に肘頭，膝の角質増殖．
3) 白癬の角化型．猩紅色菌感染症．爪変化の存在に注意する．
4) 砒素角化症：黄白色，限局性，悪性化し得る．数十年前にさかのぼる砒素摂取の既往歴．
5) 黒色表皮腫：びまん性．手指背にも角質増殖および疣状変化あり．腋窩，鼠径部などの好発部位に留意する．
6) 末梢および中枢神経障害．小児麻痺，脊髄空洞症，脊髄癆，Hansen病(癩)など．
7) その他ダリエ病，毛孔性紅色粃糠疹，紅皮症，keratosis blenorrhagica など．

魚鱗癬様紅皮症

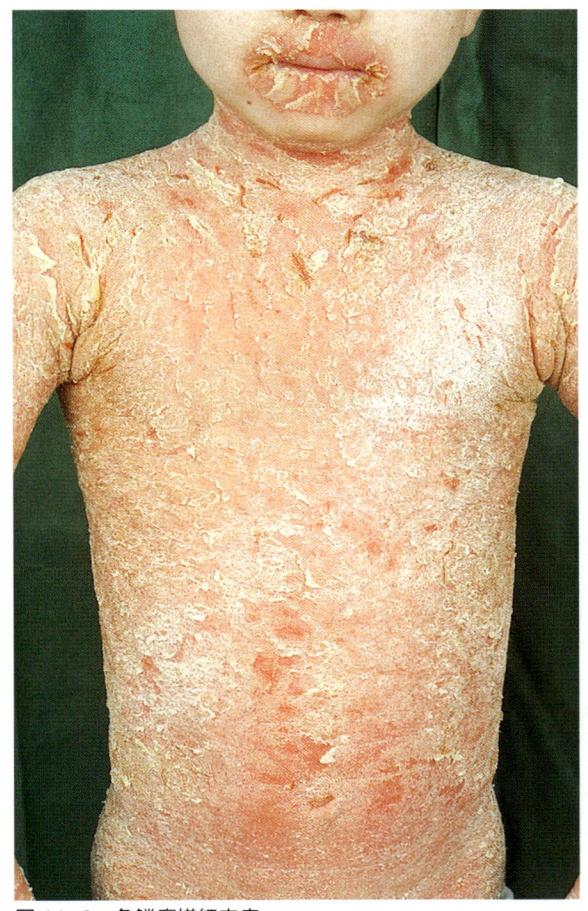

図 11-8　魚鱗癬様紅皮症

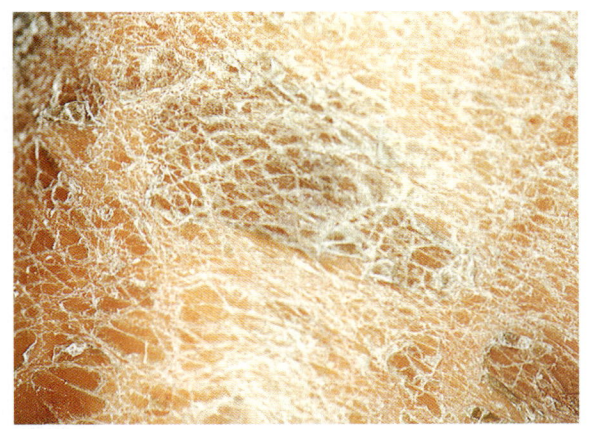

図 11-9　魚鱗癬様紅皮症

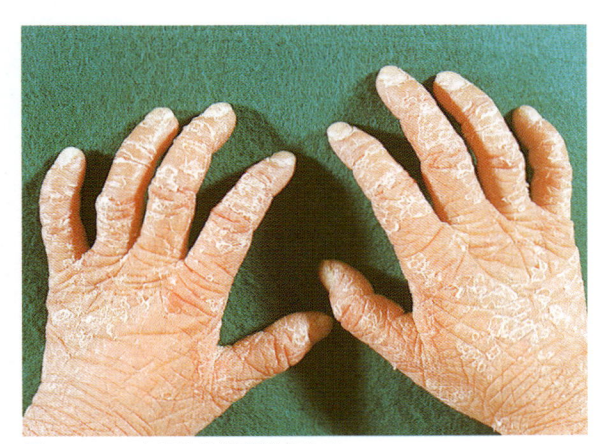

図 11-10　水疱性魚鱗癬様角化症

魚鱗癬様紅皮症
ichthyosiform erythroderma

先天的，全身的な角化異常症の1つで，常染色体性劣性遺伝性の疾患．両親が血族結婚のことがある．症状は生下時よりあるか，生後数週で発生する．

● 症　状
1) 全身の皮膚が罹患する．
2) びまん性の潮紅と落葉状ないし角化性の鱗屑．
3) 掌蹠の角化，眼瞼外反を伴うことが多い．
4) 皮膚以外の臓器の合併症はない．

● 病理組織
角栓を伴う著しい角質増殖，顆粒層の肥厚．

● 鑑別診断
1) 水疱性魚鱗癬様角化症 bullous ichthyosiform hyperkeratosis：常染色体性優性遺伝．生下時より発症し，水疱を生ずる．次第に淡褐色の角質増殖が著しくなり，疣状ないし豪猪皮状となる（図11-10）．はじめ水疱の明らかでない例もある．病理組織では角質増殖はより顕著で，乳頭腫症と特徴的な顆粒変性が顆粒層から有棘層上部にかけてみられる．

2) 葉状魚鱗癬 lamellar ichthyosis (Wells)：生下時，全身の皮膚が光沢のあるコロジオン様のうすい膜でおおわれる（collodion baby）．幼児期には自然消退する．ただしコロジオン児として生まれ，膜が剥がれた後に魚鱗癬様紅皮症の症状を呈する場合がある．

3) Sjögren-Larsson症候群：魚鱗癬様紅皮症に似た症状のほか，精神遅滞，痙性麻痺，色素性網膜炎を伴う．

4) Rud症候群：魚鱗癬様紅皮症に似た症状のほか，精神遅滞，てんかん，性器発育不全を伴う．

● 治　療：レチノイド内服．

紅斑角化症

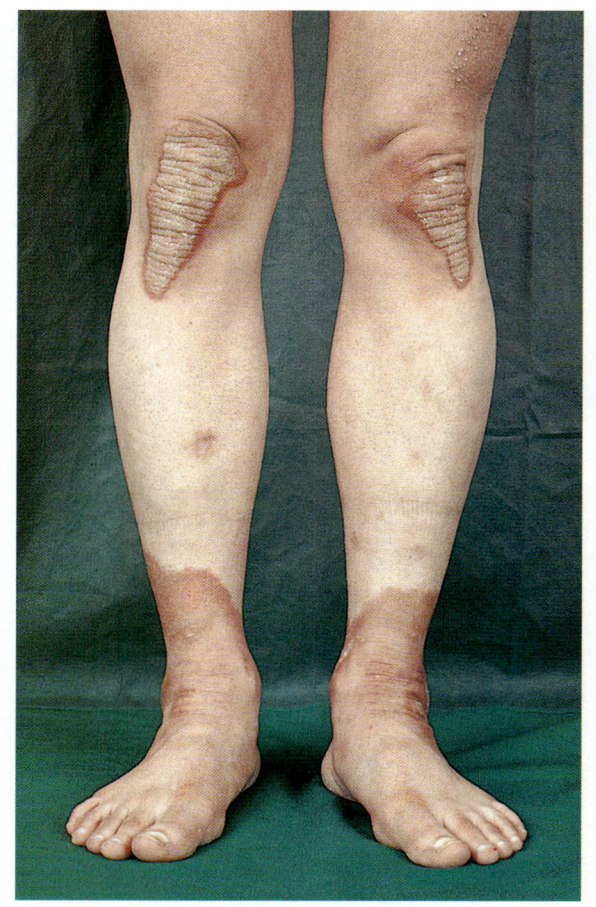

図11-11　進行性紅斑角化症(Greither型)

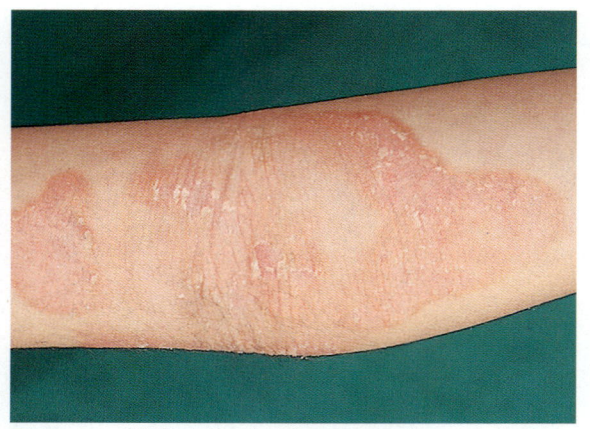

図11-12　進行性紅斑角化症(Greither型)

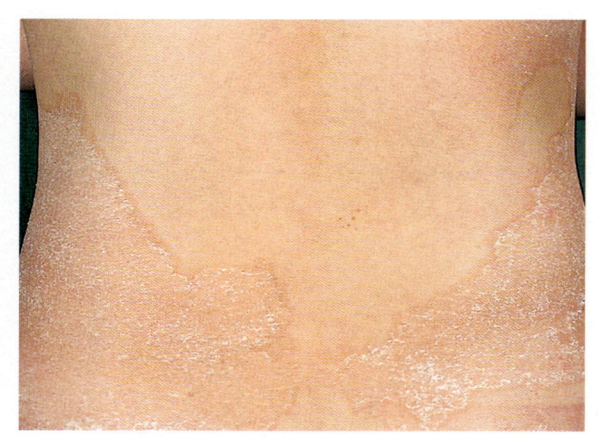

図11-13　変化する紅斑角化症

紅斑角化症　erythrokeratodermia

掌蹠に限局する角化症に対して，症状の変化する角化症と進行する角化症とがあり，いずれも皮膚の潮紅を伴う．これらを紅斑角化症として一括する．ただし掌蹠角化症と完全には区別できない．

A. 進行性紅斑角化症　erythrokeratodermia progressiva

●症　状
1) 小児期に発症，中年まで進行性．
2) 境界鮮明の潮紅，角化局面．潮紅は非炎症性．
3) 掌蹠の角化症はなくともよい．
4) 好発部位：手，足背，膝，肘頭．
5) 病型．
  ① 優性遺伝性(Greither型)：掌蹠よりも手背，足背，膝の角化が強い．
  ② 劣性遺伝性(Meleda型)：掌蹠の角化症が著しい．掌蹠の多汗．

B. 変化しうる紅斑角化症

●症　状
1) 生後数ヵ月より発症．
2) 境界鮮明な斑状の潮紅と角化．
3) 連圏状，融合して地図状となる．
4) 病変の形は変化する．早いものは数時間で，遅いものは数ヵ月から数年でかわる．
5) ほとんど全身の皮膚をおかしうる．
6) 掌蹠の角化症を伴わない場合もある．
7) 病型．
  ① erythrokeratodermia figurata variabilis：紅斑の方が角化より顕著(図11-13)．
  ② ichthyosis linearis circumflexa：連圏状ないし環状の斑の辺縁に葉状のかたい鱗屑．

ダリエ病

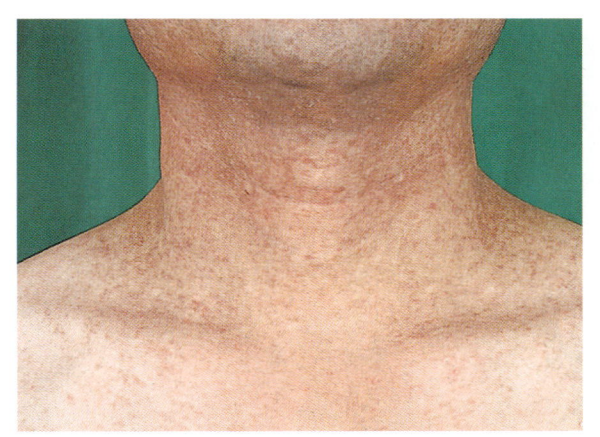

図 11-14　ダリエ病

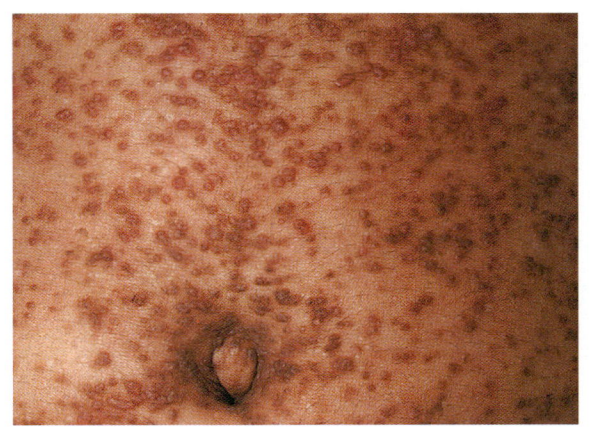

図 11-15　ダリエ病

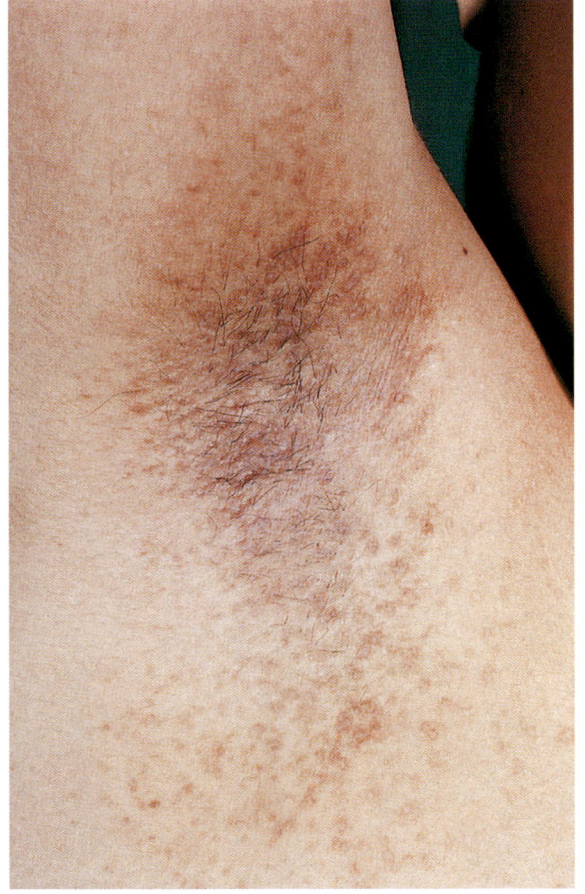

図 11-16　ダリエ病

ダリエ病　　　　　　　　　　　　morbus Darier

常染色体性優性遺伝性の角化異常症で，家族内発生が多い．棘融解による表皮内裂隙と表皮細胞の角化異常を特徴とする．

皮膚症状は小児期より生じ，思春期ごろに顕著となる．

● 症　状

1）好発部位：発汗の多い間擦部，乳房下，腹部，胸部，頸，陰股部など．
2）粟粒大〜米粒大，汚い暗褐色のかたい丘疹．
3）丘疹は多発，一部では数個集まって不規則な形となる．
4）ときにはかたい角質性の痂皮を有し，湿潤して悪臭を放つ．
5）手掌，足蹠の角化．
6）爪の栄養障害性変形．
7）口腔粘膜には灰白色，円形，中心の凹んだ小結節．
8）定型疹の他に
　①体幹に米粒大，灰白色斑．
　②手足背に扁平疣贅様発疹．
を認めることがある．後者は疣贅状肢端角化症 acrokeratosis verruciformis Hopf と呼ばれる．

● 診断のポイント

1）胸，腹部に典型疹をさがす．
2）腋窩，陰股部では湿潤，増殖して，Hailey-Hailey 病に似る．ここでは組織学的に異常角化細胞（円形体 corps ronds と顆粒 grains）を証明する必要がある．
3）夏，発汗によって悪化する．
4）疱疹ウイルスの感染が起こり，カポジ水痘様発疹症を生じやすい．

● 治　療

レチノイド内服は有効であるが副作用に留意．尿素軟膏の外用．

Hailey-Hailey 病

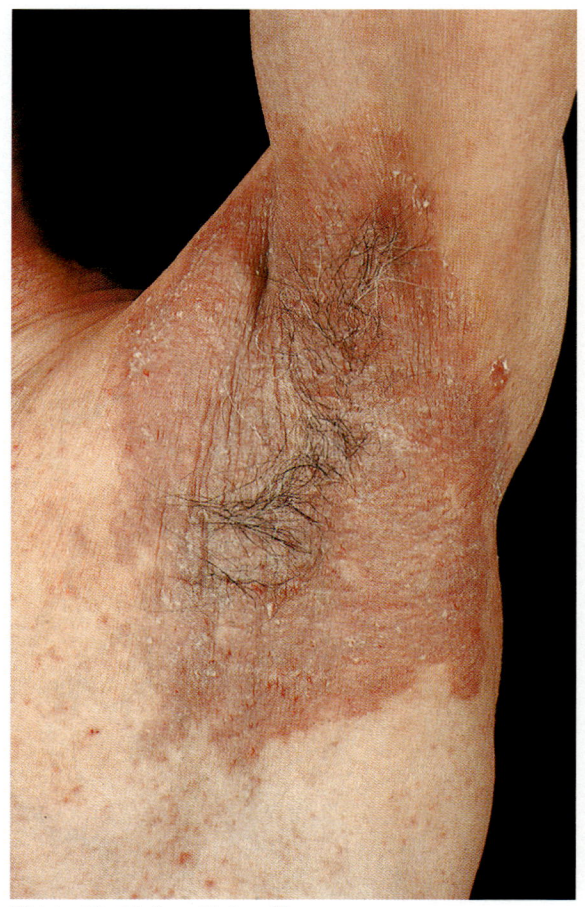

図 11-17　Hailey-Hailey 病

図 11-18　Hailey-Hailey 病

図 11-19　Hailey-Hailey 病

Hailey-Hailey 病

遺伝的（不完全優性遺伝）に棘融解を起こしやすい素因に，摩擦などの誘因が加わって水疱をつくる疾患．必ずしも家族性ではなく，20～30歳代に症状が発現する．老人では症状が軽くなる．

● 症　状
1）好発部位：腋窩，鼠径部，頸および腹部など，擦れやすく，湿潤する範囲．
2）かゆみを伴う．
3）暗赤色，不規則な形の斑の中に破れやすい水疱を生ずる．
4）間擦部では水疱として認められる期間は短く，びらん，湿潤した紅斑で，汚い痂皮を有する．
5）中心からなおる傾向があり，色素沈着を残す．
6）症状は夏期に悪化し，冬は軽快．
7）慢性，再発性に経過するが全身的な予後はよい．

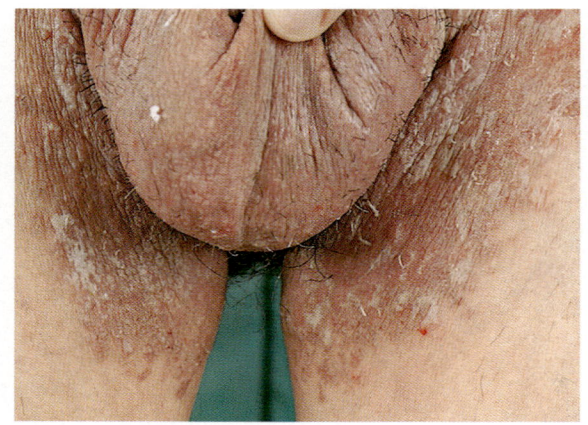

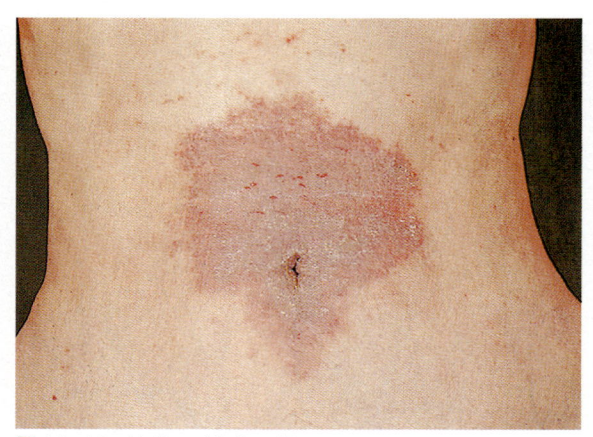

● 診断のポイント
なおり難い間擦部の皮膚炎では本症を疑う．組織検査が必要．

● 鑑別診断
1）ダリエ病：臨床像は全く異なるが，病因的には区別できず，ダリエ病の水疱型ともいわれる．
2）間擦部のカンジダ症：カンジダの表在感染が家族性良性慢性天疱瘡の悪化誘因となり得る．
3）頑癬：びらん，湿潤傾向なし．白癬菌の証明．
4）増殖性天疱瘡：季節的消長なし．組織検査．
5）外陰部のパージェット病：鮮紅色．消長なし．ほかの部位に病変なし．組織検査．

● 治　療
抗生物質加副腎皮質ステロイド薬の外用．抗生物質の全身投与．局所の感染予防が重要．

毛孔性角化症

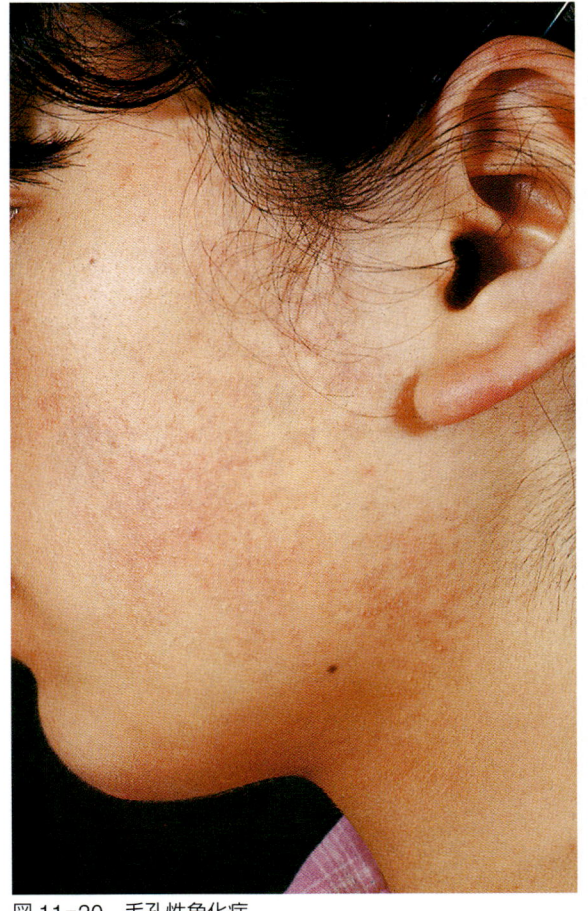

図11-20　毛孔性角化症

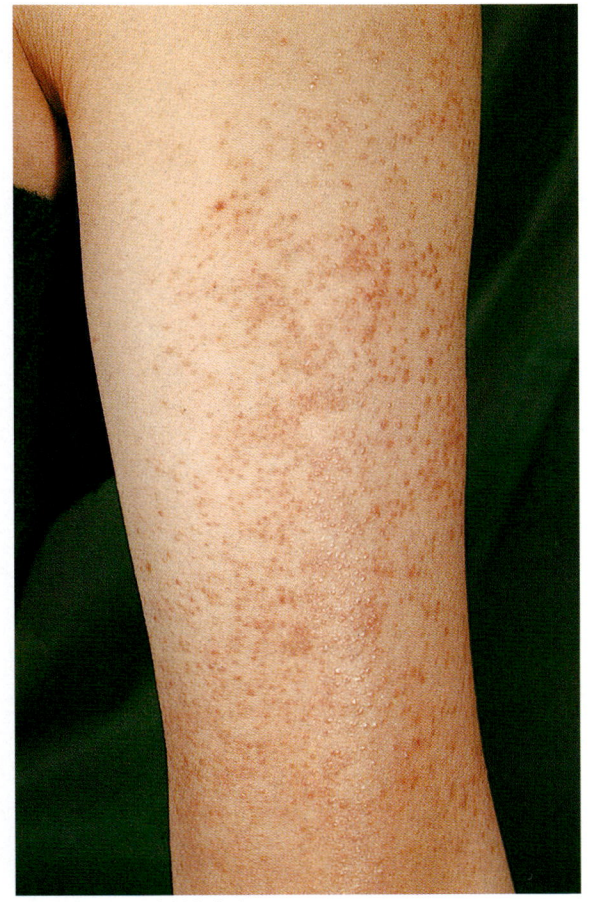

図11-21　毛孔性角化症

毛孔性角化症
keratosis pilaris

小児期に発生し，思春期にもっとも明らかになる毛包の角化異常症．常染色体性優性遺伝．

●症　状
1）四肢の伸側，特に上腕に明瞭．
2）毛包口に一致して粟粒大，とがった球状の小丘疹．
3）個疹は等間隔に並び，融合しない．
4）かゆみを伴わない．
5）ときに非炎症性の潮紅がある．

●診断のポイント
1）自覚症状のない毛包一致性，非炎症性の角化．
2）思春期の肥満に伴い顕著となり，しばしば家族性．
3）Cushing 症候群の皮膚症状のひとつ．萎縮線条，pseudoacanthosis nigricans を合併することあり．
4）頰，特に耳前部に軽い潮紅，色素沈着，角化性の変化（図11-20）を伴うことが多い．これを顔面毛包性紅斑黒皮症 erythromelanosis follicularis faciei（北村）というが，毛孔性角化症と同一の変化と思われる．

●鑑別診断
1）棘状毛包性角化症 keratosis follicularis spinulosa：毛孔性の角化は著しく，白色の棘状の突起を有す．項の髪際部，肩，上腕伸側，下腿，殿部に生ずる．
2）monilethrix 症候群：毛孔性角化症の特殊型．同時に頭髪がくびれて紡錘状となり，全体に乏毛．
3）毛孔性紅色粃糠疹：初期に被髪頭部の脂漏性皮膚炎様症状，掌蹠の角化症がある．炎症症状が強く，特に指の背面の黒い毛包性の角栓が特徴的．

●治　療
尿素軟膏の外用．

連圏状粃糠疹・鱗状毛包性角化症

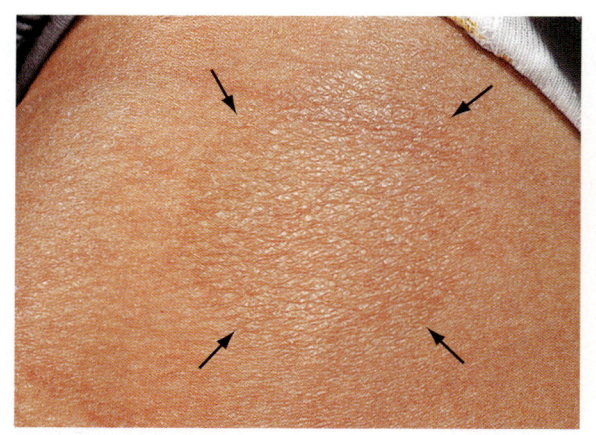

図11-22 連圏状粃糠疹

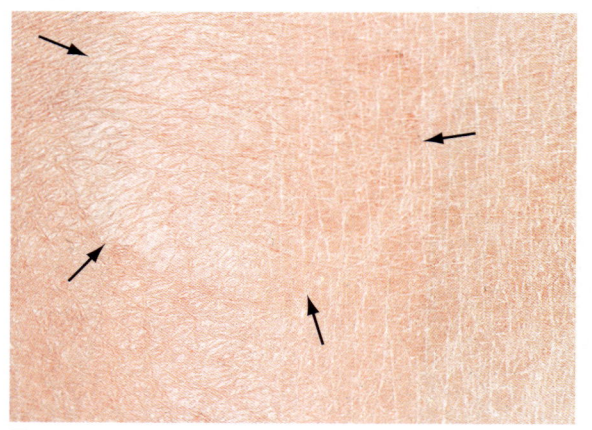

図11-23 連圏状粃糠疹

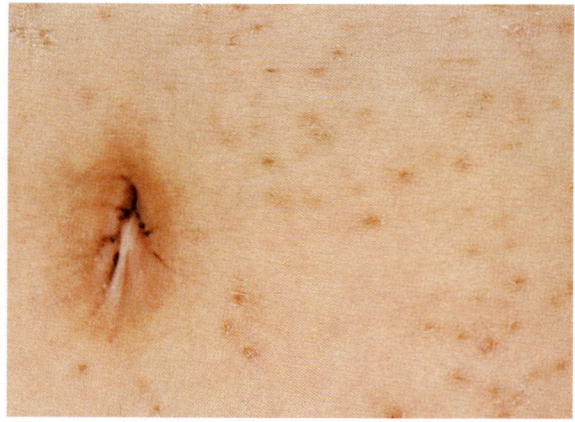

図11-24 鱗状毛包性角化症

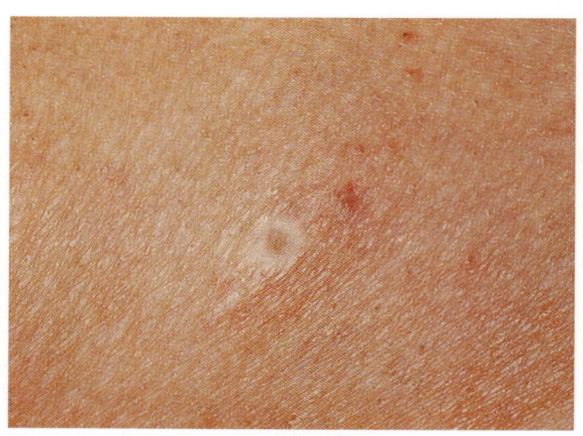

図11-25 鱗状毛包性角化症（拡大図）

連圏状粃糠疹
pityriasis circinata Toyama

黄色人種に特有な後天性の魚鱗癬症のひとつ．結核，内臓悪性腫瘍に伴うことが多い．遺伝関係はない．

● 症　状
1) 好発部位：腹部，腰部．露出部にはできない．
2) 形はほぼ円形．隣りの病巣が融合するとダルマ状となる．境界明瞭，直径5cm以下．1～数個．
3) 常色か淡褐色の魚鱗癬様の鱗屑が付着．
4) 自覚症状はない．局所の発汗は減少している．

● 鑑別診断
1) 癜風：大きさが小さく，数が多い．表面を擦ると粃糠様の落屑を生じ，癜風菌を鏡検し得る．
2) 局面性類乾癬：形が不規則，表面はむしろ萎縮性．軽い潮紅，色素脱失，毛細血管拡張など多彩．

● 治　療
活性型VD₃軟膏，尿素軟膏の外用．

鱗状毛包性角化症
keratosis follicularis squamosa Dohi

黄色人種に特有な角化異常症のひとつ．ときに家族性，ときに他の毛孔性角化異常症に伴ってみられる．青年男女．

● 症　状
1) 腹部，殿部に好発．
2) 毛孔に一致した小黒点を中心にして，径1cmまでの円形，灰白色の鱗屑を生ずる．
3) この鱗屑は中心が固着し，辺縁がまくれあがる．
4) 鱗屑を剥がすと色素脱失がみられる（図11-25）．
5) 発疹は散在性に多発し，かゆみはない．

● 治　療
尿素軟膏の外用．

汗孔角化症

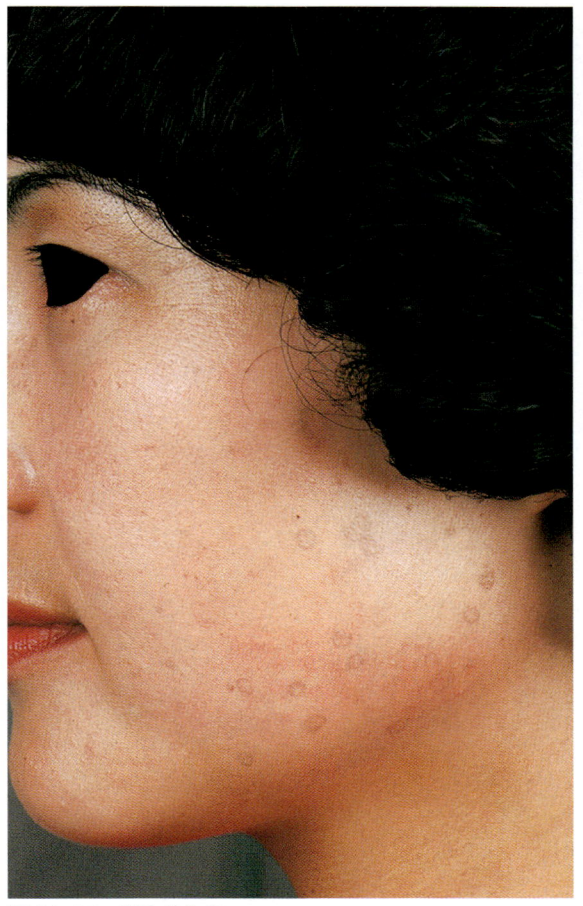

図 11-26 汗孔角化症

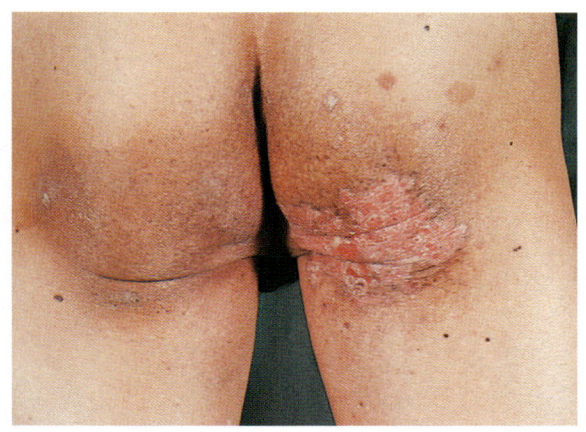

図 11-27 汗孔角化症

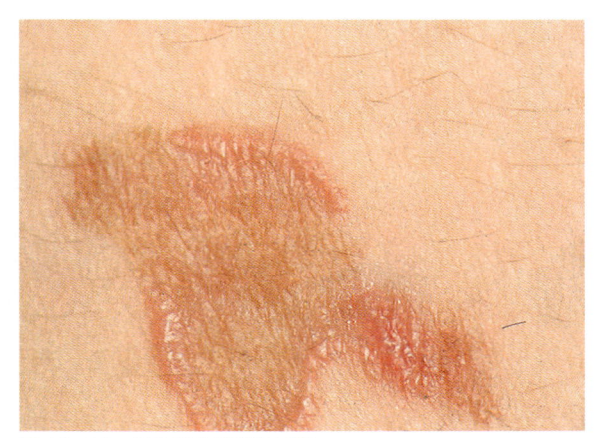

図 11-28 汗孔角化症（拡大図）

汗孔角化症 *porokeratosis Mibelli*

常染色体性優性遺伝性と思われる母斑性の性格をもつ角化異常症．小児期より出現し，男性にやや多い．病名に"汗孔"という名称が付されているが，実際には汗孔の角化とは関係がない．

● 症 状

1) 典型疹は類円形，辺縁は皮膚面から隆起し，淡褐色，表面をかたく触れる．中心は陥凹して乾燥性，時間が経つと萎縮する．
2) 極めて徐々に増加，発育する．数は1個から数百個に達することもある．
3) 発疹の配列は連圏状，蛇行状が多く，ときには播種状に広がったり，四肢の片側に列序性に生ずることもある．
4) 古い発疹はさまざまの異型があり，乾癬様，牡蠣殻様，鶏眼様，瘢痕様などにみえることがある．
5) 巨大単発型ではまれに有棘細胞癌が発生し得る．
6) 特殊な病型として，紫外線照射が誘因となり，露出部に小型の発疹が多発する播種状表在性光線性汗孔角化症 disseminated superficial actinic porokeratosis がある（図 11-26）．

● 診断のポイント

1) 晩発性，母斑性の特徴を有する角化異常で，典型的な発疹があれば診断は容易．
2) 亜型が多く，種々の炎症性角化症との鑑別の難しいことがある．発育，拡大がきわめて徐々である点より本症を推察し，組織学的に特殊な角栓 cornoid lamella を認める．

● 治 療

確実な方法はない．場合により皮膚剥離術，切除．VD₃軟膏，尿素軟膏の外用．

12. 炎症性角化症

尋常性乾癬

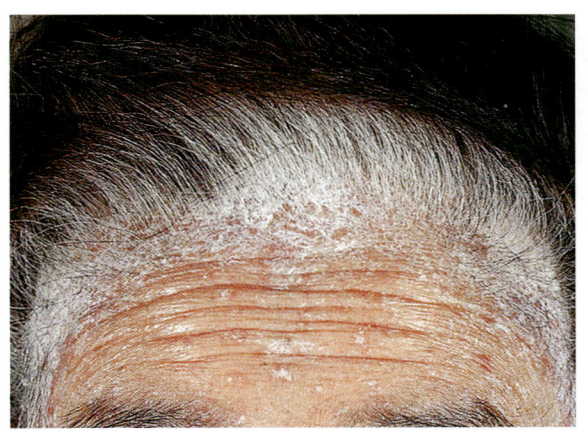

図 12-1　髪際部の尋常性乾癬

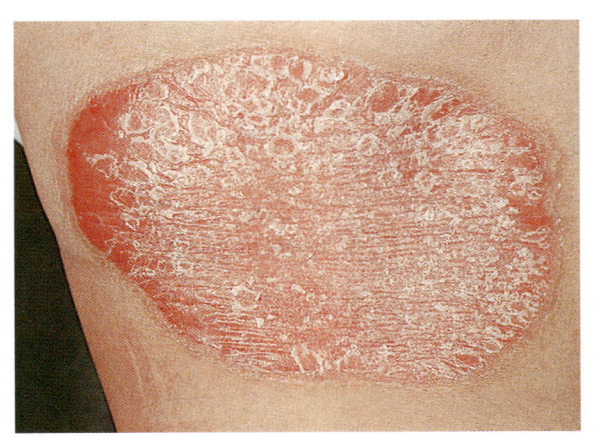

図 12-2　尋常性乾癬の典型疹

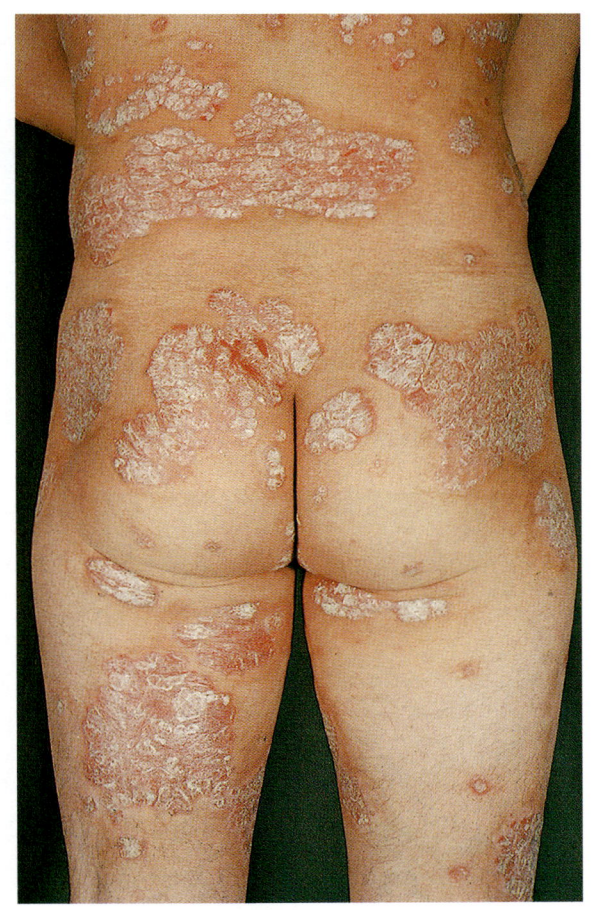

図 12-3　尋常性乾癬の典型疹

尋常性乾癬　psoriasis vulgaris

乾癬反応を起こす遺伝的な素因があり，HLAではB13，B17，CW6，CW7が高頻度にみられる．これに内的(肥満，感染症など)および外的(日光，気候，機械的刺激)な因子が加わって症状が発現する．
表皮細胞のturnover timeは3〜4日に短縮され，表皮細胞の形成の増加と分化の促進が特徴的である．同時に表皮角層の好中球遊走能の亢進が認められる．
小児には比較的少なく，成人に多い．

症　状

1) 好発部位：肘頭，膝蓋に対称性，髪際部(図12-1)，殿部(図12-3)など機械的刺激を受けやすいところ．一方口腔粘膜はおかされない．
2) 境界鮮明の紅斑，銀白色の鱗屑が固着する．多くは孤立性，円形ないし楕円形であるが(図12-2)，のちに融合して大きな局面となる．
3) 紅斑は乾燥し，水疱，膿疱などは伴わず，湿潤することはない．
4) Köbner現象：外傷，日光照射などの刺激が加わった後，2週ほどで発疹が誘発される．
5) Auspitz現象：鱗屑を強く剝離すると点状の出血を生ずる．
6) 発疹の形はさまざまであり，滴状(図12-6)，環状(図12-4)，地図状，蛇行状(図12-5)など．
7) 乾癬性紅皮症 psoriatic erythroderma：不適切な治療，例えば副腎皮質ステロイド薬の長期投与によって全身の皮膚が罹患するにいたる(図3-30および図12-7)．
8) 爪(図12-8，9)：爪甲の点状陥凹，黄色の爪甲剝離症，爪甲の混濁．爪だけが罹患する尋常性乾癬もある．爪変化の存在は他の疾患との区別に役立つ．
9) 外陰：男性亀頭(図12-10)に鱗屑を伴う紅斑．女性外陰部粘膜はおかされない．

尋常性乾癬

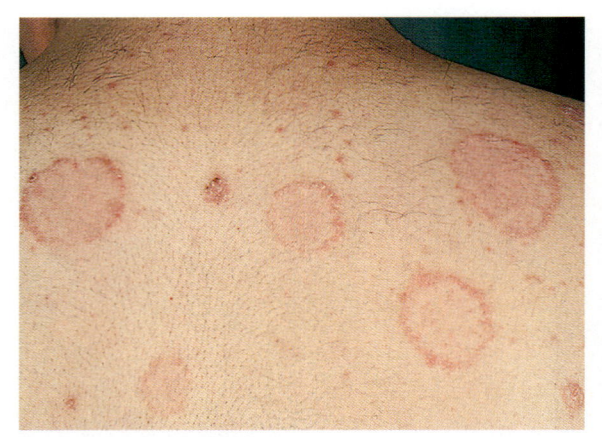

図 12-4　環状の尋常性乾癬

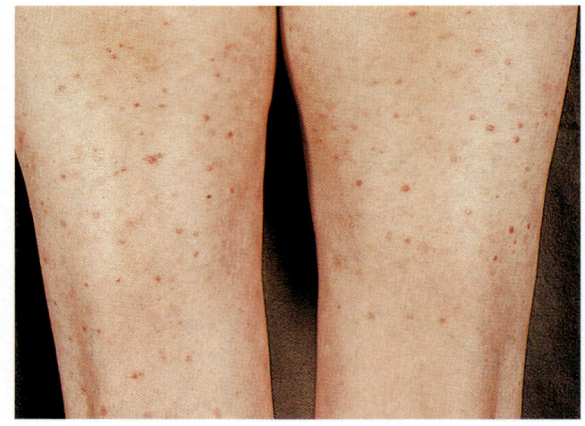

図 12-6　滴状乾癬

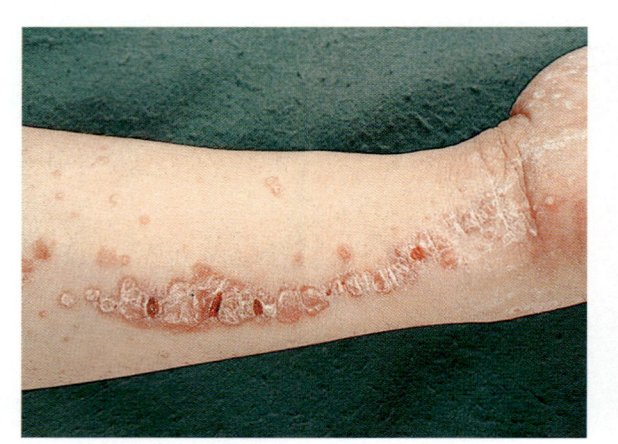

図 12-5　蛇行状の尋常性乾癬

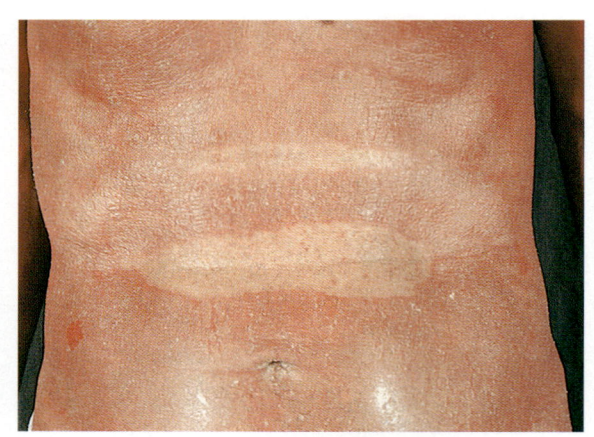

図 12-7　乾癬性紅皮症（一部に健常皮膚が残存）

10）特殊なタイプ.
　①関節症性乾癬 psoriasis arthropathica（179 頁）：
　　関節リウマチに似た関節の腫脹，疼痛.
　②膿疱性乾癬 psoriasis pustulosa（178 頁）との間に
　　移行がある.
　③滴状乾癬 psoriasis guttata（図 12-6）：主に小児，
　　まれに成人. 上気道の溶連菌感染後に全身皮膚に
　　汎発する小さい点状の乾癬. 自然治癒がある.

● 組織像（図 12-11）
1）連続性の不全角化.
2）表皮顆粒層の消失.
3）表皮索の延長，乳頭体の上方への突出.
4）多核白血球の表皮内浸潤，無菌性の微細膿瘍
（Munro's microabscess）.
5）乳頭体の毛細血管の延長，蛇行.
6）真皮の亜急性炎症. 好酸球，プラズマ細胞を欠く.

● 診断のポイント
1）特有な銀白色の鱗屑を有する境界鮮明の紅斑.
2）髪際部と関節の伸側面を観察する.
3）組織像.
4）爪甲の変化.

尋常性乾癬

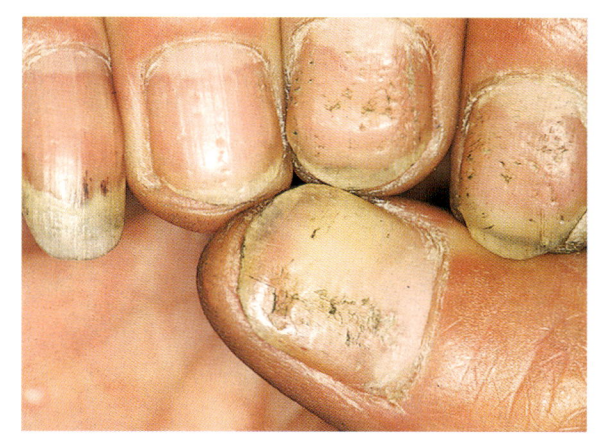

図 12-8　爪甲の不規則な点状陥凹

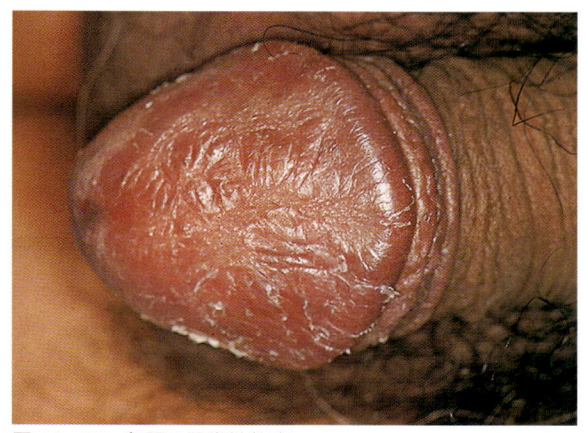

図 12-10　亀頭の尋常性乾癬

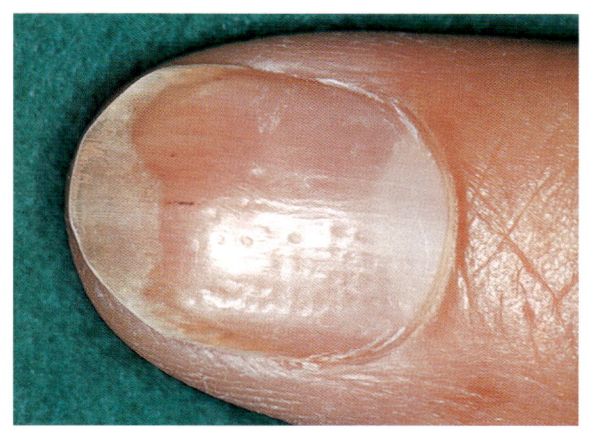

図 12-9　爪甲の点状陥凹，爪甲剥離症

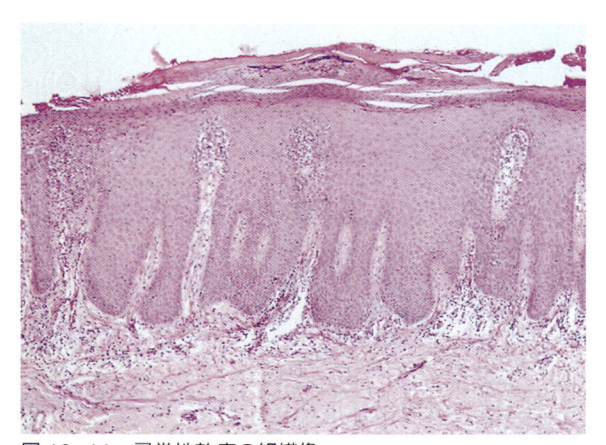

図 12-11　尋常性乾癬の組織像

● 鑑別診断

1）脂漏性皮膚炎：頭部ではしばしば困難．浸潤と潮紅はやや軽度．被髪部位からはみ出ることは少ない．その他の部位では毛包性点状の初発疹と黄色調の鱗屑が鑑別点となる．
被髪頭部に白色，雲母状の鱗屑が固着する状態を石綿状粃糠疹 pityriasis amiantacea といい，脂漏性皮膚炎，尋常性乾癬などの 1 症状である．

2）ジベルばら色粃糠疹：初発疹が先行し，間もなく体幹に小型の発疹が汎発する．鱗屑は褐色調で発疹の中央に付着．

3）体部白癬：環状の尋常性乾癬（図 12-4）との区別．多少とも不規則な連圏状を呈する．かゆみが強い．白癬菌の検出．

● 治　療

1）活性型ビタミン D_3 軟膏が第一選択．遅効性．顔の病巣に最適．

2）病変が少ない場合：副腎皮質ステロイド薬の外用，即効性．ただし離脱困難で副作用に留意する．

3）広範囲の場合：外用 PUVA 療法（8MOP を外用したあとに UVA を照射する）および bath-PUVA 療法．

4）外用療法に抗し，重症の場合：メソトレキセート，レチノイド，シクロスポリン．

5）副腎皮質ステロイド薬の全身投与は慢性再発性疾患のため禁忌．ときに膿疱性乾癬，紅皮症状態となることがある．

膿疱性乾癬

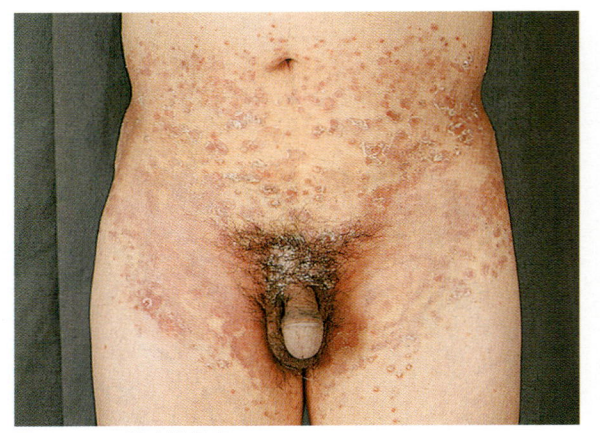

図 12-12　膿疱性乾癬

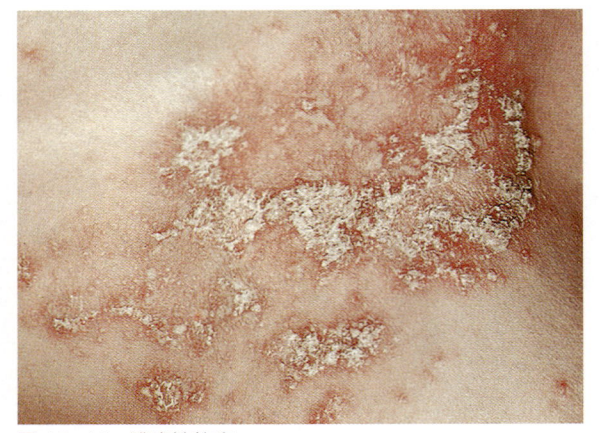

図 12-14　膿疱性乾癬

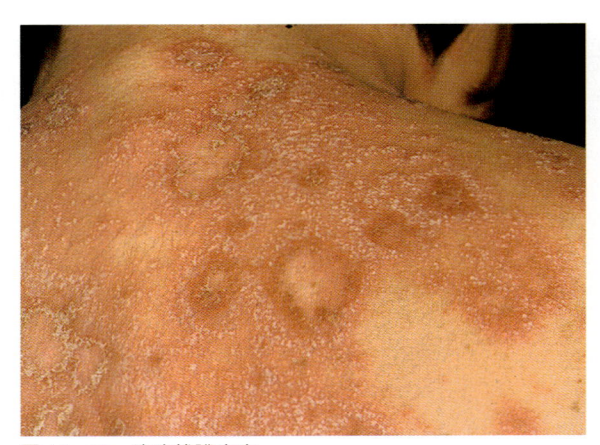

図 12-13　疱疹状膿痂疹

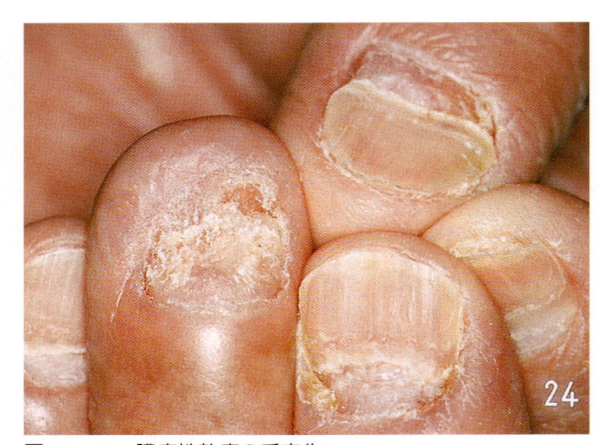

図 12-15　膿疱性乾癬の爪変化

膿疱性乾癬　　　　　　　　psoriasis pustulosa

乾癬型反応を示す疾患のうち，Kogoj の海綿状膿疱を特徴とし，臨床的に無菌性膿疱のかたちで表現される一連の疾患を"膿疱性の乾癬症 pustular psoriasis"という．

膿疱性の乾癬症には膿疱性乾癬，疱疹状膿痂疹および稽留性肢端皮膚炎があり，そのうち膿疱性乾癬の頻度が高い．

既往に尋常性乾癬があり（85％），何らかの誘因（感染，ステロイド療法，ストレスなど）が加わって発症する．

● 症　状
1）紅斑の上に粟粒大の小膿疱が発生．
2）膿疱は辺縁に並ぶか，紅斑全体をおおう．
3）中心は薄い痂皮ができており，新しい膿疱が周辺に発生して拡大する．
4）腋窩，陰股部，臍囲の変化が強く，全身の皮膚に拡大し得る．
5）発熱を伴うことが多い．
6）舌に地図状舌（図 12-19）を伴うことが多い．

● 診断のポイント
1）尋常性乾癬から発展するか，経過中に尋常性乾癬の病巣がみられる．
2）無菌的な小膿疱が紅斑の上に集まって急激に発生する．
3）妊娠中に生じ，低 Ca 血症を伴うものを疱疹状膿痂疹 impetigo herpetiformis という．膿疱はしばしば炎症の強い紅斑を囲んで環状に配列する（図 12-13）．
4）指爪の周囲ないし爪床からはじまり，次第に全身の皮膚に拡大するものを稽留性肢端皮膚炎 acrodermatitis continua Hallopeau という（図 12-16）．

● 治　療
メソトレキセート，シクロスポリン，レチノイドの内服，活性型ビタミン D_3 軟膏．

膿疱性乾癬

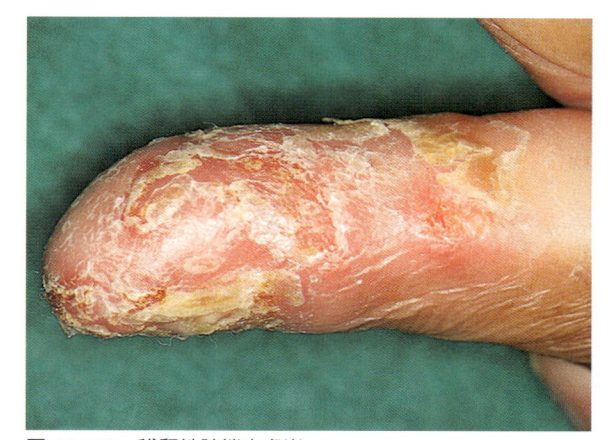

図 12-16　稽留性肢端皮膚炎

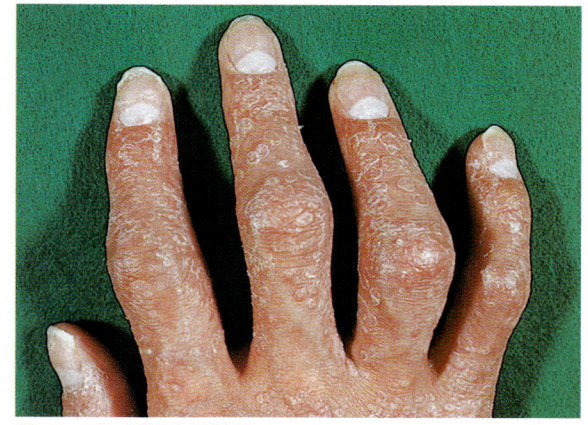

図 12-18　関節症性乾癬

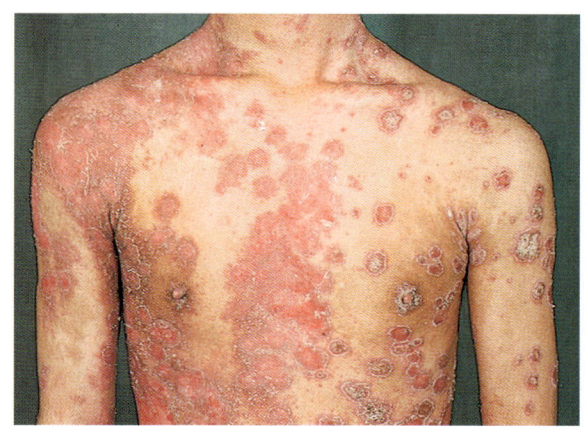

図 12-17　関節症性乾癬

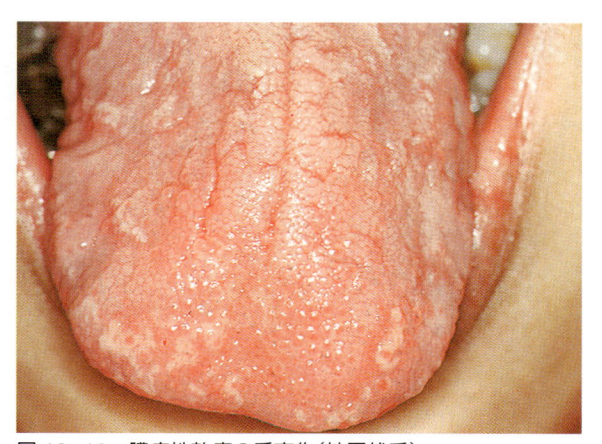

図 12-19　膿疱性乾癬の舌変化（地図状舌）

稽留性肢端皮膚炎
acrodermatitis continua Hallopeau

指端に限局するタイプと，これから次第に四肢に拡大する汎発型とがある．
汎発型は，膿疱性乾癬と同一と考えられる．
限局型は小児に多い．

● 症　状
1）一指の爪下または爪周囲からはじまる．
2）無菌的な膿疱が続発し，慢性に経過する．
3）爪甲は変形，破壊し，脱落する．
4）爪甲周囲の皮膚には，黄褐色の痂皮を伴う潮紅，びらん局面をつくる．

● 診断のポイント
爪甲下，爪周囲の慢性，化膿性炎症．細菌は証明されない．

関節症性乾癬
psoriasis arthropathica

関節の変化を伴う特殊な乾癬．

● 症　状
1）乾癬の変化は，滲出が強く，膿疱性の乾癬に近い（図 12-17）．
2）ときに紅皮症様となる．
3）指，足のほか，四肢の大きな関節も罹患する．腫脹，痛み，しばしば変形（図 12-18）．
4）関節の症状は関節リウマチに似るが，RA 因子は認められない．

● 診断のポイント
RA 因子陰性の関節症状と滲出性変化の強い乾癬皮疹の合併．

● 治　療
メソトレキセート，金製剤．

Bazex 症候群

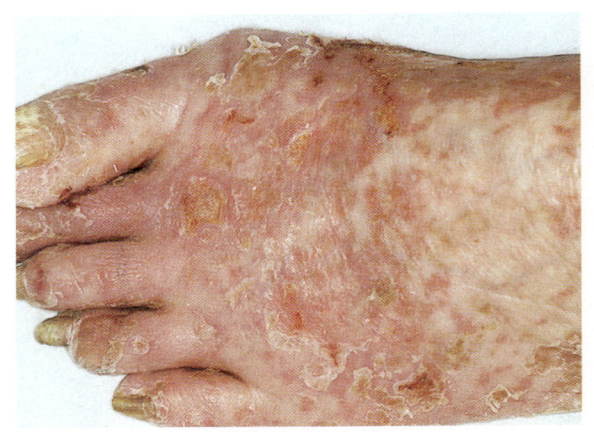

図 12-20　Bazex 症候群（乾癬様発疹）

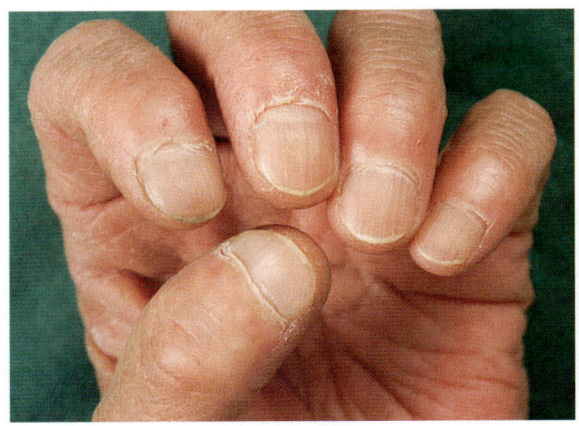

図 12-21　Bazex 症候群（爪囲の潮紅）

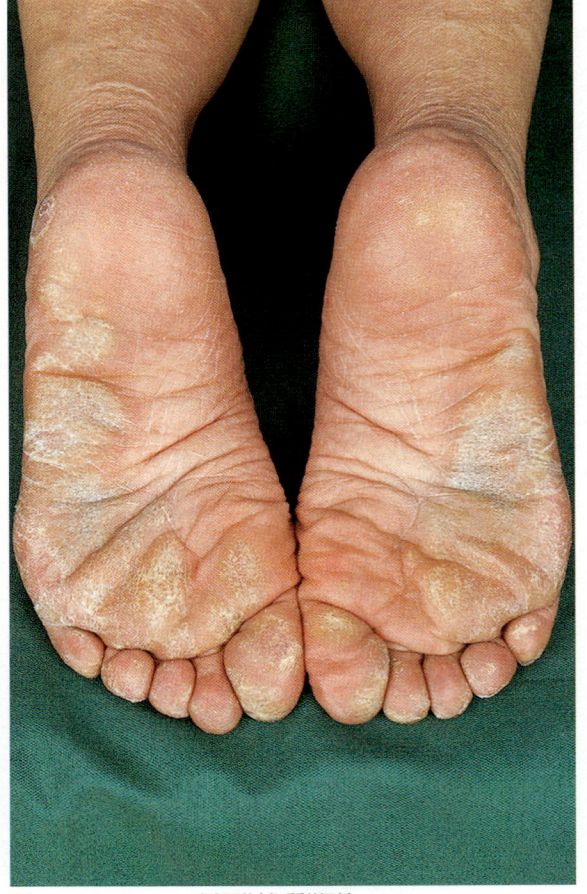

図 12-22　Bazex 症候群（角質増殖）

Bazex 症候群

主として上気道の扁平上皮癌に合併する乾癬様病変で，特異な発疹分布を示す．したがって acrokeratosis paraneoplastica ともいう．男性に圧倒的に多い．

● 症　状
1）好発部位：四肢末端（指，趾，手掌，手背，足蹠，足背），爪囲，鼻背，耳介，次いで膝．
2）初期には指趾の乾癬様紅斑，爪囲の潮紅，爪の変形．鼻背，耳介の粃糠様鱗屑を有する紫紅色紅斑．
3）次第に広範囲に拡大し，悪性腫瘍による全身症状が出現する．

● 診断のポイント
1）四肢末端，鼻，耳の副腎皮質ステロイド外用薬に反応しない，乾癬様，脂漏性皮膚炎様の変化．
2）合併する悪性腫瘍は上気道の扁平上皮癌が多く，ときに肺，食道．頸部リンパ節転移が高率に認められる．
3）病理組織像：角質増殖，表皮肥厚，不全角化，軽度の炎症のほか，表皮細胞の角化異常，基底層の変化，色素滴落．
4）蛍光抗体直接法で陰性．

● 鑑別診断
1）尋常性乾癬：耳の外縁，鼻はまれ．組織像．
2）脂漏性皮膚炎：鼻唇溝，耳後部，外耳道に病変がある．
3）扁平苔癬：組織学的に類似する．
4）まれに表皮下水疱を伴う場合，水疱性類天疱瘡，後天性表皮水疱症との合併を考慮する．

滴状類乾癬

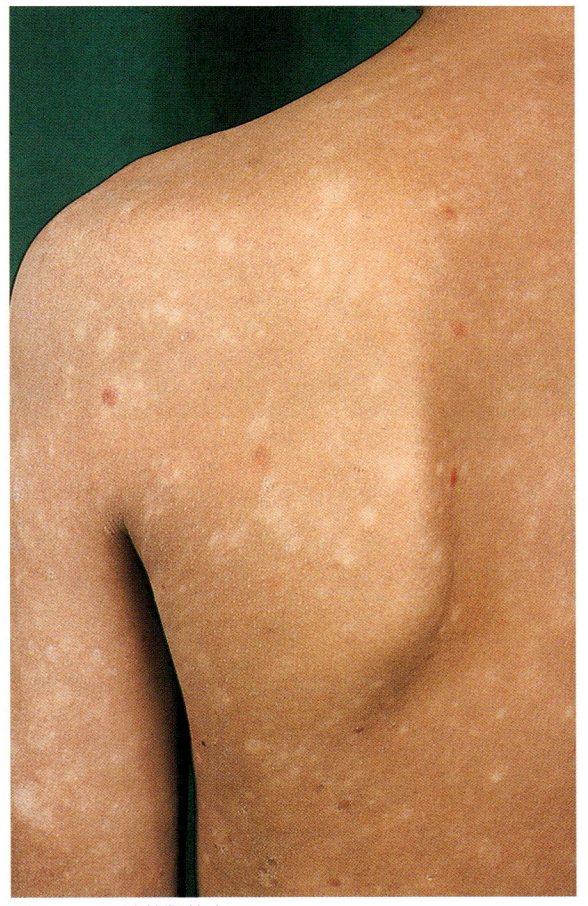

図 12-23　滴状類乾癬

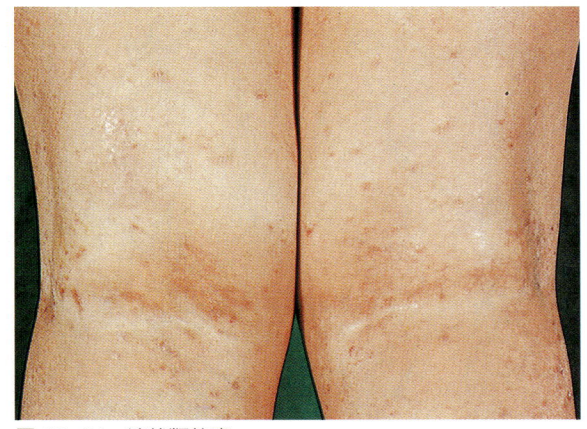

図 12-24　滴状類乾癬

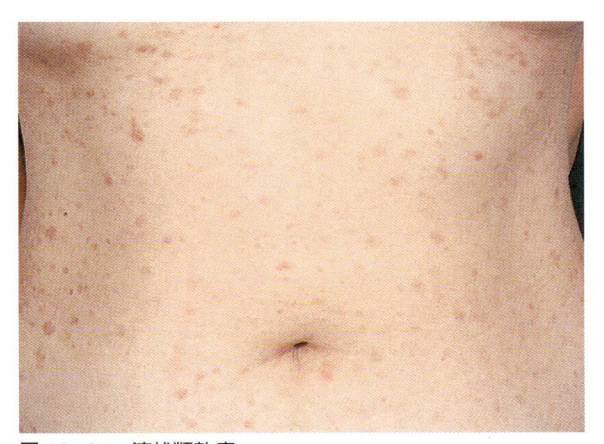

図 12-25　滴状類乾癬

滴状類乾癬
parapsoriasis guttata

類乾癬とは全身症状がなく，粃糠性鱗屑を伴う，表在性の潮紅を特徴とし，かゆみがなく，治療に抵抗して慢性に経過する皮膚疾患である．

類乾癬には，滴状類乾癬 parapsoriasis guttata，苔癬状類乾癬 p. lichenoides，斑状類乾癬 p. en plaque の3型がある．このうち最も普通にみられるものが滴状類乾癬であり，ほかの2型と本質的に異なるために苔癬状粃糠疹 pityriasis lichenoides という立場がある．滴状類乾癬は小児と若い成人に多い．

●症　状
1）好発部位：体幹と四肢．口腔粘膜はおかされない．
2）初発疹は留針大，膨疹状の小丘疹．わずかに扁平に盛りあがり，淡紅色．
3）やがて白い鱗屑が丘疹全体をおおう．表面を掻くと，鱗屑はそっくり剥がれ，丘疹の辺縁に白い鱗屑縁を残す．
4）古い発疹は紅色調がなく，表面にしわのある，淡褐色の斑となる．
5）わずかに色素が脱失して治癒する．瘢痕はない．
6）かゆみを伴わない．

●診断のポイント
1）種々の発育段階の発疹が融合せずに存在する．
2）発疹の性質がかわっても，その大きさは不変．
3）かゆみがなく，慢性，再発性に経過する．
4）組織像：部分的な不全角化，表皮基底層の破潰と小円形細胞の表皮内浸潤．

●鑑別診断
滴状乾癬：上気道感染症後に発生，新しい発疹にも白色の鱗屑付着．

●治　療
日光浴．PUVA療法が試みられる．

急性苔癬状痘瘡状粃糠疹

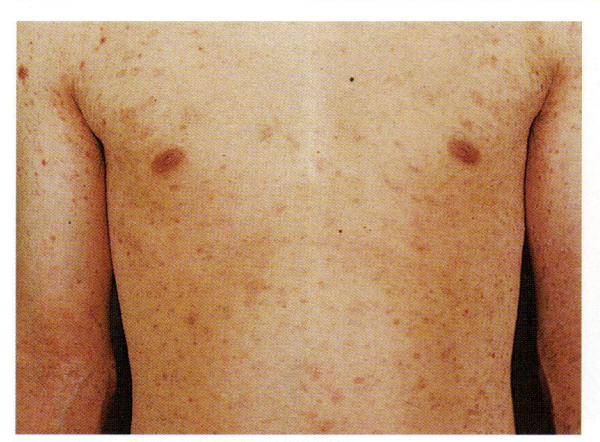

図 12-26　急性苔癬状痘瘡状粃糠疹

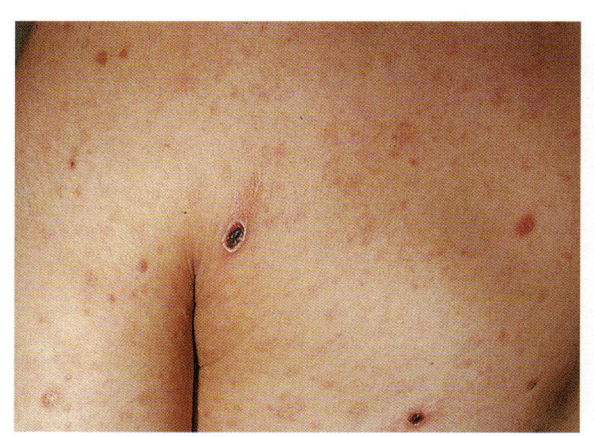

図 12-27　急性苔癬状痘瘡状粃糠疹

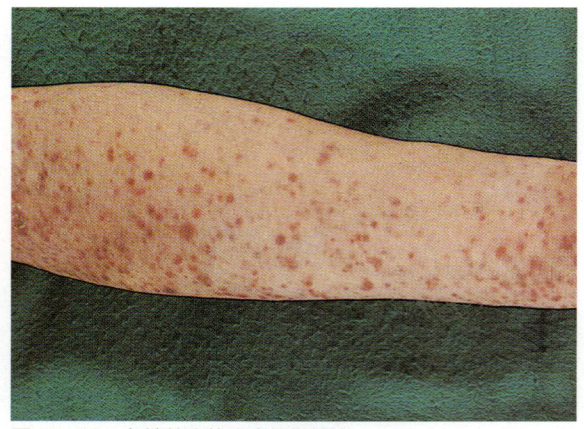

図 12-28　急性苔癬状痘瘡状粃糠疹

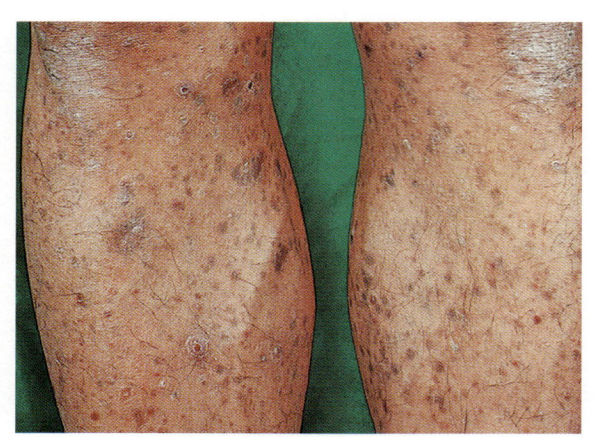

図 12-29　急性苔癬状痘瘡状粃糠疹

急性苔癬状痘瘡状粃糠疹
pityriasis lichenoides et varioliformis acuta Mucha-Habermann

滴状類乾癬の経過中に出現し，またはのちに典型的な滴状類乾癬の発疹を生ずるに至るタイプである．滴状類乾癬と一緒にして苔癬状粃糠疹 pityriasis lichenoides ともいう．

● 症　状
1) 自然に，または熱性の感染症に引き続いて急激に発症する．
2) 好発部位：体幹，次いで四肢．
3) 発疹は壊疽性丘疹ないし紫斑性丘疹であり，ときに出血性の水疱，膿疱を混ずる．
4) 一部に鱗屑縁を伴う滴状類乾癬の発疹を混じ，やがて主体を占める．
5) 発疹が治癒する時には瘢痕を残す．

● 診断のポイント
1) 主に体幹に壊疽性丘疹，紫斑性丘疹および滴状類乾癬の発疹を混ずる．
2) 全身症状を欠く．
3) 組織学的に壊死性血管炎を除外する．

● 鑑別診断
1) 皮膚アレルギー性血管炎：壊疽性丘疹を主体とするタイプでは急性の経過と組織像でのみ鑑別する．
2) 壊疽性丘疹状結核疹：四肢伸側，出血性水疱は少ない．
3) 悪性萎縮性丘疹症(Degos 病)(125 頁)：体幹，中心陥凹と白色鱗屑，急性腹症．
4) 水痘：発疹は比較的単調，痂皮．
5) lymphomatoid papulosis (284 頁)：臨床像は酷似するが浸潤が強い．組織で異型リンパ球の存在．

斑状類乾癬

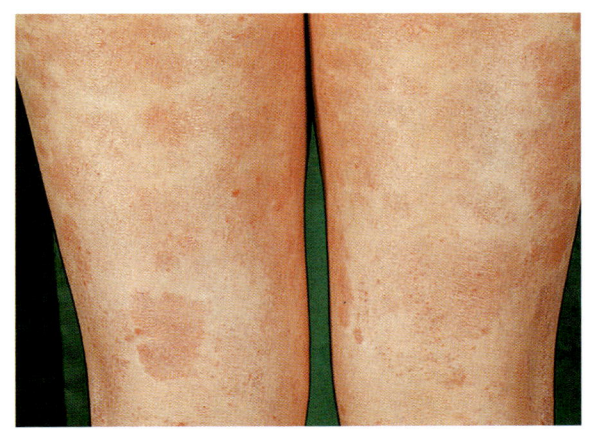

183

図 12-30　斑状類乾癬

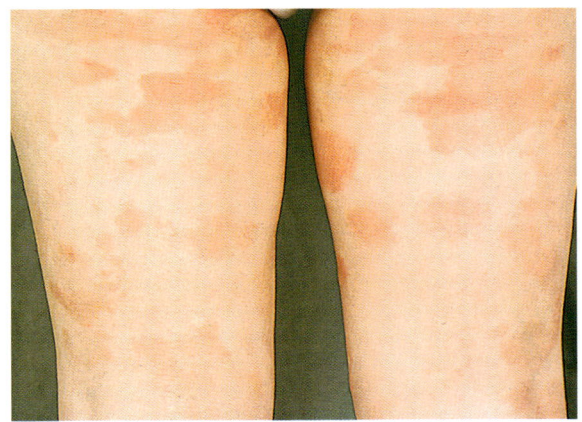

図 12-31　斑状類乾癬（小局面型）

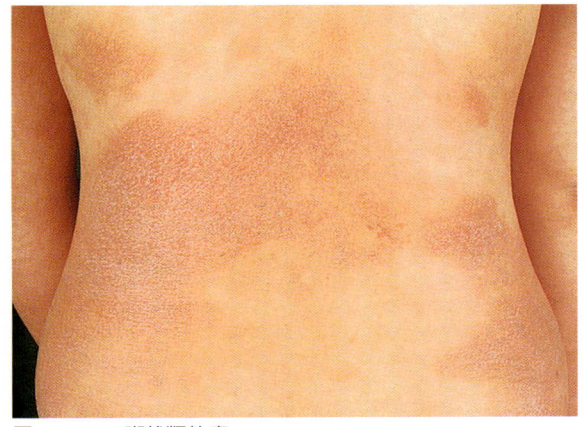

図 12-32　斑状類乾癬

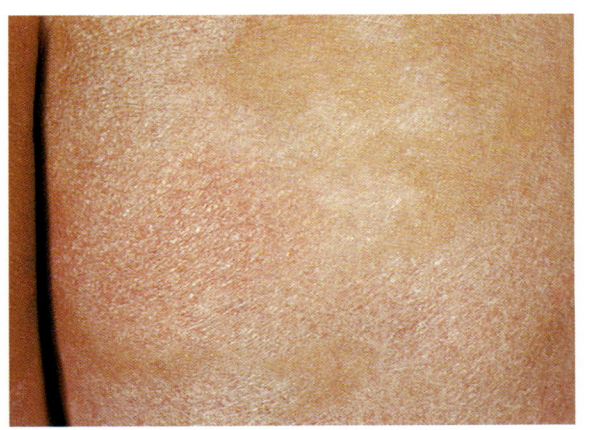

図 12-33　斑状類乾癬

斑状類乾癬　parapsoriasis en plaque

斑状類乾癬は苔癬状類乾癬 parapsoriasis lichenoides とともに菌状息肉症に移行する頻度が高い．臨床的には大局面型と小局面型に分けられる．小局面型は時期がたっても色素沈着せず，菌状息肉症に移行することもなく，benign type，simple discrete type という．

● 症　状
1）体幹，四肢．手掌と足蹠以外のどこにも生じ得る．
2）手掌大までの境界鮮明な斑．体幹では割線方向に並ぶ傾向がある．しばしば多発．
3）斑の形は類円形，融合して不規則な形となる．
4）黄色調のある淡紅色，部位により色調に差がある．
5）斑の表面には細かいしわがあり，粃糠性の鱗屑が付着する（図 12-33）．
6）浸潤は触れない．
7）古い病巣では網状の色素沈着が生ずる．
8）自覚症状なく，極めて慢性に経過する．

● 診断のポイント
1）慢性に経過し，動きの極めて少ない斑．
2）表面に粃糠性の鱗屑を伴う．
3）組織学的には非特異的な慢性炎症像．

● 鑑別診断
1）脂漏性皮膚炎：脂漏性の鱗屑以外，外観は酷似する．普通の治療によく反応する．
2）ジベルばら色粃糠疹：個疹は小さく，2ヵ月ほどの経過で治癒する．

● 菌状息肉症への移行（大局面型の斑状類乾癬より）
1）臨床像：斑の形が不規則となり，浸潤を触れ，赤紫色調があらわれ，落屑が増加し，かゆみが激しくなった時．
2）組織像：表皮の肥厚，真皮上層に異型リンパ球の出現と表皮内への浸潤（Pautrier の微細膿瘍）．

ジベルばら色粃糠疹

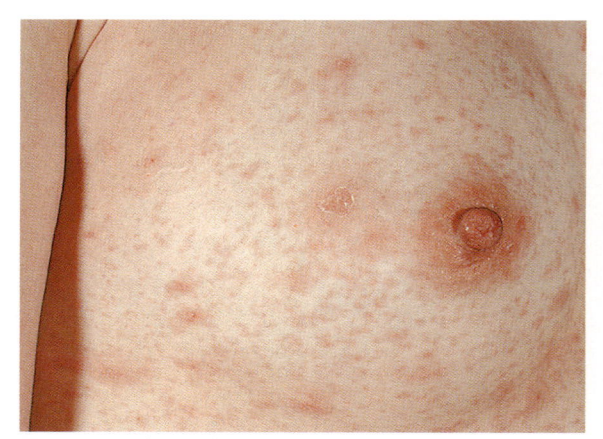

図 12-34　ジベルばら色粃糠疹

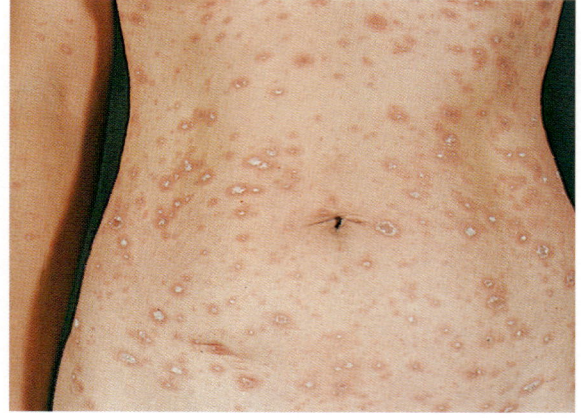

図 12-36　ジベルばら色粃糠疹

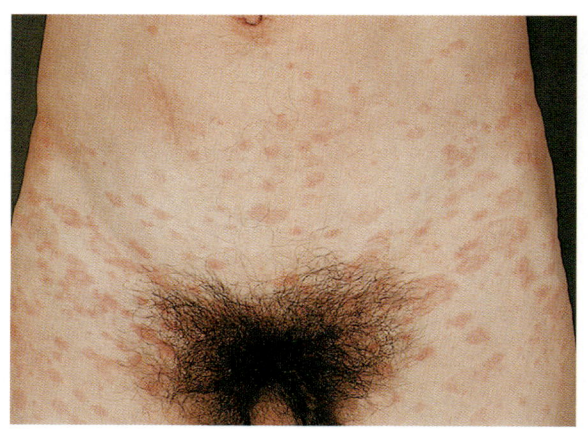

図 12-35　ジベルばら色粃糠疹

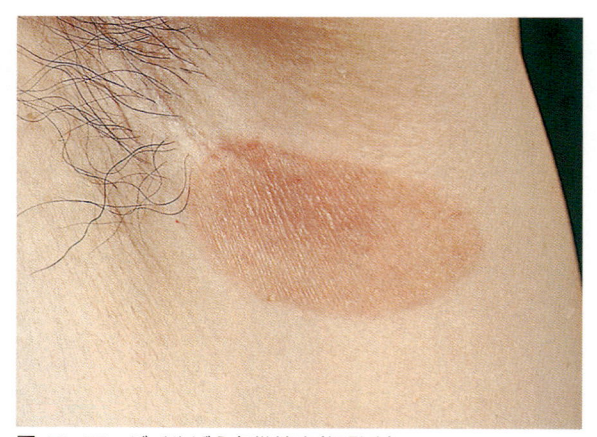

図 12-37　ジベルばら色粃糠疹（初発疹）

ジベルばら色粃糠疹　pityriasis rosea Gibert

発疹性に出現し，すなわち中毒疹様に亜急性に経過する皮膚の炎症性疾患で，内臓病変を伴わない．自然に治癒し，再発しない．原因的にはウイルス性の感染症が考えられるが確証はない．組織学的には乾癬型反応に近く，脂漏性皮膚炎の範疇に属する．
若い人，春秋の候に比較的多い．

● 症　状
1）初発疹：体幹に1個，類円形，大型，境界鮮明，辺縁の強調される紅斑落屑局面（図12-37）．
2）数日後に体幹から多発し，次第に末梢部に拡大する小型の発疹．
3）発疹は爪甲大ぐらい，類円形，境のやや明瞭な淡赤褐色斑で，中心に鱗屑が付着する．紅斑の浸潤はわずか．
4）かゆみは不定．
5）顔，手足はおかされない．
6）2～3カ月で治癒し，再発はしない．

● 鑑別診断
1）脂漏性皮膚炎：小さい病巣が多発する時には全く不可能（ジベル型の脂漏性皮膚炎）．被髪頭部に病変の存在，より脂漏性の鱗屑，慢性の経過．
2）第2期梅毒疹：初発疹を欠く．ほかの皮膚粘膜症状（掌蹠の発疹，扁平コンジローマ，脱毛，アンギーナ）に注意し，根本的には梅毒血清反応．
3）薬疹：初発疹なく，発疹が丘疹状，漿液性丘疹状，出血性など非定型的な場合には薬疹も考慮する．
4）体部白癬：初発疹は頑癬と間違いやすい．白癬菌の検査．

● 治　療
特異的なものはない．重症例で必要があれば副腎皮質ステロイドの外用．紫外線照射．抗ヒスタミン薬の内服．

扁平苔癬

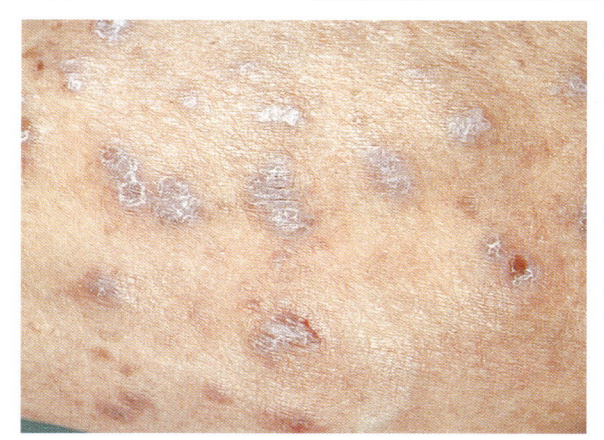

図 12-38　扁平苔癬

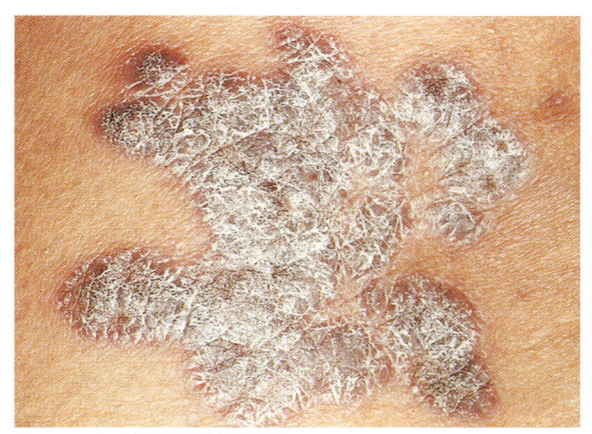

図 12-39　扁平苔癬（肥厚型）

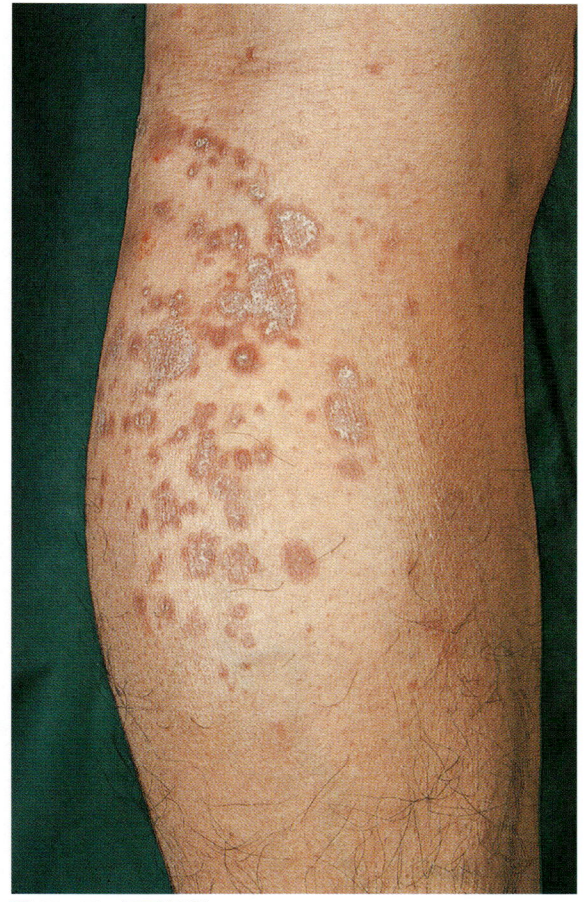

図 12-40　扁平苔癬

扁平苔癬
lichen planus

皮膚，粘膜における角化異常を伴う慢性炎症性変化のひとつ．特発性の扁平苔癬のほか，誘因（薬剤，重金属，カラー写真現象）の明らかな苔癬型反応 lichenoid reaction を示す例が多い（苔癬型薬疹の項 146 頁参照）．皮膚の扁平苔癬の約 1/4 に口腔粘膜の病変を合併するが，口腔粘膜に限局するもの（粘膜苔癬 lichen mucosae）の方が多い．
中年以後に好発し，小児には極めてまれ．

症　状

1）個疹は苔癬丘疹（16 頁参照）．すなわち扁平，中央に凹みのある多角型の，赤紫色丘疹である．
2）多くは限局性，ときに多発性，まれに紅皮症型（76 頁）．
3）皮膚では下腿，前腕，手背．粘膜では亀頭，口腔粘膜に好発する．
4）下腿では病巣は大きく，かたく肥厚し，疣状となることがある（図 12-39）（lichen planus hypertrophicus または l. p. verrucosus）．
5）Köbner 現象があり，四肢では線状に配列することがある（l. p. linearis）．
6）亀頭では環状となり，中心が凹むことが多い（l. p. anularis）．
7）古い病巣では紫褐色の色素沈着が主体となる（l. p. cum pigmentation）．
8）口腔粘膜では頰粘膜に好発し，細かい乳白色のレース状の模様が特徴的（図 12-42）．ときにびらん，潰瘍を伴う．
9）舌では白色レース状の角質増殖（図 12-43）のほかに，境界鮮明な円ないし楕円形の白色局面を生ずる．
10）爪の栄養障害性変化を合併することあり．

扁平苔癬

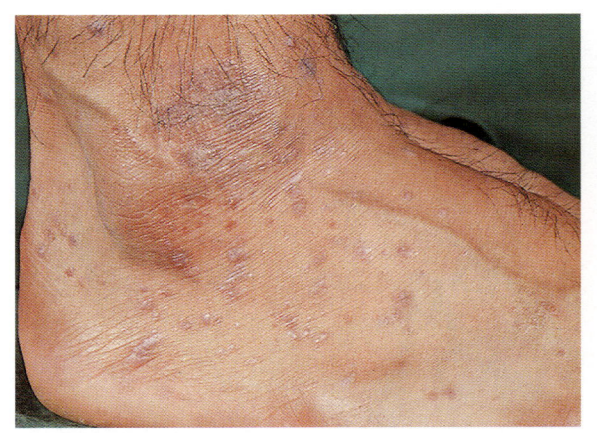

図 12-41　扁平苔癬

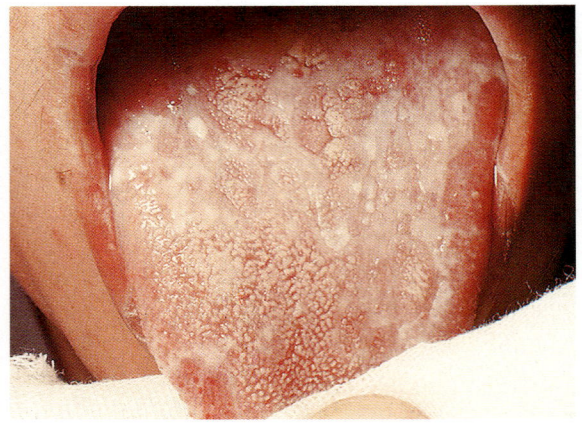

図 12-43　舌の扁平苔癬

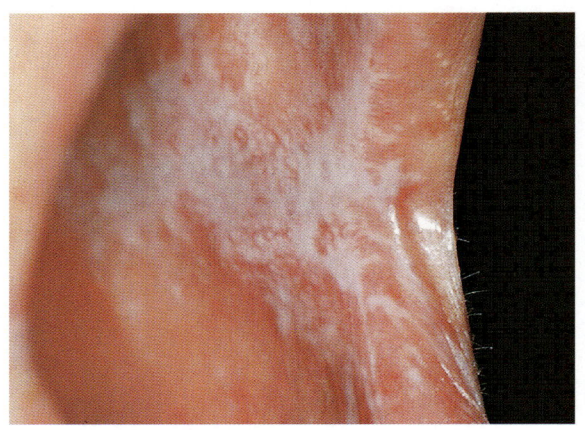

図 12-42　口腔粘膜の扁平苔癬

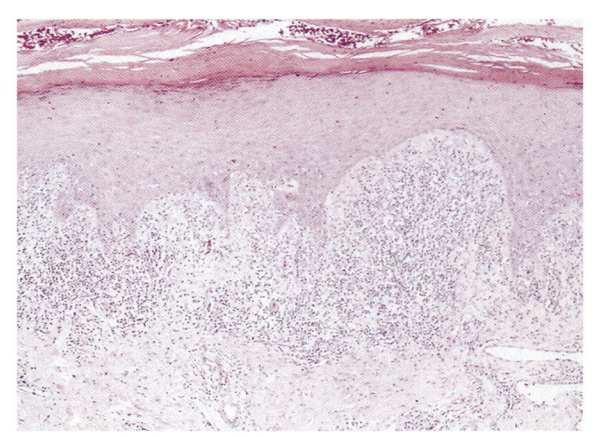

図 12-44　扁平苔癬の組織像

● 病理組織（図 12-44）
1）不全角化のない角質増殖．
2）表皮顆粒層の肥厚．
3）表皮突起の不規則な延長，鋸歯状．
4）基底層の液状変性．
5）表皮に密着したリンパ球の帯状増殖．

● 診断のポイント
1）苔癬丘疹の発見．
2）Wickham 線条：オリーブ油を病巣に塗り，ルーペでみると白い線が網状にみえる．
3）口腔粘膜の観察．
4）発疹が非定型的の場合には薬剤ないし化学物質による苔癬型反応を考慮する．
5）病変が長期間存在する場合には，有棘細胞癌が発生することがある（特に下口唇の扁平苔癬）．

● 治　療
1）重症型のみ副腎皮質ステロイド薬の全身投与．
2）一般的には副腎皮質ステロイド薬の外用，特にテープの形のもの．
3）粘膜の扁平苔癬では VA の内服．びらんの強い時には，少量の副腎皮質ステロイド薬を併用する．金属アレルギー（Hg, Ni）によるときは歯科金属の除去．
4）INAH．
5）Griseofulvin
6）砒素薬は有効であるが発癌性のため禁忌．
7）レチノイドは有効．

硬化性萎縮性苔癬

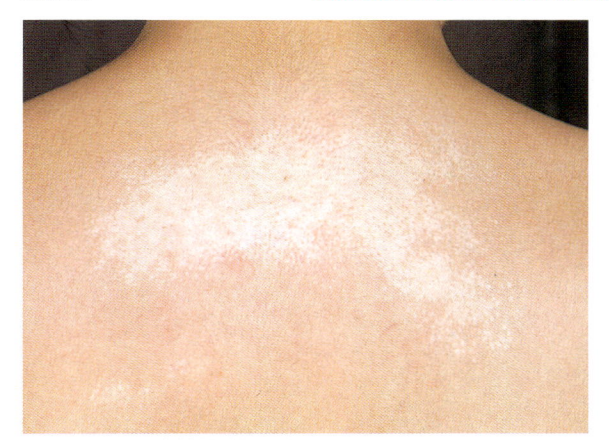

図12-45 硬化性萎縮性苔癬

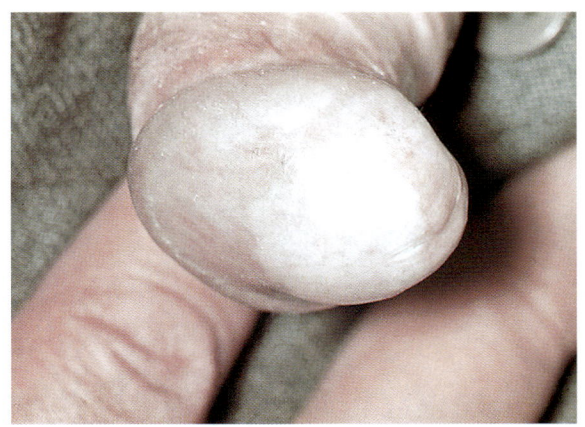

図12-46 陰茎萎縮症

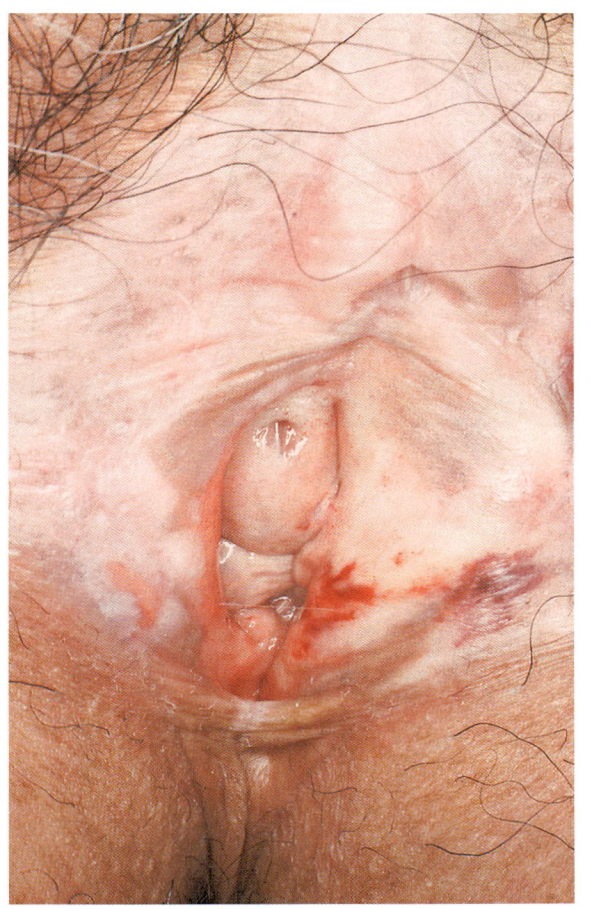

図12-47 陰門萎縮症

硬化性萎縮性苔癬
lichen sclerosus et atrophicus

皮膚の非常に狭い範囲における結合織の変性で，白い点状の変化を生ずる原因不明の疾患．white spot diseaseと同じ．中年以後の女性に多いが，小児にもある．

症　状
1）好発部位：背部，前胸部，前腕屈側および外陰部．
2）陶白色，径5mmまで，円形の斑が多発またはある範囲に集簇．
3）白斑の表面は萎縮性，微細なしわがあり，やや凹む．光沢がある．
4）硬結はない（限局性強皮症との鑑別）．
5）古い病巣では白斑の中に毛包性の角質増生がある．
6）自覚症状はない．
7）老人女性の外陰部では局面となり，陰門萎縮症 kraurosis vulvae（図12-47）の像を示す．
8）男性では亀頭，包皮内板に同様の変化を生ずる．これを陰茎萎縮症 kraurosis penis（図12-46）という．陰門萎縮症とともに前癌状態．

鑑別診断
1）限局性強皮症：斑状，硬化あり．ときに硬化性萎縮性苔癬に合併する．
2）尋常性白斑：表皮の萎縮なし．
3）癜風：メスでけずると鱗屑を得る．癜風菌の証明．
4）梅毒性白斑 leucoderma syphiliticum：項，頸に好発．境界不鮮明．感染後4～5ヵ月で発生．
5）炎症後の色素脱失：特に梅毒2期疹，滴状類乾癬．

治　療
困難．副腎皮質ステロイド薬の外用．VAまたはVEの内服．女性外陰部ではテストステロン外用．

光沢苔癬

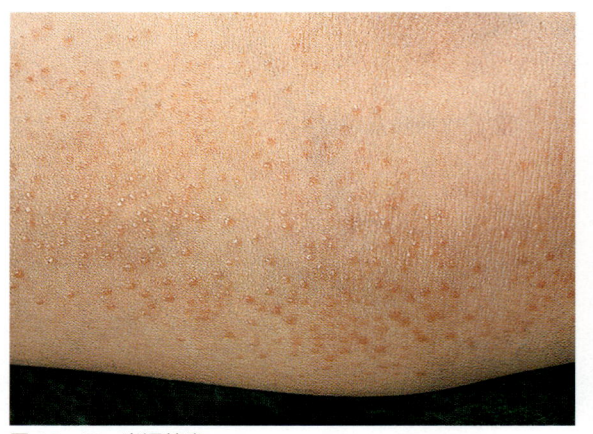

図 12-48　光沢苔癬

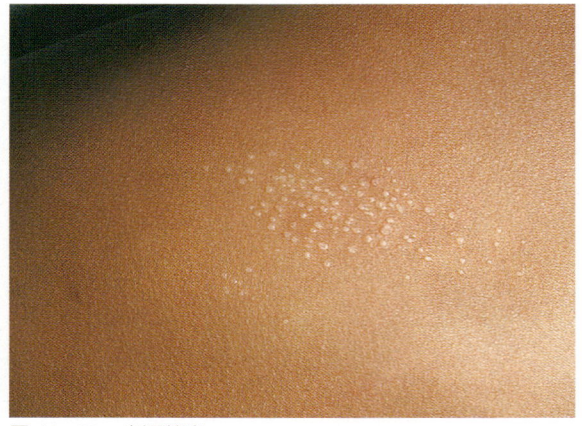

図 12-50　光沢苔癬

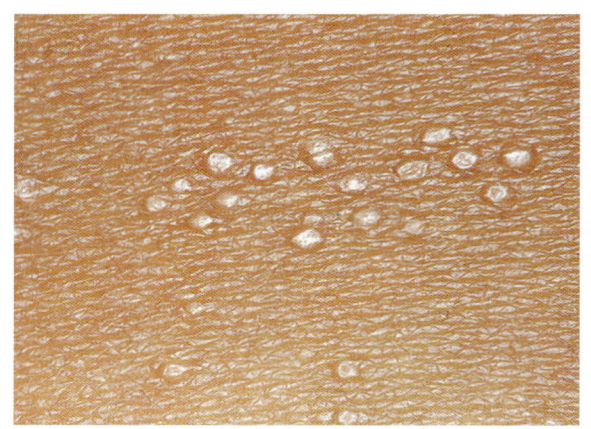

図 12-49　光沢苔癬（拡大図）

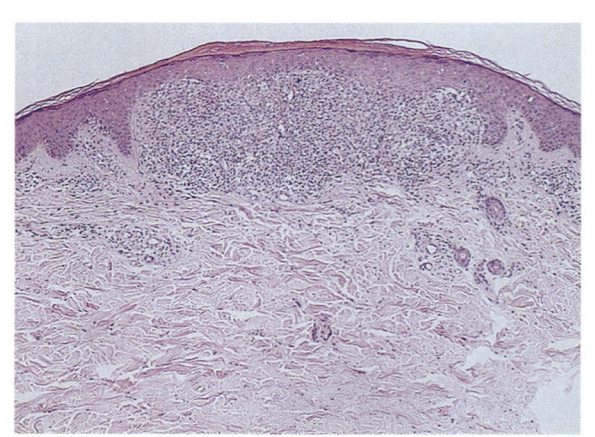

図 12-51　光沢苔癬の組織像

光沢苔癬
lichen nitidus

表皮直下における組織球性の慢性肉芽腫性炎症．原因不明．扁平苔癬と合併することもある．

● **症　状**
1）小児に多く，成人ではまれ．
2）好発部位：陰茎，四肢の屈側，ときに体幹．
3）粟粒大，光沢のある乾いた丘疹が皮膚のある範囲に集簇．
4）かゆみがない．
5）自然治癒がある．

● **病理組織**
表皮直下に組織球，巨細胞の密な細胞集団．これを取り囲むように表皮索が延長．

● **鑑別診断**
1）扁平苔癬：主に成人，かゆみのある苔癬丘疹．Köbner現象．
2）小児アトピー性皮膚炎ないしアトピー皮膚（図1-16）：潮紅，鱗屑，搔破のあとなど湿疹反応の存在．
3）腺病性苔癬：発疹はやや大型，暗赤色調．他の皮膚結核巣を伴うことが多い．ツ反応陽性．
4）苔癬型のサルコイドーシス：毛包に一致した小結節．組織で毛包周囲に類上皮細胞の集団．

● **治　療**
特に必要なし．副腎皮質ステロイド薬の外用．

線状苔癬

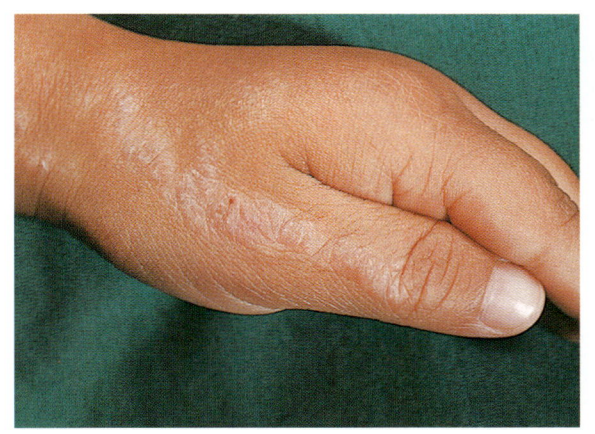

図 12-52　線状苔癬

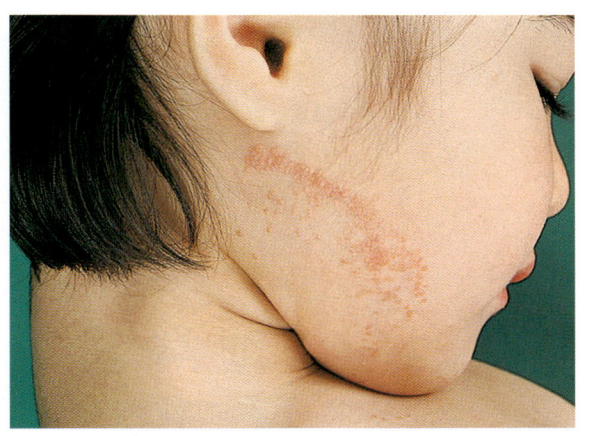

図 12-54　線状苔癬

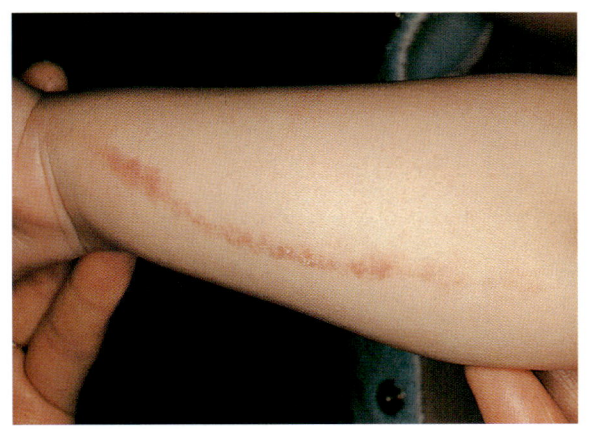

図 12-53　線状苔癬

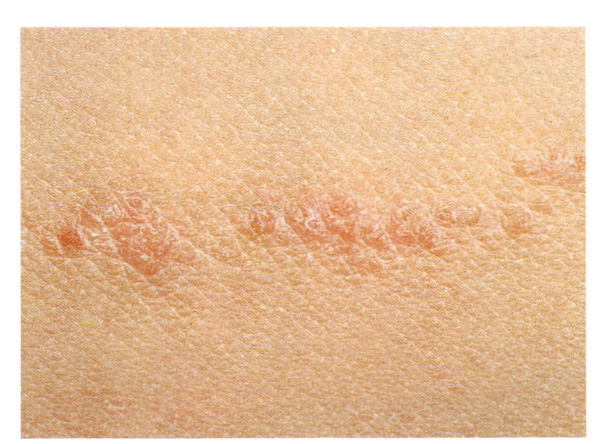

図 12-55　線状苔癬（拡大図）

線状苔癬
lichen striatus

線状に並ぶ丘疹性変化のうち，原因不明の慢性炎症で苔癬丘疹様の臨床像を示し，組織学的に扁平苔癬と異なる皮膚疾患．

症　状
1) 小児の主に四肢，まれに顔，体幹に生ずる．
2) 発疹は神経支配と無関係に線状に並ぶ．
3) 発疹はほぼ常色ないし淡紅色．かゆみなし．
4) 扁平な丘疹で表面にわずかな光沢と鱗屑を有する．
5) 指端に及ぶと爪の変形をきたす．
6) 病変ははじめ進行性，数ヵ月で自然に治癒する．

診断のポイント
1) 小児において，線状に進行，拡大する丘疹状変化．
2) 組織像：表皮基底層の部分的な破壊と真皮下層にまで及ぶ小円形細胞浸潤巣．

鑑別診断
線状に配列する疾患（表10）．

治　療
副腎皮質ステロイド薬の外用．

表10　線状に並ぶ疾患

	疾患名	診断のポイント
1) 母斑性	列序性表皮母斑 色素失調症 母斑様限局性被角血管腫	乳幼児，表皮肥厚，角質増生 生下時，灰紫色，飛紋状 四肢，体幹，帯状，赤紫色
2) 外因性	線状皮膚炎	アオバアリガタハネカクシとの接触，露出部，小水疱
3) Köbner現象	扁平苔癬 扁平疣贅 尋常性乾癬	いずれも典型疹に伴って発生
4) ウイルス性	帯状疱疹	痛み，発赤を伴う小水疱
5) 血管・リンパ管	リンパ管炎 静脈血栓 モンドール病	発赤，圧痛，リンパ節腫脹 索状硬結，圧痛 索状硬結，体幹，炎症なし
6) 原因不明	線状苔癬	小児，扁平丘疹

毛孔性紅色粃糠疹

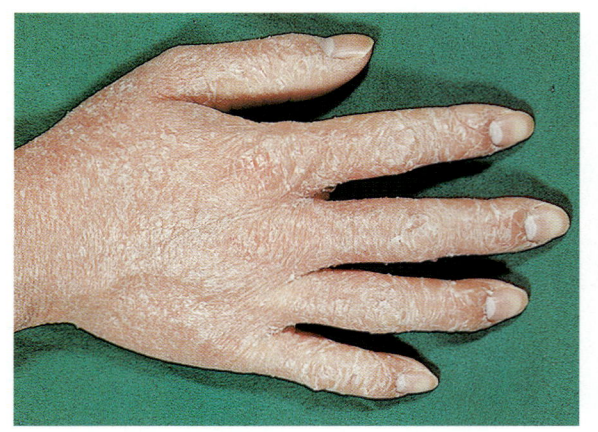

図 12-56　毛孔性紅色粃糠疹

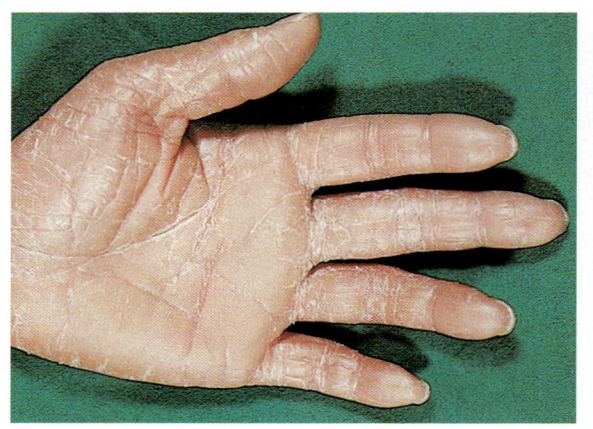

図 12-57　毛孔性紅色粃糠疹

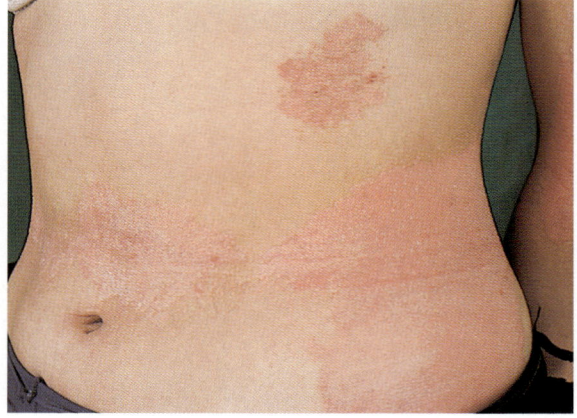

図 12-58　毛孔性紅色粃糠疹

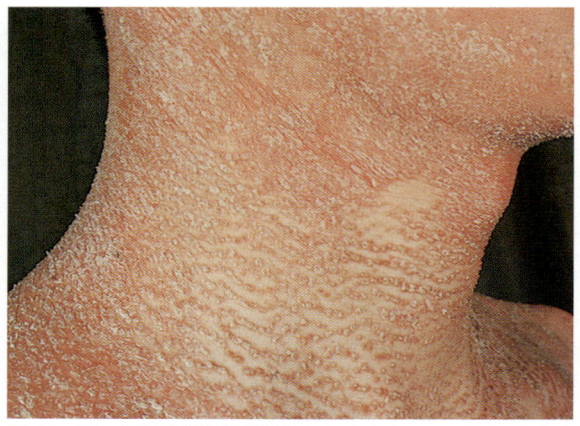

図 12-59　毛孔性紅色粃糠疹

毛孔性紅色粃糠疹
pityriasis rubra pilaris Devergie

毛包を中心とする特殊な炎症性角化症．極めてまれ．小児期に生ずる優性遺伝性のものと，成人の非遺伝性のものとがある．

● 症　状
1）頭部，顔の脂漏性皮膚炎様変化ではじまる．
2）毛孔一致性，粟粒大，円錐形のかたい丘疹．中心に角栓を有する（図 12-59）．
3）膝，肘頭，指背では対称性に丘疹が集まり，潮紅，角化局面をつくる．
4）体幹，四肢，頸では不規則な形の潮紅局面（図 12-58）．
5）掌蹠に潮紅を伴う角質増殖．
6）ときに紅皮症となるが，部分的に正常皮膚を残す．
7）爪甲の栄養障害．
8）自覚症状はほとんどない．
9）経過は慢性．数年で軽快，治癒する．

● 鑑別診断
1）脂漏性皮膚炎：初期に被髪頭部では酷似する．かたい毛孔性の丘疹はない．
2）毛孔性角化症：上腕，大腿の外側に毛孔一致性のやや赤い丘疹が等間隔に並ぶ．局面をつくらない．
3）尋常性乾癬：銀白色の厚い鱗屑を有する紅斑．毛孔性の変化は少ない．
4）掌蹠の病変は掌蹠角化症，紅皮症の状態では尋常性乾癬，扁平苔癬と区別が難しい．組織検査．

● 治　療
レチノイド内服が有効．小児の遺伝性のタイプではVAの内服．

融合性細網状乳頭腫症・Kyrle 病

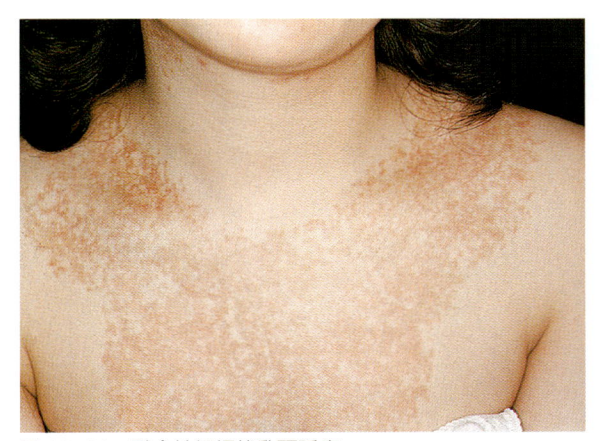

図 12-60　融合性細網状乳頭腫症

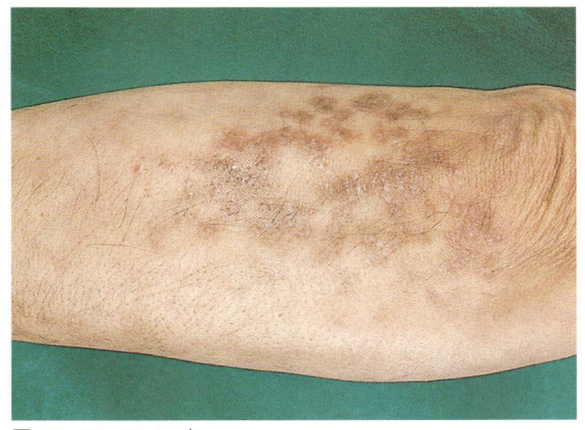

図 12-62　Kyrle 病

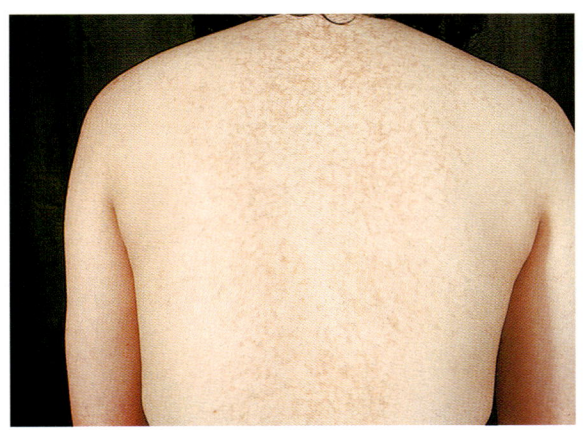

図 12-61　融合性細網状乳頭腫症

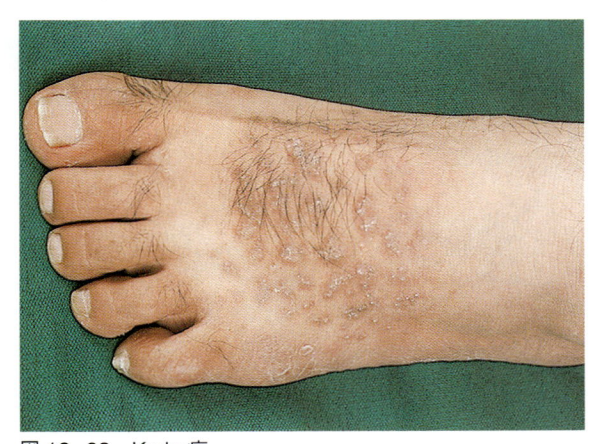

図 12-63　Kyrle 病

融合性細網状乳頭腫症
papillomatose confluent et réticulée Gougerot

原因不明の皮膚の乳嘴腫症．ときに肥満と関係し，ときに分節性に生じ，病因的に pseudoacanthosis nigricans に近い．思春期以後の女性．

● 症　状
1）好発部位：体幹，特に前胸部，側頸部，左右対称．
2）細かい網状の乳嘴状増殖と淡褐色の色素沈着を有する局面．
3）境界は不明瞭．
4）かゆみはない．

● 鑑別診断
1）癜風：境界鮮明の斑が融合．菌の証明．
2）斑状アミロイドーシス：さざなみ状の灰褐色の色素沈着．
3）色素性痒疹：かゆみおよび消長がある．

Kyrle 病
hyperkeratosis follicularis in cutem penetrans

著しい毛孔性の角質増殖とその真皮内への侵入より，肉芽腫反応を特徴とする疾患．まれ．

● 症　状
1）四肢の伸側．
2）中心に角栓を有するかたい丘疹．
3）丘疹は必ずしも毛包に一致しない．
4）古い丘疹は疣状となり，いくつかの丘疹が融合して連圏状となる．

● 鑑別診断
1）蛇行状穿孔性弾力線維症 elastosis perforans serpiginosa：極めて似る．基盤に弾力線維性仮性黄色腫のあることが多く，組織の弾力線維染色による．
2）その他の transepidermal elimination を伴う疾患．

13. 代謝・内分泌異常

アミロイドーシス

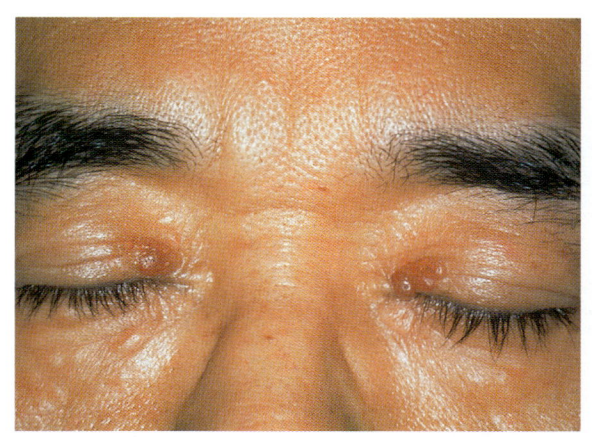

図13-1　全身性アミロイドーシス（内眼角の小結節）

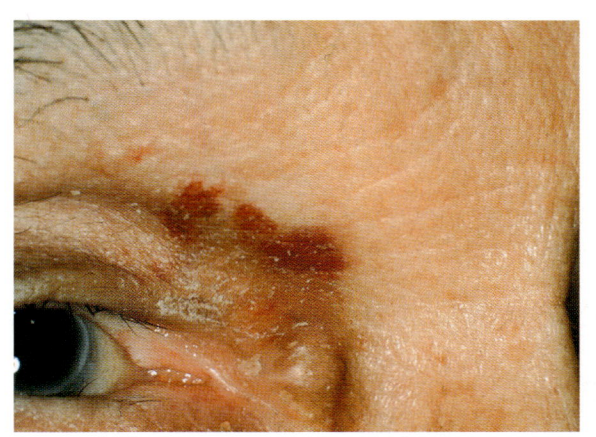

図13-2　全身性アミロイドーシス（内眼角の紫斑）

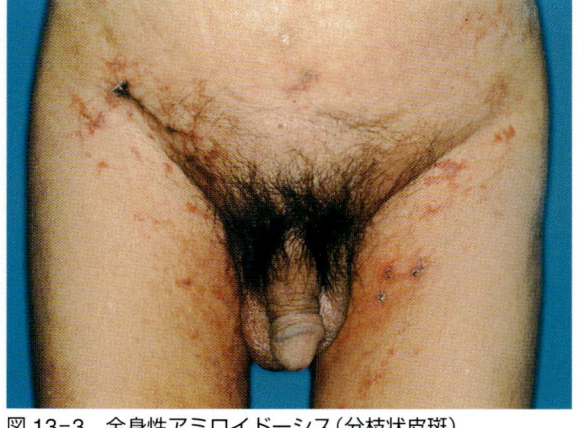

図13-3　全身性アミロイドーシス（分枝状皮斑）

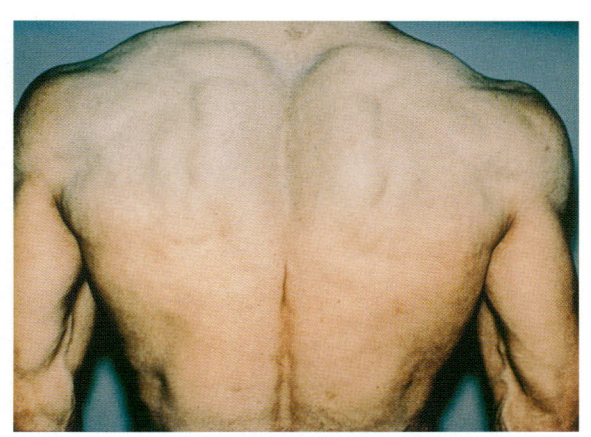

図13-4　全身性アミロイドーシス（筋肉への沈着）

アミロイドーシス
amyloidosis

からだの種々の臓器の細胞間にアミロイドの沈着する状態をアミロイドーシスという．皮膚には全身性アミロイドーシスに伴って起こる変化のほかに，皮膚限局性のものがある．

全身性アミロイドーシス
systemic amyloidosis

1）原発性，2）多発性骨髄腫に伴うもの，3）続発性および4）遺伝性，家族性に分けられる．
アミロイド蛋白（前駆蛋白）は原発性および多発性骨髄腫に伴うアミロイドーシスの場合，AL（免疫グロブリンL鎖），続発性アミロイドーシスではAA（血清protein A），家族性アミロイドニューロパチーではAF（プレアルブミン）．
続発性アミロイドーシスの基礎疾患は関節リウマチがもっとも多く，まれに慢性感染症，悪性リンパ腫，腎癌などがある．
皮膚症状はアミロイドの沈着の部位，程度によりさまざま．

● 症　状

1）結節：眼瞼とくに内眼角に好発．次いで肛門周囲．表面平滑，常色から光沢のある淡紅色．弾性軟（図13-1）．

2）紫斑：内眼角に好発．扁平な結節の中に出血（図13-2）．その他，顔，頸，腋窩，口腔粘膜に生じ，初発症状のことが多い．

3）皮斑：不規則，分枝状皮斑 livedo racemosa の形が多く，潰瘍を伴うことがある．血管壁内のアミロイド沈着による（図13-3）．

4）腫瘤，皮下結節：まれ．筋肉内にアミロイドの沈着するときは硬い腫瘤状となり，筋肉隆々に見える（図13-4）．

アミロイドーシス

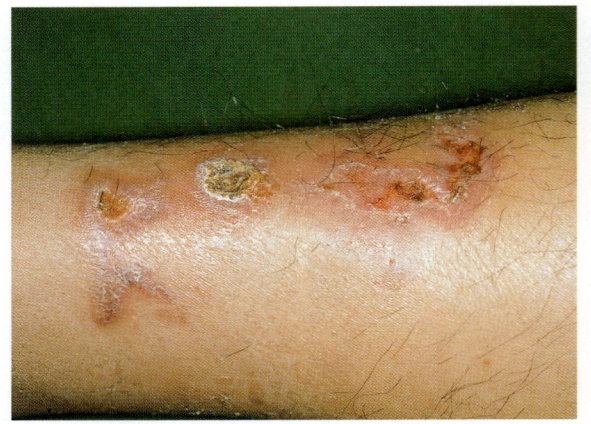

図 13-5　家族性全身性アミロイドーシス（潰瘍）

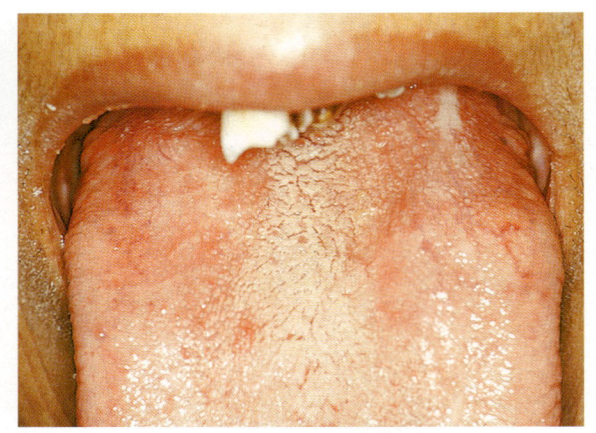

図 13-7　全身性アミロイドーシス（舌腫瘤）

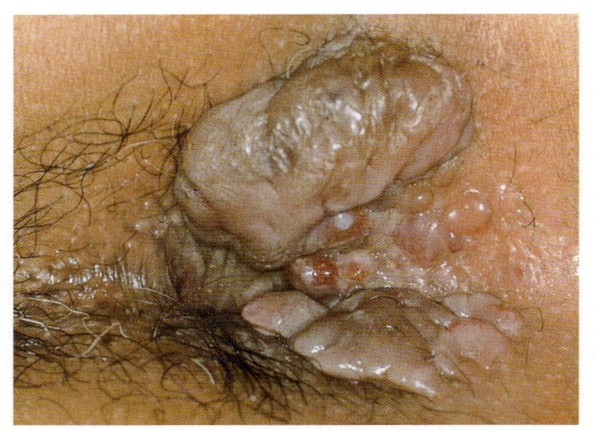

図 13-6　全身性アミロイドーシス（肛囲の結節）

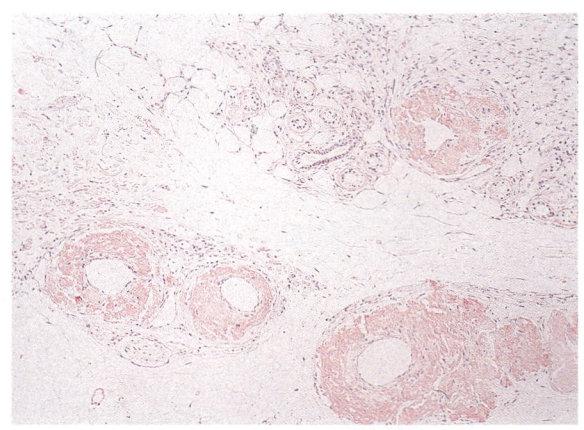

図 13-8　全身性アミロイドーシス（血管壁の沈着）

5）巨大舌：舌の板状硬結，腫瘤．ときに紫斑を伴い，高度のときは舌の運動障害をきたす．
6）色素沈着．
7）脱毛，爪の変化．
8）家族性全身性アミロイドーシス：常染色体性優性遺伝．多発性の末梢神経炎と自律神経障害を特徴とする．皮膚の発汗低下，乾燥，魚鱗癬症，水疱，潰瘍（図13-5），色素沈着．

● 診断のポイント
1）内眼角の紫斑ないし小結節．
2）血清蛋白異常．
3）尿中 Bence-Jones 蛋白．
4）皮膚症状のないときに歯肉，直腸の組織学的検査．

● 組織像
アミロイドは血管周囲と真皮膠原線維間に沈着する．HE 染色ではエオジンに淡紅色に好染し，PAS 陽性，コンゴレッド Congo red 陽性であり（図 13-8），さらに Thioflavin T 染色で蛍光を発する．各種抗アミロイド血清（抗 AA，抗 AL，抗プレアルブミン血清）を用いた免疫組織化学染色．電顕で特徴的なアミロイド細線維を認める．

● 治　療
予後不良．多発性骨髄腫の治療に準ずる．dimethyl sulfoxids（DMSO）．

アミロイドーシス

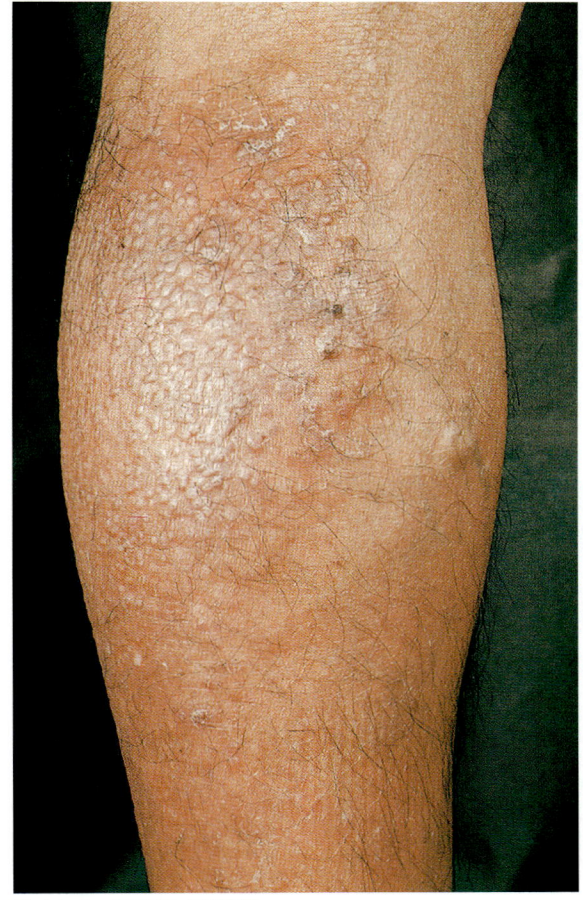

図 13-9　アミロイド苔癬

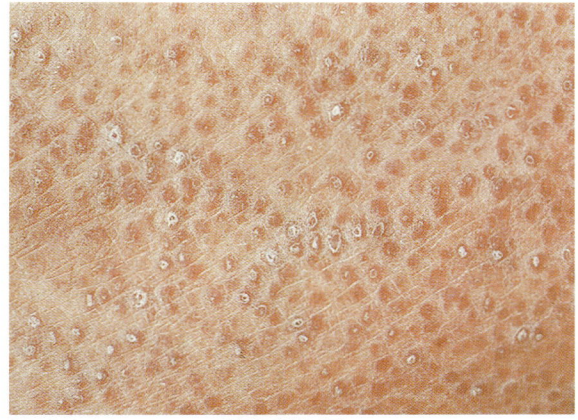

図 13-10　アミロイド苔癬(拡大図)

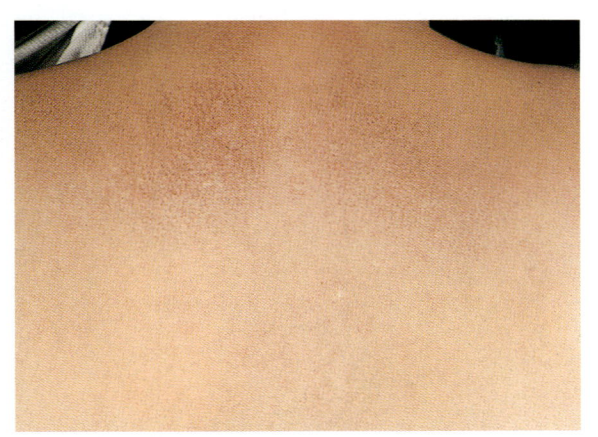

図 13-11　斑状アミロイドーシス

皮膚限局性アミロイドーシス　localized amyloidosis

アミロイドは表皮ケラチン蛋白に由来すると考えられる．DACM 染色陽性．

A. アミロイド苔癬　lichen amyloidosus

●症　状
1) 好発部位：下腿伸側．
2) 灰褐色，米粒大のかたい小結節が密集．表面は角化してザラザラしている．
3) かゆみが強い．
4) 組織像：真皮乳頭体にアミロイドが沈着し，これを囲むように表皮索が延長する．角質は増殖．

●治　療
副腎皮質ステロイドのテープ剤，雪状炭酸圧抵療法．

B. 斑状アミロイドーシス　macular amyloidosis
1) 好発部位：中年女性の肩甲骨上部．
2) 境界不鮮明なさざ波状の灰褐色の色素沈着．
3) かゆみはないか，あっても軽微．
4) 組織像：表皮直下にアミロイドの小さい集塊．

C. 混合型のアミロイドーシス　maculo-papular amyloidosis

アミロイド苔癬と斑状アミロイドーシスの中間型．色素斑の中に丘疹が混在するか，両者が別々に存在する．

D. 続発性皮膚限局性アミロイドーシス

アミロイドはまた種々の皮膚疾患に伴って，組織学的に認められることがある(例：基底細胞上皮腫，老人性疣贅，ボーエン病，老人性角化腫，菌状息肉症，有棘細胞癌などの腫瘍性病変のほか，慢性円板状エリテマトーデス，慢性の湿疹・皮膚炎など)．

ムチン沈着症

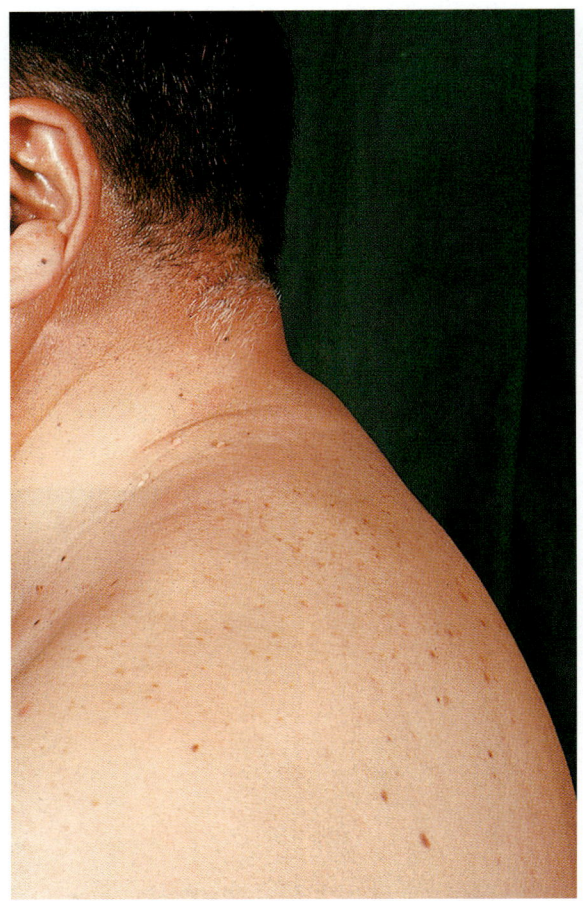

図 13-12　浮腫性硬化症

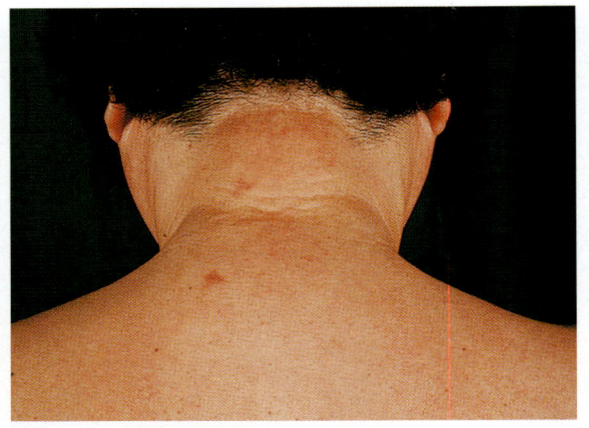

図 13-13　浮腫性硬化症

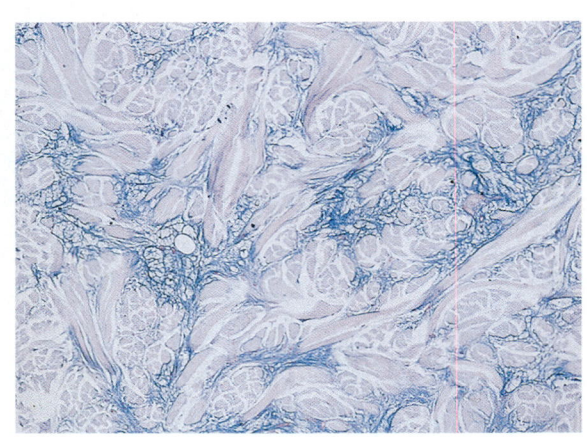

図 13-14　浮腫性硬化症の組織像（Alcian-blue 染色）

ムチン沈着症　mucinosis cutis

皮膚組織にムコ多糖類の沈着する疾患.
甲状腺機能異常に伴う場合と，甲状腺機能が正常の場合とがある.

A. 汎発性粘液水腫　diffuse myxedema
甲状腺機能低下に伴うびまん性の粘液水腫.
- 皮膚症状
1）皮膚は乾燥し冷たい．顔・手は浮腫状．圧痕なし.
2）頭髪の脱毛.
3）ときに網状皮斑，レイノー現象.
4）巨大舌.

B. 浮腫性硬化症　scleroedema Buschke
甲状腺機能は正常．限局性の粘液水腫で，組織学的には一種の間質性浮腫．多くは成人，まれに小児．溶連菌感染症に続発することが多いが，一部は原因不明，一部は糖尿病に伴う.
- 症　状
1）好発部位：上背，肩，頸，顔，上腕.
2）急速に生ずる浮腫性硬化．自覚症状なし.
3）はじめ境界不鮮明，後に明瞭となる.
4）炎症性の潮紅はない.
5）数ヵ月〜数年で自然消退．ただし糖尿病に伴うものは消退しにくい.
- 鑑別診断

汎発性強皮症：特に初期．病歴とレイノー現象の欠如.

C. 丘疹性ムチン沈着症　papular mucinosis
甲状腺機能は正常．ヒアルロン酸が小結節状に皮膚に沈着する．粘液水腫性苔癬 lichen myxedematosus ともいう.

ムチン沈着症

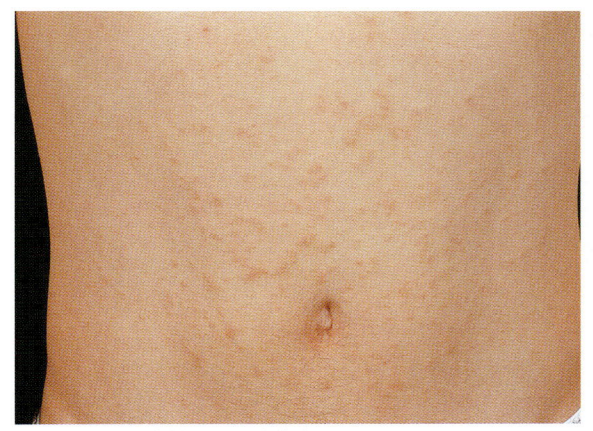

図 13-15　丘疹性ムチン沈着症

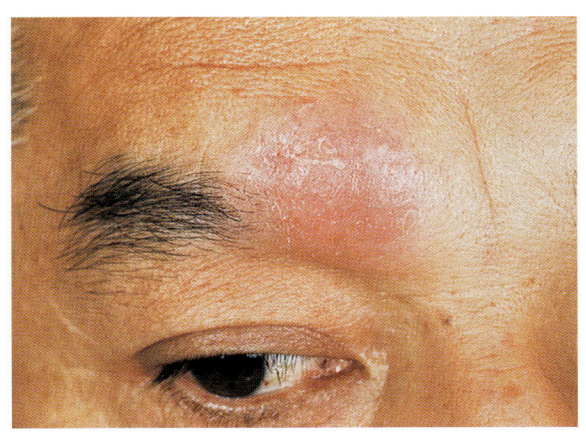

図 13-16　毛包性ムチン沈着症

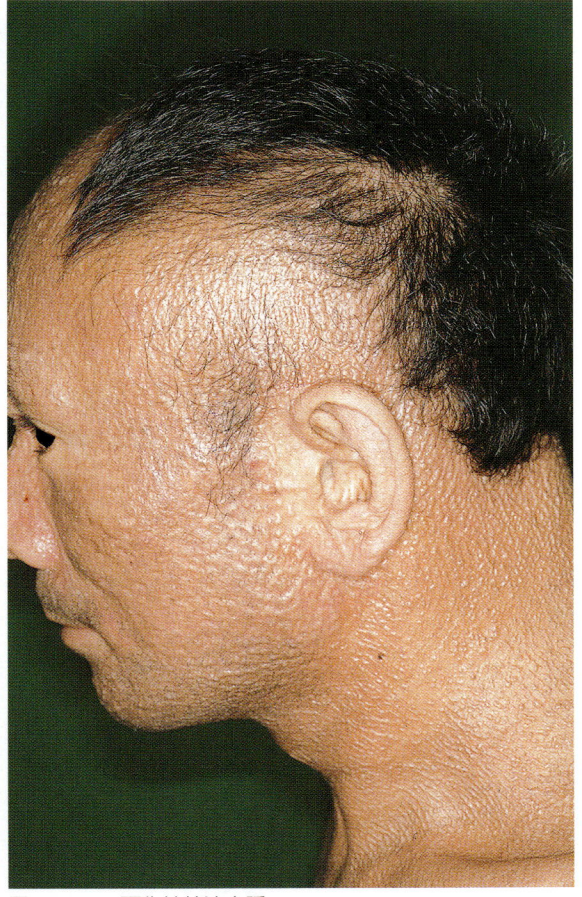

図 13-17　硬化性粘液水腫

● 症　状
1）好発部位：体幹, 顔, 頸.
2）小豆大〜大豆大の結節が散在ないし集簇（図 13-15）.
3）結節は扁平に盛りあがり, 正常色または淡黄色を呈する.
4）ムチンの沈着が著しいと水疱様にみえる.
5）汎発型：硬化性粘液水腫 scleromyxedema Arndt-Gottron といい, 常色, やや光沢のある小結節が密に集まり, 全身皮膚が強皮症様にかたくなる（図 13-17）.

● 検　査
皮膚にγ-グロブリン沈着, 血清に異常蛋白（PM 蛋白）.

D. 脛骨前部粘液水腫　pretibial myxedema
Graves 病に伴う限局性の粘液水腫で, ヒアルロン酸の結節状沈着. Graves 病の治療中に生ずることが多い. 病因的には hyaluronidase inhibitor による.

● 症　状
1）好発部位：下腿前面, 多くは対称性.
2）軽い暗赤色, 局面状のかたい浸潤.
3）病巣内には多毛.
4）古くなると黄色調を呈し, 一部瘢痕様に盛りあがることがある（図 13-18）.
5）数年後に自然消退する.

E. 毛包性ムチン沈着症　follicular mucinosis
甲状腺機能は正常. 毛包内の外毛根鞘または脂腺内にヒアルロン酸を主とするムチン沈着.
特発性のものと, 種々の皮膚疾患（特に菌状息肉症）に合併するものとがある.

● 症　状
1）好発部位：顔.

ムチン沈着症

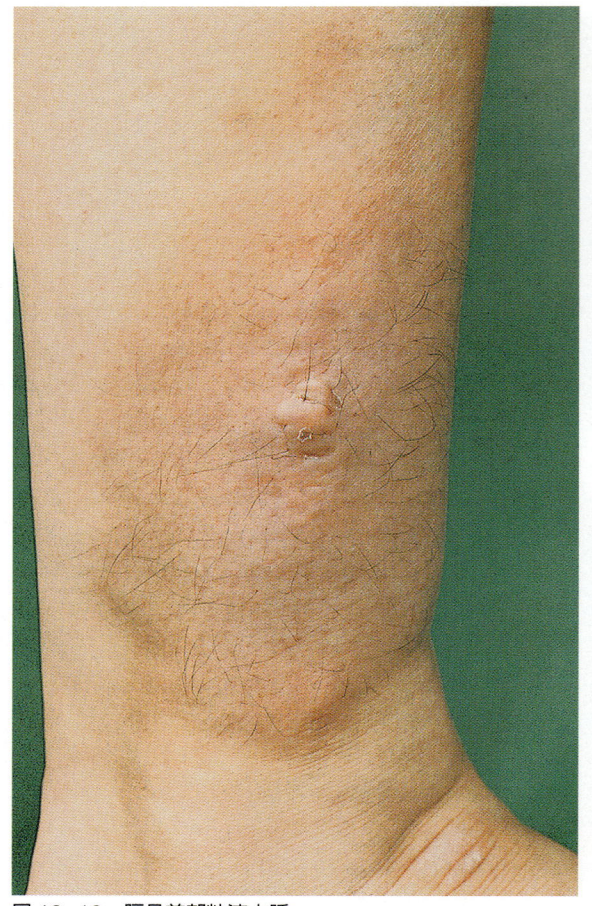

図 13-18　脛骨前部粘液水腫

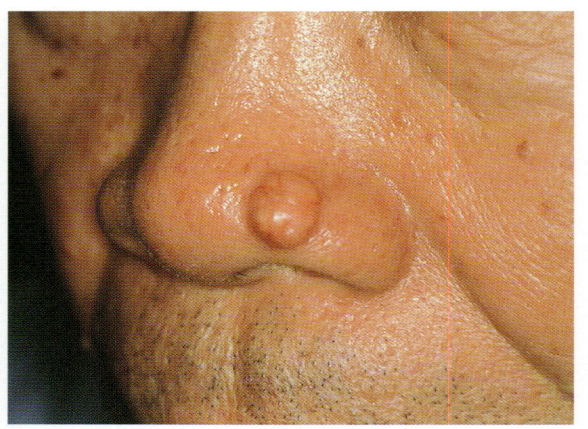

図 13-19　結節状ムチノーシス

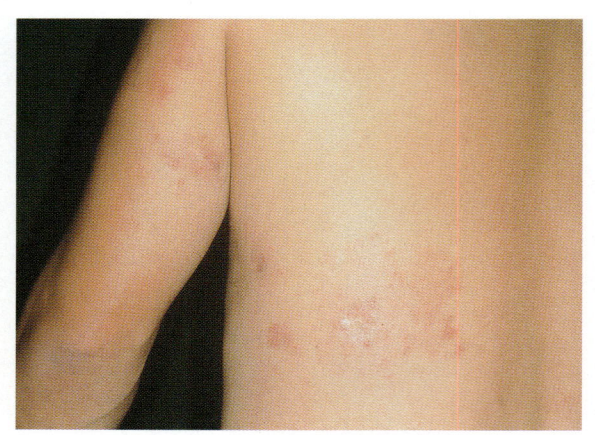

図 13-20　reticular erythematous mucinosis

2）点状の小結節がある範囲に集合．
3）局面は淡紅色を呈し，小さい鱗痂皮を伴うことがある（図 13-16）．

F．結節状ムチノーシス　nodular mucinosis
皮膚限局性ムチン沈着症のひとつ．
● 症　状
1）好発部位：顔，とくに鼻，口囲（図 13-19）．
2）孤立性．皮膚面から半球状に隆起．
3）弾性軟，表面平滑であるが粗大な凹凸ないし中央臍窩がある．
● 鑑別診断
mucinous eccrine carcinoma，混合腫瘍など間質にムチンの多い汗腺系腫瘍とは組織検査によってのみ鑑別可能．

G．reticular erythematous mucinosis
炎症性細胞浸潤を伴うムチン沈着症．このような病的過程は近年増加の傾向がある．
● 症　状
1）体幹，とくに胸背部に非対称性に好発．次いで上腕．
2）境界不鮮明，辺縁不整の潮紅局面が単発または数ヵ所に発生．
3）局面は浸潤があり，毛包性の丘疹を混ずる．
4）紅色調は一様でなく，網状の傾向を示す．
● 鑑別診断
1）好酸球性膿疱性毛包炎：毛包一致性の小膿疱がどこかに存在．
2）体部白癬（頑癬）：辺縁に丘疹，小膿疱が顕著．鱗屑がある．
3）亜急性エリテマトーデス：紅斑の浸潤は浅く，軽度．ただしムチン沈着を伴う LE の皮膚病変は少なくない（例えば LE tumidus）．

黄色腫症

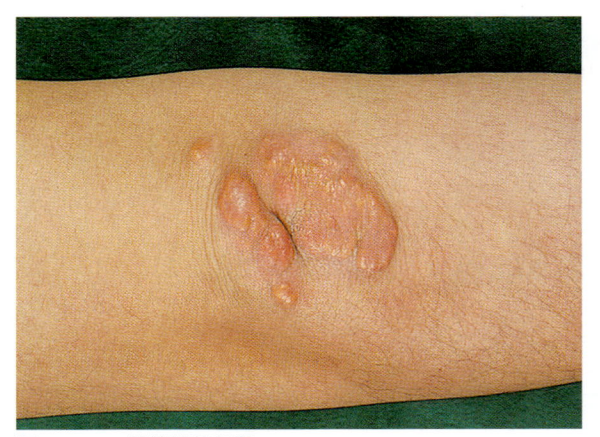

図13-21　結節性黄色腫

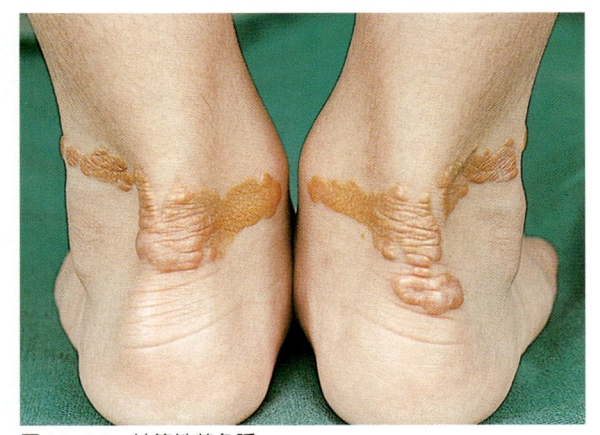

図13-23　結節性黄色腫

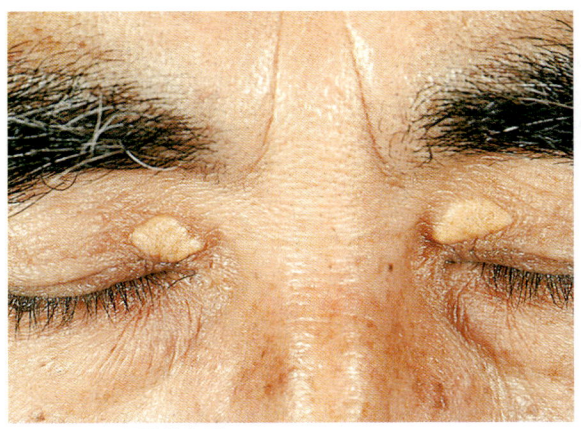

図13-22　眼瞼黄色腫

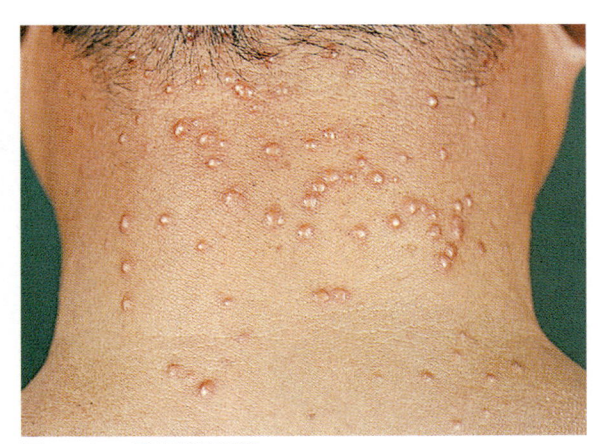

図13-24　発疹性黄色腫

黄色腫症
xanthomatosis

皮膚において脂質を貪食したいわゆる黄色腫細胞の増殖した状態を黄色腫という．

黄色腫は家族性高リポ蛋白血症に伴うもの(原発性)と，高リポ蛋白血症性の全身疾患に伴うもの(続発性)がある．また脂質の沈着は高脂血症がなくとも起こり得る(例：正脂血症性黄色腫症，histiocytosis X, Gaucher 病，Niemann-Pick 病，若年性黄色肉芽腫)．

■ 症　状

1) 発疹性黄色腫 eruptive xanthoma
　①急性，発疹性に多発する．
　②体幹，肘，膝の関節周囲，掌蹠など．
　③小さい結節，淡い赤褐色ないしオレンジ色．
　④新しい結節は炎症性の紅暈を伴う．
　⑤高トリグリセリド血症，特に糖尿病によることが多く，容易に消退する．

2) 結節性黄色腫 xanthoma tuberosum
　①関節の伸側に好発．
　②大きさまざま，鶏卵大となる．
　③表面は多少の凹凸があるか平滑．
　④色は黄色，ときに黄褐色またはオレンジ色．
　⑤ほとんど変化しない．
　⑥高コレステロール血症の場合にみられる．

3) 眼瞼黄色腫 xanthelasma palpebrarum
　①上眼瞼の内側に好発．
　②扁平，境界鮮明．黄色．
　③大部分は血清脂質の増加がない．一部は高コレステロール血症．

4) 腱黄色腫 tendinous xanthoma
　①アキレス腱，手の伸側に好発．
　②腱の中にあるかたい結節．
　③表面は隆起するが黄色調はみえない．

ポルフィリン症

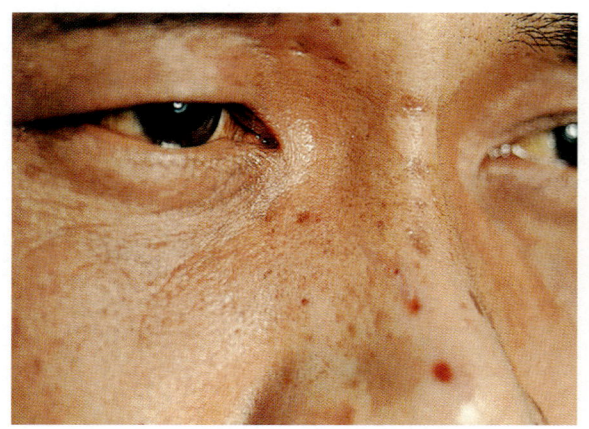

図 13-25　晩発性皮膚ポルフィリン症（小さいびらん）

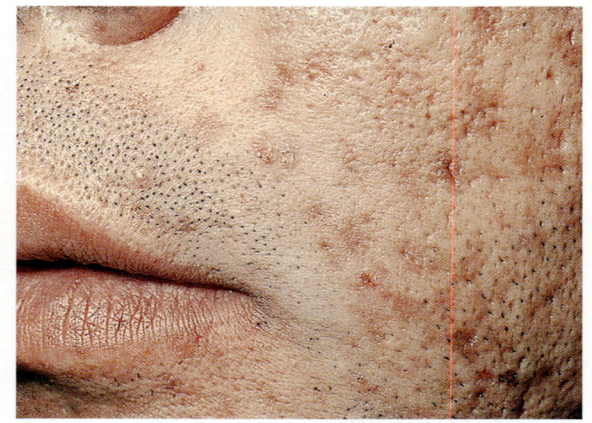

図 13-27　晩発性皮膚ポルフィリン症（瘢痕，色素沈着）

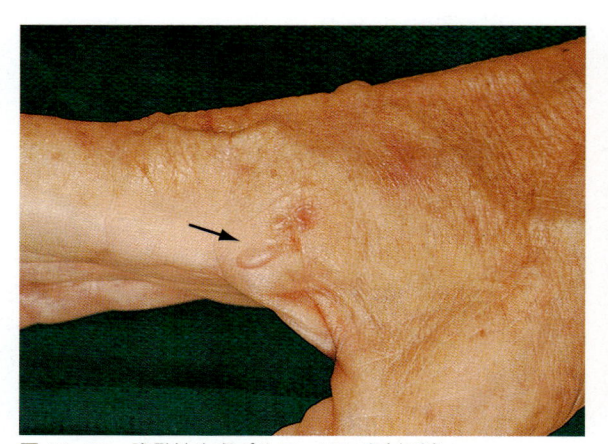

図 13-26　晩発性皮膚ポルフィリン症（水疱）

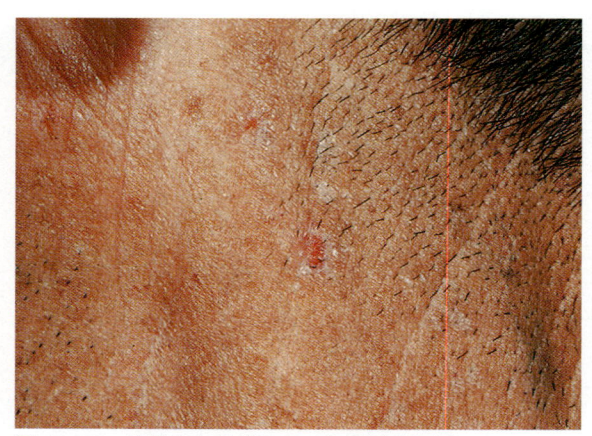

図 13-28　晩発性皮膚ポルフィリン症（びらん）

ポルフィリン症　porphyria

ヘムの前駆物質であるポルフィリン代謝障害の起こる臓器差によって肝性と骨髄性に分類される．
1）肝性ポルフィリン症
　① acute intermittent porphyria.
　② acquired porphyria cutanea tarda.
　③ porphyria variegata.
　④ hereditary coproporphyria.
2）骨髄性ポルフィリン症
　① porphyria congenita（Günther's disease）.
　② erythropoietic protoporphyria.
　③ erythropoietic coproporphyria.
急性間欠性ポルフィリン症を除き，光線過敏性のために，それぞれ特徴的な皮膚症状を示す．皮膚症状から診断のできる，頻度の高い疾患は晩発性皮膚ポルフィリン症と骨髄性プロトポルフィリン症である．

A. 晩発性皮膚ポルフィリン症　porphyria cutanea tarda

肝および赤血球（？）の uroporphyrinogen decarboxylase の欠損があり，種々の誘因が加わって発症する．誘因としてアルコール，エストロゲン，バルビタール，ヘクサクロルベンゼンなど．30歳以上の男性．

● 症　状
1）好発部位：顔，手背．
2）わずかな外傷による水疱，ときに出血性→びらん，痂皮→色素沈着を伴う瘢痕．
3）こめかみ，眼瞼の多毛．

● 診断のポイント
1）炎症症状の少ない水疱，びらん，痂皮，色素沈着，瘢痕が露光部分に混在．
2）肝障害の存在，赤色尿．

● 治　療
肝障害（とくにC型肝炎）の治療，アルコール禁．瀉血．

ポルフィリン症

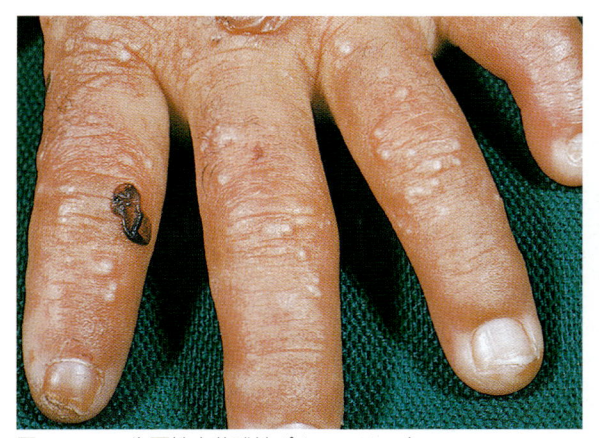

図13-29　先天性赤芽球性ポルフィリン症

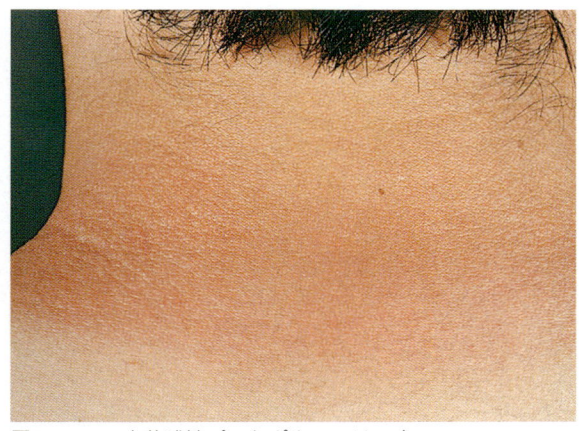

図13-31　赤芽球性プロトポルフィリン症

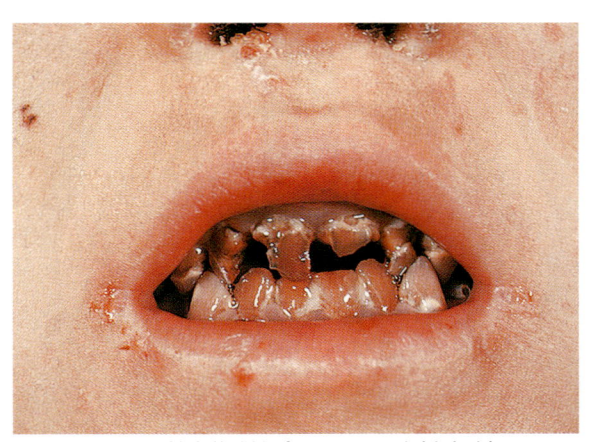

図13-30　先天性赤芽球性ポルフィリン症（赤色歯）

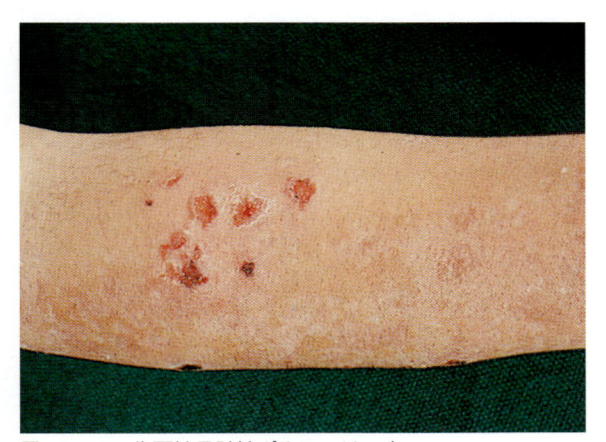

図13-32　先天性骨髄性ポルフィリン症

B. 先天性赤芽球性ポルフィリン症　congenital porphyria（Günther病）

常染色体性劣性遺伝．uroporphyrinogen III cosynthetase 欠損症．骨髄でウロポルフィリンIおよびコプロポルフィリンIがつくられ，骨髄，血液，皮膚，尿に蓄積，証明される．

● 症　状
1）生後間もなくより，露出部分の皮膚に潮紅，小水疱，色素沈着，瘢痕．
2）乳児期より赤色尿，赤色歯，ウッド灯で顕著．
3）脾腫，溶血性貧血．

C. 赤芽球性プロトポルフィリン症　erythropoietic protoporphyria

常染色体性優性遺伝性．尿中ポルフィリン体の排泄は正常．便中にプロトポルフィリン排泄があり，赤血球，血漿中にも増加する．赤血球と線維芽細胞の ferrochelatase 欠損があり，protoporphyrin Xからヘムへの過程が障害される．症状は2〜3歳ごろから出現．

● 症　状
1）好発部位：顔，項，手背．
2）日焼けしやすい．灼熱感，潮紅，腫脹．その中に点状の紫斑を伴うことがある．
3）蕁麻疹様の膨疹，出血性の水疱（hydroa aestivale）．
4）成人の慢性症状として．
　①頬と鼻の蠟様光沢のある皮膚の肥厚．
　②指関節背面の疣状の肥厚．
　③口囲の線状の瘢痕．

● 診断のポイント
1）幼小児期よりある日光過敏性．
2）400μmの光線照射による赤血球の溶血．
3）肝および胆囊疾患の合併．

● 治　療
日光照射を避ける．β-カロチン内服．

クリオグロブリン血症

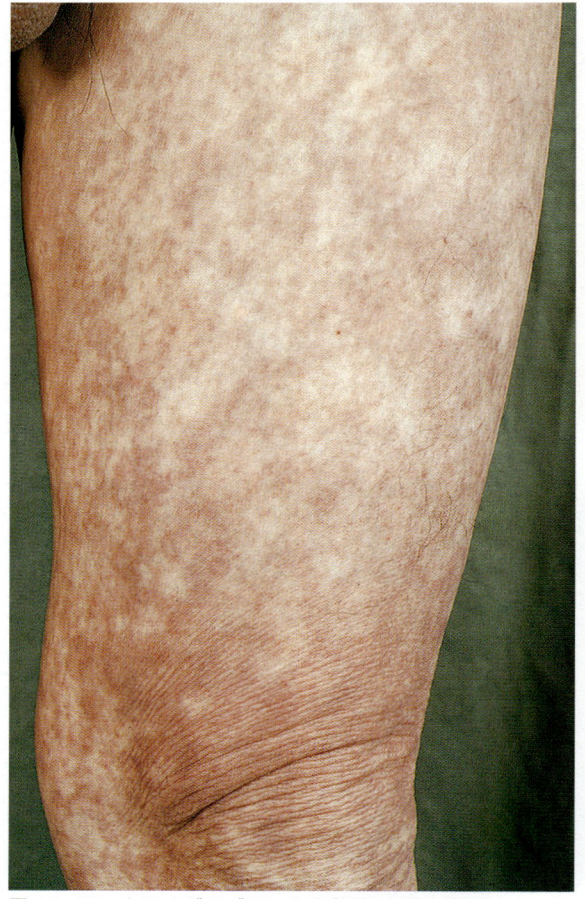

図13-33　クリオグロブリン血症（網状皮斑と紫斑）

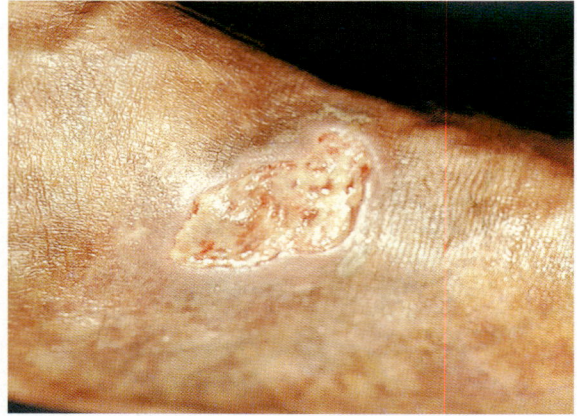

図13-34　混合型クリオグロブリン血症（潰瘍を伴う紫斑）

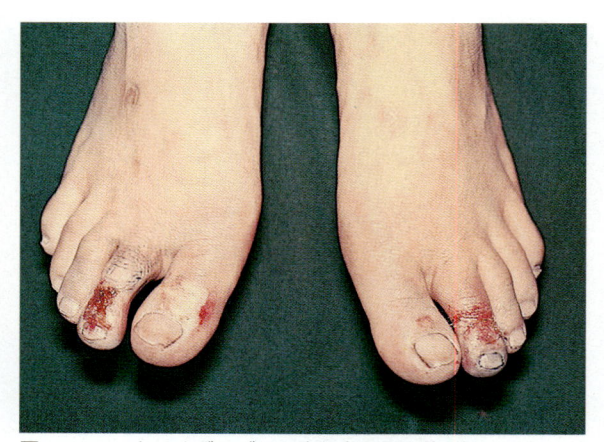

図13-35　クリオグロブリン血症（SLEに伴う）

クリオグロブリン血症
cryoglobulinemia

クリオグロブリンは血清を4℃に冷却した時に沈降し，暖めると再び融解する蛋白で，その組成は単クローン性の免疫グロブリンからなるものと，異なる免疫グロブリン，まれにリポ蛋白，α_2-マクログロブリンからなる混合型とがある．

皮膚症状
寒冷時に顕著となるが，クリオグロブリンの含有量が多い例では季節を問わない．発生病因的には①血液粘稠の増加，②毛細血管内沈殿，③小血管の閉塞，④アレルギー性変化に分けられる．
1）紫斑．点状出血が多い．
2）毛細血管拡張．
3）分枝状皮斑（livedo racemosa）（図13-33）．
4）レイノー現象．
5）潰瘍，壊疽（図13-35）．
6）紅斑ないし膨疹（蕁麻疹様血管炎）．
7）黄色腫（まれ）．
8）Melczer症候群：紫斑，関節症状，腎炎を合併するIgG-IgM混合型のクリオグロブリン血症（図13-34）．

診断のポイント
1）cryopathyに属する種々の皮膚症状．特にそれらの混在．
2）基礎疾患の皮膚症状と異なる循環障害性の変化が出現した時．
3）寒冷凝集素疾患との区別．

クリオグロブリン血症を伴う疾患
1）多発性骨髄腫，マクログロブリン血症，慢性リンパ性白血病，悪性リンパ腫．
2）いわゆる膠原病．
3）慢性感染症（C型肝炎，梅毒など）．
4）肝硬変，サルコイドーシス，慢性甲状腺炎．

グルカゴノーマ症候群

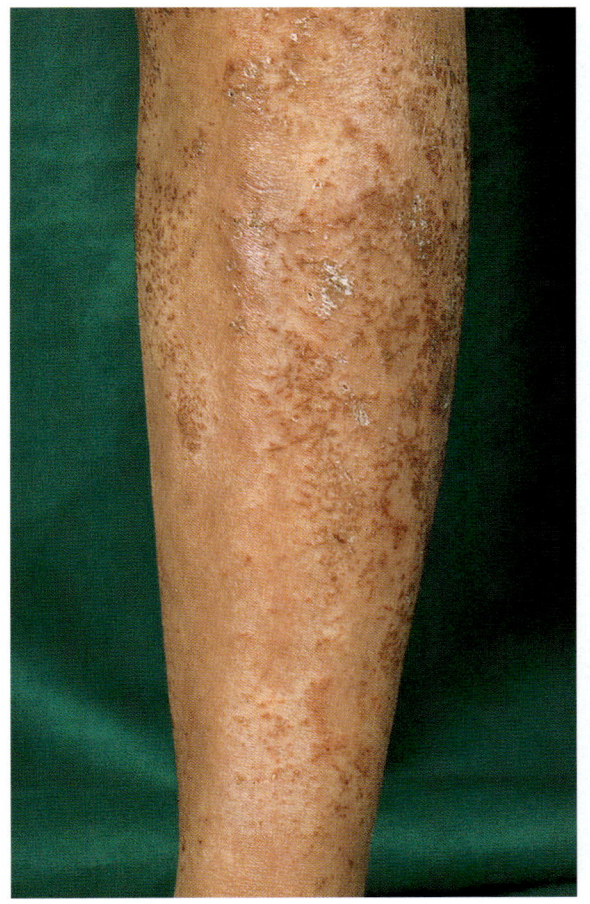

図13-36 壊死性遊走性紅斑

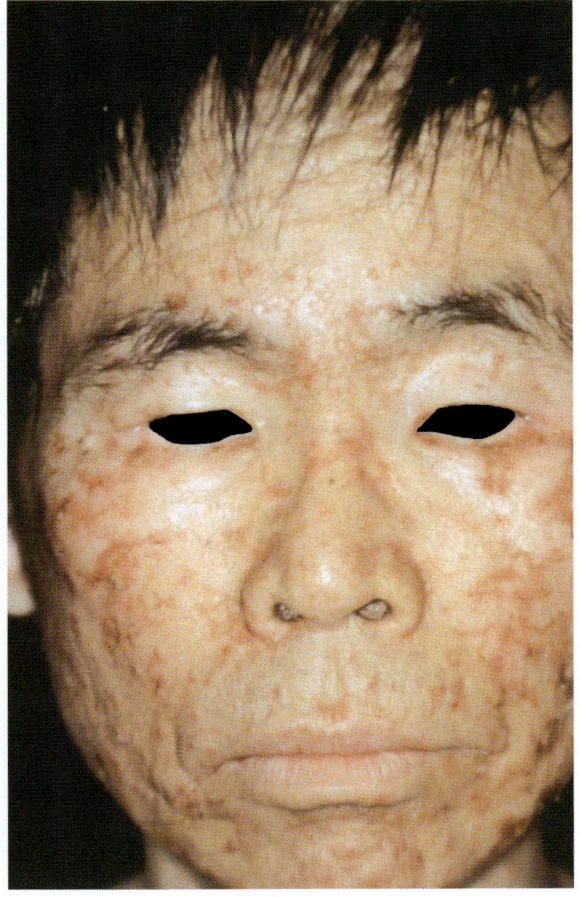

図13-37 壊死性遊走性紅斑

グルカゴノーマ症候群
glucagonoma syndrome

膵ランゲルハンス島腫瘍が大量のグルカゴンを産生する状態．糖尿病とともに壊死性移動性紅斑が診断に重要である．

症　状
1）壊死性遊走性紅斑 necrotic migratory erythema：主として低アミノ酸血症による．
　a）発生部位：顔，四肢，殿部，鼠径・会陰部．
　b）多発性．不整形の丘疹ないし紅斑として始まる（図13-37）．
　c）遠心性に拡大し，融合して樹枝状，環状，地図状となる．
　d）表皮の剥離，びらん，小水疱，汚褐色の痂皮などさまざまな時期の病変が混在する（図13-36）．
　e）2週間ほどで淡褐色の色素沈着となるが再発性．

2）二次性糖尿病．グルカゴンの作用による．
3）著しい低アミノ酸血症．
4）ときに赤い平らな舌，陰毛の脱落，爪甲の脆弱化．
5）体重減少，貧血，精神症状．

診断のポイント
1）高グルカゴン血症（正常上限の10倍以上），低アルブミン血症．
2）腫瘍の証明．腹部超音波，CT，血管造影．
3）壊死性遊走性紅斑はグルカゴノーマの合併がなくとも肝硬変などで生じうる．

鑑別診断（壊死性遊走性紅斑）
1）色素性痒疹：ほとんど項部，体幹に限られる．かゆみがあるが外力による表皮剥離はない．
2）融合性細網状乳頭腫症：体幹のみ．移動性はない．

治　療
手術による腫瘍の摘出．サンドスタチン，アミノ酸輸液．

Crow-Fukase（深瀬）症候群

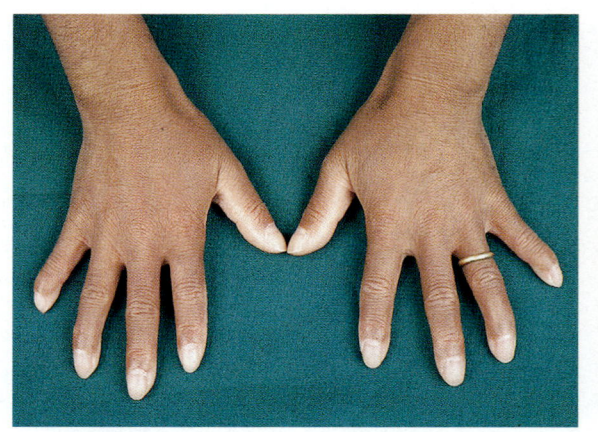

図 13-38　色素沈着と白色爪

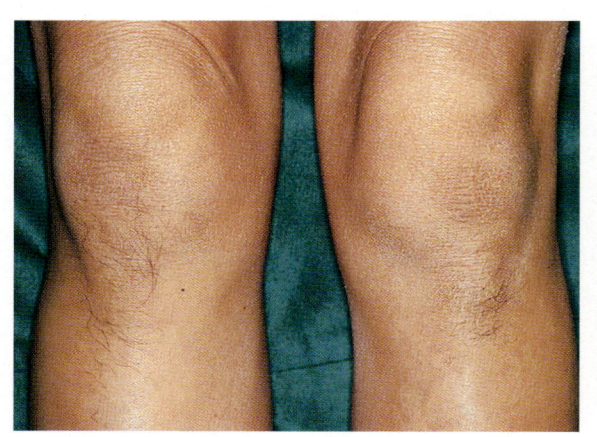

図 13-39　女性の剛毛

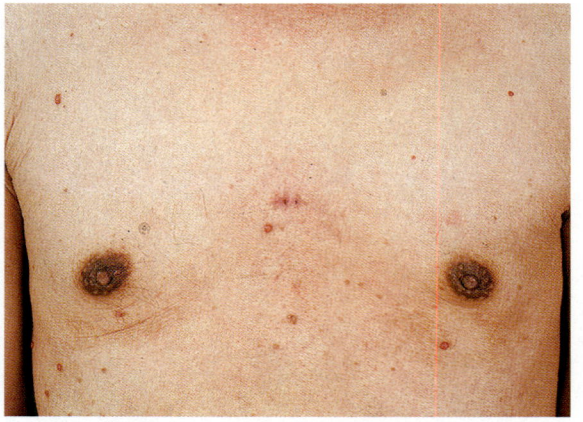

図 13-40　多発性の血管腫

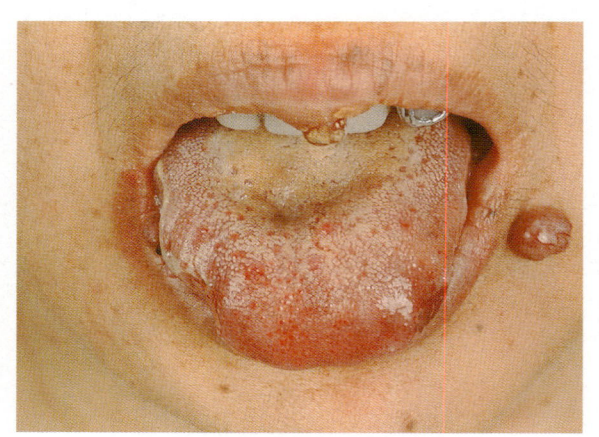

図 13-41　舌および口囲の血管腫

Crow-Fukase（深瀬）症候群

plasma cell dyscrasia により M 蛋白のほか種々の生物活性物質が多彩な症状を起こす．骨髄腫とは別の独立疾患と考えられるが，その異同および原因は不明．本邦に多い．高月病または特徴的な症状の頭文字をとって POEMS 症候群（polyneuropathy, organomegaly, endocrinopathy, M-protein, skin changes）ともいう．

● 症　状
1）全身症状：必ずしも同時に起こらず，消長がある．
　a）多発神経炎．ほとんど必発．
　b）リンパ節腫脹，肝，脾腫．
　c）内分泌異常として女性化乳房，無月経．
　d）腎障害．
　e）下腿浮腫，腹水，胸水．

2）皮膚症状
　a）びまん性の色素沈着．ほぼ 90％．ただし口腔粘膜の色素斑はない（Addison 病との鑑別）．
3）終毛の剛毛化（特に女性）（図 13-39）と多毛化．
4）四肢末端の強皮症様の硬化．
5）老人性血管腫に似た結節状の血管拡張．主として体幹に多発（図 13-40）．舌，口唇粘膜にも生じうる（図 13-41）．
6）多汗．
7）ばち状指と白色爪（図 13-38）．

● 診断のポイント
1）多発神経炎を主とする多彩な臨床症状．
2）M 蛋白血症．
3）骨髄の形質細胞は軽度増加．

Fabry 病

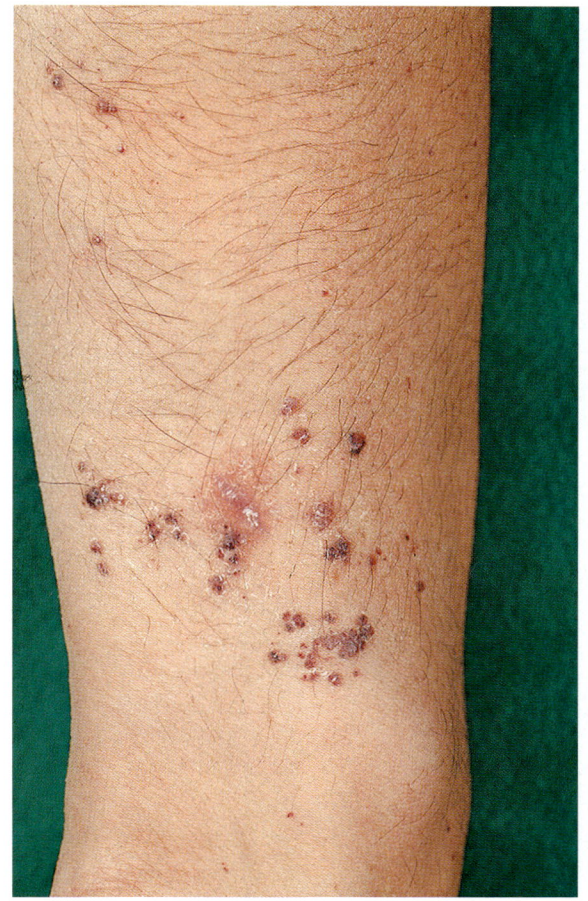

図 13-42　Fabry 病(びまん性体幹被角血管腫)

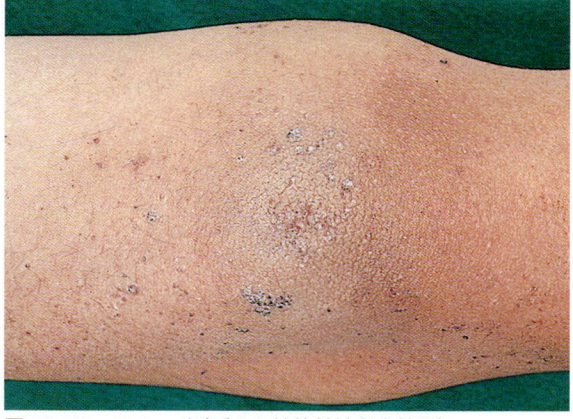

図 13-43　Fabry 病(びまん性体幹被角血管腫)

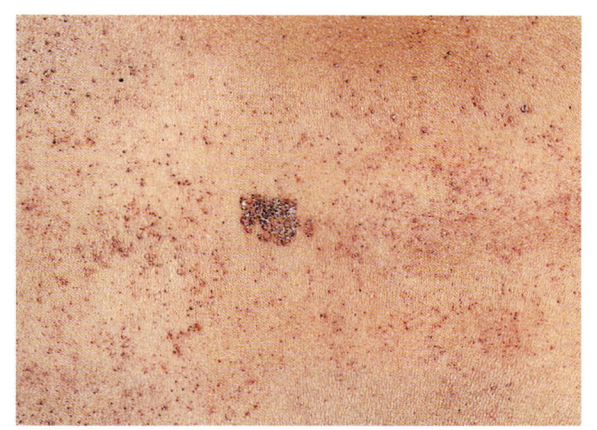

図 13-44　Fabry 病(びまん性体幹被角血管腫)

Fabry 病
Fabry's disease

伴性劣性遺伝性,男性に発症する糖脂質代謝異常症.糖脂質グロボサイドがスフィンゴシンに分解される代謝経路中,ceramide trihexoside 末端のα結合したガラクトースを解離する酵素であるα-galactosidase が欠損している.このため ceramide trihexoside が種々の組織の細胞内に沈着し,尿中にも増加して排泄される.

症　状
1) 思春期頃より生じ,次第に増加する結節状の毛細血管拡張.びまん性体幹被角血管腫 angiokeratoma corporis diffusum という.
2) 体幹,下肢に播種性に多発.
3) 粟粒大から米粒大.暗赤色〜暗褐色.
4) 大きいものは表面に軽い角質増殖.
5) 発汗減少.
6) その他の臓器病変.
  ① 腎障害.
  ② 神経症状:四肢の発作性の痛み(夏).
  ③ 角膜混濁.
  ④ その他高血圧,心筋梗塞.

診断のポイント
1) 家族歴,四肢の痛み,びまん性体幹被角血管腫.
2) 尿沈渣に糖脂質顆粒を満たす腎上皮細胞(桑実細胞).
3) 電顕所見:血管内被,外皮細胞,汗腺の細胞内に特異な層状構造の顆粒.
4) 尿中 ceramide trihexoside の増加.
5) 末梢白血球α-galactosidase 活性低下.

鑑別診断
1) 遺伝性出血性毛細血管拡張症(Osler 病):結節状の毛細血管拡張は手指,口唇,口腔粘膜に多い.
2) その他の被角血管腫(240 頁).

亜鉛欠乏症候群（腸性肢端皮膚炎）

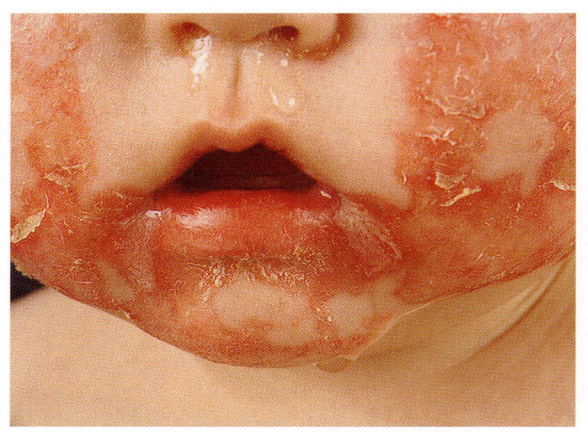

図 13-45　低亜鉛母乳による腸性肢端皮膚炎

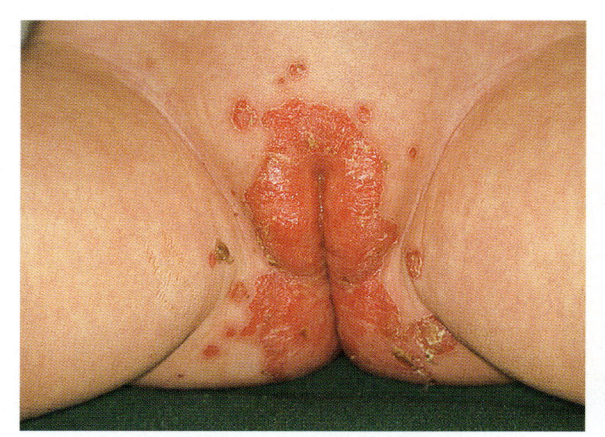

図 13-46　低亜鉛母乳による腸性肢端皮膚炎

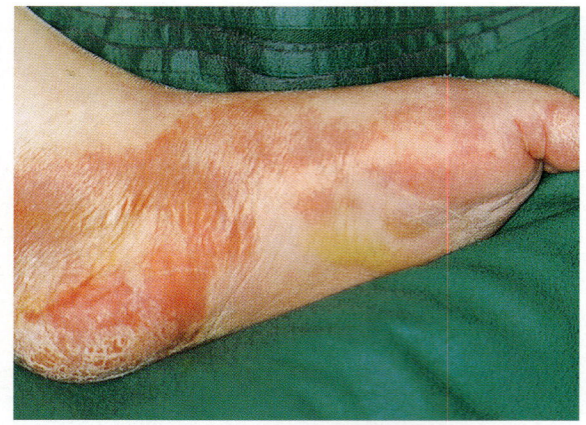

図 13-47　高カロリー輸液による腸性肢端皮膚炎

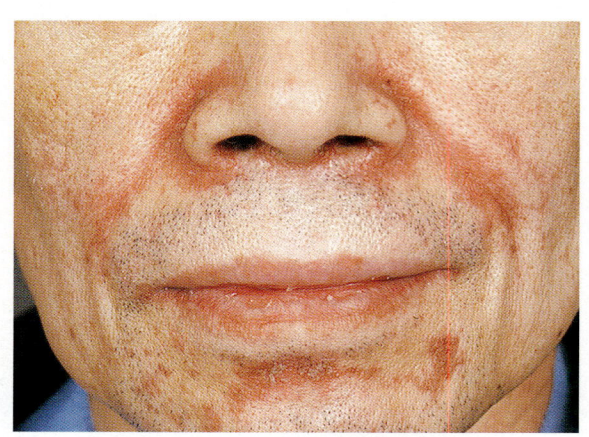

図 13-48　高カロリー輸液による腸性肢端皮膚炎

亜鉛欠乏症候群（腸性肢端皮膚炎）

亜鉛欠乏症には遺伝的（先天的）なものと後天的なものとがある．皮膚症状はいずれも同じで，腸性肢端皮膚炎 acrodermatitis enteropathica という．
遺伝性の亜鉛欠乏症は常染色体性劣性遺伝，症状は離乳期に始まる．

● 症　状（3徴候）
1）陽性肢端皮膚炎．
　a）好発部位：肢端部（手足，膝，肘頭），開口部（口囲，眼囲，外陰部，肛囲）．
　b）境界鮮明な痂皮を伴う紅斑ないしびらん，膿疱．拡大，融合する．一見乾癬ないし膿痂疹に似る．
2）びまん性の脱毛．
3）慢性の下痢．

● 診断のポイント
1）3徴候と血清亜鉛低値（正常 60 〜 130μg/dl）．
遺伝性の亜鉛欠乏症は亜鉛の吸収障害によるが，内服によって吸収される．
2）後天性の亜鉛欠乏症の原因．
　a）高カロリー輸液：慢性消化管障害で潜在性の亜鉛欠乏状態があり，組成液中に亜鉛を含まない場合．
　b）低亜鉛母乳：血中亜鉛値は正常．血中から母乳への亜鉛転送障害による．離乳食によって症状は治る．
　c）未熟児：生後 2 〜 4 ヵ月に発生．

● 鑑別診断
1）間擦部のカンジダ症：膿疱，びらんはまれ．腸性肢端皮膚炎の病巣にカンジダの存在することがある．
2）おむつ皮膚炎：殿部に限られる．
3）尋常性乾癬，特に diaper psoriasis：乾燥性．びらんはまれ．

● 治　療
硫酸亜鉛．遺伝性の場合は1日200mg（4日間内服し，10日休薬），後天性の場合，成人では1日400mg．

ペラグラ

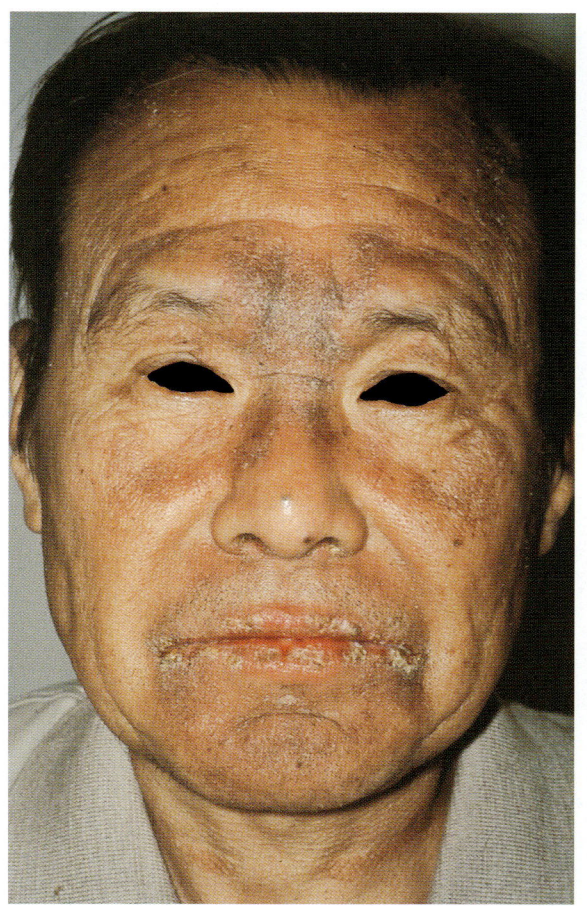

図13-49 ペラグラ

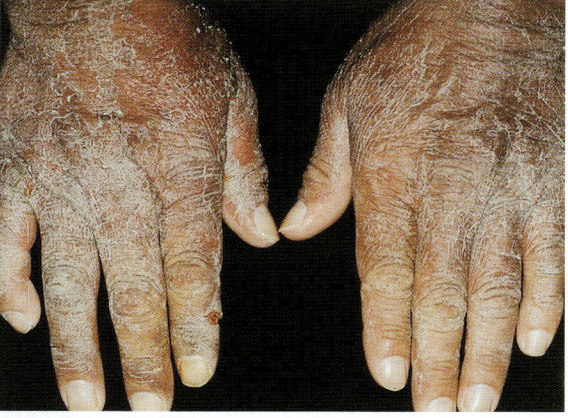

図13-50 ペラグラ

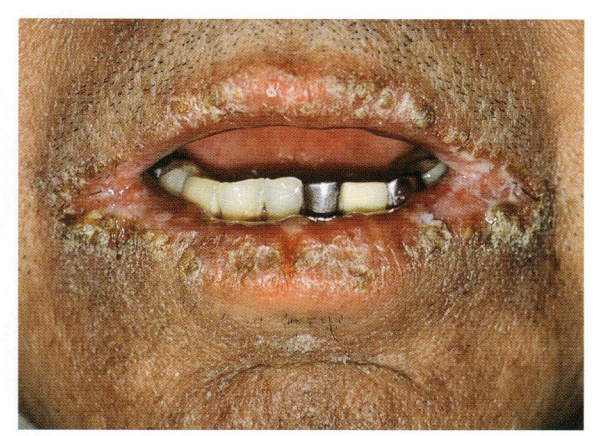

図13-51 ペラグラ

ペラグラ
pellagra

ニコチン酸アミド欠乏症．非常にまれであるが，アルコール依存症，偏った食事および薬剤（INAH，5-FUなど）によって起こる．皮膚炎 dermatitis，下痢 diarrhea および痴呆 dementia の頭文字をとって 3D 徴候を特徴とする．

● 症 状
1）全身症状：必ずしも明瞭でない場合がある．
　a）消化器症状：食思不振，下痢，腹痛．
　b）神経症状：脱力感，知覚異常，痙攣，意識障害．
2）顔，項部 Casal's necklace，手背，足背などの日光露出部．
3）汚い暗赤褐色の潮紅．のちに白色，乾燥した角化性鱗屑を伴う．
4）口唇は乾燥し，浅い亀裂，汚い痂皮．
5）赤い平らな舌．

● 診断のポイント
1）3D 徴候，とくに日光過敏性の潮紅（紅斑ではない）．
2）血中トリプトファン，ニコチン酸アミド，NAD・NADP 値の低下．

● 鑑別診断
1）光線過敏性の皮膚炎（とくに薬疹）．
2）ビタミン B_2，B_6 欠乏症．

● 治 療
ニコチン酸アミド．ほかのビタミン B_1，B_2，B_6 およびアミノ酸の併用が有効．

ヘモクロマトーシス

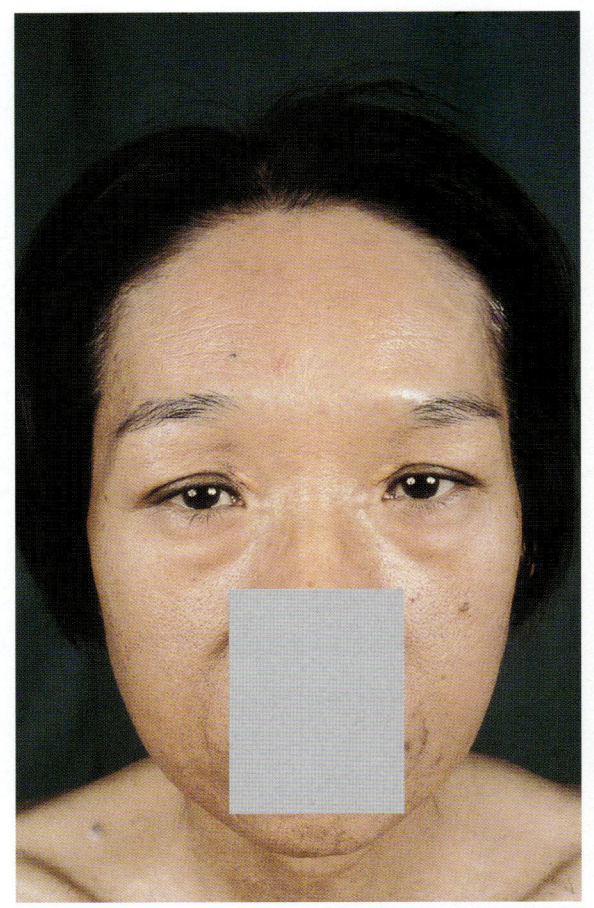

図 13-52　ヘモクロマトーシス（肝硬変を伴い，眼瞼黄色腫がある）

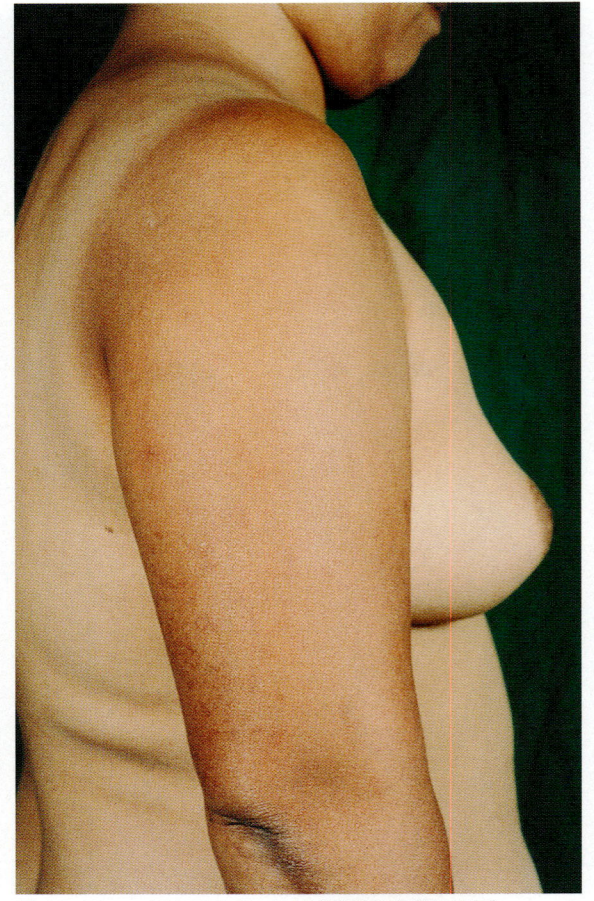

図 13-53　ヘモクロマトーシス（紙幣状皮膚を伴う）

ヘモクロマトーシス
hemochromatosis

過剰な鉄がフェリチンやヘモジデリンの形で全身の組織に沈着する疾患．慢性肝障害，糖尿病および皮膚の色素沈着を3徴候とする．

小腸の吸収障害による先天性のものと，過剰な鉄の摂取，輸血などによる後天性のヘモクロマトーシスに分けられる．

●症　状
皮膚の色素沈着はメラニン，ヘモジデリンおよび胆汁色素の3種類からなり，特徴的な複雑な色調を呈する．
1）好発部位：顔，上肢伸側などの露出部が主．次いで爪．ただし全身皮膚に起こりうる．
2）褐色を基盤として青色と灰色調が種々の程度に混ずる．汚いすすけた色調が特徴的（図 13-52）．
3）爪郭の褐色の色素沈着（図 13-55）．
4）肝斑や外傷があるときは色が強調され，斑状となる（図 13-54）．

●診断のポイント
1）特有な色素沈着．汗腺周囲の鉄沈着の証明．
2）血清鉄，トランスフェリン鉄飽和率，血清フェリチン値の上昇．

●鑑別診断
1）アジソン病（211頁），舌のメラニン色素斑．
2）Wilson病：常染色体性劣性遺伝．銅が皮膚，角膜（Kayser-Fleischer角膜輪），肝，中枢神経（錐体外路症状）に沈着する．
3）銀皮症（209頁）：皮膚以外の臓器病変なし．
4）晩発性皮膚ポルフィリン症（200頁）．汚い褐色の色素沈着のほか，顔，手背に小疱，びらん，瘢痕．

●治　療
デスフェラール，体外キレート療法，瀉血．

ヘモクロマトーシス／銀皮症

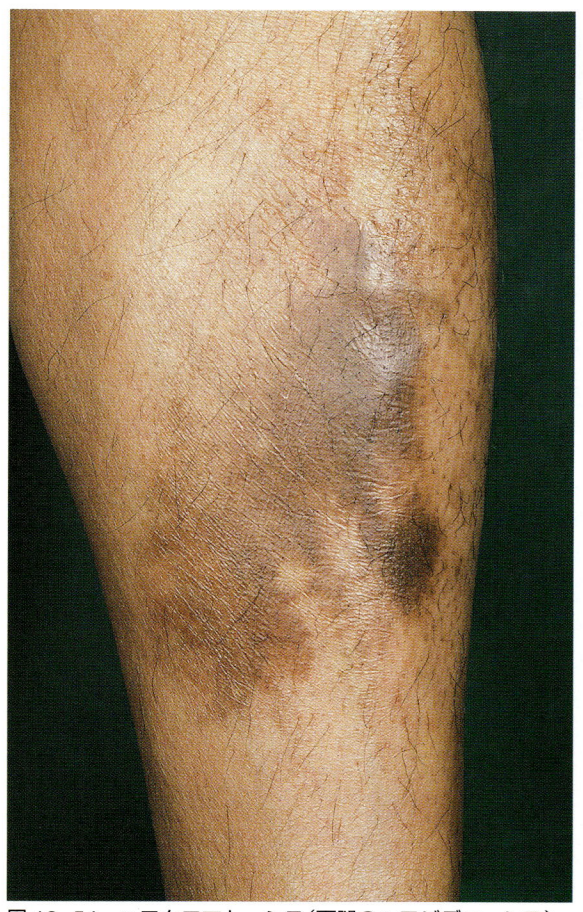

図 13-54　ヘモクロマトーシス（下腿のヘモジデローシス）

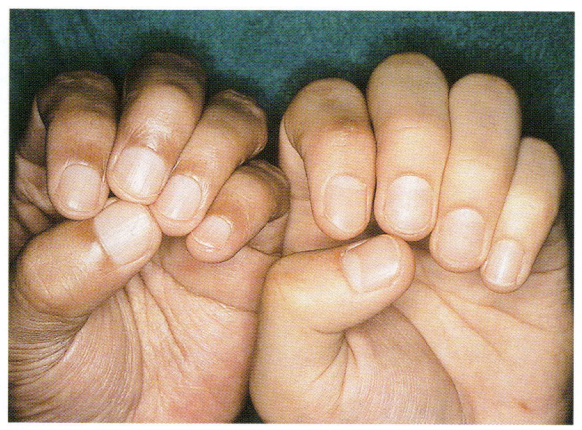

図 13-55　ヘモクロマトーシス（右は対照）

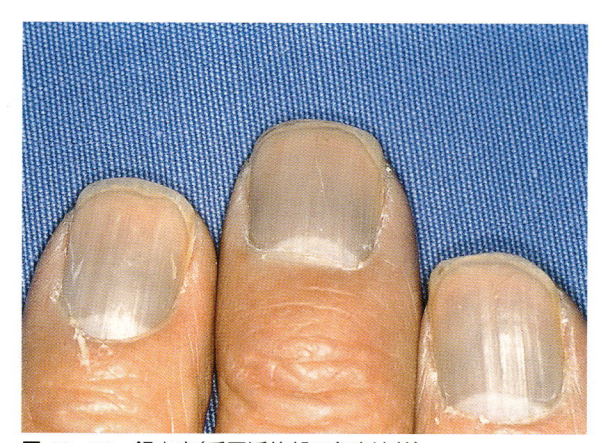

図 13-56　銀皮症（爪甲近位部の色素沈着）

銀皮症
argyria

限局性および全身性の銀皮症とがある．全身性銀皮症 generalized argyria は銀を含む嗜好品，整腸剤（アルシリン），消毒剤（プロテイン銀など）の長期使用による．

● 症　状（全身性銀皮症）
1）露光部位（主に顔）の灰青色，びまん性の色素沈着．
2）爪甲，とくに近位部の青味を帯びた色素沈着（図13-56）．爪甲の変形は起こらない．
3）強膜も灰青色を呈する．

● 診断のポイント
1）臨床症状と病歴．
2）組織学的に汗腺周囲に銀粒子を証明．真皮上層の結合織間にも若干存在する．

● 治　療
適切なものはなく，色素沈着は消退しない．ただし内臓臓器に病変を生ずることはない．

Cushing 症候群

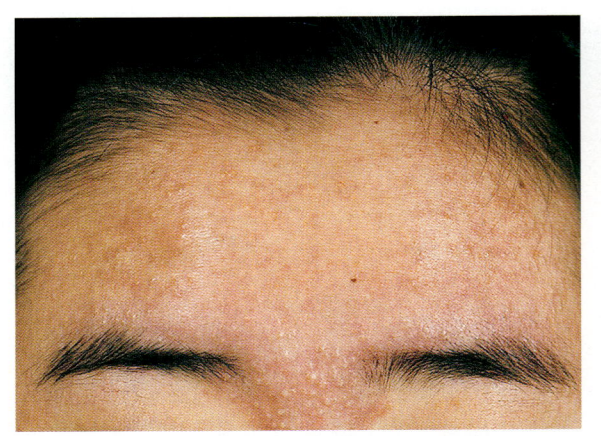

図 13-57　Cushing 症候群（副腎腫瘍）の痤瘡様発疹

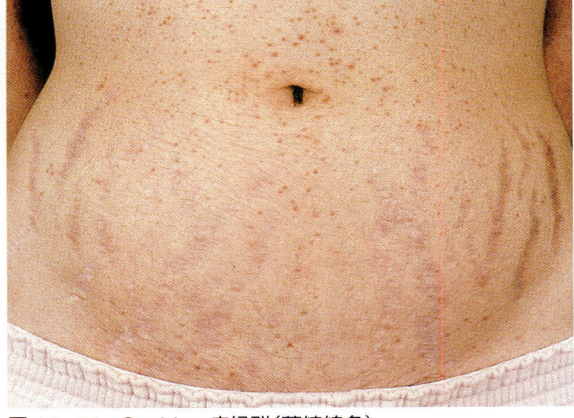

図 13-59　Cushing 症候群（萎縮線条）

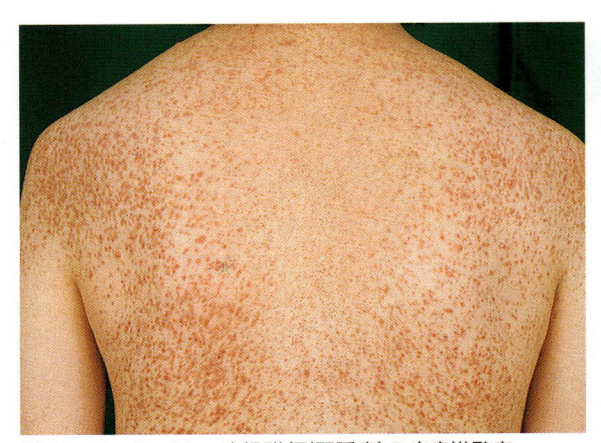

図 13-58　Cushing 症候群（副腎腫瘍）の痤瘡様発疹

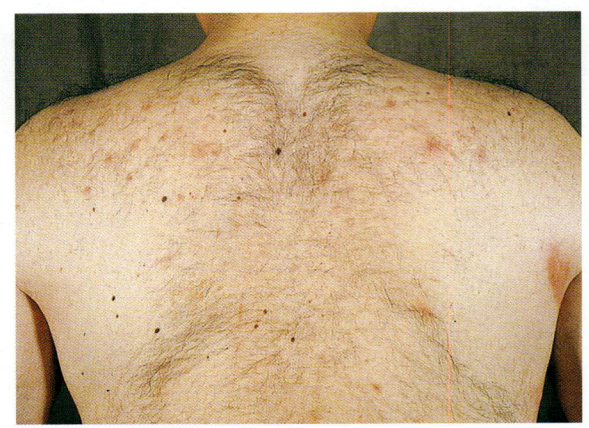

図 13-60　Cushing 症候群（多毛）

Cushing 症候群

慢性のコルチゾール過剰症．女性は男性の約 3 倍で，中年に多い．1）下垂体性 ACTH の過剰分泌（Cushing 病），2）異所性 ACTH 産生腫瘍（特に肺の燕麦細胞癌），3）副腎腫瘍（腺腫）．副腎皮質ステロイド薬の大量長期投与時の臨床症状と同じ．

● 症　状

1）体型：満月様顔貌 moon face．水牛様肩甲部脂肪沈着 buffalo hump，中心性肥満．
2）皮膚萎縮線条（220 頁）（約 60％）．
3）紫斑，ステロイド紫斑と同じ（82 頁）．
4）痤瘡様発疹．
5）多毛 hirsutism（358 頁）．
6）色素沈着（Addison 型．ACTH 産生腫瘍）．
7）まれな皮膚症状
　a）黒色表皮腫（pseudoacanthosis nigricans）（223 頁）
　b）毛孔角化症（171 頁）
　c）多発性の皮膚線維腫
　d）易感染症（特に癜風，白癬）
8）その他の所見
高血圧（約 80％），骨粗鬆症，自然骨折，多血症，無月経，糖尿病，低 K 血症，筋力低下，抑うつ症状．

● 診断のポイント

1）満月様顔貌を主とした身体的特徴．
2）痤瘡様発疹は体幹の広範囲に生ずる（ただし非常に軽度の場合もある）．
3）皮膚萎縮線条は肩，側胸部，側腹部，大腿外側に起こる．
4）出血傾向（下腿伸側，膝の溢血斑）．
5）コルチゾールの慢性過剰の証明（食餌依存性に注意）．原因および部位診断．

Addison 病

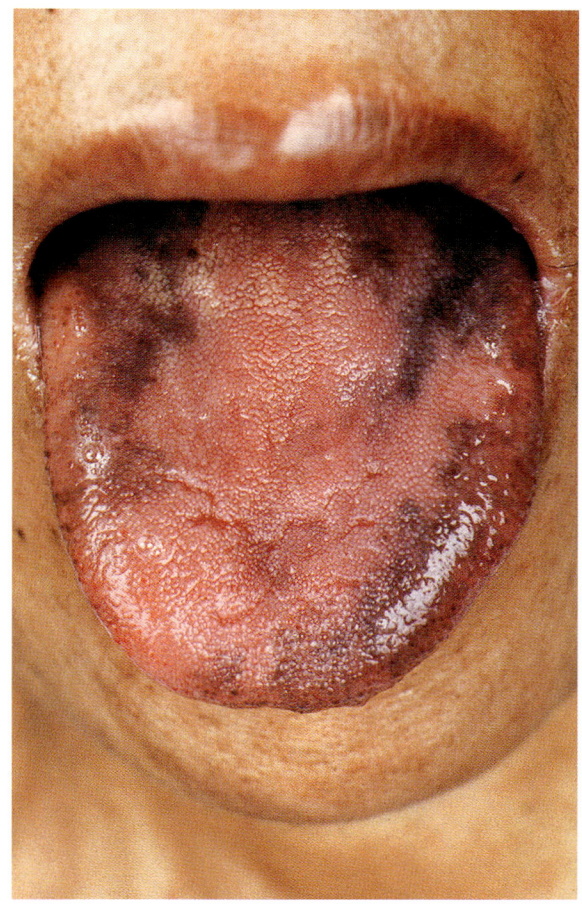

図 13-61　Addison 病（舌の色素斑）

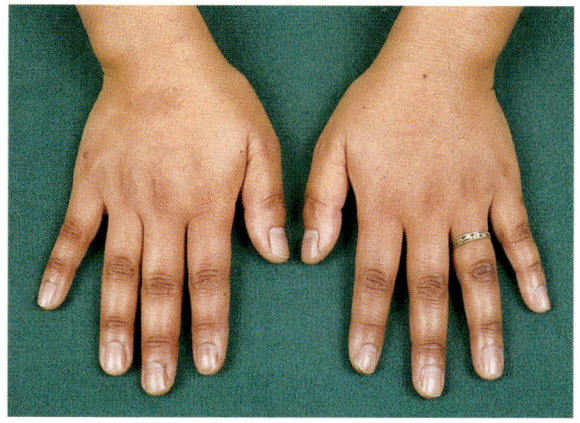

図 13-62　Addison 病（指関節部の色素沈着）

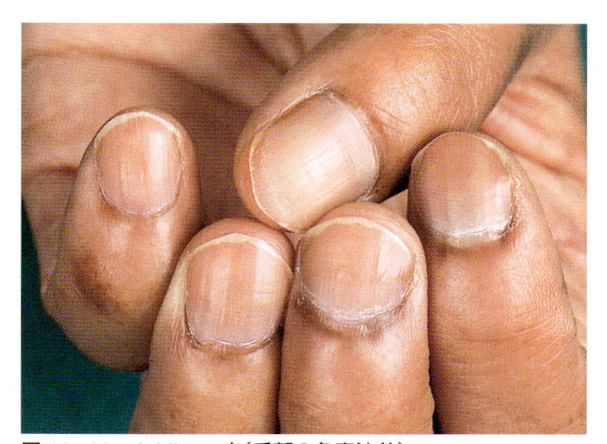

図 13-63　Addison 病（爪郭の色素沈着）

Addison 病
Addison's disease

慢性の副腎皮質機能低下症．原因的には副腎結核と自己免疫による特発性副腎萎縮が多く，まれに癌の転移．コルチゾールの低下，ACTH，MSH の分泌亢進をきたす．

症　状
1）全身症状：全身倦怠感，体重減少（成人），低血圧，悪心，嘔吐，食欲不振，低血糖症状．
2）色素沈着：表皮基底層のメラニン色素増加．
　　a）生理的に色の濃い部位：乳暈，外陰，陰股部．
　　b）日光照射を受けやすい部位：顔．
　　c）手掌，指腹のしわに一致．
　　d）口腔粘膜，特に舌の色素斑（図 13-61）．
　　e）爪甲の縦の黒い線条ないし爪甲全体の色素沈着．
3）ときに腋毛，恥毛の脱落（女性）．

診断のポイント
1）色素沈着．
2）血中コルチゾールまたは尿中 17-OHCS，17-KS の低値．
3）合成 ACTH 8 時間点滴静注または ACTH depot 薬筋注負荷試験に無反応．

鑑別診断
1）ヘモクロマトーシス：肝腫，糖尿病，皮膚の色素沈着は灰青色．鉄の沈着．
2）Crow-Fukase 症候群：M 蛋白血症，多発神経炎，浮腫，肝腫，リンパ節腫脹，内分泌障害，多毛（剛毛）．色素沈着は全身びまん性．
3）その他，先天性 ACTH 不応症，先天性副腎過形成，視床下部-下垂体障害．

14. 色素異常

白皮症

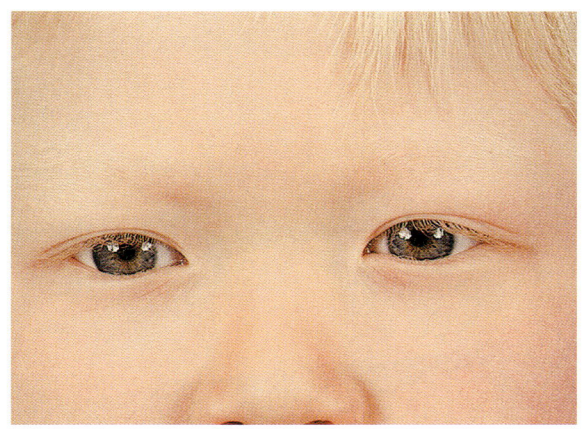

図 14-1　全身性白皮症

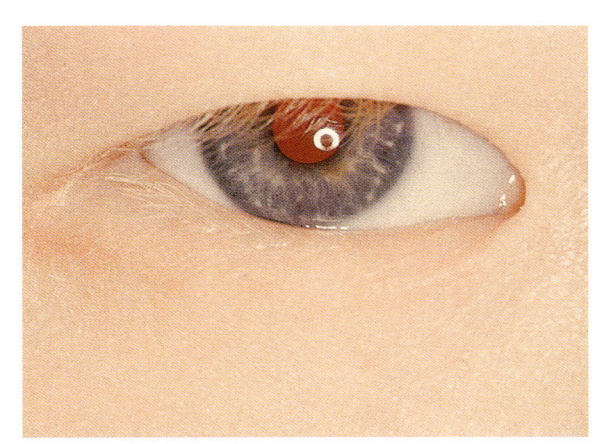

図 14-2　全身性白皮症

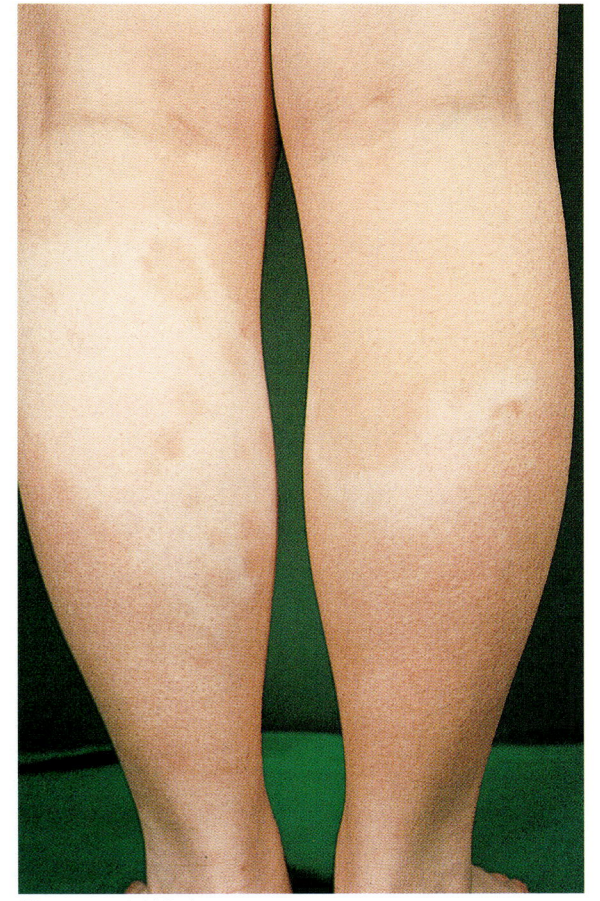

図 14-3　まだら症

全身性白皮症
total albinism

常染色体性劣性遺伝．メラニン色素の形成に重要な酵素であるチロジナーゼ活性が先天的に欠如または低下している．このために皮膚，虹彩，脈絡膜のメラニン色素が欠如または減少する．メラノサイトは正常に存在するが成熟したメラノソームがみられない．

● 症　状
1）皮膚および毛にメラニンを欠き，白ないし金髪．
2）虹彩は青色．
3）日光に過敏で容易に発赤を生ずる．
4）羞明，眼球振盪，視力障害．

● 分　類
1）チロジナーゼ活性陰性型（白毛，眼症状は著しく，生涯不変）．
2）チロジナーゼ活性陽性型（加齢とともに，皮膚色が濃くなる．眼症状を欠く）．
3）黄色変異型．
4）出血型．

まだら症
piebaldism

常染色体性優性遺伝．白斑部にはメラニン色素をつくるメラノサイトは存在せず，チロジナーゼ活性は陰性．部分的白皮症 partial albinism ともいう．

● 症　状
1）生下時より白斑があり，生涯変化しない．
2）前額から前頭部にかけて白斑と白毛．
3）上胸部，腹部，下肢に両側性，ほぼ対称性に境界鮮明な白斑が存在．
4）白斑内には正常皮膚色の小斑が島状にみられる．
5）眼球は正常．

● 鑑別診断
脱色素性母斑：非遺伝性，からだの一部に限られる．

尋常性白斑

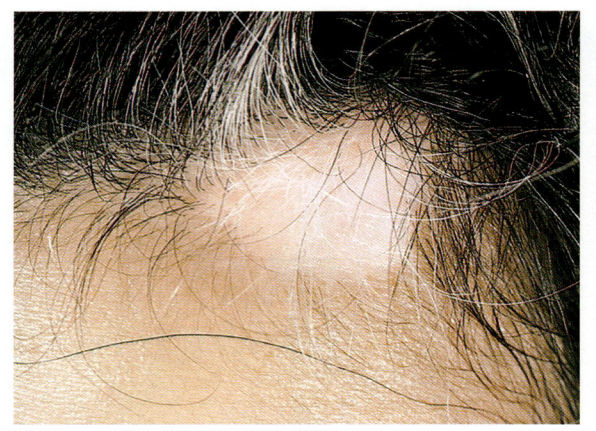

図 14-4　尋常性白斑（白毛を伴う）

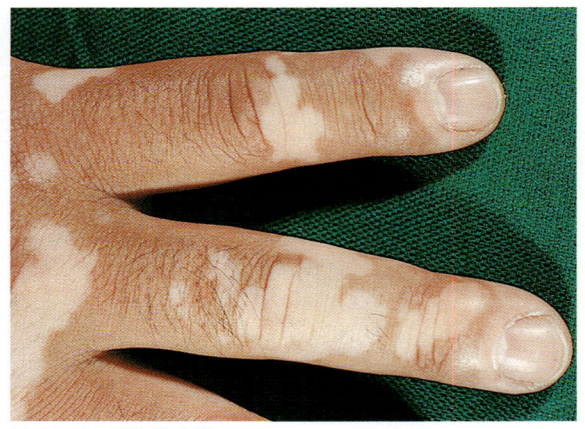

図 14-6　尋常性白斑

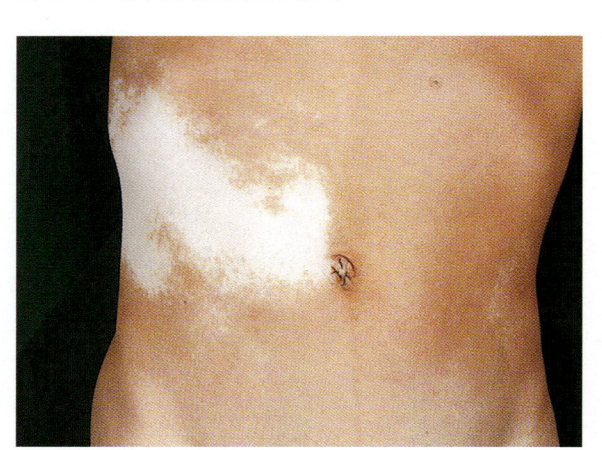

図 14-5　尋常性白斑（分節性）

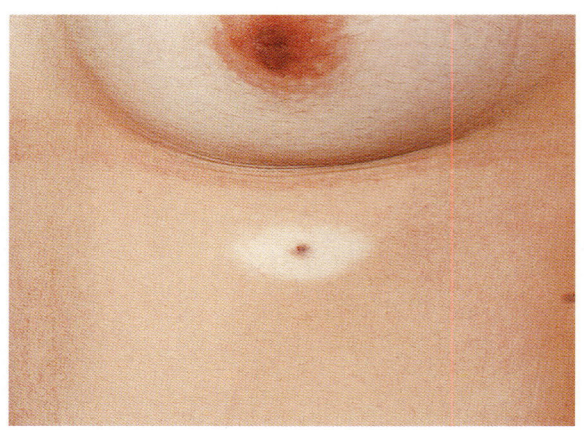

図 14-7　Sutton 母斑

尋常性白斑
vitiligo vulgaris

後天的にメラニン色素の減少または消失する局面で，進行性に数を増し，拡大する．メラノサイトは減少，のちに消失する．原因として自己免疫が考えられる．老人，成人に多いが小児にもみられる．

● 症　状
1）体のどこにでも生じ得る．慢性刺激の加わる場所，特に顔，腰，四肢末端にやや好発．
2）境界明瞭な完全色素脱失斑．白斑の周囲では色素が増加していることが多い．
3）ときに左右対称性，ときに皮膚分節に一致．
4）色素の再生は毛包に一致して点状に起こる．

● 診断のポイント
1）先行する皮膚病変なく発生する完全色素脱失斑．
2）Addison病，甲状腺機能亢進症，悪性貧血などに合併しやすい．

● 鑑別診断
1）小児の場合，脱色素性母斑（228頁）：片側性ときに列序性．形は不規則．色素脱失は不完全．
2）Vogt・小柳・原田病：発熱，両側性ぶどう膜炎，内耳機能障害のあとに白斑，白毛，脱毛が出現する．白斑は対称性，眼の周囲に好発．
3）Sutton母斑 Sutton's nevus：小さな母斑細胞母斑が中心にある類円形の白斑（図14-7）．また悪性黒色腫の転移巣，青色母斑，血管腫などの周囲にも白斑を生ずることがあり，これをSutton現象という．
4）特発性滴状白斑 idiopathic guttate leucoderma：青年男性の背中に多発する径1cm以内の不完全白斑．

● 治　療
片側性，列序性のものは治療に抗する．ソラーレンの内服または外用後に，日光またはブラックライト照射，ときに副腎皮質ステロイド薬の外用．

Waardenburg 症候群・網状肢端色素沈着症（北村）

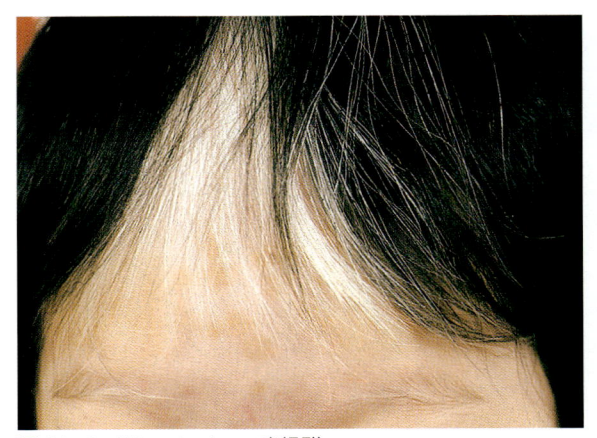

図 14-8　Waardenburg 症候群

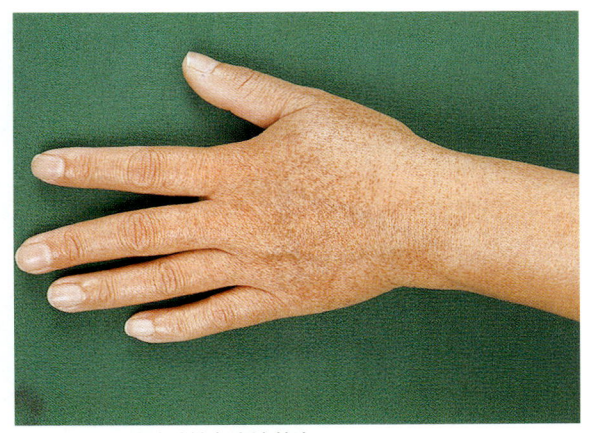

図 14-10　網状肢端色素沈着症

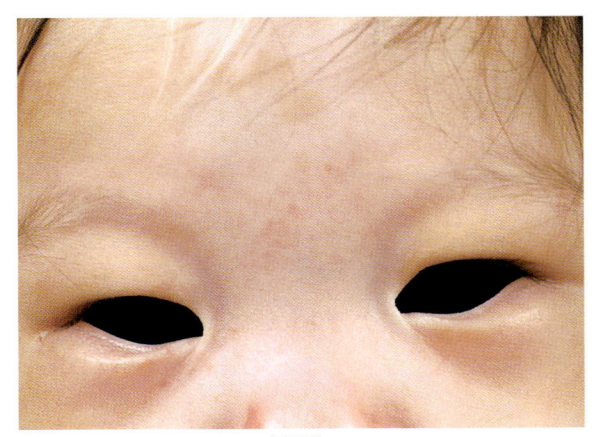

図 14-9　Waardenburg 症候群

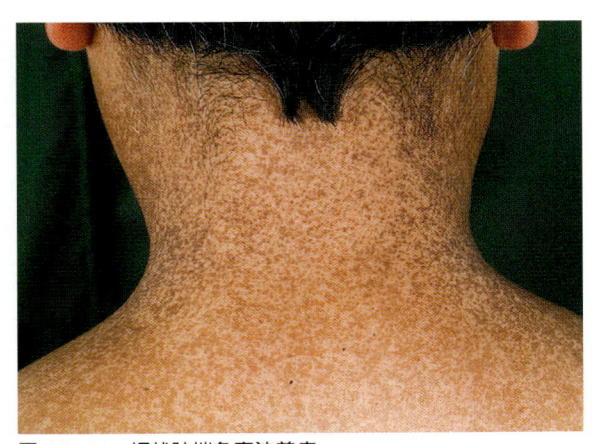

図 14-11　網状肢端色素沈着症

Waardenburg 症候群

常染色体性優性遺伝性．まだら症のほかに，眼，耳，鼻の異常を伴う．

● 症　状
1）まだら症（piebaldism）．前頭部中央の白髪（図14-8）および他部位の白斑．
2）内眼角と涙点の側方転位（dystopia canthorum）．
3）両側性の虹彩色素減少症．
4）先天性難聴．
5）鼻根部肥大．
6）眉毛の増生．

● 診断のポイント
眼科的所見の発現頻度が高く，診断に重要．まだら症の頻度は20％程度．

網状肢端色素沈着症（北村）
acropigmentatio reticularis（Kitamura）

常染色体性優性遺伝性．血族結婚がしばしばある．病変は学童期から思春期に発生し，次第に進行性に拡大，増強する．

● 症　状
1）好発部位：露出部位，特に手背，足背．
2）淡褐色，円形，点状の色素斑として始まる．
3）やがて色素斑部は陥凹し，色調が濃くなり，形が角ばってくる．
4）色素斑が多発すると融合し，細かい網状となる．

● 病理組織像
表皮は薄くなり，表皮突起は延長する．その先端ではメラニン顆粒が核上帽の形で沈着する．

● 治　療
日光照射を避ける．遮蔽クリーム．ときに皮膚剝削術．

肝　斑

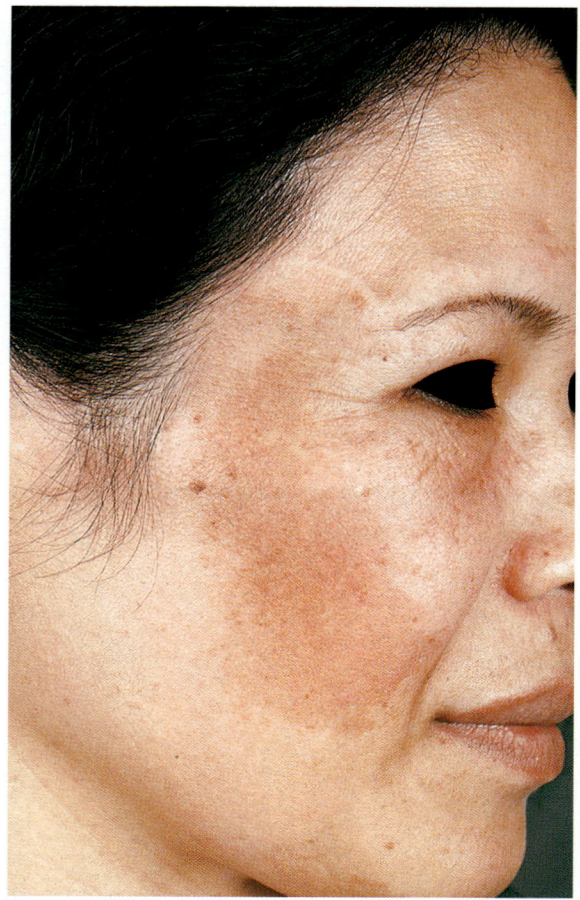

図 14-12　肝　斑

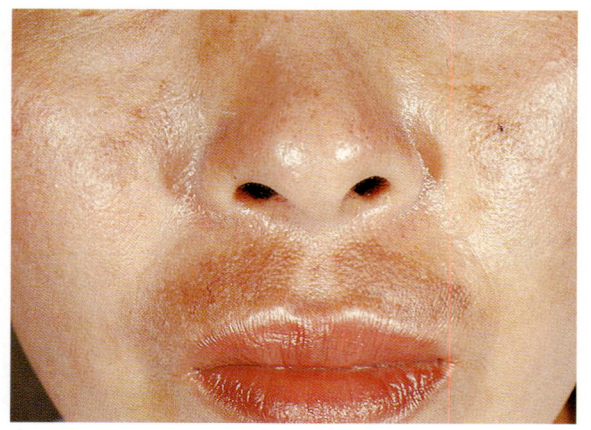

図 14-13　肝　斑

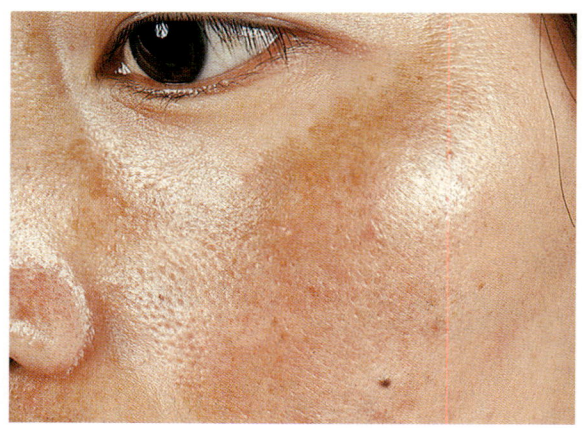

図 14-14　肝　斑

肝　斑
chloasma

顔面に生ずる褐色の色素斑で，先行する炎症症状を伴わないものをいう．30歳以上の女性に圧倒的に多い．いわゆる「しみ」．

● 症　状
1）好発部位：頰骨部，前額，眉毛のすぐ上などに左右対称性．
2）境界明瞭，不規則地図状，褐色．
3）炎症症状，かゆみはない．

● 診断のポイント
1）日光光線と関係して増悪する．
2）妊娠2,3ヵ月頃より生ずる妊娠性肝斑 chloasma gravidarum は出産後自然消退することもあるが，一般には消退せずに，普通の肝斑に移行する．
3）慢性肝障害による肝斑はこめかみに生じ，汚い褐色調を呈する．
4）薬剤（経口避妊薬，ヒダントイン）によって誘発されることがある．

● 病理組織
表皮基底層のメラニン顆粒の増加．

● 鑑別診断
1）女子顔面黒皮症：先行する炎症症状またはかゆみあり．色調は灰褐ないし紫褐色，不規則な網状．
2）色素性蕁麻疹（成人型）：思春期ごろに額に好発．大きさ爪甲大までのものが多発する．
3）雀卵斑 ephelides：顔，手背，肩などに好発，直径数mmの褐色斑．思春期ごろから目立つ．いわゆる「そばかす」．

● 治　療
日光照射，過労を避ける．VC，グルタチオンの静注，およびアゼライン酸，コージ酸の外用が試みられる．

遺伝性対側性色素異常症

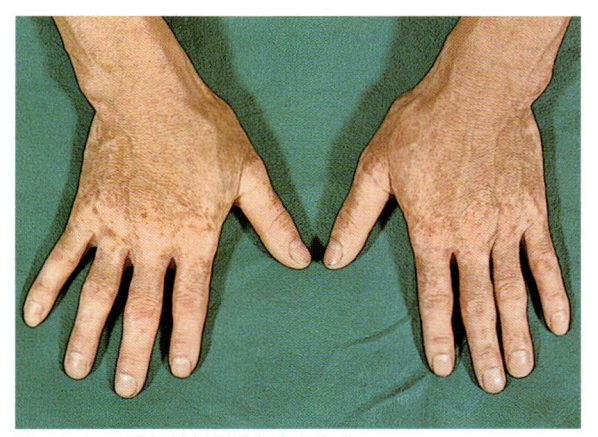

図 14-15　遺伝性対側性色素異常症

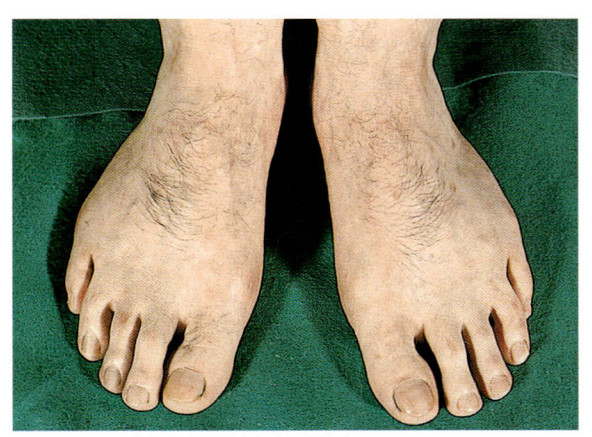

図 14-16　遺伝性対側性色素異常症

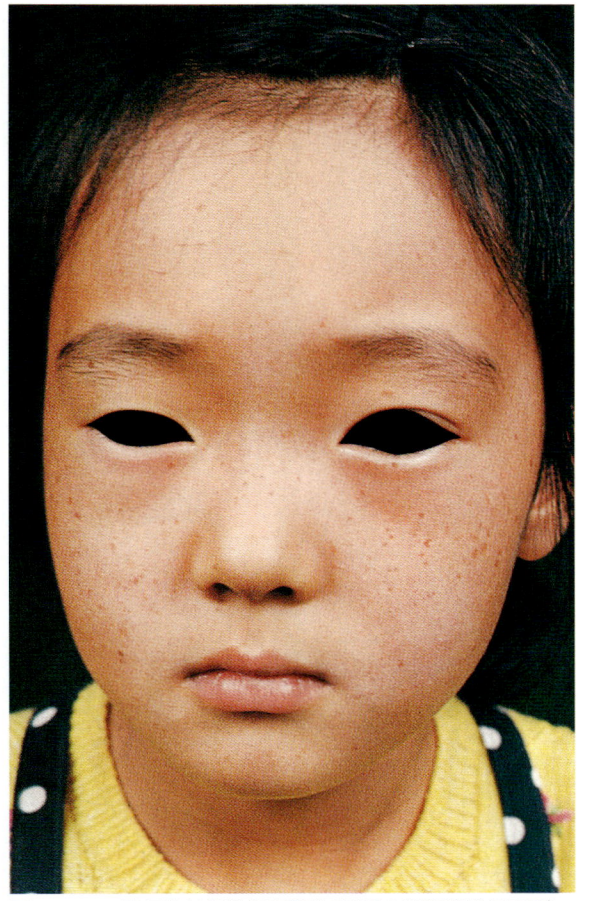

図 14-17　遺伝性対側性色素異常症(顔の雀卵斑様色素斑)

遺伝性対側性色素異常症
dyschromatosis symmetrica hereditaria Toyama

常染色体性優性遺伝性．日本人に特有な色素異常症で，症状は幼児期よりはじまる．

● 症　状
1）好発部位：四肢末端，特に手，足の背面．
2）細かい点状の白斑と褐色の色素斑とが混在する．
3）顔にも雀卵斑に似た点状の褐色色素斑を伴うことがある．
4）夏期に症状が悪化する．

● 診断のポイント
1）炎症性変化の先行しない四肢末端の白斑黒皮症．
2）幼児の顔に雀卵斑がある時には，本症および Recklinghausen 病を考える．
3）遺伝性汎発性色素異常症 dyschromatosis universalis hereditaria は，体幹からはじまり末梢に広がる色素斑と脱色素斑を生ずる遺伝性疾患．本症の類症と考えられる．

● 鑑別診断
1）色素性乾皮症：顔の変化が四肢のものより顕著．皮膚の乾燥，粗糙化．
2）尋常性白斑：白斑はより大きく，不揃い．家系になし．
3）網状肢端色素沈着症 acropigmentatio reticularis：脱色素斑はない．色素斑は細かい網状で陥凹する．優性遺伝性．

● 治　療
有効なものはなく，遮蔽クリーム．

Albright 症候群・汎発性黒子症・Laugier-Hunziker-Baran 症候群

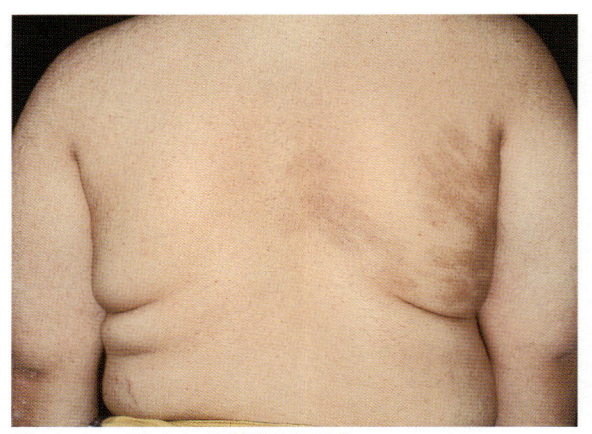

図 14-18　Albright 症候群の色素斑

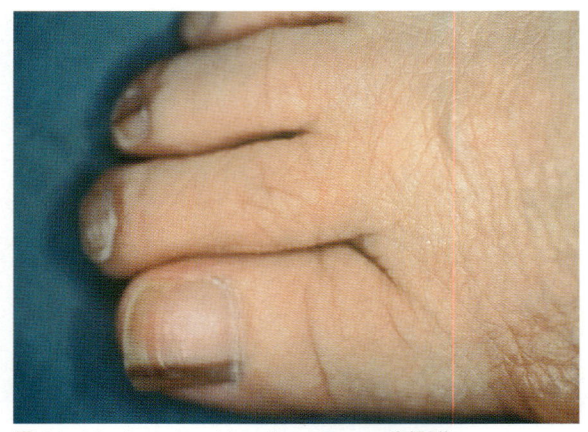

図 14-20　Laugier-Hunziker-Baran 症候群

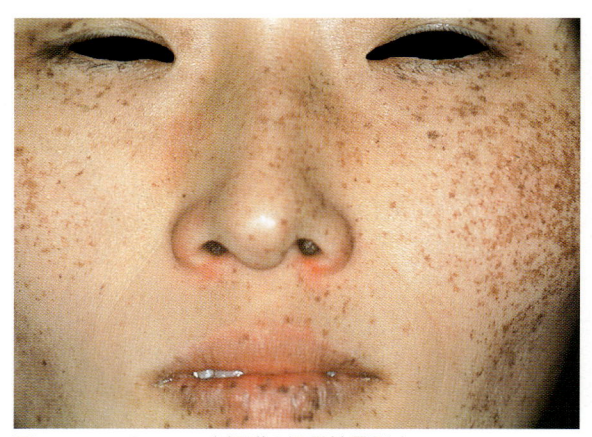

図 14-19　Carney 症候群の汎発性黒子症

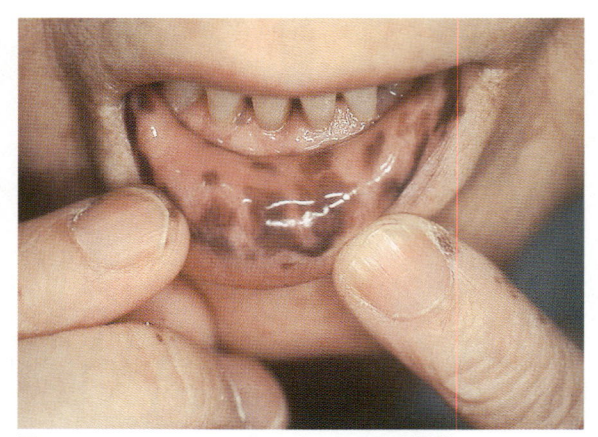

図 14-21　Laugier-Hunziker-Baran 症候群

Albright 症候群
Albright's syndrome

骨形成不全 polyostotic fibrous dysplasia，性的早熟（とくに女児）および色素斑（カフェオレ斑）を3徴候とする．

● 症　状
1）自然骨折．
2）出生時または間もなく生ずる褐色の色素斑．
3）体幹に片側性に生ずる．辺縁は不整なギザギザ．

汎発性黒子症
generalized lentiginosis

全身の広範囲に黒子 lentigines が多発している状態．
1）合併症のないもの：lentiginosis profusa
2）LEOPARD 症候群：lentigines, electrocardiographic abnormalities, ocular hypertelorism, pulmonary stenosis, abnormalities of genitalia, retardation of growth, deafness の頭文字をとったもの．
3）心粘液腫の合併するもの．NAME 症候群，LAMB 症候群．
4）Carney 症候群：粘液性乳腺腺腫を伴う（図 14-19）．

Laugier-Hunziker-Baran 症候群

非遺伝性の口腔粘膜，爪の色素斑を特徴とし，他の合併症を伴わない．中年以後に発症．
● 症　状
1）口唇粘膜，頬粘膜に種々の大きさの黒褐色の色素斑が多発（生理的色素斑）．
2）爪甲の縦の色素線条．
3）ときに掌蹠，爪囲にも点状の色素斑．
● 診断のポイント
人種的，生理的色素沈着との間に境界がない．

15. 形成異常

進行性特発性皮膚萎縮症

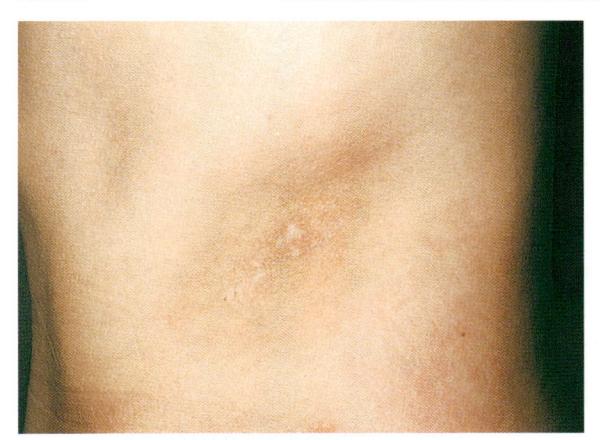

図 15-1　進行性特発性皮膚萎縮症

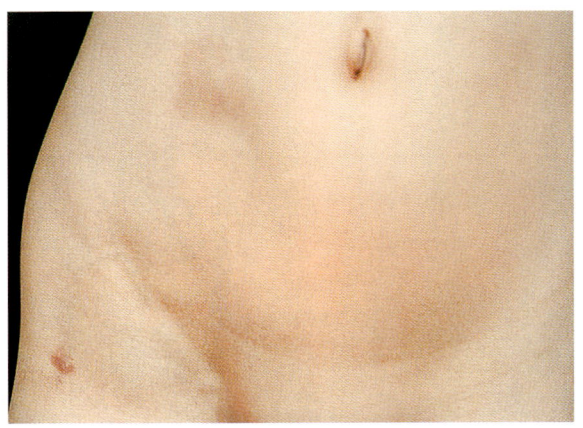

図 15-2　小児腹壁遠心性脂肪萎縮症

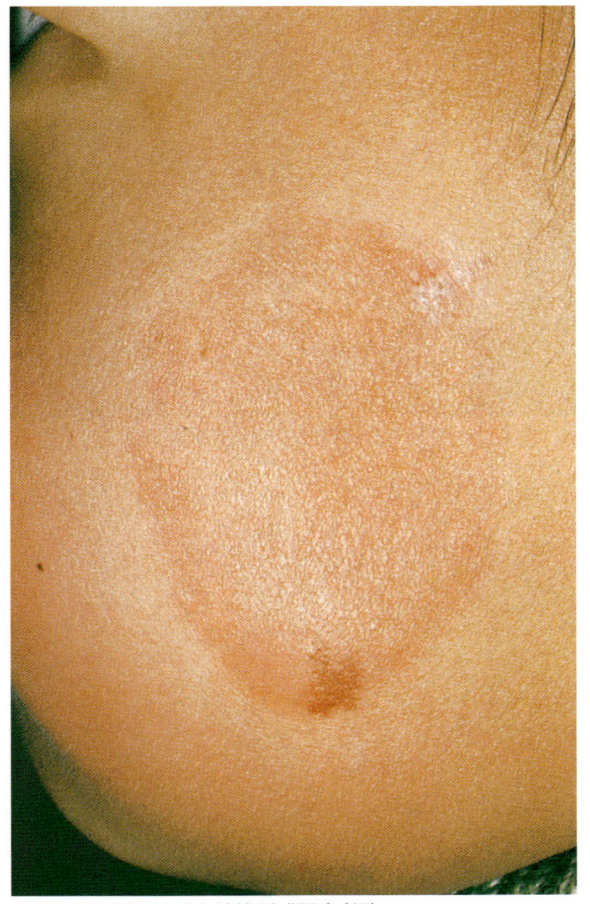

図 15-3　限局性弾力線維形成不全（頬）

進行性特発性皮膚萎縮症
atrophoderma Pasini-Pierini

原因不明の斑状皮膚萎縮症で真皮全層が薄くなる．思春期以後に発生することが多い．

■ 症　状
1）主に背，腹部．
2）径数 cm の円形ないし楕円形．
3）淡褐色の萎縮斑で皮膚面よりわずかに陥凹する．

■ 鑑別診断
1）限局性強皮症 morphea：硬化および表皮の萎縮．進行性特発性皮膚萎縮症を，限局性強皮症の一亜型 sclerodermia plana atrophicae とする考えもある．
2）小児腹壁遠心性脂肪萎縮症 lipodystrophia centrifugalis abdominalis（図 15-2）：本邦からの報告が多く，3〜5 歳に発症する．鼠径部からはじまり，下腹部の側面に拡大する．皮下脂肪の萎縮による境界鮮明な陥凹局面．辺縁に軽い潮紅．
3）限局性弾力線維形成不全（図 15-3）：生下時より存在し，増大する傾向はない．境界鮮明，わずかに陥凹した萎縮局面．表面に毛細血管拡張による軽い潮紅．naevus anelasticus Lewandowsky の亜型．
4）斑状皮膚萎縮症 macular atrophy：表皮と真皮の限局性の萎縮局面．わずかに陥凹した斑の表面にちりめん状のしわがみられる．
5）anetoderma：炎症性の潮紅が先行し，のちに萎縮斑を生ずるもの．

皮膚萎縮線条

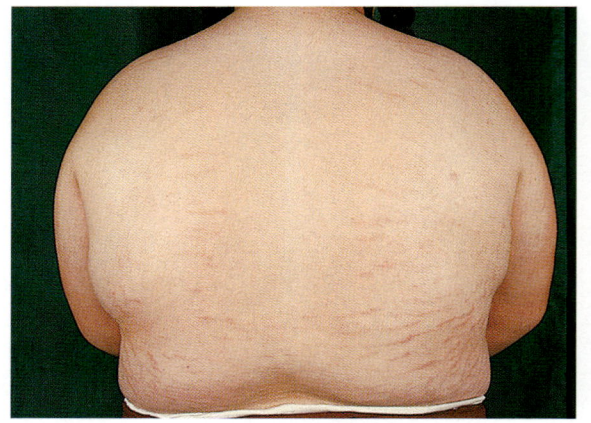

図 15-4　ネフローゼ症候群の皮膚萎縮線条

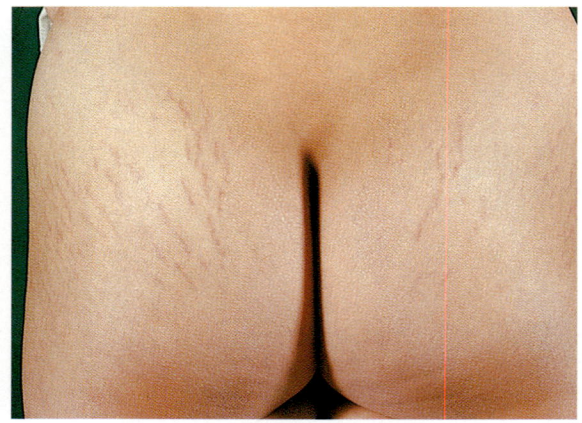

図 15-6　思春期の皮膚萎縮線条

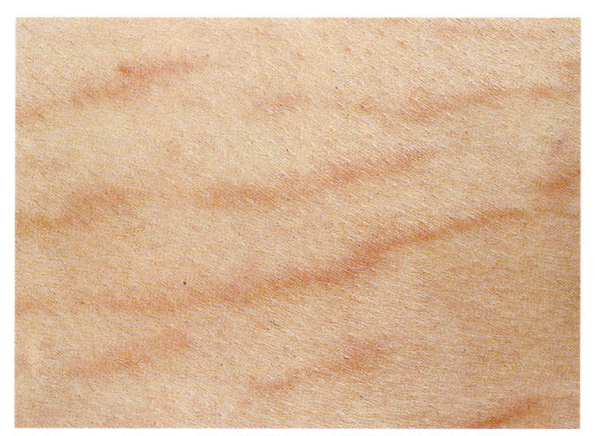

図 15-5　ネフローゼ症候群の皮膚萎縮線条（拡大図）

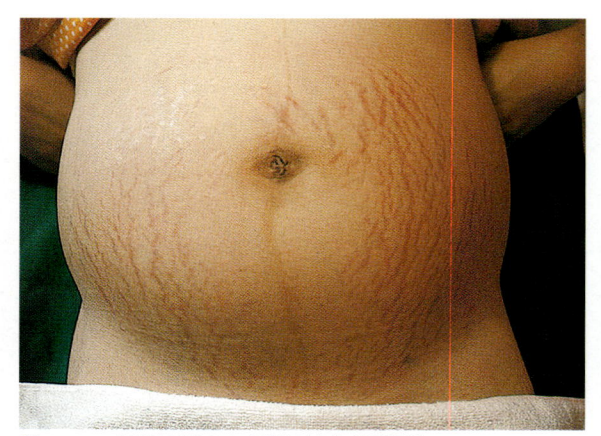

図 15-7　妊娠の際の皮膚萎縮線条（妊娠線）

皮膚萎縮線条（線状皮膚萎縮症）
striae atrophicae

皮膚の弾力線維の変性による線状の萎縮局面をいう．副腎皮質機能亢進状態，特に Cushing 症候群の皮膚症状であり，ほかに次の場合に認められる．

原因
1）肥満．
2）妊娠（妊娠線 striae gravidarum）（図 15-7）．
3）思春期の急激な成長（腰，大腿）（図 15-6）．
4）急性熱性疾患の回復期（膝）．
5）Marfan 症候群．
6）副腎皮質ステロイド薬の長期大量投与後および長期外用後．

症状
1）好発部位：原因により異なる．一般に左右対称性．
2）はじめ，わずかに潮紅を伴う幅数 mm の線が平行して生ずる．
3）間もなく潮紅が消え，皮膚が薄くなる．
4）古いものは白色調．萎縮性の瘢痕のようにみえる．

鑑別診断
皮膚の弾力線維の減少，消失による萎縮症のうち，炎症性の潮紅が先行する疾患に次のものがある．

1）anetoderma Jadassohn：上肢，体幹に多数の紅斑を生じ，そのあとに萎縮斑を残す．
2）anetoderma Pellizzari：蕁麻疹様の膨疹が出現したあとに萎縮斑が多発する．顔は老人様となり，耳介が垂れ下がる．
3）anetoderma Schweninger-Buzzi：体幹，四肢に小さい斑状の萎縮が多発し，後にヘルニア様に膨隆する．潮紅はない．

治療
一度発生したものは非可逆的で治療法はない．

Ehlers–Danlos 症候群・Werner 症候群

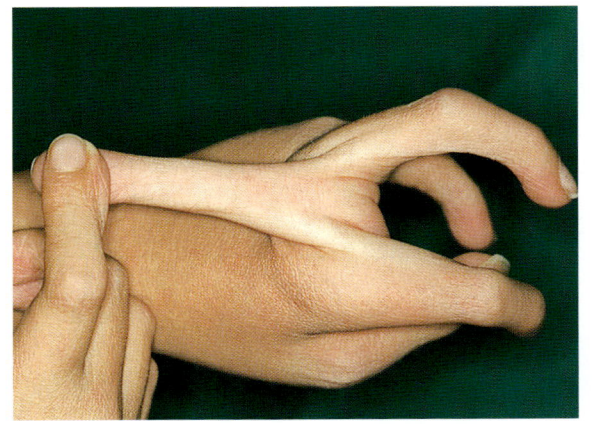

図 15-8　Ehlers–Danlos 症候群（関節の異常可動性）

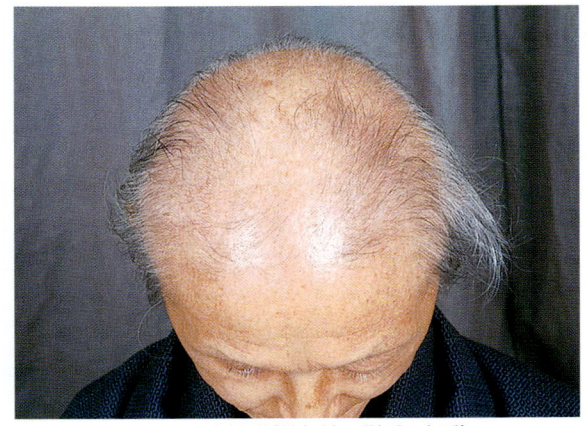

図 15-10　Werner 症候群（若年性の脱毛，白毛）

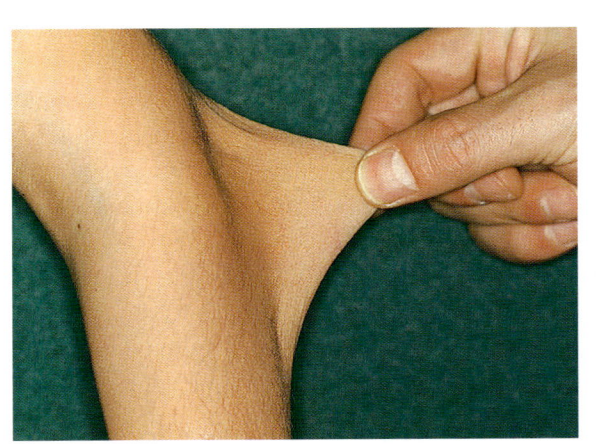

図 15-9　Ehlers–Danlos 症候群（皮膚の過伸展）

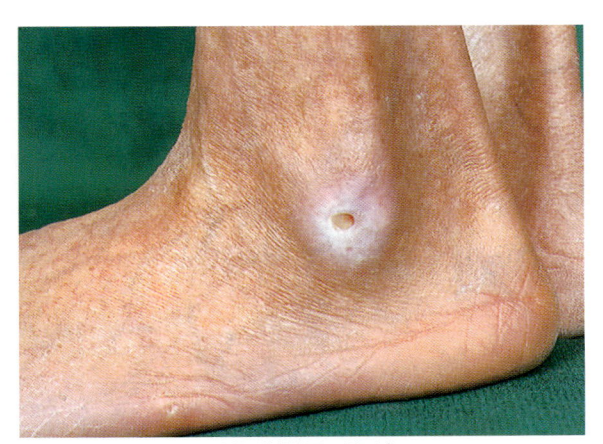

図 15-11　Werner 症候群（外果の潰瘍）

Ehlers–Danlos 症候群

1）皮膚の過伸展，2）関節の過可動性，3）皮膚・血管の脆弱性を特徴とする遺伝性疾患．先天性コラーゲン代謝異常があり，代謝異常症に属する．

● 症　状

1）皮膚をつまむと異常に伸び，離すとすぐに元にもどる．
2）指は伸側に過度に曲がる．
3）わずかな外傷で血腫ができ，萎縮性瘢痕を残す．
4）舌が鼻につくことがある（Gorlin 徴候）．
5）消化管出血，肺気腫，大動脈瘤を伴うことがある．

● 診断のポイント

1）典型例は 3 徴候より診断できる．病型診断にはコラーゲンの性質，関連酵素活性，ムコ多糖，フィブロネクチンの検索が必要．
2）皮膚弛緩症ははじめから皮膚がたるんでいる．

Werner 症候群

早期老化を特徴とする常染色体性劣性遺伝性疾患．線維芽細胞の遺伝的な機能異常があると考えられる．症状は思春期以後に顕著となる．

● 症　状

1）老人様顔貌．とがった鼻，白髪，腋毛，陰毛の欠如．
2）四肢の強皮症様硬化（皮下脂肪織，筋の萎縮）．
3）外果，足蹠の角質増殖，潰瘍．
4）若年性白内障，特有の高い音声，性器発育不全，動脈硬化症，耐糖能の異常．悪性腫瘍の合併（10％）．

● 鑑別診断

1）progeria：新生児期より強皮症様症状，乳幼児から老化．非遺伝性．
2）Rothmund–Thomson 症候群：常染色体性劣性遺伝．乳児期より顔に多型皮膚萎縮あり．皮下脂肪織の萎縮はない．

弾力線維性仮性黄色腫

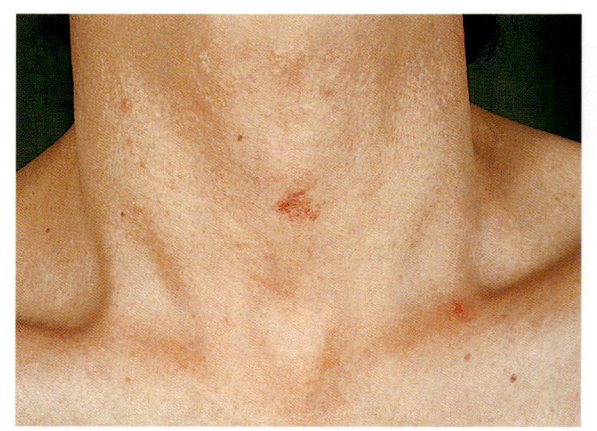

図15-12　弾力線維性仮性黄色腫（一部に紫斑）

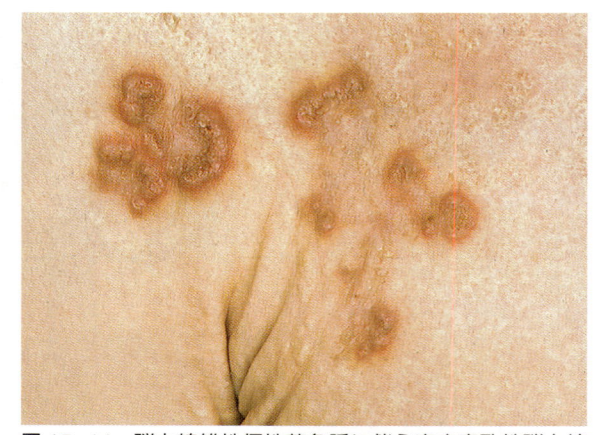

図15-14　弾力線維性仮性黄色腫に伴う表皮穿孔性弾力線維症

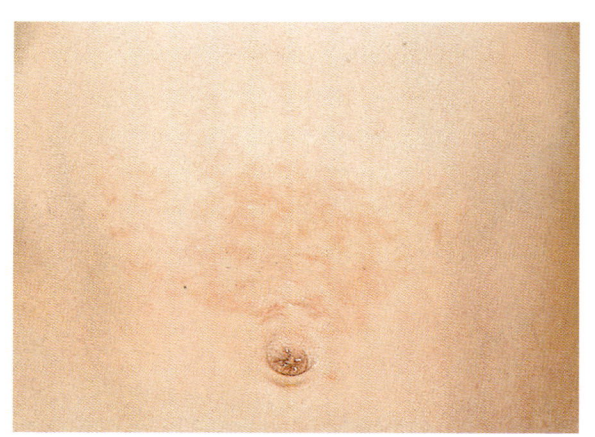

図15-13　弾力線維性仮性黄色腫

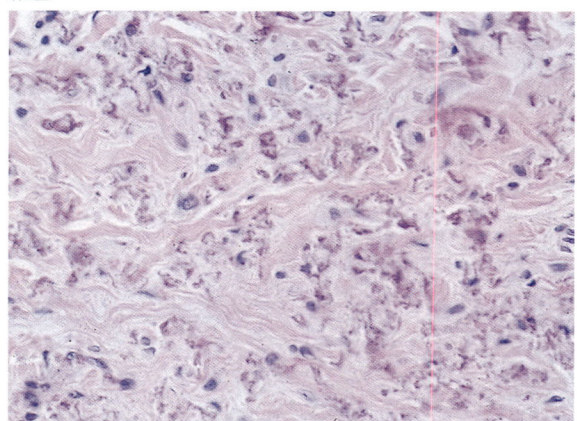

図15-15　組織像（弾力線維の変性）

弾力線維性仮性黄色腫
pseudoxanthoma elasticum, Grönblad-Strandberg 症候群

弾力線維の変性に基づく遺伝的な系統的疾患．主に皮膚（粘膜），眼，心，血管に病変がある．多くは常染色体性優性，まれに劣性遺伝．

● 症　状
1）皮膚症状は思春期後に明瞭となる．
2）好発部位：側頸部，腋窩，鼠径部，肘窩，膝膕などの屈曲部に左右対称性．
3）点状ないし米粒大，淡黄色の小結節が線状に並び，一部は融合して境界不鮮明な斑となる．
4）自覚症状なし．
5）口唇粘膜，口蓋にも黄白色の斑として認められる．
6）合併症として蛇行状穿孔性弾力線維症 elastosis perforans serpiginosa：変性した弾力線維が表皮から排除される現象（図15-14）．

● 病理組織
真皮中下層の弾力線維の断裂，凝集．カルシウムの沈着．

● 他臓器の病変
1）眼症状：両側性の網膜血管様線条 angioid streaks（Bruch 膜の弾力線維の破潰による）．ときに網膜小血管よりの出血で視力障害．
2）循環器症状：中膜の弾力線維の変化による．X線像で血管壁の石灰沈着を認める．左心室肥大を伴う高血圧，冠不全，大動脈瘤，脳出血，四肢末端の壊疽．
3）消化管：出血．

● 鑑別診断
1）黒色表皮腫：好発部位は同じ．汚い黒褐色．表皮の乳頭状増殖および角質増生．
2）cutis linearis punctata colli：頸部に生ずる黄色，点状の小隆起で外観は酷似する．老人性変化または副腎皮質ステロイド薬外用の既往（図24-3）．

黒色表皮腫

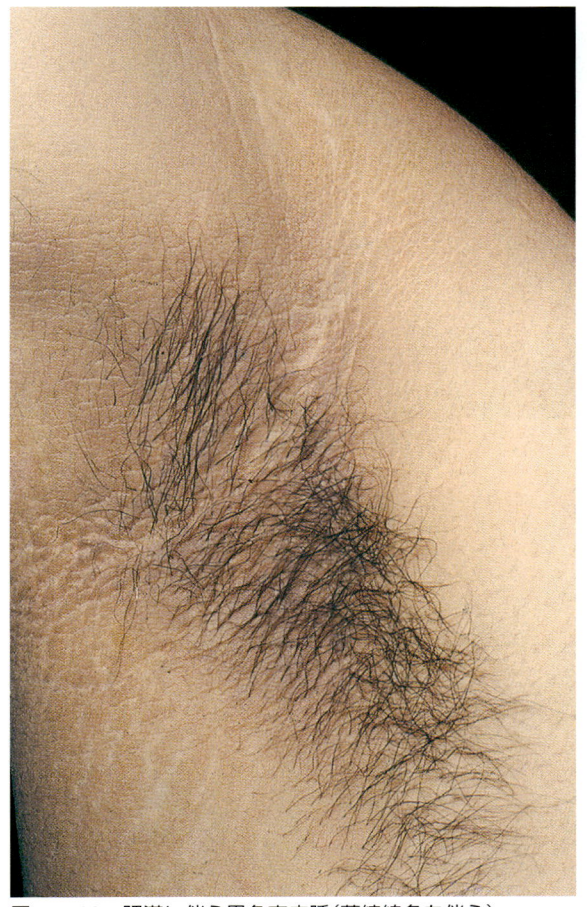

図15-16　肥満に伴う黒色表皮腫（萎縮線条を伴う）

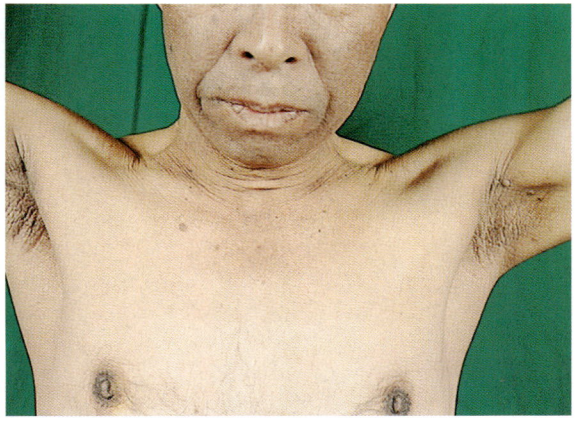

図15-17　胃癌に伴う黒色表皮腫

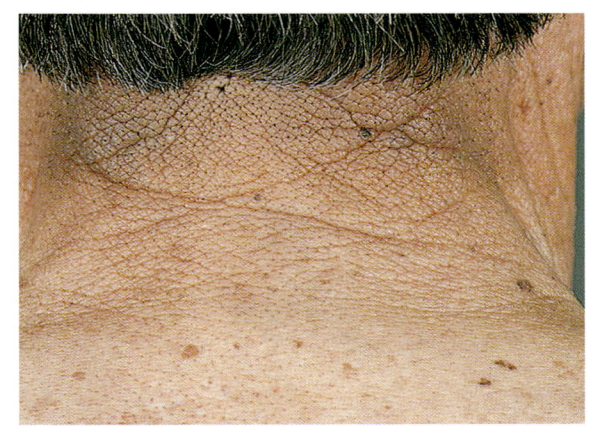

図15-18　胃癌に伴う黒色表皮腫

黒色表皮腫（症）
acanthosis nigricans

表皮の乳嘴状増殖，角質増生，色素増強を特徴とするデルマドロームのひとつ．

原因
1）内臓悪性腫瘍（特に胃癌）．
2）肥満．
3）下垂体副腎系の異常．
4）薬剤．
5）先天性（Genodermatose として）．

中年以後のものは内臓悪性腫瘍に伴うものが多い．思春期の肥満に伴うものは悪性腫瘍とは関係がなく，皮膚症状も軽いために仮性黒色表皮腫 pseudoacanthosis nigricans とも呼ばれる（図15-16）．

症状（悪性腫瘍に伴うもの）
1）好発部位：間擦部（腋窩，陰股部），項部，手背．
2）境界不鮮明，汚い黒褐色，触れるとざらざらした変化．
3）しばしば病変部の内外に疣状の変化を伴う．またLeser-Trélat徴候（253頁）を合併することがある．
4）病変は進行性．
5）口腔粘膜（特に硬口蓋），舌も罹患．

pseudoacanthosis nigricans の診断のポイント
1）家族発生．
2）思春期の肥満に伴う．
3）好発部位：腋窩，陰股部．
4）皮膚萎縮線条，毛孔性角化症を伴う．
5）悪性腫瘍によるものより症状は軽い．疣状の変化はない．
6）口腔粘膜はおかされない．

脳回転状皮膚・ばち状指

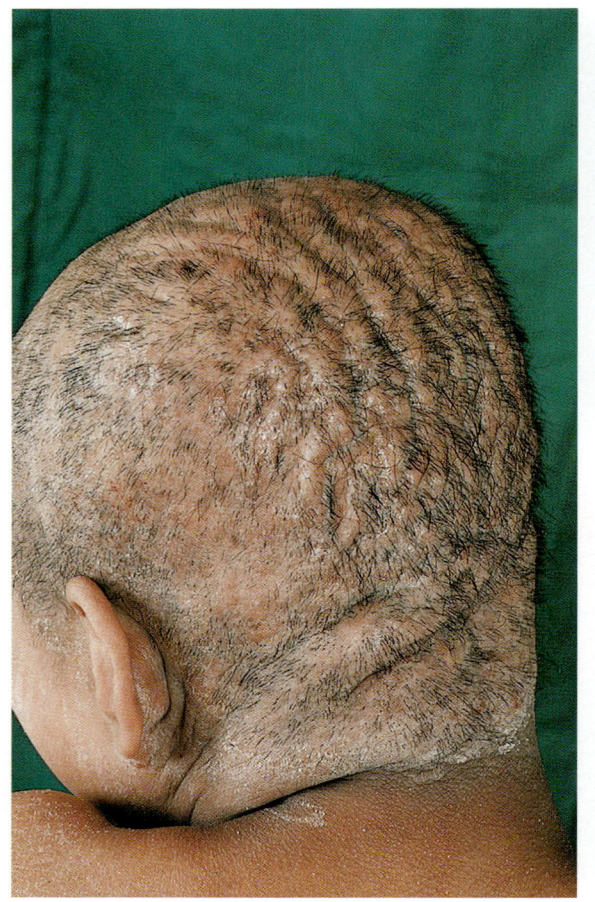

図 15-19　慢性膿皮症に伴う脳回転状皮膚

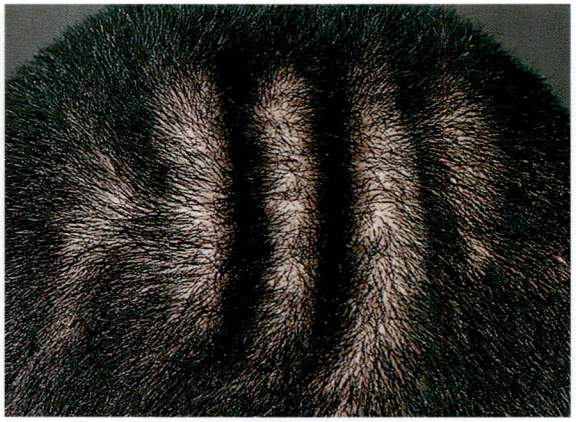

図 15-20　特発性脳回転状皮膚

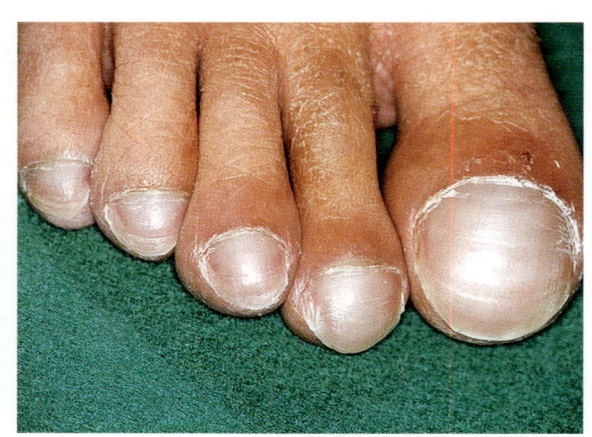

図 15-21　先天性心疾患に伴うばち状指

脳回転状皮膚
cutis verticis gyrata

外見上，脳回転に似た軟組織の肥大をいう．特発性のものと続発性のものとがある．

● 原　因
1）全身疾患に伴うもの：末端肥大症，二次性肥厚性骨関節症，pachydermoperiostosis，粘液水腫，Pringle 母斑症，黒色表皮腫．
2）皮膚疾患：湿疹・皮膚炎，慢性膿皮症，尋常性乾癬，疥癬に続発するもの．母斑細胞母斑，神経線維腫．
3）外傷．

● 症　状
1）特発性の脳回転状皮膚は 20〜40 歳代の男性に好発する．
2）頭皮に数本から十数本の大きな溝と隆起．
3）頭皮を伸展してもしわは扁平化しない．

ばち状指
clubbed finger

指および趾末端の軟組織の肥厚をきたした状態．遺伝性，特発性のものと，全身疾患に伴うものとがある．

● 症　状
1）爪甲は大きく，前方へののびが著しい（時計ガラス爪）．
2）指の末端の背面と爪甲とのなす角度が 180 度をこえる．
3）指の末端の軟組織の肥大．
4）ときに爪甲はチアノーゼ色を呈する．

● 原　因
1）慢性の肺疾患．
2）先天性心疾患（図 15-21）．
3）甲状腺機能亢進症．
4）その他，肝硬変，潰瘍性腸炎，Crohn 病，クリオグロブリン血症，慢性メトヘモグロビン血症など．

強皮骨膜症

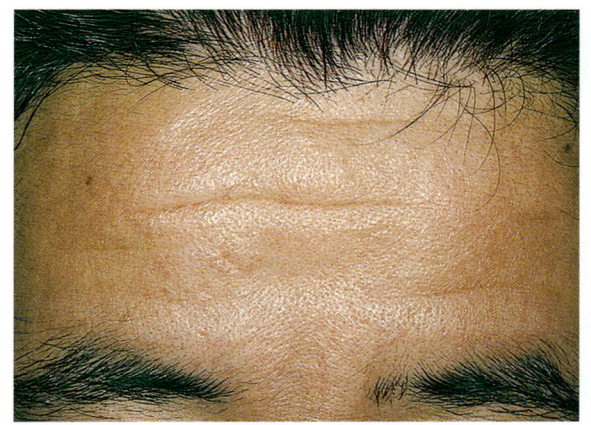

図15-22 強皮骨膜症（脳回転状皮膚）

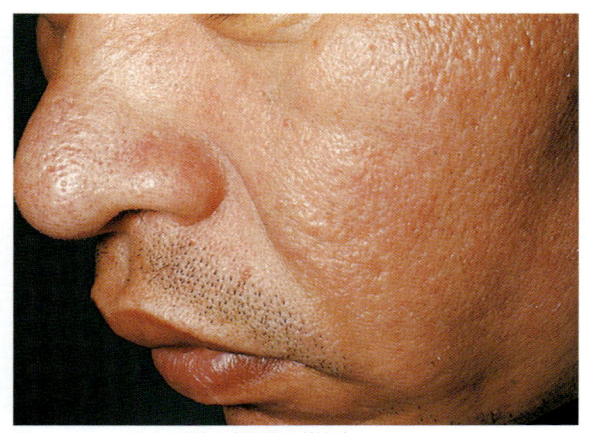

図15-24 強皮骨膜症（脂腺の増加）

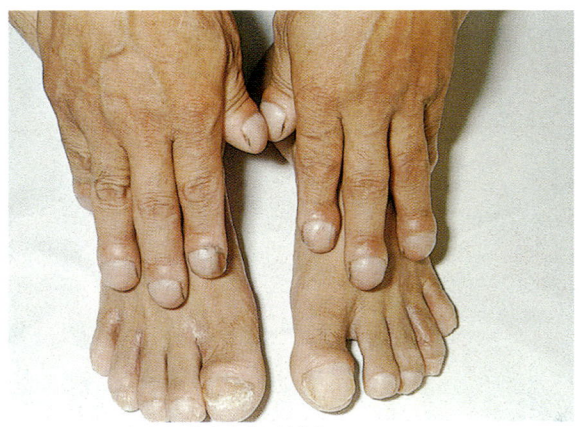

図15-23 強皮骨膜症（ばち状指）

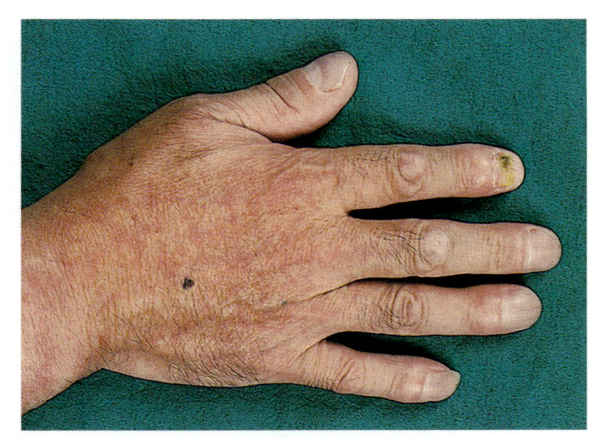

図15-25 肺性肥厚性骨関節症（肺癌に伴う）

強皮骨膜症　pachydermoperiostosis

骨膜性の骨新生と皮膚肥厚 pachydermia とを特徴とする症候群で，特発性（遺伝性）と症候性に分けられる．特発性のものは思春期頃の男性に生じ，家族内発生が多い．遺伝形式は明らかではない．

症候性のものは主として肺癌に伴う．これを肺性肥厚性骨関節症 pulmonary hypertrophic osteoarthropathy ともいう（図15-25）．

● 症　状

1）脳回転状皮膚：額や，被髪頭部でしわが深くなる．
2）顔では脂腺が増殖し，脂漏が増す（図15-24）．
3）ばち状指 clubbed finger（図15-23），および時計ガラス爪．
4）ときに多汗症，掌蹠の角化症を伴う．
5）骨変化：骨膜性の骨新生．主に長管骨および指趾の末端骨にみられる．

6）合併症：知能発育障害，てんかん．

● 診断のポイント

1）顔，四肢末端の皮膚の肥厚．
2）X線像で骨膜性の骨新生を証明．
3）肺性のタイプでは脳回転状皮膚とばち状指は軽度．手背，足背の皮膚肥厚はむしろ顕著．関節痛，筋力低下，骨痛あり．特に肺癌に留意する．

● 鑑別診断

脳回転状皮膚（224頁）およびばち状指（224頁）の単発例．

表皮母斑

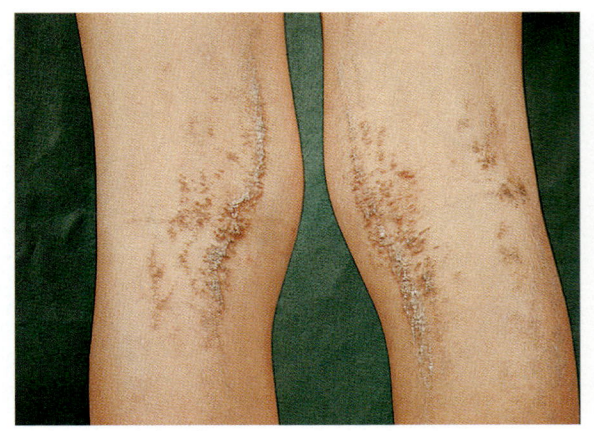

図 15-26　表皮母斑

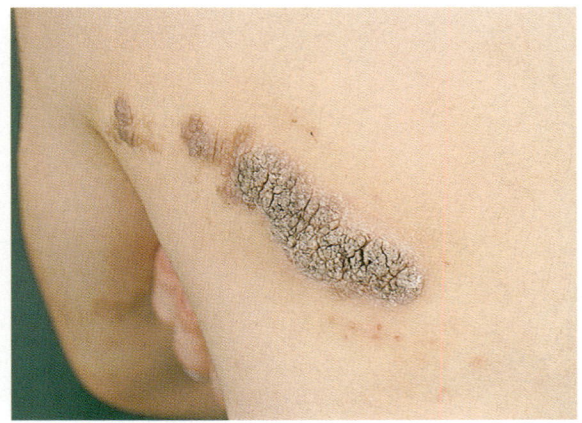

図 15-28　表皮母斑

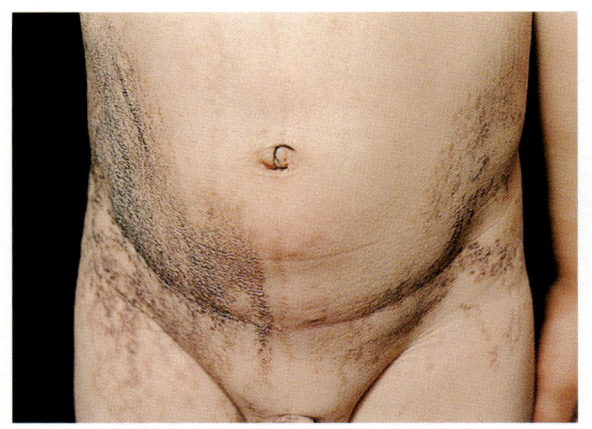

図 15-27　表皮母斑

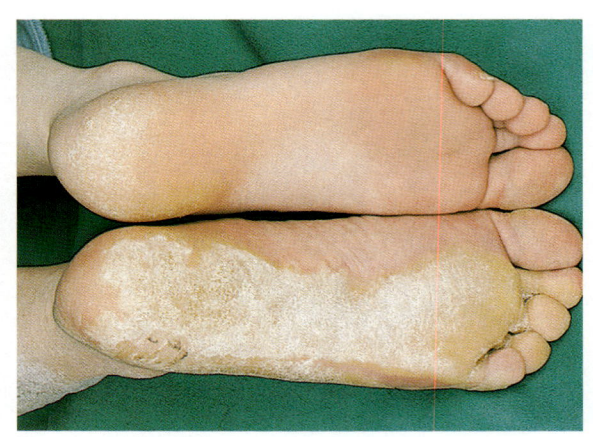

図 15-29　表皮母斑

表皮母斑　　　　　　　　　　　epithelial nevus

からだの一部の皮膚に限局した，表皮要素の先天的な増殖（hyperplasia）を表皮母斑という．病変は出生時から存在するか，生後間もなく数が増し，顕著となる．

● 症　状

1）あらゆる部分の皮膚に生じ得る．口腔粘膜の罹患はまれ．
2）列序性，しばしば片側性に配列する．
3）淡褐色か茶褐色を呈する．
4）表面の性状は角質の増加によって一般に粗糙，扁平から乳嘴状，疣状（疣状母斑 naevus verrucosus）に著しく盛りあがるものまでさまざま．
5）特殊なタイプとして，
　①毛包口が開大し，そこの角質が増生して面皰に似る面皰母斑（naevus comedonicus）．
　②かゆみ，湿疹様変化を伴う列序性苔癬様母斑がある．
6）まれに種々の奇形を伴う（表皮母斑症候群）．

● 病理組織（分類）

1）表皮肥厚型，2）角化型および3）顆粒変性を示すタイプ（ケラトヒアリン母斑）の3つがある．

● 鑑別診断

列序性に配列する疾患のうち色素性失調症は紫褐色ないし灰褐色，その配列は不規則な飛沫状．歯，眼の異常を伴うことがある．もし先行する炎症症状が残存し，組織学的に好酸球を含む表皮内水疱が認められれば鑑別は容易となる．ただし本症の長く経過したものでは難しい．

● 治　療

切除または皮膚剝削術．レチノイド外用．

脂腺母斑

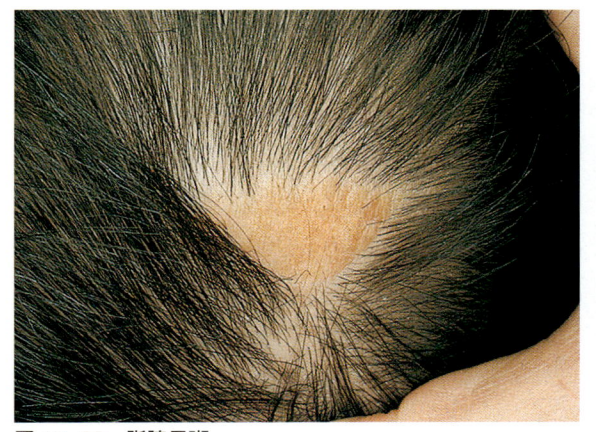

図 15-30　脂腺母斑

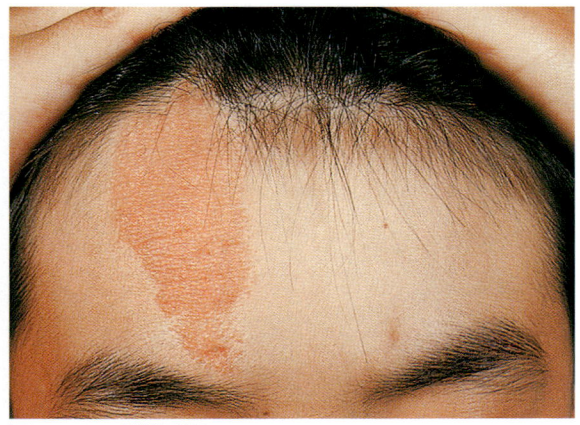

図 15-32　脂腺母斑

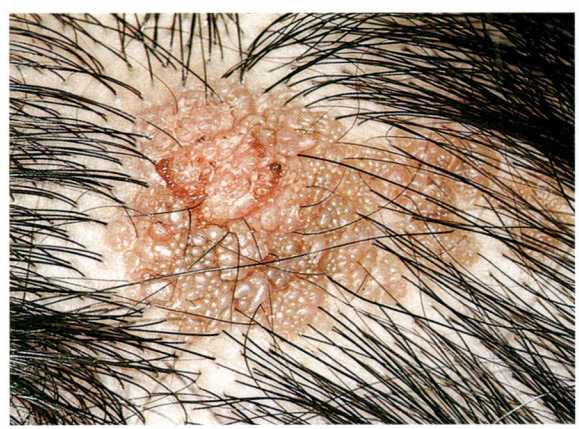

図 15-31　脂腺母斑

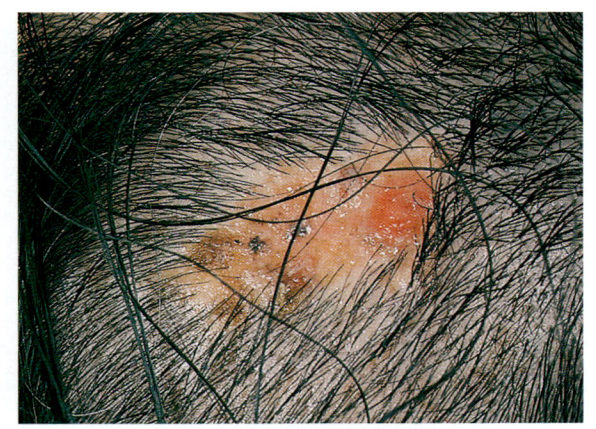

図 15-33　脂腺母斑（一部に基底細胞上皮腫）

脂腺母斑
naevus sebaceus

からだの一部の皮膚に限局した，先天的な脂腺要素の形成異常を脂腺母斑という．脂腺は必ずしも，過形成（hyperplasia）ではなく，低形成（hypoplasia）のこともある．また脂腺だけでなく，表皮，アポクリン腺，毛包も異常を示す．

● 症　状
1）好発部位：脂腺の多い部分，特に被髪頭部，次いで額．
2）出生時に境界鮮明の無毛斑に気付く．
3）やがて一様に扁平に隆起．
4）やや光沢のある黄色調を有する．
5）表面は細かい溝があり，粗糙，のちに乳嘴状，凹凸不整となる．
6）圧迫によって黄白色の脂のでることがある．
7）思春期以後に一部が腫瘤状に膨隆することがある（種々の皮膚付属器腫瘍ないし基底細胞上皮腫様の変化）．

● 診断のポイント
1）出生時より存在する．
2）黄褐色調，表面粗糙，毛髪を欠く．

● 鑑別診断
1）先天性皮膚欠損症 aplasia cutis congenita：被髪頭部の類円形の潰瘍ないし瘢痕．
2）表皮母斑：脂腺母斑でも列序性に配列，表皮の過形成が著しい場合は困難．脂腺の黄色調が著しい時，脂腺母斑．

● 治　療
小児期に切除．

脱色素性母斑

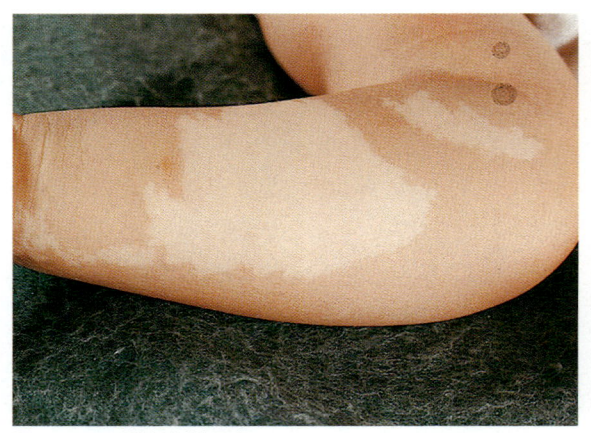

図15-34　脱色素性母斑

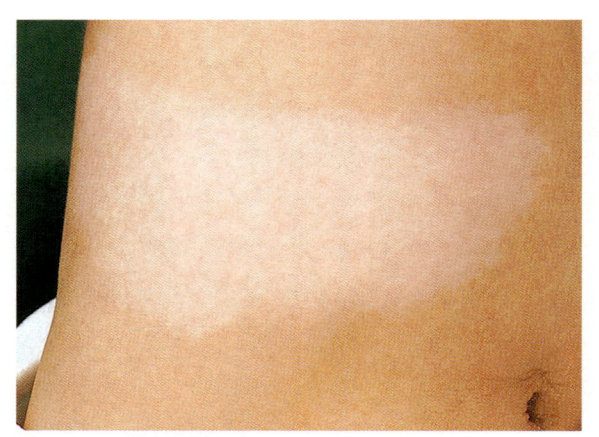

図15-35　脱色素性母斑

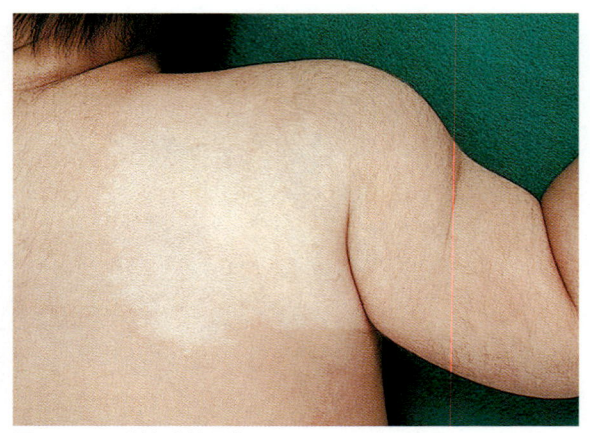

図15-36　脱色素性母斑

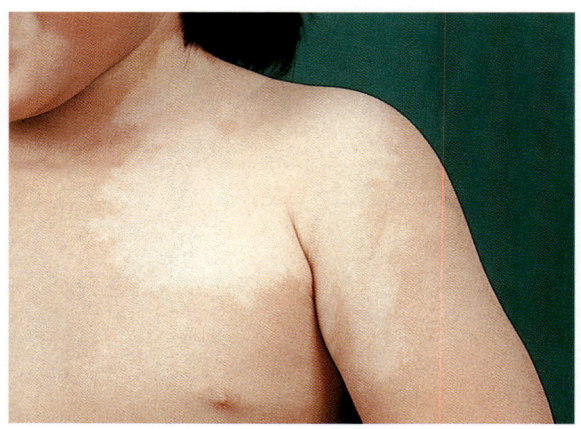

図15-37　脱色素性母斑

脱色素性母斑
naevus depigmentosus

先天的に皮膚の一部に生ずる白斑で白斑性母斑 naevus vitiligoides ともいう．メラノサイトは正常に存在するが，その機能が弱いためにメラニン色素の産生が少ない（メラノソームの成熟障害）．

● 症　状
1）好発部位：四肢，体幹，顔．
2）出生時に存在するか，または生後間もなく明らかとなる．
3）片側性，ときに神経の走行に沿って帯状，列序性．
4）不完全な色素脱失のことが多い．
5）形の不規則な地図状．
6）自然に治癒することがある．

● 鑑別診断
1）まだら症：遺伝性，額の中央に白斑，前頭部の白毛が特徴的．白斑の内部に正常皮膚色の小斑が存在する．
2）尋常性白斑：乳幼児にはまれ．からだの発育の割合をこえて拡大するもの，新しい白斑が出現するものは尋常性白斑．色素脱失は完全，周囲に色素増強あり．
3）Bourneville-Pringle 母斑症の木葉型白斑：比較的小さい木葉状の白斑が多発する．

● 治　療
紫外線または日光照射．

扁平母斑

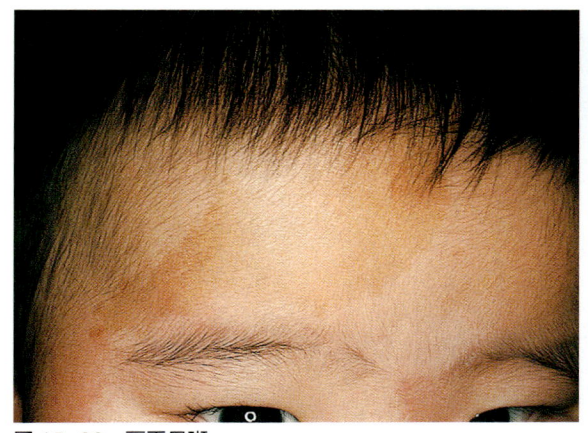

図 15-38　扁平母斑

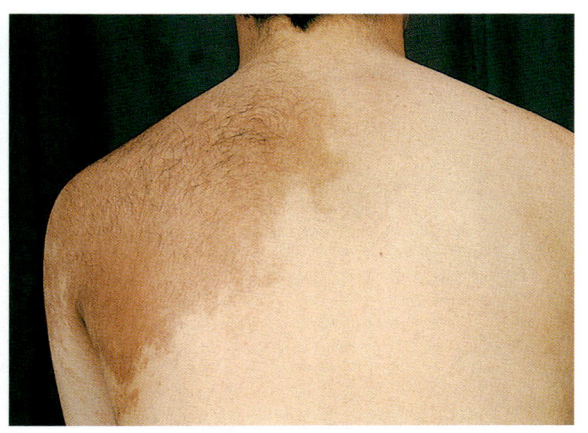

図 15-40　Becker 母斑

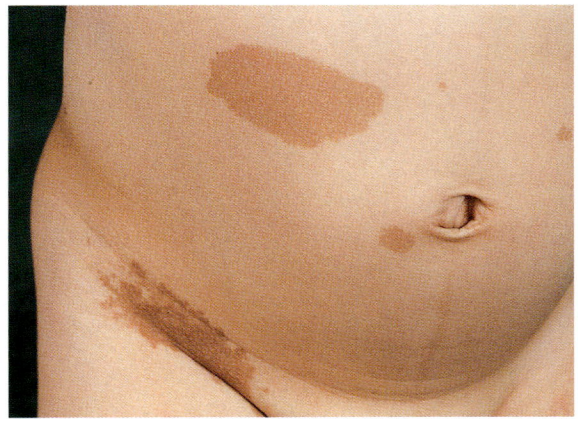

図 15-39　カフェオレ斑

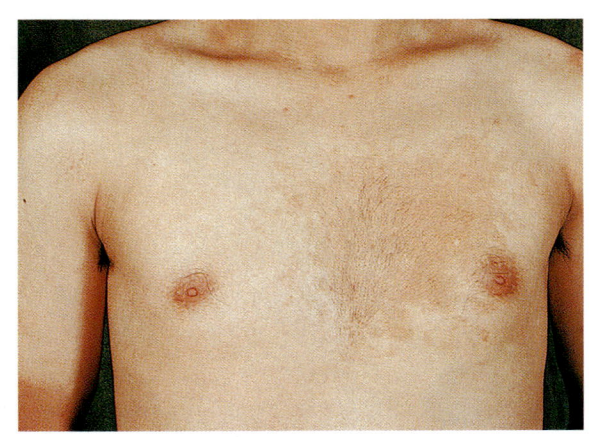

図 15-41　Becker 母斑

扁平母斑　　　　　　　　　　　　naevus spilus

皮膚のある範囲内において，基底細胞層のメラニン顆粒が先天的に増加している状態であり，その他の皮膚変化は認められない．また母斑細胞は存在しない．生後間もなく明瞭となる．カフェオレ斑もこれに属する．

● 症　状
1) 掌蹠を除き，どこにでも生じ得る．
2) 境界鮮明．
3) 一様の色調のミルクコーヒー色．
4) 隆起しない．

● 鑑別診断
1) 炎症後の色素沈着：先行する炎症, かゆみ．
2) Becker 母斑 Becker's nevus（遅発性母斑 naevus tardivus）：思春期後発生. 肩，胸に片側性．有毛．色素斑は大きく，辺縁はギザギザ，色調に濃淡がある．

● カフェオレ（café au lait）斑を伴う全身性疾患
カフェオレ斑は扁平母斑と本質的に同じであるが，一般に次の疾患に伴い，多発し，色調は必ずしも一様ではない．

1) von Recklinghausen 病（247 頁）.
2) Albright 症候群：骨形成不全，早熟（主に女性），知能低下．骨変化はカフェオレ斑のある側にみられることが多い．

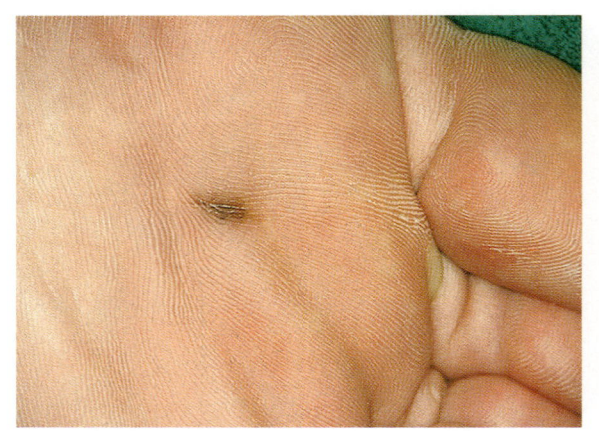

母斑細胞母斑

図 15-42　単純黒子

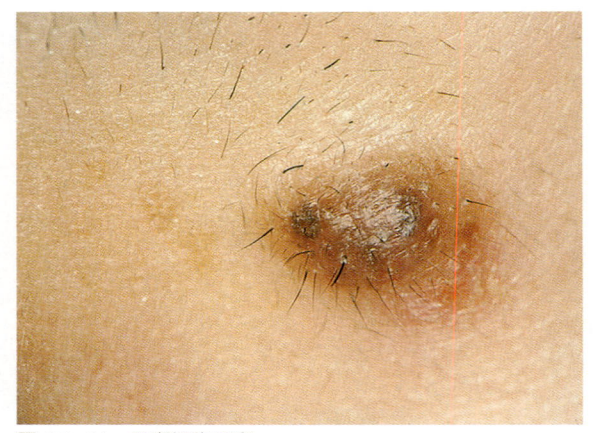

図 15-44　母斑細胞母斑

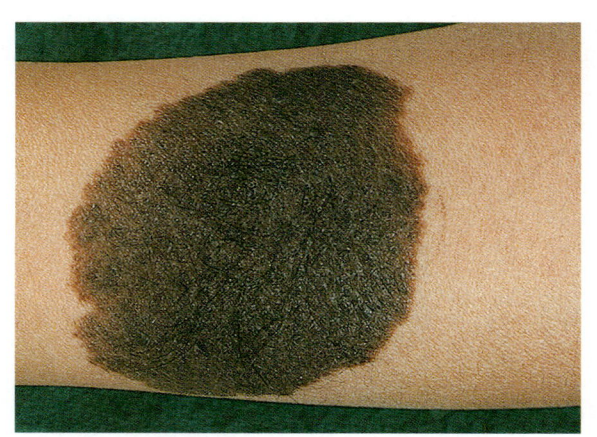

図 15-43　母斑細胞母斑

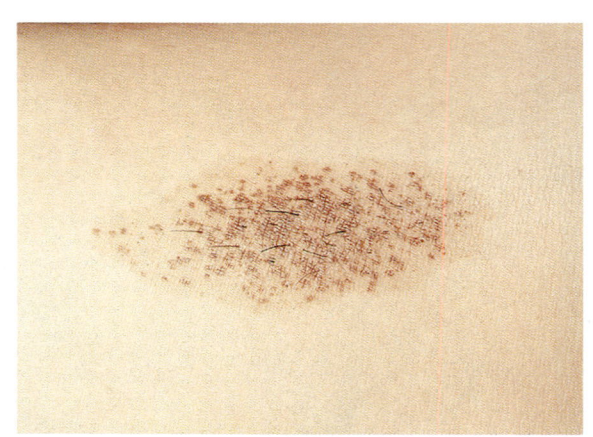

図 15-45　母斑細胞母斑（点状集簇性）

母斑細胞母斑
nevus cell nevus

神経櫛に由来すると考えられる母斑細胞 nevus cell からなる皮膚の先天的な腫瘍性（母斑性）の形成異常を母斑細胞母斑という．成人では誰でも数個以上の母斑細胞母斑を有し，いわば生理的な状態といえる．

母斑細胞は集団をつくって存在し，真皮の表層では球状，深部では索状に配列する．比較的大きな多角形の（深部では紡錘形の）細胞で，クロマチンの多い核を有し，一見組織球に似る．表層にある一部の細胞はメラニン顆粒を有し，Dopa 反応陽性である．

組織学的病型
母斑細胞の存在する部位によって右の3型に分ける．

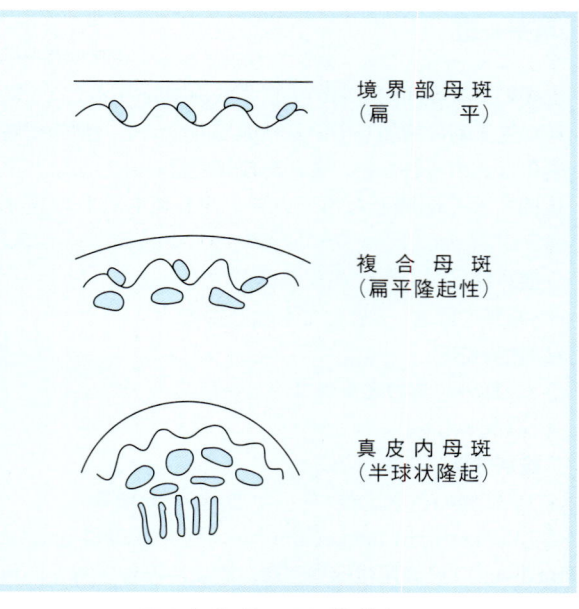

境界部母斑（扁平）

複合母斑（扁平隆起性）

真皮内母斑（半球状隆起）

母斑細胞母斑の組織学的病型

母斑細胞母斑

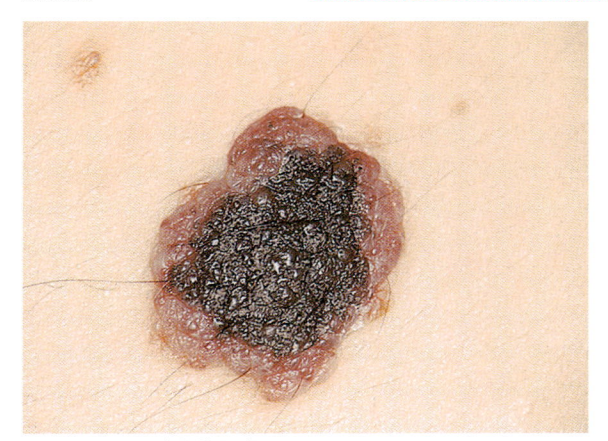

図 15-46　母斑細胞母斑

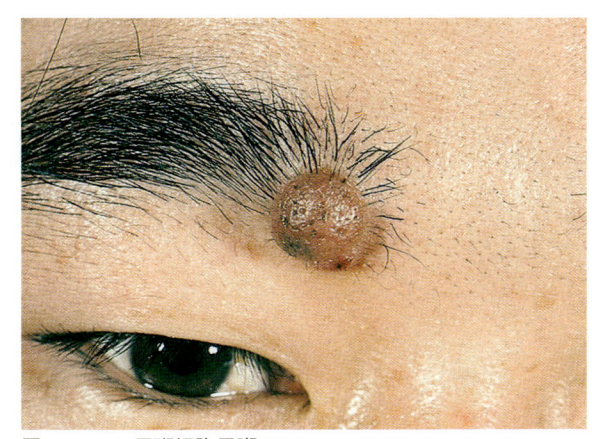

図 15-48　母斑細胞母斑

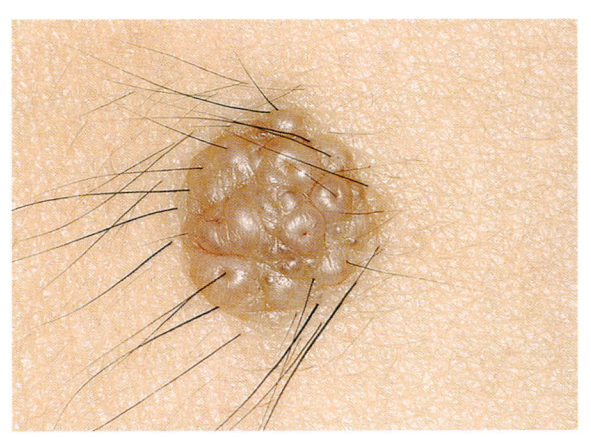

図 15-47　母斑細胞母斑（有毛性）

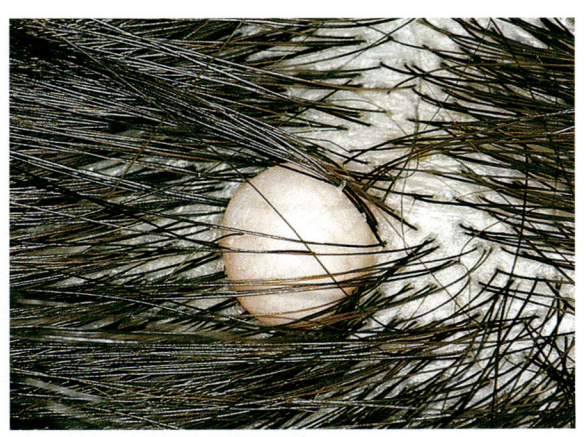

図 15-49　母斑細胞母斑（C 型）

1）境界部母斑 junction nevus
表皮と真皮の接合部，すなわち表皮の基底層に活性のある母斑細胞が存在する状態．悪性黒色腫に発展し得るが，頻度はきわめて低い．手掌，足蹠および外陰部のものは一般に境界部母斑である．

2）複合母斑 compound nevus
接合部変化 junctional activity を伴う真皮内母斑をいう．小児の母斑細胞母斑の多くはこのタイプであり，扁平に隆起する．
若年性黒色腫 juvenile melanoma は特殊な複合母斑で，Spitz 母斑という．

3）真皮内母斑 intradermal nevus
母斑細胞は真皮の中に存在する．思春期以後のものは大部分このタイプであり，半球状に盛りあがる．

症　状

1）大きさは粟粒大から手掌大以上（獣皮様母斑，図 15-50）までさまざま．もっとも小さいものを単純黒子 lentigo simplex という（図 15-42）．

2）ほとんど隆起しないもの（境界部母斑）から半球状になるもの（真皮内母斑）までさまざま．

3）色調はメラニン顆粒の量によって，常色（例えば成人の顔の真皮内母斑，老人の C 型母斑，図 15-49）から褐色，黒色までさまざま．ときに青色調を混ずる．

4）表面の性状は平滑なものから，細かい乳嘴状または乳頭状となるものまでさまざま．

5）辺縁は多くは鮮明であるが，一部には不明瞭となるものもある．

6）剛毛を有するもの（図 15-47）があり，特にパンツの部分にほぼ一致した広範囲の母斑細胞母斑で剛毛の著しい場合を獣皮様母斑 Tierfellnaevus という（図 15-50）．

獣皮様母斑では同時に中枢神経（脳軟膜，脳）にも病変が存在し，脳水腫および脳波の異常の認められることがある．これを神経皮膚黒色症 mélanoses neurocu-

母斑細胞母斑

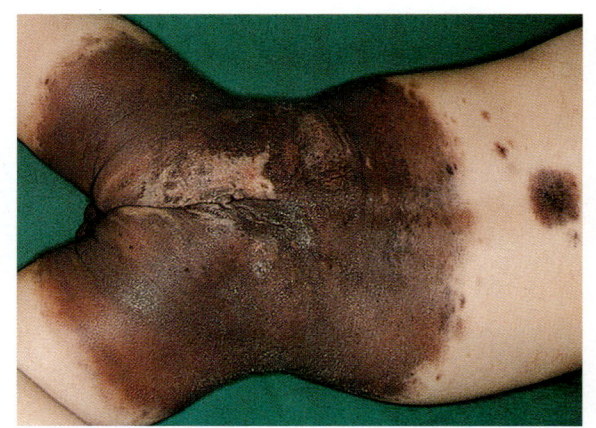

図 15-50 獣皮様母斑

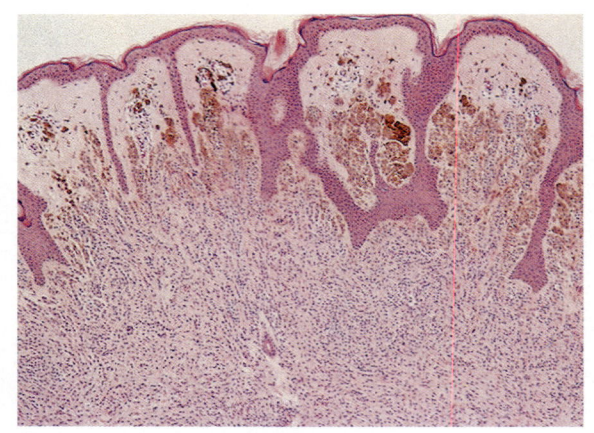

図 15-52 真皮内母斑の組織像

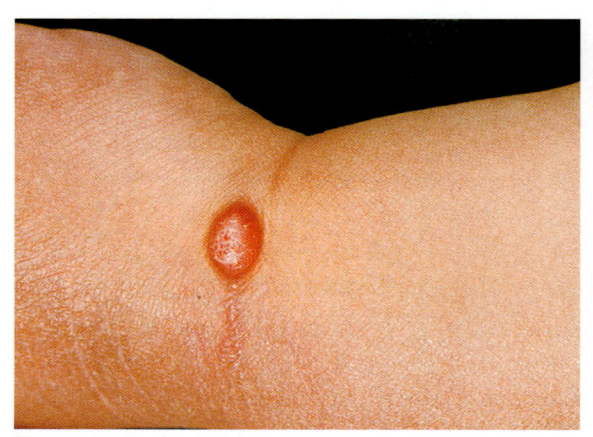

図 15-51 スピッツ母斑

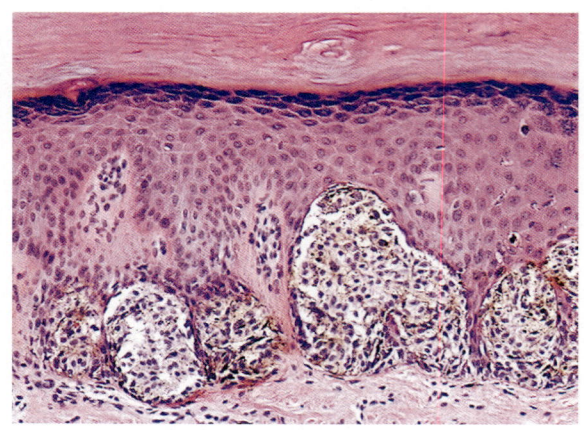

図 15-53 境界部母斑の組織像

tanées という.

7）ときに扁平母斑の中に点状に母斑細胞母斑が存在する例もある（点状集簇性母斑，図 15-45）．エクリン汗管中心性母斑も同様の臨床像を示す．

8）いわゆる C 型母斑は老人に多く，常色，半球状のやわらかい腫瘤で，神経線維腫に似た構造を示す．神経母斑ともいう．

9）スピッツ母斑 Spitz's nevus：複合母斑の特殊型．組織学的に悪性黒色腫に似るが，臨床的には良性．小児の顔に好発する．淡紅色を呈し毛細血管拡張のある半球状の腫瘤．表面は平滑，ときに疣状となる．まれに多発する．

10）Sutton 母斑 Sutton's nevus：小さい母斑細胞母斑を中心にして白斑を生じ，次第に遠心性に拡大する．組織学的にリンパ球の浸潤がある（214 頁）．

11）気球細胞母斑 balloon cell nevus は小型の母斑細胞母斑で，組織学的に一見脂肪細胞に似た泡沫状の母斑細胞からなる．

12）dysplastic nevus：思春期後発生，増数．主に被覆部位に数個から多発する．辺縁不規則の扁平な斑．胞巣状のメラノサイトの増生がある．

● 診断のポイント

1）境界部母斑および複合母斑から悪性黒色腫に発展する可能性がある．

2）巨大な母斑細胞母斑（獣皮様母斑）より悪性黒色腫が発生する率は高い．

● 治　療

切除．必ず組織検査を行なう．

蒙古斑, 青色母斑

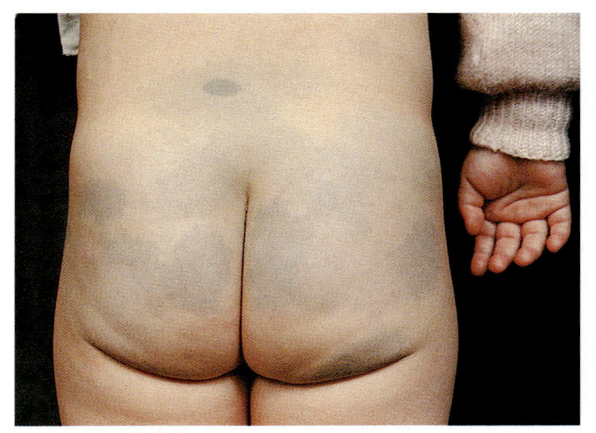

図 15-54　蒙古斑

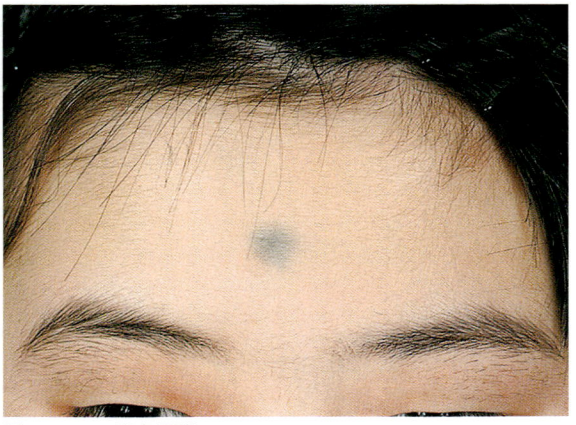

図 15-56　青色母斑

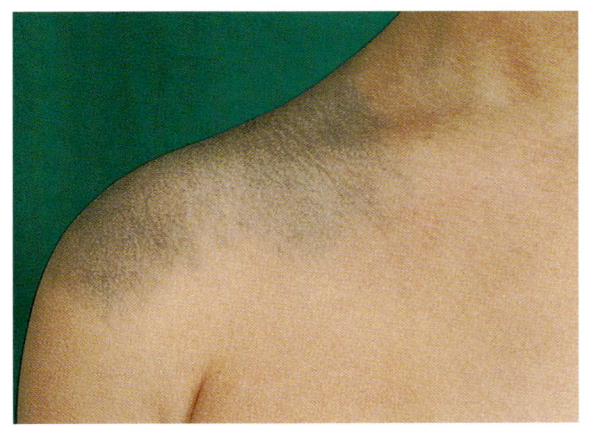

図 15-55　異所性蒙古斑

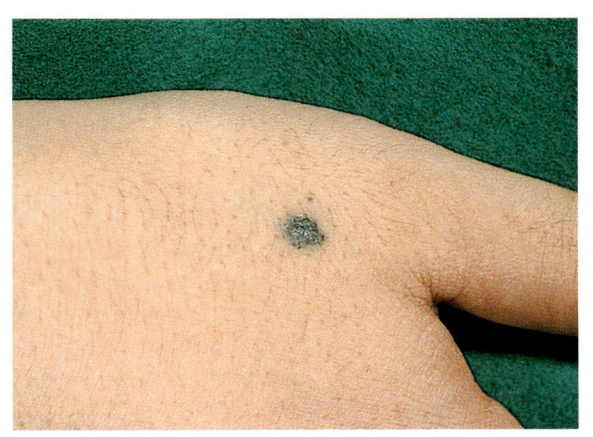

図 15-57　青色母斑（手背）

蒙古斑 mongolian spot および青色母斑 blue nevus

皮膚の限局した範囲において，真皮内にメラノサイトの存在する状態（dermal melanocytosis）のひとつ．黄色人種の新生児の殿部にみられる青色斑を蒙古斑という．蒙古斑と同じ性質のものは殿部のほか，離れて四肢，顔面，頭部，腹部にもみられることがあり，異所性蒙古斑と呼ばれる（図15-55）．蒙古斑は普通10歳前後に消失するが異所性蒙古斑はこれより長く残存する．これに対して真皮メラノサイトの量が多く，結節状となるものを青色母斑という．

● 症　状（青色母斑）
1）好発部位：手背，足背，顔．
2）大きさは直径1cm以下で，あまり大きくならない．
3）青色ないし青黒色．
4）普通は半球状に隆起する．
5）孤立性．

6）細胞増殖型青色母斑（cellular blue nevus）：色素をもった通常の真皮メラノサイトの他に，メラニンを含まない紡錘形の細胞が増殖している．半球状に隆起し，黒褐色を呈す．

● 鑑別診断
1）悪性黒色腫：青色調は少ないが色調が不揃い．発育がはやく，表皮の変化（びらん，痂皮）を伴いやすい．
2）刺青（いれずみ）tattoo：鉛筆の芯などが皮膚に入った場合，深さに従って青色を呈する．

● 治　療
青色母斑は切除．蒙古斑および異所性蒙古斑は放置．

太田母斑

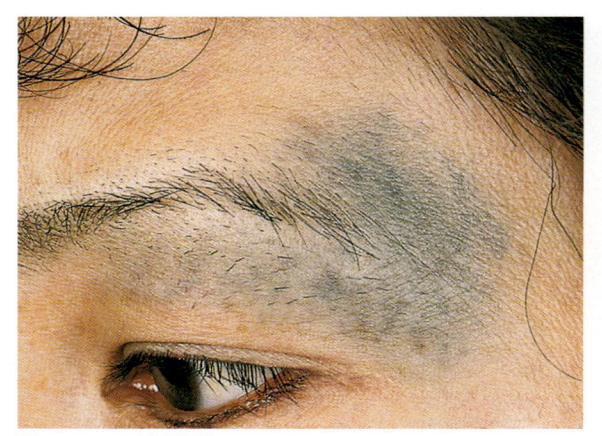

図 15-58　太田母斑

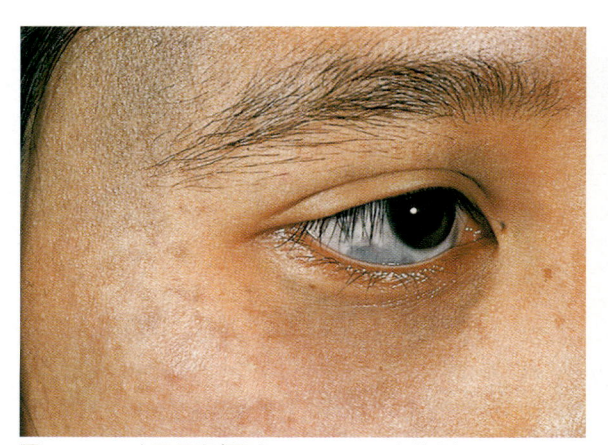

図 15-59　太田母斑（眼球メラノーシスを伴う）

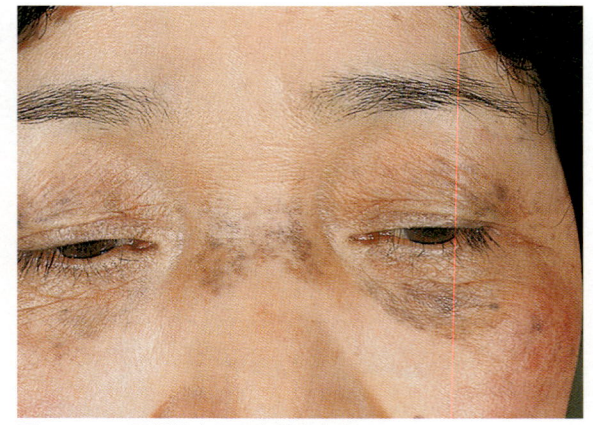

図 15-60　両側性太田母斑様色素斑

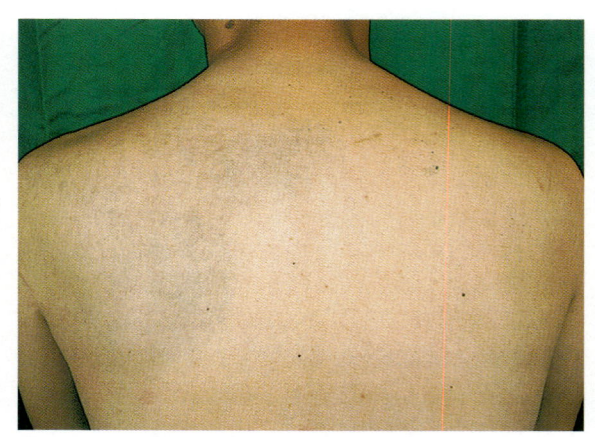

図 15-61　伊藤母斑

太田母斑
naevus fuscocaeruleus ophthalmomaxillaris Ota, nevus of Ota

皮膚，口腔粘膜および眼結膜における真皮メラノサイトージス dermal melanocytosis のひとつ．黄色人種に多く，顔面の，特に三叉神経の第1および第2枝の範囲に生ずる．

症　状
1）思春期頃から症状が明瞭となる．ときには乳幼児から青色調のまざった色素斑の認められることがある．
2）多くは片側性，まれに両側性．
3）色調は青に褐色調を混ずる．
4）境界は必ずしも鮮明でなく，点状の色素斑が辺縁にある．
5）眼球結膜および虹彩にも認められる（ocular melanosis）（図 15-59）．
6）口腔粘膜では硬口蓋に好発する．
7）対称性のものは眼瞼，額，頬骨部に好発．褐色調が強い．中年女性に多い．両側性太田母斑様色素斑（肥田野・堀型真皮メラノーシス）と呼ばれる（図 15-60）．
8）顔以外では肩峰三角筋部に生じ，伊藤母斑 nevus of Ito と呼ばれる（図 15-61）．

診断のポイント
1）眼瞼，鼻，頬を中心とした青褐色の色素斑．
2）多くは片側性．
3）眼球結膜および鼻孔部の色素沈着に留意．

鑑別診断
1）肝斑：青色調なし，対称性に額，頬，口囲に好発．
2）異所性蒙古斑：褐色調なし，多くは境界やや明瞭，点状よりは斑状に近い．ただし乳児の異所性蒙古斑で顔面に片側性にある場合は鑑別不可能．

治　療
Qスイッチ・レーザーによるレーザー療法．

血 管 腫

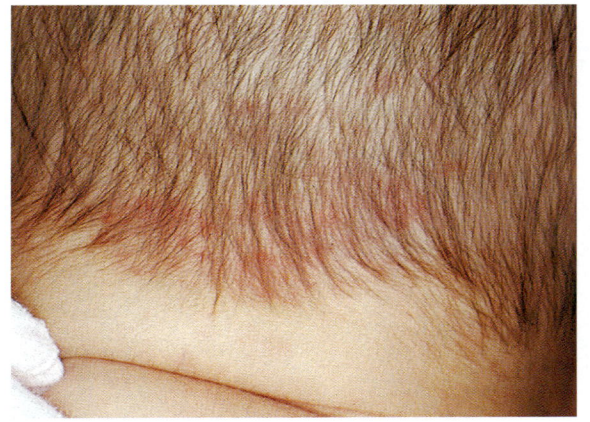

図 15-62　ウンナ母斑

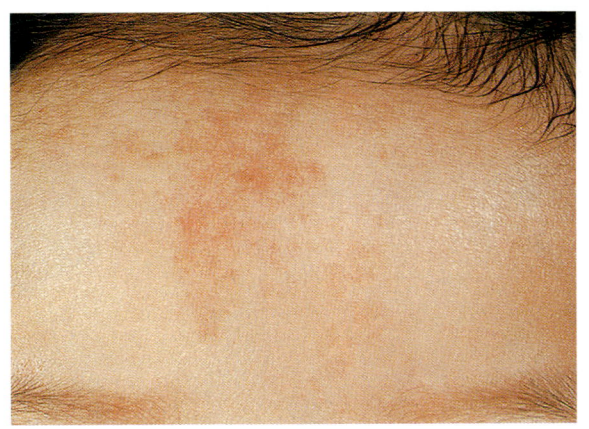

図 15-63　正中部母斑

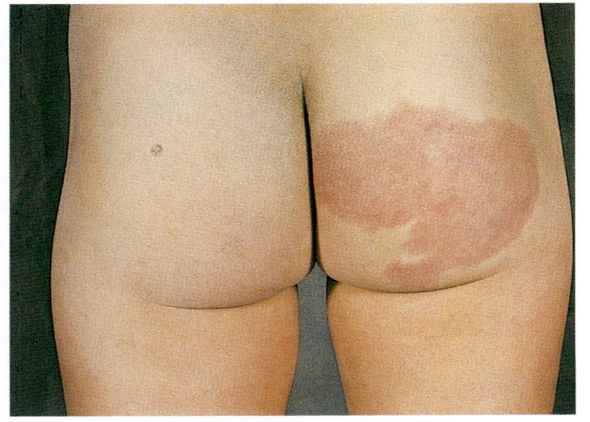

図 15-64　血管拡張性母斑(ポートワイン母斑)

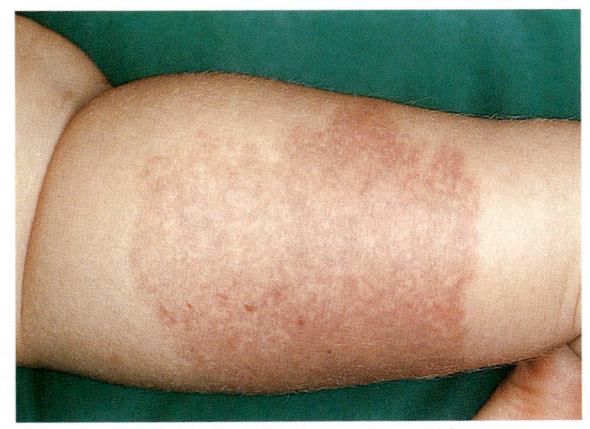

図 15-65　血管拡張性母斑(ポートワイン母斑)

血管腫
angioma

血管腫は腫瘍の性格をもつものではなく,先天的な血管の形成異常か hamartoma である.ときには血管の持久性の拡張(実は teleangiectasia)ですら血管腫と呼ぶことがある.また血管腫は種々の形成異常性症候群の部分現象のことがある.

血管腫の大部分は血管拡張性母斑と血管性母斑であり,まれに海綿状血腫,蔓状血管腫がある.

血管拡張性母斑
ポートワイン母斑
naevus flammeus
portwine stain nevus

成熟した毛細血管の拡張.単純性血管腫ともいう.
1)境界鮮明,隆起しない赤い斑(図 15-64).
2)出生時より存在し,終生持続する.

3)成人では病巣の一部に血管拡張性肉芽腫,被角血管腫を生ずることがある.
4)中年以後,顔面では表面腫瘤状,ポリープ状に盛りあがることが多い.これを肥大性ポートワイン母斑 hypertrophic portwine stain という(図 15-68).
5)Sturge-Weber 症候群(236 頁),Klippel-Weber 症候群などの部分現象のことがある.

正中部母斑
salmon patch

1)上眼瞼内側および額の中央.
2)眼瞼では斑状,額では帯状の淡紅色の斑.
3)眼瞼のものは生後 6 ヵ月までに消失するが,額の正中部母斑はやや遅れる.
4)項部にあるものをウンナ母斑 nevus Unna(図 15-62)といい,成人になっても残るものが多い.

Sturge-Weber 症候群

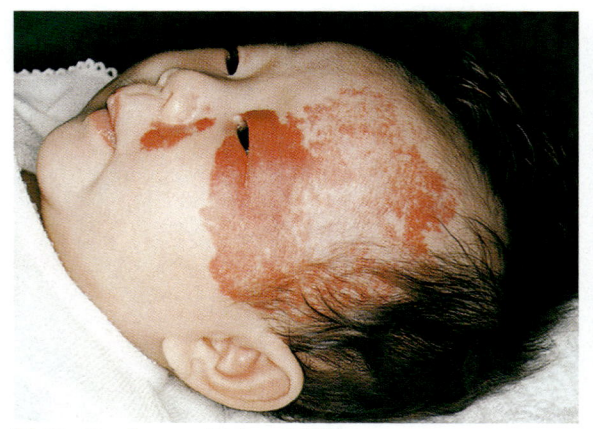

図 15-66　Sturge-Weber 症候群

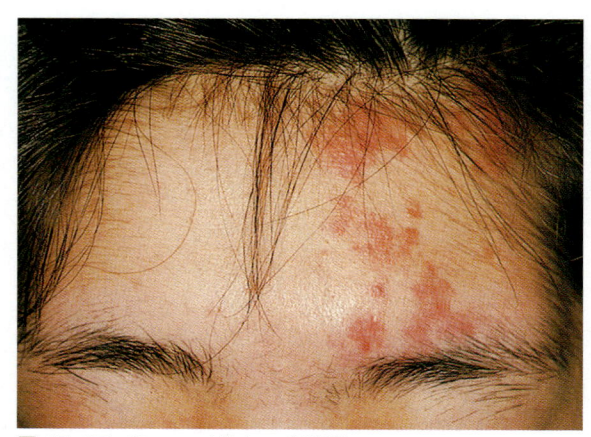

図 15-67　Sturge-Weber 症候群

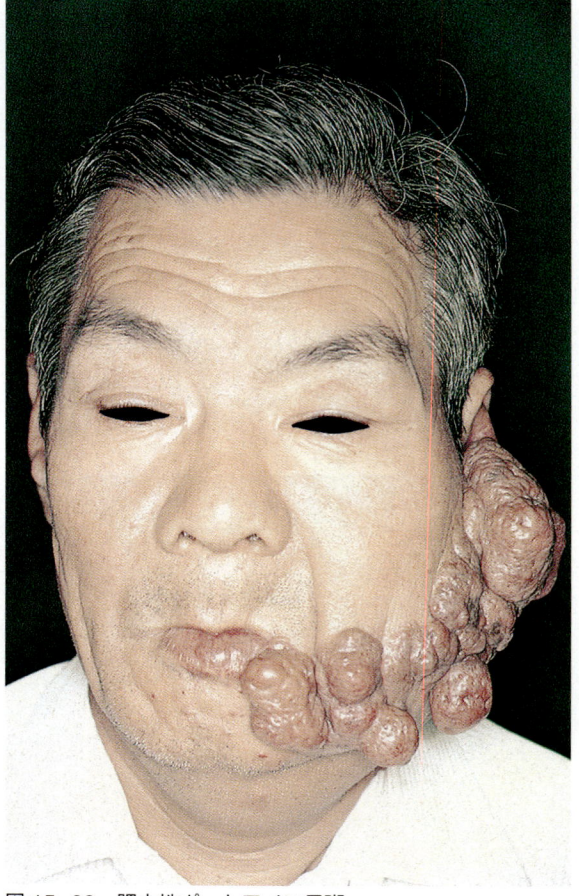

図 15-68　肥大性ポートワイン母斑

Sturge-Weber 症候群, encephalotrigeminal angiomatosis

常染色体性優性遺伝性といわれるが，家族内発生はない．性差はない．加齢とともに暗赤色，成人になって肥大性ポートワイン母斑となることがある．

● 症　状
1）三叉神経第 1 枝領域の血管拡張性母斑（ポートワイン母斑）．ほぼ半数は両側性．第 2，第 3 枝領域のみの母斑は極めてまれ．海綿状血管腫および苺状血管腫の場合もあり得る．
2）眼病変：緑内障と血管腫．
約 40％にみられ，2 歳頃より出現．血管腫は結膜，脈絡膜，網膜の順．皮膚の母斑と同側性．
3）神経症状：軟膜血管腫と隣接する皮質の変性，石灰沈着の結果，痙攣(80％)，知能低下(50％)，運動障害(45％)がある．後頭葉，側頭葉領域に多く，症状は生後 1 年以内から反復，発生．

● 診断のポイント
1）三叉神経第 1 枝領域の血管拡張性母斑．
2）CT または MRI による石灰沈着の証明．
3）血管撮影および脳波所見もある程度参考となる．

● 治　療
ポートワイン母斑はできるだけ早期に色素レーザー療法．肥大性ポートワイン母斑は切除し植皮．

Klippel-Weber症候群・青色ゴムまり様母斑症候群

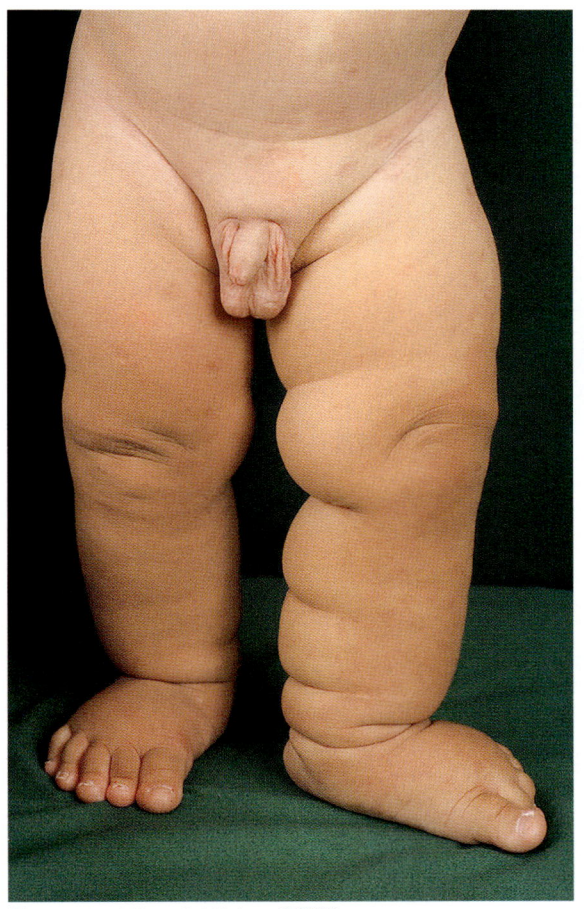

図15-69 Klippel-Weber症候群

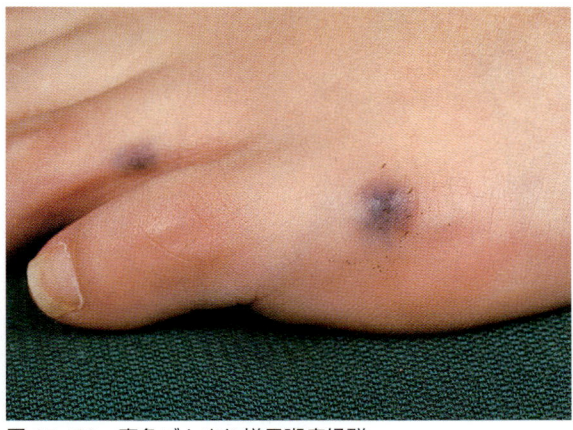

図15-70 青色ゴムまり様母斑症候群

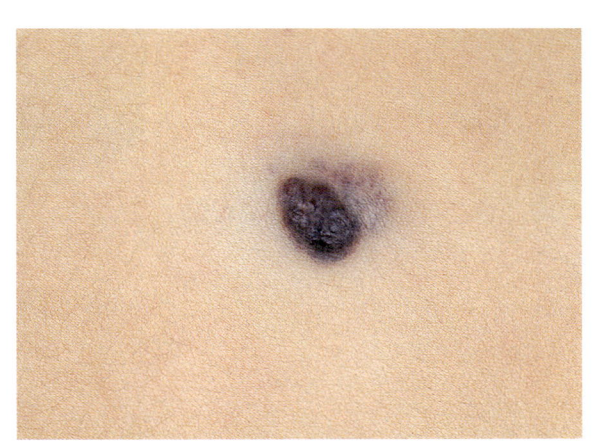

図15-71 青色ゴムまり様母斑症候群

Klippel-Weber症候群

大部分は出生時より，ときにやや遅れて症状がでる．次の3徴候を有する．
1）四肢の片側性，広範囲の血管拡張性母斑（ポートワイン母斑）．
2）同側の骨および軟組織の肥大．
3）しばしば動静脈吻合や動静脈瘤を伴う．
（合併するものをParkes Weber症候群，合併しないものをKlippel-Trénaunay症候群という）．

青色ゴムまり様母斑症候群
blue rubber bleb nevus syndrome

常染色体性優性遺伝といわれるが家族内発生は少ない．海綿状血管腫が皮膚と消化管に多発する．

● 症　状

1）皮膚の血管腫：多発性で成長とともに数と大きさを増す．次の3型あり．
　a）大型の海綿状血管腫．表面は正常色．
　b）青黒色，半球状に隆起し，圧すると縮小し，放すと元にもどる（青色ゴムまり様）．圧痛，自発痛，表面の多汗．
　c）不規則な青色斑．一部に点状の青黒色の部分がある．
2）消化管の血管腫：口腔粘膜から肛門まで．表面びらん，出血しやすく，鉄欠乏性貧血をきたす．ときに腸重積症．

クモ状血管腫・手掌紅斑

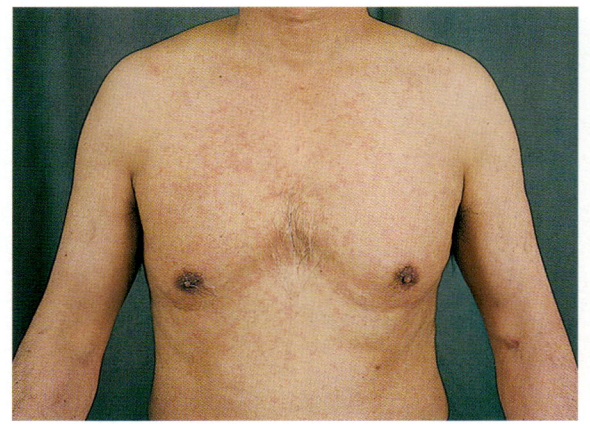

図 15-72　クモ状血管腫

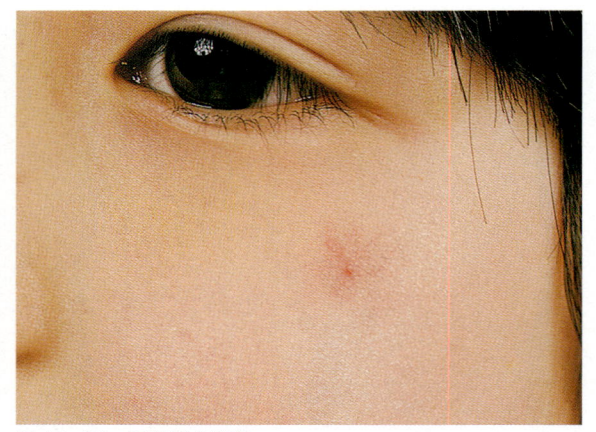

図 15-74　星芒状血管腫

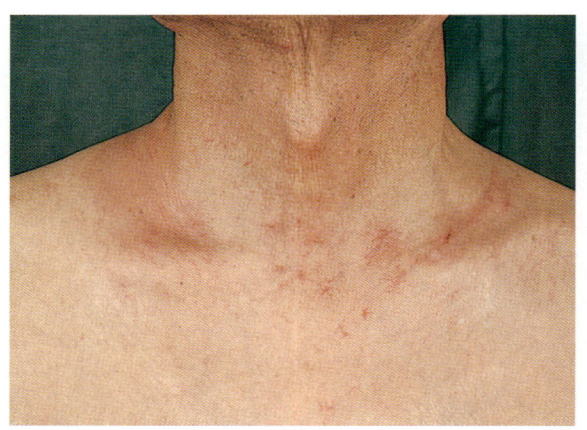

図 15-73　クモ状血管腫

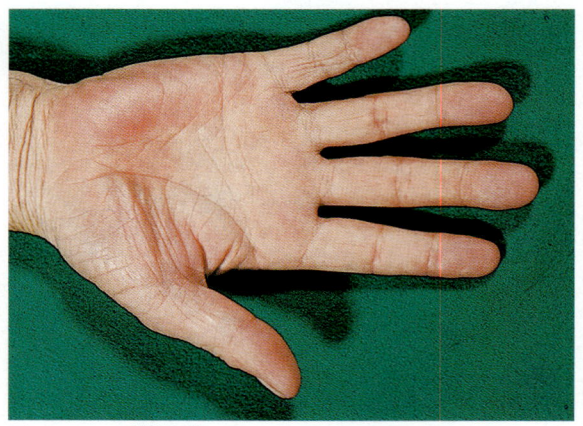

図 15-75　手掌紅斑

クモ状血管腫
vascular spider

毛細血管拡張症の一種．赤いクモが肢を広げて皮膚についているようにみえるので，この名がある．成人においては慢性肝障害のデルマドロームで，肝におけるエストロゲンの不活性化の障害が原因と考えられる．これに対して，小児の顔に孤立性に認められ，全身疾患と関係のないクモ状血管腫を星芒状血管腫 naevus araneus という（図 15-74）．

また，1個のクモ状血管腫の境が明瞭でなく，いくつか集まって全体として微細な網状にみえる状態を紙幣状皮膚 doller skin（5頁）といい，上腕外側に生ずる．

● 症　状
1）好発部位：肝より上の部分，すなわち顔，前胸部，背部，上腕外側．
2）丘疹・分枝状の血管拡張で，中心に点状の盛りあがりを認め，ときに拍動を触れる．
3）大きさはさまざまで，手掌大に達することもある．

● 診断のポイント
1）上半身に好発する，丘疹・分枝状の毛細血管拡張．
2）手掌紅斑や紙幣状皮膚と同時にみられ，慢性肝障害の皮膚症状と考えられる．

手掌紅斑
red palm, palmar erythema

手掌の母指球と小指球が赤い状態を手掌紅斑という．末梢血流の増加に基づく．

健常人に家族的に認められる場合もあるが，慢性肝障害の際と妊娠の後半期に生ずるものはデルマドロームとして重要である．

● 症　状
1）母指球と小指球に限局する潮紅．
2）細かい点状の赤い斑が集合してつくられる．
3）この範囲では血流が増している．かゆみなし．

遺伝性出血性毛細血管拡張症

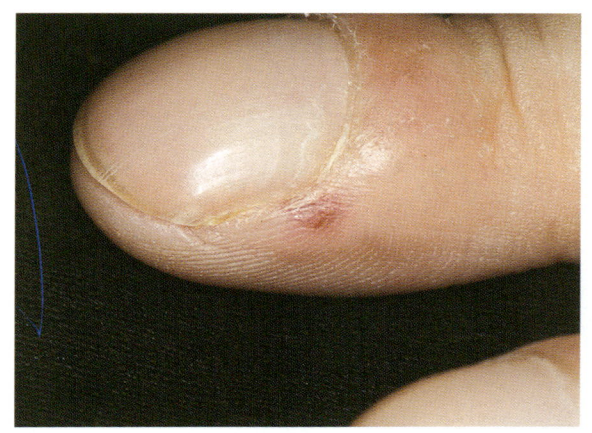

図15-76 遺伝性出血性毛細血管拡張症．肺の動静脈瘻のため，ばち状指を呈する．

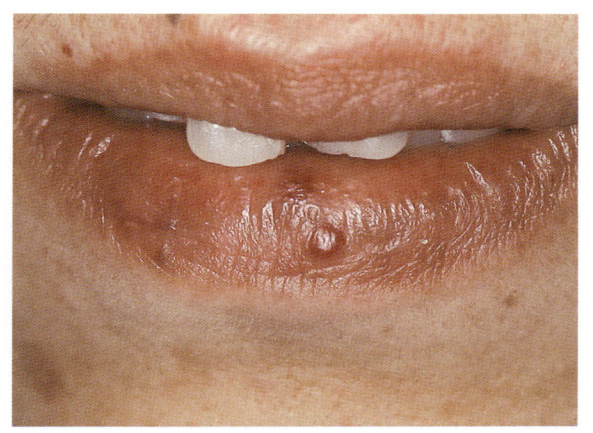

図15-78 遺伝性出血性毛細血管拡張症

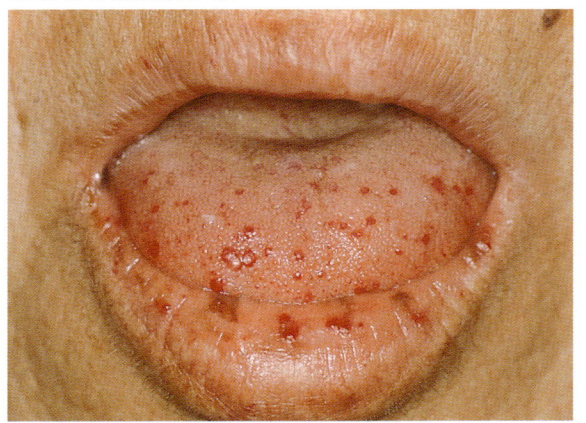

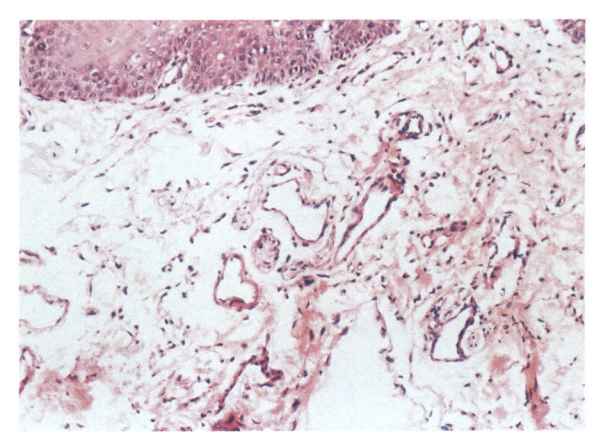

図15-77 遺伝性出血性毛細血管拡張症

図15-79 遺伝性出血性毛細血管拡張症の組織像

遺伝性出血性毛細血管拡張症
hereditary hemorrhagic teleangiectasia, Osler-Rendu病

常染色体性優性遺伝性．皮膚および粘膜の毛細血管拡張と出血を主症状とする系統的な血管形成異常症．TGF-βのレセプターであるendoglin遺伝子の突然変異によって発生するといわれる．性差はない．

症状
1）思春期までに習慣性の鼻出血で発症する．
2）皮膚，口腔粘膜の毛細血管拡張は30歳頃に出現する．
3）好発部位：鼻腔，口唇，舌，指先に好発する．下半身にはまれ．
4）径1〜4mm，扁平に隆起した暗赤色，結節状の毛細血管拡張が多発．
5）摩擦などの機械的刺激で出血する．
6）しばしば消化管出血，それによる鉄欠乏性貧血．
7）肺の動静脈瘻（20%程度）．

病理組織
真皮上層の毛細血管が著しく拡張し，周囲の結合織は疎となる．動静脈吻合が認められることがある．

鑑別診断
1）Crow-Fukase症候群：毛細血管拡張は，口腔粘膜のほか，体幹に散在性に汎発．
2）青色ゴムまり様母斑症候群：結節状の血管腫は青黒色で，より大きい．
3）老人性血管腫（venous lake）：上肢末端にはない．口唇では孤立性で大きい．

被角血管腫

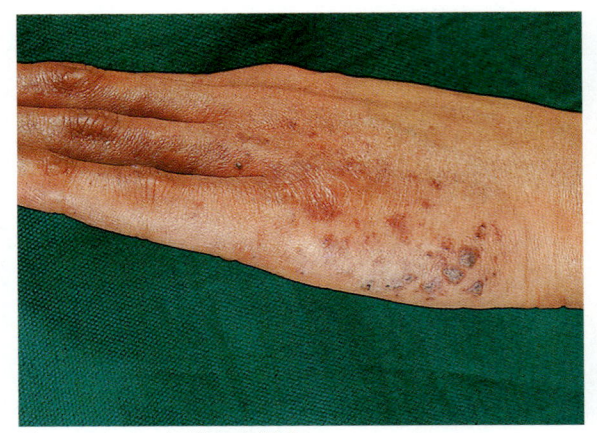

図 15-80　ミベリ被角血管腫

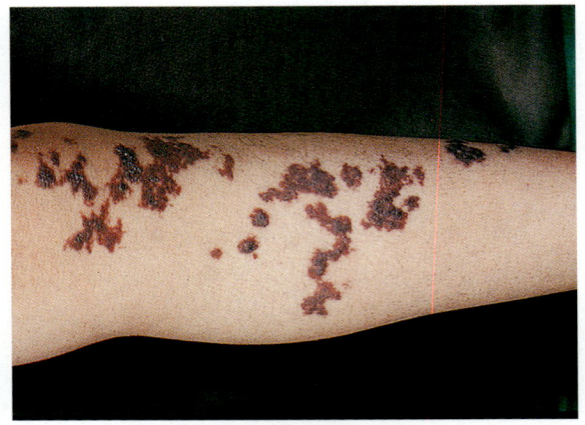

図 15-82　母斑様限局性被角血管腫

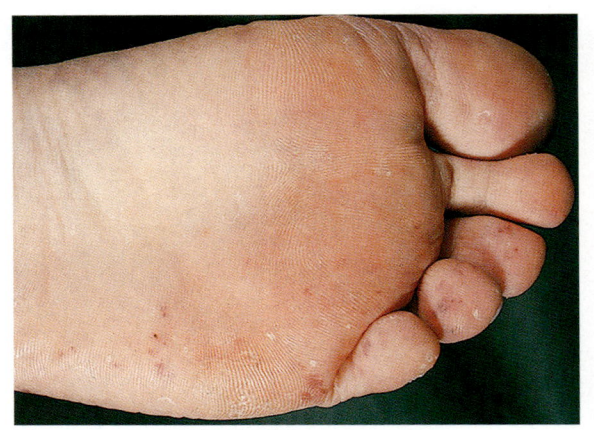

図 15-81　ミベリ被角血管腫

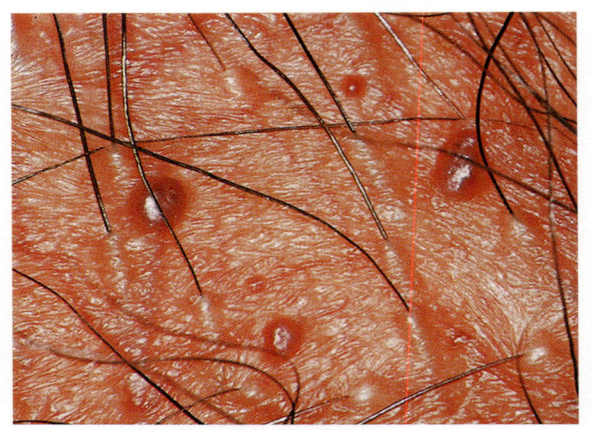

図 15-83　陰嚢被角血管腫（拡大図）

被角血管腫　angiokeratoma

著しい角質増殖を伴うポートワイン母斑または毛細血管拡張であり，いくつかの臨床型がある．Fabry 病（angiokeratoma corporis diffusum）は別に扱う（205頁）．

A. ミベリ被角血管腫　angiokeratoma Mibelli

●症　状
1）凍瘡のなおったあとに生ずる．
2）指趾に対称性．
3）暗赤色ないし紫色，点状の小結節．
4）足ではときに著しい角質増殖をきたす．

B. 母斑様限局性被角血管腫　angiokeratoma circumscriptum naeviforme

●症　状
1）出生時より，多くは下肢に片側性に生ずる．
2）列序性，蛇行性に配列．
3）暗赤色の小結節からなり，表面に種々の程度の角質増加がある．
4）下床に海綿状血管腫を伴うことがある．

C. 陰嚢被角血管腫　angiokeratoma scroti

●症　状
1）中年に発生．
2）陰嚢に多発性．
3）粟粒大から半米粒大の暗赤色の小結節．
4）静脈性循環障害の合併（静脈瘤，前立腺肥大，膀胱腫瘍）に留意．

●鑑別診断
1）遺伝性出血性毛細血管拡張症（Osler 病）：口腔粘膜，舌にも丘疹状の血管拡張．消化管出血．貧血．
2）Fabry 病：体幹，四肢に対称性，汎発する丘疹状の血管拡張．角質増殖は軽度．

苺状血管腫・海綿状血管腫

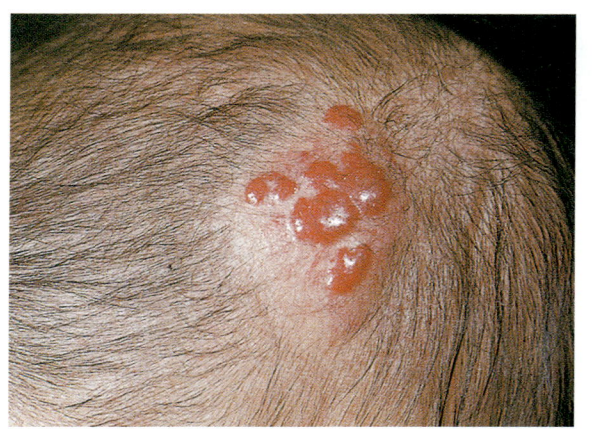

図 15-84　苺状血管腫（初期）

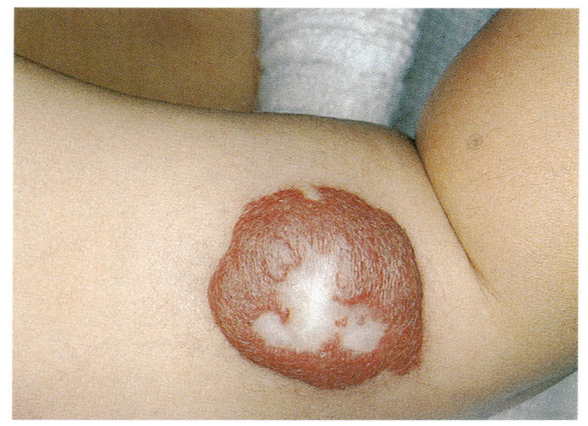

図 15-86　苺状血管腫（中央部より退色）

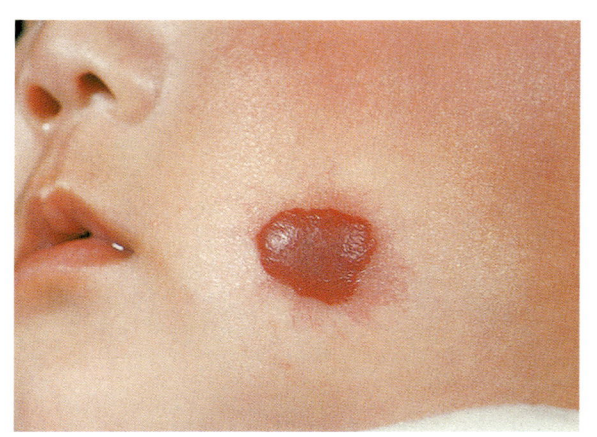

図 15-85　苺状血管腫

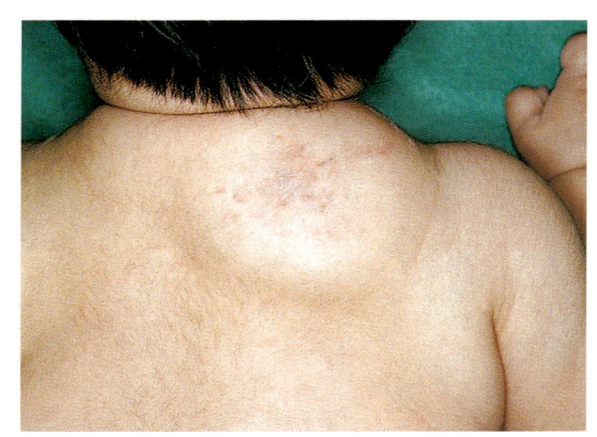

図 15-87　海綿状血管腫

苺状血管腫　strawberry mark

血管内皮細胞の増殖による毛細血管の新生．
したがって血管性母斑 naevus vasculosus という．他の血管腫と異なり，症状の推移がみられる．

症　状
1）生後数日頃，貧血性の斑または毛細血管拡張による小さな赤い斑として生ずる．
2）扁平ないし半球状に隆起した暗赤色の腫瘤となる．
3）表面は多少凹凸あり，弾力性のあるやわらかさ．
4）1年頃から赤色調が消退しはじめる（図 15-86）．
5）大部分は 5～6 年で自然消退．
6）大型のものは血小板の消費による血小板減少症を伴うことがある（Kasabach-Merritt 症候群）．

治　療
1）早期に色素レーザー療法．液体窒素圧抵．
2）顔や口腔粘膜で急速に増大し，著しい障害をきたす時は軟X線療法，副腎皮質ステロイド薬の局所注射，全身投与．

海綿状血管腫　cavernous angioma

壁の厚い完成した小血管からなる皮下の血管腫．単発．

症　状
1）皮下のやわらかい腫瘤．
2）表面は淡い青赤色か正常色．ときに表層に苺状血管腫を伴う．
3）自然消退はない．
4）多発する時は，他臓器の血管腫を伴う症候群のことがある（blue rubber bleb nevus 症候群，Maffucci 症候群）．
5）皮下の血管腫のうち，小静脈が蛇行，拡張して入り込んでいるものを蔓状血管腫 racemous angioma という．また小動脈が入り込んで拍動を触れるものを cirsoid angioma という．

血管芽細胞腫・先天性血管拡張性大理石様皮膚

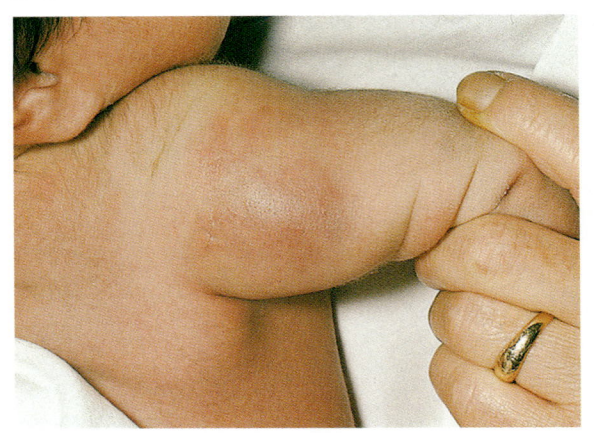

図 15-88　血管芽細胞腫（25日目）

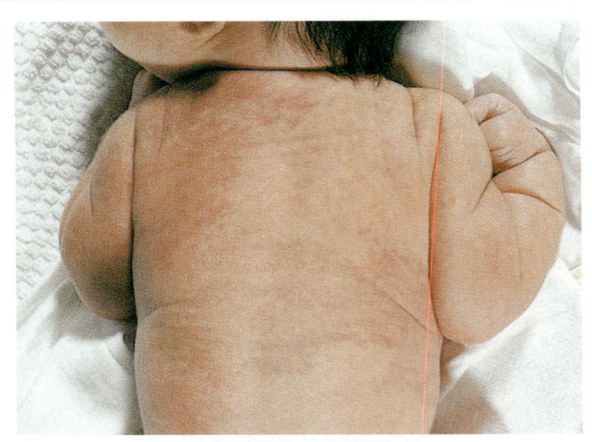

図 15-90　先天性血管拡張性大理石様皮膚

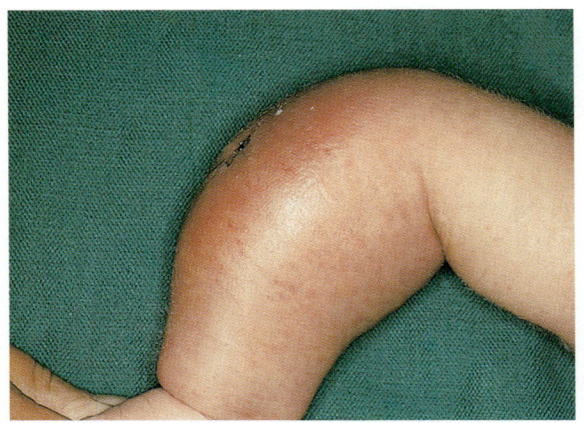

図 15-89　血管芽細胞腫

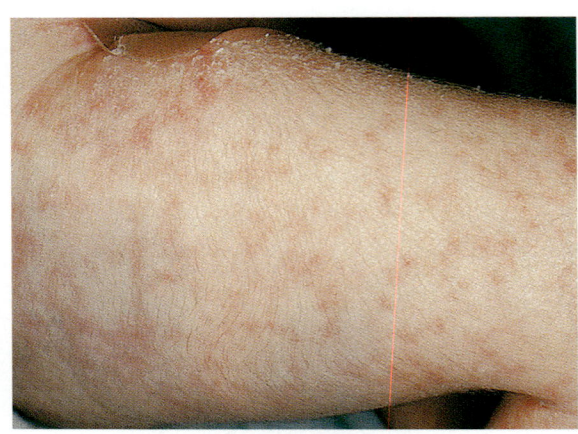

図 15-91　先天性血管拡張性大理石様皮膚

血管芽細胞腫（中川）　angioblastoma

血管内皮細胞腫に似た血管増生が真皮下層より皮下脂肪織内に存在する．組織学的には血管性母斑すなわち苺状血管腫の特殊型．

● 症　状
1）出生時よりあるか，生後間もなく発生．
2）好発部位：四肢，体幹．
3）境界のやや不明瞭な赤褐色の浸潤，硬結局面．
4）圧痛あり．
5）腫瘤の部分では多汗がある．

● 治　療
軟X線療法．
乳児期に生じたものは自然治癒がある．
晩発性のものは治療に抵抗する．

先天性血管拡張性大理石様皮膚　cutis marmorata teleangiectatica congenita

皮膚の細小静脈の先天的拡張による網状皮斑（リベド症状）のひとつ．

● 症　状
1）出生時より認められる．
2）主に四肢，体幹．普通片側性．
3）暗赤色の網状の潮紅，やや陥凹することがある．
4）片側性の場合，患側の肢が細かい例がある．
5）ときに皮下静脈の拡張（先天性静脈拡張症 phlebectasia congenitale），血管腫などを伴う．
6）小児期までに自然消退するものが多い．

● 治　療
適切なものはない．

リンパ管腫

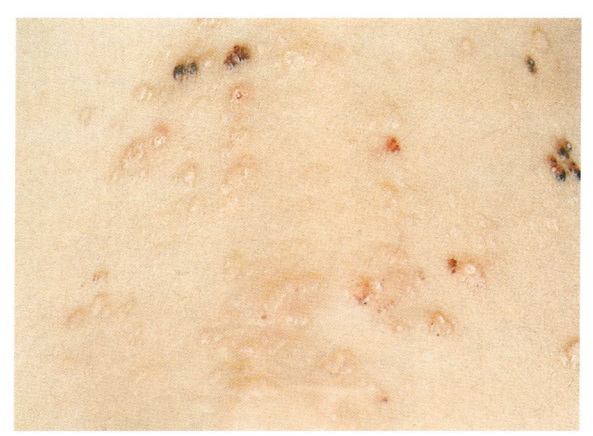

図15-92 限局性リンパ管腫

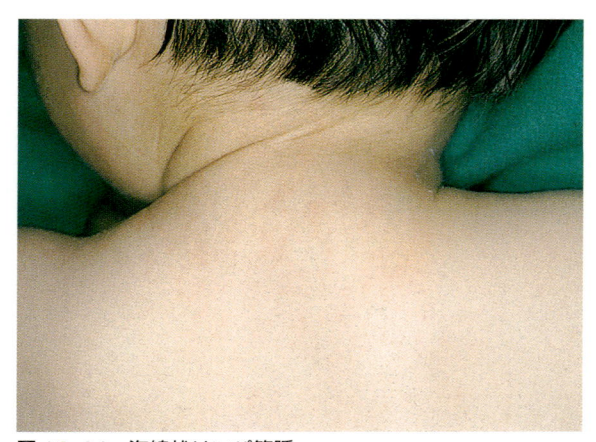

図15-94 海綿状リンパ管腫

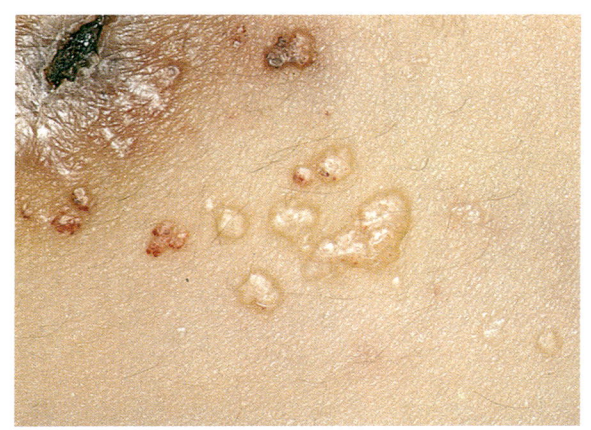

図15-93 限局性リンパ管腫

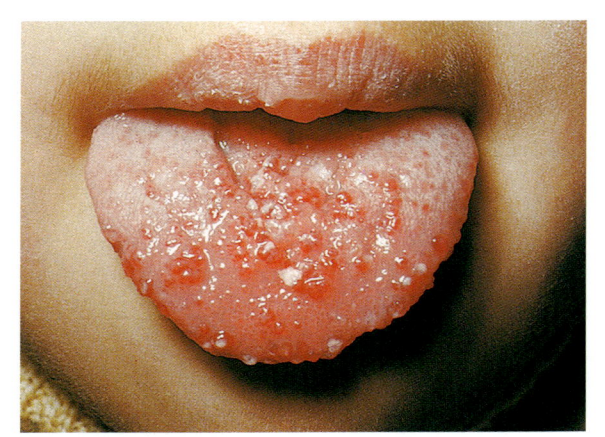

図15-95 限局性リンパ管腫

リンパ管腫　lymphangioma

先天的な形成異常に基づく限局性のリンパ管の拡張をリンパ管腫という．リンパ管腫には真皮の浅い部分にある限局性のものと皮下にある海綿状および囊胞状（cystic hygroma）のものとに分けられる．

A．限局性リンパ管腫　lymphangioma circumscriptum

●症　状
1）好発部位：舌（図15-95），四肢，体幹．
2）幼小児期より次第に顕著となる．
3）かたい水疱様（蛙の卵様）にみえる小結節が，ある範囲に集簇する．
4）一部は血液を満たし赤色ないし濃青色を呈する．

●診断のポイント
1）長期間続いている水疱様の発疹（炎症性の変化，特に帯状疱疹との区別）．
2）一部に血液が混入．

B．海綿状リンパ管腫　lymphangioma cavernosum subcutaneum

●症　状
1）好発部位：舌，口唇，頸部．
2）出生時より存在する．
3）比較的限局した皮膚の膨隆，常色．
4）その下に境界不鮮明のやわらかい腫瘤．

●診断のポイント
1）出生時より存在する表面常色のやわらかい膨隆．
2）慢性に経過して表面に象皮病様の症状がある場合や巨大舌を呈するものでは組織検査が必要．

貧血性母斑

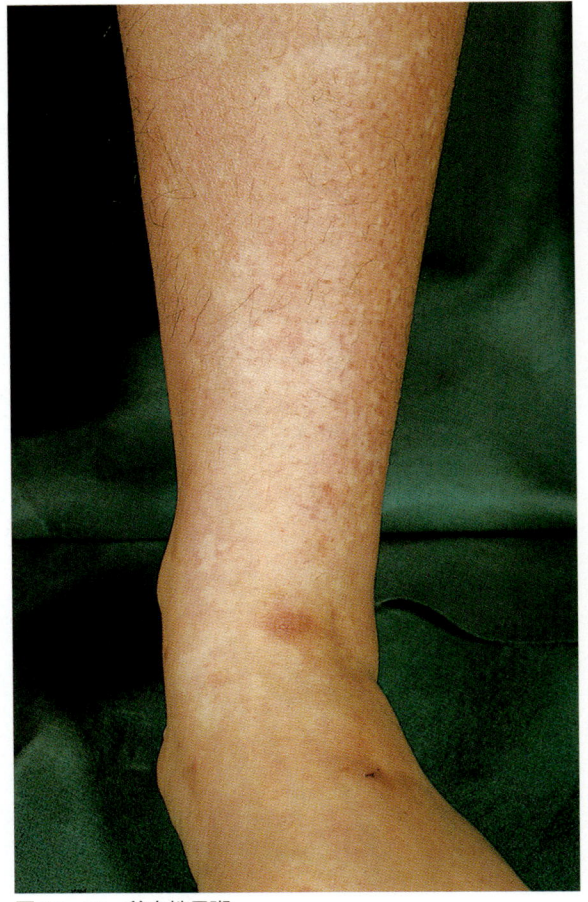

図 15-96　貧血性母斑

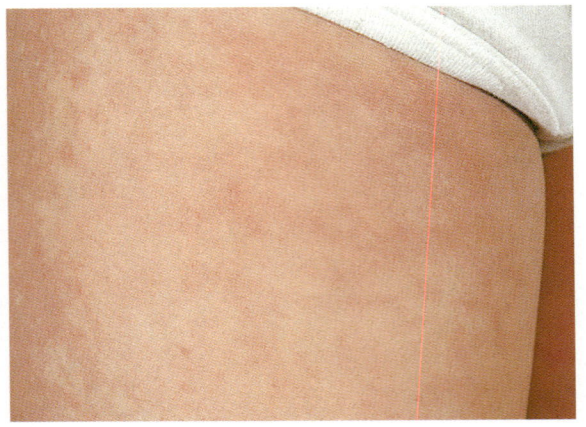

図 15-97　貧血性母斑

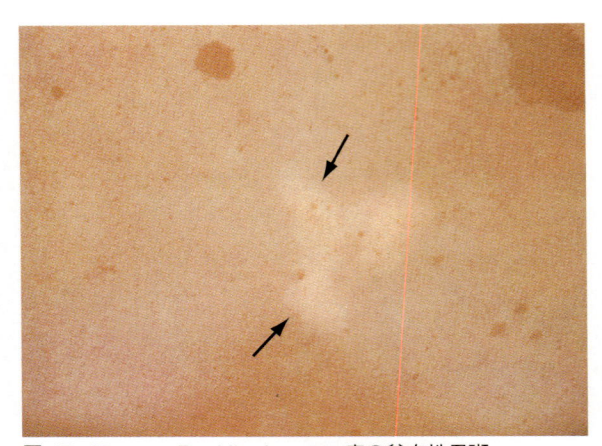

図 15-98　von Recklinghausen 病の貧血性母斑

貧血性母斑
naevus anaemicus

皮膚のある限局性の範囲が貧血性にみえる状態．毛細血管は正常に存在するが，その血管拡張能の異常のために貧血性にみえると思われる．
幼小児期に気付くことが多く，思春期まで明瞭となる．

● 症　状
1）下肢に片側性，ときに上胸部に単発．
2）淡い白色斑が多数集合している．
3）斑の形は不整，その境界も不明瞭．
4）白色斑は温熱または機械的刺激を加えても赤くならない．

● 診断のポイント
1）入浴時に白い斑が顕著になる．
2）von Recklinghausen 病では，上胸部に孤立性に認められる（約20％）．

● 鑑別診断
1）脱色素性母斑：境界鮮明，より大型．
2）Bourneville-Pringle 母斑症の葉状白斑（図 15-113）：擦すると赤くなる．
3）癜風：主に体幹．擦すると鱗屑が浮き出る．ウッド灯．

● 治　療
適切なものはない．

グロムス腫瘍

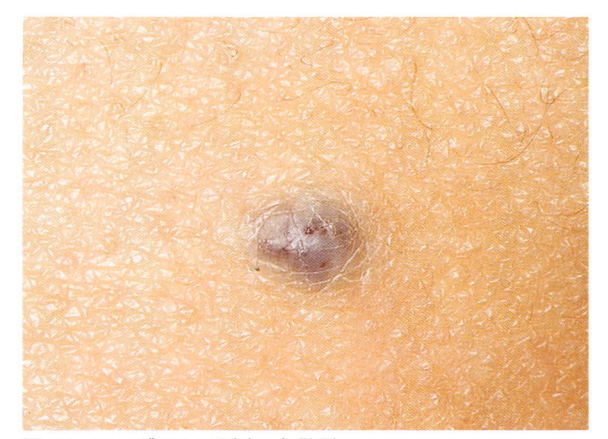

図15-99　グロムス腫瘍，多発型

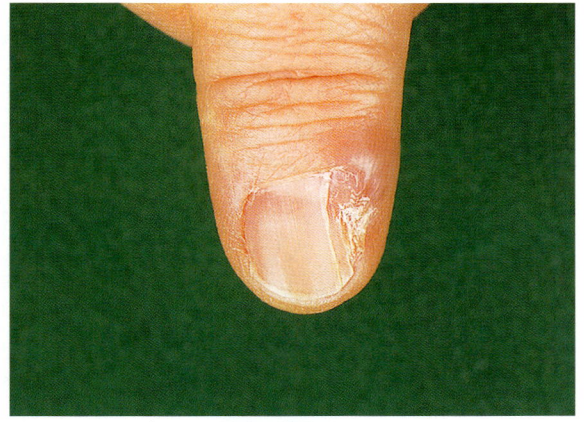

図15-101　グロムス腫瘍，単発型

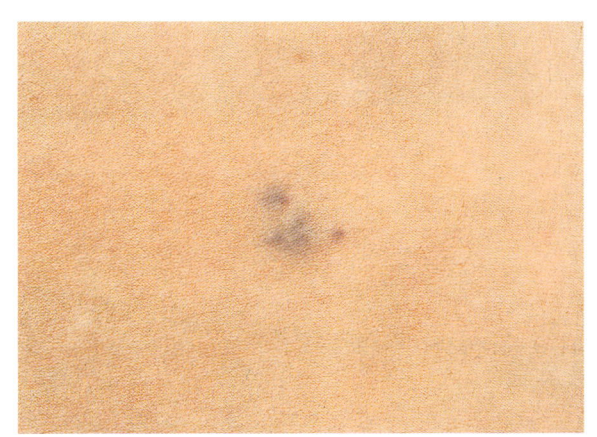

図15-100　グロムス腫瘍，多発型

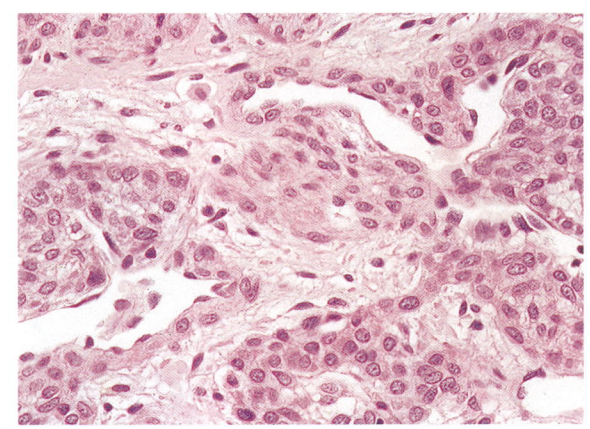

図15-102　グロムス腫瘍単発型の病理組織像

グロムス腫瘍　glomus tumor

皮膚の小動静脈吻合部のいわゆるグロムス細胞に由来する腫瘍性変化．悪性化はない．単発型と多発型に分けられる．

A. 単発型
1) 20歳以後に発症．
2) 好発部位：四肢末端，特に爪下．
3) 大きさは径1cmまで．暗赤色の小結節．
4) 爪床では単に圧痛のみで症状のみえないものから，淡青色に透見されるもの，爪甲の線状の変形を生ずるものまである（図15-101）．
5) 発作性の激痛あり．
6) 病理組織：一層の扁平化した内皮細胞を有する血管腔を取り囲み，類上皮細胞に似たグロムス細胞が増殖する．神経要素も多数存在する．
7) 治療：外科的に切除．

B. 多発型
1) 出生時から成人まで発症．女性にやや多い．
2) 一部に家族内発生あり．常染色体性優性遺伝といわれる．
3) 径1cm前後の青色調の斑またはやや膨隆した軟らかい腫瘤．
4) 全身の皮膚に散在性に多発するかまたは局在して多発．まれに列序性．
5) 一般に無痛性．
6) 病理組織：線維性の被膜はなく，多数の血管腔は海綿状に拡張し，その周辺にわずかなグロムス細胞の増殖がある．グロムス細胞は血管平滑筋細胞由来と考えられる．
7) 鑑別診断
　　a) 静脈性蔓状血管腫（241頁）．
　　b) 青色ゴムまり様母斑症候群（237頁）．
いずれも臨床的に酷似し，病理組織検査による．

表在性脂肪腫性母斑・平滑筋母斑・多発性皮膚平滑筋腫

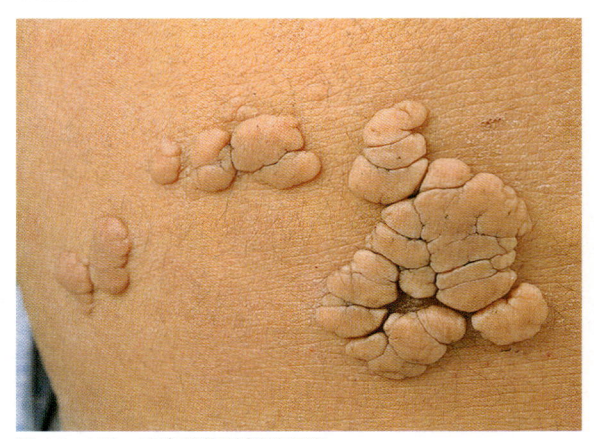

図 15-103　表在性脂肪腫性母斑

図 15-105　平滑筋母斑

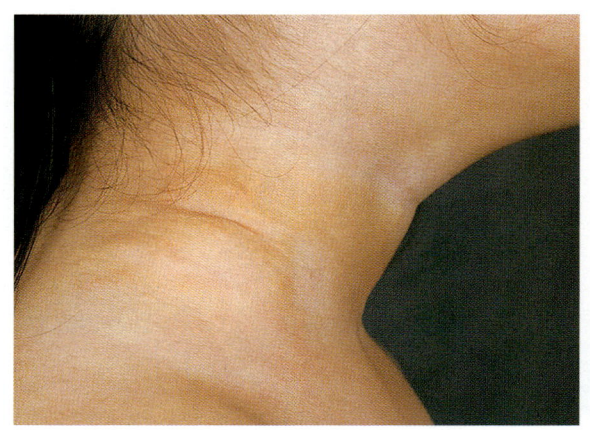

図 15-104　表在性脂肪腫性母斑

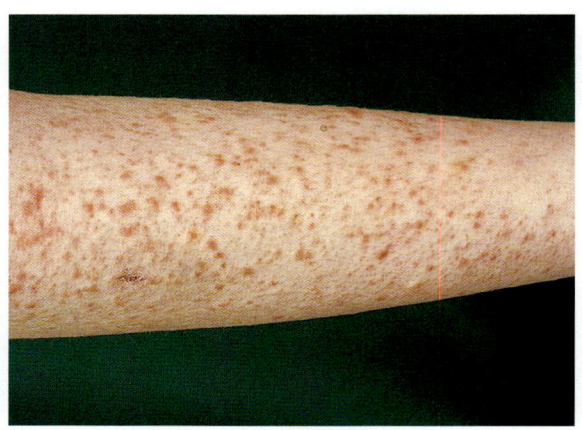

図 15-106　多発性皮膚平滑筋腫

表在性脂肪腫性母斑
naevus lipomatosus superficialis

成熟した脂肪細胞の集団が真皮の浅層にあるもの．小児期または思春期に出現．

● 症　状
1）好発部位：腰，殿部．
2）黄色調の柔らかな凹凸のある結節が多発，融合する．
3）ときに柔らかい皮内から皮下にかけての腫瘍．脂肪腫との鑑別．

平滑筋母斑
naevus leiomyomatosus

立毛筋の真皮内での母斑性増殖．出生時または生後間もなく生ずる．

● 症　状
1）好発部位：腰，肩．
2）境界不鮮明，不規則な形の淡褐色斑．
3）有毛性．

多発性皮膚平滑筋腫
multiple leiomyoma

平滑筋腫には単発性，多発性および陰部単発性のものがある．多発性皮膚平滑筋腫は立毛筋の腫瘍性変化で女性に多く，家族内発生もある．

● 症　状
1）思春期後に発生する．
2）好発部位：上肢，次いで体幹．
3）径 1cm 以内の硬い小結節が多発．有痛性．
4）色は黄褐色ないし赤褐色．
5）子宮筋腫を伴うことが多い．

von Recklinghausen 病

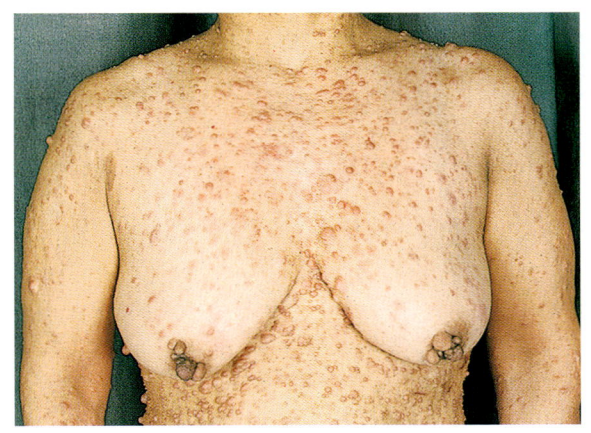

図 15-107　神経線維腫

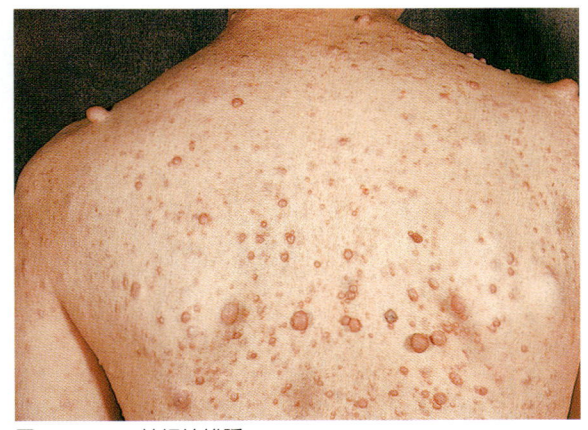

図 15-109　神経線維腫

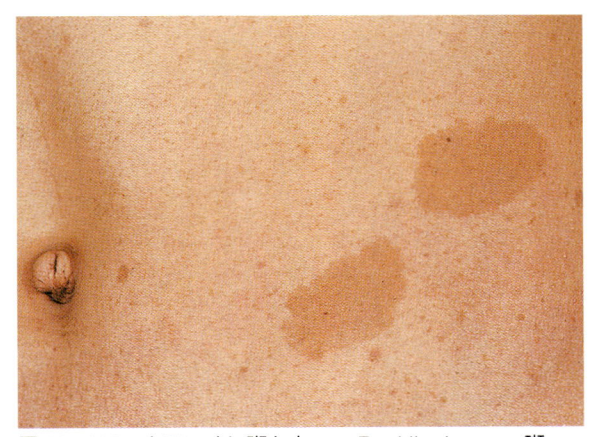

図 15-108　カフェオレ斑と小 von Recklinghausen 斑

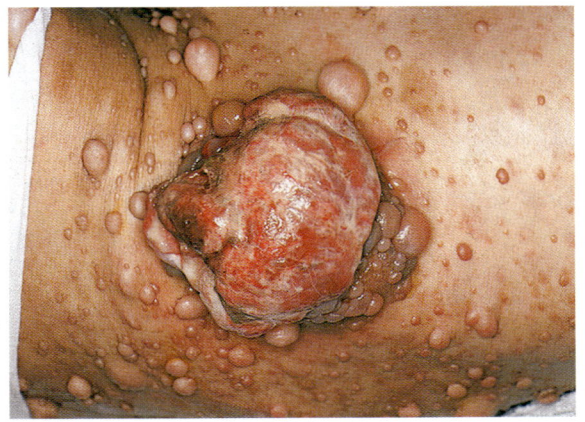

図 15-110　神経線維腫の悪性化

von Recklinghausen 病
von Recklinghausen's disease

先天的の形成異常性疾患で，皮膚の色素斑と神経線維腫とを特徴とし，ほかに骨，筋，中枢神経，内分泌系も罹患し得る．突然変異による発生率の高い常染色体性優性遺伝性であり，性差はない．

● 症　状

1）カフェオレ斑（café au lait spot）：類円形の淡褐色斑（扁平母斑と同じ），小児期より体幹に多発．

2）そばかす様の細かい色素斑（小 von Recklinghausen 斑）．

3）神経線維腫症 neurofibromatosis：思春期頃より全身に多発する．乳嘴に似たやわらかい腫瘤で大小さまざま，ときに鷲卵大以上となり，ときに有茎性に垂れ下がり，ときにびまん性に皮下にあって四肢が著しく肥大する．その数は数個から数百個に及ぶ．悪性化数％以下（図 15-110）．

4）その他の皮膚症状
①貧血性母斑（60％）（図 15-98）．
②若年性黄色肉芽腫（小児例の 10％）．

5）中枢神経系の神経線維腫：脳神経では知覚および運動障害，聾．脊髄では筋の衰弱，麻痺．頭蓋内腫瘍のため意識障害をきたす．

6）内分泌異常：末端肥大症，クレチニスム，性腺発育障害，月経異常，甲状腺機能亢進，不妊，テタニー，Addison 病などを伴う．

7）骨の形成異常：側彎，後彎症，長管骨の囊胞形成．

8）眼底変化および虹彩の点状変化．

● 診断のポイント

1）小児期にカフェオレ斑が 6 個以上存在する場合．
2）思春期以後は多発性神経線維腫で診断は容易．

● 治　療

神経線維腫の切除．

Bourneville-Pringle 母斑症

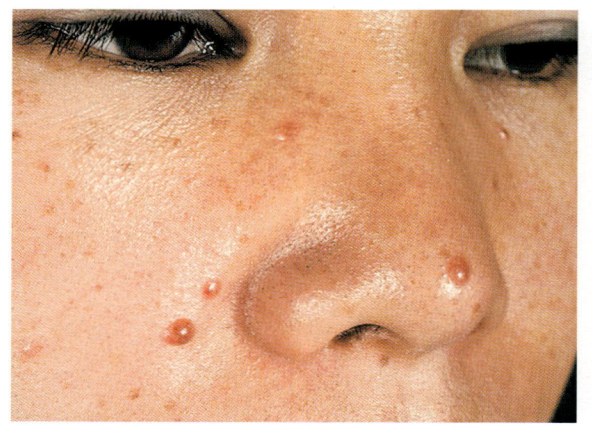

図 15-111　脂腺腫

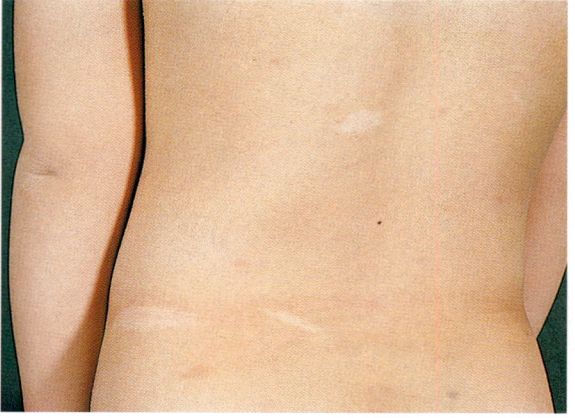

図 15-113　葉状白斑

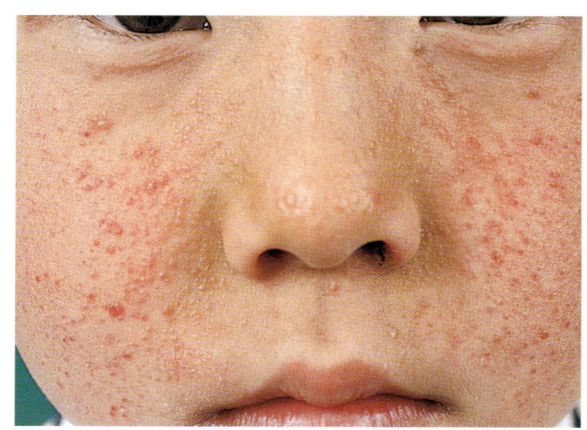

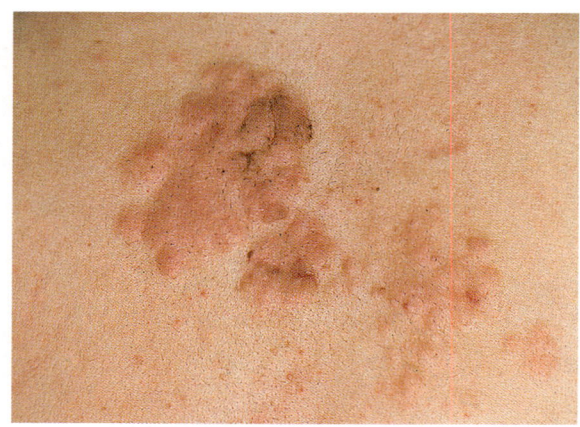

図 15-112　脂腺腫

図 15-114　粒起革様皮膚（腰部）

Bourneville-Pringle 母斑症

皮膚および粘膜の脂腺腫 adenoma sebaceum Pringle と結節性硬化症 tuberous sclerosis とを特徴とする常染色体性優性遺伝性の症候群．知能障害ないしてんかんは乳児期にあらわれ，脂腺腫はこれに遅れて発生する．20歳ごろまでに死亡する例が多い．

● 症　状

1）脂腺腫（Pringle 病）：顔の中央，特に鼻唇溝に集まって生ずる．額，頰，鼻背．結節は大小さまざま，小豆大まで．黄橙色の油性光沢がある．
2）粒起革様皮膚 shagreen patch：皮膚よりわずかに隆起した不規則な形の斑．色は正常の皮膚色とほとんど同じ．一種の結合織母斑．腰部に好発．
3）葉状白斑 white leaf-shaped macule：新生児期よりあらわれる不完全脱色素斑．早期診断に役立つ．
4）懸垂性線維腫：頸部，腋窩に好発．

5）Koenen 腫瘍：線維腫様の腫瘤で，爪の下または側縁に生ずる．
6）口腔粘膜：歯内に線維腫様の結節．
7）合併症：腎の腫瘍ないし囊胞，心の多発性横紋筋腫，骨の囊胞性変化，網膜腫瘍．
8）脂腺腫の組織像：真の脂腺腫ではなく，毛包および小血管周囲の結合織の増殖，結合織性幼若細胞の増殖，弾力線維の欠如が特徴的．

● 脂腺腫の鑑別診断（鼻唇溝に小結節を多発する疾患）

1）囊胞性腺様上皮腫：思春期後増数する常色ないし黄色のかたい結節．優性遺伝性．単発型もある．
2）hyalinosis cutis et mucosae：皮膚および粘膜に脂質・蛋白性物質の沈着が起こる．嗄声が特徴的．
3）骨髄性プロトポルフィリン症：日光照射により，紅斑，紫斑，水疱を生ずる．のちに血管周囲に異常蛋白の沈着に基づく皮膚の肥厚．

色素失調症

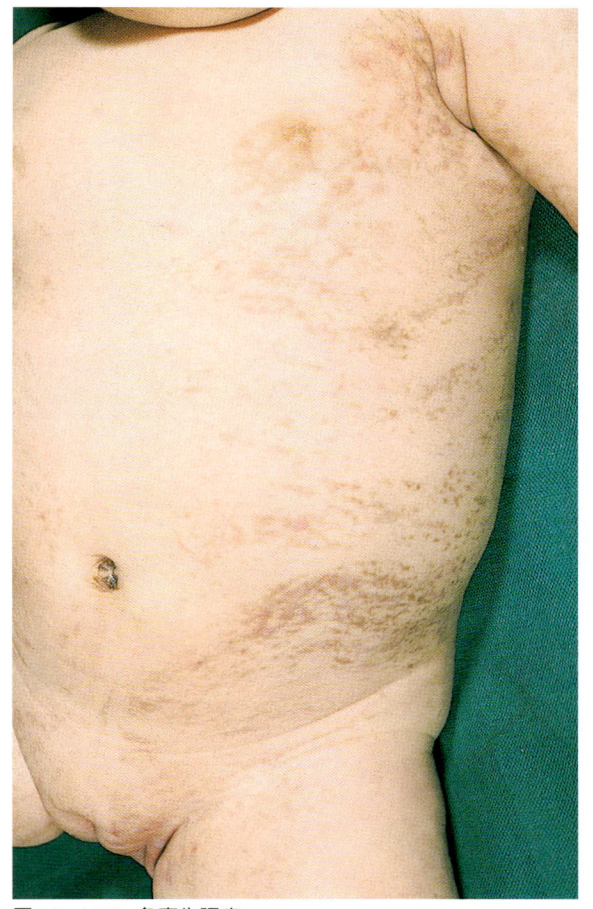

図 15-115　色素失調症

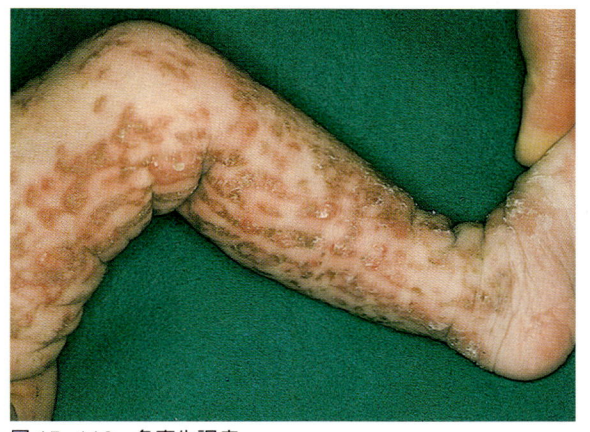

図 15-116　色素失調症

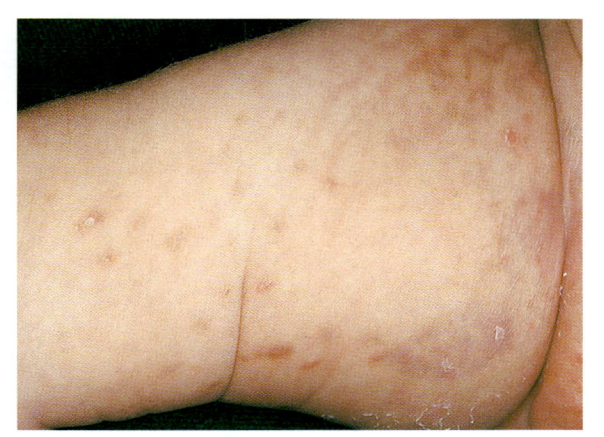

図 15-117　色素失調症

色素失調症
incontinentia pigmenti（Bloch-Sulzberger 症候群）

新生児にみられる特殊な炎症後の色素沈着症．女児に圧倒的に多い．皮膚のほか，主として外胚葉性の形成異常を伴う．Xq28 遺伝子座に存在する NF-kB 必須調節因子の遺伝子異常により発生するといわれる．

症　状
1）多くは出生時に認められる．
2）皮膚の潮紅の上に小水疱が列序性に並ぶ．
3）次いで苔癬様の丘疹または疣状の丘疹が発生する．
4）最後に灰褐色ないし灰青色の種々の色調のものが，線状，飛紋状，網状に配列する（この時期の発疹をみることが普通である）．
5）列序性の発疹は体幹，四肢に多いが，神経支配領域とは一致しない．
6）ほかの皮膚病変：頭部の瘢痕性脱毛，掌蹠の角化症，爪の変形を伴うことがある．
7）合併症：知能発育障害，てんかん，眼症状（白内障，斜視，視神経萎縮），骨および関節の変形，先天性心障害，臍ヘルニア，歯の形成異常など．
8）水疱の時期には末梢血および組織の好酸球増多．

診断のポイント
1）出生時より存在する列序性，灰褐色の色素沈着．
2）組織学的所見：初期には好酸球を含む表皮内水疱，真皮の好酸球増多と滲出性炎症．末期には表皮直下にメラニンを含む担色細胞がある（色素失調）．
3）他臓器ないし組織の形成異常．

鑑別診断
1）表皮母斑：色素失調がないので色調は褐色が主．
2）線状苔癬：小児期に発症．線状に配列する丘疹．飛紋状とならない．

Peutz-Jeghers 症候群

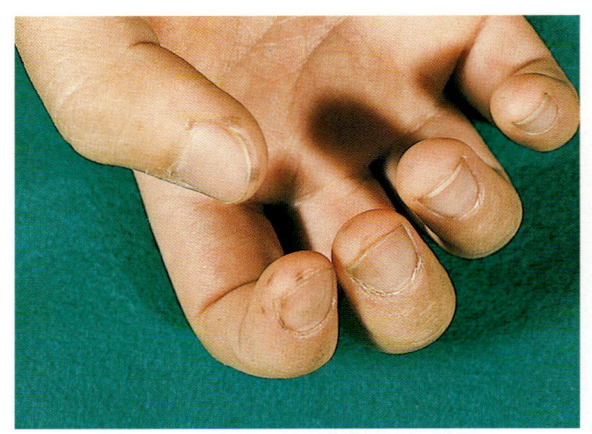

図 15-118　Peutz-Jeghers 症候群（指先の黒子）

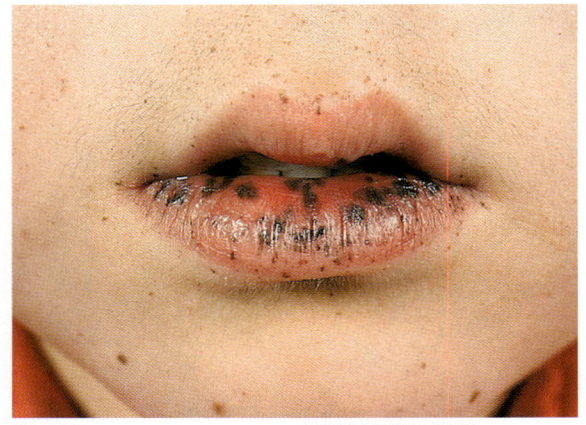

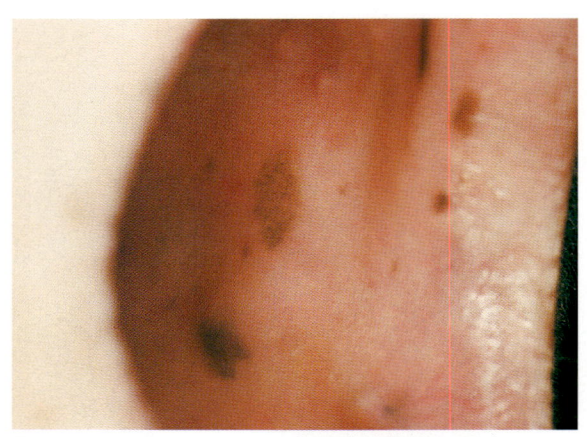

図 15-120　Peutz-Jeghers 症候群（口唇の黒子）

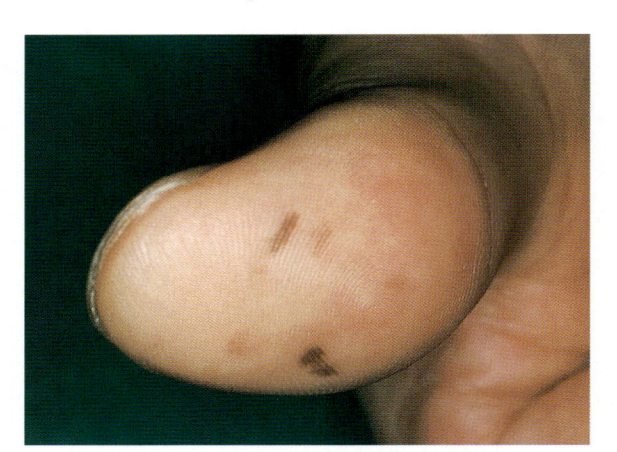

図 15-119　Peutz-Jeghers 症候群（趾先の黒子）

図 15-121　Peutz-Jeghers 症候群（頬粘膜の黒子）

Peutz-Jeghers 症候群

人体開口部，指・趾の黒子と消化管のポリポージス polyposis を特徴とする．常染色体性優性遺伝．性差はみられない．

●症　状
1）口唇，口腔粘膜の点状の色素斑．黒ないし黒褐色，径 1〜5mm，生後 6 ヵ月〜2 歳で発生．
2）指趾腹側面の先端近くの黒子．
3）ときに鼻孔部，眼の周囲，肛囲にも黒子をみる場合がある．
4）消化管のポリープ：小腸に好発．消化管出血，下痢，腸重積，腹痛をきたす．
ポリープの癌化は約 15％にみられる．皮膚粘膜の色素斑よりおくれて生ずる．

●診断のポイント
1）好発部位における黒子の多発．
2）家系内に同症あり．

●鑑別診断
1）LEOPARD 症候群（汎発性黒子症候群）：口腔粘膜にはなく，体幹，四肢に黒子が汎発する．
2）Laugier-Hunziker-Baran 症候群：口腔粘膜と爪甲の色素斑．合併症なし．
3）Cronkhite-Canada 症候群：消化管ポリポージスのために，蛋白喪失性胃腸症が起こる．脱毛，爪の脱落がみられる．色素斑は大きく，体幹に主として発生．後天性．

●治　療
1）口唇の黒子は美容的な観点より，液体窒素療法．
2）消化管のポリープは，内視鏡的にポリペクトミーを行なう．

Cowden 病・Muir-Torre 症候群

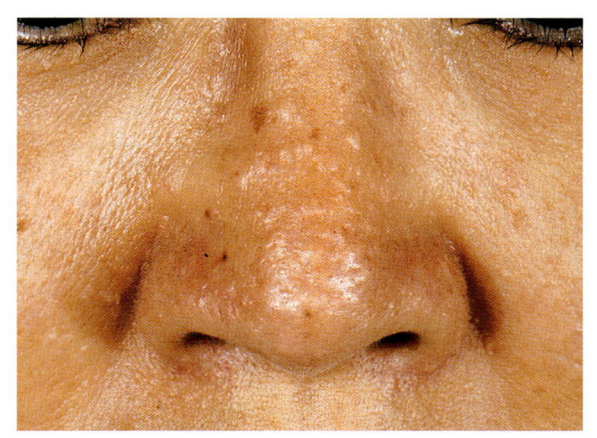

図 15-122　Cowden 病

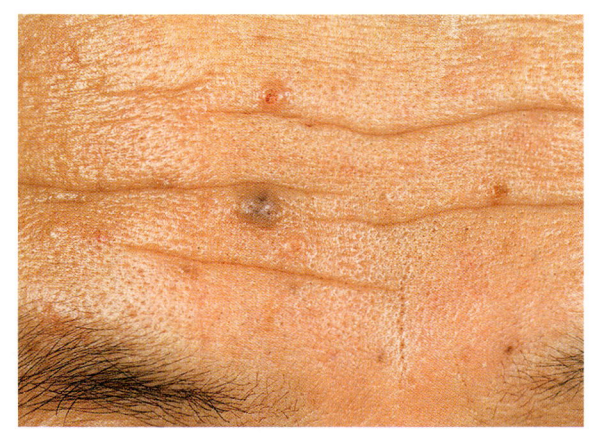

図 15-124　Muir-Torre 症候群

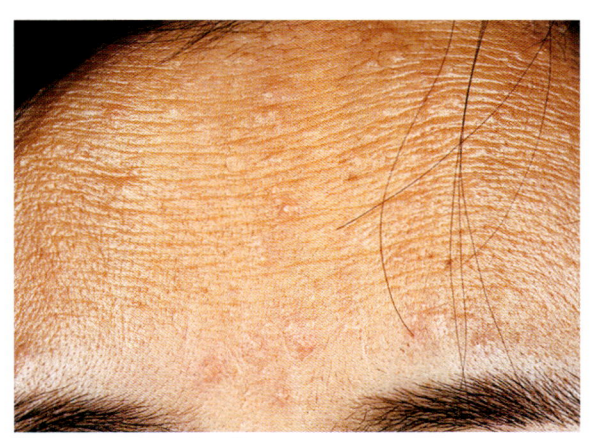

図 15-123　Cowden 病

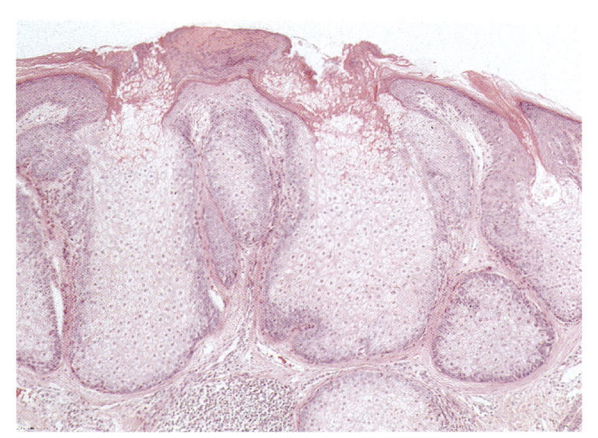

図 15-125　Muir-Torre 症候群の脂腺増殖症

Cowden 病

顔の多発性の毛包系腫瘍に全胚葉性の過誤腫を合併する症候群．multiple hamartoma 症候群ともいう．女性に多い（性比 8:1）．

症　状
1）顔に常色，平滑な小結節が多発する（85％）．組織学的には種々の発育段階の毛包性形成異常．
2）口腔粘膜の敷石状ないし乳嘴状の小結節．
3）手背，足背の疣贅状の小結節．組織学的には脂肪腫，血管線維腫など．
4）ときにケラトアカントーマを合併．

診断のポイント
1）内臓悪性腫瘍の検索．特に女性では乳腺，甲状腺，卵巣，子宮の過誤腫の癌化に注意する．
2）消化管のポリープ，感音性難聴，白内障を伴うこともある．

Muir-Torre 症候群

常染色体性優性遺伝．癌家系症候群の完全表現形と考えられる．

症　状
1）好発部位：顔，ときに頭部，体幹．
2）顔に種々の発育段階の毛包脂腺系の腫瘍が多発する．組織学的には脂腺増殖症（373 頁）から脂腺腫，脂腺癌まで．
3）内臓悪性腫瘍の合併．特に直腸，結腸の腺癌，ときに泌尿生殖器の癌．しばしば重複癌を生ずる．

16. 腫瘍性疾患

脂漏性角化症

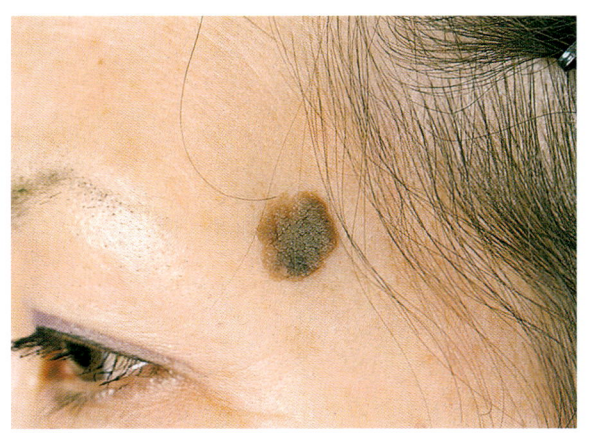

図 16-1　脂漏性角化症

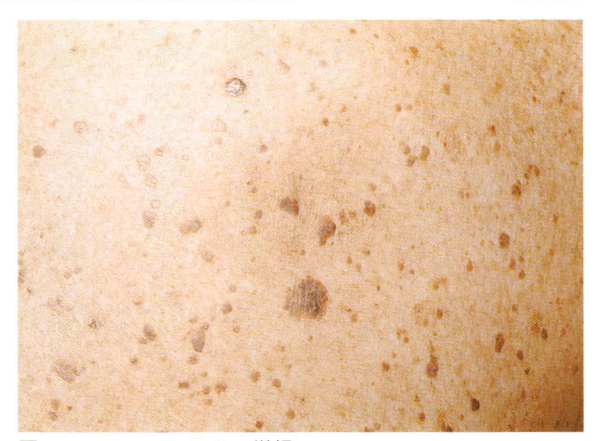

図 16-3　Leser-Trélat 徴候

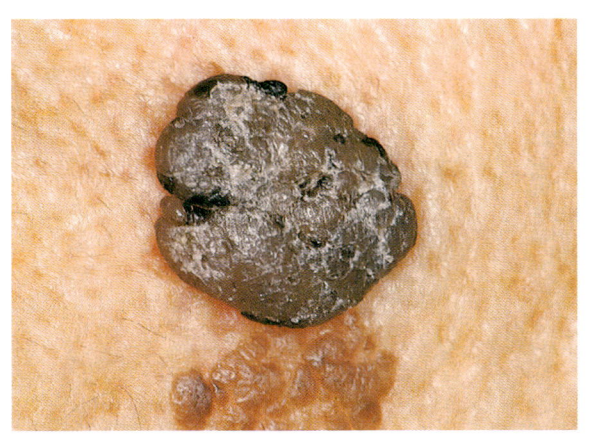

図 16-2　脂漏性角化症

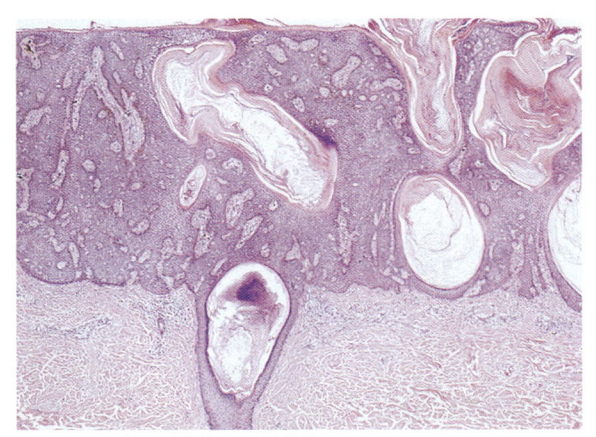

図 16-4　脂漏性角化症の組織像

脂漏性角化症　seborrheic keratosis

外側に向かっての表皮の限局性の増生を特徴とする皮膚の老人性変化．臨床像はさまざまであり，特に体幹に生ずるものと顔にできるものはかなり異なる．老人性疣贅 verruca senilis ともいう．悪性化なし．

症　状
1）好発部位：顔，頸および体幹．
2）扁平な斑（多発）から隆起するもの（10個以下）までさまざま．
3）色は灰色から黒色までさまざま．
4）表面は油っぽく，点状の細かい結節の集合からなるようにみえる．

診断のポイント
1）顔では扁平，淡褐色，表面平滑でない斑が多発．
2）体幹では黒いボタンを皮膚に貼りつけたような外観と表面の小顆粒状の変化．
3）手掌，足蹠には生じない．
4）Leser-Trélat 徴候：小さい脂漏性角化症および老人性色素斑が短期間のうちに多発する．同時に皮膚のかゆみを伴う．内臓悪性腫瘍のデルマドロームとして重要．

病理組織
基底細胞様細胞 basaloid cell の増殖と角質の増殖．悪性像はない（図 16-4）．

鑑別診断
1）悪性黒色腫：老人性疣贅で体幹に孤立性に生ずる場合．発育迅速，不規則な色調，潰瘍化．
2）日光角化症：顔の脂漏性角化症の場合．軽い炎症を伴う不規則な形の角質増生．
3）基底細胞上皮腫：辺縁に蠟様の小結節，潰瘍化．

治　療
放置．ただし診断の不確実な場合は切除して組織検査．

粉　瘤

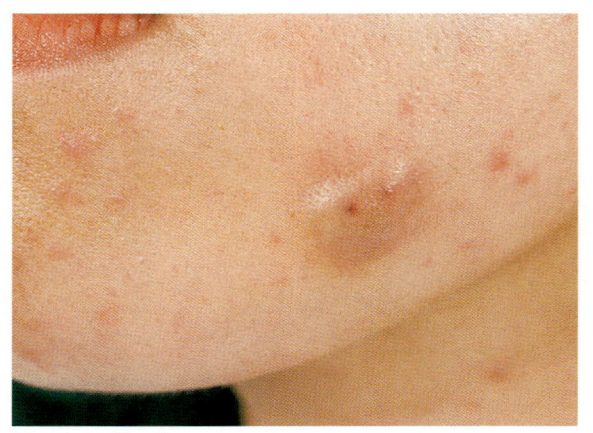

図 16-5　粉　瘤

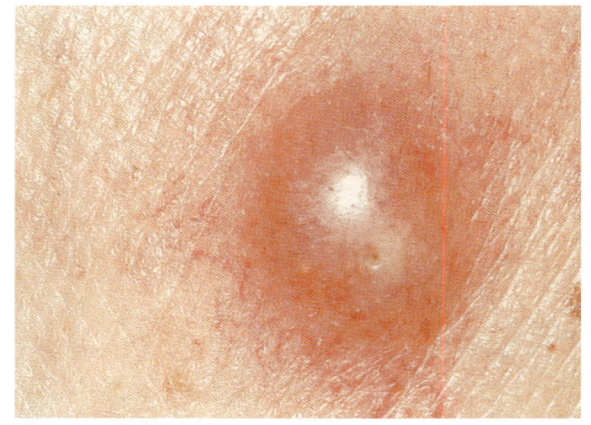

図 16-7　炎症性粉瘤

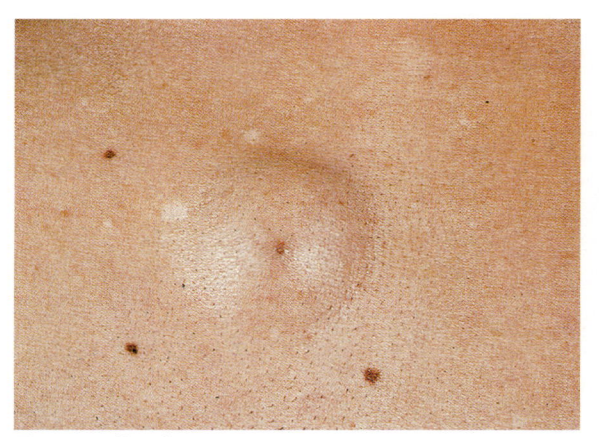

図 16-6　粉　瘤

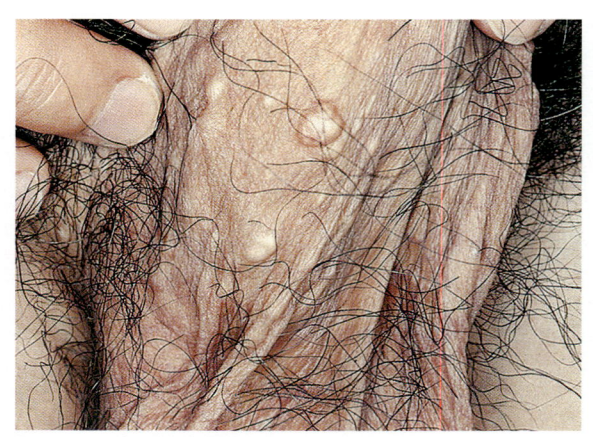

図 16-8　多発性陰嚢粉瘤症

粉　瘤　　　　　　　　　　　　　　　Atherom

もっとも頻繁にみられる上皮性の囊胞で，組織学的には表皮囊腫 epidermal cyst，一部に毛包性囊腫 pilar cyst を包含する臨床的な名称である．

● 症　状
1）好発部位：被髪頭部，顔，頸部，耳，背部など，からだの上半分．
2）大きさは大豆大から鶏卵大．
3）半球状に隆起し，表面は平滑，正常皮膚におおわれる．
4）多くは表皮と癒着し，下床に対してよく動く．
5）内容は白色粥状，悪臭を有する．
6）ときに細菌感染を生じ，発赤，腫脹，痛みをきたすことがある（図 16-7）．
7）陰嚢では小型の病巣が多発し，**多発性陰嚢粉瘤症** multiple scrotal atheromatosis という（図 16-8）．しばしば石灰化し，陰嚢石灰沈着症となる．
8）皮様囊腫 dermoid cyst は眼，鼻の周囲，口腔底に生じ，毛，脂腺，結合織，骨，軟骨などを入れる．

● 診断のポイント
1）囊腫上の一部に毛包口を認めると，診断は確実になる．
2）からだの下半分に生ずるもの，多発するもの，および鶏卵大以上のものでは，粉瘤以外の囊腫性疾患を考える．

● 治　療
癒着している表皮を含めて囊腫を完全に摘出する．摘出標本の組織検査が必要である．まれに囊腫壁の一部に悪性変化を認めることがあるが，臨床的な癌化は極めて少ない．

多発性毛包嚢腫症

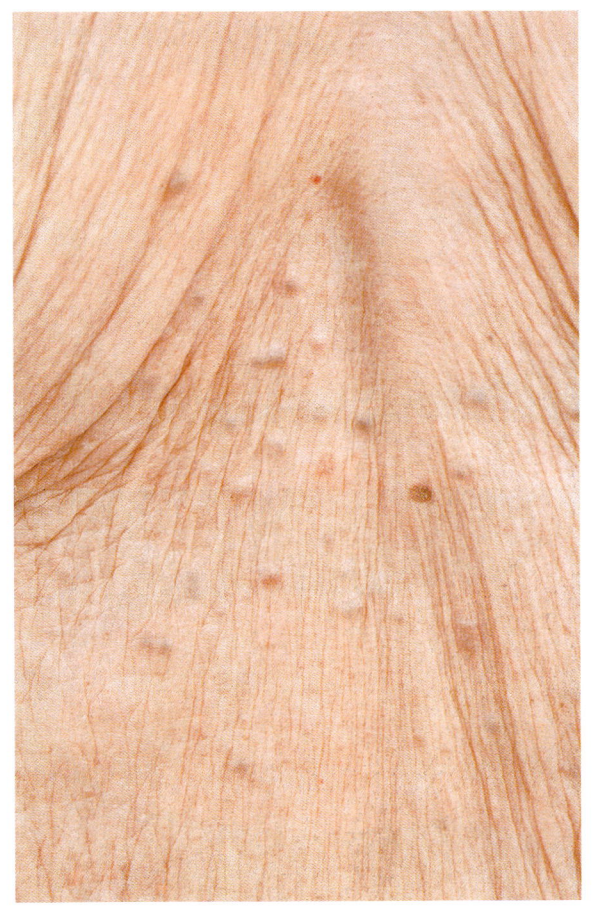

図 16-9　多発性毛包嚢腫症

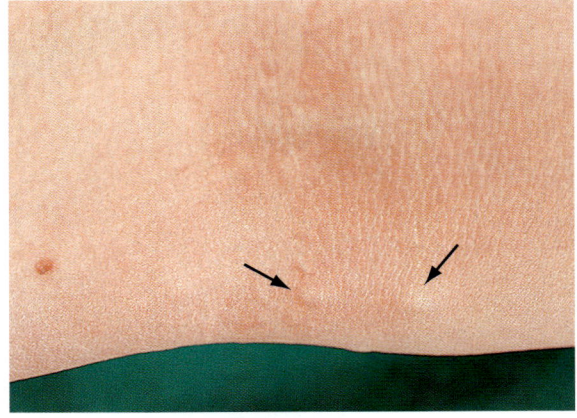

図 16-10　多発性毛包嚢腫症（肘窩）

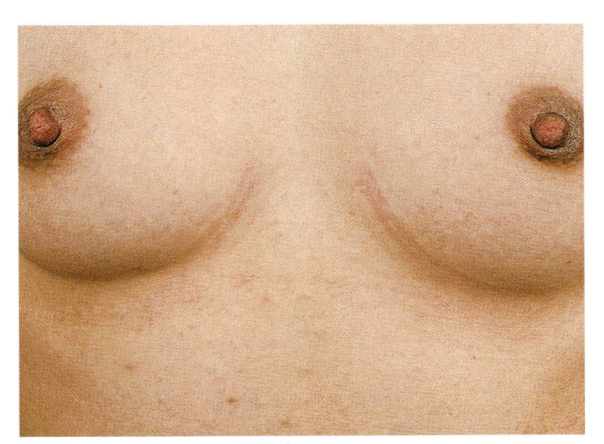

図 16-11　多発性毛包嚢腫症

多発性毛包嚢腫症　multiple follicular cysts

優性遺伝性，母斑性と考えられる上皮性の嚢腫である．思春期以後にあらわれ，男性に多いが，女性でもまれではない．多発性脂腺嚢腫症 sebocystomatosis または steatocystoma multiplex とも呼ばれる．

症　状
1) 好発部位：前胸部，頸，上肢の屈側，体幹．
2) 多発性．
3) 小豆大の皮内の結節．境界明瞭，ややかたく下床に対してよく動く．
4) 表面はやや隆起してみえるが色は正常．
5) 自発痛，圧痛なし．
6) 悪性化なし．

鑑別診断
1) 皮下嚢尾虫症 cysticercosis hominis subcutanea：有鉤条虫の幼虫である嚢尾虫の皮下寄生．生の豚肉の摂取による．結節は臨床的に多発性毛包嚢腫症と区別できない．
2) 血管脂肪腫 angiolipoma：血管要素の多い脂肪腫．多発性，痛みあり．普通の脂肪腫よりややかたい．
3) 多発性立毛筋性平滑筋腫 multiple piloleiomyoma：寒冷，圧迫により疼痛．立毛筋の良性腫瘍性変化．

診断のポイント
特徴的な臨床像から診断は容易．

治　療
悪性化および自覚症状はないので放置してよいが，1個を切除して診断を確定しておく．

稗粒腫・指（趾）粘液囊腫

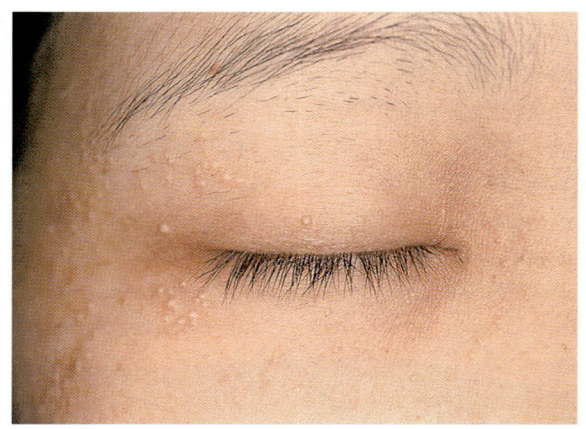

図 16-12　稗粒腫

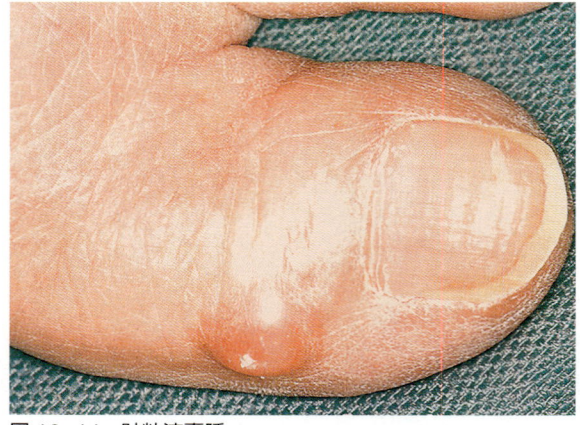

図 16-14　趾粘液囊腫

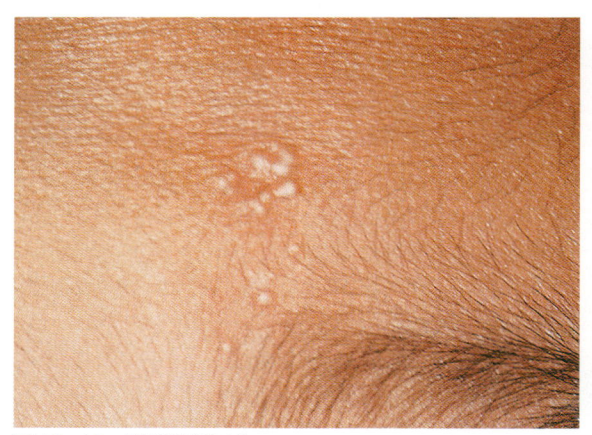

図 16-13　稗粒腫（拡大）

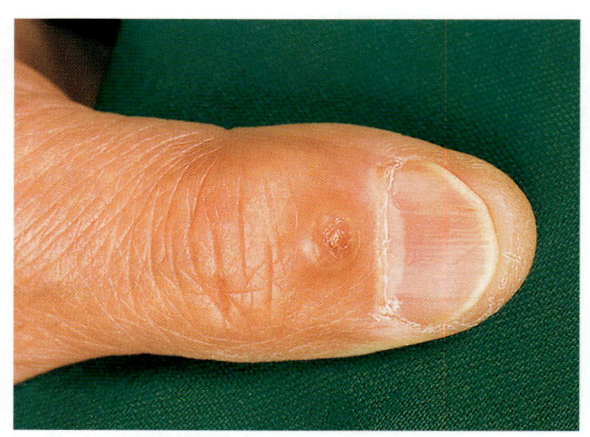

図 16-15　指粘液囊腫

稗粒腫（粟粒腫）
milium

壁は1ないし数層の扁平上皮細胞から成り，中心にケラチンを含む囊腫で，表皮直下に存在する．新生児から幼児まで普通にみられる．

● 症　状
1）好発部位：眼の周囲，ときに頬，額．
2）黄白色，半球状に盛りあがり，表面は平ら．
3）大きさ粟粒大（径1～数mm）．
4）球状の囊腫内容を摘出できる．
5）水疱性疾患，特に水疱性類天疱瘡，先天性表皮水疱症などの水疱のなおったあとに生ずることがある．

● 治　療
新生児のものは自然治癒がある．小児では表面を小さく切開し，面皰圧出器で内容を出す．

指（趾）粘液囊腫
digital mucous cyst

わずかな外傷によって誘発されると思われる指（趾）の囊胞状変化．ただし真の囊腫ではなく，線維芽細胞のムチン生産過剰による．

● 症　状
1）好発部位：爪のそばの指末節，まれに趾背．
2）孤立性．
3）半球状に隆起，径1cm以下．
4）透明にみえ，ときに波動を触れることがある．
5）軽い痛み．
6）自然消退はない．

● 診断のポイント
1）爪甲の近くの囊胞状の結節．
2）穿刺によりムチン様の液体がでる．
3）滑膜囊腫（ガングリオン）との鑑別．

● 治　療：切除．液体窒素の圧抵．

外傷性嚢腫・陰茎縫線嚢腫

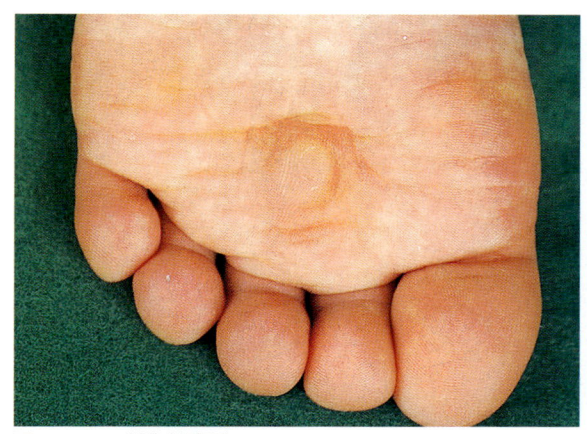

図 16-16　外傷性嚢腫

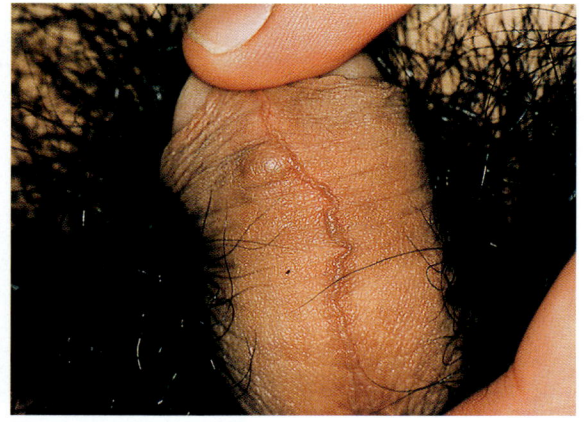

図 16-18　陰茎縫線嚢腫

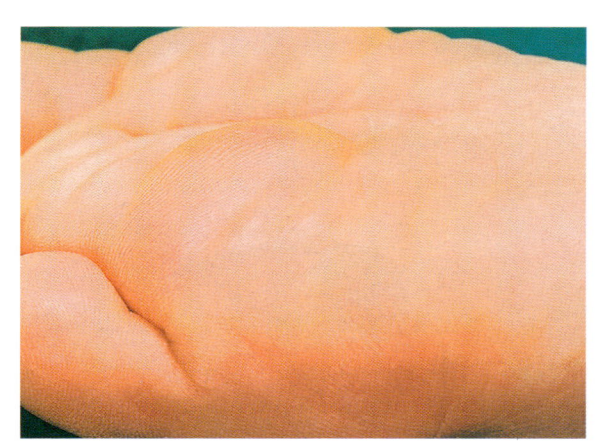

図 16-17　外傷性嚢腫

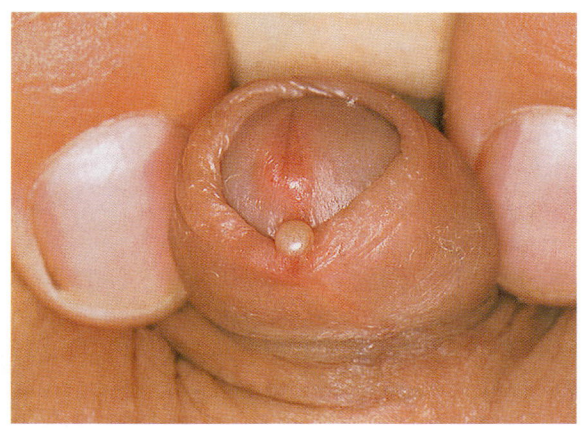

図 16-19　旁尿道口嚢腫

外傷性嚢腫　traumatic epidermal cyst

外傷を受けやすい掌蹠，指趾に生ずる表皮嚢腫 epidermal cyst である．若い成人男女．

● 症　状
1）足底の圧迫の加わる部位に好発する．
2）一見胼胝(たこ)に似た硬い類円形の結節．
3）ただし表面に角質増殖はないか少ない．
4）大きさは平均径 2cm．
5）圧痛を伴うことが多い．

● 診断のポイント
1）わずかな外傷ないし持続的な機械的刺激の既往．
2）嚢腫壁および内容にヒト乳頭腫ウイルスが証明されることがある．臨床的に嚢腫表面に中心陥凹，角栓様ないし胼胝様変化を伴うことが多い．

● 鑑別診断
1）胼胝 tylosis：限局性の角質増殖．

2）足蹠疣贅：不規則形，黒点の混在．

陰茎縫線嚢腫　median raphe cyst of the penis

胎生期における尿道溝側縁の癒合不全によって生ずる嚢腫と考えられる．

● 症　状
1）陰茎縫線に沿って生ずる．
2）直径数 mm，ほぼ半球状に膨隆し，半透明状の嚢腫．
3）尿道口唇部に生ずるものを旁尿道口嚢腫 parameatal cyst という．尿道側管（尿道に開口する尿道粘膜の小管）の先天的または後天的異常による．
4）嚢腫内に粘液性の物質を含む．

● 病理組織：壁は 1 〜数層の円柱上皮ないし立方上皮から成る．最内層にはジアスターゼ抵抗性 PAS 陽性の顆粒を認める．

表皮下石灰化結節・石灰化上皮腫

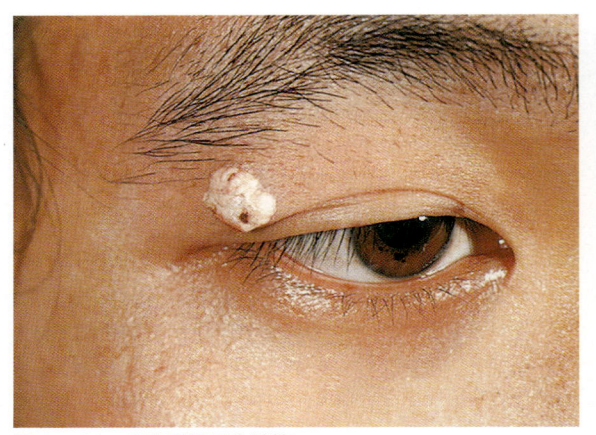

図 16-20　表皮下石灰化結節

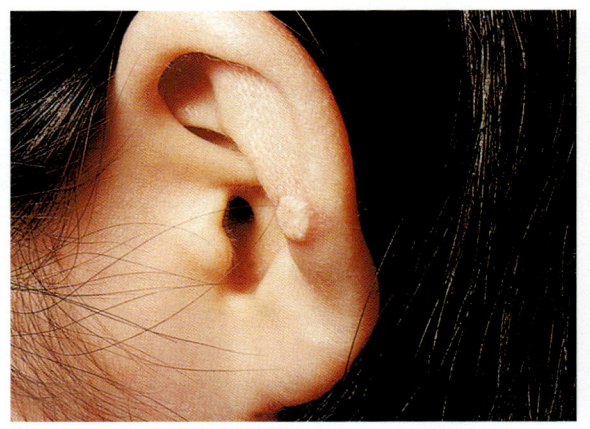

図 16-21　表皮下石灰化結節

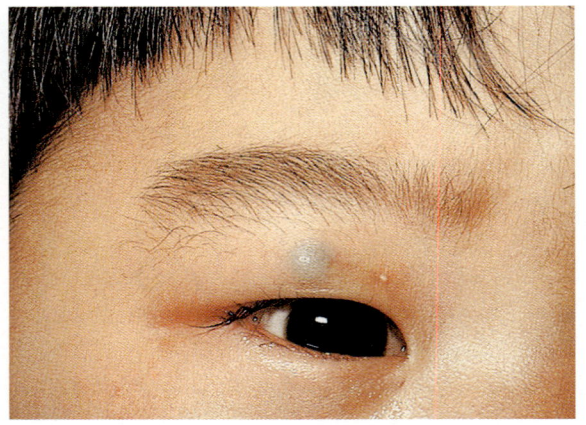

図 16-22　石灰化上皮腫

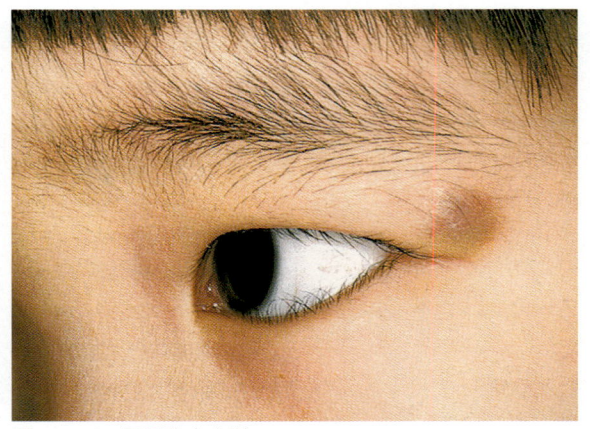

図 16-23　石灰化上皮腫

表皮下石灰化結節
subepidermal calcified nodule

真皮浅層における二次的な石灰沈着．ただし先行する病変（母斑性？）については不明．

● 症　状
1）好発部位：顔，ときに四肢．
2）単発，まれに2個．
3）成人，まれに出生時より存在．
4）皮内のかたい結節で，境界鮮明に盛りあがる．
5）黄色調を呈する．
6）表面は疣状．

● 病理組織

表皮直下に顆粒状ないし塊状の石灰沈着．周囲に軽い異物反応．表皮は肥厚，ときに表皮内にも石灰が証明される．

石灰化上皮腫
calcifying epithelioma

毛母細胞に由来する奇形腫で，毛母腫 pilomatricoma とも呼ばれる．種々の程度に石灰化があるが真の腫瘍ではない．幼児よりみられる．

● 症　状
1）好発部位：顔（特に眼の周囲），頸，上肢．
2）単発．まれに多発．
3）皮内から皮下にかけての腫瘤で，表面は正常皮膚でおおわれる．ただし青白く透見されることもある．
4）下床とはよく動く．
5）普通，指頭大までの大きさ．不規則な球型．
6）弾性硬，ときに骨様のかたさ．
7）表面水疱状にみえることあり．

● 病理組織

毛母細胞に似た好塩基性細胞の胞巣から連続して淡染性の陰影細胞に移行する．ときに石灰化．

嚢腫状腺様上皮腫

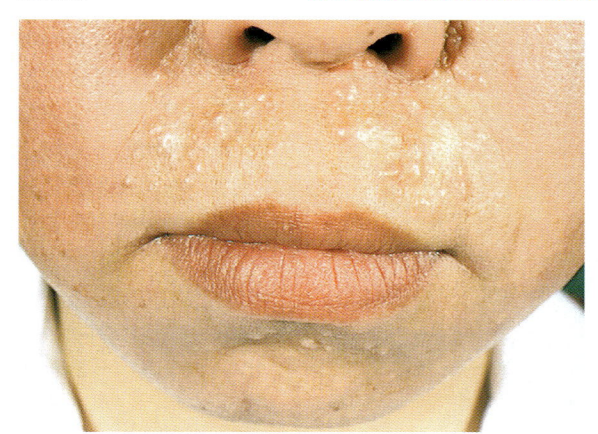

図16-24　嚢腫状腺様上皮腫

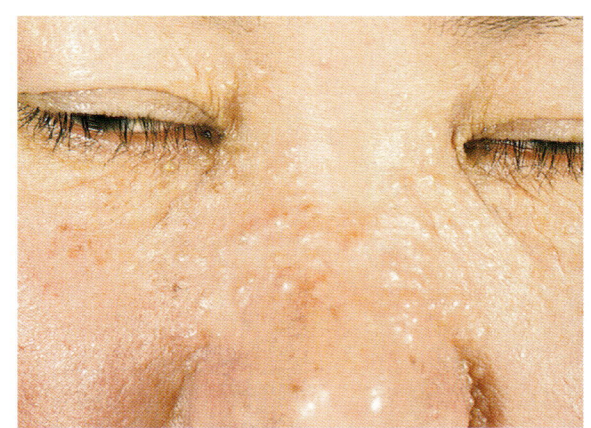

図16-25　嚢腫状腺様上皮腫

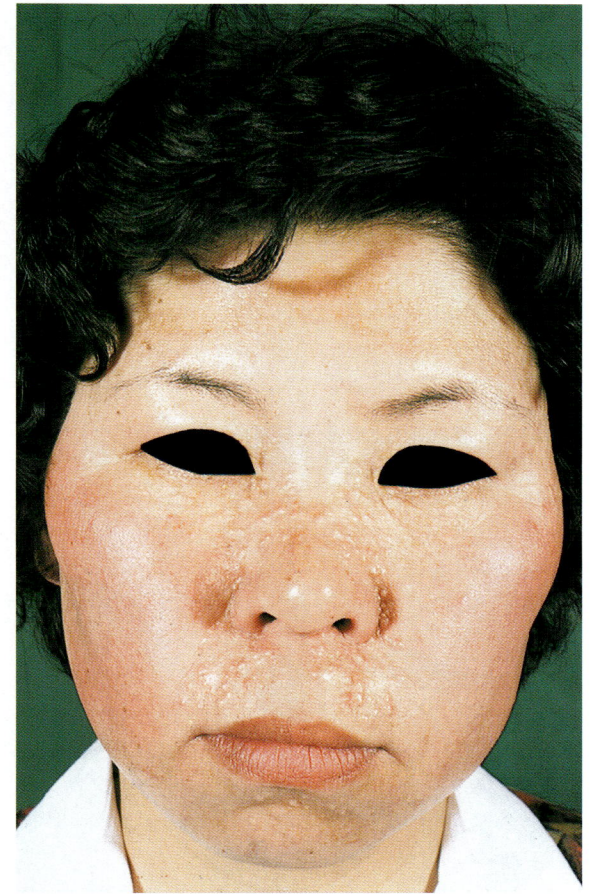

図16-26　嚢腫状腺様上皮腫

嚢腫状腺様上皮腫
epithelioma adenoides cysticum

常染色体性優性遺伝性の疾患で，毛包性の腫瘍性変化が多発する．症状は小児期より出現し，思春期までに完成する．
多発性毛包上皮腫 multiple trichoepithelioma ともいう．

●症状
1）好発部位：顔の脂漏部位，特に鼻唇溝，内眼角，顎，頬に対称性．
2）数 mm 大の半球状の小結節が多発．
3）結節はほぼ常色でかたい．融合する傾向がある．
4）まれに潰瘍化（基底細胞上皮腫化）．

●診断のポイント
1）顔の中心に多発する小結節．
2）組織像：角質を入れる大小の基底細胞上皮腫様の細胞塊．

3）同じ組織像を示す単発性の腫瘍を，単発性毛包上皮腫 solitary trichoepithelioma という．頭，顔，頸に生ずる．

●鑑別診断
1）Bourneville-Pringle 母斑症：脂漏部位の結節（脂腺腫）はやや小さく，やわらかく，油性光沢が強い．白斑，粒起革様皮膚などの他の皮膚変化の存在．
2）hyalinosis cutis et mucosae：結節は汚い黄色調．鼻唇溝に限らず，眼瞼その他，顔全体に生じうる．嗄声の先行．
3）multicentric reticulohistiocytosis：結節は淡赤褐色．頬のほか手指関節背面に好発．多発性の関節症状．

基底細胞上皮腫

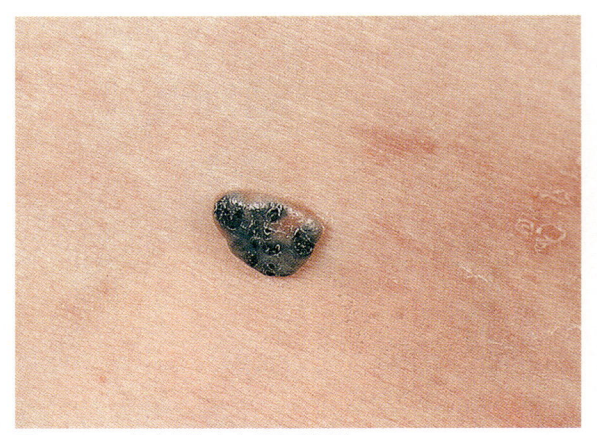

図16-27　基底細胞上皮腫（下腹部）

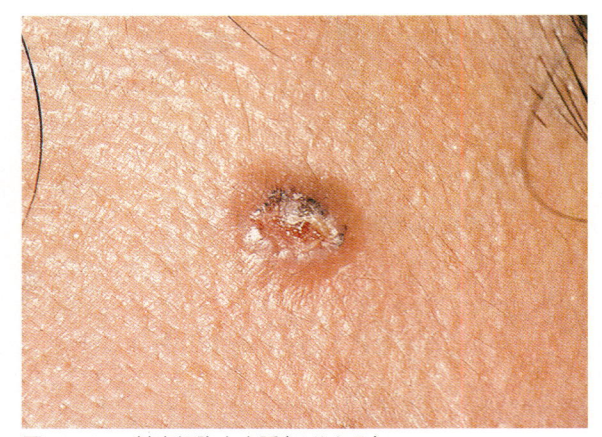

図16-29　基底細胞上皮腫（こめかみ）

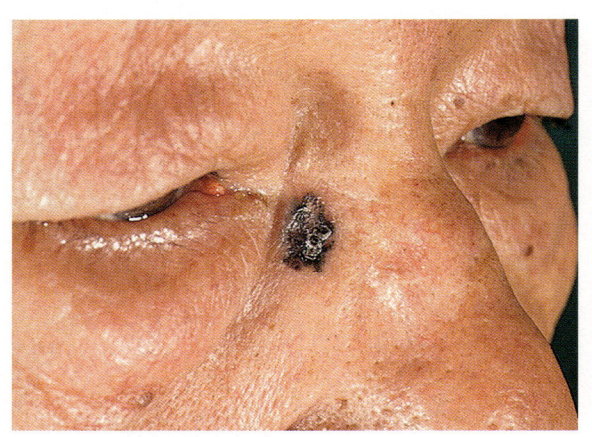

図16-28　基底細胞上皮腫

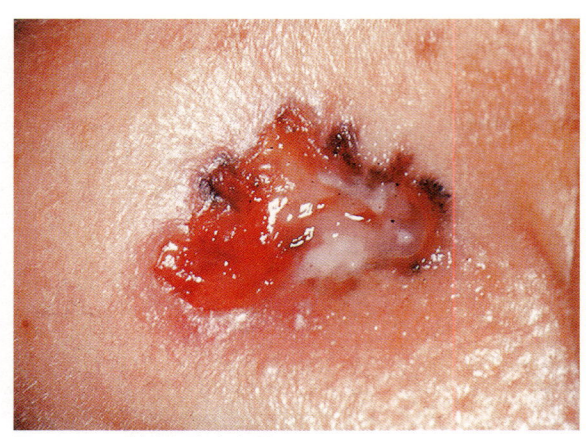

図16-30　基底細胞上皮腫

基底細胞上皮腫
basal cell epithelioma, Basaliom

母斑と真の腫瘍の中間に位置する新生物．成熟した表皮基底細胞から発生するのではなく，不完全に発達した胎生期上皮性細胞に由来する．真皮中で増殖する細胞は基底細胞に類似し，その集団は種々の程度の分化および分化の方向を示す．

臨床的には中年以後に腫瘤として明らかとなる．局所的に悪性で，深部組織に破潰性に浸潤し得るが転移は例外的．

● 症　状
1) 好発部位：上口唇より上方の顔．特に眼，鼻の周囲．
2) 顔の基底細胞上皮腫には次の臨床型がある．
　① 結節状：最も多いタイプ．
　　 Ⅰ) ほくろ様の小結節として生ずる．
　　 Ⅱ) 小結節は軟，軽い外傷で出血しやすく，血痂をつける．
　　 Ⅲ) 徐々に増大し，辺縁にかたい蠟様の小結節がある（図16-29）．
　　 Ⅳ) 中央部が凹み，のちにびらんないし潰瘍となる．辺縁にはなお小結節を認める（潰瘍・結節型．図16-30）．
　　 Ⅴ) 種々の程度にメラニン顆粒を含み黒色を呈する．
　　 Ⅵ) 発育は遅い．
　② 表在性に増殖し，一部萎縮性の瘢痕となる（瘢痕性扁平上皮腫）（図16-33）．
　③ 蚕蝕性潰瘍 ulcus rodens：辺縁が堤防状に隆起（図16-32）．
　④ 穿孔性潰瘍 ulcus terebrans：まれ．2～3％．口裂より上の顔面中央部に生じ，深達性で骨も破潰する．
3) 被覆部位，特に体幹では境界鮮明な，痂皮を有する赤ないし淡褐色の扁平な斑となり，腫瘍とは思えな

基底細胞上皮腫

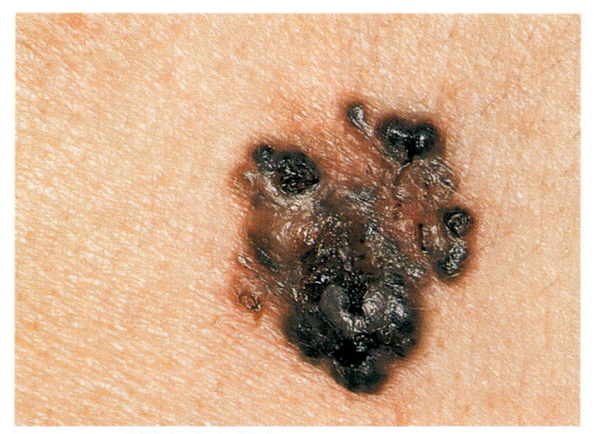

図 16-31　基底細胞上皮腫

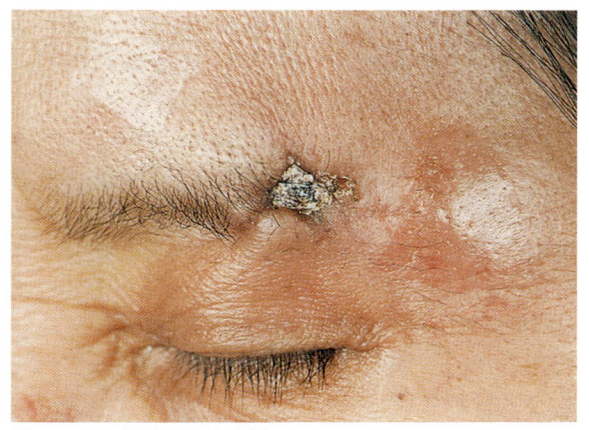

図 16-33　基底細胞上皮腫

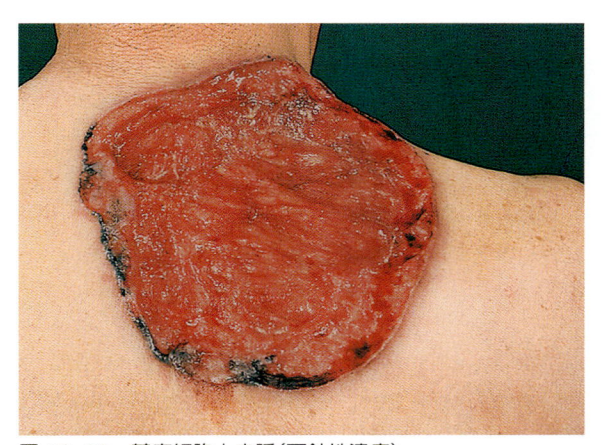

図 16-32　基底細胞上皮腫(蚕蝕性潰瘍)

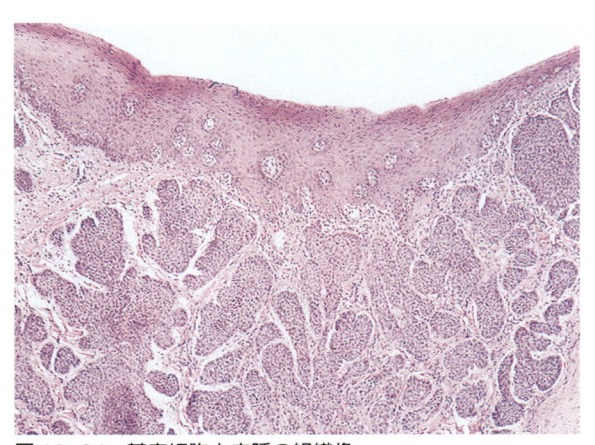

図 16-34　基底細胞上皮腫の組織像

い症状を呈する．これを表在性基底細胞上皮腫という．臨床的にはむしろ尋常性乾癬か尋常性狼瘡に似る（図16-35）．腫瘍細胞は表皮と連絡し，表在性に増殖する．したがってページェット様上皮腫ともいう．

4) 通常単発であるが，まれに多発(体幹に生じる場合および色素性乾皮症，慢性ヒ素中毒など)．

5) 脂腺母斑の上に発生することがある（図16-36）．

●病理組織

1) 基底細胞に類似する細胞からなる．
2) 表皮に近接する細胞巣を形成．
3) 辺縁の細胞は柵状に配列し，間質との間に裂隙ができる．
4) 腫瘍細胞は深部に向かって増殖し，脂腺，アポクリン腺，毛包などへの種々の程度の分化を示す．また囊腫状，腺様構造，角化傾向などさまざま．このうち充実型(原器型) solid type がもっとも多い(図16-34)．

5) 有棘細胞癌との中間型ないし混合型は転移することがある(basosquamous cell carcinoma)．

●診断のポイント

1) 老人の顔(上口唇より上)．
2) 発育の遅い黒い腫瘍．
3) 一部に蠟様光沢のある小結節．

●鑑別診断

悪性黒色腫の項参照(274頁)．
表在性基底細胞腫では尋常性狼瘡，ボーエン病，クロモミコーシスなど．

●治療

外科的切除．冷凍手術．

基底細胞母斑症候群

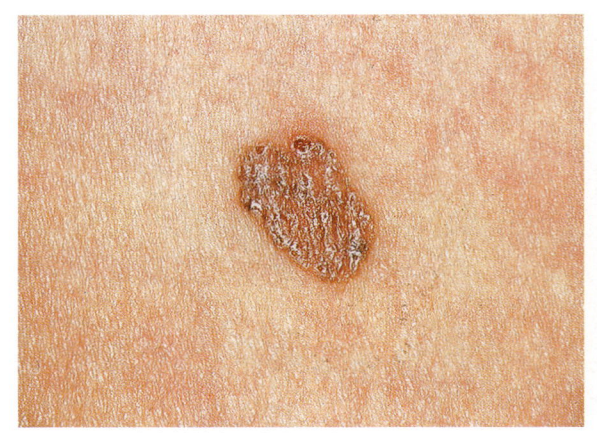

図 16-35　表在性基底細胞上皮腫

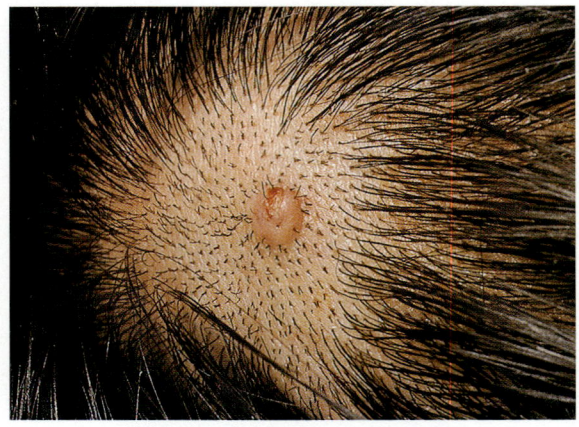

図 16-37　基底細胞母斑症候群

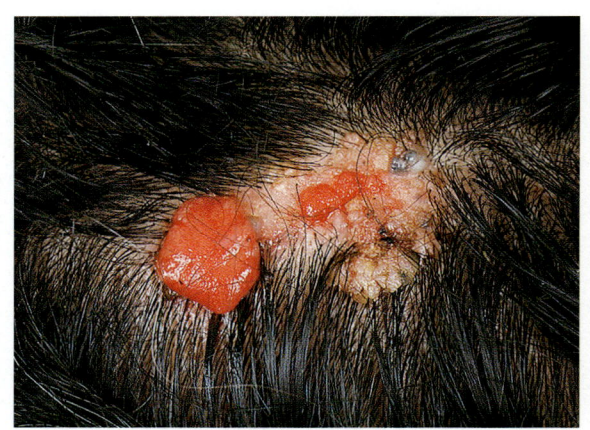

図 16-36　脂腺母斑上の基底細胞上皮腫

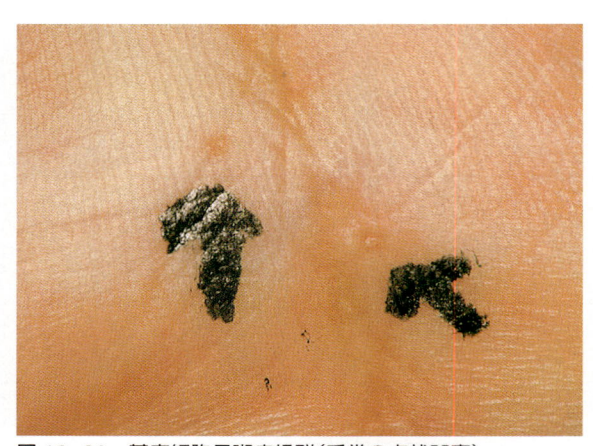

図 16-38　基底細胞母斑症候群（手掌の点状凹窩）

基底細胞母斑症候群
basal cell nevus syndrome

外・中胚葉性の臓器に種々の異常をきたす常染色体性優性遺伝性疾患．親子発生例が多いが，性差はない．母斑症に属し，Gorlin症候群ともいう．

● 症　状
1) 出生時ないし思春期頃より，顔，体幹に小結節が多発．
2) この小結節は基底細胞上皮腫に一致し，のちに局所的に侵襲的となる．
3) 掌蹠の点状凹窩(pitting)．径2～3mm．
4) 下顎骨の多発性囊腫．10歳代に発生．のちに悪性化の可能性あり．
5) その他の合併症．
　a) 両眼隔離，下顎骨突出あり，特異な顔貌を呈する．
　b) 骨の奇形：二分肋骨(40%)など．
　c) 中枢神経：硬脳膜の石灰化，先天性水頭症，脳性麻痺，種々の腫瘍性病変など．
　d) 生殖器：男性では性腺機能低下，女性では両側性卵巣線維腫．

● 治　療
基底細胞上皮腫は切除．小さい基底細胞母斑は凍結療法．顎骨囊胞は摘出した方がよい．

ケラトアカントーマ

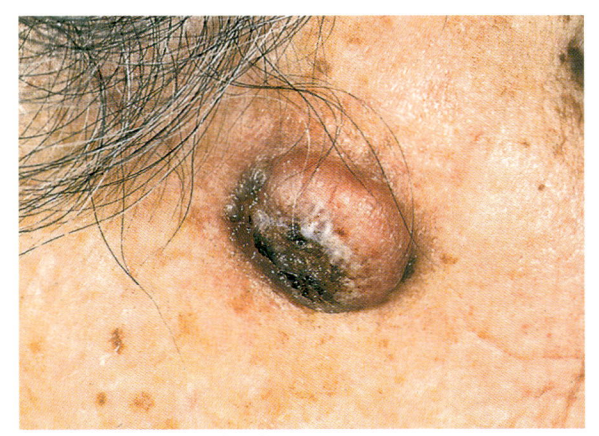

図 16-39　ケラトアカントーマ

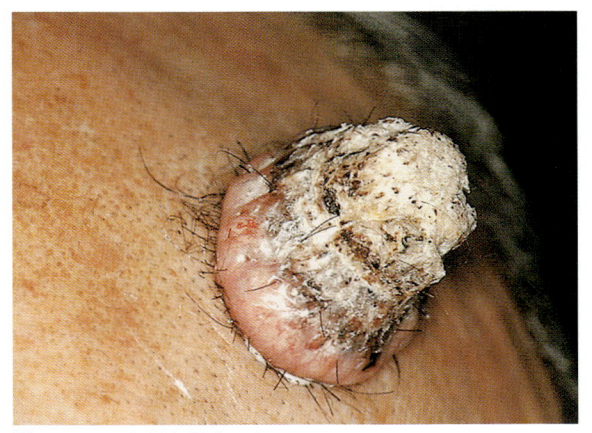

図 16-41　ケラトアカントーマ

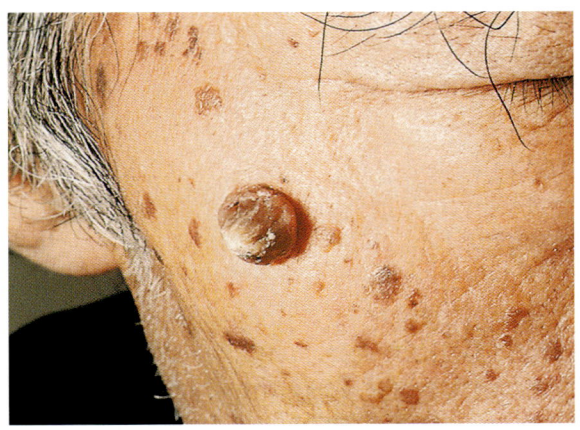

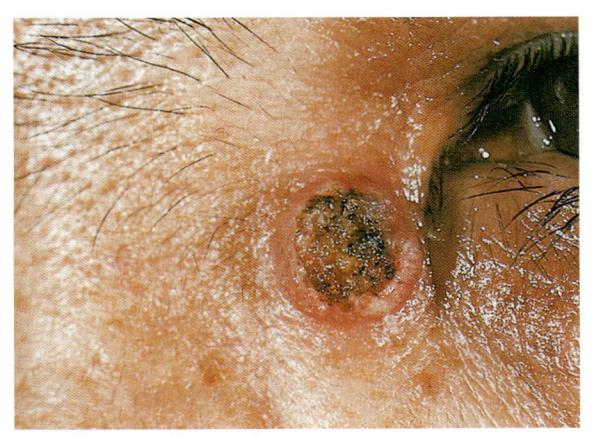

図 16-40　ケラトアカントーマ

図 16-42　ケラトアカントーマ

ケラトアカントーマ　keratoacanthoma

臨床的に有棘細胞癌に似るが自然退縮傾向のある良性の腫瘍性変化で，偽癌症 Pseudocancerose の中に含まれる．

発生頻度は有棘細胞癌の 1/2 〜 1/4．比較的高齢者に多い．外毛根鞘から発生し，まれにヒト乳頭腫ウイルスが証明される例がある．

● 症　状

1）好発部位：顔面，まれに手背．
2）孤立性．
3）半球状の結節として生じ，急速に発育する．
4）一定の大きさ（平均直径 1cm）に達すると発育がとまり，典型的な様相を呈する．
5）腫瘍は境界鮮明，半球状に隆起し，中心は噴火口状となり大きな角栓をいれる．
6）腫瘍の外側縁は正常の表皮でおおわれる．
7）深部には浸潤しない．
8）以後は数ヵ月から数年で瘢痕を残してなおる．

● 特殊なケラトアカントーマ

若年者で家族性に多発するもの（multiple self-healing epitheliomas）．
紫外線照射により発生するもの．

● 鑑別診断

1）有棘細胞癌：腫瘍辺縁と正常皮膚の境は不明瞭．深部に浸潤し，破潰傾向が強い．発育やや遅い．
2）基底細胞上皮腫：弾性硬の小結節が辺縁に集まる．
3）伝染性軟属腫：成人で巨大，孤立性の場合区別が難しい．中心に角化傾向なし．

● 治　療

切除．ときに軟 X 線療法．

日光角化症

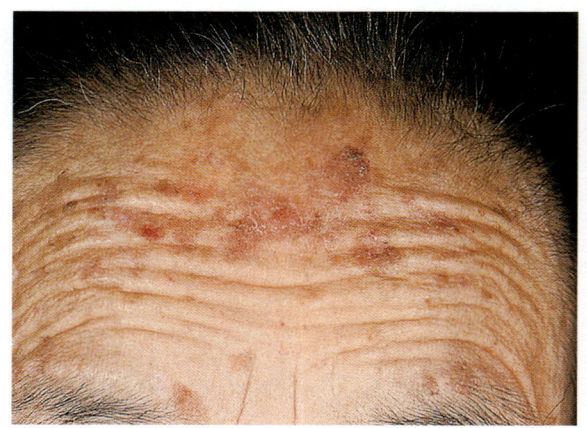

図 16-43　日光角化症（額）

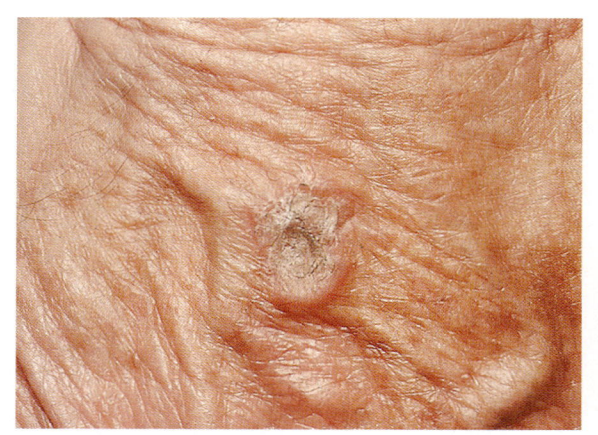

図 16-44　日光角化症（手背）

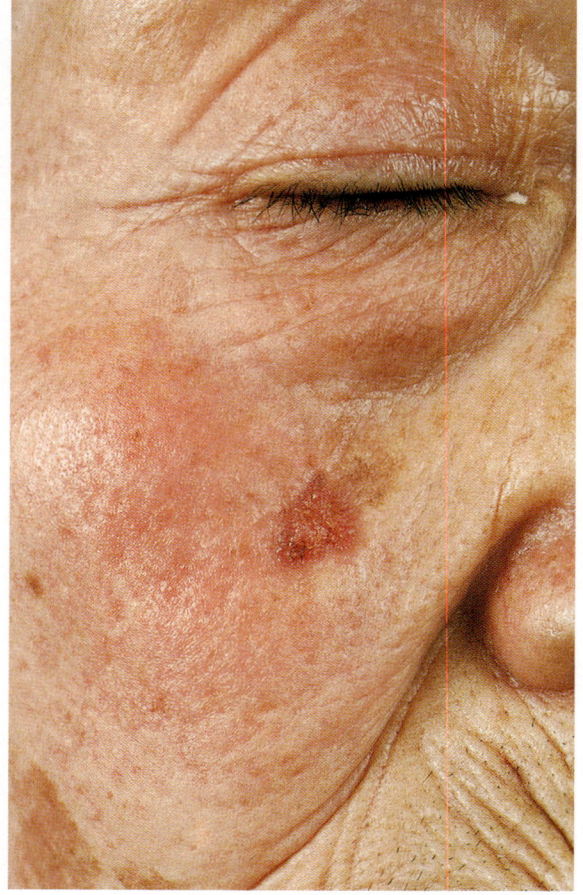

図 16-45　日光角化症

日光角化症
actinic keratosis

紫外線の影響により，真皮結合織の変性性変化を基盤として生ずる皮膚の前癌状態のひとつ．老人性角化腫 keratoma senile ともいう．

● 症　状
1）好発部位：高齢の老人の顔と手背．
2）扁平に隆起した黄褐色（層状の角層による）の局面で，周辺に炎症性の潮紅がある．
3）角化した鱗屑を剝ぐと小さなびらん面がみられる．

● 診断のポイント
1）露光部位．
2）周囲に炎症症状のあるかたい角質増生．
3）組織検査により確定する．

● 病理組織
1）不規則な角質増生，表皮の萎縮と肥厚．
2）角化細胞は異型性を示すが，真皮内に浸潤しない．
3）初期に異型角化細胞は基底層の直上に出現する．
4）表皮内汗管の部分は正常に保たれる．
5）真皮に著しい senile elastosis とリンパ球増殖．
6）ときにボーエン病と同様の細胞異型性を示す（bowenoid type）．

● 日光角化症の悪性化

有棘細胞癌に進展することは非常に少なく，かつ長期間を要する．急速に増大する傾向，中心の臍状陥凹ないし潰瘍化，辺縁の堤防状隆起はその悪性化の徴候である．そのひとつのタイプを epithelioma spinocellulare segregans という．

● 鑑別診断

脂漏性角化症：より乳嘴状に隆起，色が濃く，境界が明瞭．辺縁の炎症症状はない．

● 治　療

切除．5-FU またはブレオマイシン軟膏の外用．

砒素角化症

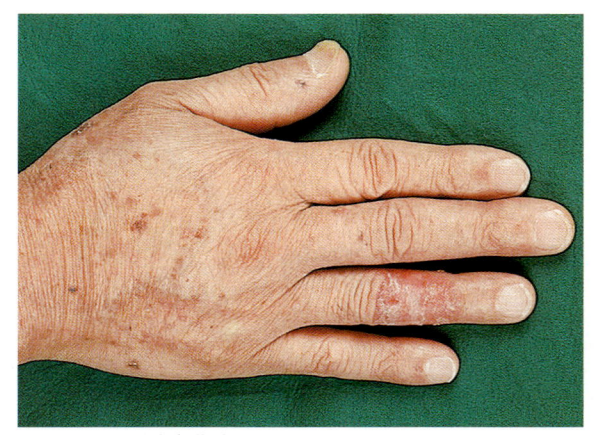

図 16-46 砒素角化症

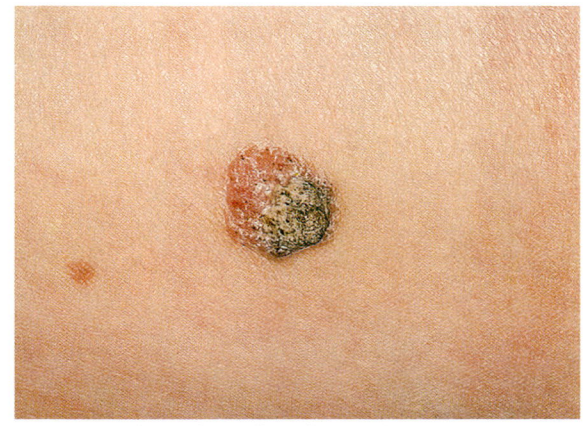

図 16-48 砒素角化症に伴うボーエン病

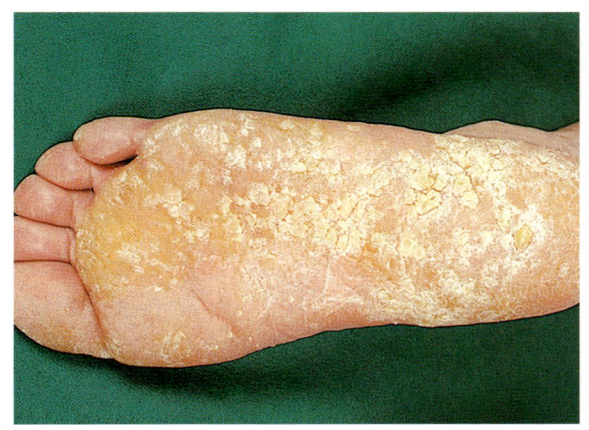

図 16-47 砒素角化症

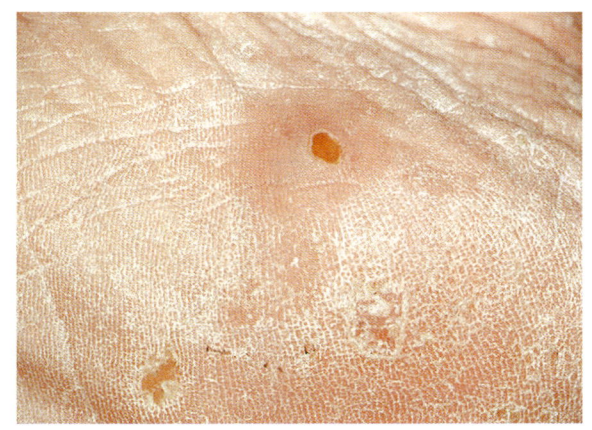

図 16-49 砒素角化症（拡大図）

砒素角化症　arsenic keratosis

無機砒素の慢性中毒は肝癌および気管支癌の原因となる．皮膚においては掌蹠の角化症が特徴的であるが，そのほか多発性ボーエン病，日光角化症と同様の症状を呈する．

● 症　状
1）手背，手掌，足背，足蹠に好発する．
2）手掌と足蹠ではびまん性角質増生があり，触れるとザラザラしている．
3）一部に軽い潮紅，びらんを生ずることがある．
4）掌蹠以外の部位に日光角化症およびボーエン病と同一病変を散在性に生ずる．

● 診断のポイント
1）砒素摂取の既往歴．薬剤としてはホーレル水，アジア丸などの亜砒酸．砒素を含む殺虫剤．数十年前にさかのぼる．
2）日光角化症は手掌，足蹠に生じない．
3）多発性のボーエン病では慢性砒素中毒の可能性がある．

● 病理組織
1）肥厚した表皮内において細胞の異型性が種々の程度に存在する．
2）日光角化症と異なり，異型性は表皮の上層の方に強い．

● 治　療
1）悪性化の徴候があれば切除．
2）5-FUまたはブレオマイシン軟膏の外用．液体窒素圧抵療法．

パージェット病

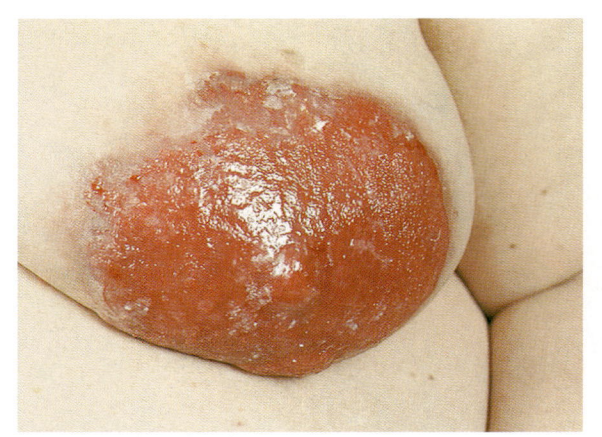

図16-50 乳房パージェット病

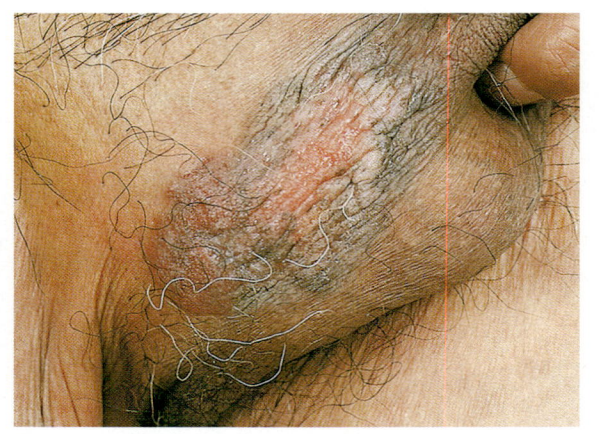

図16-52 乳房外パージェット病

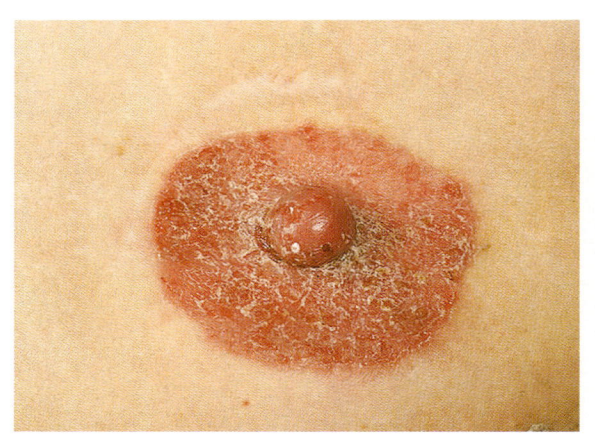

図16-51 乳房パージェット病

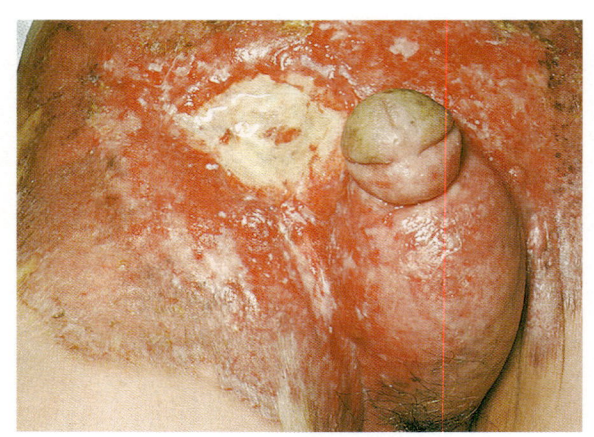

図16-53 乳房外パージェット病

パージェット病　Paget's disease

パージェット病は乳房パージェット病と乳房以外の，すなわち外陰，肛囲，腋窩などの部位のパージェット病に分けられる．

A．乳房パージェット病　mammary Paget's disease
乳腺排出管の癌細胞が乳腺方向と同時に表皮に向かって侵入している状態．すなわち乳管癌の表皮内転移と考えられる．全乳癌の1～4%．
- 症　状
1)乳頭，乳暈を中心に境界鮮明の鮮紅色の局面．
2)湿潤し，痂皮を伴う．
3)乳房内に腫瘤を触れることが多い．
4)腋窩リンパ節に転移する．
- 診断のポイント
1)中年女性，片側性，乳頭を中心とした難治性の湿疹様病変．普通外用療法で2週間以上なおらない時は本症を疑う．
2)両側性の乳房パージェット病はない．
- 治　療

乳癌の処置と同じ，乳房切断術．

B．乳房外パージェット病　extramammary Paget's disease
表皮細胞由来の癌前駆症状(表皮内癌)．肛門粘膜盃細胞の腺癌または膀胱癌が表皮内に入り込んできた場合も類似の症状を呈する(パージェット現象)．60歳以上の男性に多い．
- 症　状
1)好発部位：陰嚢，陰茎，陰唇，恥丘．ごくまれに肛囲，腋窩などアポクリン腺の存在する部位．
2)境界鮮明，鮮紅色，湿潤し，痂皮を伴う斑．かゆみがある．

パージェット病

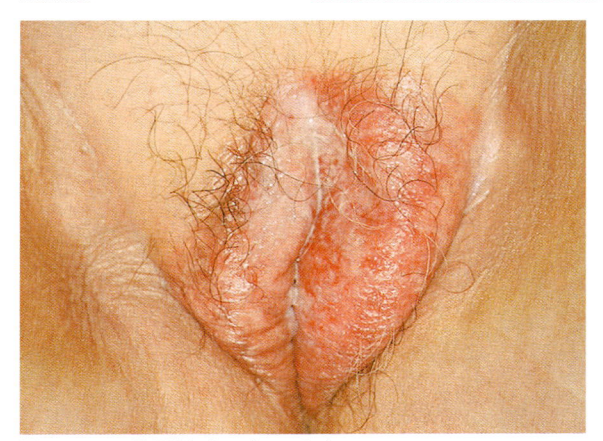

図 16-54　乳房外パージェット病

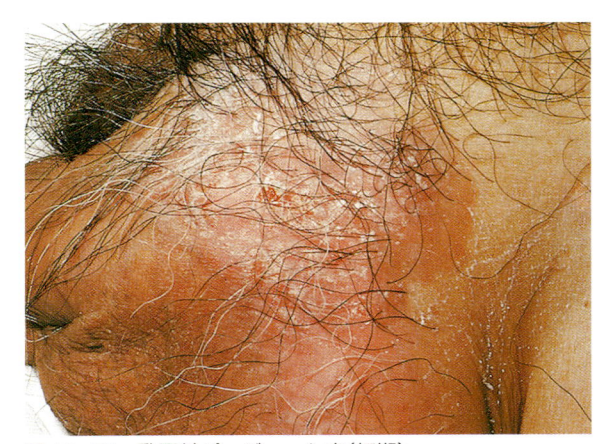

図 16-55　乳房外パージェット病（初期）

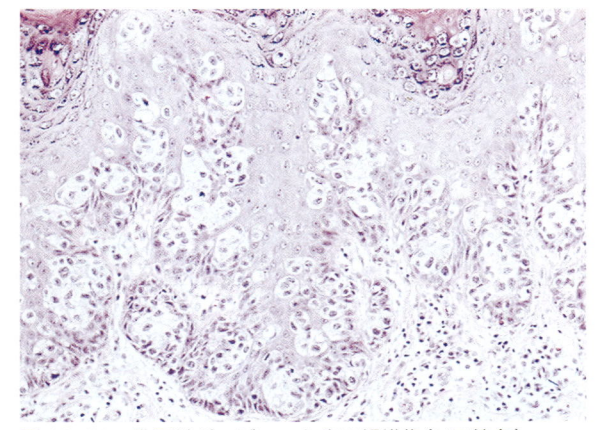

図 16-56　乳房外パージェット病の組織像（HE 染色）

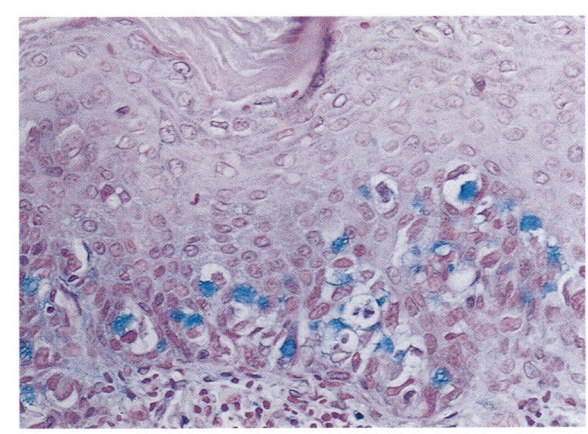

図 16-57　乳房外パージェット病の組織像（Alcian blue 染色）

3）徐々に拡大し，ときに辺縁に脱色素斑および色素沈着を伴う（図 16-52）．
4）長期間存在し，一部に腫瘤または潰瘍を生ずる（図 16-53）．
5）真皮に浸潤し，転移する（パージェット癌）．
6）肛門部パージェット病では下床に浸潤癌を伴うことが多い．

■ 病理組織
1）表皮の下層，毛包，汗管壁にパージェット細胞が個々に，または集合して存在．
2）パージェット細胞は大型，細胞質は空胞化．
3）パージェット細胞はしばしば PAS 陽性，CEA 陽性，Alcian blue 陽性（乳房外）ないし陰性．
4）パージェット現象では CK20 染色陽性．

■ 鑑別診断
1）陰茎，陰唇のボーエン病：臨床症状はほとんど区別できない．組織検査．
2）陰股部では，家族性良性慢性天疱瘡（Hailey-Hailey 病）：汚い暗赤色．寛解，消長あり．離れた病巣の存在．
3）増殖性天疱瘡：湿潤し，汚い黒褐色を呈する表皮の増殖．腋窩などほかの部位にも同様の変化が対称性に存在する（図 10-7）．
4）股部白癬：辺縁に丘疹，膿疱．湿潤せず．白癬菌の証明．

■ 治療
健常皮膚を 3 ～ 5 cm 含めて広範囲切除．植皮．補助的に 5-FU，ブレオマイシン軟膏の外用および軟 X 線療法．

ボーエン病

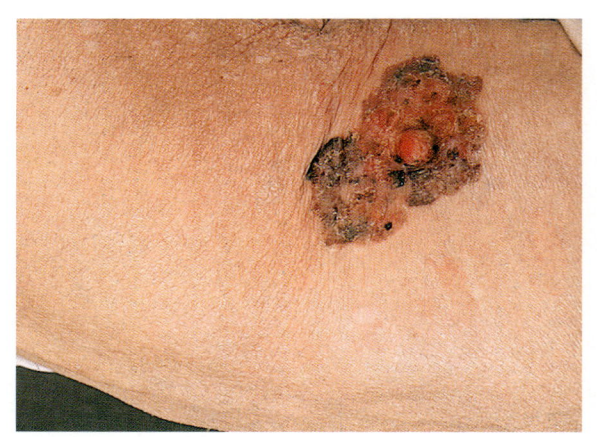

図 16-58　ボーエン病

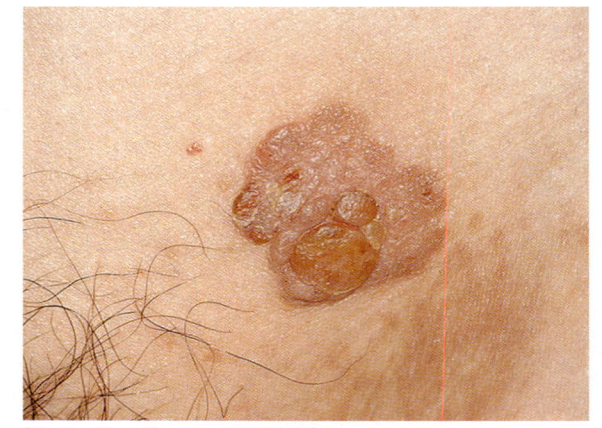

図 16-60　ボーエン病（下腹部）

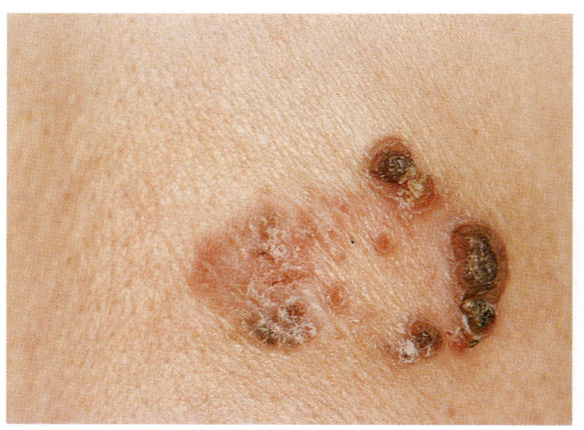

図 16-59　ボーエン病

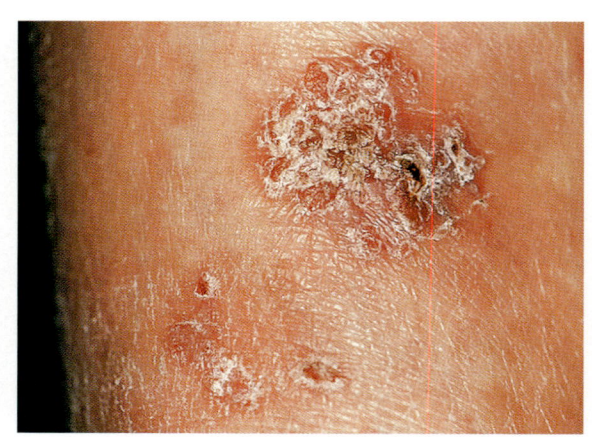

図 16-61　ボーエン病（下腿）

ボーエン病
morbus Bowen

皮膚の前癌症のひとつ．

前癌症 praecancerosis とはある一定の確率をもって，一定期間のうちに癌に発展し得ると予想される臨床的病変のことをいう．

組織学的には癌細胞とみなされる細胞が表皮に留まっているもの（ボーエン病，パージェット病）と，悪性度が Broders 分類の 1/2 度の癌に該当するもの（日光角化症，狭義の白板症）がある．

● 症　状

1）好発部位：体幹，四肢．
2）単発，ときに多発．
3）ほぼ円形ないし円弧状．境界鮮明．扁平に盛りあがった局面．
4）赤褐色ないし黒色．
5）汚い黒褐色の痂皮を有し，これを剥がすと鮮紅色の深い浸潤のある面がでてくる．
6）極めて徐々に拡大．
7）数年から十数年の経過で，一部は有棘細胞癌となり，転移する．

● 病理組織

肥厚した表皮の内で，1）細胞構築の乱れ，2）異常な核分裂像，巨核の細胞（clumping cell），3）異常角化細胞が存在する．基底層はよく保たれる．

組織学的にボーエン病に類似した状態は日光角化症や bowenoid papulosis でみられる．後者は男女外陰部粘膜に生ずる黒褐色，扁平に隆起した米粒大の小結節．臨床的には良性で自然にも消退する（306 頁）．

● 診断のポイント

1）腫瘍よりは黒褐色の痂皮を有する炎症性疾患を思わせる．慢性の湿疹様病変が普通の外用療法で 2 週以上なおらない時は本症を疑う．
2）組織検査が必要．

ボーエン病

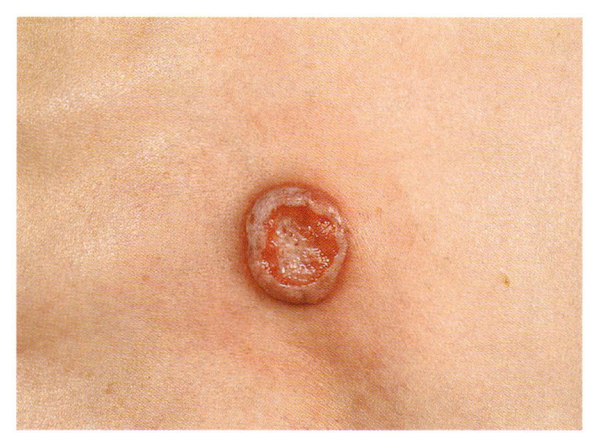

図 16-62　ボーエン病

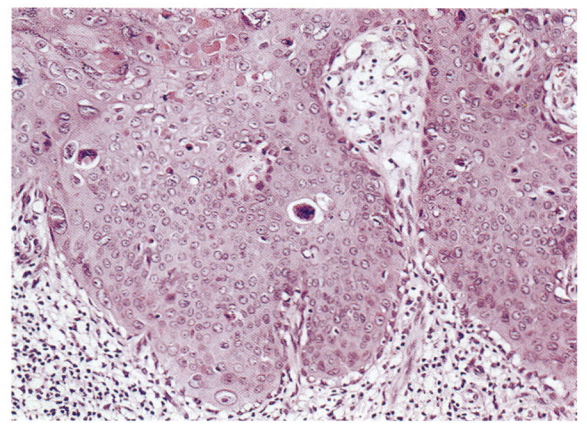

図 16-64　ボーエン病の組織像

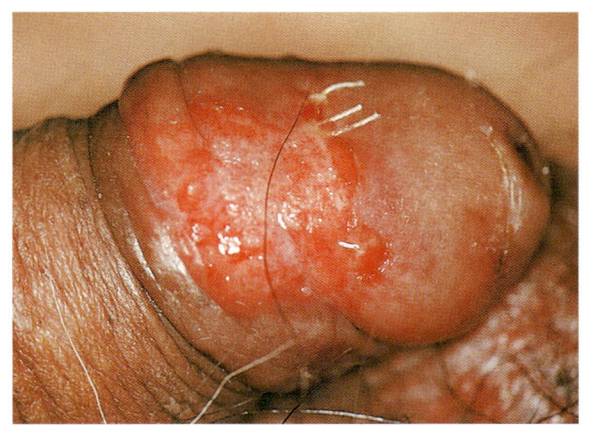

図 16-63　紅色肥厚症

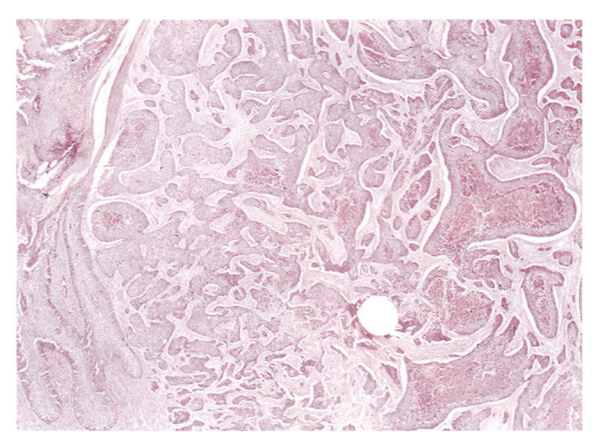

図 16-65　ボーエン癌の組織像

3）口腔粘膜，男女外陰部のボーエン病を紅色肥厚症 erythroplasia（Queyrat）という．病変は境界鮮明な暗赤色，ビロード様光沢のある，盛りあがらない斑．皮膚のボーエン病に比してより悪性．早期に有棘細胞癌を生ずる（図 16-63）．
4）ボーエン癌（図 16-62）はボーエン病時代の細胞の特徴を保ったままリンパ節に転移する．真皮内では表皮から離れ，島状に表皮細胞巣が存在する．臨床的には辺縁で特に浸潤が強く，中央が潰瘍化することが多い．
5）多発性のものでは慢性砒素中毒の可能性が強く，内臓悪性腫瘍を合併する率が高い．すなわち系統的発癌性疾患の皮膚表現（デルマドローム）といえる．

● 鑑別診断
1）表在性基底細胞上皮腫：体幹に多発，淡褐色ないし淡紅色，一部に萎縮性瘢痕がある．普通は組織学的にのみ鑑別可能．
2）尋常性狼瘡：中心部に萎縮性瘢痕．
3）クロモミコーシス：不規則な角質増殖，一部に黒色点状変化の存在．菌要素の証明．
4）悪性黒色腫ないし悪性黒子：黒色変化の強いボーエン病では鑑別の難しいことがある（274 頁，表 11）．
5）尋常性乾癬：銀白色の鱗屑の性状．

● 治　療
切除．5-FU，ブレオマイシン軟膏．

白板症

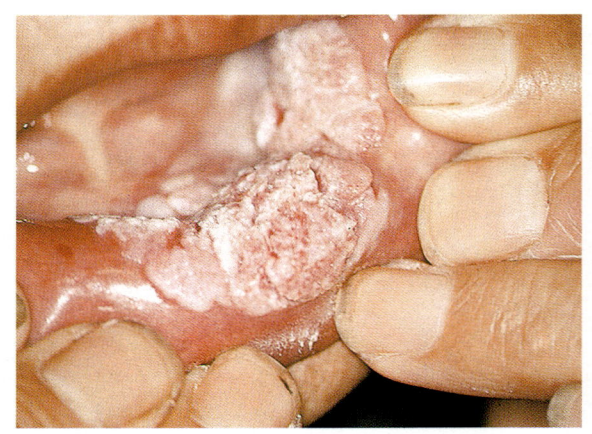

図 16-66　白板症

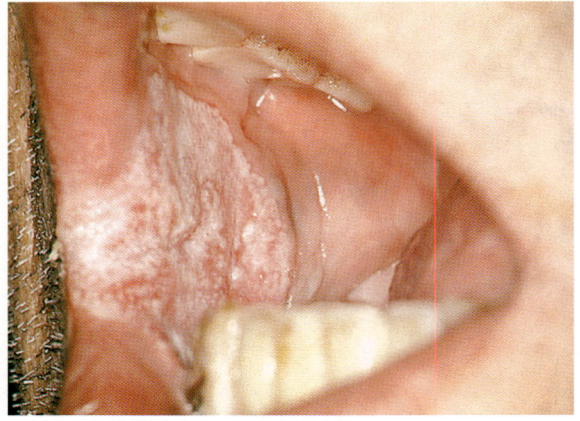

図 16-68　白板症（後口角部白板症）

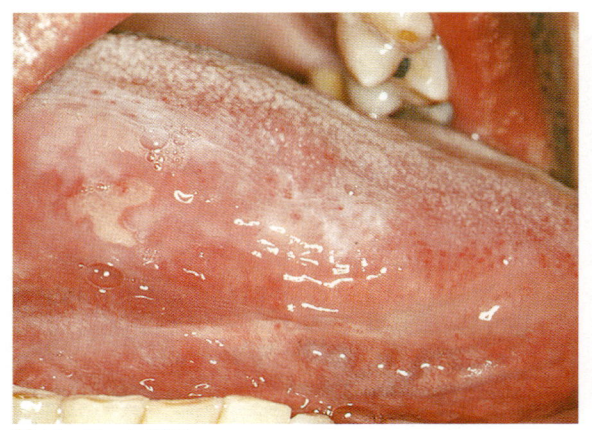

図 16-67　白板症

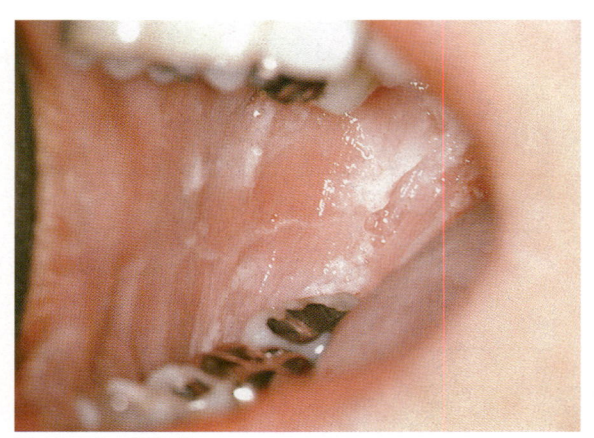

図 16-69　白板症

白板症　leukoplakia

正常では角化していない粘膜上皮が角化する状態を白板症という．臨床的には粘膜の白色の角化性局面で，ほとんど隆起しない斑から，疣状に盛りあがるもの，びらん，皸裂を生ずるものまで，いろいろである．

A．特発性の白板症
先天的に母斑の性格をもった口腔粘膜の角化異常症．
例：遺伝性白色角化症 hereditary leucokeratosis, hereditary intraepithelial dyskeratosis, pachyonychia congenita, Zinsser-Fanconi 症候群.

B．症候性の白板症
種々の粘膜疾患の部分として二次的に上皮角化をきたすもの．
例：扁平苔癬，慢性肥厚性カンジダ症，梅毒性間質性舌炎など．この中には前癌状態となるものがある．

C．白色角化症　leukokeratosis
外部からの刺激によるもの．粘膜固有層には変化がなく，上皮の肥厚と角質の形成があるもの．
例：後口角部の白板症，歯，義歯の刺激による白板症，ニコチン性白色角化症など．

D．前癌状態としての白板症

● 診断のポイント
1）白板症のすべてが癌となるものではない．
2）舌の側面，舌下面，口底の白板症は癌化しやすい．
3）癌化の徴候は疣状ないし乳嘴状の隆起，病変の中にびらんを生ずる時．
4）病巣が平滑でも悪性のことがあり，いつも組織検査が必要である．

有棘細胞癌

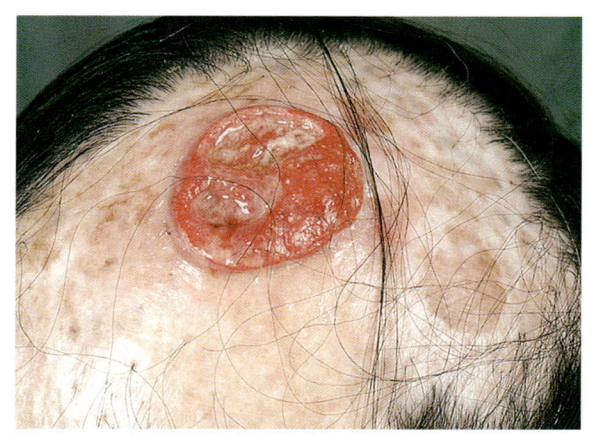

図 16-70　有棘細胞癌（熱傷瘢痕より発生）

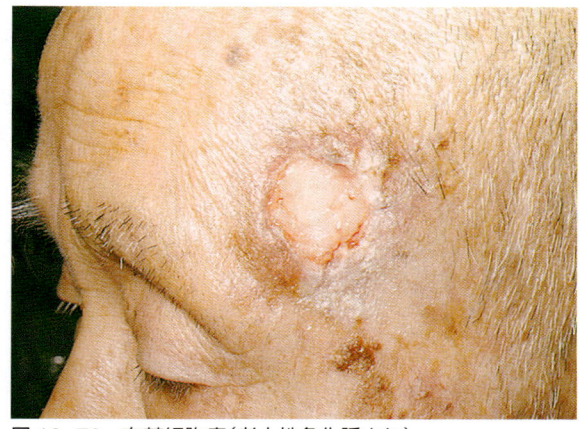

図 16-72　有棘細胞癌（老人性角化腫より）

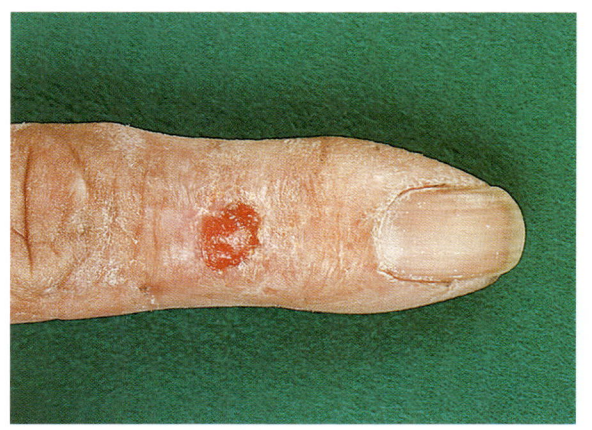

図 16-71　有棘細胞癌（慢性放射線皮膚炎より）

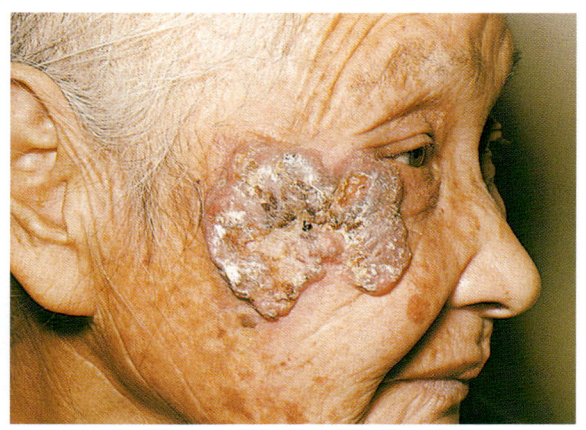

図 16-73　有棘細胞癌

有棘細胞癌
squamous cell carcinoma, spinalioma

皮膚癌には表皮の癌（有棘細胞癌），皮膚付属器の癌（汗腺癌，脂腺癌）および他臓器の癌の皮膚転移とがある．有棘細胞癌は一見正常の皮膚の上に突然あらわれることはむしろ少なく，表皮の慢性の栄養障害をきたす先行病変の上に発生する場合が多い．

● 癌の発生母地
1）癌前駆症：老人性角化腫，白板症，ボーエン病，パージェット病．
2）広義の癌前駆症：熱傷瘢痕，慢性放射線皮膚炎，色素性乾皮症，砒素角化症，尋常性狼瘡，慢性膿皮症，慢性円板状エリテマトーデス，先天性表皮水疱症，外陰萎縮症，扁平苔癬．

● 診断のポイント
1）上記の発生母地があれば大いに参考になる．
2）顔，手背に単発．
3）急速に増大する結節，難治性の潰瘍，花キャベツ状増殖，悪臭．
4）広基性で外方に増殖する場合は毛包から生じたものが多い．
5）口唇癌：パイプ常用者，下口唇に好発．
6）陰茎癌：包茎の人．包皮内板，亀頭，冠状溝に乳頭状の増殖．
7）所属リンパ節のかたい腫脹．
8）確診は病理組織所見による．

● 治　療
健常皮膚を 1 ～ 2 cm 含めて切除．
切除不可能な場合は放射線療法を行なう．化学療法薬（ブレオマイシン，ペプレオマイシン）の全身投与，局注は，腫瘍の縮小効果を示すが根治的ではない．

転移性皮膚癌

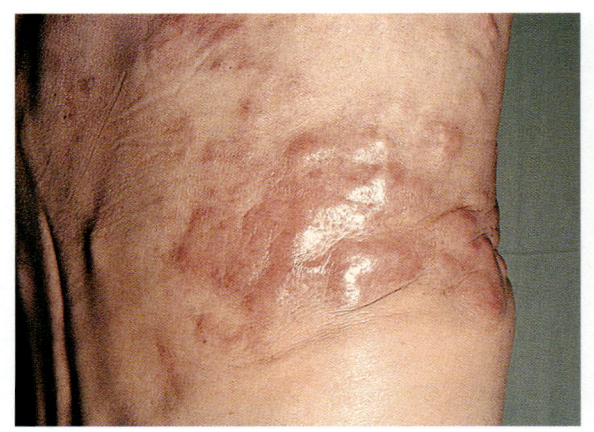

図 16-74　鎧状癌（胃癌）

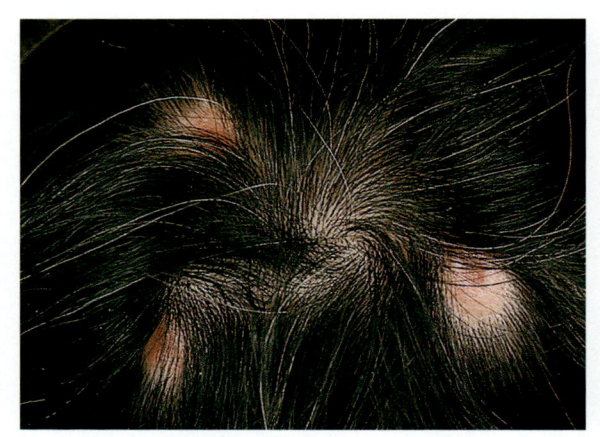

図 16-75　腫瘍性脱毛症（乳癌）

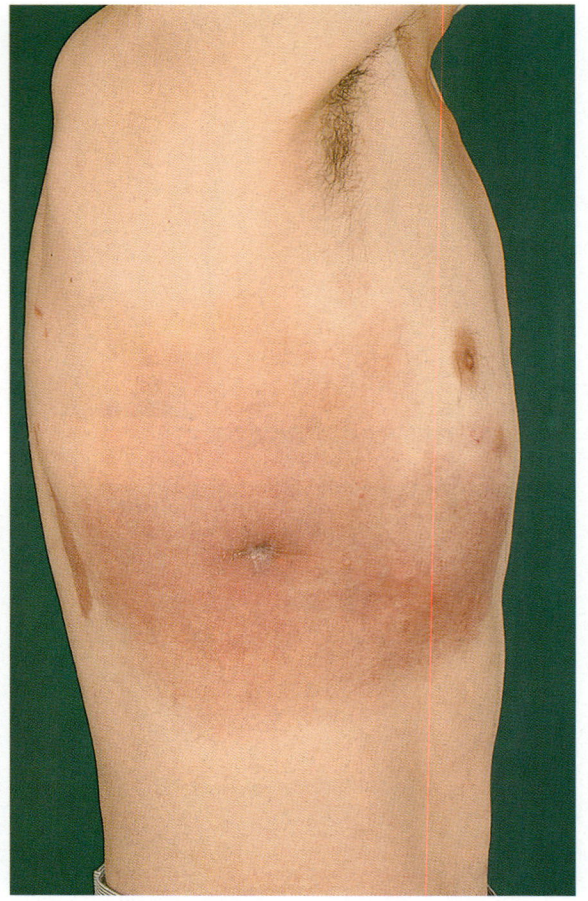

図 16-76　丹毒様癌（肺癌）

転移性皮膚癌
metastatic carcinoma

内臓癌が連続性，リンパ行性および血行性に皮膚に転移した状態．原発巣は胃癌，乳癌が多い．皮膚転移の症状が原発巣の発見に先行することも少なくない．頻度は内臓悪性腫瘍全体の3～4％．

症　状
1）転移の経路により異なる．
2）浸潤潮紅局面，結節，硬結，腫瘤の形が多い．
3）炎症症状を欠く．
4）特殊なタイプとして
　①丹毒様癌 carcinoma erysipelatodes：癌細胞がリンパ管栓塞をきたし，次いで周囲組織に浸潤．浮腫，潮紅，出血性水疱など丹毒に似た臨床像を呈する．主として胸，頸部に生じ，乳癌，次いで甲状腺癌，耳下腺癌に多い．
　②鎧状癌 cancer en cuirasse, Panzerkrebs：癌細胞が膠原線維間に一列索状に浸潤し，線維化を起こす．板状硬結をきたし，鎧に似る．胸部では乳癌，腹部では消化器癌，外陰部では性器癌の局所性転移による．
　③表皮向性癌 epidermotropic carcinoma：癌細胞が主に表皮内に浸潤するタイプ．乳房パージェット病や肛門周囲の乳房外パージェット病がこれに相当する．乳癌．
　④血管拡張性肉芽腫様：易出血性，赤色調の腫瘤．絨毛上皮腫および hypernephroma．
　⑤腫瘍性脱毛症 alopecia neoplastica：径 1cm 内外の脱毛斑．皮内に硬い結節を触れ，一部に軽い炎症性の潮紅がある（図 16-75）．乳癌が多い．

悪性黒色腫

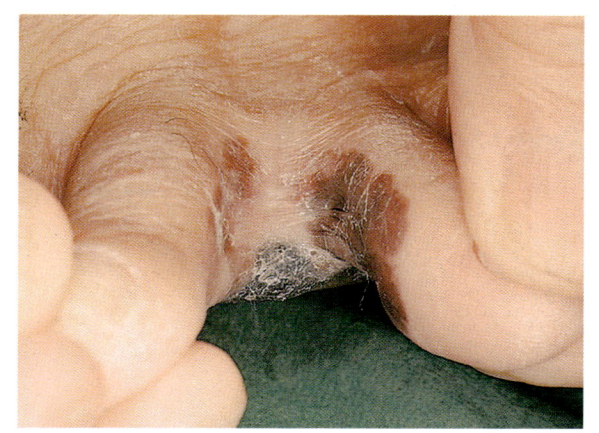

図 16-77　悪性黒色腫（趾間）

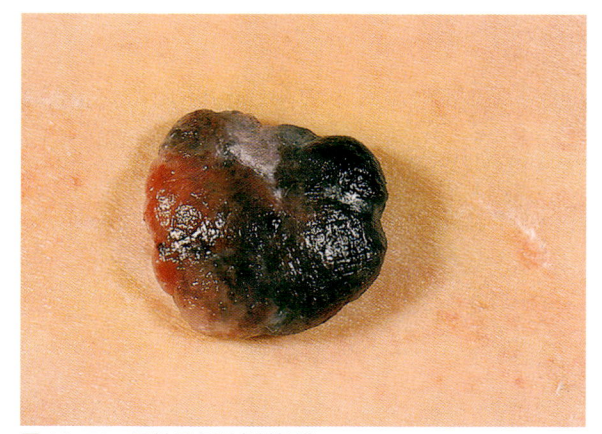

図 16-79　悪性黒色腫（結節型）

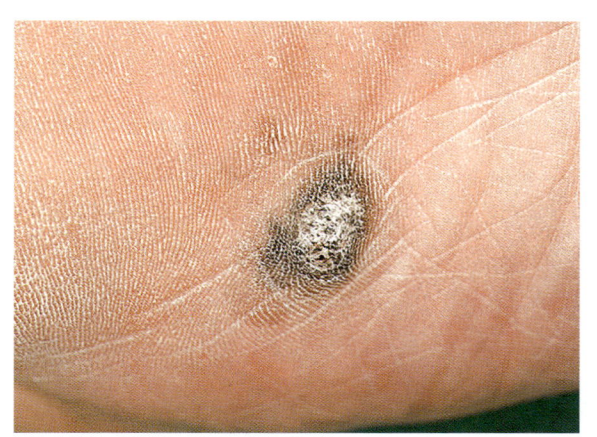

図 16-78　悪性黒色腫（足蹠）

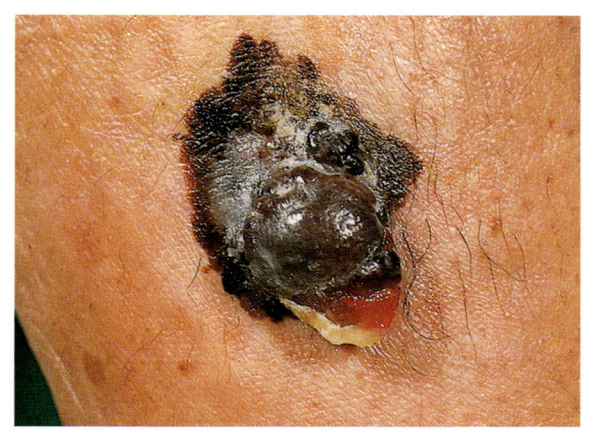

図 16-80　悪性黒色腫，表在性拡大型（下腿）

悪性黒色腫
malignant melanoma

メラノサイトより出るもっとも悪性の腫瘍．比較的はやくリンパ行性および血行性に肝，肺，腎，脳などの遠隔部位に転移する．

悪性黒色腫は，1）一見正常の皮膚から突然，結節状に，2）母斑細胞母斑から，3）黒褐色の色素斑（黒色癌前駆症 melanosis circumscripta praecancerosa または悪性黒子 lentigo maligna）の上および，4）色素性乾皮症，Werner 症候群などの病巣から発生する．青色母斑から生ずるものは非常にまれ．若い人にもある．

● 症　状
1) 好発部位：どこにでも生じ得る．特に足蹠，爪の周囲，下肢，老人の顔．
2) 病型
  ① 結節型 nodular melanoma：濃青色ないし黒色の腫瘤．まれに色素なし（amelanotic melanoma）．急速に発育，増大．経過中に出血傾向のあるびらん，のちに潰瘍．
  ② 悪性黒子型 lentigo maligna melanoma：濃淡不整の黒褐色の斑の中に黒色腫瘤を生ずる．発育は遅く，予後比較的良好．
  ③ 表在性拡大型 superficial spreading malignant melanoma：扁平隆起性の黒褐色局面が徐々に拡大し，易出血性の黒色腫瘤を形成．
  ④ 足底，爪甲下，粘膜の悪性黒色腫 PSM-melanoma：日本人に多い．この部位の黒褐色斑が拡大し，黒色腫瘤を生ずる．進行がはやく予後は悪い．
3) 転移：腫瘍の周囲の皮膚に衛星状，所属リンパ節，血行性．

● 診断のポイント
1) 急速に増大する傾向．
2) 不平等な黒色調ないし黒色のしみ出しのある腫瘤．

悪性黒色腫

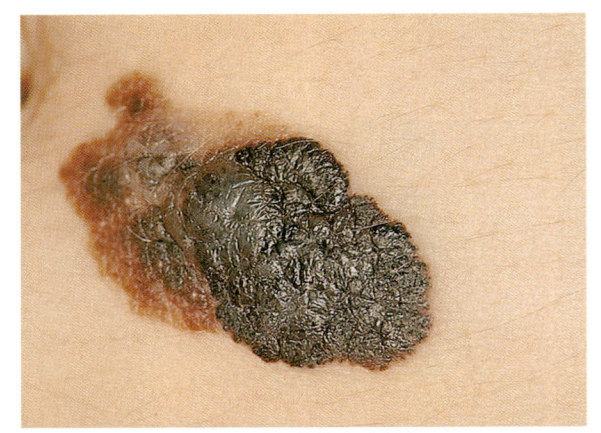

図 16-81　悪性黒色腫，表在性拡大型（腹）

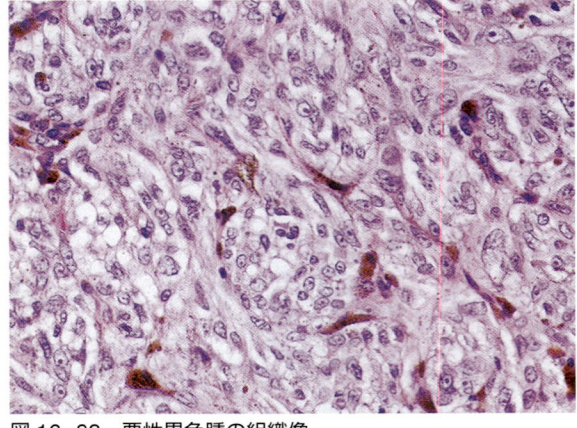

図 16-83　悪性黒色腫の組織像

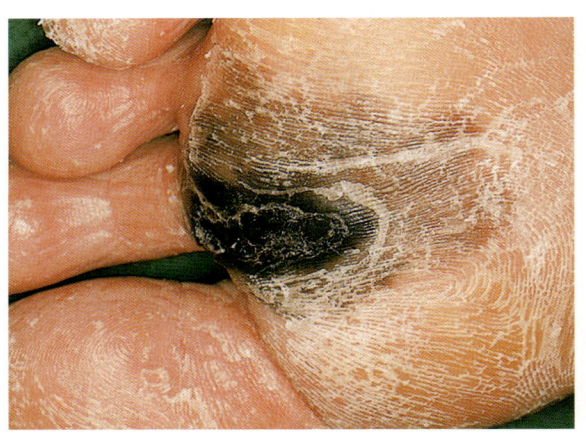

図 16-82　悪性黒色腫

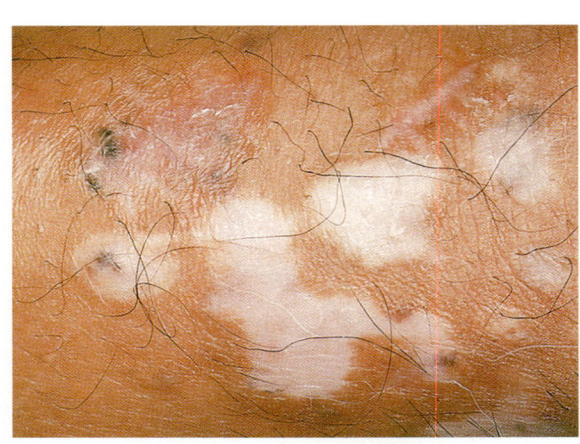

図 16-84　悪性黒色腫の転移と自然治癒後の白斑

● **鑑別診断**：表 11
● **治　療**
腫瘍の厚さが 1.5 mm 以下の早期（10 年生存率 76％ 以上）に診断することが重要．病期別治療原則に従って切除，リンパ節郭清，化学療法を行なう．

表 11　悪性黒色腫の鑑別診断

	老人	成人	小児	顔	被覆部位	掌蹠	口腔	発育迅速	炎症	潰瘍
悪性黒色腫	++	+	+ 獣皮様母斑	+	+	++	+	++	++	+
血管拡張性肉芽腫	+	++	+	++	+	++	++	++	++	−
皮膚線維腫	+	++	−	−	++	−	−	−	−	−
基底細胞上皮腫	++	−	−	++	+ 表在性	∓	−	∓	±	++
ボーエン病	++	−	−	±	++	∓	+	∓	±	∓
脂漏性角化症	++	±	−	++	++	−	−	−	−	−
悪性血管内皮細胞腫	+	∓	−	++ （頭）	∓	−	∓	+	−	+

汗管腫

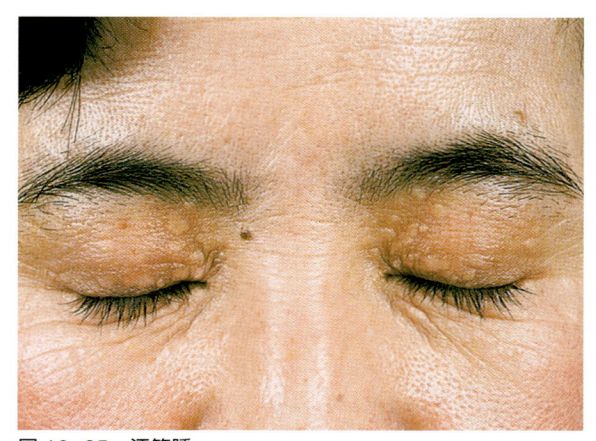

図 16-85　汗管腫

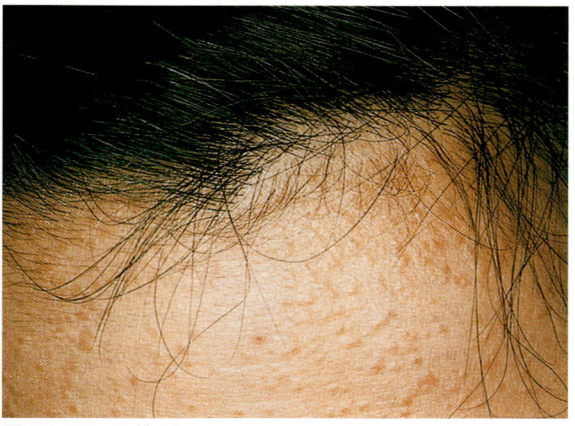

図 16-87　汗管腫

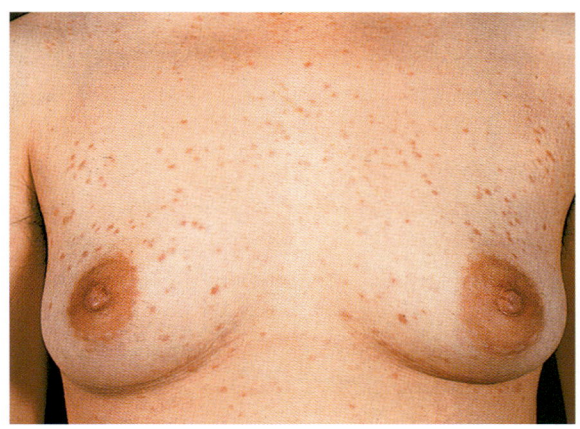

図 16-86　汗管腫

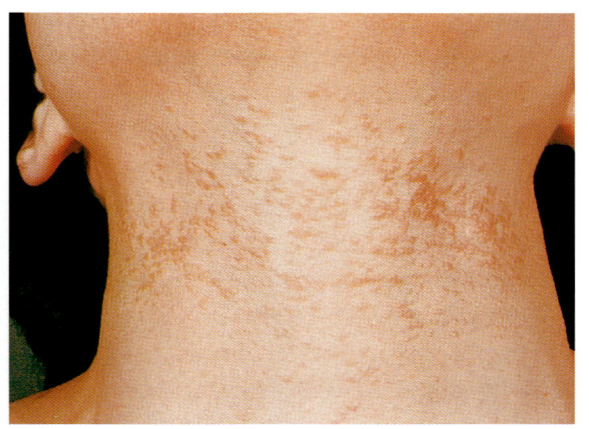

図 16-88　汗管腫

汗管腫　syringoma

エクリン汗管の非腫瘍性，奇形性の増殖であり，いわゆる汗管腫瘍のうちもっとも普通にみられる．女性に多く，症状は思春期後に発現する．

症　状
1) 好発部位：眼瞼，前胸部，次いで額，頸，腹部，ときに肘窩，大腿．
2) 左右対称性，散在性に多発する．
3) 半米粒大，ほぼ常色ないし淡褐色の表面よりわずかに盛りあがる小結節．
4) かゆみはない．
5) まれに孤立．巨大型．家族的発生．

診断のポイント
1) 対称性に多発する，淡褐色の小結節．
2) 丘疹のようにみえるが，炎症症状，かゆみはない．
3) 組織学的には真皮中層に不規則円形ないしオタマジャクシ型のエクリン汗管の断面が多数みられる．この上皮性胞巣は互いに連続し，1本の管として表皮につながる．胞巣の周囲には弾力線維を欠く．

鑑別診断
1) 扁平疣贅：非対称性，いくつかの発疹の融合傾向（Köbner 現象）．手背にあるか鱗屑がみられれば扁平疣贅．
2) 眼瞼では顔面播種状粟粒性狼瘡(129頁)：炎症性の潮紅，狼瘡結節．
3) 嚢腫状腺様上皮腫(259頁)：顔の中心に多い．より大型で硬い．
4) 稗粒腫(256頁)：より小型．角質物質を圧出できる．

治　療
液体窒素を試みる．CO_2 レーザー．

皮膚線維腫

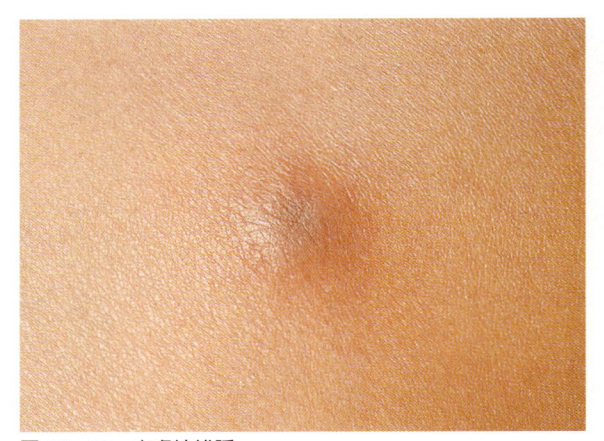

図 16-89　皮膚線維腫

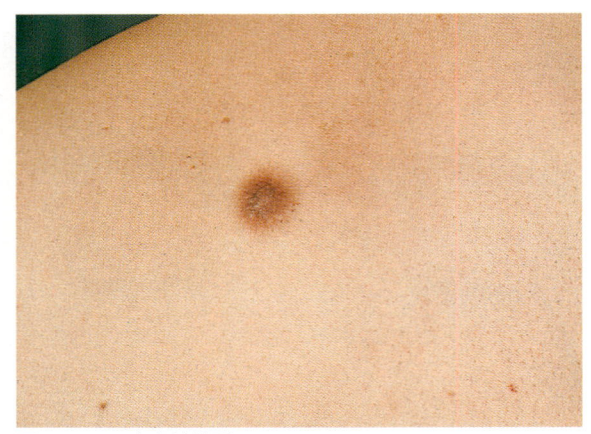

図 16-91　皮膚線維腫

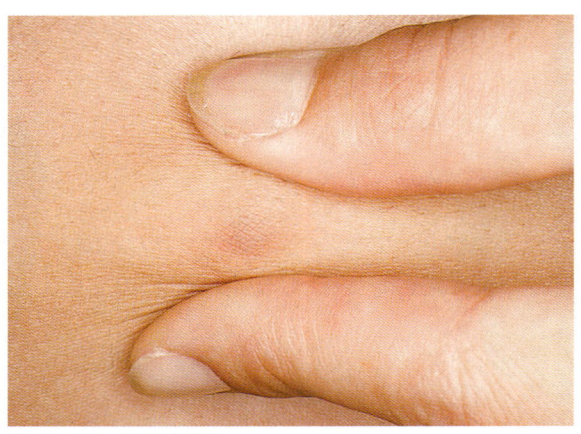

図 16-90　皮膚線維腫

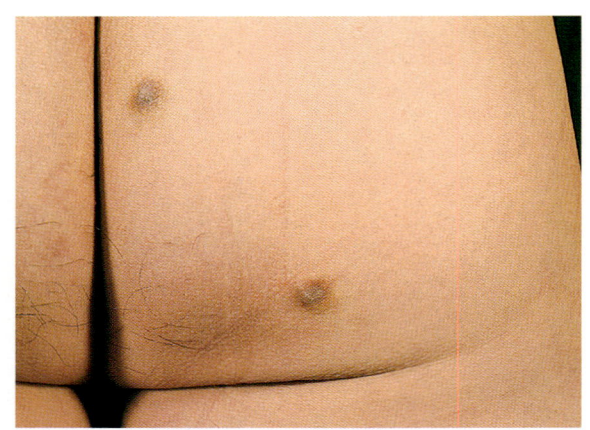

図 16-92　皮膚線維腫

皮膚線維腫
dermatofibroma, nodulus cutaneus

皮膚(真皮)の結合織要素の限局性の反応性増殖であり,真の腫瘍ではない.細胞成分の多いもの(組織球腫 histiocytoma)から,線維成分の多いものまで種々の程度のものがある.わずかな外傷が誘因となると思われる.小児にはまれ.

●症　状
1) 好発部位:掌蹠を除く四肢,体幹.
2) 孤立性,ときに数個.
3) 大きさ:直径 1cm 以下.
4) 円形,境界鮮明,皮表よりわずかに隆起する,皮内のかたい結節.
5) 表面は淡褐色ないし黒色を呈する.
6) 発育は緩徐,一定の大きさに達するともはや変化しない.

●診断のポイント
1) 皮膚の浅い部分にボタンを入れた感じの腫瘤(図 16-90).
2) やや赤味を帯び,やわらかく,半球状に近く盛りあがるものは細胞成分が多い組織球腫.
3) 表面の褐色調は病巣の上の表皮の肥厚とメラニン色素の増加による.ときに病巣内のヘモジデリンの沈着(硬化性血管腫).
4) Cushing 症候群では皮膚線維腫が多発することがある.

●鑑別診断
黒色を呈する腫瘤の鑑別(表 11).

●治　療
切除.ただし悪性化せず,しかも自覚症状がないので放置して差し支えない.長期間には自然退縮もあり得る.

軟線維腫・線維性軟疣

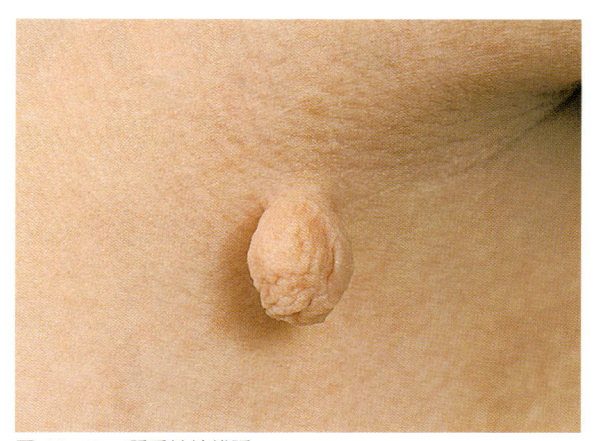

図 16-93　懸垂性線維腫

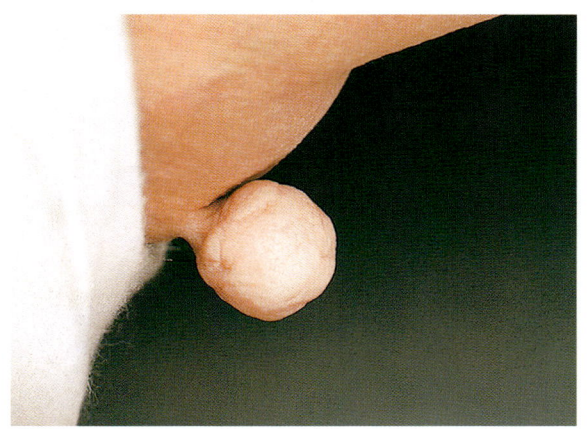

図 16-94　懸垂性線維腫

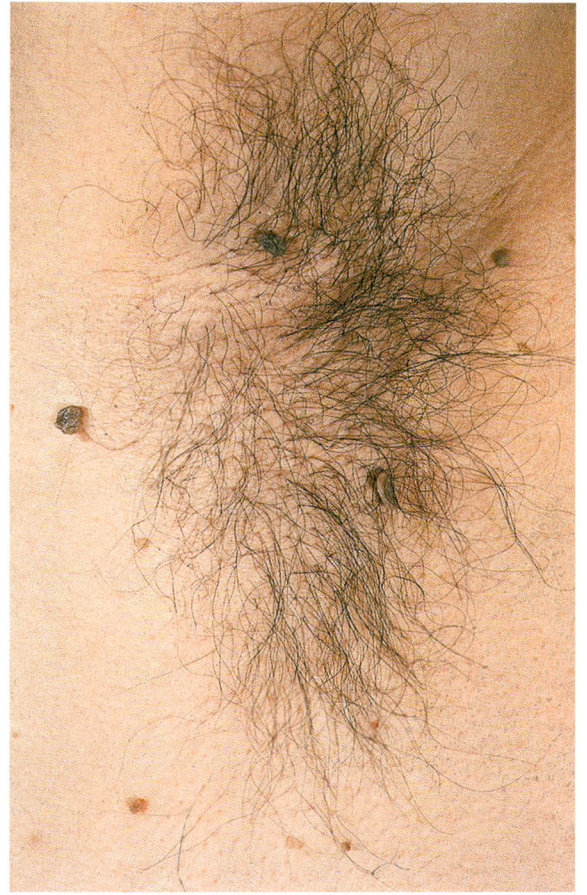

図 16-95　線維性軟疣

軟線維腫
fibroma molle, soft fibroma

ほぼ正常な皮膚組織からなるやわらかい腫瘤で，しばしば皮膚面から垂れ下がるので懸垂性線維腫 fibroma pendulum ともいう．

● 症　状
1）好発部位：腋窩，鼠径部，大陰唇．
2）正常表皮でおおわれる半球状ないし有茎性の腫瘤．
3）ときに数十 cm の長さに垂れ下がる．
4）表面の色は常色，しわが多い．
5）やわらかい．

● 治　療
茎部を電気凝固．

線維性軟疣
acrochordon

一種の老人性変化または多発性の小さな軟線維腫と考えられる．肥満した中年女性の腋窩（図 16-95），側頸部にみられる．skin tag ともいう．

● 症　状
1）好発部位：腋窩，側頸部，胸．
2）やわらかい糸状の結節で，皮膚表面から 2mm ほど垂れ下がる．多発性．
3）常色ないし淡褐色．
4）Bourneville-Pringle 母斑症に合併する．
5）大腸ポリープないし大腸癌および糖尿病との合併率が高いといわれるが特異的ではない．

● 治　療
必要があれば電気凝固．

ケロイド

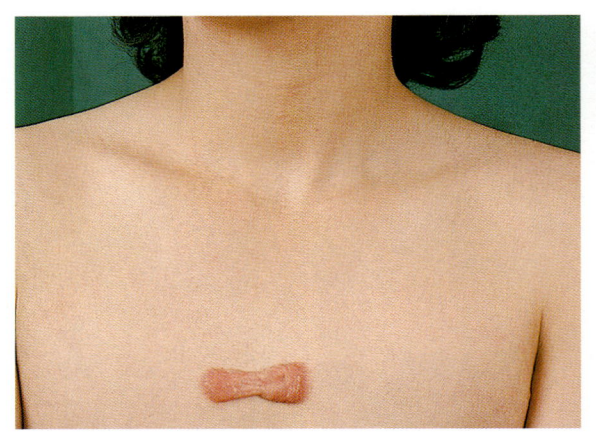

図 16-96　特発性ケロイド

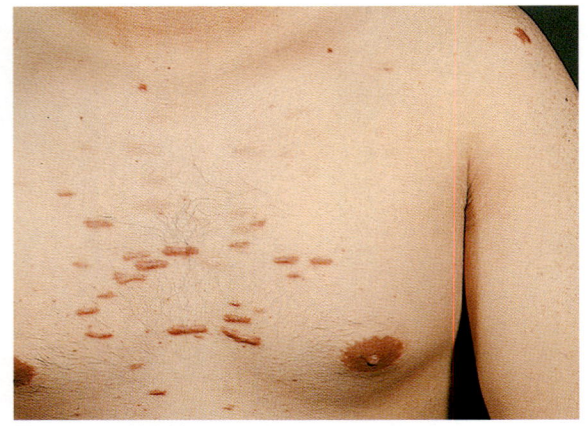

図 16-98　特発性ケロイド

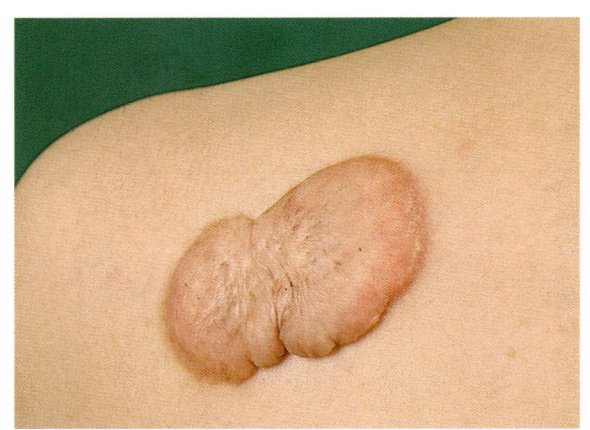

図 16-97　瘢痕ケロイド

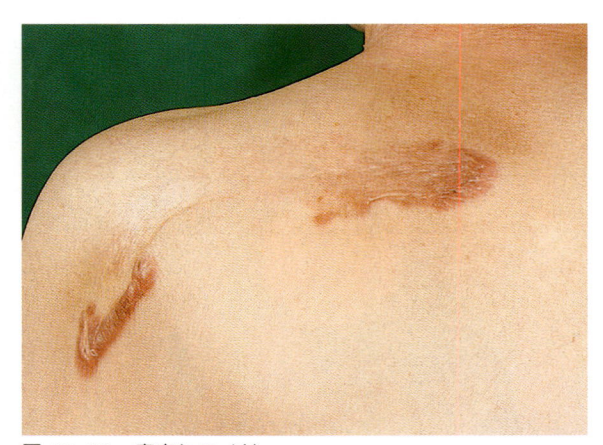

図 16-99　瘢痕ケロイド

ケロイド keloid

皮膚に瘢痕ができる場合，結合織の再生力がその目的をこえている時は，もとの傷よりも大きく腫瘤状に盛りあがることがある．これを特発性ケロイド spontaneous keloid という．

ケロイドには，手術創，切傷，熱傷，種痘，BCG 接種，痤瘡などの瘢痕に引き続いて起こる瘢痕ケロイド scar keloid と胸骨部に自然に発生する特発性ケロイド Spontankeloid がある．しかし両者は区別できないことが多い．

ケロイドに対して肥厚性瘢痕 hypertrophic scar は熱傷のあとにみられるように，受傷範囲をこえず，ある大きさに達すると発育がとまり 6 ヵ月頃から退縮する．

● 症　状
1）好発部位：前胸，上腕，肩，顔など下に骨のある部分．
2）扁平板状ないし半球状に盛りあがり，かたい．
3）下床とはよく動く．
4）境界は鮮明．
5）表面は平滑，光沢があり，ときに毛細血管拡張をみる．
6）徐々に側方に進行，中央部はむしろ扁平化（図 16-99）．
7）ときに側圧痛およびかゆみがある．

● 治　療
1）スポンジ圧迫による保存療法が第一．
2）副腎皮質ステロイド薬の外用（ODT）または局注．
3）トラニラスト内服．
4）ときに切除して放射線照射．

線維腫類

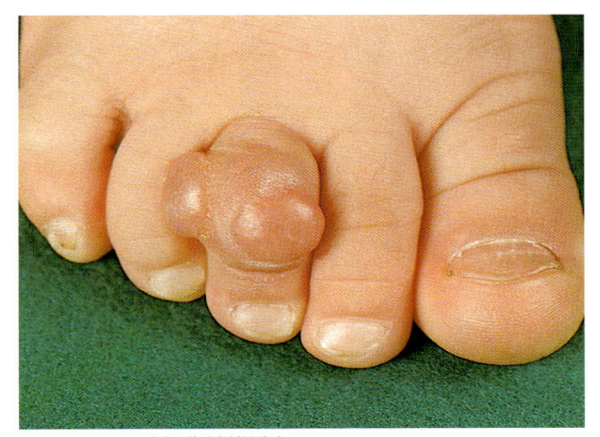

図 16-100　小児指線維腫症

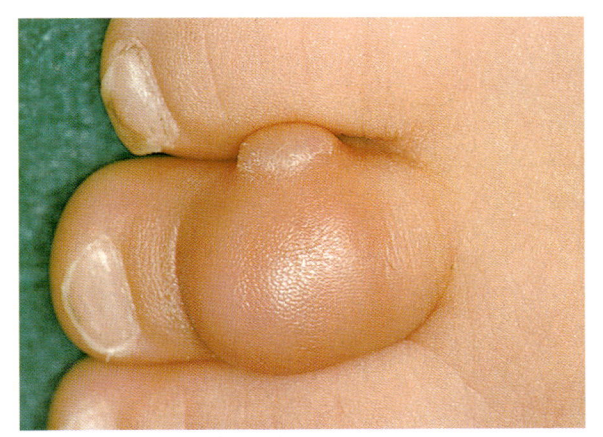

図 16-101　小児指線維腫症

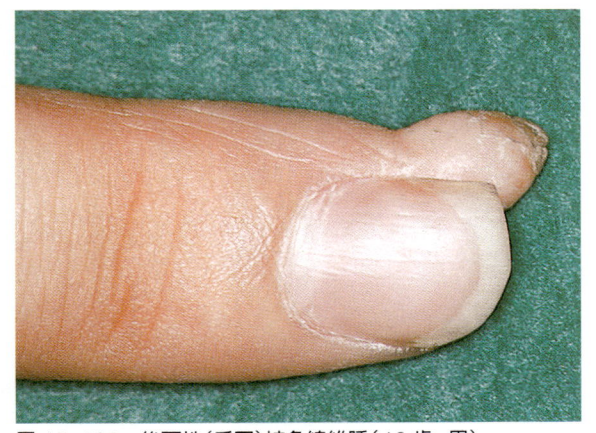

図 16-102　後天性（爪囲）被角線維腫（12歳，男）

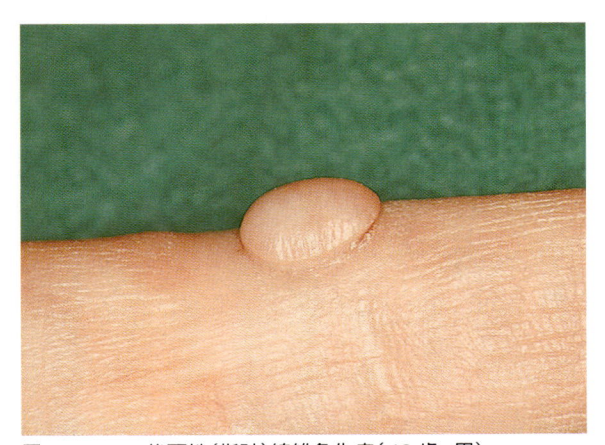

図 16-103　後天性（指趾）線維角化症（43歳，男）

小児指線維腫症
infantile digital fibromatosis

幼児，小児の指趾に生ずる特殊な線維腫．

● 症　状
1）好発部位：足趾（2〜5趾）．母指，母趾には生じない．
2）多くは増大する暗赤色の腫瘤．
3）再発傾向．
4）悪性化，特に転移はない．
5）組織像：表皮は角質増殖，表皮肥厚，顆粒層の肥厚．真皮に豊富な膠原線維の増殖．細胞質内に3〜10μm，好酸球の封入体を証明，巨細胞が混在．

● 治　療
切除して植皮．

後天性（指趾）被角線維腫
acquired (digital) fibrokeratoma

指の側面に好発する線維腫の一種．

● 症　状
1）好発部位：指の側面．
2）境界鮮明に，広基性ないしドーム状に隆起する．
3）かたい．
4）頂上に角質増生の部分がある．

● 治　療
切除．

● 鑑別診断
1）小児では過剰指．
2）粘液嚢腫：指の背面に多く，嚢胞状にみえる（256頁）．

隆起性皮膚線維肉腫

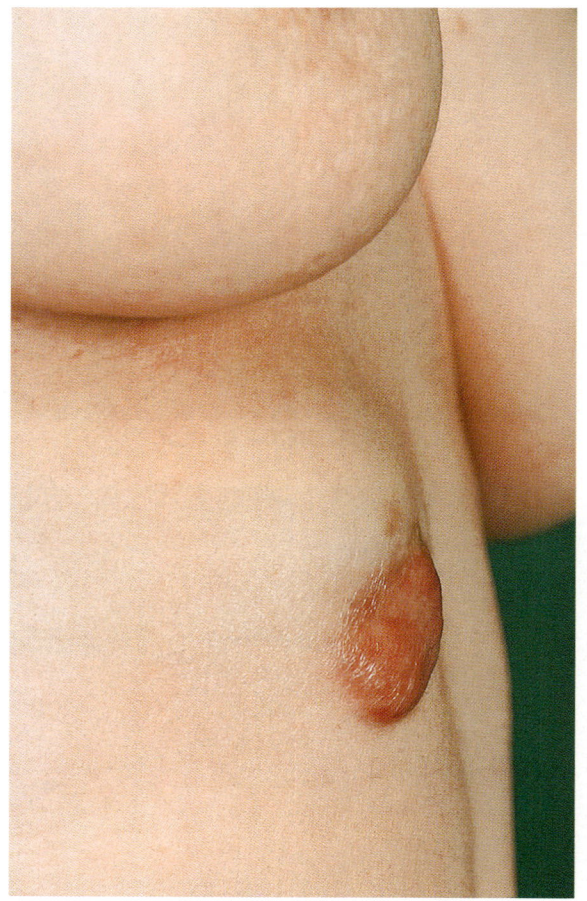

図 16-104　隆起性皮膚線維肉腫

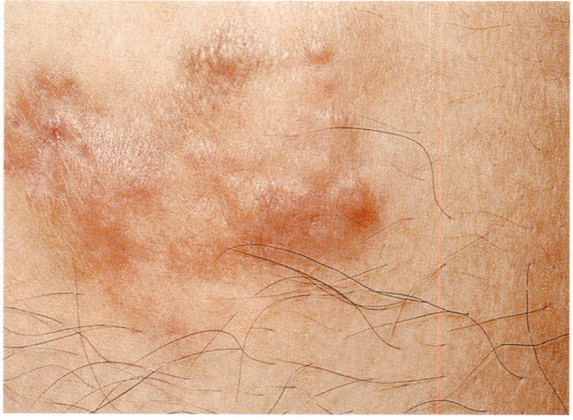

図 16-105　隆起性皮膚線維肉腫

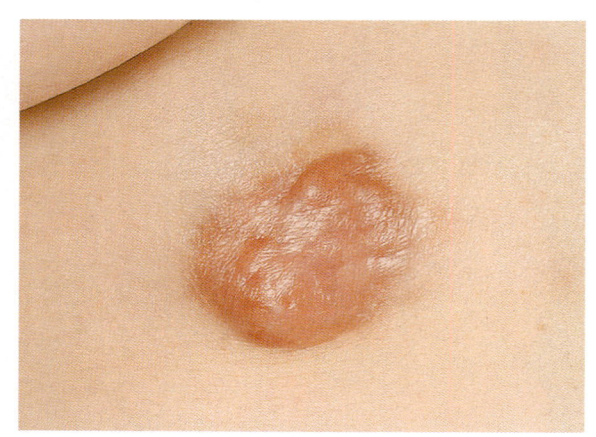

図 16-106　隆起性皮膚線維肉腫

隆起性皮膚線維肉腫
dermatofibrosarcoma protuberans

真皮から脂肪組織にかけての線維芽細胞の浸潤性，破壊性の増殖．皮膚線維腫 dermatofibroma と線維肉腫 fibrosarcoma の中間に位置する．転移はまれであるが局所的に再発傾向が強く，臨床的には悪性腫瘍として取り扱う．
成人男性に多い．

● 症　状
1）好発部位：体幹および体幹に近い四肢．
2）多くは単発，ときに多発．
3）はじめ皮内から皮下にかけて，ある広がりをもった局面として生ずる．
4）やがて局面内にかたい結節ができ，表面が凹凸となる．
5）表面の色は赤褐色を呈する．
6）下床に対して可動性．
7）経過は緩慢，まれに転移（肺，リンパ節）．
8）切除後数ヵ月で手術創より再発しやすい．

● 病理組織
線維芽細胞様の腫瘍細胞は束状または渦巻状に配列する．特に線維性の部分を中心として核が放射状に並び，車軸像をつくる特徴がある．
腫瘍細胞は浸潤性に拡大するが，異形性は少なく，より分化した線維肉腫の像を呈する．

● 診断のポイント
発育の遅い，皮下の硬結．表面不整．

● 鑑別診断
1）ケロイド：表面平滑．
2）皮膚線維腫：小，円形，表面褐色．
3）線維肉腫：発育急速，表面潰瘍化の傾向あり．

● 治　療
健常皮膚を十分に含めて広範囲に切除，植皮する．

多発性細網組織球症

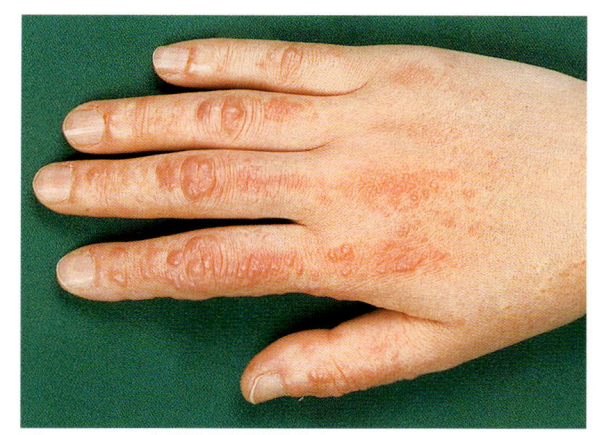

図 16-107　多発性細網組織球症

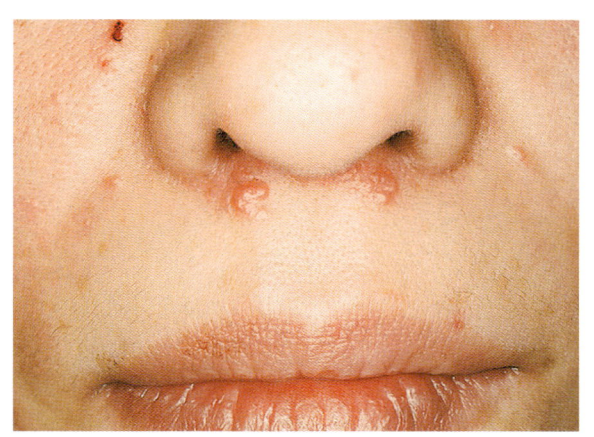

図 16-108　多発性細網組織球症

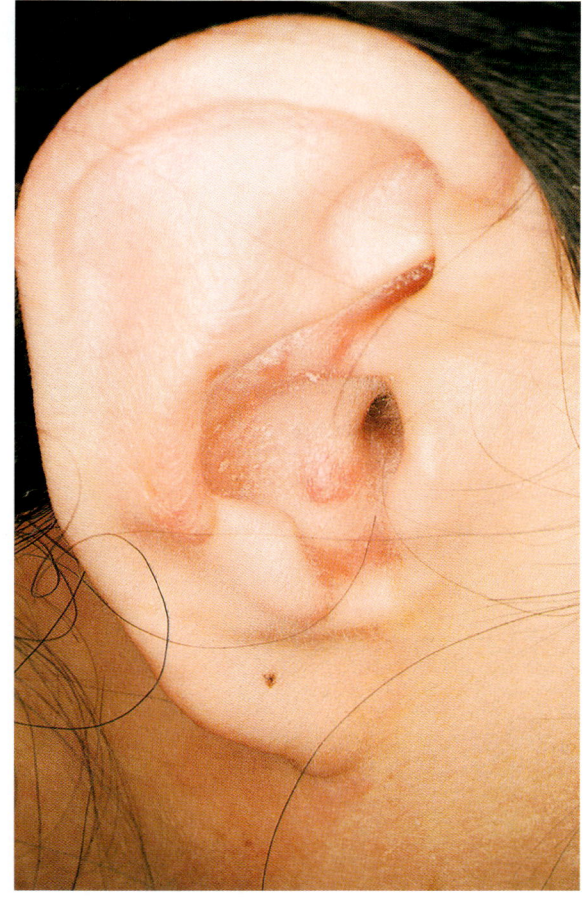

図 16-109　多発性細網組織球症

多発性細網組織球症
multicentric reticulohistiocytosis

特有な多核巨細胞を有する肉芽腫性反応が主として皮膚，粘膜，関節に生ずる全身性疾患．成人．

症　状
1）好発部位：顔（耳，鼻の周囲），手，指の関節背面．ときに口腔および鼻粘膜．
2）径数 mm〜数 cm，半球状に隆起する小結節．
3）多発性，一部融合する．
4）弾性硬，境界鮮明，淡褐色ないし淡紅色．
5）かゆみを伴う．
6）合併症．
　①関節症状：四肢の関節の圧痛，腫脹，自発痛が必発する．関節の骨破潰（75％），関節滑膜に皮膚と同様の特異な細胞の浸潤．
　②リンパ節，筋，心内膜，肝，肺にも細胞の浸潤がある．ただし臨床症状を起こすことはまれ．

病理組織
皮膚の結節は特有な組織球性細胞の密な増殖よりなる．この細胞はエオジン好性，スリガラス様の原形質を有し，単核ないし多核の巨細胞を含む．エステラーゼ染色陽性．
電顕でバーベック顆粒が証明されることがある．

診断のポイント
1）関節痛を伴う多発性の小結節．
2）内臓悪性腫瘍の存在に注意．

若年性黄色肉芽腫

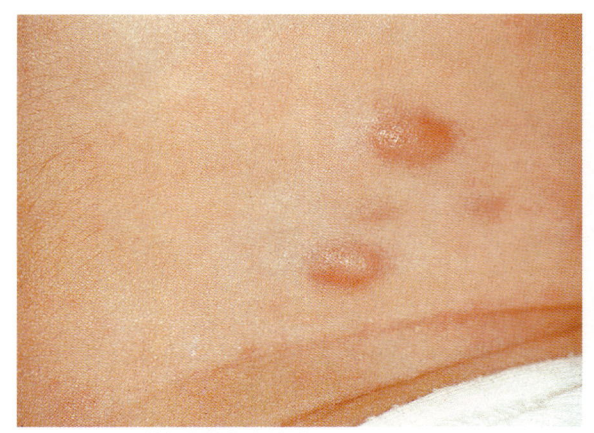

図 16-110　若年性黄色肉芽腫

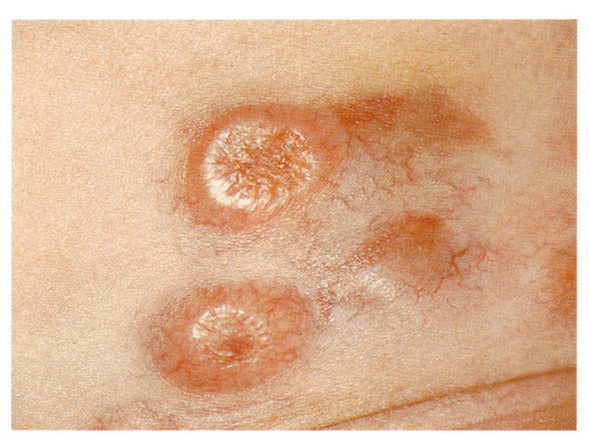

図 16-111　若年性黄色肉芽腫

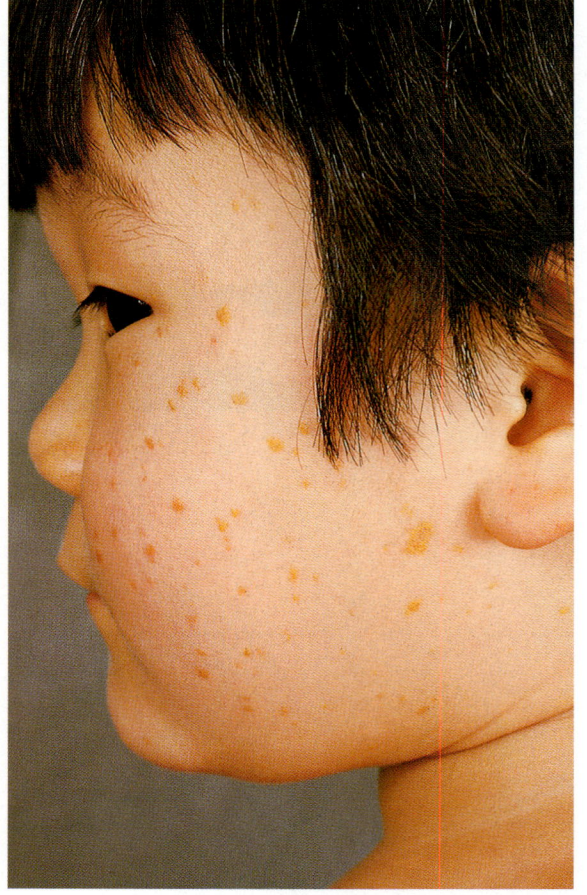

図 16-112　若年性黄色肉芽腫（Langerhans 細胞組織球症）

若年性黄色肉芽腫
juvenile xanthogranuloma

母斑性の性格をもつ，正脂血症性黄色腫．出生時よりあるか，生後間もなく発生，自然退縮の傾向がある．母斑性黄色内被腫 naevoxanthoendothelioma ともいう．

● 症　状
1）好発部位：被髪頭部，顔．ときに体幹，四肢にも多発する．
2）数は 1 個から数百個までさまざまである．
3）半球状に隆起した結節，粟粒大から指頭大．
4）はじめ淡紅色，やがて黄色調を帯びる．
5）古いものは黄色ないしオレンジ色で，表面にわずかなしわがある（図 16-111）．
6）数年の間に軽い萎縮を残し，または完全に消退する．
7）合併症状：眼症状（虹彩の肥厚，混濁，前房内出血，緑内障）およびカフェオレ斑，すなわち von Recklinghausen 病．

● 病理組織
脂質を含む組織球，Touton 巨細胞および炎症性細胞からなる肉芽腫．

● 診断のポイント
1）新生児〜幼児．
2）黄色調のある半球状に隆起した小結節．
3）血清脂質に変化なし．

● 鑑別診断
1）Hand-Schüller-Christian 病：体幹，四肢のほか腋窩，膝窩，肘窩など屈曲部に半球状隆起，黄色調の小結節（図 16-112）．脂質を含む組織斑のほか好酸球増多．骨特に頭蓋の変化．尿崩症．眼球突出．肝脾腫．
2）色素性蕁麻疹：扁平，ダリエ徴候．

リンパ球腫

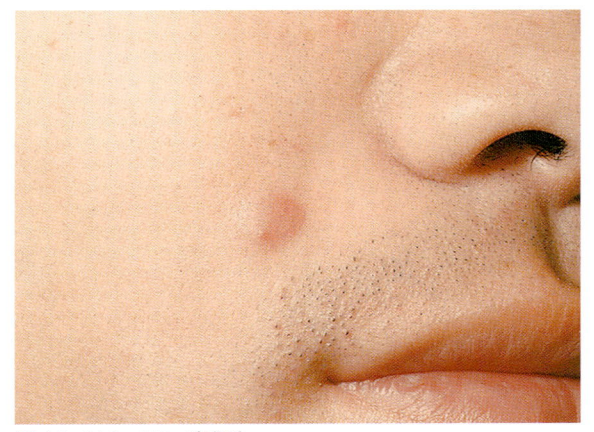

図 16-113　リンパ球腫

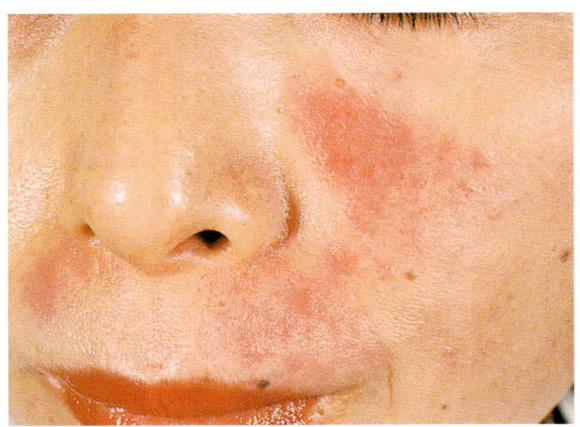

図 16-114　リンパ球腫

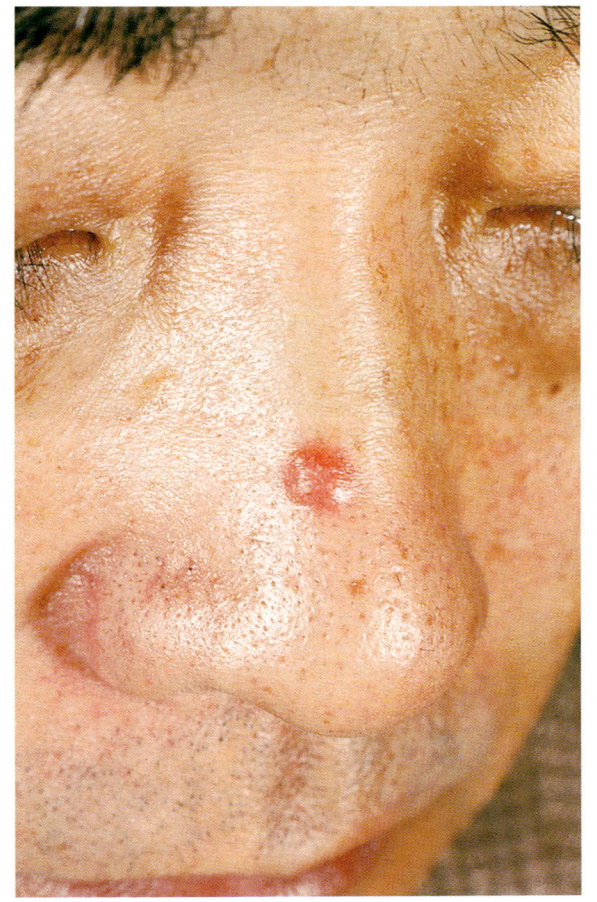

図 16-115　リンパ球腫

リンパ球腫　　　　　　　　lymphadenosis benigna cutis

皮膚のある範囲に限局したリンパ球の反応性増殖．周囲組織に対して浸潤，破壊しないので真の腫瘍ではない．リンパ濾胞を形成する場合と，ほとんどリンパ球だけからなる場合とがある．虫刺され(Ixodes)のあとに生ずることもあるが，多くは原因不明．lymphocytoma cutis, Lymphoplasie der Haut, Spiegler-Fendt の類肉腫と同じ．

● 症　状
1）好発部位：顔，特に耳と鼻．
2）普通は単発，まれに多発．
3）扁平ないし半球状に盛りあがったやわらかい結節，指頭大まで．
4）淡紅色ないし青味を帯びた赤色．

● 診断のポイント
1）顔に単発する半球状，淡紅色腫瘤で潰瘍とならない．
2）表皮の変化（鱗屑など）を伴わない．
3）臨床像は粟粒型，扁平浸潤型，皮下型などの亜型があるので，組織検査が必要．

● 鑑別診断
1）多型日光疹：病巣は顔に多発し，より多型性．発疹の消長がややはやい．表面に鱗屑．日光光線との関係が認められれば確実．
2）顔の好酸球性肉芽腫 eosinophilic granuloma of the face：臨床的にはほとんど区別できず，組織像で好酸球，組織球を含む肉芽腫性炎症と血管壁のヒアリン化．

● 治　療
副腎皮質ステロイドのテープを貼布する．ときに軟X線照射，ペニシリン．

リンパ腫様丘疹症

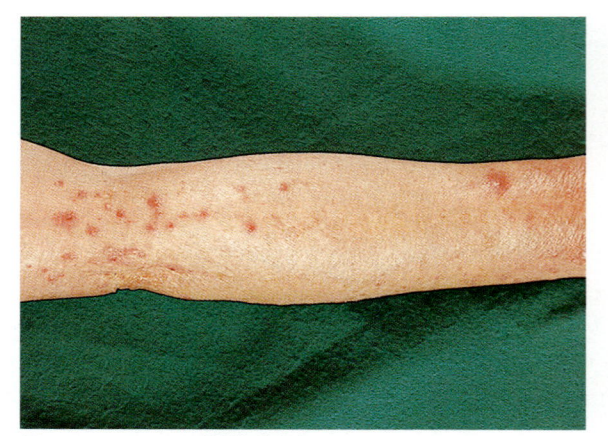

図 16-116　リンパ腫様丘疹症

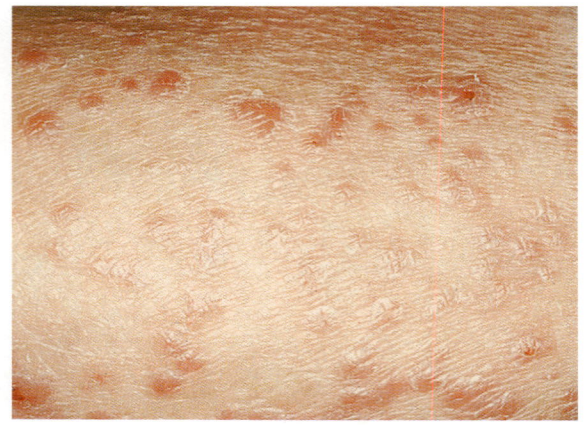

図 16-118　リンパ腫様丘疹症

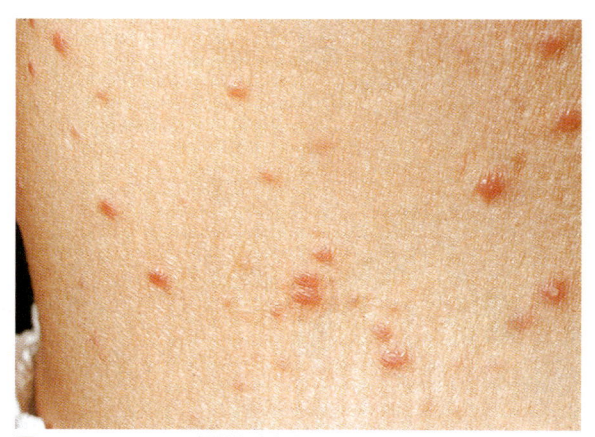

図 16-117　リンパ腫様丘疹症

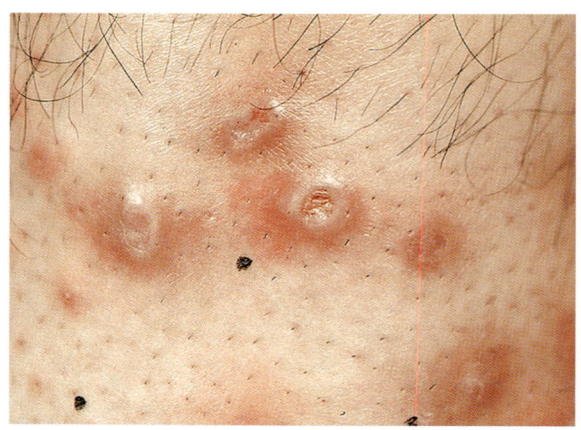

図 16-119　リンパ腫様丘疹症（中心に潰瘍）

リンパ腫様丘疹症　lymphomatoid papulosis

臨床的には苔癬状粃糠疹にほぼ一致し，組織学的には悪性リンパ腫の像を示す．長期間良性の経過をとる疾患．

症　状
1）好発部位：四肢，ときに体幹．
2）根本的には苔癬状粃糠疹と同じ（図 16-118）．扁平な紅色丘疹→出血性の丘疹→辺縁に鱗屑をつける→ときに中心陥凹して潰瘍状（図 16-118）→色素沈着（ときに軽い瘢痕）と経過する．
3）一部融合して局面をつくる．
4）かゆみはない．
5）平均 4 週で自然に消退するが，年余にわたって再発を繰り返す．

診断のポイント
1）追発性に経過する苔癬状粃糠疹，特に Mucha-Habermann 型に似る．
2）組織像：真皮上層に異型リンパ球を含むリンパ球，プラスマ細胞，組織球，好酸球の浸潤．表皮はむしろ肥厚，ときにリンパ球の浸潤．血管炎の像はない．
3）異型リンパ球は T 細胞で，菌状息肉症の mycotic cell に類似する．
4）全身的および検査所見に異常なし．
5）一部の症例では，悪性リンパ腫に移行する．

鑑別診断
1）regressing atypical histiocytosis：より大きな結節，表皮の偽癌性増殖．顕著な細胞異型．リンパ腫様丘疹症の pleomorphic なタイプとも思われる．
2）成人型 T 細胞白血病：抗 HTLV-1 抗体陽性．
3）Ki-1 陽性大細胞リンパ腫：予後悪い．

治　療
全身症状がないので，積極的な治療は避ける．副腎皮質ステロイド外用，ときに少量の内服．

光線性類細網症

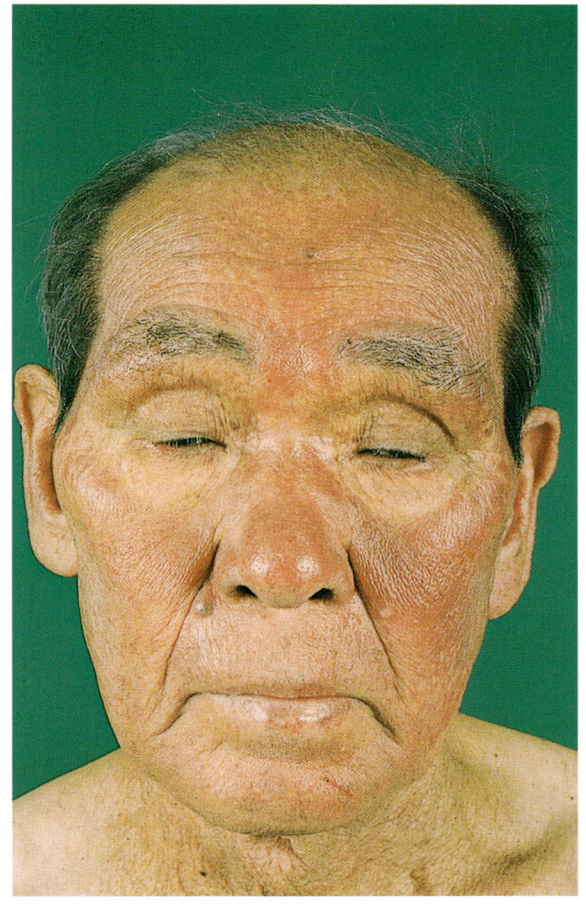

図 16-120　光線性類細網症

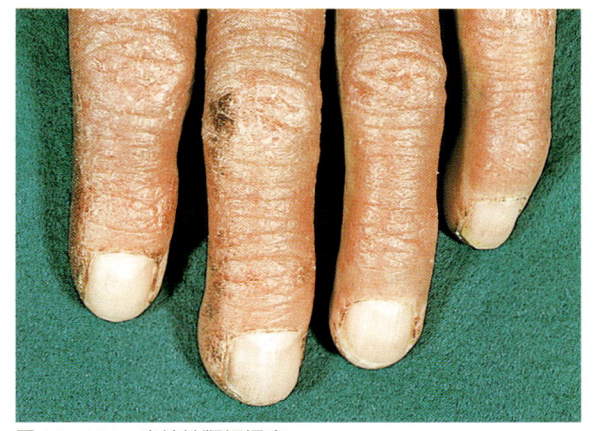

図 16-121　光線性類細網症

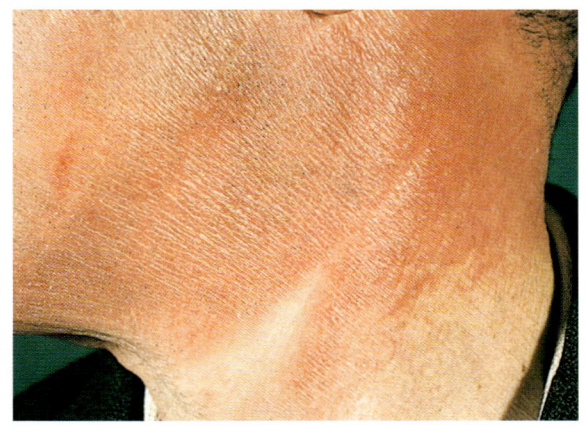

図 16-122　光線性類細網症

光線性類細網症
actinic reticuloid

臨床的には持続性日光過敏症，一方，組織学的には悪性リンパ腫の像を示し，かなり長期間にわたって良性の経過をとる疾患．老人男性にみられる．

● 症　状
1) 好発部位：顔，頸，手背など露出部．
2) 日光過敏性皮膚炎のかたちで発症．
3) 次第に，暗赤色で境界鮮明な斑となる．
4) 浸潤，肥厚が増す．
5) ときに一過性の紅皮症状態．
6) 手指先端に点状の出血（図 16-121）．
7) 日光照射によって症状は悪化し，年余にわたって慢性に経過する．

● 診断のポイント
1) 臨床的には chronic actinic dermatitis.
2) 組織像：表皮は不規則な肥厚がみられる．真皮に皮膚T細胞リンパ腫を思わせる異型リンパ球の増殖．好酸球を含む．
3) UVA，UVB，ときに可視光線に対する過敏症がみられる．
4) 光パッチテスト陰性．
5) 光感作物質による光アレルギー性接触皮膚炎あり．persistent light reaction をきたし，本症に移行する可能性がある．ただし，これらの状態を総括して chronic actinic dermatitis とする立場もある．

● 治　療
日光照射を避け，サンスクリーンクリームを用いる．副腎皮質ステロイドの外用，ときに全身投与．

菌状息肉症

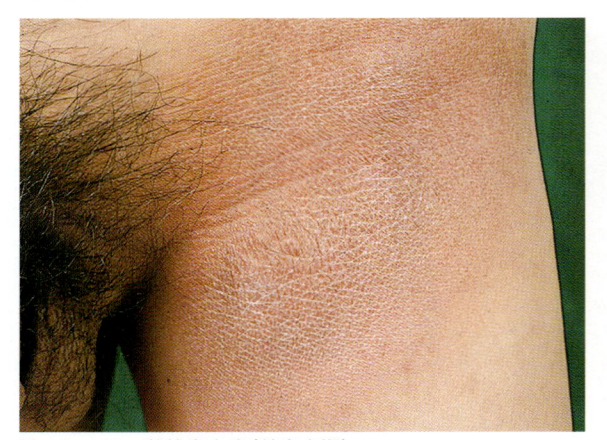

図 16-123　菌状息肉症（前息肉期）

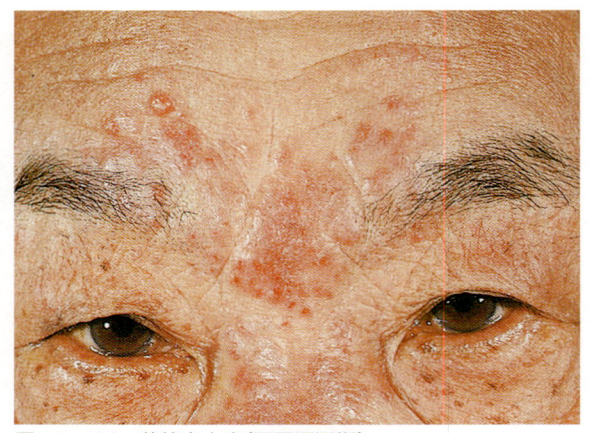

図 16-125　菌状息肉症（扁平浸潤期）

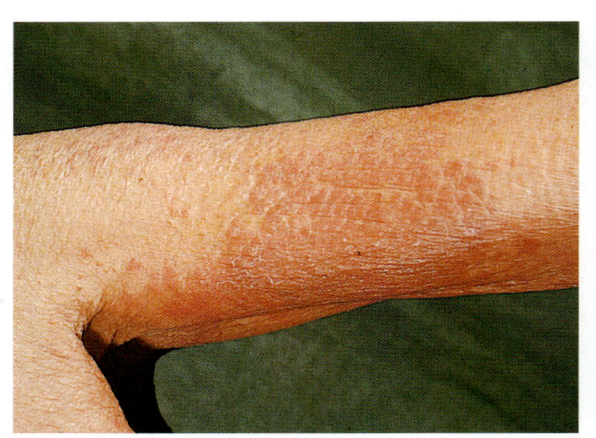

図 16-124　菌状息肉症（扁平浸潤期）

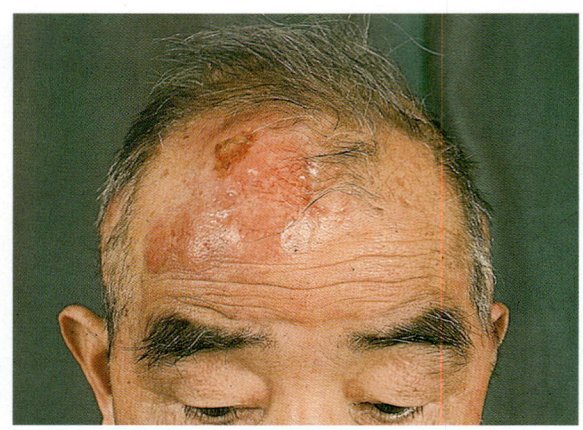

図 16-126　菌状息肉症（腫瘍期）

菌状息肉症　mycosis fungoides

皮膚T細胞リンパ腫のひとつで，特徴的な臨床症状を呈する．典型例では次の3つの時期を経過する．

● 症　状
1）前息肉期（紅斑期）premycotic stage：一見脂漏性皮膚炎に似た紅斑．局面性類乾癬の大斑状型に相当する．
2）扁平浸潤期 infiltrative stage：①扁平に隆起した浸潤局面．かゆみが強い．②魚鱗癬様，多型皮膚萎縮の状態．
3）腫瘍期 mycotic stage：大小種々，半球状，暗赤色の腫瘤．潰瘍化．
4）末期にはリンパ節腫，肝脾腫，悪液質．全経過は数年から十数年にわたる．

● 病理組織
1）前息肉期：リンパ球の多型性．
2）扁平浸潤期：異型Tリンパ球の増殖，表皮索の延長，肥厚，異型Tリンパ球の表皮内浸潤（Pautrierの微細膿瘍）．
3）腫瘍期：異型Tリンパ球の腫瘍状増殖．非ホジキンリンパ腫の像を呈する．

● 診断のポイント
1）外用療法に抵抗する脂漏性皮膚炎，尋常性乾癬，慢性の湿疹・皮膚炎に似る病変．かゆみが強い．
2）不規則な馬蹄形，魚鱗癬様の鱗屑，多型皮膚萎縮の傾向．
3）組織検査により診断を確定する．

● 治　療
1）前息肉期：副腎皮質ステロイドの外用，PUVA．
2）扁平浸潤期：放射線療法．
3）腫瘍期：症状によって化学療法，免疫療法．

Sézary 症候群

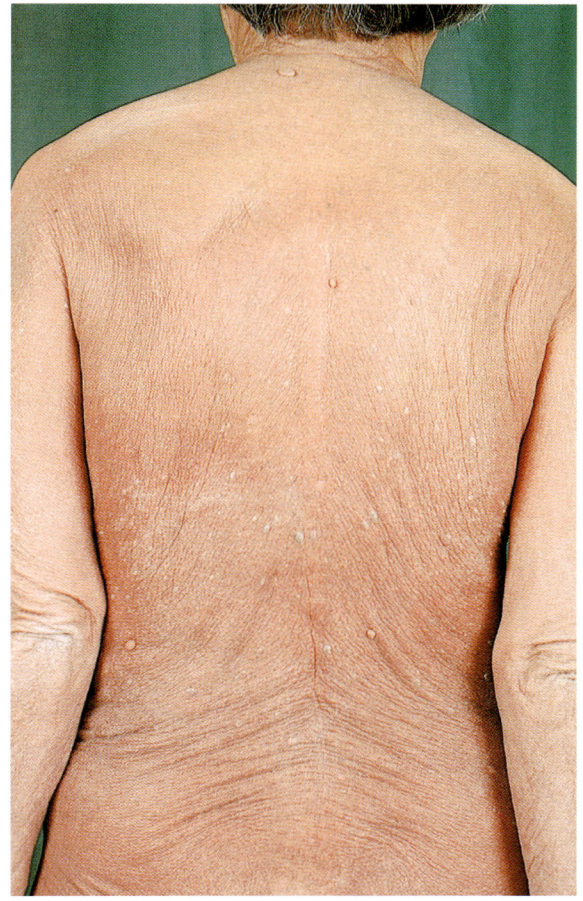

図 16-127 Sézary 症候群の紅皮症（Leser-Trélat 徴候を伴う）

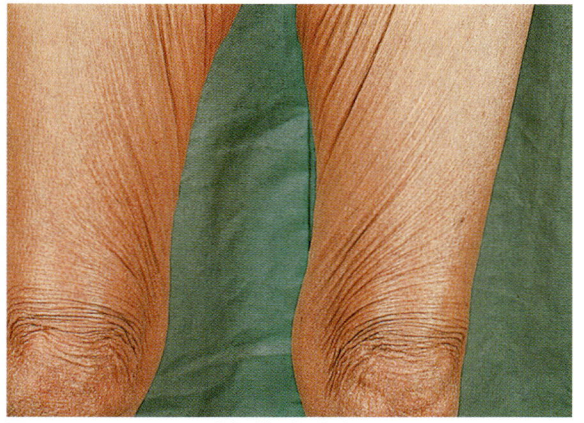

図 16-128 Sézary 症候群の紅皮症

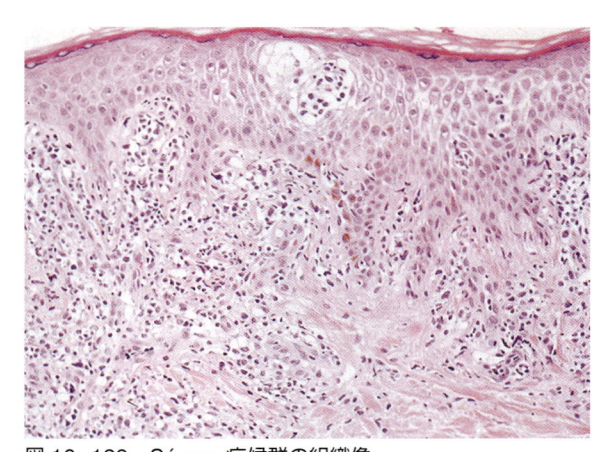

図 16-129 Sézary 症候群の組織像

Sézary 症候群

紅皮症，リンパ節腫脹，末梢血 Sézary 細胞の出現を特徴とする．菌状息肉症とともに皮膚の T 細胞リンパ腫に属する．

● 症　状

1）紅皮症：好発する症状．乾燥，浮腫性で皮膚の皺裂が著しい（図 16-128）．しばしば色素沈着を伴う．
2）顔の浮腫，浸潤が強い．
3）リンパ節腫脹：表在リンパ節，特に鼠径部リンパ節の著しい腫大．
4）肝腫．
5）爪の変形，脱毛．
6）掌蹠の角質増生．
7）強いかゆみ．

● 診断のポイント

1）かゆみの強い慢性の紅皮症．ただし搔破のあとは少ない．
2）末梢血に異型リンパ球，特に Sézary 細胞の出現（13％以上）．
3）組織像：初期には単核細胞の帯状浸潤．後に多数の mycosis cell，Sézary 細胞を含む異型リンパ球の出現と Pautrier 微細膿瘍（図 16-129）．
4）骨髄像は正常．

● Sézary 細胞

異型 T リンパ球（helper T-cell）で，深い切れ込みのある大型の核を有する．電顕的には大脳回転状を示す．

● 鑑別診断

他の疾患に基づく紅皮症（80 頁）：Sézary 細胞の組織，血中への出現は遅れる場合がある（pre-Sézary 紅皮症）．

● 治　療

副腎皮質ステロイド薬，抗腫瘍薬の多剤併用．

成人T細胞性白血病

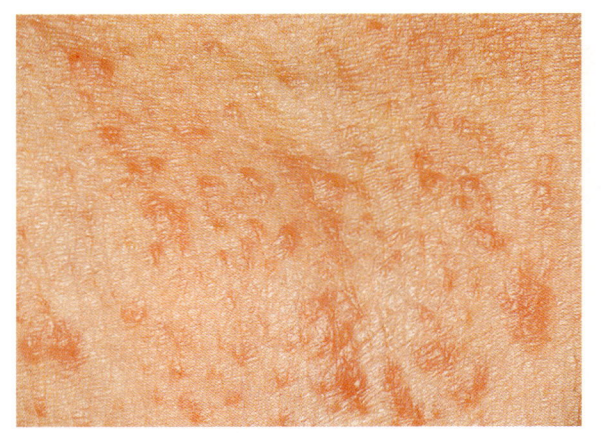

図16-130　成人T細胞性白血病

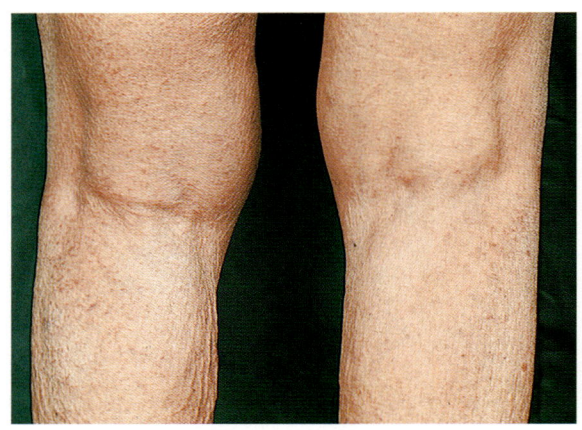

図16-131　成人T細胞性白血病（魚鱗癬）

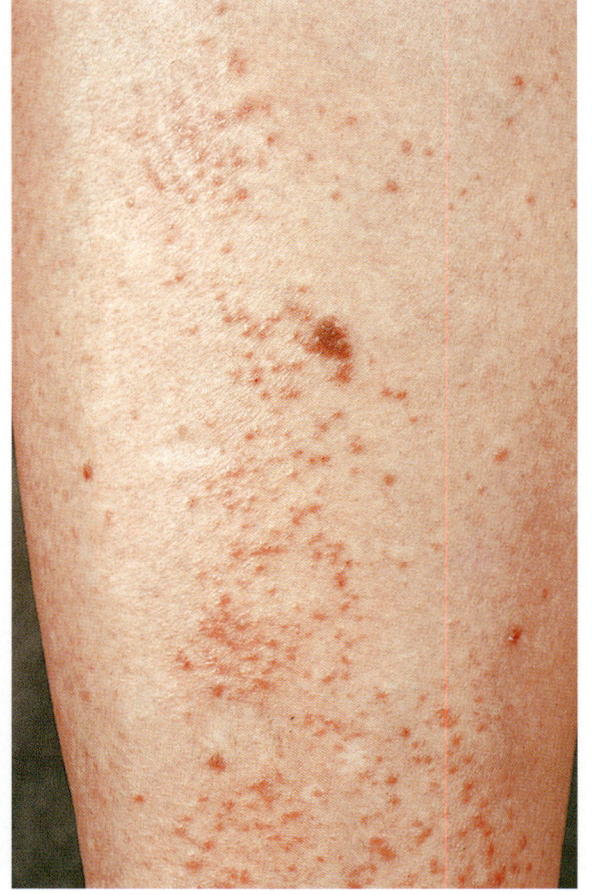

図16-132　成人T細胞性白血病

成人T細胞性白血病
adult T-cell leukemia

ヒトT細胞白血病ウイルスI型（HTLV-1）によって誘発されるT細胞（suppressor inducer細胞）の腫瘍性疾患．発症は感染者の0.1％以下．20年以上の潜伏期間がある．
九州，南四国，南紀，東海地方などの海岸地方の農・漁業従事者に多く，夏に発症する．好発年齢は40～60歳．

● 症　状
1）初発症状：リンパ節腫脹，腹部症状，発熱．
2）皮膚症状（約50％）．
　①深赤褐色，粟粒～半米粒大の小結節が全身に多発．ときに大型の扁平結節，腫瘤，潰瘍．
　②ときに融合して紅皮症様となる（図3-27）．
　③魚鱗癬様鱗屑．
3）肝，脾腫．
4）リンパ節腫脹．
5）貧血，血小板減少はないか，あっても軽度．
6）細胞性免疫の低下．

● 診断のポイント
1）特異な皮膚症状．組織学的に異型T細胞の浸潤，Pautrier微細膿瘍．
2）末梢血に異型T細胞（フラワー細胞），腫瘍細胞は比較的小型（9～13μm），成熟型リンパ球であり，核は切れ込みを有し，脳回転状ないしクローバ状，多様性がある．
3）抗ATLA抗体．腫瘍細胞のATLA抗原の証明．
4）急性型のほかに，慢性型，くすぶり型，リンパ腫型，急性転化型がある．

● 治　療
副腎皮質ステロイド薬，ビンクリスチンなど抗腫瘍薬．予後は悪く，50％生存は4.4ヵ月．

その他の皮膚悪性リンパ腫

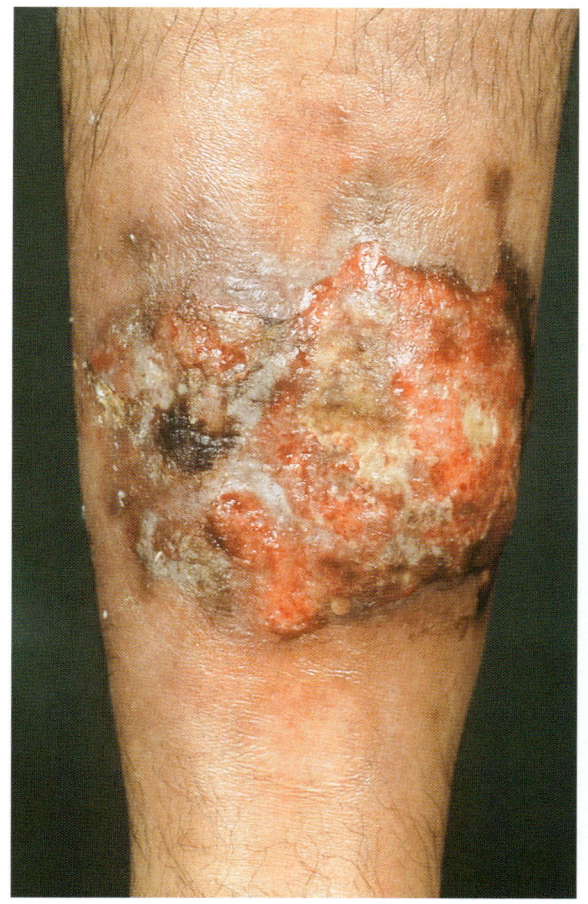

図 16-133 皮下脂肪織炎様 T 細胞リンパ腫

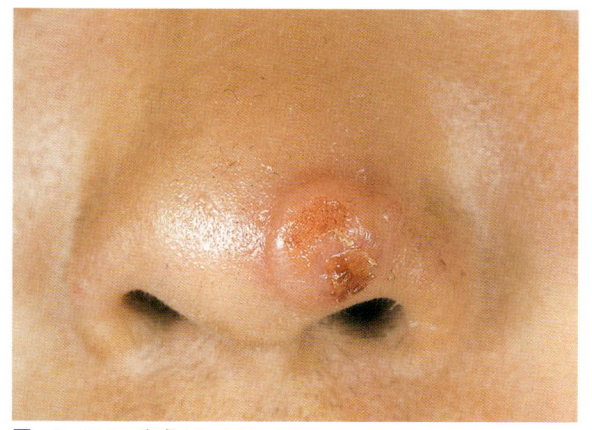

図 16-134 皮膚 Ki-1 リンフォーマ

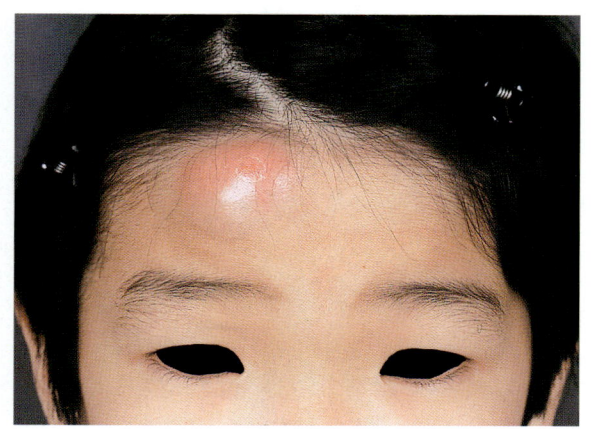

図 16-135 B 細胞リンパ腫

その他の皮膚悪性リンパ腫

a) 皮下脂肪織炎様 T 細胞リンパ腫　subcutaneous panniculitis-like T-cell lymphoma（図 16-133）
EB ウイルスと関係のある皮下脂肪織の病変．血球貪食を特徴とする．

● 症　状
1）下肢に好発．単発．
2）潮紅および痛みを伴う皮下硬結として生ずる．
3）急速に拡大すると同時に自潰して潰瘍となる．
4）発熱，体重減少，肝障害，DIC を生じ，予後不良．

b) 皮膚 Ki-1 リンフォーマ　cutaneous Ki-1 lymphoma（図 16-134）
皮膚 CD30 陽性未分化大細胞型リンパ腫ともいう．

● 症　状（診断のポイント）
1）単発ないし多発性の皮内の結節．
2）結節の中央に壊死，潰瘍を生ずることがある（リンパ腫様丘疹症に似る）．
3）数週から数ヵ月で自然消退しうる．
4）内臓病変はなく，予後比較的良好．
5）組織学的に真皮全体に未分化な大型細胞が増殖するが，表皮向性はない．

c) B 細胞リンパ腫（図 16-135）
種々の発育段階のβ細胞系のリンパ腫．本邦では比較的少ない．

● 症　状（診断のポイント）
1）単発，ときに多発する暗赤色の腫瘤．
2）組織学的には濾胞中心細胞由来の腫瘍細胞が表皮から離れてびまん性に浸潤する diffuse large cell lymphoma と，血管周囲に塊状に浸潤し，濾胞構造を思わせる follicular center cell lymphoma およびプラスマ細胞への分化を示す parimary cutaneous immunocytoma とがある．

白血病

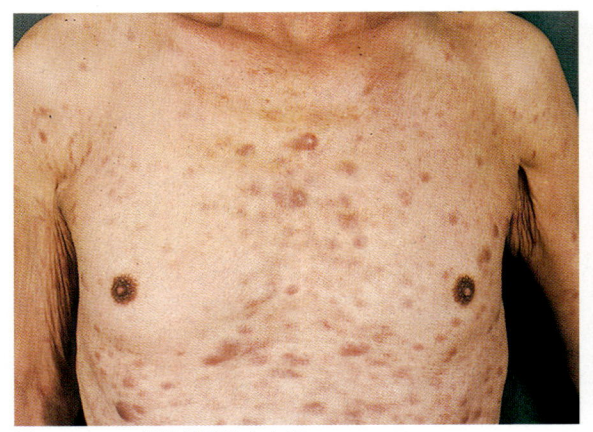

図 16-136　急性骨髄性白血病

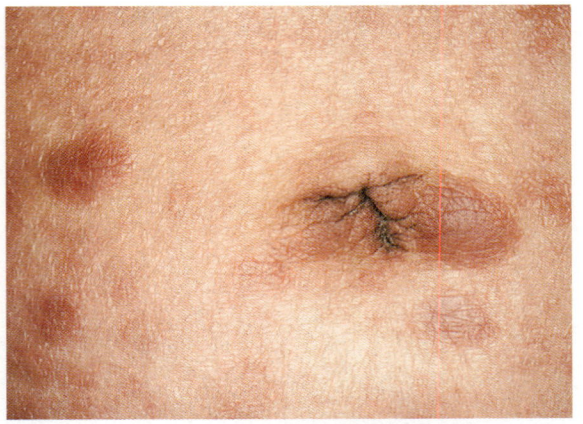

図 16-138　急性骨髄性白血病(多発性の皮内結節)

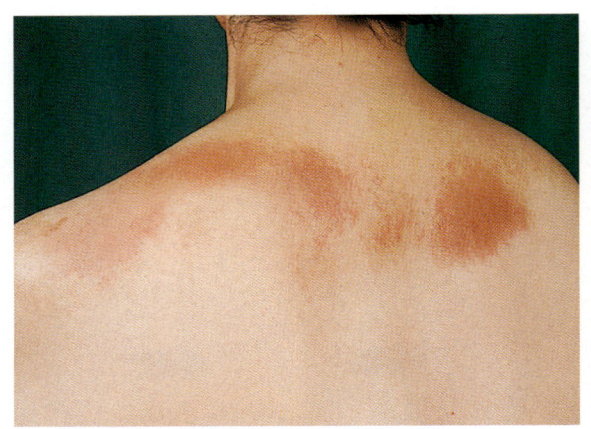

図 16-137　慢性骨髄性白血病(非特異疹)

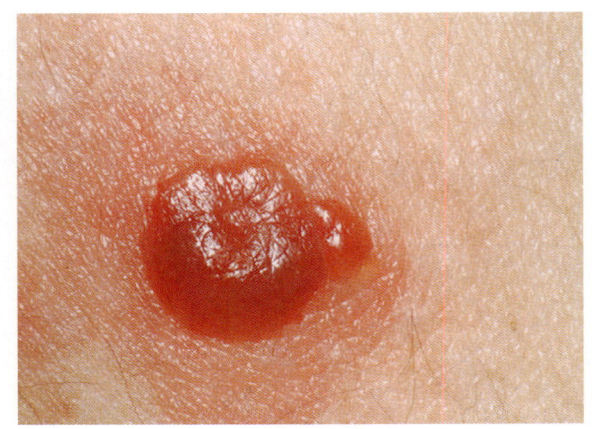

図 16-139　急性リンパ性白血病

白血病　　　　　　　　　　　　　　leukemia

白血病は白血球の腫瘍性増殖であり，末梢血中に成熟した白血球および未熟の白血球が異常に増殖し，かつ種々の組織に浸潤する．

● 種　類
1）急性白血病：白血病細胞が分化成熟の能力を失い，幼弱な白血球のみが増加．
2）慢性白血病：白血病化しても成熟でき，全成熟度の白血球が増加する．
3）増殖する細胞の形態より，①リンパ性，②骨髄性および③単球性白血病(まれにその他の細胞)．

● 皮膚症状
1）特異疹(腫瘍細胞が皮膚に浸潤，増殖する)：種々の形の結節，腫瘤，顔では獅子面．
単球性白血病の際に多く，骨髄性白血病ではまれ．
2）非特異疹(腫瘍細胞は皮膚に存在せず，出血傾向，免疫異常，中毒性その他の病因で生ずるもの)：紫斑，痒疹型丘疹，水疱，滲出性紅斑，蕁麻疹様紅斑，紅皮症．

● 診断のポイント
1）種々のかたちの異常な結節．悪性リンパ腫との鑑別．組織検査．
2）非特異疹はあらゆる皮膚疾患の非定型像を示す．
3）特に出血傾向(血小板減少性紫斑，81頁)，紅皮症(80頁)，痒疹(66頁)に注意する．
4）皮膚に親和性のあるT細胞性白血病についてはSézary症候群(287頁)および成人T細胞性白血病(288頁)を参照．

色素性蕁麻疹

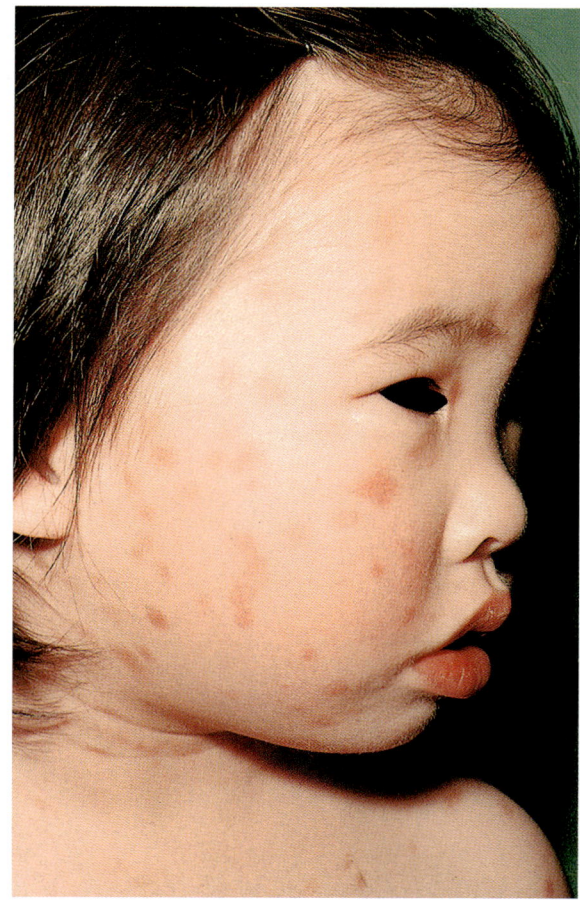

図 16-140　色素性蕁麻疹

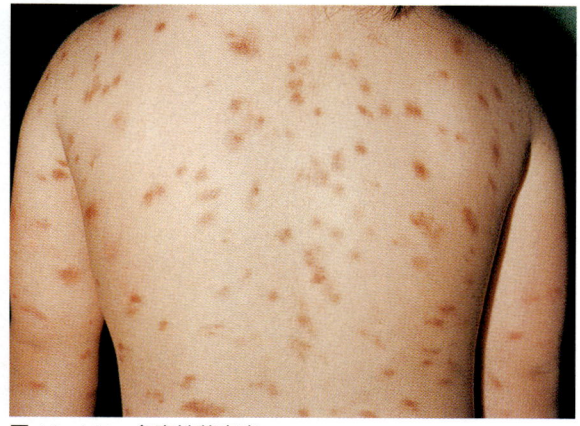

図 16-141　色素性蕁麻疹

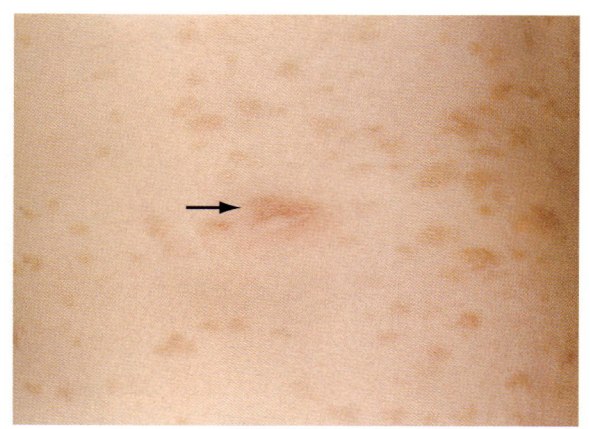

図 16-142　色素性蕁麻疹（ダリエ徴候）

色素性蕁麻疹　urticaria pigmentosa

皮膚に肥満細胞が増殖し，その脱顆粒によりヒスタミンが遊離して膨疹を生ずる疾患．肥満細胞が増殖する肥満細胞症 mastocytosis には，さらに骨髄，消化管，肺，肝，脾などにも病変を生ずる全身性肥満細胞症 systemic mastocytosis と孤立性に増殖する肥満細胞腫 mastocytoma とがある．

色素性蕁麻疹は生後1歳未満に症状のあらわれる幼児型と，成人になってからはじめて発症する成人型とに分類される．

A．幼児型色素性蕁麻疹（Unna 型）

●症　状

1）生後間もなくより種々の大きさの黄褐色の斑が多発する．小豆大ないし鶏卵大．
2）斑はほぼ全身に播種するが，特に体幹に多い．
3）斑はわずかに盛りあがるか，平らである．
4）皮膚描記症は斑の上で特に著しい（ダリエ徴候 Darier's sign）（図 16-142）．
5）ときに浅い弛緩性の水疱がみられる（図 16-143）．
6）10 歳頃までに自然治癒する．

●病理組織

真皮上層に肥満細胞の増殖巣あり．トルイジン・ブルーでメタクロマジーを起こす顆粒を含む（図 16-146）．

●診断のポイント

1）幼児，大小さまざまの茶褐色斑が播種．
2）その上を強くこすると赤く盛りあがる．
3）入浴時またはタオルで皮膚を摩擦した時に皮膚が赤くなり，痙攣，下痢，腹痛，頭痛，動悸，かゆみなどを生ずるか否か聴取する．

●治　療

抗ヒスタミン薬，特にアリメジン．重症の発作の際には副腎皮質ステロイド薬の全身投与．

色素性蕁麻疹

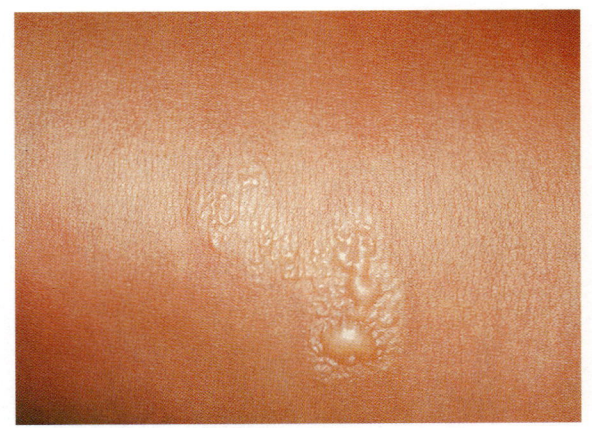

図 16-143　色素性蕁麻疹（水疱形成）

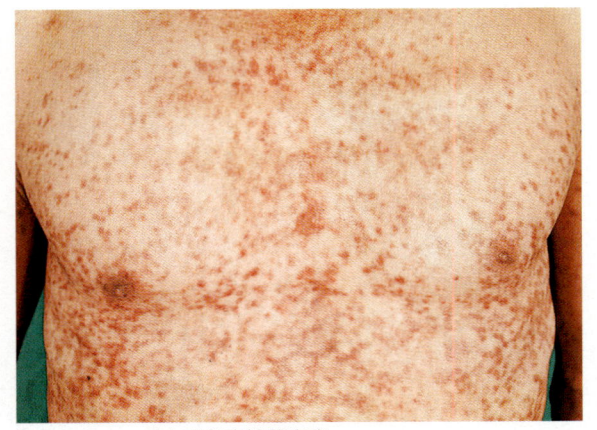

図 16-145　成人型色素性蕁麻疹

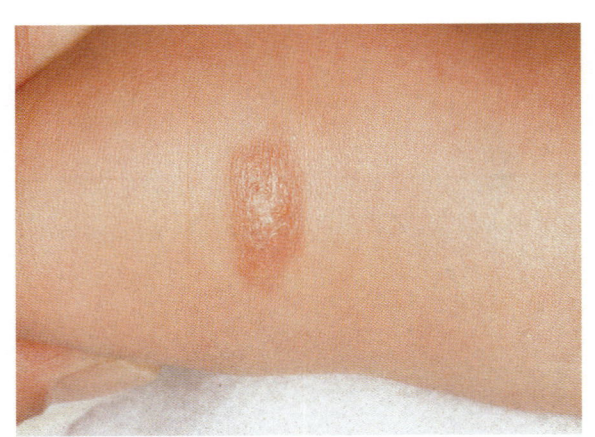

図 16-144　肥満細胞腫

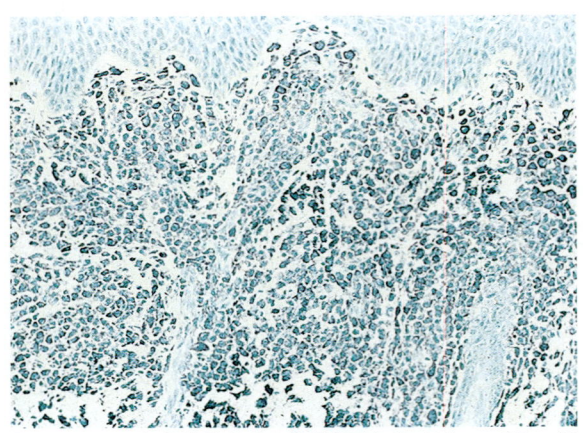

図 16-146　色素性蕁麻疹の組織像（トルイジン・ブルー染色）

B. 成人型色素性蕁麻疹（Rona 型）

幼年型の色素性蕁麻疹に比べて肥満細胞の数は少ない.

●症　状
1）思春期頃に生ずるものは顔，青年期のものは体幹に多発する.
2）淡褐色のほとんど盛りあがらない色素斑．幼児型に比べて小さい.
3）ダリエ徴候も顕著ではない.

●診断のポイント
1）原因不明の炎症後色素沈着で，体幹（または顔）に汎発する場合に本症を考える.
2）組織検査では肥満細胞の数が少ないので，トルイジン・ブルーの特染が必要.

●治　療
抗ヒスタミン薬に反応せず，難治．PUVA 療法が試みられる.

C. 肥満細胞腫　mastocytoma

ある一部の皮膚に限られた，肥満細胞の限局性増殖．孤立性肥満細胞症 solitary mastocytosis または肥満細胞母斑ともいう．出生時から，または生後間もなく発生する.

●症　状
1）長楕円形，扁平に隆起したやわらかい結節.
2）色は淡紅色.
3）表面に細かいしわがみられる.
4）2 歳頃まで表面に水疱を生ずることがある.

●診断のポイント
結節の一部に浅い水疱ができ，びらんとなるのが診断上特徴的な所見である（図 16-144）.

●治　療
切除または一部より組織検査して放置.

Langerhans 細胞組織球症

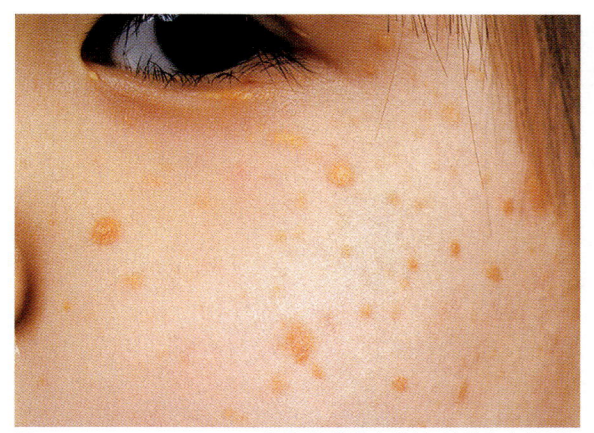

図 16-147　Langerhans 細胞組織球症（若年性黄色肉芽腫）

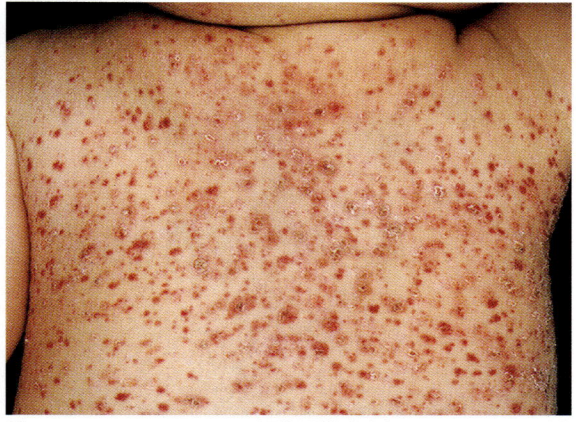

図 16-149　Langerhans 細胞組織球症（Letterer-Siwe 病）

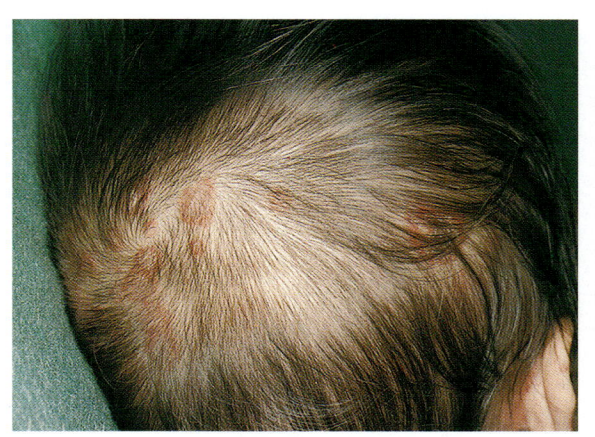

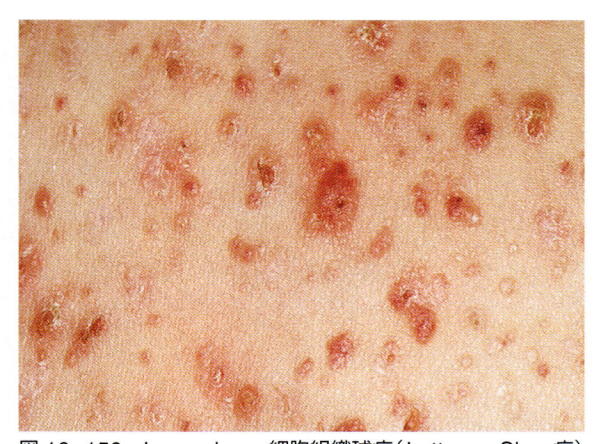

図 16-148　Langerhans 細胞組織球症（Letterer-Siwe 病）

図 16-150　Langerhans 細胞組織球症（Letterer-Siwe 病）

Langerhans 細胞組織球症
Langerhans cell histiocytosis

Langerhans 細胞の肉芽腫で，次の3つのタイプに分けられる．

A．Letterer-Siwe 病：増殖性反応（普通1歳未満）．
B．Hand-Schüller-Christian 病：黄色腫性反応（3～6歳）．
C．骨好酸球性肉芽腫：肉芽腫性反応（6歳以上）．

これらは発病年齢，罹患臓器の程度によって，臨床症状と予後に差が出てくる．移行型，分類不能型もある．

● 皮膚症状

1）出血性の丘疹が体幹に密集．黄褐色の鱗痂皮を伴い，中央が陥凹する．頭部の脂漏性皮膚炎様発疹（主として Letterer-Siwe 病）．
2）扁平に盛りあがった肉芽腫性変化（主として Hand-Schüller-Christian 病）．
3）若年性黄色肉芽腫（264頁）または播種状黄色腫（主として Hand-Schüller-Christian 病）．

● 診断のポイント

1）皮膚症状のほかに，次の3点が重要．
2）発熱，肝脾腫，リンパ節腫脹，貧血．出血性素因（Letterer-Siwe 病）．予後不良．
3）頭蓋骨の欠損，眼球突出，尿崩症（Hand-Schüller-Christian 病）．
4）頭蓋骨，肋骨，脊椎骨の肉芽腫（骨好酸球性肉芽腫）．
5）浸潤組織球は S-100 蛋白陽性，CD1 陽性．電顕で Langerhans 細胞にみられる Birbeck 顆粒を証明する．

● 治　療

罹患臓器の種類と程度により，種々の抗癌薬，副腎皮質ステロイド薬，放射線療法．

悪性血管内皮細胞腫

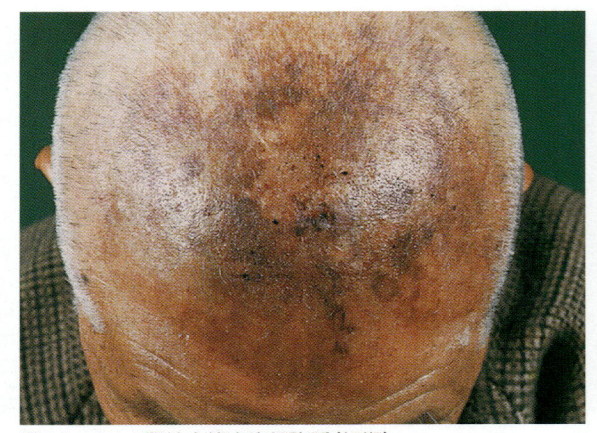

図 16-151　悪性血管内皮細胞腫(初期)

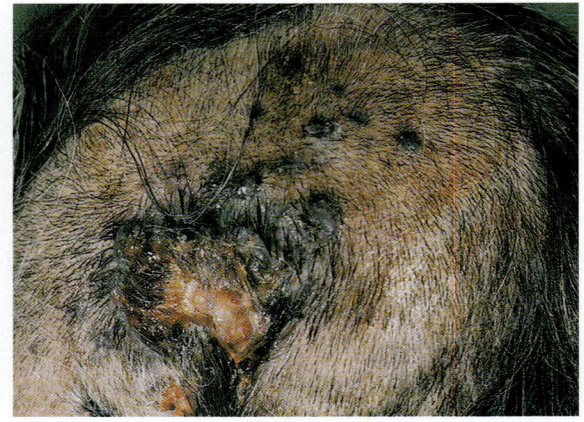

図 16-153　悪性血管内皮細胞腫

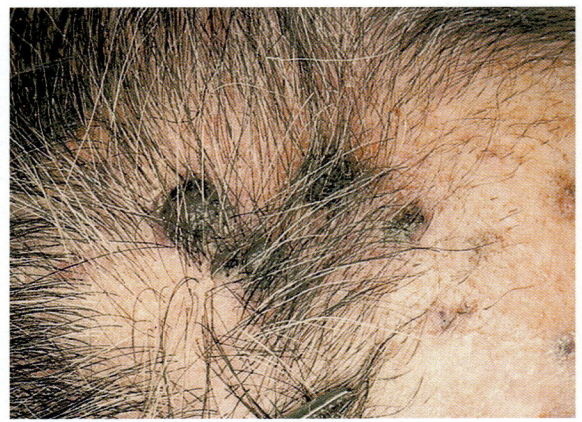

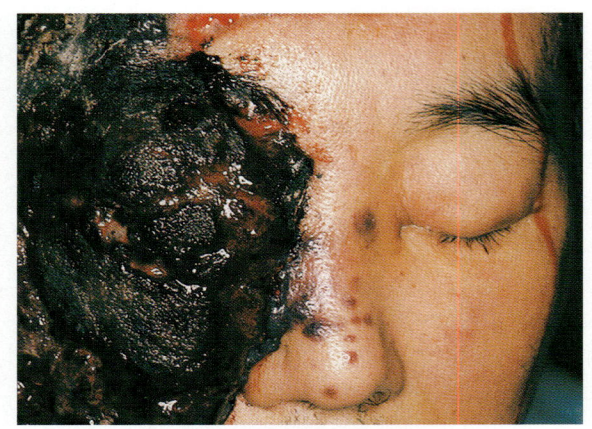

図 16-152　悪性血管内皮細胞腫(初期)

図 16-154　悪性血管内皮細胞腫

悪性血管内皮細胞腫
malignant hemangioendothelioma

血管の悪性腫瘍，すなわち血管肉腫には血管内皮細胞腫と血管外皮細胞腫(malignant hemangiopericytoma)とがある．後者はまれ．
悪性血管内皮細胞腫にはいくつかの臨床型があるが，老人の頭，顔に生ずるものがもっとも多い．わずかな外傷が誘因となる．

●症　状
1) 好発部位：被髪頭部，次いで顔．
2) 小さい黒色の結節としてはじまる．
3) やがて結節は多発し，周囲に暗赤色，浮腫性の腫脹を伴う局面となる．
4) 次第に広範囲に拡大．
5) 易出血性の局面の中にびらん，潰瘍を生ずる．
6) 肺，骨，肝に転移．予後は悪い．

●診断のポイント
1) 被髪頭部における黒色腫瘍．
2) 周辺に暗赤色の浮腫，浸潤．
3) 組織像：異型の血管内皮細胞の増殖と，種々の発育段階の血管の新生．

●鑑別診断
初期には
1) 悪性黒色腫：発育はやや遅い．辺縁に暗赤色の浮腫性腫脹を欠く．
2) 色素性基底細胞上皮腫：結節はかたく，周囲の皮膚は正常．

●治　療
初期に広範囲の切除．扁平な局面にはIL-2の局注(腫瘤には効果なし)．IL-2の持続動注．電子線療法．

17. ウイルス性疾患

単純性疱疹

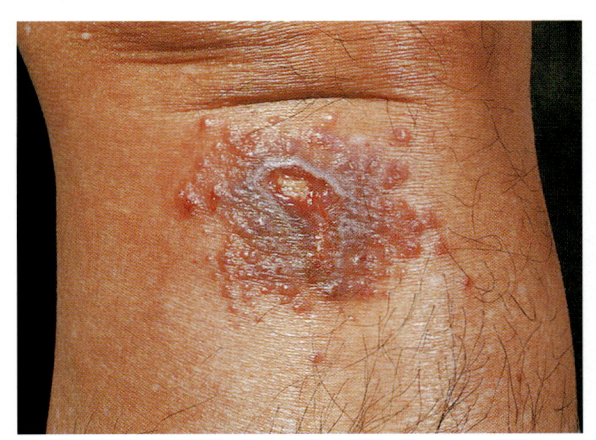

図17-1　単純性疱疹（外傷後）

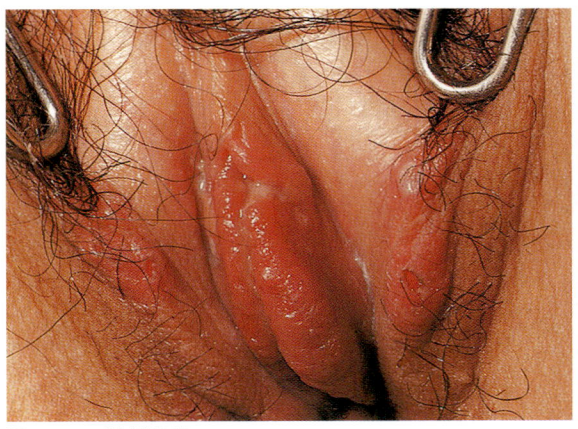

図17-2　陰部疱疹

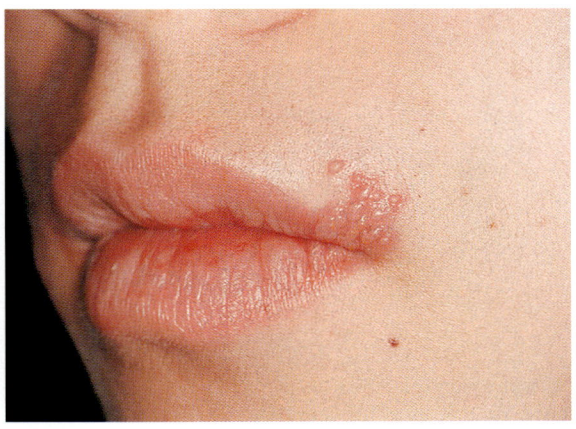

図17-3　口唇疱疹

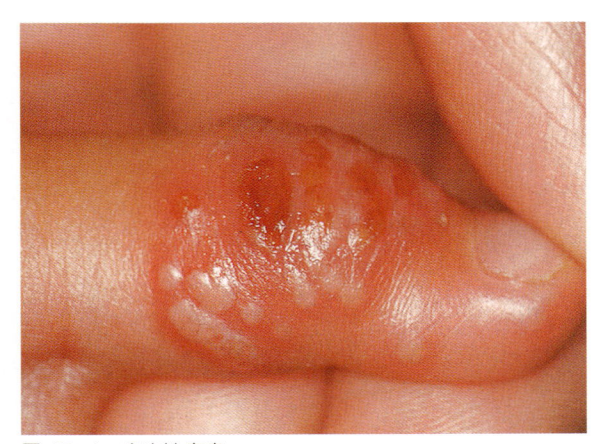

図17-4　疱疹性瘭疽

単純性疱疹　herpes simplex

疱疹ウイルス感染症のひとつ．
単純性疱疹は疱疹ウイルス感染症のうちで最も多い再感染病変．したがって再発性．紫外線照射，感冒，月経，ストレス，性交などが誘因となる．乳幼児にはまれ，20〜30歳に好発する．

症　状
1）好発部位：口唇の皮膚粘膜移行部（h. labialis），外陰部（h. progenitalis），顔，手背など．
2）わずかに赤味のある腫脹としてはじまり痛がゆい．
3）その上に中央の陥凹した小水疱が集まって発生．
4）やがて破れてびらんとなり，痂皮を伴う．
5）7〜10日で紅い斑，褐色の色素沈着を残して治癒する．
6）しばしば同じ部位に再発する．

特別な病型
1）陰部疱疹 herpes progenitalis：主にⅡ型の疱疹ウイルスによる．初感染は思春期以後で，性交後に生ずることが多いためにSTDに属する．しばしば再発性．好発部位は亀頭，冠状溝，陰唇（図17-2）．
Ⅰ型の初感染は乳幼児の陰門腟炎のかたちで生ずる．症状は激しく外陰の発赤，腫脹，びらんをきたし，痛みが強い．
2）疱疹性瘭疽 herpetic whitlow：主に小児，ときに成人の医療従事者．指に痛みのある発赤と小水疱の集合．リンパ管炎を伴う（図17-4）．
3）類アフタ aphthoid Pospischil-Feyrter：小児では急性感染症，成人では細胞性免疫に異常のある場合に生ずる．口唇疱疹の症状が強く，遠心性に拡大，潰瘍となる．慢性に経過する（図17-7）．
4）カポジ水痘様発疹症（297頁）．

単純性疱疹・疱疹性歯肉口内炎

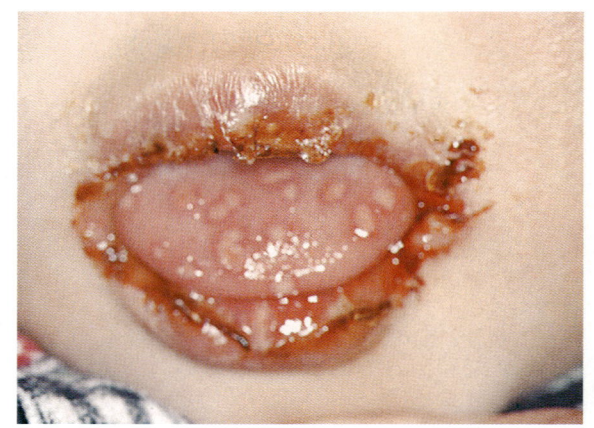

図17-5 疱疹性歯肉口内炎

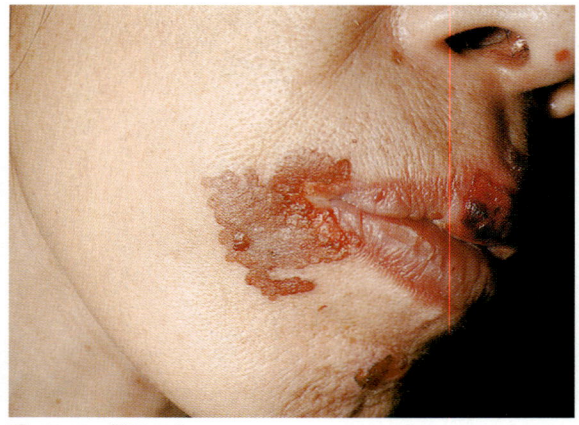

図17-7 類アフタ

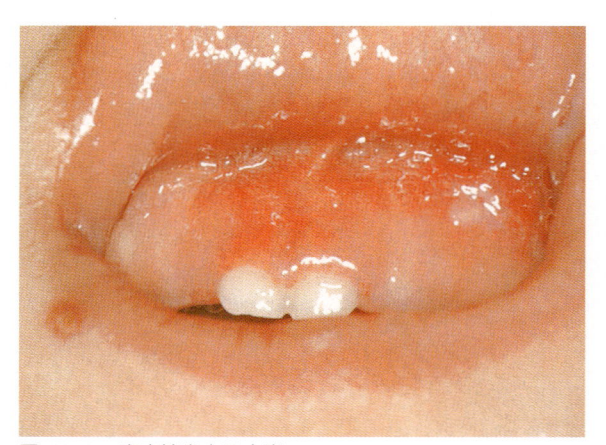

図17-6 疱疹性歯肉口内炎

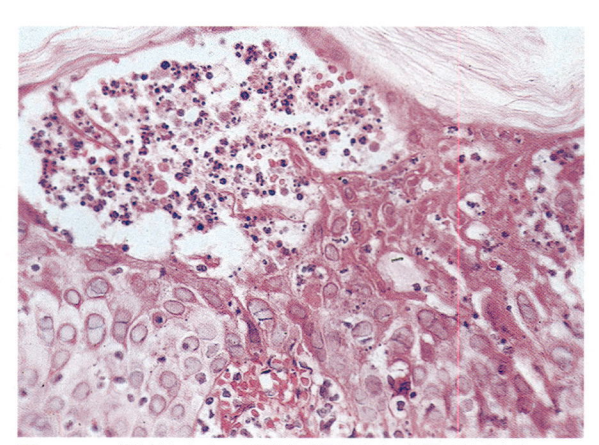

図17-8 単純性疱疹の組織像(網状および風船状変性)

疱疹性歯肉口内炎
gingivostomatitis herpetica

疱疹ウイルスの初感染による症状のうち, もっとも普通のタイプである. 生後6ヵ月から4歳までの小児に生ずる. 同じ形では再発しない. アフタ性口内炎 stomatitis aphthosa ともいう. 潜伏期は2～12日.

● 症　状
1) 発熱(38度台)と同時に発症.
2) 口腔の前方, すなわち口唇粘膜, 舌の前部, 歯肉にアフタを伴う炎症.
3) アフタの大きさは2～4mm, 円形. 融合してダルマ状となる. 黄色の偽膜と紅暈を有す.
4) 歯肉は発赤, 腫脹し, 易出血性. 疼痛あり. 流涎増加, 口臭.
5) 厚い舌苔.
6) 顎下リンパ節の有痛性腫脹.
7) 経過は10～14日.

● 診断のポイント
1) アフタを伴う口内炎と歯肉炎.
2) アフタは黄色調を有し, 融合する傾向あり.

● 鑑別診断
1) 単純性疱疹:皮膚粘膜移行部に小水疱が集簇. 発熱なし.
2) ヘルパンギナ herpangina:coxsackie または echo の感染症. 口腔の後方に線状に並ぶアフタ性変化. 歯肉炎はない.
3) 慢性再発性アフタ:数が少なく, 口内炎, 歯肉炎は起こらない. 再発傾向.
4) 連菌性歯肉口内炎:扁桃炎が先行. 歯肉の歯間乳頭に腫瘍.

● 治　療
アシクロビル, バラシクロビルの内服, または点滴静注. 栄養および水分の補給.

カポジ水痘様発疹症

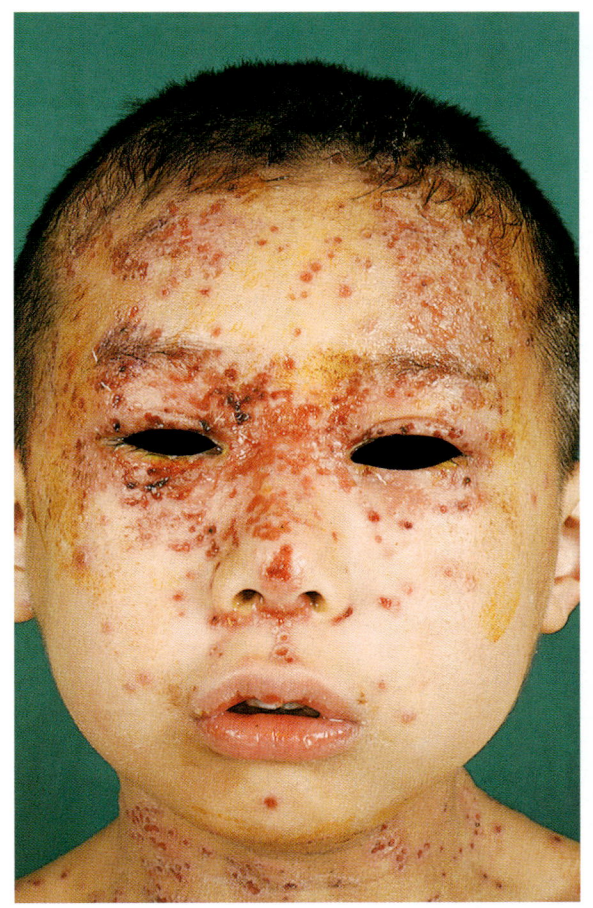

図 17-9　カポジ水痘様発疹症（アトピー性皮膚炎）

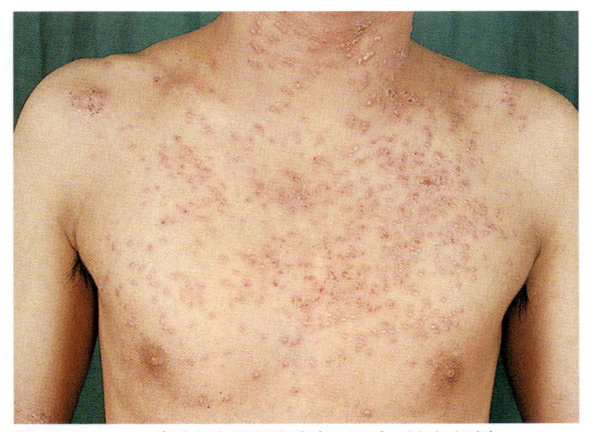

図 17-10　カポジ水痘様発疹症（アトピー性皮膚炎）

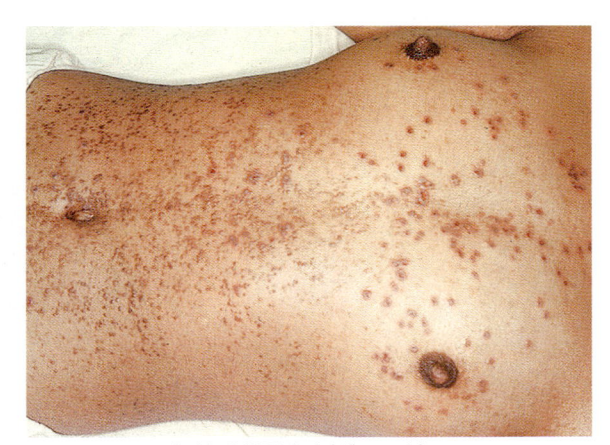

図 17-11　カポジ水痘様発疹症（ダリエ病）

カポジ水痘様発疹症
Kaposi's varicelliform eruption

疱疹ウイルスの主として初感染病変がアトピー性皮膚炎など表皮に変化のある皮膚の上に生じた状態．乳児に多く，20〜30歳の人も罹患し得る．成人では原疾患がダリエ病のこともある．ときに再発する．

●症　状
1）全身症状（高熱，頭痛）を伴って急激に発症．
2）湿疹性変化の上に，中心の凹んだ小水疱がはじめ孤立性，やがて融合．膿疱，出血性のびらん，痂皮などが混在．
3）好発部位：主に顔面，次いで頸，体幹，上肢．
4）ほぼ2週間の経過．特に幼児では中枢神経，呼吸器，腹部症状に留意．

●診断のポイント
1）湿疹・皮膚炎など皮膚疾患が前から存在．それらの悪化との鑑別．
2）感染源：家族の疱疹ウイルス感染症，自己の疱疹性歯肉口内炎ときに口唇ヘルペスよりの接種が重要．ときに感染源の明らかでない場合がある．潜伏期は約10日．
3）皮膚疾患，特にアトピー性皮膚炎に対する副腎皮質ステロイド薬外用の既往．

●治　療
全身的な管理．補液，細菌感染症の予防，アシクロビルの点滴静注がもっとも有効．γ-グロブリンの注射．アデニン・アラビノサイド（Ara-A）を用いることもある．

帯状疱疹

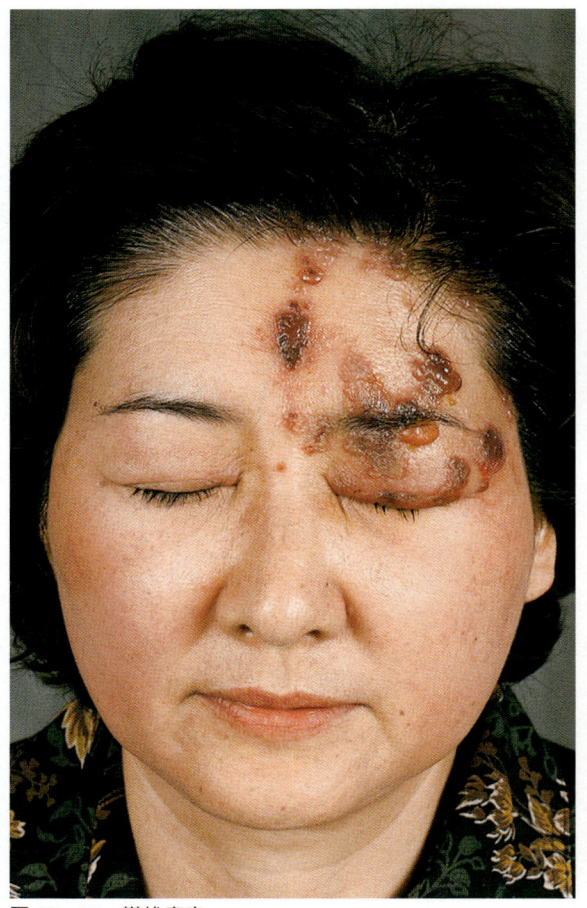

図 17-12　帯状疱疹

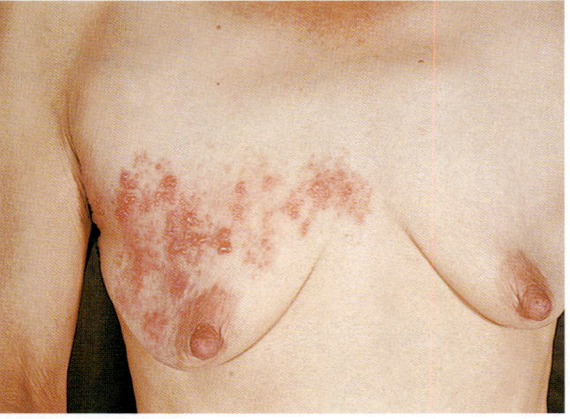

図 17-13　帯状疱疹

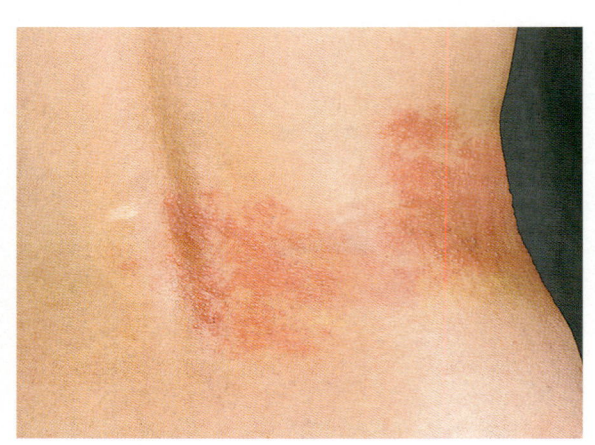

図 17-14　帯状疱疹

帯状疱疹　　　　　　　　　　　　　herpes zoster

水痘・帯状疱疹ウイルスによる感染症．その侵入経路は上気道または消化管から入り，血行を経て神経，皮膚に達すると考えられている．
主な病変は脊髄後根とその神経支配領域の皮膚であるが，その範囲内のほかの臓器も罹患し得る．潜伏期は7〜14日．各年齢層がおかされるが幼児ではまれ．

● 症　状
1) 神経痛様の痛みが先行し，または同時に発疹を生ずる．所属リンパ節の腫脹．
2) 発疹は脳および脊髄神経支配領域にほぼ一致して，片側性，不連続な帯状に発生する．
3) わずかな紅斑としてはじまり，丘疹，小水疱，出血性の小膿疱，痂皮と変化して治癒する．
4) 全体の経過は2〜3週．
5) 高齢者では神経痛が数ヵ月以上残ることがある．
6) SLEなどの場合を除き一般に再発はない．

● 帯状疱疹の特殊型
1) 汎発性帯状疱疹 herpes zoster generalisatus：ひとつの神経支配領域に限定せず，全身の皮膚に点々と生ずる場合．内臓悪性腫瘍の存在に注意する．
2) 眼帯状疱疹 herpes zoster ophthalmicus：第V脳神経眼枝の罹患の時，角膜炎，角膜潰瘍をきたす．
3) Ramsay Hunt 症候群：膝状神経節の支配領域の帯状疱疹では耳の発疹，顔面神経麻痺，味覚異常をきたす．

● 鑑別診断
1) 単純性疱疹：痛みとリンパ節腫脹は軽度．ときに皮膚症状のみでは不可能で，ウイルス検査が必要．
2) 水痘：成人の汎発性帯状疱疹では鑑別が難しい．片側性の病変を探す．

● 治　療
アシクロビルの外用．重症型ではバラシクロビル内服，アシクロビル，Ara-A，γ-グロブリンの静注．

水 痘

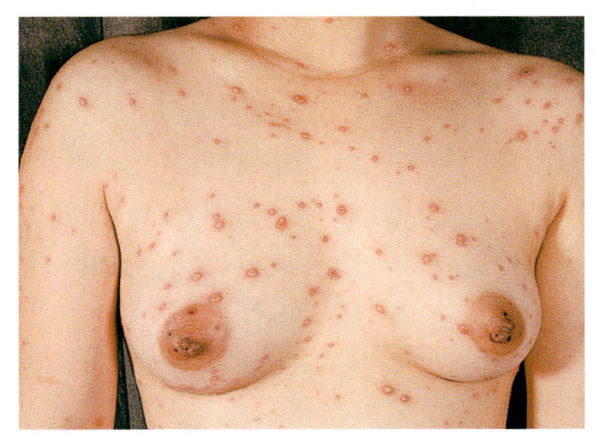

図 17-15 水 痘

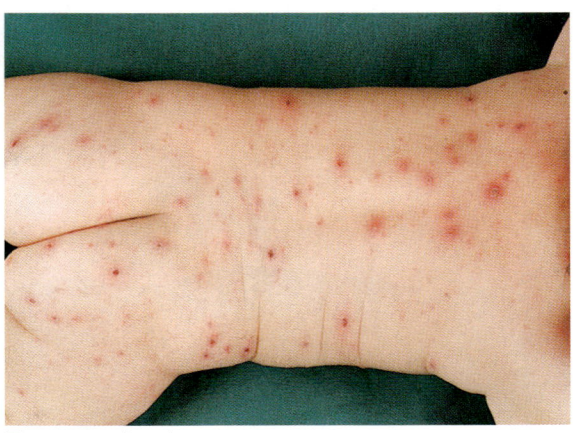

図 17-17 水 痘

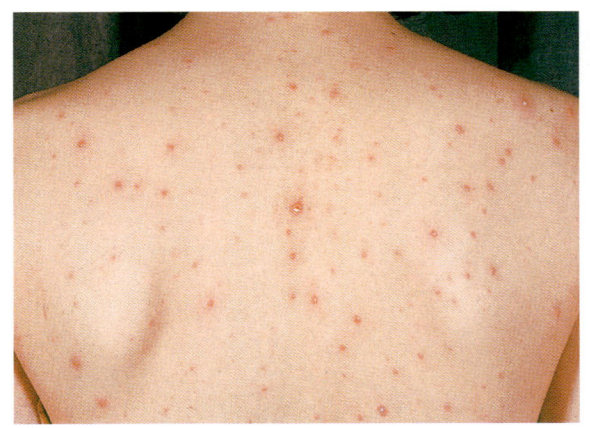

図 17-16 水 痘

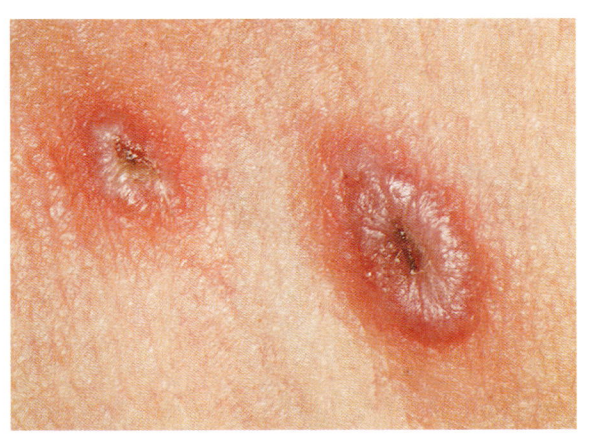

図 17-18 水痘(拡大図)

水 痘
varicella, chickenpox

水痘・帯状疱疹ウイルス varicella-zoster virus による全身性感染症．主として小児がおかされるが最近は成人でもまれではない．比較的予後は良好で，強い免疫性がある．

症 状
1）潜伏期：14日．
2）前駆期：軽い発熱．
3）口腔粘膜に孤立性のアフタ．多くは皮疹に先行する．アフタは紅暈を伴い，舌，頬粘膜，口唇粘膜に生ずる．
4）好発部位：被髪頭部，顔，体幹から四肢に及ぶ．掌蹠はまれ．
5）米粒大の紅斑としてはじまり，直ちに紅暈を伴う小水疱となる．小水疱は中心に臍窩を有する（図17-18）．
6）暗赤色の痂皮ないし血痂を伴う．
7）7日以内になおるが，軽い瘢痕を残すことがある．

合併症
脳炎，肺炎，血小板減少症．成人では肺炎の合併が比較的多い．細胞性免疫の低下した状態があると予後が悪くなる．

鑑別診断
1）小児ストロフルス：初期には難しいことがある．口腔粘膜にアフタ，被髪頭部に発疹があれば確実．
2）汎発性帯状疱疹：同じ水痘ウイルスによるので鑑別困難．帯状の配列がどこかにあれば可能．

治 療
安静．石炭酸亜鉛華リニメント．重症例ではアシクロビル，γ-グロブリンの点滴静注，帯状疱疹免疫グロブリンの注射．

手足口病

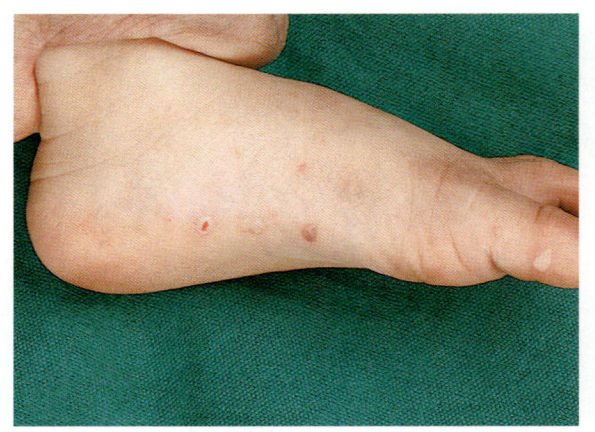

図 17-19　手足口病（小水疱）

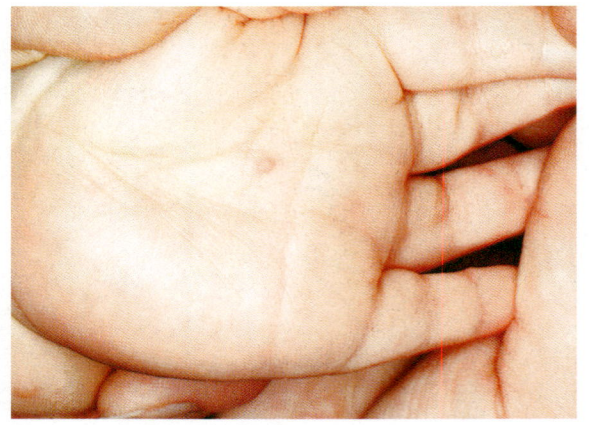

図 17-21　手足口病（小水疱）

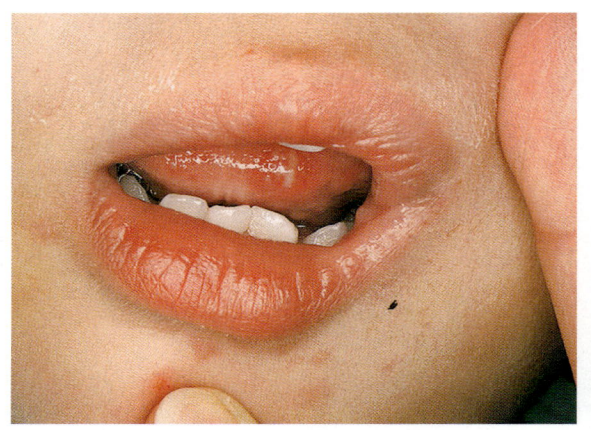

図 17-20　手足口病（舌のアフタ）

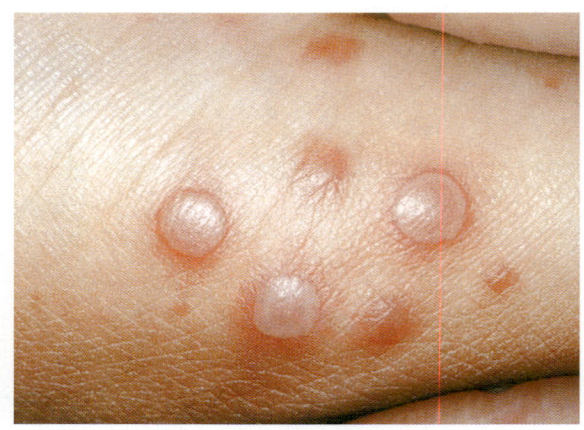

図 17-22　手足口病（小水疱の拡大図）

手足口病
hand-foot-mouth disease

coxsackie A16，または enterovirus による，主として小児の感染症で流行がある．潜伏期は 3 〜 5 日．全身症状を伴わず，口腔粘膜のアフタと手足の小水疱とを特徴とする．

● 症　状
1）好発部位：手掌，足蹠，次いで殿部．
2）直径 3 〜 4 mm の紅斑の中央に小水疱．
3）水疱の形は完全な円ではなく，多少不整形．
4）水疱はほとんど同じ発育時期にあり，7 日以内に消退．
5）口腔粘膜では直径 2 〜 3 mm の浅いアフタとしてみられる．数は数個．

● 診断のポイント
1）掌蹠にかゆみのない小水疱が散在．
2）口腔粘膜にアフタ．
3）殿部，四肢にも丘疹・小水疱の生ずる場合に注意．
4）全身症状は例外的（ただし心筋炎，髄膜炎に注意）．

● 鑑別診断
皮膚の小水疱は
1）汗疱．
2）白癬ないし白癬疹．
3）掌蹠膿疱症．
など汗疱状発疹に似るが，辺縁がギザギザのある円形の外観から鑑別は容易．
口腔粘膜のアフタは
1）水痘の初期（周囲の炎症性潮紅が強い）．
2）ヘルパンギナ（口蓋弓に列序性）．
3）単純性疱疹（口腔領域の前方）．
などと区別する．

麻疹

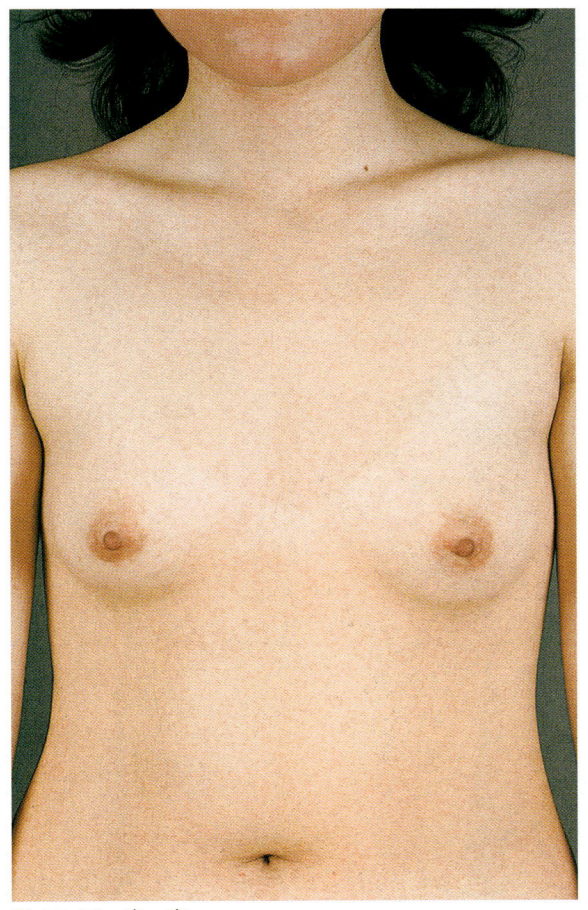

図 17-23 麻疹

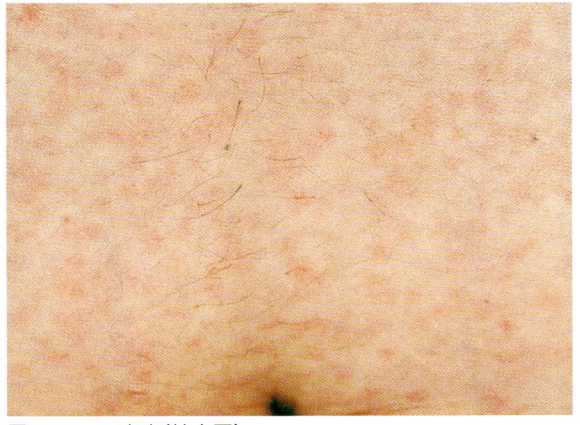

図 17-24 麻疹（拡大図）

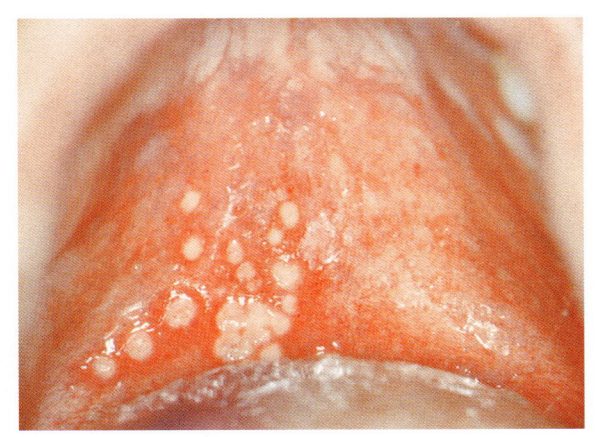

図 17-25 Koplik 斑

麻疹
measles

paramyxovirus に属する麻疹ウイルスの全身性感染症．2〜6歳の小児が罹患し，成人には少ない．まれに脳症．終生免疫を獲得する．

症状
1）潜伏期：10日．
2）前駆期．
　①突然高熱．
　②眼，鼻，上気道のカタル性炎症．
　③Koplik 斑（軟口蓋から頬粘膜に，5〜20個，粟粒大の白斑でびまん性の潮紅の上に生ずる）．特徴的．
3）発疹期：一度下熱し，再度上昇する時に発疹を生ずる．顔（頬，耳後部）からはじまり，体幹→四肢に拡大し，4〜5日で下熱とともに軽快．10日ほどで軽い色素沈着を残してなおる．
発疹はわずかに隆起する点状の小紅斑．密に分布するが，健常な皮膚を残す．また米粒大以上にはならない．
4）合併症：脳炎，肺炎，心筋炎．ときに予後不良．

鑑別診断
1）風疹：二双性の発熱はない．耳後部のリンパ節腫脹．血清抗体価．
2）異型麻疹：麻疹不活化（K）ワクチンの接種を受けた小児が麻疹の流行時に罹患すると，麻疹と異なる臨床像を示す．発疹は発熱2日目頃から手背，足背，耳，頬などの末梢部に粟粒大の丘疹として生ずる．
3）麻疹型薬疹：薬剤の摂取歴．カタル性炎症およびKoplik 斑を欠く．ただし乳幼児では薬疹はまれ．
4）突発性発疹症 exanthema subitum：発症年齢は同じ．数日高熱が続き，下熱とともに体幹からはじまる麻疹様発疹．
5）猩紅熱 scarlatina：扁桃腫脹，苺状舌．鼠径部，関節屈曲面，腋窩からはじまる．口囲蒼白．のちに表皮剥脱．

風疹

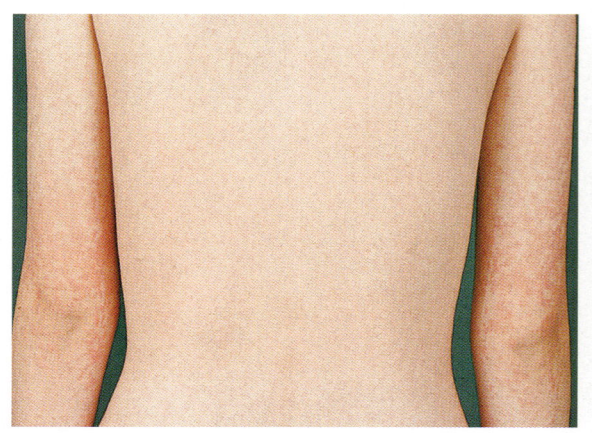

図17-26　風疹

図17-27　風疹（拡大図）

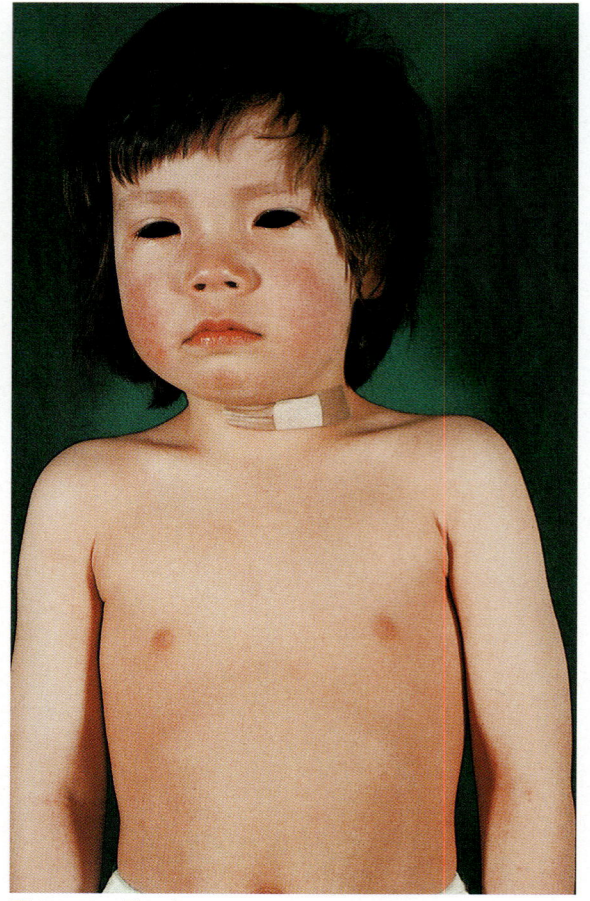

図17-28　風疹

風疹
rubella, rubeola

風疹ウイルスの全身性感染症．流行があり，小児に多いが成人もまれではない．

●症　状
1）潜伏期：2〜3週．
2）前駆期．
　①麻疹に似るが一般に軽い．軽度の発熱，全身異和感．
　②結膜のカタル性炎症．
　③粘膜疹：口蓋の点状出血，毛細血管拡張（Forschheimer's spots）．
3）発疹期：前駆期は短く，ほとんど発熱と同時に発疹をみる．顔（特に頬）の潮紅→体幹→四肢．点状の紅斑で，隆起せず，大きな斑にもならない．3日で消退する．頸部のリンパ節腫脹は麻疹より顕著．

●診断のポイント
1）流行時には容易．重症例では麻疹と区別できない（二双性発熱の欠如，頸部リンパ節腫脹および特異的な抗体価の変動）．カタル症状および口腔粘膜疹もみられる．
2）合併症：関節炎（若い女性），血小板減少性紫斑病，脳炎．
3）血清学的診断：急性期と回復期のペア血清で抗体値を比較する．4倍以上の時は初感染または再感染．1回検査の場合，IgM抗体価の陽性で推定する．
4）妊婦が妊娠初期に罹患すると胎児の奇形発生率が高い．これを先天性風疹症候群といい，心奇形，難聴，白内障などが重要．

●治　療
特に必要なく，安静のみ．

Gianotti 症候群

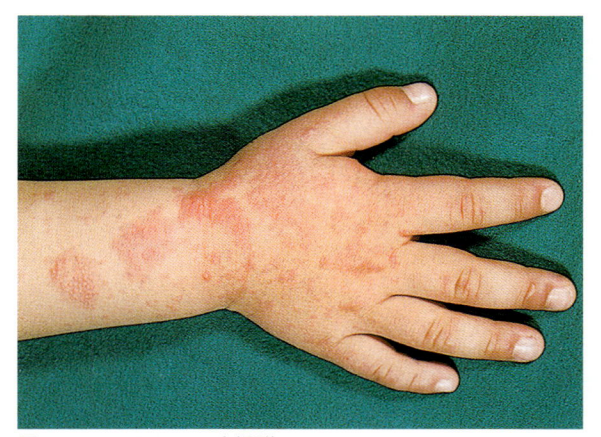

図 17-29　Gianotti 症候群

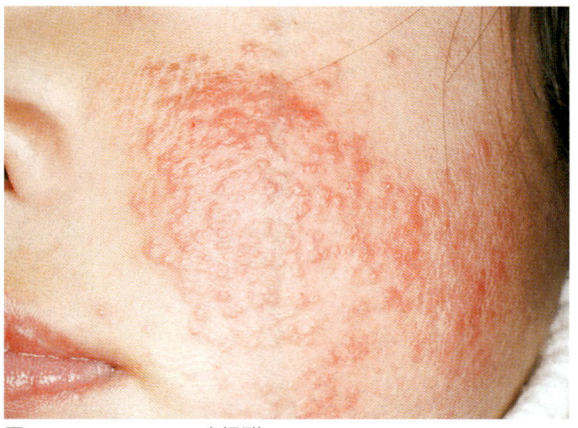

図 17-31　Gianotti 症候群

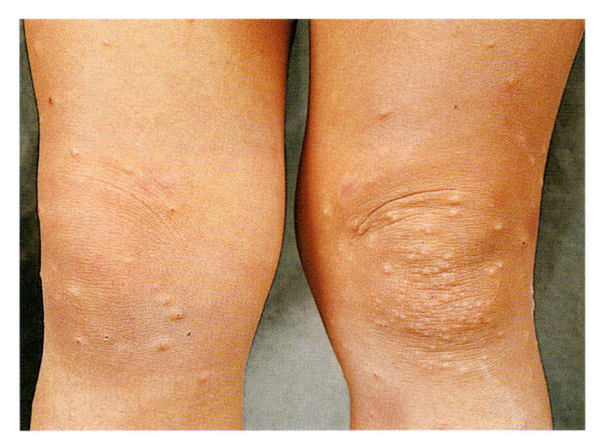

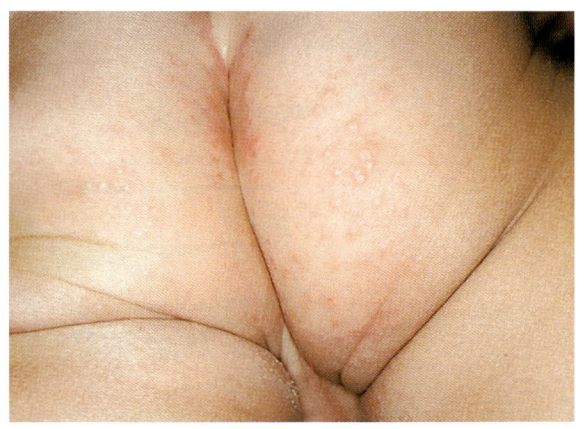

図 17-30　Gianotti 症候群

図 17-32　Gianotti 症候群

Gianotti 症候群および Gianotti 病

種々の原因によってからだの末端部分に丘疹性の変化を生ずる乳幼児の疾患を Gianotti 症候群といい，そのうち HB ウイルスによる場合を Gianotti 病という．

● 症状および鑑別診断：表 12
● 診断のポイント

1）Gianotti 病：発疹期に HB 抗原は常に陽性．肝機能障害．ただし黄疸はまれ．HB 抗体ははじめ陰性，おくれて陽性となる．

2）Gianotti 症候群：本邦では EB ウイルスによるものが非常に多く，まれにサイトメガロウイルス，アデノウイルスなどでも起こる．原因不明のことも多い．一般に予後良好，まれに肝機能障害の起こることがある．

表 12　Gianotti 病と Gianotti 症候群の鑑別

	Gianotti 病	Gianotti 症候群
年　　　　齢	6 ヵ月～12 歳	2～6 歳
発　　　　疹	扁豆大，紅色丘疹	淡紅色，帽針頭大，小水疱様丘疹
好　発　部　位	対称性，顔，殿部，四肢(肘窩，膝窩を除く)：融合せず	対称性，頬，耳，殿部，四肢：四肢では融合して局面形成
発疹の再発	なし	ときにあり
瘙　　　　痒	なし	あるのが普通
毛細血管脆弱	あるのが普通	まれ
Köbner 現象	あり	なし
病　理　組　織	リンパ球，単球，組織球性浸潤が真皮上層，特に血管周囲にあり	spongiosis ときに小水疱，リンパ球，単球の表皮内侵入と真皮乳頭血管周囲浸潤
リンパ節腫脹	鼠径部，腋窩	鼠径部，腋窩
脾　腫　大	軽度で一過性	なし
肝　障　害	急性肝炎	多くは正常
HB 抗原	あり	なし
経　　　　過	15～25 日	20～25 日
伝　染　性	軽度	なし
疾患の再燃	決してない	非常にまれ

伝染性単核症・伝染性紅斑

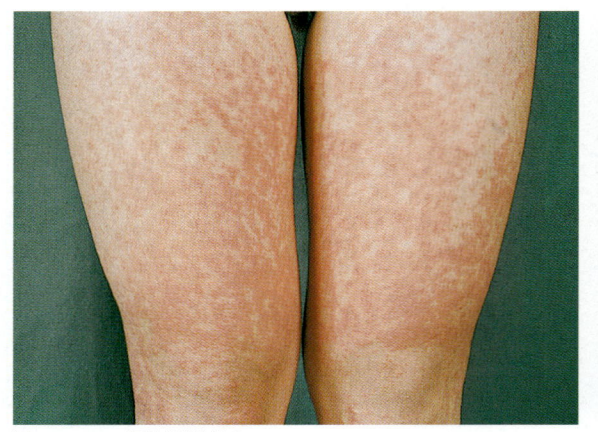

図17-33　伝染性単核症

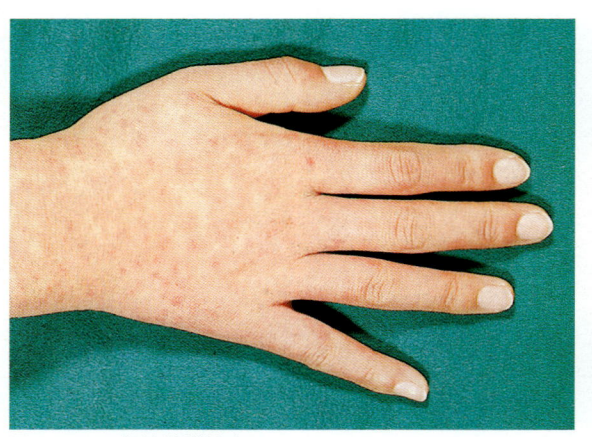

図17-34　伝染性単核症

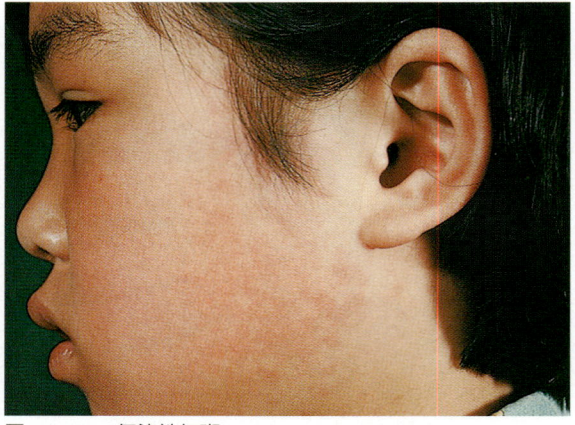

図17-35　伝染性紅斑

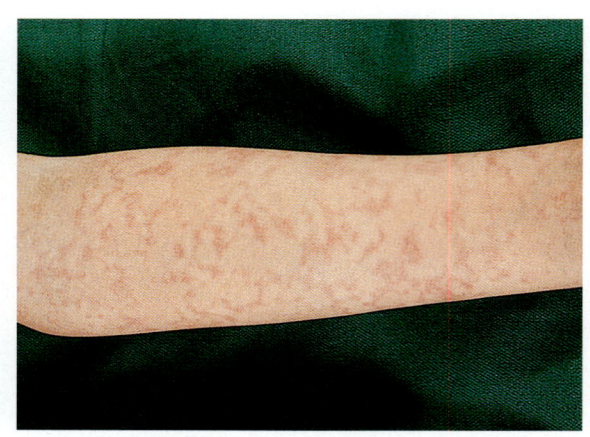

図17-36　伝染性紅斑

伝染性単核症
infectious mononucleosis

EBウイルスの初感染症．春，秋にやや多く，小児，青年が罹患する．経口飛沫感染で潜伏期は2〜8週．

● 症　状
1）発熱．1〜7日間．扁桃咽頭炎．
2）頸部のリンパ節腫脹．
3）脾腫，肝障害．ただし黄疸はまれ．
4）発疹は4〜10病日にみられる（50％）．主に体幹にあらわれ，数日で消退する．粟粒大ないし半米粒大の融合傾向の少ない紅斑で，風疹に似る．

● 診断のポイント
1）末梢血に異型リンパ球が10％以上証明される．
2）異種血球凝集反応（Paul-Bunnel反応）．
3）EBウイルスの分離，抗体価の上昇．
4）アンピシリンによって高率に薬疹を生ずる．

伝染性紅斑
erythema infectiosum

human parvovirus B19感染症．小児，学童，まれに成人．潜伏期は約2週間．俗にリンゴ病．

● 症　状
1）発疹は顔にはじまり，上腕→下腿→前腕と拡大．
2）両頬に大豆大の紅斑が融合して，蝶型の紅斑（平手打ち様紅斑）．
3）前腕では大豆大の紅斑が網状，地図状に配列．
4）経過は10〜14日．日光照射によって顔の潮紅が再燃することがある．
5）ときに手，足の紫斑を伴う発赤，腫脹（sucks and gloves症候群）．
6）全身症状はなく，まれに頭痛，関節痛．

● 診断のポイント
頬の蝶型紅斑と前腕の網状紅斑．

● 治　療
対症療法．かゆみに対して抗ヒスタミン薬内服．

ウイルス性乳頭腫

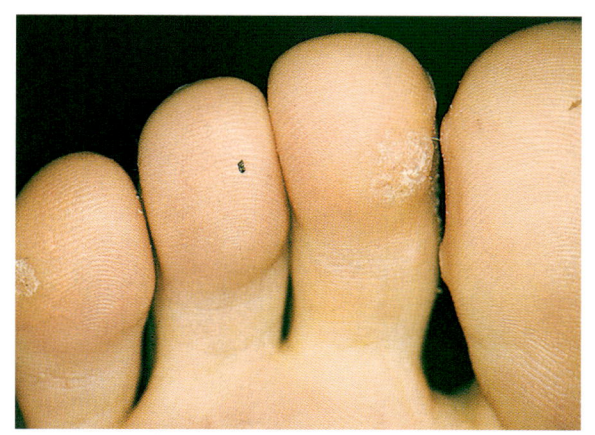

図17-37　尋常性疣贅

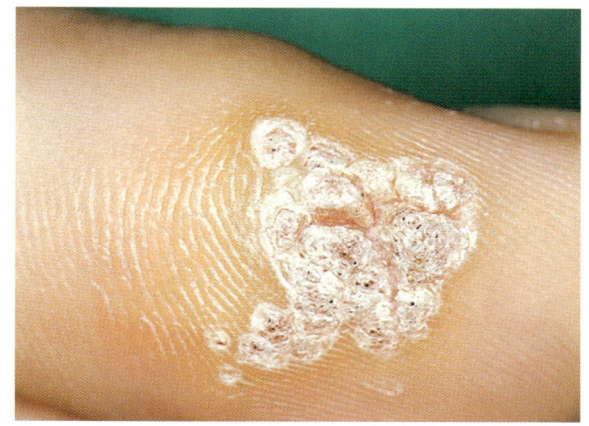

図17-39　尋常性疣贅(足蹠疣贅)

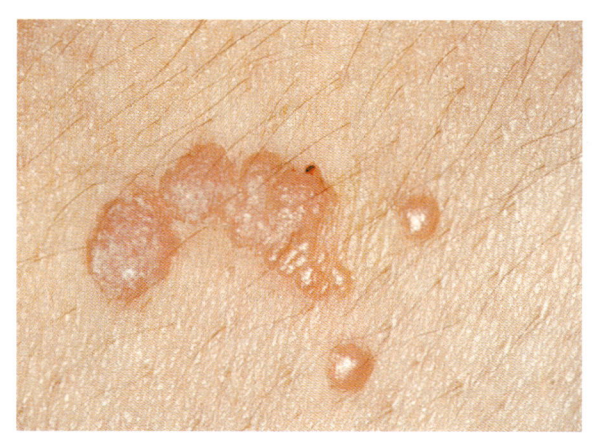

図17-38　尋常性疣贅

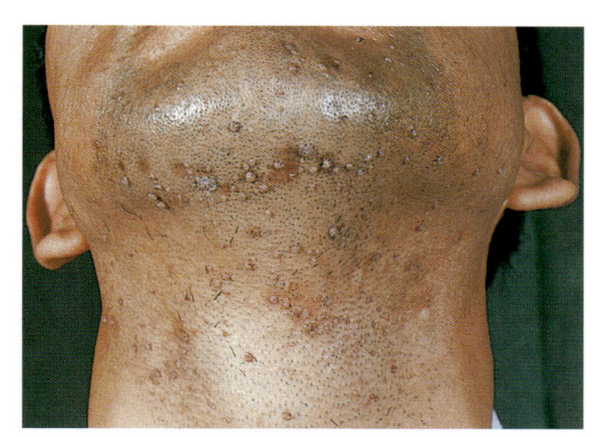

図17-40　尋常性疣贅(糸状疣贅)

ウイルス性乳頭腫

ヒト疣贅ウイルス human papilloma virus (HPV) による感染症で，皮膚および粘膜に乳頭腫を生ずる．ウイルスは DNA ウイルスのひとつ．上皮細胞核内に結晶様構造をもって認められる．直径 50～55 nm，正20面体の球状で capsomer は 72，envelope をもたない．現在までその遺伝子 DNA の塩基配列の違いによって60種のタイプが分離されている．ウイルス性乳頭腫は臨床形態にしたがって分類されている(表13)．1つの病型で複数の HPV タイプが証明され，また同一のタイプでも年齢，部位によって異なった臨床型を示すことがある．

A. 尋常性疣贅　verruca vulgaris
最も多くみられる"普通のいぼ"(common warts)．小児および若い成人に多い．

● 症　状
1) 好発部位：四肢の末端．特に手指背，爪の周囲．
2) 水疱のようにみえる小さな結節としてはじまる．
3) 増大すると表面が細かい乳嘴状または疣状となり，皮膚面から顕著に盛りあがる．
4) 表面の色は灰色ないし褐色．単発または散在性に多発．
5) 大きな疣の周囲に小さな疣が衛星状にできることがある．
6) 糸状疣贅(v. filiformis)：主に須毛部，頸に数 mm の指状の突起として生ずる(図17-46)(skin tag との鑑別)．
7) 足蹠疣贅(v. plantaris)：皮膚面からわずかに隆起した灰色の角化した局面で，その中に小さい黒い点がある(図17-39)(鶏眼との鑑別)．

● 治　療
液体窒素による凍結療法．ヨクイニン内服．ときに電気焼灼またはブレオマイシン局注．

ウイルス性乳頭腫

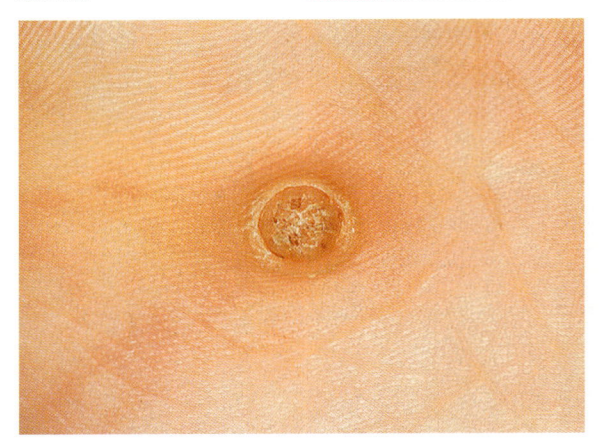

図17-41 ミルメシア

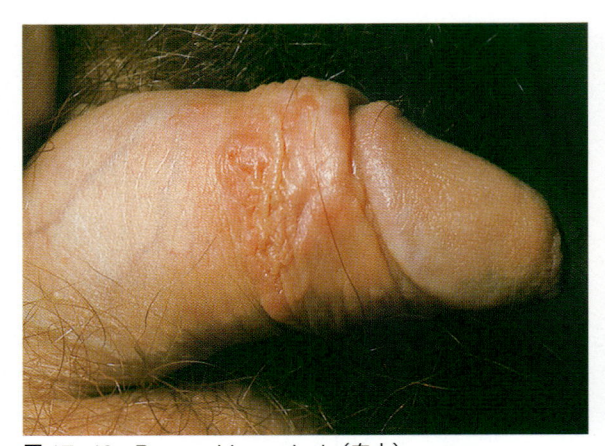

図17-42 Bowenoid papulosis（白人）

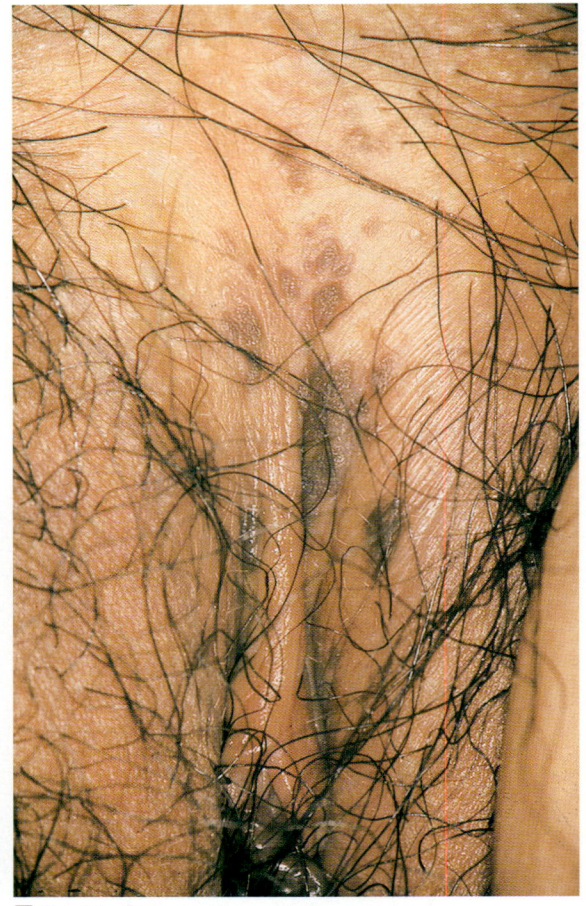

図17-43 Bowenoid papulosis

B． ミルメシア　myrmecia
足蹠疣贅の1つで，深部に向って増殖する特徴をもつ（deep plantar warts）．HPV1型による．若年者に多い．

● 症　状
1）好発部位：足蹠，次いで手掌，指．
2）蟻塚に似た外観を示す（図17-41）．
3）円形，直径は1cm以下．
4）周囲に紅暈を伴うことが多い．
5）圧痛がある．

● 組織像
角質増殖，乳頭腫症のほか，表皮細胞内に空胞化と好酸性顆粒が顕著に認められる（inclusion wart）．

C． ボーエン様丘疹症　Bowenoid papulosis
組織学的にボーエン病に類似するが，予後良好，多中心性の黒色結節．human papilloma virusによるSTDのひとつ．

性差はなく，20〜30歳代に好発する．

● 症　状
1）主として外陰部（特に亀頭，陰唇），ときに肛門周囲に生ずる．
2）径数mm，黒褐色，表面平滑な小結節．
3）多発性，しばしば列序性に配列．ときに融合傾向．
4）自然治癒がある．
5）女性では妊娠中に生じやすく，かつ子宮頸癌の可能性がある．
6）他のHPV感染症，特に尖圭コンジローマに合併することがある．

● 鑑別診断
1）扁平コンジローマ：灰白色，表面湿潤．
2）扁平苔癬：輪状ないし斑状の白色の角質増殖．

ウイルス性乳頭腫

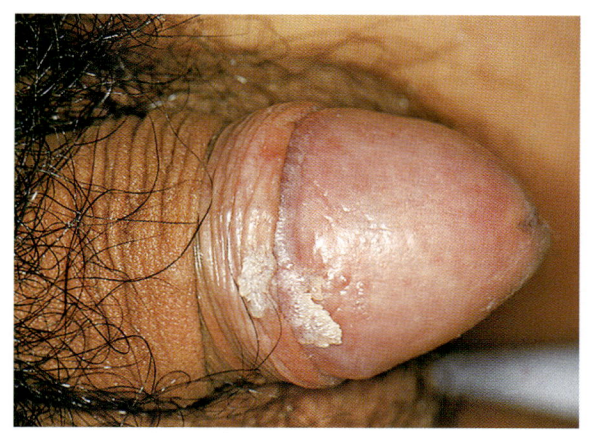

図17-44　尖圭コンジローマ

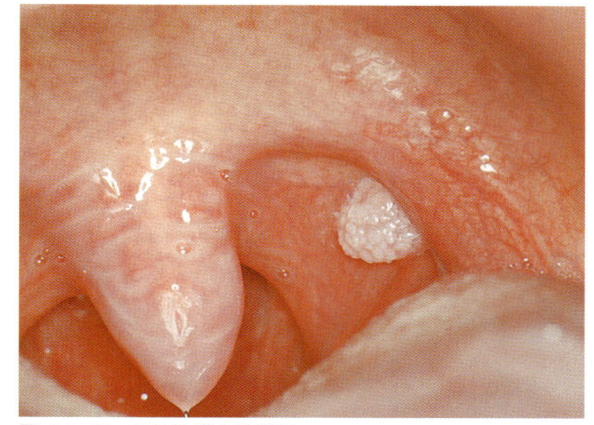

図17-46　口腔粘膜の乳頭腫

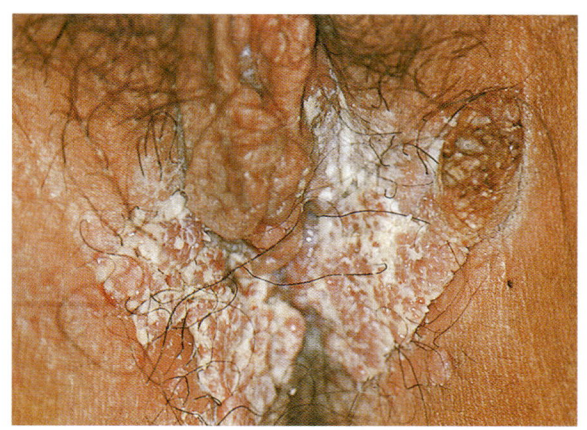

図17-45　尖圭コンジローマ

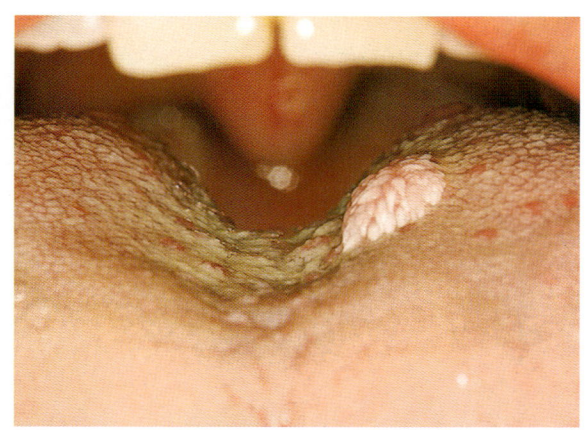

図17-47　口腔粘膜の乳頭腫

D. 尖圭コンジローマ　condyloma acuminatum
- 症　状

1）好発部位：陰茎冠状溝，包皮，陰門，肛門．したがって外陰疣贅(anogenital warts)とも呼ばれる．
2）集まって多発．
3）乳頭状ないし花キャベツ状の疣状隆起．
4）表面が浸軟して白色を呈し，悪臭がある．
5）帯下，包茎などが誘因となる．

- 診断のポイント

1）外陰粘膜，肛囲から皮膚にかけての自覚症状のない乳頭腫．
2）淋疾，梅毒，AIDSに伴うことあり（したがってvenereal wartsともいう），検査が必要．

- 治　療

電気凝固．ブレオマイシン，5-FUの軟膏．レーザー療法．局所の清潔，乾燥．包茎，帯下の治療．

表13　ウイルス性乳頭腫の分類

臨床型	ウイルスのタイプ	悪性化
尋常性疣贅	HPV1，HPV2など	(－)
myrmecia	HPV1	(－)
扁平疣贅	HPV3	(－)
Bowenoid papulosis	HPV16など	(＋)まれ
疣贅様表皮発育異常症	HPV5，HPV8など	(∄)
尖圭コンジローマ	HPV6など	(＋)まれ
粘膜の疣贅類　口腔粘膜の乳頭腫症　(focal oral hyperplasia)	HPV13	(－)
喉頭乳頭腫	HPV6，HPV11	小児(＋)まれ　成人(∄)

ウイルス性乳頭腫

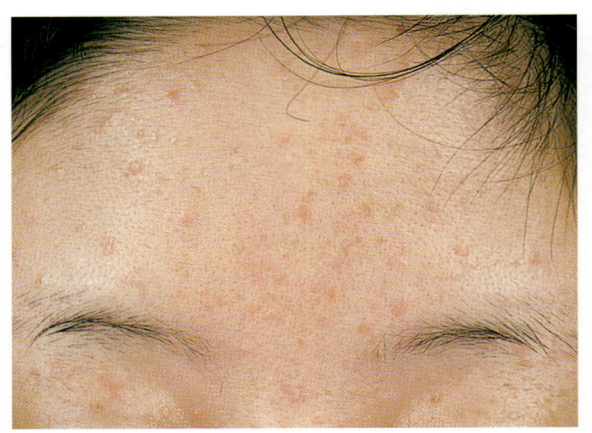

図 17-48　扁平疣贅

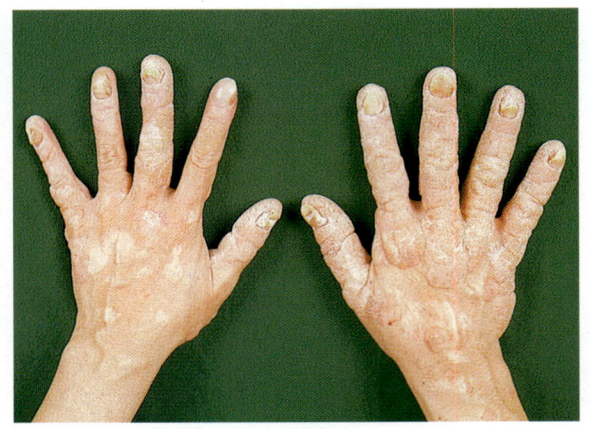

図 17-50　疣贅様表皮発育異常症

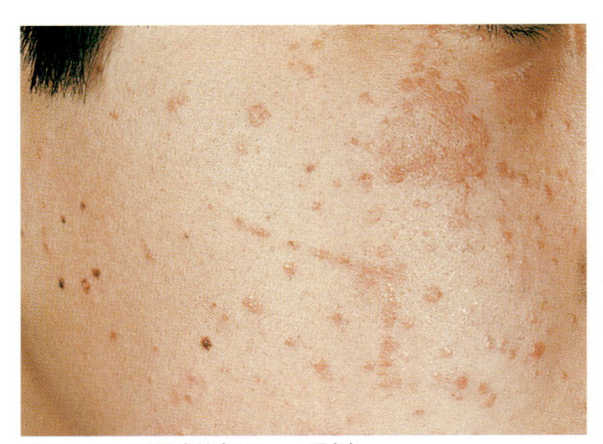

図 17-49　扁平疣贅（Köbner現象）

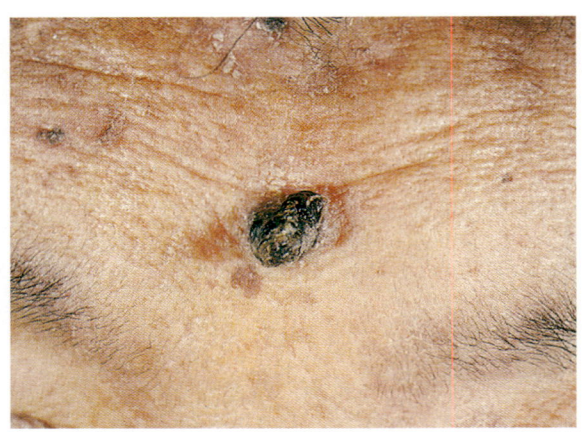

図 17-51　疣贅様表皮発育異常症から発生した日光角化症（額）

E. 扁平疣贅　verruca plana

若い人に多いが中年にも生じ得る．ときに尋常性疣贅と併発することがあり，両者を完全には区別できない例もある．

● 症　状
1) 好発部位：顔特に前額，頬，および手背．
2) 扁平に隆起し，表面は平滑．
3) 色は正常色から赤味を帯びるものまで．
4) 形は不整な円形から多角形．
5) しばしば多発．融合して大きな斑となったり，線状に並ぶこともある（Köbner現象）（図17-49）．
6) ときにかゆみがある．

● 鑑別診断

扁平疣贅が好発部位以外に生じた時．
1) 扁平苔癬：炎症性の赤紫色，中央の凹みおよび表皮の萎縮，色素滴落による色素沈着．
2) 汗管腫：前胸部，顔の中央に好発．半米粒大，半球状に盛りあがる皮内の小結節．

● 治　療

ヨクイニン内服．

F. 疣贅様表皮発育異常症　epidermodysplasia verruciformis

HPV感染のほか，遺伝性，免疫学的な因子の関与する持続的な疾患．小児期より始まる．HPV感染は細胞性免疫の異常による．

● 症　状
1) 扁平疣贅に似た発疹が四肢，顔，手背に汎発．
2) しばしば融合し，乾癬様の鱗屑を伴う．
3) ときに潮紅，色素沈着，色素脱失のある斑を生ずる．
4) 手掌，被髪頭部，口腔粘膜はおかされない．
5) 30歳代より露出部位にボーエン病，日光角化症，有棘細胞癌を生ずる（約30％）．

● 治　療

インターフェロン-α，レチノイドが試みられる．

伝染性軟属腫

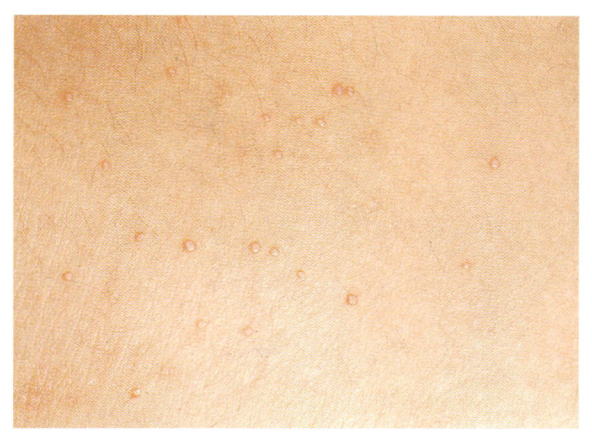

図 17-52　伝染性軟属腫

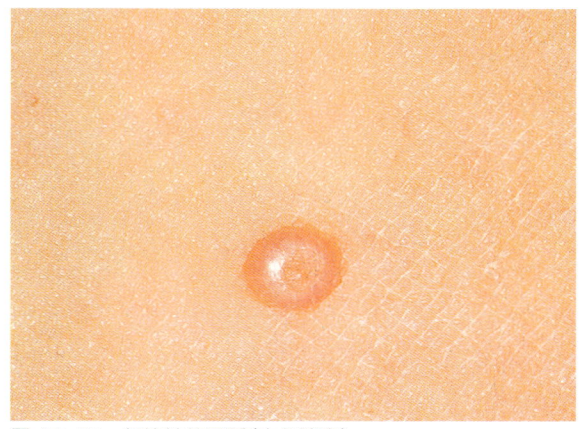

図 17-54　伝染性軟属腫（中心臍窩）

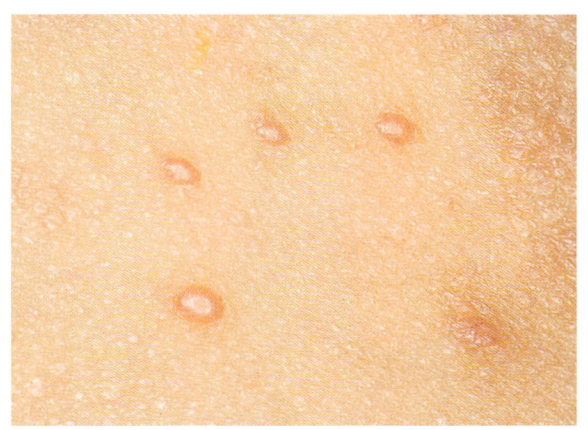

図 17-53　伝染性軟属腫（アトピー性皮膚）

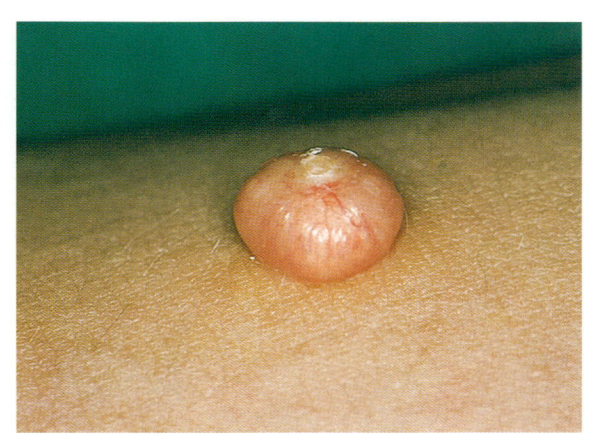

図 17-55　伝染性軟属腫（孤立性）

伝染性軟属腫
molluscum contagiosum

表皮親和性の molluscum virus による伝染性の上皮腫様変化．アトピー性の皮膚を有する乳幼児に多く，成人ではまれ，かつ発疹の数が少ない．いわゆる"みずいぼ"．

症　状
1）好発部位：乳幼児の体幹に多発性．
2）皮膚面より隆起する淡褐色ないし常色の小結節．
3）半米粒大．
4）新しい発疹は水疱様にみえ，典型的なものでは中心に臍窩を有する（図 17-54）．
5）炎症症状なし．ただし搔破によって発疹の内に出血したり，2次感染などを伴うこともある．
6）モルスクム反応：結節の周囲の皮膚に湿疹様病変が生ずること．結節を除去すると2週ほどで治癒する．

診断のポイント
1）中心臍窩のある水疱様にみえる小結節が多発．
2）アトピー性皮膚炎のように，かゆみのある皮膚の上に生じやすい．
3）ピンセットで圧すると，白っぽい粥状の物質がでる．
4）成人で孤立性かつ大型となる場合はケラトアカントーマ，母斑細胞母斑などと間違いやすい（図 17-55）．
5）細胞性免疫に異常のある場合は顔，頭部，陰部などに生じ，かつ異常に多発する．

治　療
無鉤ピンセットでつまみ取る．

後天性免疫不全症候群（エイズ）

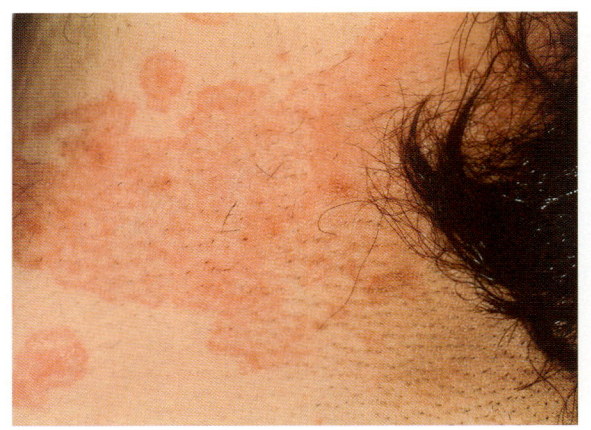

図 17-56　エイズ．急性期の蕁麻疹様紅斑

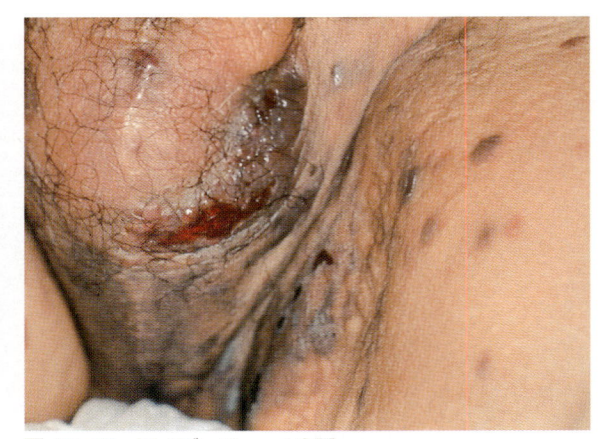

図 17-58　エイズ．Kaposi 肉腫

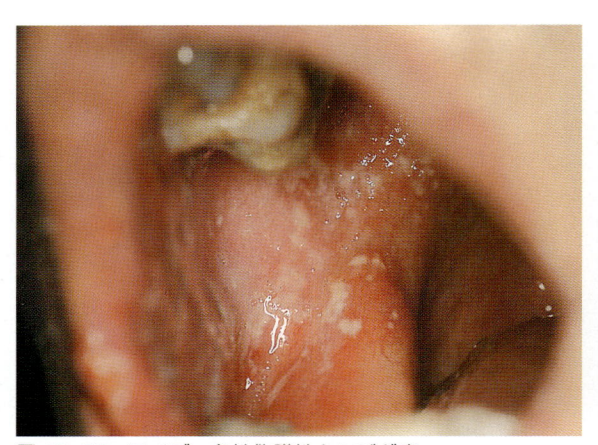

図 17-57　エイズ．急性偽膜性カンジダ症

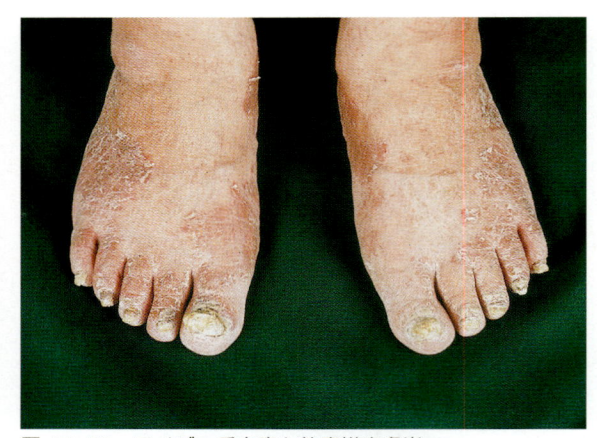

図 17-59　エイズ．爪白癬と乾癬様皮膚炎

後天性免疫不全症候群（エイズ）
acquired immunodeficiency syndrome（AIDS）

大部分はヒト免疫不全ウイルス（HIV）によって生ずる直接的な病状および細胞性免疫不全に伴う種々の二次的病変をいう．ごく一部に原因不明の CD4T 細胞減少症（ICL）によるものがある．

● 症　状

1）急性感染期：感染後 3 〜 6 週，感冒様症状，リンパ節腫脹，下痢とともに蕁麻疹様紅斑を生ずる（約 50％）．1 〜 2 日で消退し，一過性（図 17-56）．

2）Kaposi 肉腫：男性同性愛者に多い．口腔粘膜を含む各所に多発．汚い暗赤色の扁平浸潤，局面，結節を形成し，易出血性のびらんを伴う．HHV-8 が関与すると思われる（図 17-58）．

3）皮膚粘膜感染症：日和見感染症も含み，とくに細胞性免疫の関与する病変．汎発化，重症化しやすく，かつ非典型的なことが多い．

a）ウイルス感染症：単純疱疹（類アフタ），汎発性，再発性の帯状疱疹，尋常性疣贅，伝染性軟属腫（図 17-60），尖圭コンジローマ，oral hairy leukoplakia.

b）細菌感染症：癤腫症，再発性壊死性毛包炎，膿瘍などブドウ球菌性．

c）真菌症：急性偽膜性カンジダ症（図 17-57），爪白癬（図 17-59）．

d）梅毒

4）その他の非定型的な皮膚症状

a）脂漏性皮膚炎ないし乾癬様皮膚炎．

b）亜急性ないし慢性結節性痒疹（図 17-62）．

c）後天性魚鱗癬（図 17-61）ないし汎発性乾皮症．

d）好酸球性膿疱性毛包炎

e）膿漏性角化症 keratosis blenorrhagica：まれ．

f）皮膚血管炎：まれ．

g）B 細胞性悪性リンパ腫：皮膚ではまれ．

後天性免疫不全症候群(エイズ)

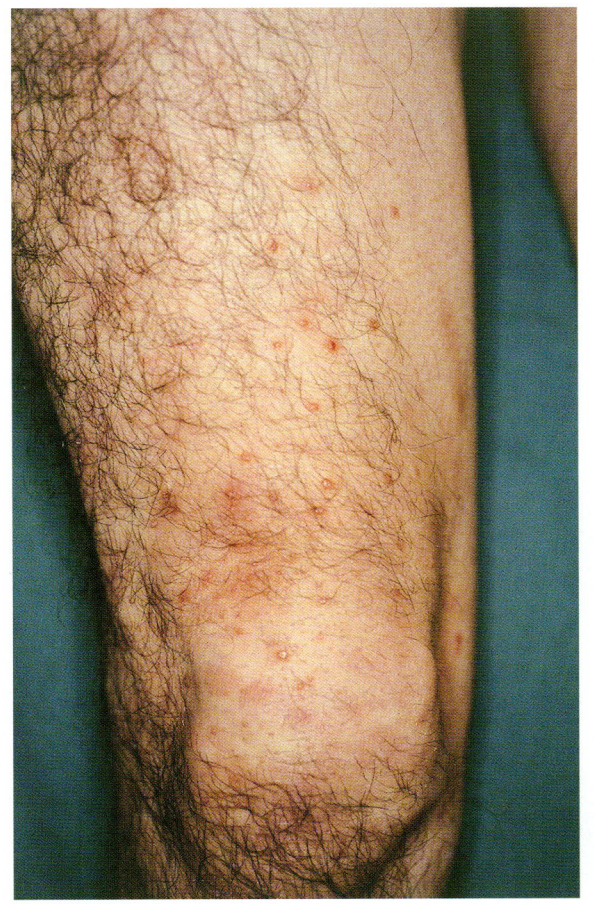

図17-60 エイズ．炎症を伴う伝染性軟属腫

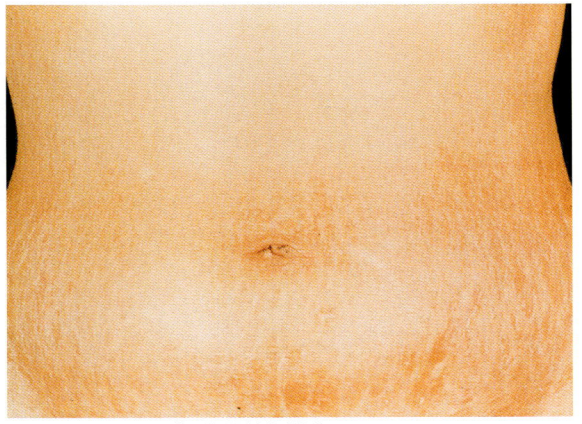

図17-61 エイズ．後天性魚鱗癬

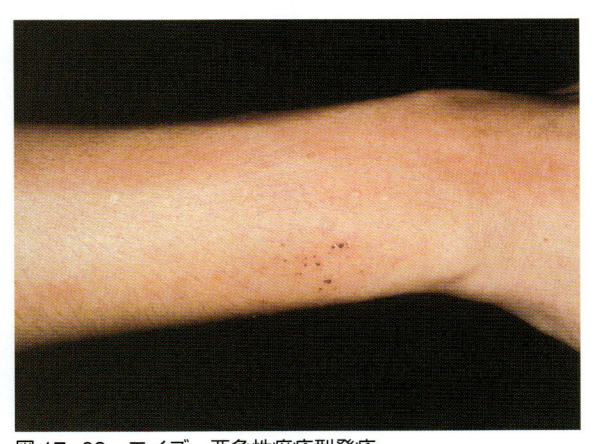

図17-62 エイズ．亜急性痒疹型発疹

　h)薬疹：頻度が高い．
● **診断のポイント**
1)口腔粘膜カンジダ症と他の感染症，とくに梅毒と合併している場合(前者は最も初期の症状として重要)．
2)非定型的，難治性，重症の皮膚疾患．
3)頻発する薬疹．
4)以上よりAIDSを疑い，抗HIV抗体の有無を検査する．PA法とELISA法でスクリーニングし，Western-Blot法で確認．
5)末梢血リンパ球数，CD4およびCD8陽性T細胞数，β_2ミクログロブリン，血漿HIV-RNA量．
● **治　療**
HIVに対する治療(逆転写酵素阻害薬，プロテアーゼ阻害薬の併用)と日和見感染症(とくにカリニ肺炎)の予防が重要．

18. 細菌性疾患

伝染性膿痂疹

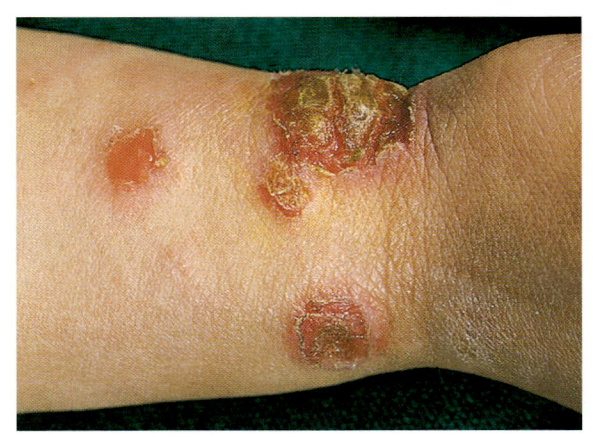

図 18-1　伝染性膿痂疹

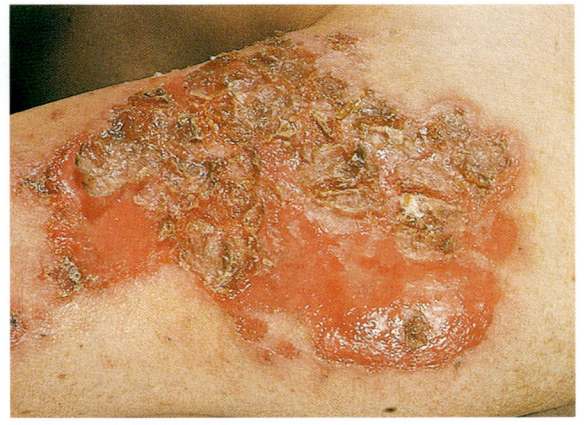

図 18-3　伝染性膿痂疹

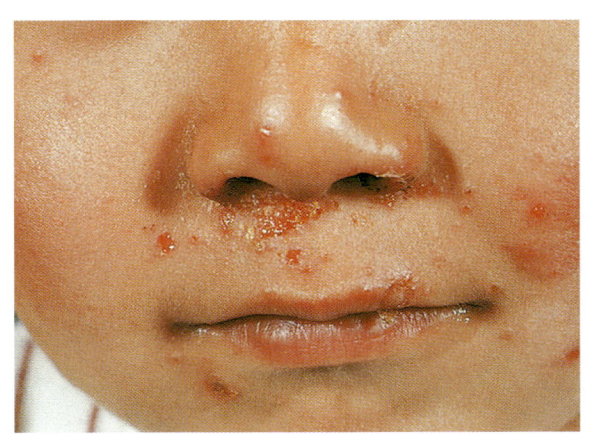

図 18-2　伝染性膿痂疹

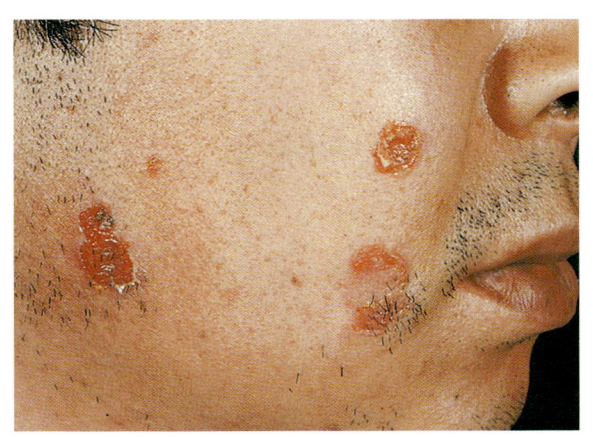

図 18-4　小痂皮性膿痂疹

伝染性膿痂疹　impetigo contagiosa

主として黄色ブドウ球菌による表在性の化膿性炎症．高温，多湿の候に小児に多い．乳児では鼻腔，被髪頭部から，化膿菌の連続性の感染により生じやすく，小児では虫刺され，擦過傷に続発し，またアトピー性皮膚炎のように，かゆい皮膚を搔いているうちに発生する（俗にいうとびひ）．

症　状

1）好発部位：幼児では鼻，口，耳の周囲からはじまり（図 18-2），急速にほかの部位に拡大する．
2）はじめ潮紅のある表在性の水疱．
3）直ちに破れてびらん面となり，痂皮を伴う．
4）6〜7日で乾燥，治癒．暫時軽い色素沈着を残すが瘢痕とはならない．
5）新旧の発疹が各所に散在する．
6）成人の顔では水疱が大きくならず，急速に黄褐色の痂皮を形成することがある（小痂皮性膿痂疹 micro-crusting impetigo contagiosa，図 18-4）．
7）β溶血性連鎖球菌感染では水疱より痂皮形成が著しい．ときに膿痂疹後腎炎 postimpetiginous nephritis を起こす．

診断のポイント

1）痂皮を伴うびらん面が多発．
2）原因菌の培養．最近 MRSA の検出率が高い．

鑑別診断

1）天疱瘡：成人の場合，普通の治療で2週以上なおらない時は天疱瘡を考える．組織検査．
2）単純性疱疹：小水疱が集まる．細胞疹．

治　療

セフェム系抗菌薬全身投与．局所療法も行なった方がよい．皮膚の清潔（シャワー），乾燥．

ブドウ球菌性熱傷様皮膚症候群

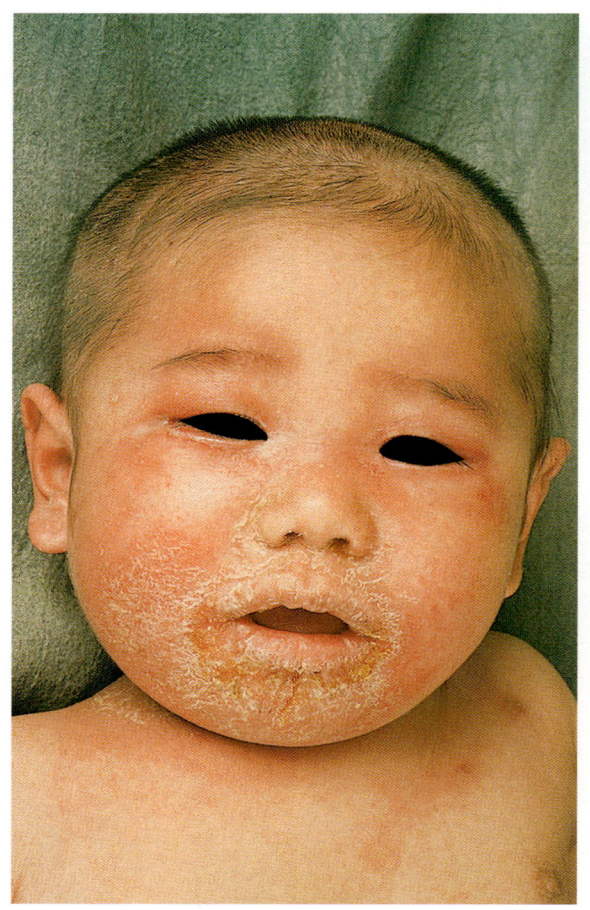

図 18-5　ブドウ球菌性熱傷様皮膚症候群

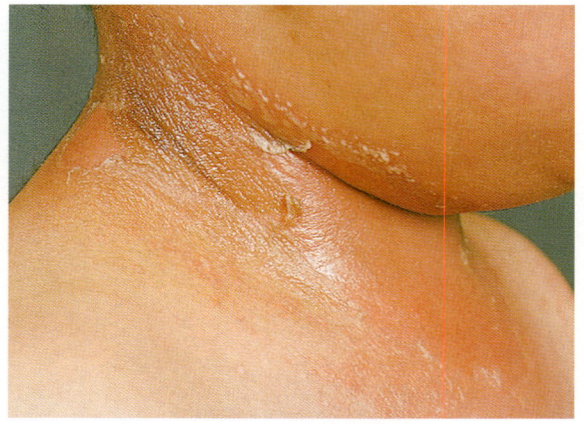

図 18-6　ブドウ球菌性熱傷様皮膚症候群

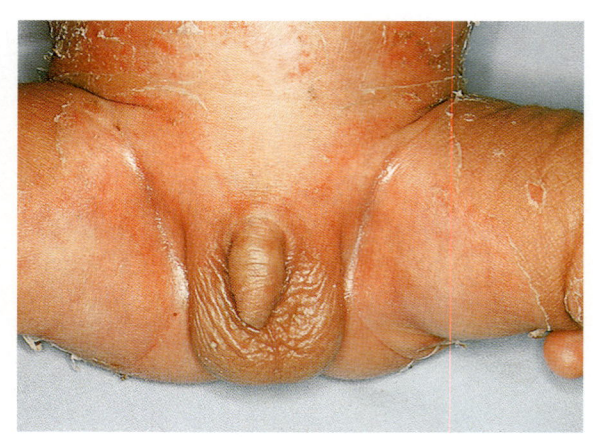

図 18-7　ブドウ球菌性熱傷様皮膚症候群

ブドウ球菌性熱傷様皮膚症候群
staphylococcal scalded skin syndrome（SSSS）

皮膚の剥離をきたす特殊な菌外毒素（表皮剥脱素 epidermolytic toxin）を産出するブドウ球菌の感染症．黄色ブドウ球菌のうちでも，ファージⅡ群に属する 71 型がこの毒素生産率が高い．

皮膚症状の程度は，リッター新生児剥脱性皮膚炎（重症型）の状態から，水疱性膿痂疹，猩紅熱様の潮紅までさまざまである．ブドウ球菌性 Lyell 症候群ともいう．新生児から小児にみられ，成人では非常にまれ．

● 症　状
1）発熱（38℃以下）．
2）眼，口，鼻孔の周囲に発赤，痂皮．口囲に放射状の皲裂（図 18-5）．
3）頸，腋窩，鼠径部に痛みのある潮紅，一部に表在性の水疱．
4）体幹に猩紅熱様の潮紅．学齢期の小児に多い．本症の軽症型．
5）咽頭の発赤（ブドウ球菌を培養）．
6）頸部のリンパ節腫脹．
7）軽快時に手足の落葉状鱗屑．

● 診断のポイント
1）発熱が先行し，口囲，眼の周囲の痂皮を伴う潮紅．
2）間擦部の痛みの強い潮紅．
3）潮紅，水疱の周囲に Nikolsky 現象を認める．
4）ブドウ球菌は皮膚以外にも，咽頭，鼻腔から高率に証明される．

● 治　療
安静と抗菌薬の全身投与．新生児では補液．

丹 毒

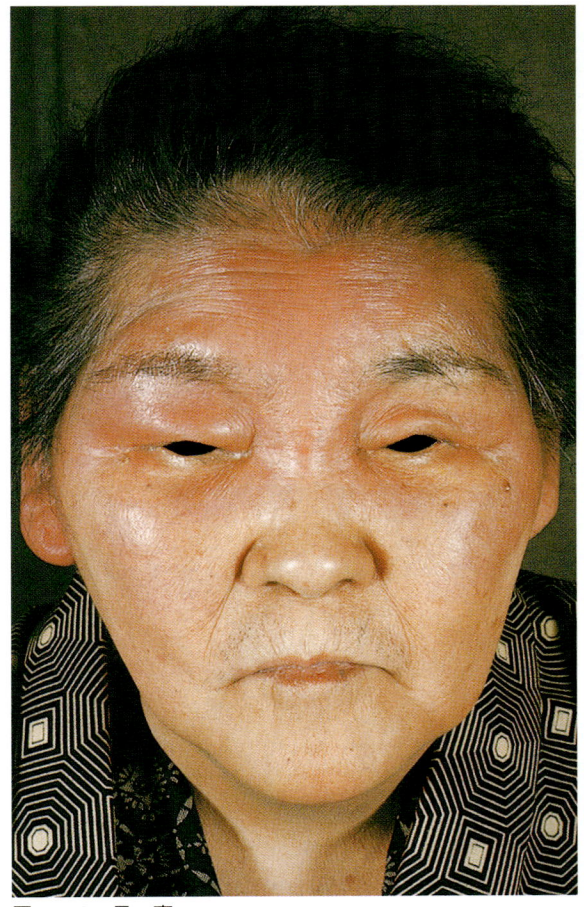

図18-8 丹 毒

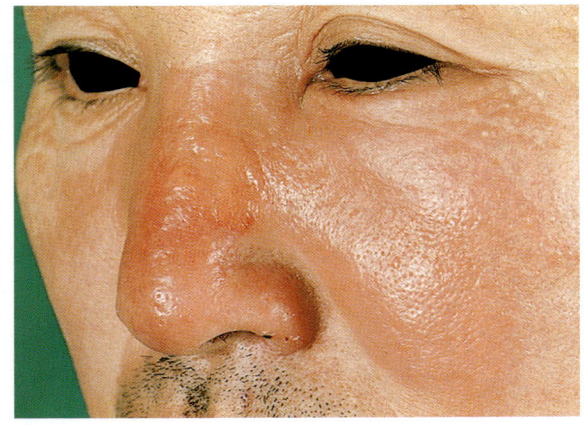

図18-9 丹 毒

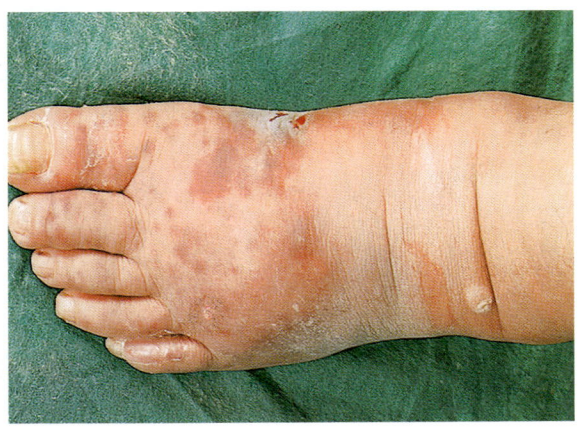

図18-10 丹 毒

丹 毒 erysipelas

A群β溶血性連鎖球菌によるものが多い．菌は表皮を通して侵入．主として真皮における化膿性炎症で，表皮，皮下脂肪組織にも炎症が波及する．

● 症 状
1）好発部位：顔，次いで下腿，足．
2）突然に悪寒，高熱を伴って発症．
3）境界鮮明な発赤．表面緊張して光沢あり．
4）圧痛顕著．
5）ときに表面に水疱，膿疱（表皮への波及）．
6）ほぼ7日で瘢痕を残さずになおる．
7）ときに再発性となる（習慣性丹毒）．口唇ではさらに象皮病様の皮膚の肥厚をきたす．

● 診断のポイント
1）発熱を伴う，鮮紅色，境界鮮明，痛みのある斑．
2）病巣よりの原因菌の検出はむずかしい．
3）髄膜炎，腎炎，敗血症の併発に注意．
4）顔の丹毒では侵入門戸として鼻の癤が多い．
5）リンパ節郭清手術後などのリンパ浮腫の部分にも生じやすい．

● 鑑別診断（発熱を伴う紅斑）
1）Sweet病：辺縁に浸潤の強い紅斑．一般に複数の病巣．膿疱は初期にみられることあり．
2）全身性エリテマトーデス：両頬に対称性．紅斑の色調は淡く，熱感，圧痛なし．
3）結節性紅斑（急性型）：1個または片側性の場合は鑑別困難．細菌の証明．

● 治 療
ペニシリン系抗菌薬の全身投与（不完全な治療では習慣性丹毒になり得る）．安静．冷湿布．

蜂巣織炎・壊死性筋膜炎

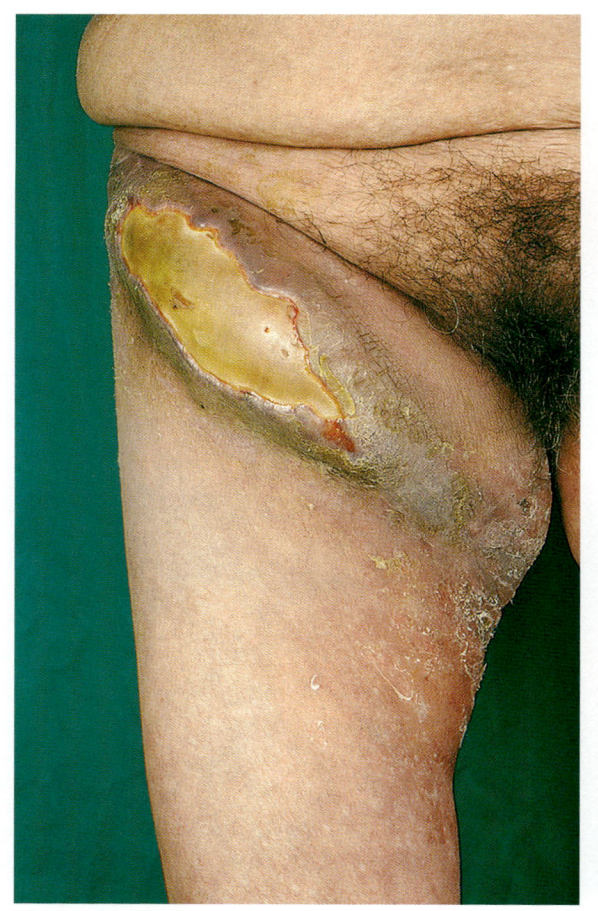

図 18-11　蜂巣織炎

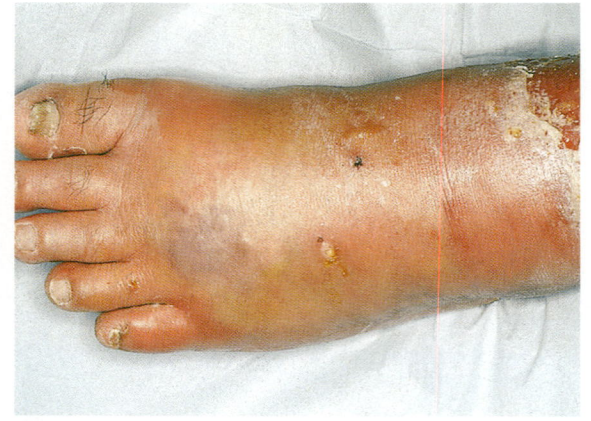

図 18-12　壊死性筋膜炎

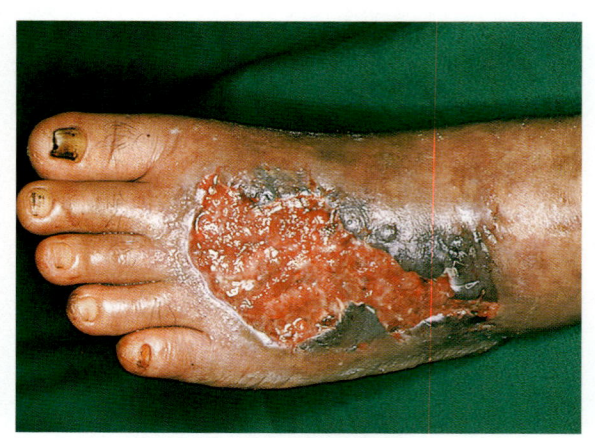

図 18-13　壊死性筋膜炎（前図の 3 日後）

蜂巣織炎
cellulitis

化膿菌（主として黄色ブドウ球菌）による真皮から皮下脂肪織にかけての広範囲の化膿性炎症.
菌の侵入経路：1）皮膚の小さな傷，2）癤や汗腺膿瘍より波及，3）骨髄炎など深部の病巣より波及.

● 症　状
1) 悪寒，発熱，頭痛.
2) 境界の明らかでない潮紅，局所熱感および圧痛.
3) 次第に周辺と深部に拡大し，かたくなる.
4) 間もなく部分的に軟化，膿瘍形成（波動を触れる）.
5) ときに自潰して潰瘍.
6) 全経過は 2 週間ほど.

● 治　療
抗菌薬の全身投与．切開.

壊死性筋膜炎
necrotizing fasciitis

主として Streptococcus pyogenes（A 群 β 溶連菌）による筋膜より皮膚にかけての急性化膿性炎症.

● 症　状
1) 好発部位：下肢，ときに上肢，顔，陰嚢.
2) 境界不鮮明な発赤，腫脹，疼痛.
3) 間もなく出血性水疱.
4) 急速に発生する広範囲の壊死.
5) 死亡率：8〜30％.

● 診断のポイント
1) 抗 DNAase B および抗 hyaluronidase 高値.
2) ASLO 値は不定.

● 治　療
壊死組織の外科的切除．早期に強力な抗菌薬療法.

癤・癰

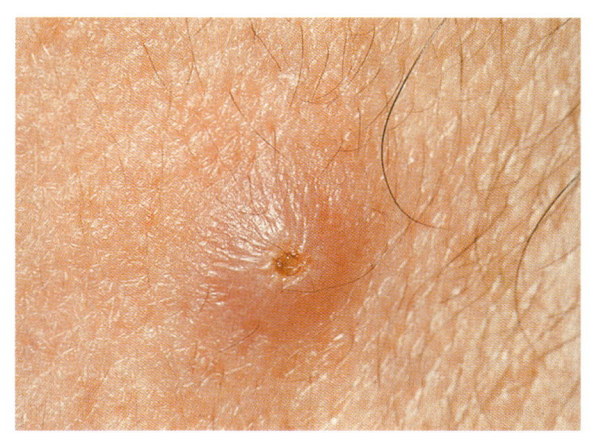

図 18-14　癤

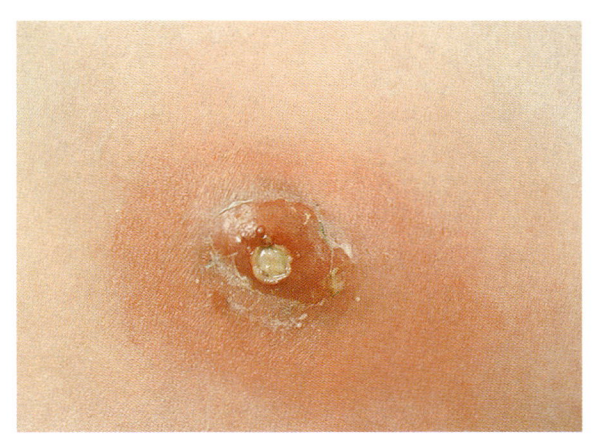

図 18-15　癤（中央に膿栓）

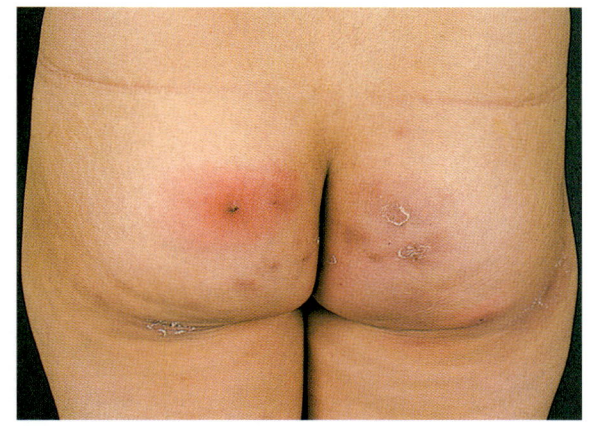

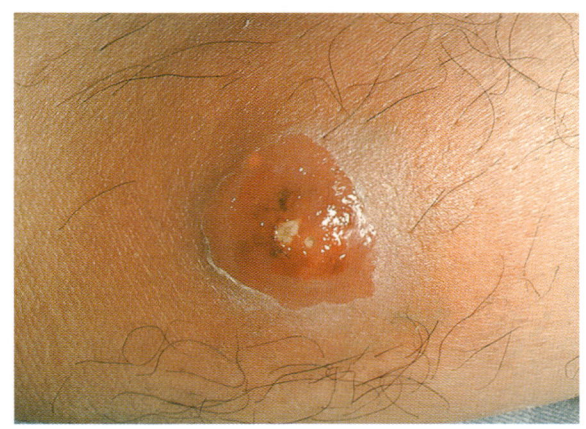

図 18-16　癤腫症

図 18-17　癰

癤およびよう（癰）　furuncle, carbuncle

癤は毛包およびその周囲の主としてブドウ球菌による化膿性炎症．成人に普通にみられるが，小児にもある．

症　状
1) 毛包に一致した赤い丘疹ではじまる．
2) 発赤，腫脹は周辺に拡大，頂点に膿栓がみられる（図 18-15）．
3) 圧痛が顕著．
4) 6〜7日で中心軟化，排膿してなおる．
5) 顔に生じた癤を面疔という．特に上口唇，内眼角部のものは頭蓋内の海綿洞の血栓性静脈炎や脳底動脈炎を起こす危険がある．
6) 癤がからだの各所に次々と多発する場合を癤腫症 furunculosis という．
7) 隣接する数個以上の毛包が同時に化膿した状態を癰という（図 18-17）．癰では鶏卵大くらいのドーム型に隆起した局面となり，皮下にも硬結を生ずる．病巣の中に多数の膿栓を認める．炎症は癤よりも激しい．発熱を伴う．

診断のポイント
1) 中心に膿栓を有し，圧痛のある発赤，腫脹．
2) 癤腫症および癰では糖尿病，免疫不全症候群を考える．

治　療
抗菌薬の全身投与．十分に化膿，軟化している時は切開，排膿．
癰ではさらに十字切開して排膿する必要がある．

化膿性汗腺炎

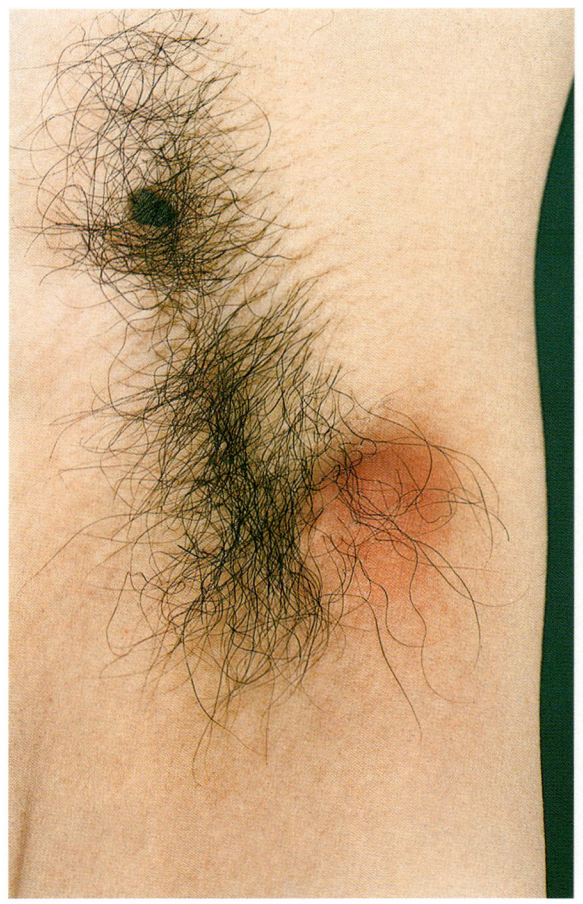

図 18-18　成人の化膿性汗腺炎

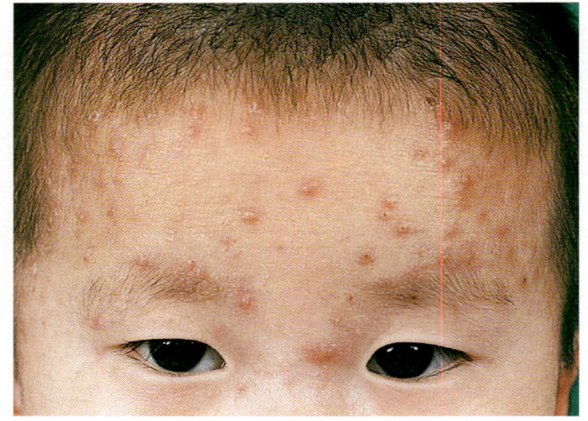

図 18-19　乳児多発性汗腺膿瘍

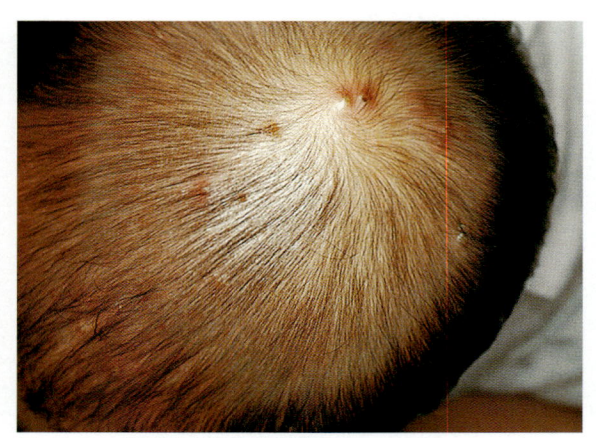

図 18-20　乳児多発性汗腺膿瘍

化膿性汗腺炎　hidradenitis suppurativa

汗腺の細菌（主としてブドウ球菌）感染症で2型あり，乳児と成人では症状が異なる．これに対して汗管の細菌感染症（汗孔炎 periporitis）はまれ．

A. 乳児多発性汗腺膿瘍　multiple sweat gland abscess of infant（あせものより）

● 症　状
1）好発部位：額，後頭部，ときに背．
2）豌豆大の赤色の深い結節が多発．結節は赤く半球状に盛りあがる．
3）中心が軟化し，自然に破れて膿汁が出る．膿栓はない．のちに瘢痕となる．

● 診断のポイント
1）発汗異常特に汗疹（あせも）を生じやすい部位に多発．
2）同時に表在性の汗管周囲炎を伴う．

● 治　療
抗菌薬の全身投与．切開．局所的にアクリノール硼酸亜鉛華軟膏貼布．乾燥，あせもの予防．

B. 成人の汗腺膿瘍

アポクリン汗腺の慢性再発性のブドウ球菌感染症．

● 症　状
1）好発部位：腋窩．ときに両側性．まれに乳嘴，女性外陰部，肛門周囲．
2）表面に潮紅のある皮下の結節．
3）圧痛，接触痛および運動痛がある．
4）中心が軟化し，ときに自然に排膿．
5）再発しやすい．

● 治　療
波動を触れる時は切開．抗菌薬の全身投与．腋窩の剃毛，制汗粉末薬の使用，下着のすれなどを避ける．

尋常性毛瘡

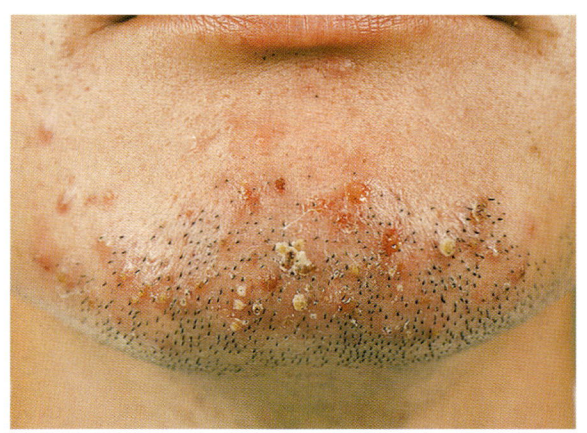

図 18-21　尋常性毛瘡

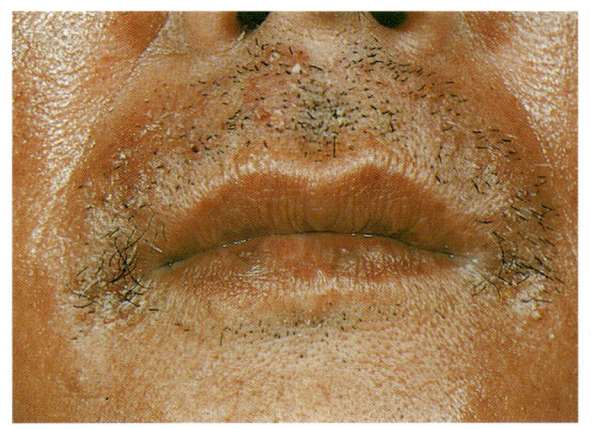

図 18-22　尋常性毛瘡

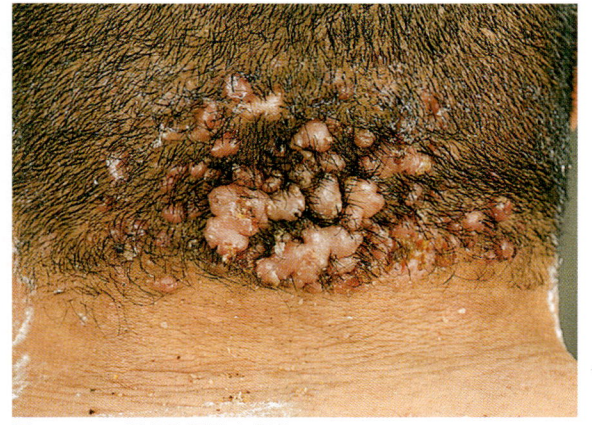

図 18-23　頭部乳頭状皮膚炎

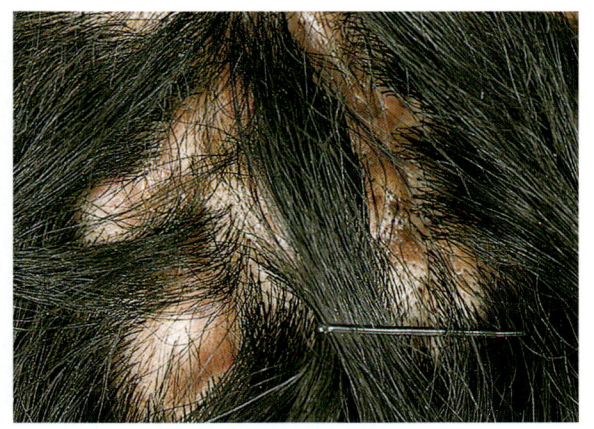

図 18-24　膿瘍性穿掘性頭部毛包周囲炎

尋常性毛瘡
sycosis vulgaris

成人男性鬚毛部における毛包のブドウ球菌による化膿性炎症．慢性，再発性でひげそりが悪化因子となる．ときに鼻粘膜の化膿性炎症に続発．

● 症　状
1) 好発部位：鼻下，顎のひげの部分に限局．
2) 毛包に一致した膿疱が多発して痂皮を有する．
3) 膿疱の周囲に潮紅．融合して浸潤のある局面．
4) 個体の反応の差により，類上皮細胞の増殖（狼瘡状毛瘡 sycosis lupoid）またはプラズマ細胞の増殖をきたすことがある．

● 鑑別診断
白癬性毛瘡：毛を抜いて KOH 法で鏡検．

● 治　療
抗菌薬の全身投与．罹患した毛を抜去して，抗菌薬加副腎皮質ステロイド外用薬．

頭部乳頭状皮膚炎
dermatitis papillaris capilliti

後頭部の毛包炎に続き，結合織の異常増殖でケロイド状となる状態．黄色ブ菌が原因となるが，個体側の誘因（糖尿病，肥満）が重要．

● 症　状
1) 好発部位：項部から後頭部に限られる．
2) 毛包炎が多発．膿汁はほとんどでない．
3) やがて結節状に盛りあがる．
4) 表面ケロイド状となり，毛髪を欠くか束状に残る．

● 鑑別診断
1) 禿髪性毛包炎 folliculitis decalvans：多数の毛包炎→萎縮性瘢痕．
2) 膿瘍性穿掘性頭部毛包周囲炎 perifolliculitis capitis abscedens et suffodiens：膿瘍，瘻孔，互いに交通，瘢痕となる（図 18-24）．

殿部慢性膿皮症

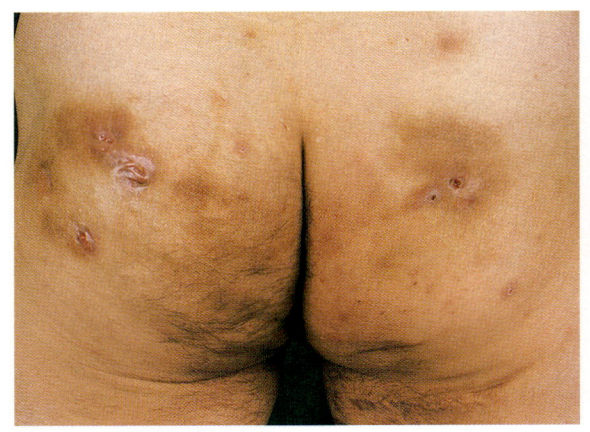

図 18-25　殿部慢性膿皮症

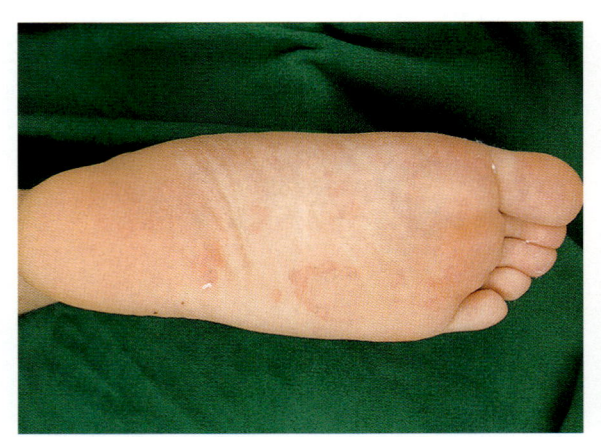

図 18-26　pitted keratolysis

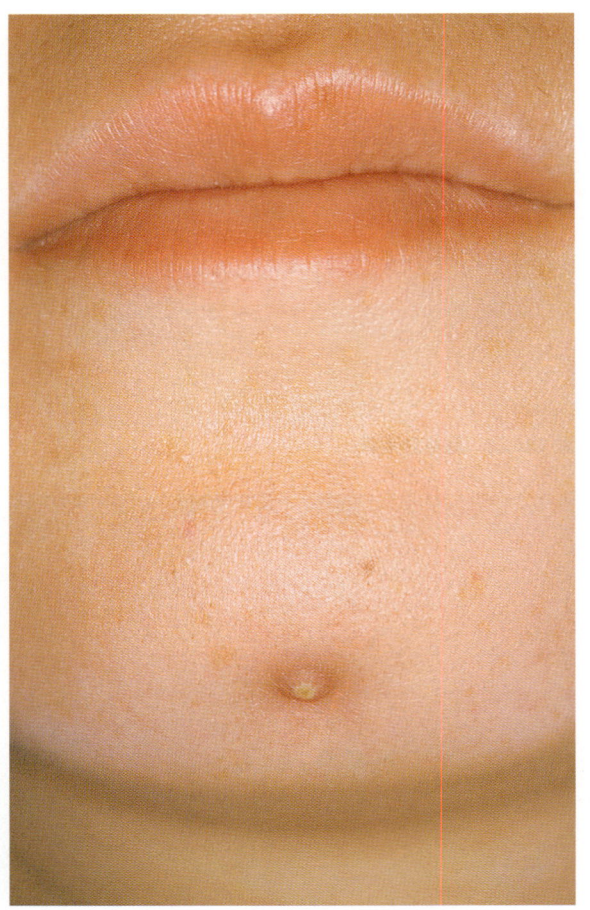

図 18-27　外歯瘻

殿部慢性膿皮症
pyoderma chronica glutealis

頭部乳頭状皮膚炎と同様に特定の細菌による膿皮症ではなく，個体側の毛包脂腺系，結合織の異常反応と考えられる．

症　状
1）青年男性の殿部に好発．
2）毛包炎，化膿性粉瘤などに続発．
3）深在性の膿瘍，膿瘍相互の交通，瘻孔形成．
4）まれに有棘細胞癌を続発．

pitted keratolysis

足蹠が浸軟し，corynebacteriumなどの分泌する角質溶解酵素により，角質の部分的な融解を生じた状態．長時間靴をはいていることが誘因となる．

症　状
1）足蹠の圧迫を受けやすい部分に好発．
2）角層は白色に浸軟，膨化．
3）その範囲に径2～4mmの打ち抜き状の欠損．

治　療
多汗の改善と抗菌薬の外用．

外歯瘻
external dental fistula

歯根部の慢性化膿性炎症から皮膚に瘻孔を形成した状態．若い成人に多い．

症状および診断のポイント
1）好発部位：頬部から下顎部．まれに頸部．
2）慢性の肉芽腫様の結節．一部に小さな陥凹．
3）X線で歯根部炎症を確認．瘻孔造影．
4）化膿性粉瘤，スポロトリコーシスとの鑑別．

治　療
抜歯を先に行う．

尋常性狼瘡

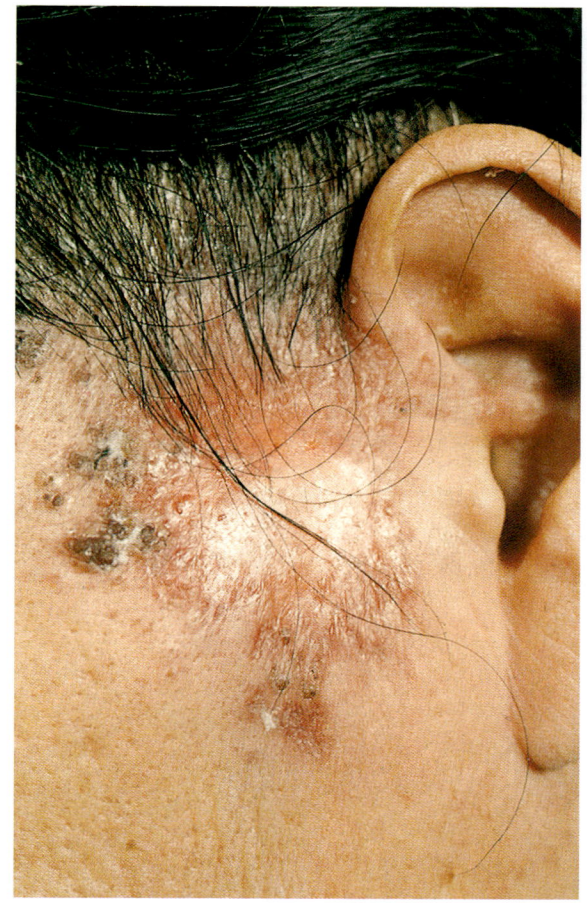

図 18-28　尋常性狼瘡

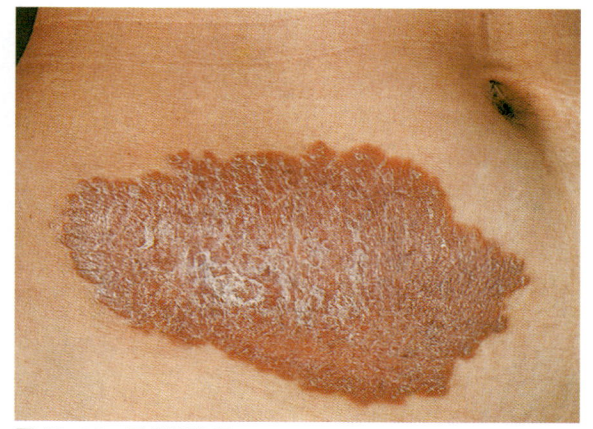

図 18-29　尋常性狼瘡

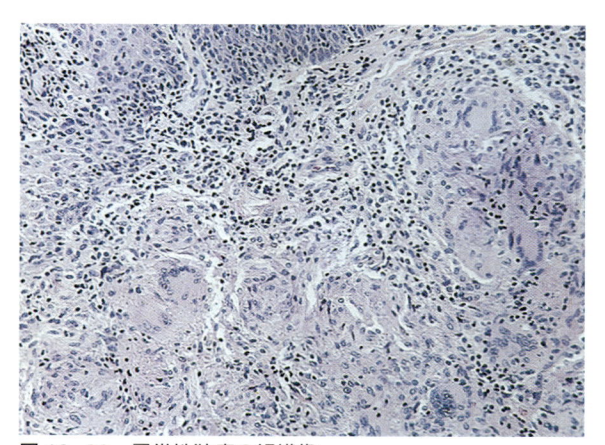

図 18-30　尋常性狼瘡の組織像

尋常性狼瘡
lupus vulgaris

すでに結核感染を経過した個体に，血行性，リンパ行性，一部連続性に生ずる皮膚（真皮）の結核．

●症　状
1）顔面に好発．特に鼻，頬，耳など突出した部分．
2）初発疹は赤褐色の皮内にある狼瘡結節．
3）次いで，いくつかの狼瘡結節が集まって暗赤色の血管腫様の外観を呈する．これを狼瘡斑という．ガラス圧で黄褐色の狼瘡結節が透見される．
4）狼瘡斑から種々のタイプの尋常性狼瘡が発展する．扁平の浸潤，腫瘤状の増殖ないし肥厚，びらんないし潰瘍，表面に血痂を有し，疣状となることもある．
5）中心部から萎縮性瘢痕をもって治癒し辺縁は拡大．
6）瘢痕からはのちに有棘細胞癌を生じ得る（狼瘡癌）．

●診断のポイント
1）狼瘡結節および狼瘡斑におけるガラス圧．
2）一部に萎縮性の瘢痕．
3）ツベルクリン反応．
4）組織検査および組織片より結核菌の培養．

●病理組織
真皮上層に類上皮細胞，Langhans 巨細胞からなる結核結節．周辺にリンパ球が多く，乾酪変性はないか，あっても軽い．

●鑑別診断
1）慢性円板状エリテマトーデス：毛包性の角質増殖 炎症性の潮紅が強い．組織検査が重要．
2）chilblain-lupus：耳殻に好発，ただし左右対称性，手または足に同様の病変あり．
3）サルコイドーシス：破潰性変化なし．
4）結節性梅毒疹：中心治癒，辺縁の赤銅色は極めて類似する．確実には組織所見と梅毒血清反応．

●治　療
抗結核薬の多剤併用全身投与．

皮膚疣状結核

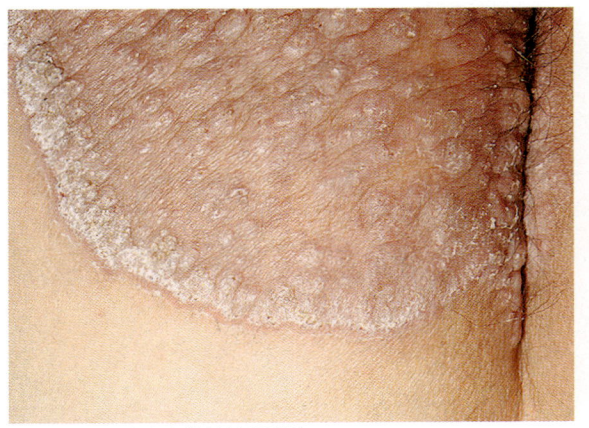

図18-31　皮膚疣状結核（殿部）

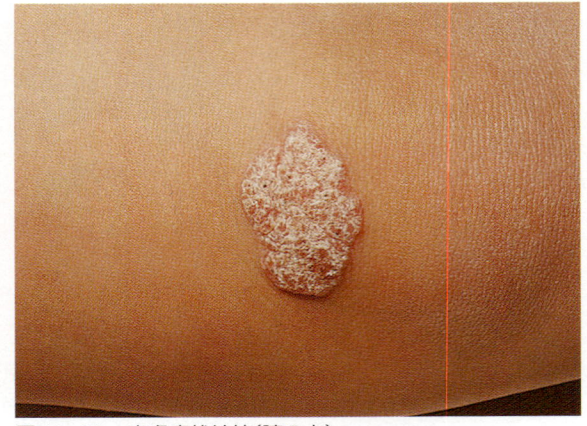

図18-33　皮膚疣状結核（膝の上）

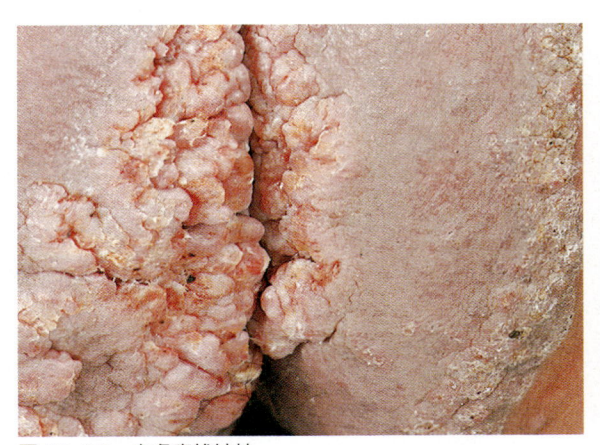

図18-32　皮膚疣状結核

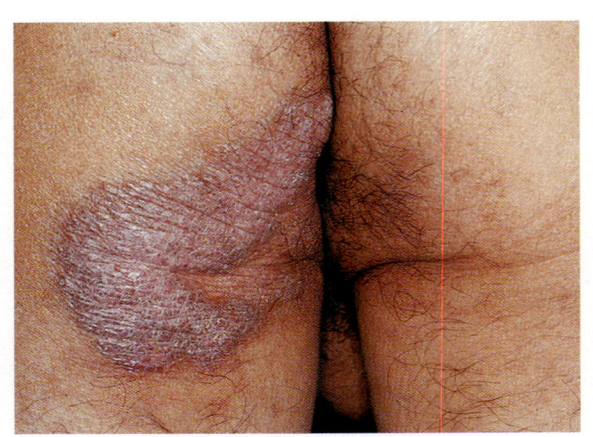

図18-34　皮膚疣状結核

皮膚疣状結核
tuberculosis verrucosa cutis

正常の免疫状態にある個体に，外部から皮膚へ結核菌が侵入して起こる皮膚結核．

●症　状
1）好発部位：手背，膝，殿部．
2）菌の接種部位にかたい暗赤色の小結節．自覚症状なし．
3）遠心性に拡大．
4）表面の皮膚は著しい角質増生を示し，疣状となる．特に辺縁は堤防状に隆起し，炎症性の潮紅を伴う．
5）中心部は軽快し，軽く萎縮する．
6）潰瘍を生じない．
7）経過はきわめて緩慢．

●診断のポイント
1）かゆみのない，連圏状に拡大するかたい病変．
2）堤防状の隆起．
3）狼瘡結節の欠如．
4）ときに組織検査．

●鑑別診断
1）尋常性狼瘡：狼瘡結節の存在，萎縮性の瘢痕，びらんないし潰瘍．
2）頑癬（体部白癬）：かゆみ．辺縁のかたい結節を欠く．白癬菌の証明．
3）尋常性疣贅：炎症性潮紅の欠如．
4）クロモミコーシス：滲出傾向あり（例えば痂皮形成），黒色の点状変化．菌の証明．

●治　療
抗結核薬の全身投与．病巣が小さい時は切除．

皮膚腺病

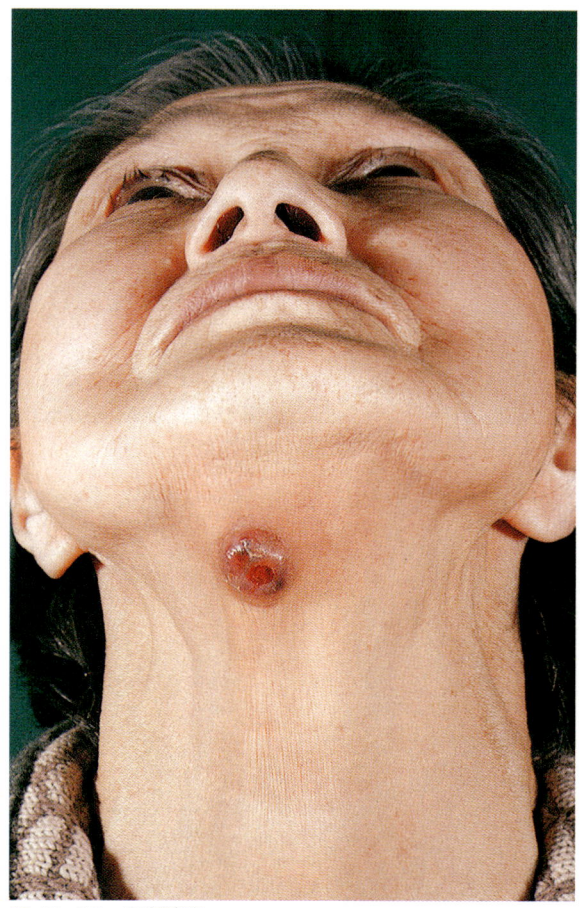

図18-35　皮膚腺病

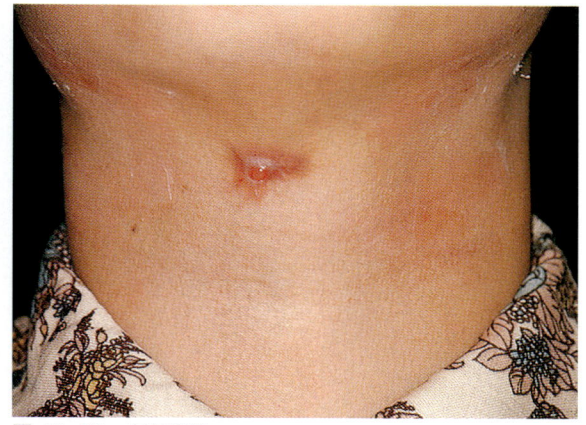

図18-36　皮膚腺病

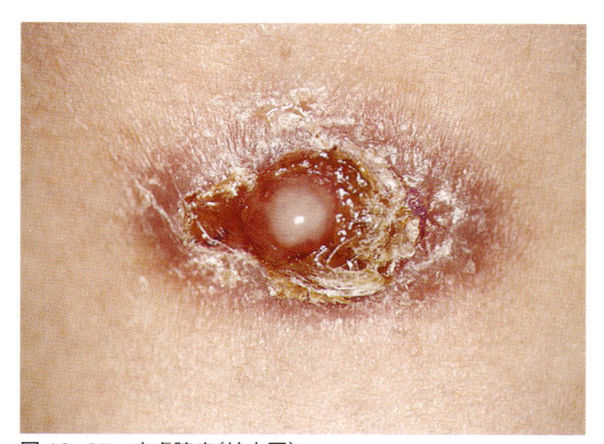

図18-37　皮膚腺病（拡大図）

皮膚腺病
scrofuloderma

すでに結核感染を経過した個体における皮下組織の結核．多くはリンパ節，骨の結核より連続的に，まれに血行性または外部からの菌の接種により生ずる．皮膚結核の病型のうちもっとも少なく，しかも広範囲のものは最近極めてまれ．

●症　状
1）好発部位：リンパ節結核の上に生ずるものは頸部および鎖骨部．血行性の皮膚腺病は頸，胸，鼠径部，殿部など．
2）暗赤色の炎症症状の強い結節，無痛性．
3）中央が軟化し，のちに潰瘍，穿孔，瘻孔を生ずる．
4）中央はやがて陥凹し，瘢痕化する．
5）組織像：真皮下層に乾酪変性の著しい結核結節．多数の非特異的な膿瘍が存在．結核菌を証明しうる．

●鑑別診断
慢性に経過する化膿性肉芽腫性の炎症が鑑別上問題となる．
1）スポロトリコーシス：膿汁は少ない．
2）梅毒性ゴム腫：赤銅色の局面．潰瘍は腎形ないし蛇行状．膿汁分泌はない．
3）皮膚放線菌症 actinomycosis cutis：板状の硬結．
いずれも臨床的に診断困難な場合は細菌学的，組織学的および血清学的検査が必要．

●治　療
1）基礎にある活動性の結核病巣の治療．
2）皮膚腺病に対する抗結核薬の効果は少ない．早期に切除．

腺病性苔癬・陰茎結核疹

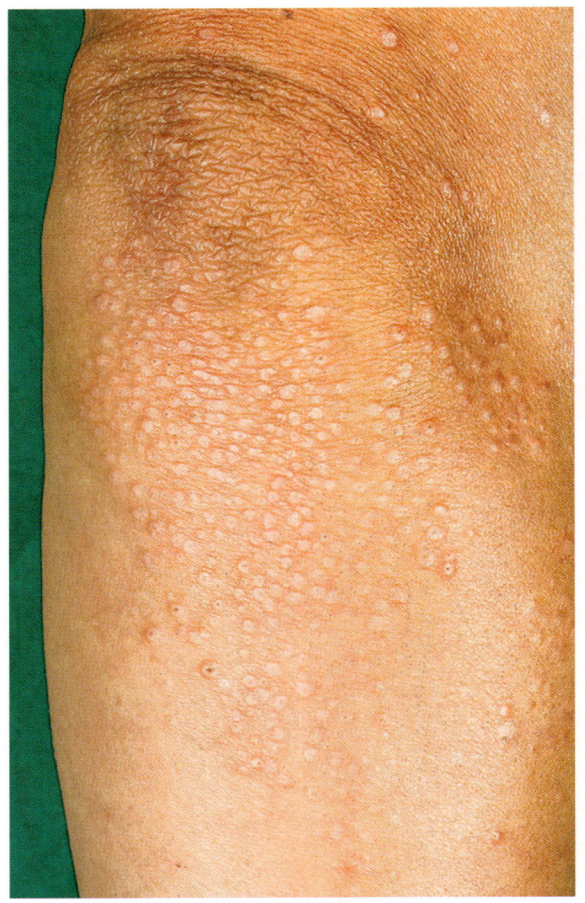

図 18-38　腺病性苔癬

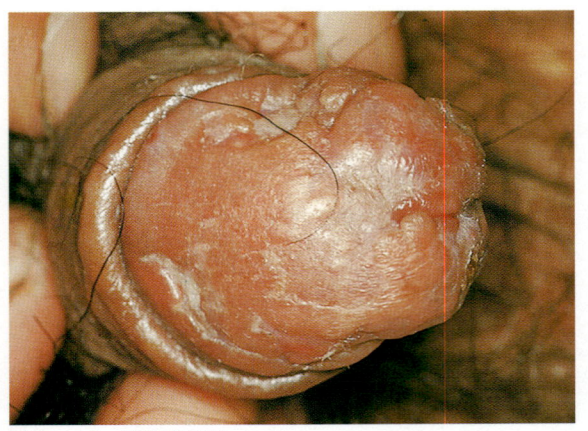

図 18-39　陰茎結核疹

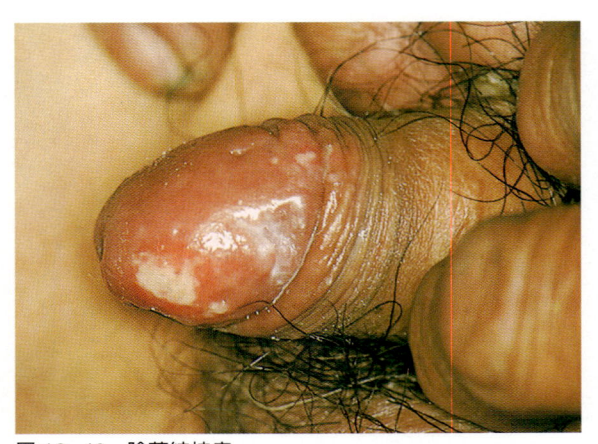

図 18-40　陰茎結核疹

腺病性苔癬
lichen scrofulosorum

結核を有する症例にみられる丘疹状の変化で，真の苔癬 lichen とは関係がない．最近は極めてまれ．

● 症　状
1）好発部位：体幹，ときに四肢．
2）皮膚のある範囲に半米粒大のかたい丘疹が集まって存在する．
3）丘疹は主に毛包に一致．
4）色は常色ないし淡紅色，かゆみなし．
5）数ヵ月で自然治癒しうる．

● 診断のポイント
1）ツベルクリン反応強陽性，Kveim 反応陰性．
2）組織像：真皮上層，多くは毛包の近くに類上皮細胞の集団．中心壊死．ただし結核菌は証明されない．
3）同様の臨床像を示す場合，実際にはサルコイドーシスの苔癬様反応の方が多い．

陰茎結核疹
penis tuberculide

亀頭に限局して，結核様の組織構造を示す疾患で，本邦に多い．

● 症　状
1）亀頭に小豆大，暗赤色のかたい小結節．
2）やがて頂点に化膿→潰瘍．
3）潰瘍の形は不整形，辺縁穿掘し周辺に浸潤が強い．
4）慢性に経過し，陥凹した瘢痕となる．

● 診断のポイント
1）亀頭に限局した結節，潰瘍，凹んだ瘢痕．
2）他の皮膚結核を伴うことが多い．
3）組織像：真皮下層に中心壊死を伴う結核性の肉芽腫．

● 治　療
抗結核薬の全身投与．

結節性結核性静脈炎・壊疽性丘疹状結核疹

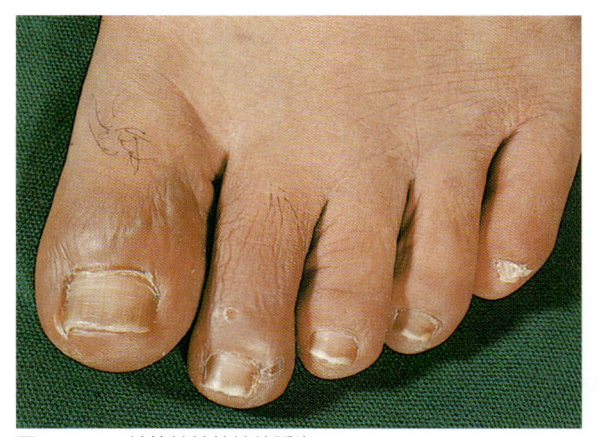

図 18-41　結節性結核性静脈炎

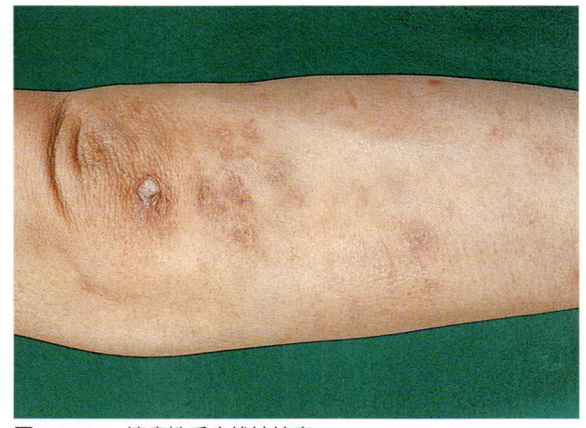

図 18-43　壊疽性丘疹状結核疹

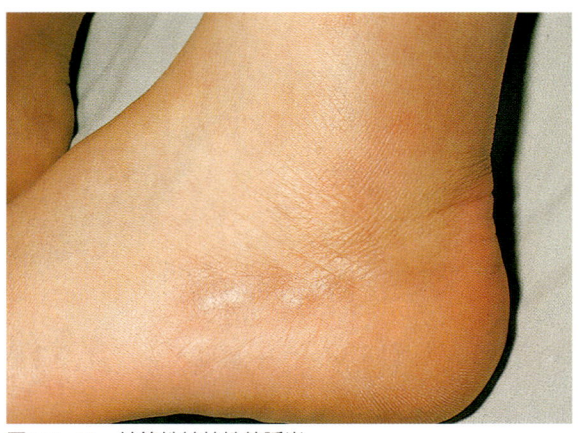

図 18-42　結節性結核性静脈炎

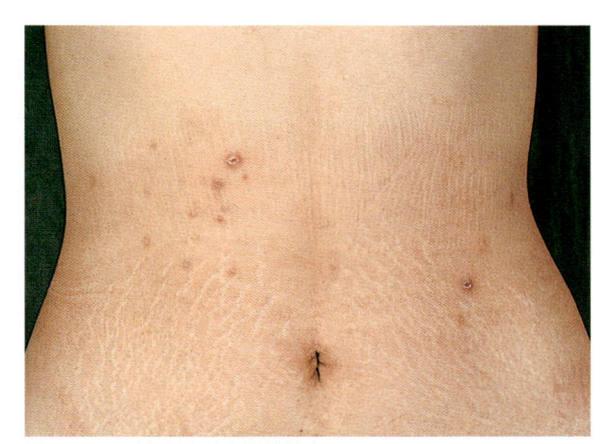

図 18-44　壊疽性丘疹状結核疹

結節性結核性静脈炎
phlebitis tuberculosa nodosa

皮膚の小静脈壁（とその周囲）における結核性病変．

■ 症　状
1）好発部位：足趾，足の側縁．
2）皮内から皮下にかけて，米粒大の結節が数珠状に並ぶ．
3）足，特に趾にチアノーゼを伴うことが多い．

■ 診断のポイント
1）ツベルクリン反応陽性．
2）数珠状に並ぶ皮内から皮下にかけての小結節．
3）バザン硬結性紅斑に合併する．
4）組織像：真皮皮下境界部の小静脈壁に結核結節．

■ 治　療
抗結核薬の全身投与．下肢の安静．

壊疽性丘疹状結核疹
papulonecrotic tuberculide

結核アレルギーによる丘疹壊疽性皮膚反応であるが，最近は極めてまれ．

■ 症　状
1）好発部位：四肢伸側，ときに体幹．
2）小豆大までの丘疹が散在性に生ずる．
3）丘疹の中央は膿疱様に黄色くみえ，やがて小潰瘍となる→中央陥凹→瘢痕治癒．
4）再発傾向．

■ 診断のポイント
1）ツベルクリン反応陽性．
2）リンパ節結核，バザン硬結性紅斑を合併する．
3）組織像：表皮直下に限局した線維素炎症．結核の像はない．
4）発疹が出血性の時は，皮膚アレルギー性血管炎．

Hansen 病

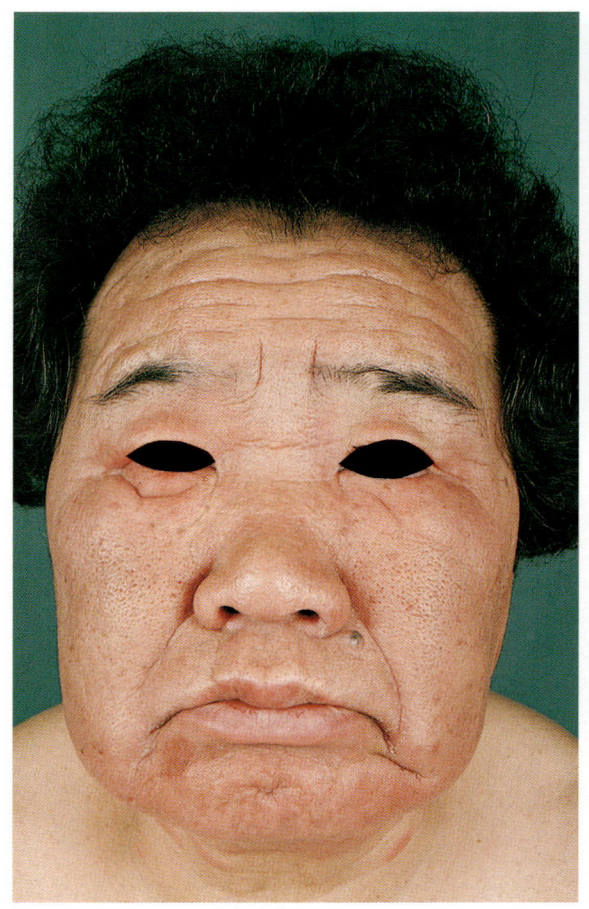

図 18-45　Hansen 病（L 型）

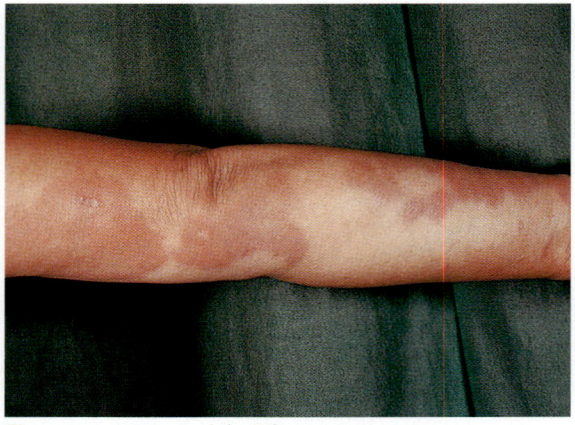

図 18-46　Hansen 病（L 型）

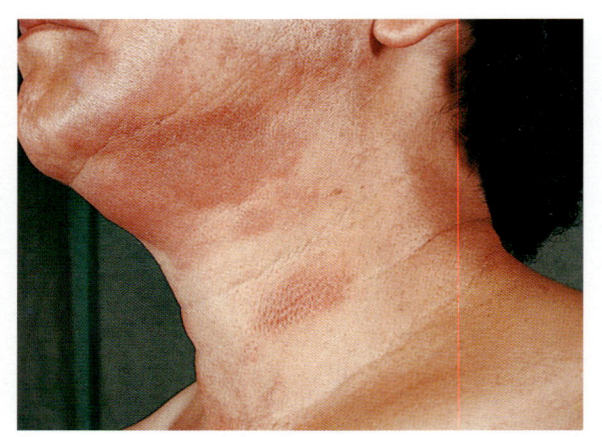

図 18-47　Hansen 病（L 型）

Hansen 病（leprosy）

抗酸菌の一種であるらい菌（mycobacterium leprae）による感染症．主に皮膚と末梢神経をおかす．病型は個体の免疫状態によって L 型 lepromatous leprosy と T 型 tuberculoid leprosy とに分けられる．さらに Hansen 病の初期の状態である不定群（I 型 indeterminate leprosy）と両者の中間に当たる境界群（B 型 borderline leprosy）も存在する（表 14）．最近は皮膚塗抹検査でらい菌の検出できる多菌型と，証明しにくい少菌型に分けるのが実際的．らい性の結節性紅斑は L 型の治療中に生じる．

● 皮膚症状

1）L 型
①はじめ淡赤褐色の斑．
②次第に浸潤が増し，扁平に盛りあがる．
③全身皮膚に多発する．多くは対称性．
④顔では結節が多発して，獅子顔 facies leontina となる．

2）T 型
①境界鮮明な灰白色の斑．
②斑の分布は非対称性で数は少ない．
③知覚麻痺が顕著．

● 診断のポイント

1）菌の証明：皮膚の病巣および鼻中隔粘膜より塗抹標本をつくり，Ziehl-Neelsen 染色を行なう（T 型および不定群では陰性のことが多い）．
2）知覚麻痺の検査（痛覚，温冷覚）．
3）神経肥厚（大耳神経，尺骨神経）．
4）組織検査．
　①L 型：らい菌を貪食した泡沫細胞の集団．
　②T 型：真皮の神経周囲に類上皮細胞の集団．

● 治　療

DDS，rifampicin．

Hansen 病

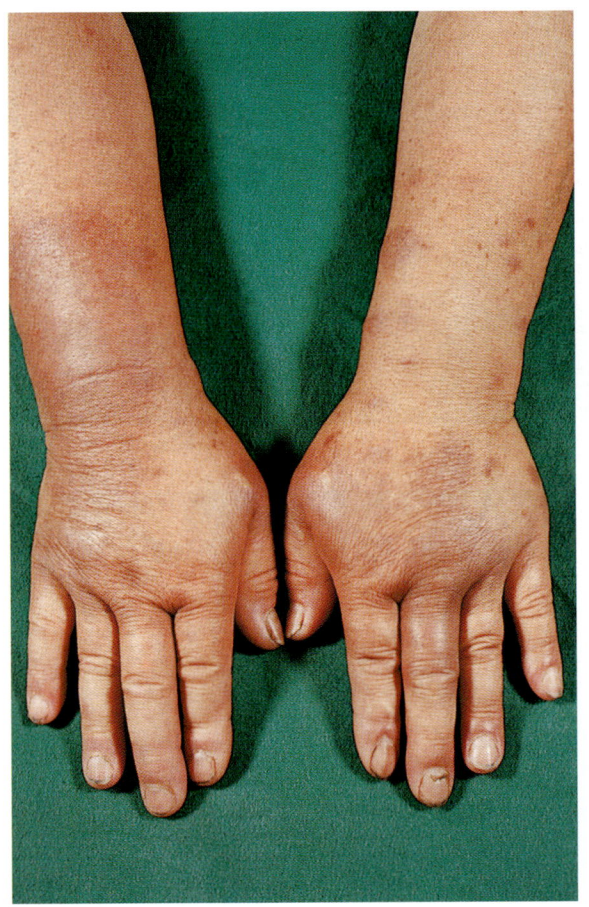

図 18-48　Hansen 病（L 型）

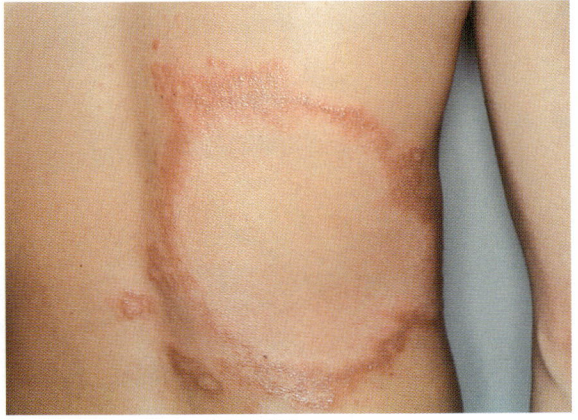

図 18-49　Hansen 病（BT 型）

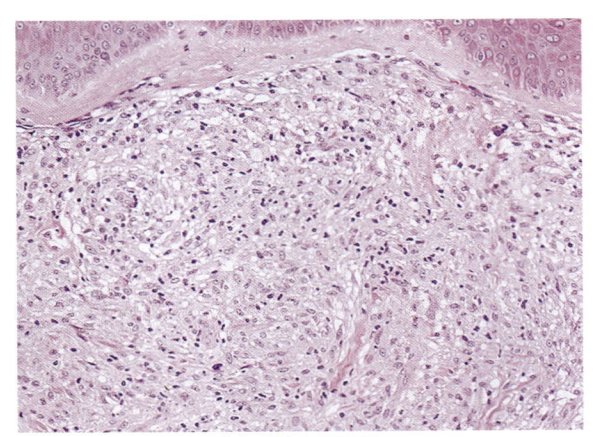

図 18-50　Hansen 病（L 型）の組織像

表 14　Hansen 病の病型

	L 型	T 型	B 型	I 型
皮膚病変	びまん性浸潤，結節状，獅子面，らい性脱毛	淡紅色，境界鮮明の斑	両者の中間	浸潤のない斑，不完全色素脱失
粘膜病変	＋	まれ	－	－
神経肥厚	＋	‼	±	－
知覚麻痺	±	‼	±	±
菌	多量	みつからない	±	ごくわずか
組織像	泡沫細胞の肉芽腫	類上皮細胞の肉芽腫	組織球性の肉芽腫	末梢神経周囲に小円形細胞
光田反応	－	＋	－が多い	－～±
予後	悪い，ただし治療に反応する	よい	L 型または T 型に移行する	治療すればよい

非結核性抗酸菌症

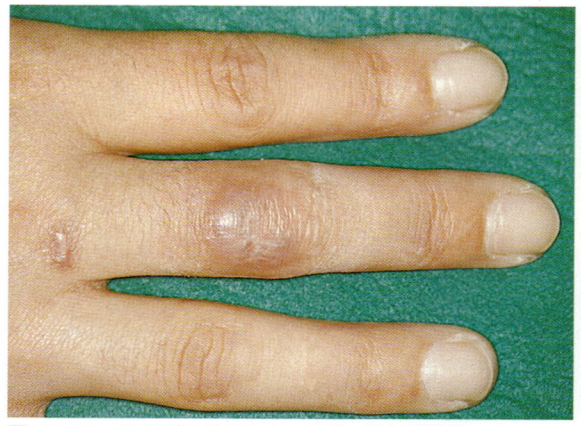

図18-51　ミコバクテリウム・マリーヌム感染症

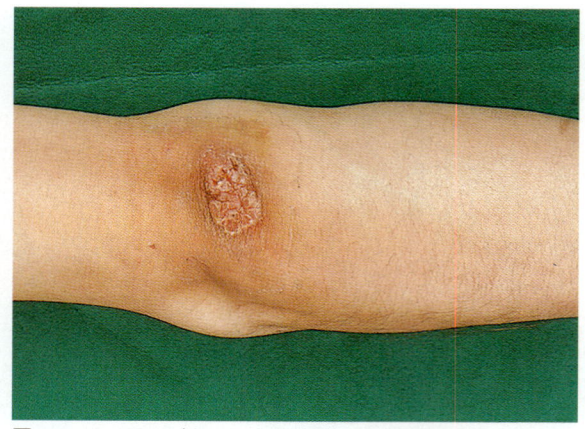

図18-53　ミコバクテリウム・マリーヌム感染症

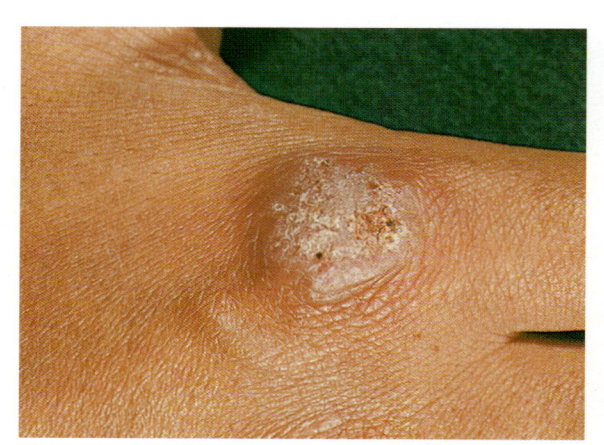

図18-52　ミコバクテリウム・マリーヌム感染症

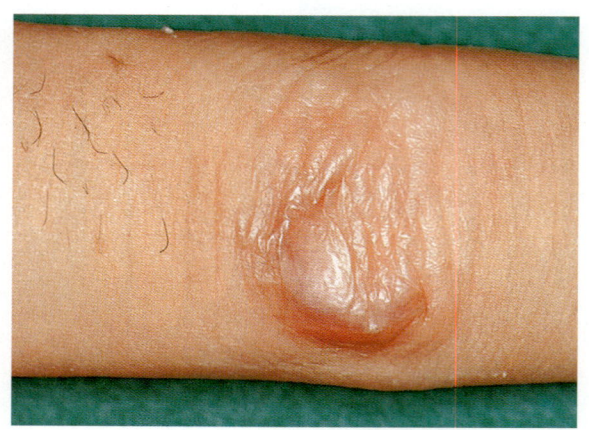

図18-54　ミコバクテリウム・マリーヌム感染症

非結核性抗酸菌症
nontuberculous mycobacteriosis

結核およびHansen病を除いた抗酸菌による感染症．本邦ではmycobacterium marinumにより，熱帯魚の水槽から感染することが多い．

●症　状
1) 好発部位：外傷部位から菌が侵入するので，手背，指，肘が多い．
2) 発症までに約3週間．
3) 孤立性，まれにリンパ行性に皮下結節を多発．
4) 赤い丘疹，膿疱としてはじまり，種々の肉芽腫性変化をとる．
5) 肉芽腫性の結節．ときに淡紅色の扁平な浸潤，表面疣状の結節（図18-53），および自潰して褐色痂皮を有するものなど．
6) リンパ節腫脹および自覚症状なし．数ヵ月で自然治癒することが多い．

●診断のポイント
1) 孤立性，慢性の肉芽腫性変化．
2) 熱帯魚の水槽の掃除中の傷など，病歴の聴取．
3) 組織片を乳鉢で磨滅して，25℃小川培地で培養する．

●鑑別診断
1) スポロトリコーシス：好発部位を離れて，顔，前腕などの病巣では臨床的区別は不可能．特にリンパ管型では難しい．菌の培養．組織所見．
2) 皮膚疣状結核：表面が疣状に増殖する場合には難しい．病巣はより大きく，連圏状，堤防状．菌の培養．

●治　療
ミノサイクリンが有効．切除（再発例あり）．自然治癒もありうる．温熱療法を併用．

紅色陰癬・黄菌毛

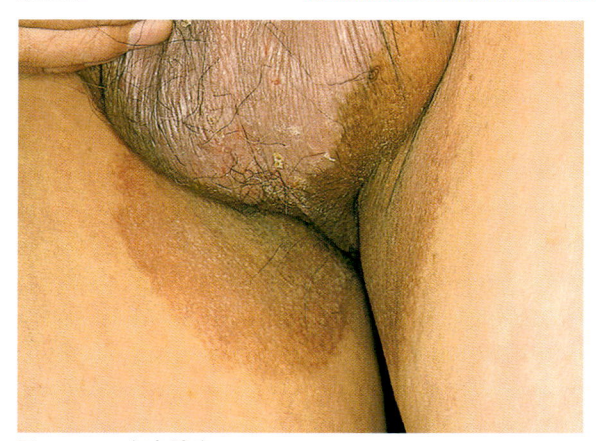

図18-55　紅色陰癬

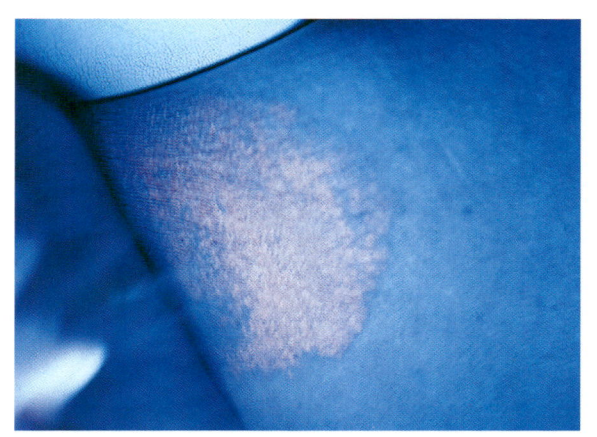

図18-56　紅色陰癬（ウッド燈）

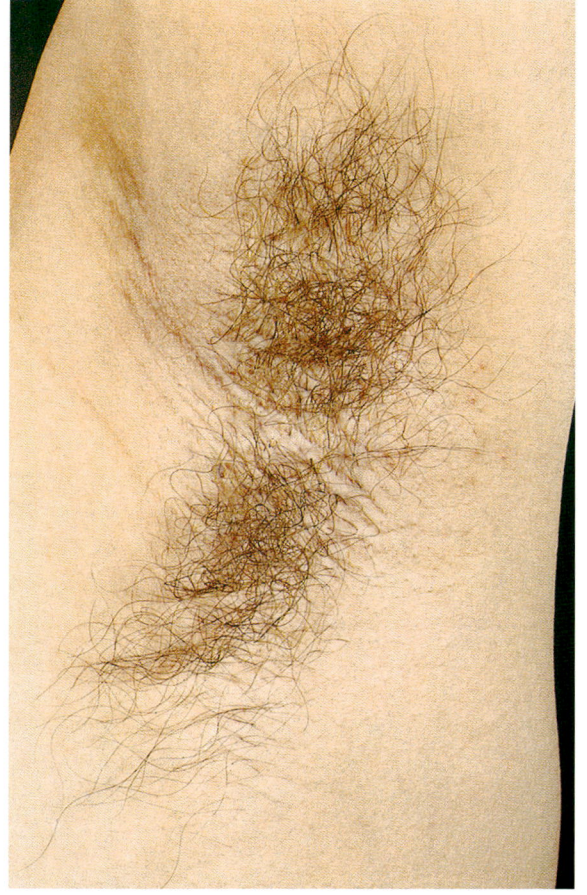

図18-57　黄菌毛

紅色陰癬
erythrasma

特に corynebacterium minutissimum という細菌の表在性感染症．

● 症　状
1）好発部位：陰股部．次いで腋窩，乳房下，趾間．
2）境界明瞭な淡紅褐色の斑．
3）表面に細かい鱗屑がつく．
4）浸潤がほとんどない．
5）かゆみはない．

● 診断のポイント
1）陰股部白癬に似るが，丘疹，かゆみを欠く．
2）ウッド灯でサンゴ色を呈する（図18-56）．
3）ギムザ染色で菌体を証明．

● 治　療
ゲンタマイシン軟膏の外用．

黄菌毛
trichomycosis axillaris

特に corynebacterium tenuis という細菌による．多汗と不潔が原因であり，夏に発症する．

● 症　状
1）腋毛または陰毛．
2）黄褐色の鞘状物質が付着．
3）皮膚に病変を生じない．
4）自覚症状なし．

● 診断のポイント
1）腋毛，ときに陰毛に付着する黄褐色の結節．
2）KOH 標本で短桿菌の集まりを証明．

● 治　療
腋毛を切る．5％サリチル酸アルコールの外用．

19. 梅毒

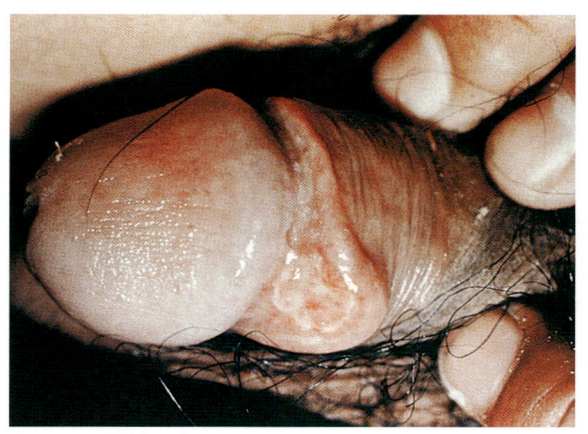

図 19-1　硬性下疳

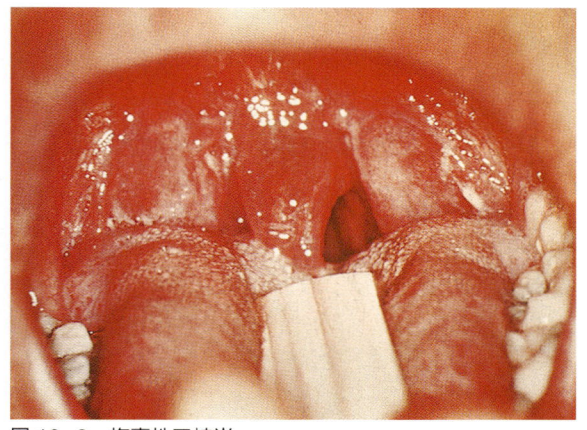

図 19-3　梅毒性口峡炎

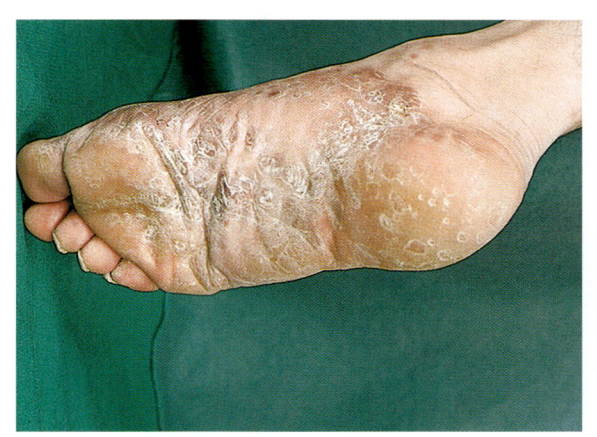

図 19-2　丘疹性梅毒（2 期）

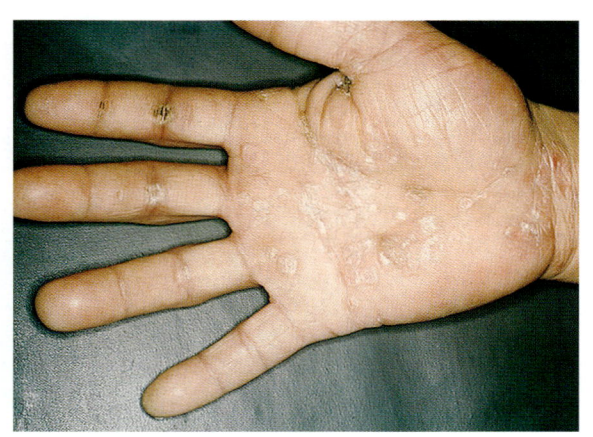

図 19-4　丘疹性梅毒（2 期）

梅　毒

syphilis, Lues

Treponema pallidum の感染症で，sexually transmitted disease (STD) の代表的な疾患．感染経路と個体の免疫状態によって，1 期，2 期，3 期梅毒，晩期梅毒および先天梅毒に分ける．各期の間には無症状の潜伏梅毒の時期がある．最近は 3 期以後の梅毒はまれである．

● 第 1 期

1）初期硬結 initial sclerosis：*Treponema pallidum* の感染後，約 3 週前後で，その侵入部位に生ずる．外陰部のほか，口腔粘膜，舌，肛門周囲にもできる．単発が普通であるが，最近は数個発生することもある．無痛性で辺縁に軟骨様硬の浸潤があり，中央に潰瘍を生ずる．これを硬性下疳 ulcus durum（図 19-1）という．約 3 週ほどで瘢痕とならずに治る．

2）所属リンパ節の無痛性腫脹（bubo indolenta）．

● 第 2 期

感染後，約 12 週で全身に広く散布した病原菌に対する反応として 2 期疹を生ずる．同時に全身のリンパ節腫脹，発熱，頭痛，関節痛，筋痛を伴う．STS は強陽性を示す．

1）梅毒性バラ疹 roseola syphilitica：主に体幹に，ほとんど浸潤のない爪甲大までの淡い紅斑が汎発する（図 19-8）．

2）丘疹状梅毒 syphilis papulosa：顔，体幹，四肢に扁平，銅紅色の丘疹が多発する．掌蹠ではその特殊型として，汚褐色の鱗痂皮を伴う乾癬様の丘疹を示す（図 19-2，4）．

3）扁平コンジローマ condyloma latum：丘疹状梅毒の特殊型．外陰，肛囲に生ず．米粒ないし豌豆大，円形，扁平の丘疹で，ときに表面びらんとなる．表面に多量の *T. pallidum* を有し，感染源となる（図 19-5，6）．

梅　毒

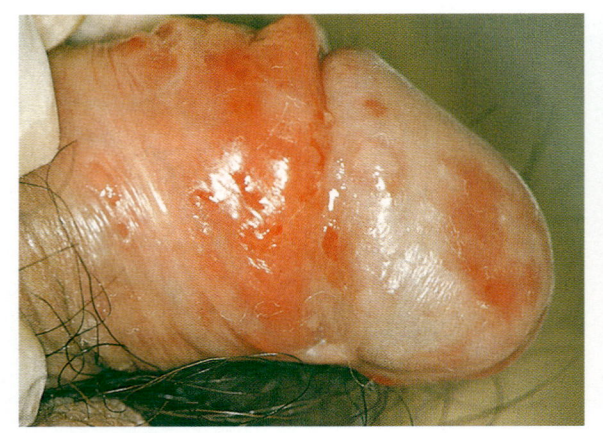

図 19-5　扁平コンジローマ

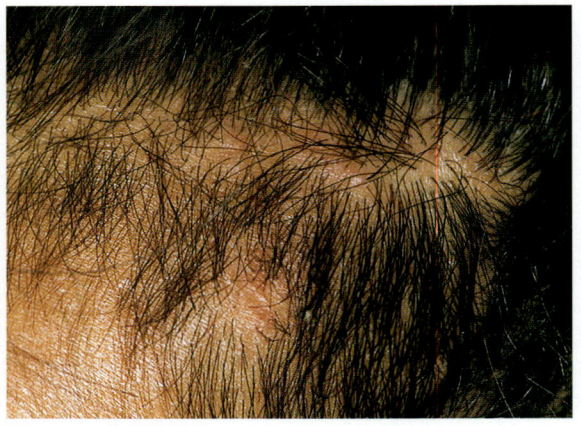

図 19-7　梅毒性脱毛

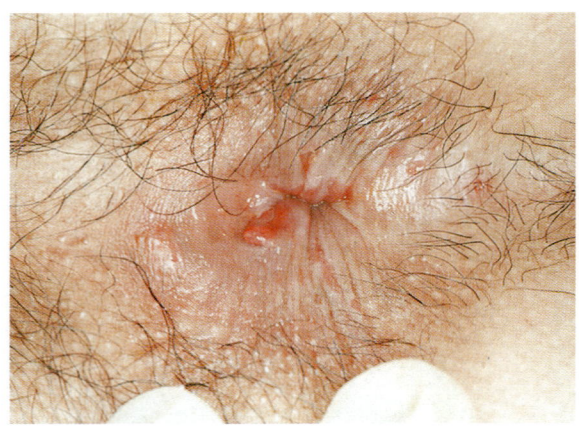

図 19-6　扁平コンジローマ

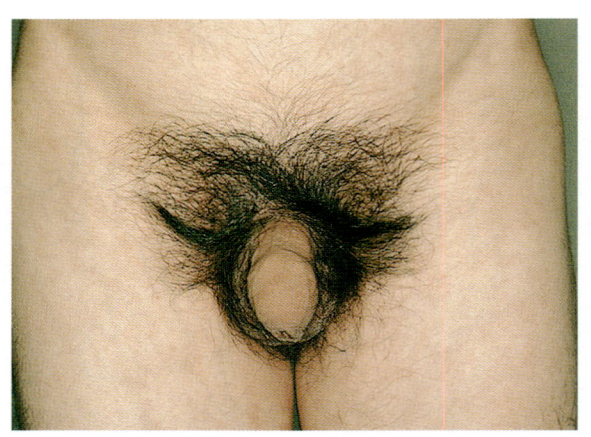

図 19-8　梅毒性バラ疹

4）梅毒性粘膜疹 mucous patch：口腔粘膜，舌に生ずる扁平コンジローマで，境界鮮明，乳白色，扁平にもり上った膜様の斑となる．
5）膿疱性梅毒 syphilis pustulosa：膿疱を主とするタイプでは顔では膿疱性の痤瘡に似る．また膿痂疹様，牡蠣殻状の外観を呈する．第2期の晩発疹．
6）梅毒性白斑 leucoderma syphilitica：頸，腰部に好発する不完全な色素脱失斑（図 19-9）．
7）梅毒性脱毛 alopecia syphilitica：側頭部から後頭部にかけて好発する．脱毛斑は不規則な形で，虫食い状（図 19-7）．
8）梅毒性口峡炎 angina specifica：口峡部の潮紅，毛細血管拡張，腫脹が著しい（図 19-3）．

● 第 3 期

感染後約 3 年．個体の防御反応が強く，病変は類上皮細胞性肉芽腫性炎症となる．局所から T. pallidum は証明されないか非常に少ない．

1）結節性梅毒 syphilis nodosa：第3期の初期．四肢，浸潤の強い結節，一部潰瘍化．
2）ゴム腫 gumma：赤銅色の皮下硬結，ゴム様の硬さ，腎形に拡大，一部潰瘍化，瘢痕．
3）梅毒性間質性舌炎 glossitis interstitialis luica：近年はまれ．舌背の敷石状の白濁でやや硬い．男性のみに生じ，前癌状態となる．

● 晩期梅毒

感染後 10 年以上．梅毒性大動脈炎，脊髄癆，進行麻痺が特徴的．近年はまれ．

● 先天梅毒 lues connata

経胎盤性，血行性の感染．多くは死産，流産．
1）新生児の鼻炎．
2）口角部，口囲の放射状瘢痕（Parrot's furrow）（図 19-10）．

梅 毒

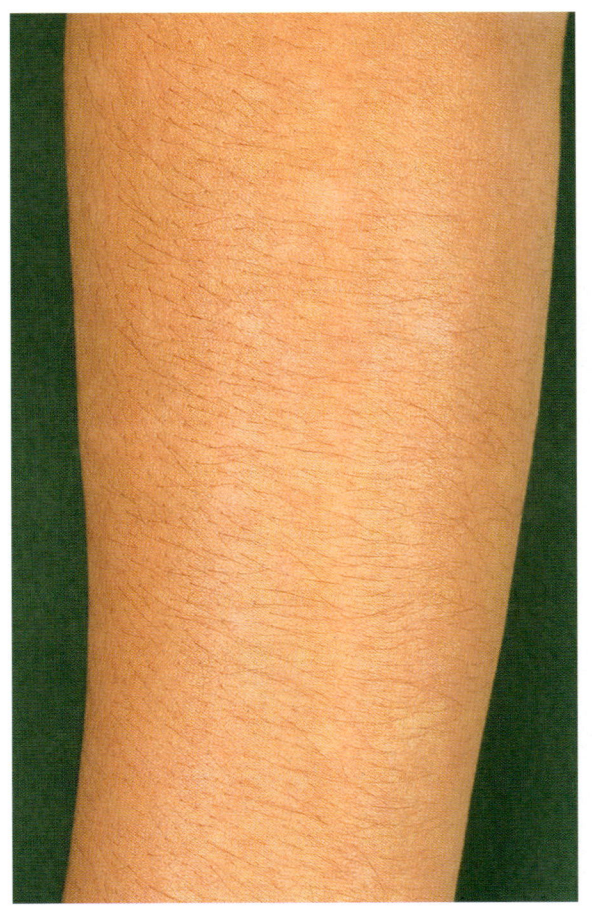

図 19-9　梅毒性白斑

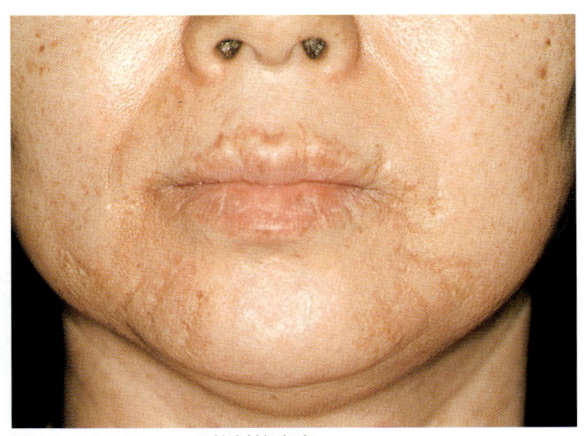

図 19-10　Parrot の放射状瘢痕

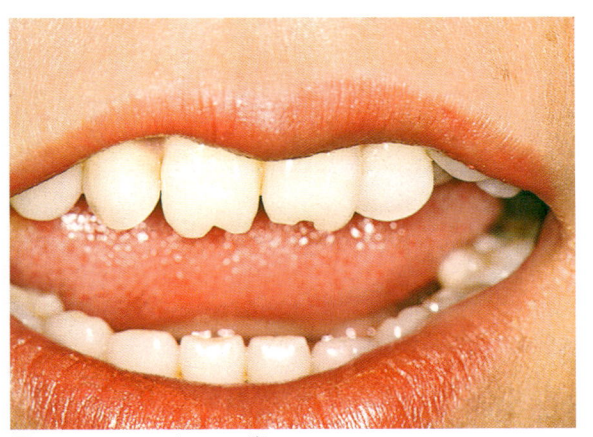

図 19-11　ハッチンソン歯

3）ハッチンソン3徴候.
①永久歯 1│1 の樽状, ②内耳性難聴, ③実質性角膜炎.
4）鞍鼻：硬口蓋のゴム腫の穿孔.

● 診　断

1）*Treponema* の検出. 初期硬結, 扁平コンジローマ, 粘膜疹からは容易.
①パーカーインク法, ②暗視野法, ③蛍光抗体法.
2）血清学的診断法.
感染後2〜3週で陽性となる.
① STS（serologic test for syphilis）：カルジオライピン・レシチンを抗原とする補体結合反応（緒方法）, 沈降反応（ガラス板法, 凝集法）. スクリーニングとして用いられる.
② *Treponema pallidum* を抗原とする方法：TPHA（受身血球凝集反応）, FTA（蛍光抗体法）, RPCF（補体結合反応）. 非常に特異的であり, STS が陽性であっても本法が陰性であれば梅毒と診断できない.

● 生物学的偽陽性反応 BFP（biologic false positive reaction）

梅毒ではないのに STS が陽性となることをいう. SLE の早期発見に重要. 特に抗リン脂質抗体症候群.

● 治　療

早期梅毒ではペニシリン1日120万単位内服またはマクロライド系抗菌薬1日1〜2g内服. 症状は急速に消退するが, 梅毒血清反応の陰転化にはほぼ1年を要する. 晩期梅毒の治療もこれに準ずるが, さらに長期間を要する. 心血管系, 髄液の検査を定期的に行なう.
Jarisch-Herxheimer 反応：ペニシリン注射などによる治療後, 6〜12時間で, 抗原の急激な放出により, 発熱, 発疹を生ずる.

恙虫病

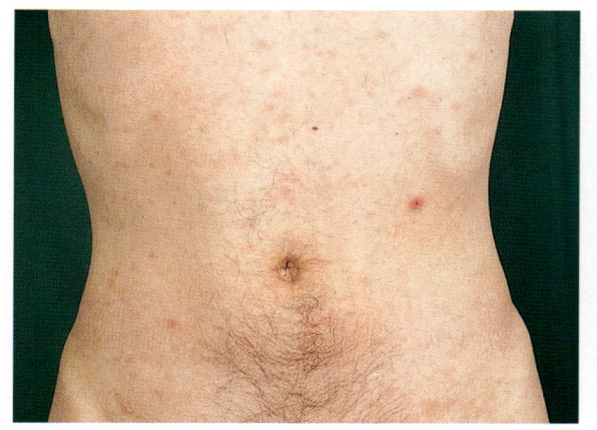

図 19-12　恙虫病

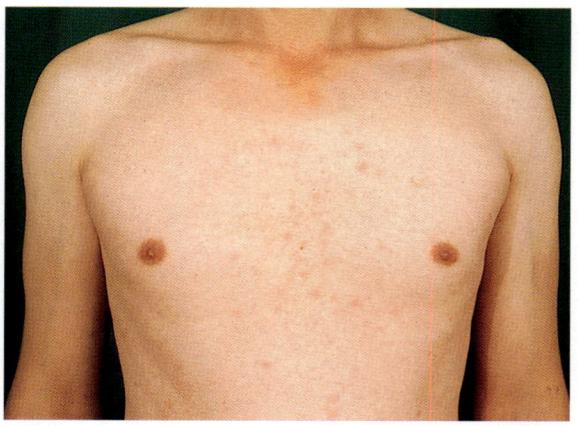

図 19-14　恙虫病

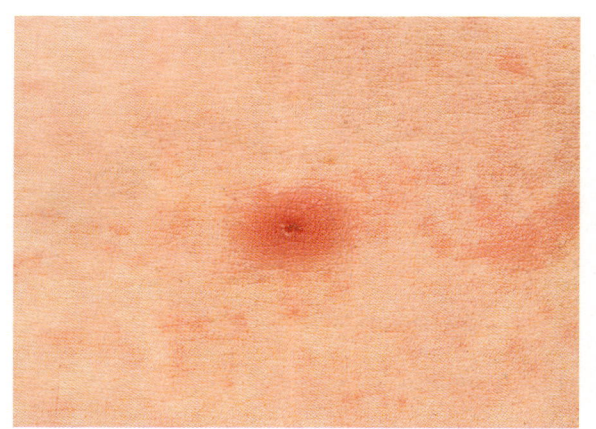

図 19-13　ダニ刺口部

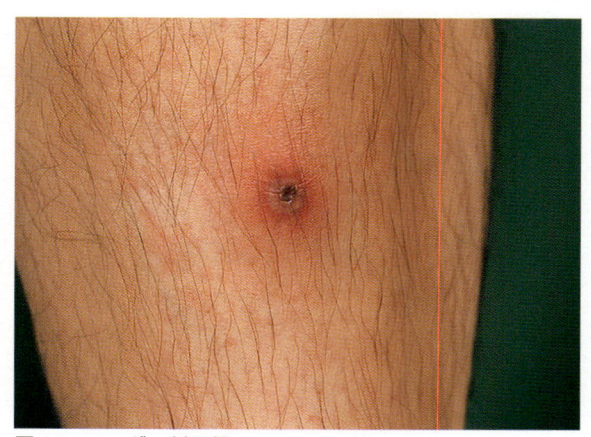

図 19-15　ダニ刺口部

恙虫病　　　　　　　　　　tsutsugamushi disease

Rickettsia tsutsugamushi（*R. orientalis*）の感染症．本菌を有するダニの幼虫の刺傷により感染する．媒介ダニはアカツツガムシ（*Leptotrombidium akamushi*），タテツツガムシ（*L. scuteliare*）など．本邦ではかつて新潟，秋田，山形3県の風土病であったが，近年は全国的に分布している（新型恙虫病）．

● 症　状

1）ダニ刺口部：刺傷後5～10日，紅色丘疹から，豌豆大の潮紅の強い丘疹，中心潰瘍形成，黒褐色の痂皮となる．3～4週で治癒する．
2）所属リンパ節腫脹．
3）発熱．潜伏期10日．
4）発熱と同時に全身に発疹．米粒大ないし小豆大までの暗紅色の紅斑が汎発．バラ疹様．
5）発疹は7～10日で消退する．
6）合併症：肺炎，脳炎，心筋炎．

● 診断のポイント

1）全身の皮膚を診て，ダニ刺口部を発見する．特に腰腹部，陰部に注意する．
2）血清学的診断：間接免疫ペルオキシダーゼ抗体価と間接蛍光抗体価の測定．最近はGillian株，Karp株，Kato株を用いる．

● 鑑別診断

紅斑熱リケッチア症 spotted fever rickettsiosis：臨床症状は酷似する．リンパ節腫脹なし．発疹は四肢の末端から求心性に拡大する．確診には血清学的検査．

● 治　療

テトラサイクリンが有効．

20. 真菌性疾患

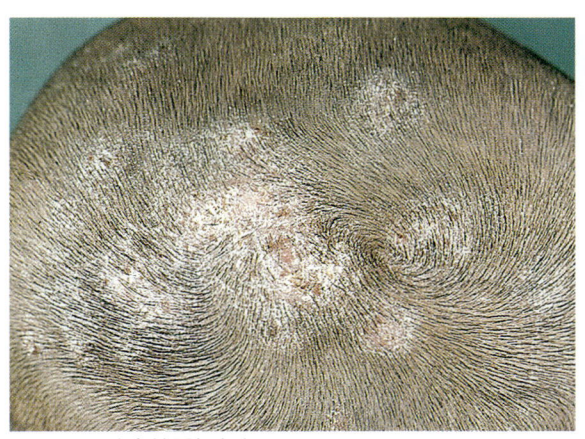

白　癬

図 20-1　表在性頭部白癬

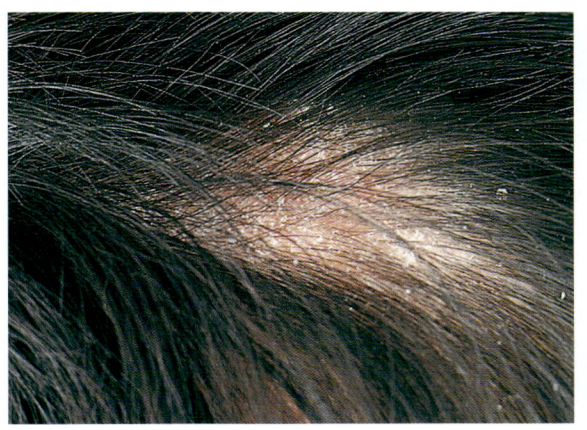

図 20-2　表在性頭部白癬

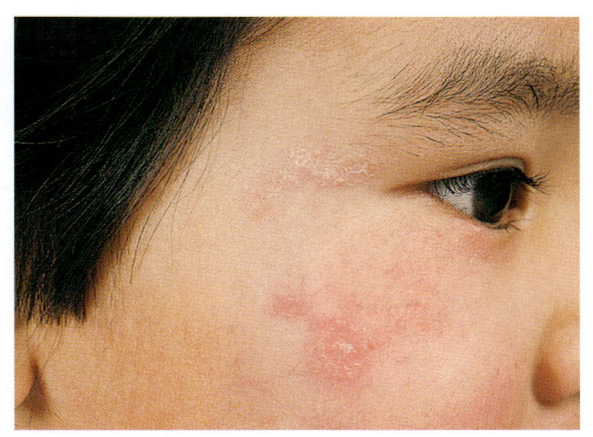

図 20-3　異型白癬

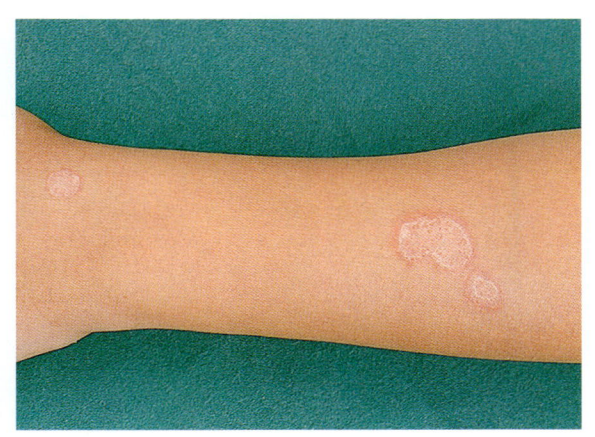

図 20-4　異型白癬

頭部白癬 tinea capitis

被髪頭部の白癬には，表在性頭部白癬（いわゆるしらくも）と原発性のケルズス禿瘡とがある．原因菌としてイヌやネコに寄生している *Microsporum canis* が多い．

表在性頭部白癬 tinea capitis superficialis

●症　状
1) 白い鱗屑の付着する境界鮮明な斑が1～数個発生．
2) 炎症性の潮紅はない．
3) 病巣部の頭髪は，折れやすく抜けやすい．
4) 次第に脱毛斑となる（図 20-2）．
5) かゆみは軽度．

●診断のポイント
白色鱗屑を有する脱毛斑．KOH法で糸状菌を証明．

●治　療
グリセオフルビン，イトラコナゾールの内服．

顔の白癬 tinea faciei

顔の白癬には体部白癬（頑癬）と同じものが生ずる場合のほか，イヌ，ネコの白癬から伝染するものがある．原因菌は *Microsporum canis* で，異型白癬ともいう．

●症　状
1) 好発部位：顔，次いで胸，上肢．動物と接する部．
2) 罹患動物に接触後，平均5日で発症．
3) 爪甲大くらいの紅斑落屑性病巣．大きいものでは辺縁に潮紅，鱗屑があり，中心治癒傾向．
4) 普通は数個．

●診断のポイント
1) イヌ，ネコとの接触の既往．
2) 数個の紅斑・落屑性変化（斑状小水疱性白癬より炎症症状が軽い）．

●治　療
抗真菌薬の外用，ときにグリセオフルビン内服．

白癬（体部白癬）

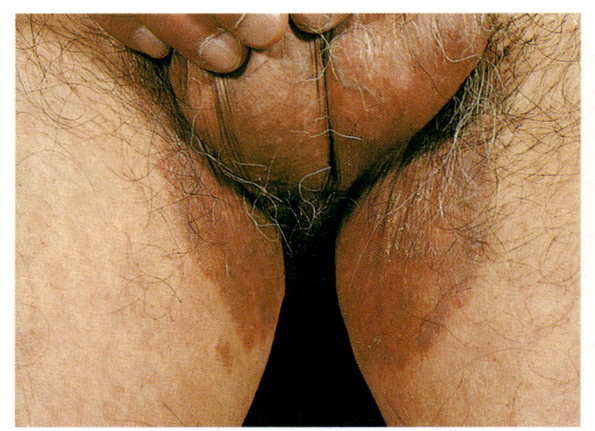

図20-5 股部白癬（頑癬）

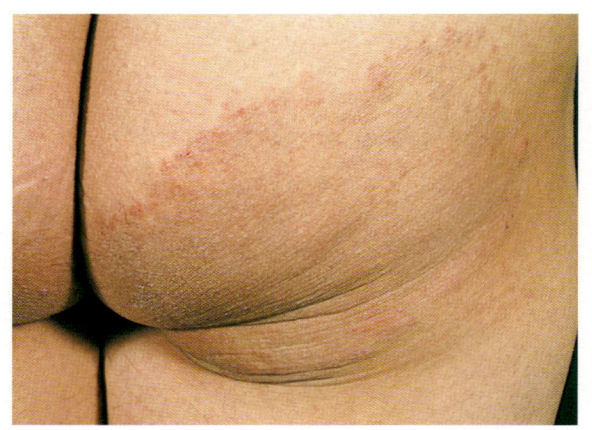

図20-6 殿部白癬（頑癬）

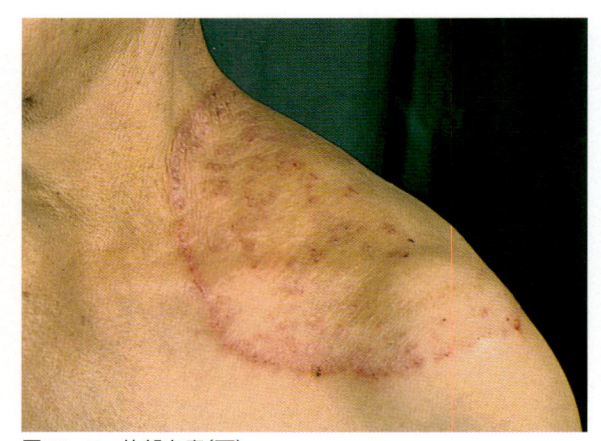

図20-7 体部白癬（肩）

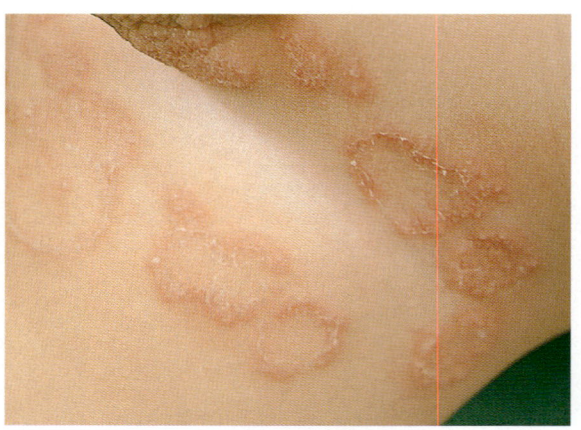

図20-8 体部白癬（小水疱型斑状白癬）

体部白癬または頑癬
tinea corporis, eczema marginatum

白癬菌のうち主として *Trichophyton rubrum* および *T. mentagrophytes* による表在性の白癬で，からだのどこにでも生じ得る．普通成人にみられるが小児にもある．近年副腎皮質ステロイド外用薬の乱用により，好発部位をはずれて発生したり（図20-7），ほかの疾患の経過中に出現したりする．まれに深在性の白癬菌性肉芽腫を生ずることがある．

● 症　状
1）好発部位：陰股部（tinea cruris），殿部．
2）境界鮮明の斑，しばしば輪状，連圏状．
3）辺縁に病勢が強く，丘疹，ときに小膿疱が並び，鱗屑を付着する．かゆみが強い．
4）中心部は治癒傾向あり．色素沈着，苔癬化．
5）ときに辺縁に小水疱が並ぶ輪状の病変．小水疱型斑状白癬 trichophytia maculovesiculosa という．乳幼児にみられる（図20-8）．

● 診断のポイント
1）環状，輪状の病変で，辺縁に丘疹が並ぶ場合には必ず真菌の検査が必要．
2）好発部位では診断が容易．手背，足背では手，足の白癬より連続して生ずることがある．
3）その他の部位，特に顔では副腎皮質ステロイド外用薬の使用の有無を聴取する．

● 鑑別診断（陰股部に好発する疾患）
1）紅色陰癬：炎症は軽度で丘疹状の変化なし．
2）慢性良性家族性天疱瘡：紅斑の上に浸軟した表皮．
3）皮膚疣状結核：丘疹よりはかたい小結節．
4）角層下膿疱症：極めて類似する．白癬菌の有無．
5）黒色表皮腫：丘疹およびかゆみなし．
6）乳房外パージェット病：丘疹なし．鮮紅色ないしびらんの部分あり．

白癬（手，足白癬）

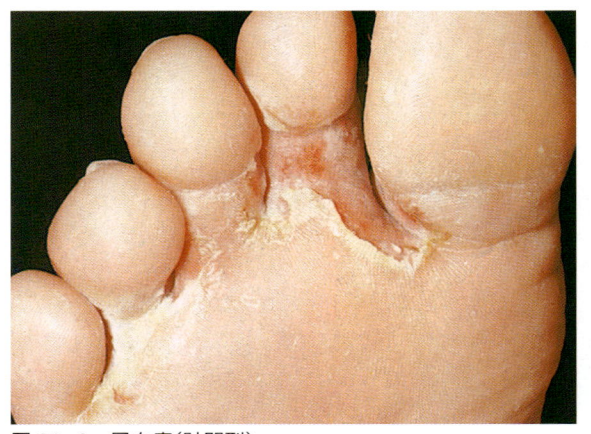

図 20-9　足白癬（趾間型）

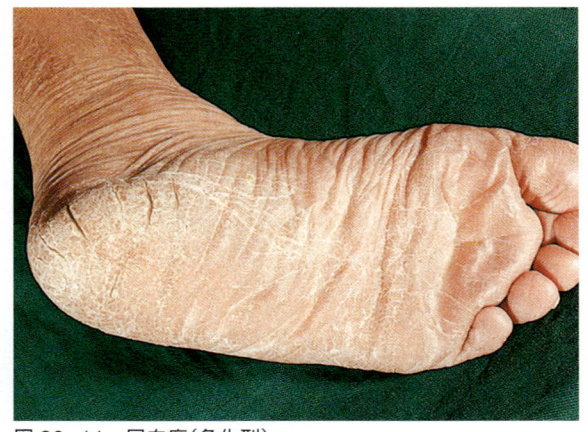

図 20-11　足白癬（角化型）

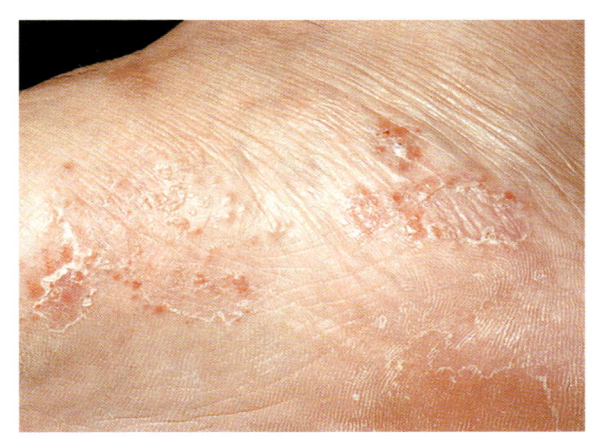

図 20-10　足白癬（汗疱状型）

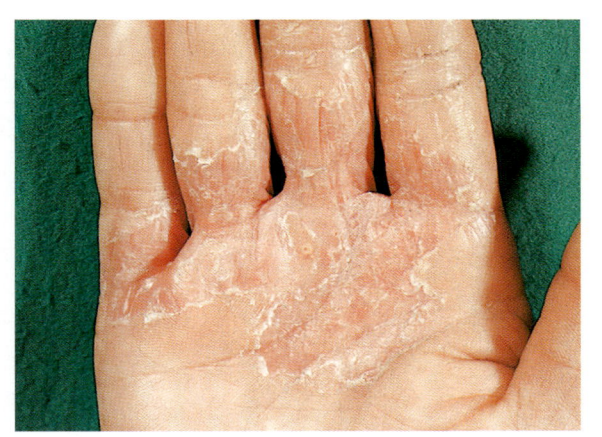

図 20-12　手白癬

手，足白癬
tinea manus et tinea pedis

白癬菌のうち，主として猩紅色菌 *Trichophyton rubrum* および趾間菌 *T. mentagrophytes* によって起こる表在性の白癬．
夏に症状が悪化し，冬は軽快するが，最近は生活状態の変化により，必ずしもその限りではない．成人に多いが，小児でも家族内感染があり得る．手白癬は足白癬に比べて非常にまれである．

● 症　状
1）汗疱状型．
　①足底，足縁，趾腹．まれに手掌，指．
　②汗疱状の小水疱がある範囲に集まって生ずる．一部に鱗屑を有する．
　③かゆみが強い．
2）趾間型．
　①趾間は白く浸軟．ときにびらん，皸裂．
　②周囲に鱗屑・痂皮を伴う．
3）角化型．
　①足底全体が角化し，乾燥して白い鱗屑を伴う．
　②水疱はみられない．
　③かゆみは強くない．
　④足背に頑癬の症状がしばしばみられる．
　⑤爪白癬を伴うことが多い．
　⑥手にも同様の病変が起こり得る．

● 診断のポイント
1）趾間型は容易．ただし指間はカンジダ症が多い．
2）初期には片側性に汗疱状型が多い．
3）慢性のものは角化型，爪の変化に注意．
4）確定診断には白癬菌の鏡検．培養．

● 治　療
抗真菌薬（トリナフトール，イミダゾール系）の外用．
爪白癬を伴う角化型はグリセオフルビン，イトラコナゾール，テルビナフィンの内服，6ヵ月間．

白癬（爪白癬）

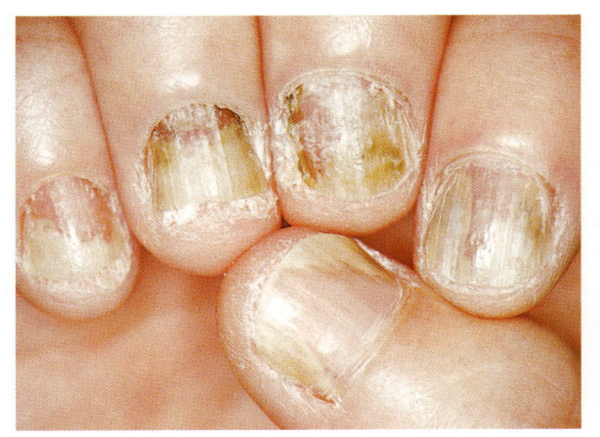

図 20-13　爪白癬

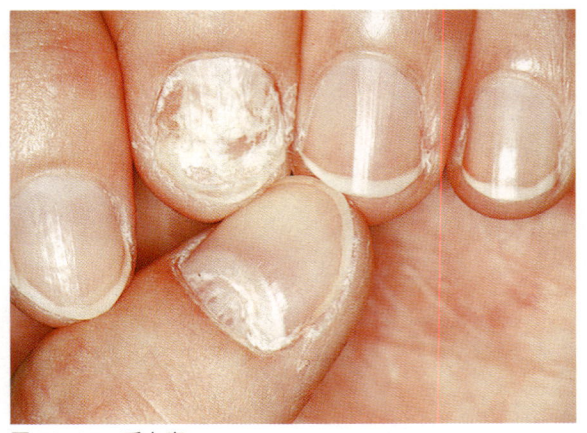

図 20-15　爪白癬

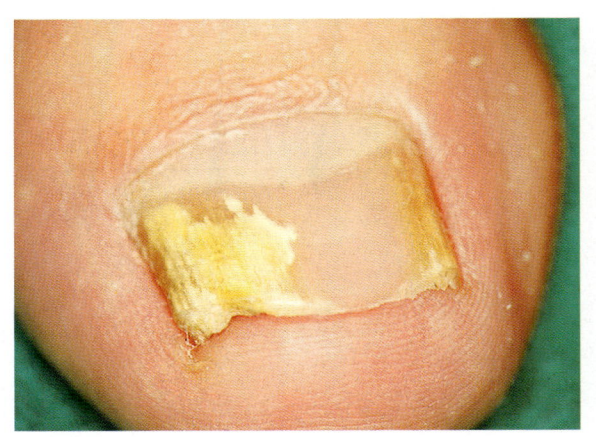

図 20-14　爪白癬

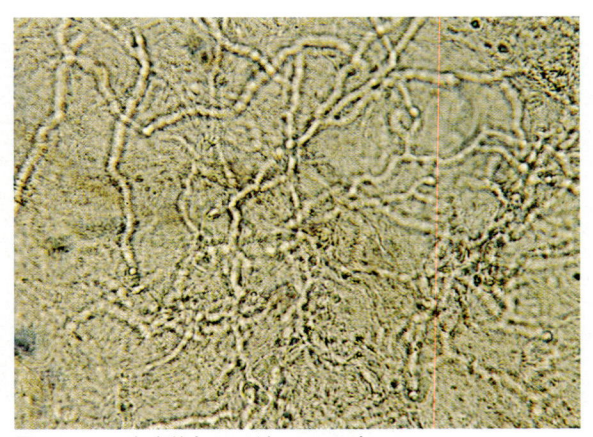

図 20-16　白癬菌（KOH法，×400）

爪白癬
tinea unguium, onychomycosis

爪甲はケラチンが多いために白癬菌が寄生しやすい．普通は手足の皮膚に白癬があり，爪の変化はこれに続発する（特に角化型の白癬）．しかし皮膚症状がなおっていたり，まれには全くない場合もある．
爪疾患のうちでもっとも多い．

●症　状
1）爪甲の先端からはじまることが多い．
2）爪甲の一部に白〜黄色の混濁．
3）次第に肥厚し，表面は凹凸不整となり，汚い褐色調を呈する．
4）爪甲下の角質が増殖し，爪床から浮きあがる．
5）爪甲がもろくなり，先端より破潰していく．
6）爪変化は次第に他の爪に波及していく．

●診断のポイント
1）変化ははじめ1〜2本の指の爪に限られる（図20-15）．
2）爪甲をけずってKOH法で鏡検，培養する．

●鑑別診断
1）爪カンジダ症：爪周囲の皮膚の発赤，腫脹があり，爪甲の変化は軽度．
2）掌蹠膿疱症の爪変化：黄色の混濁は境界鮮明な円形．爪甲の表面に不規則な陥凹．
3）爪甲剥離症：爪甲の先端が白または黄色に変色．正常部との境界は鮮明．爪甲下の角質増殖はまれ．

●治　療
グリセオフルビン，テルビナフィンの内服，6ヵ月以上．

白癬(ケルズス禿瘡)

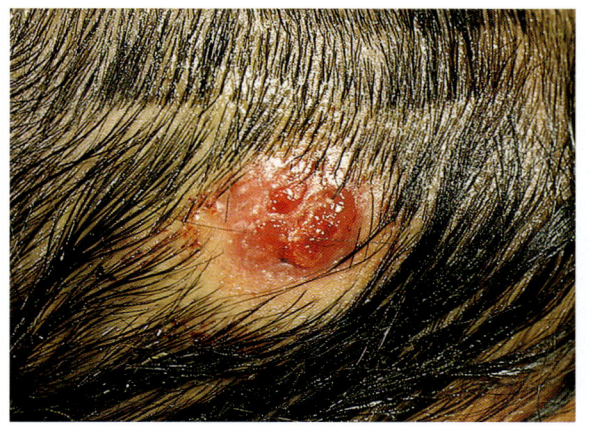

図 20-17　ケルズス禿瘡

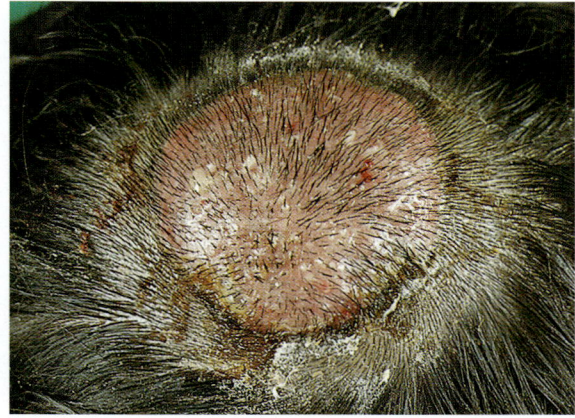

図 20-19　ケルズス禿瘡

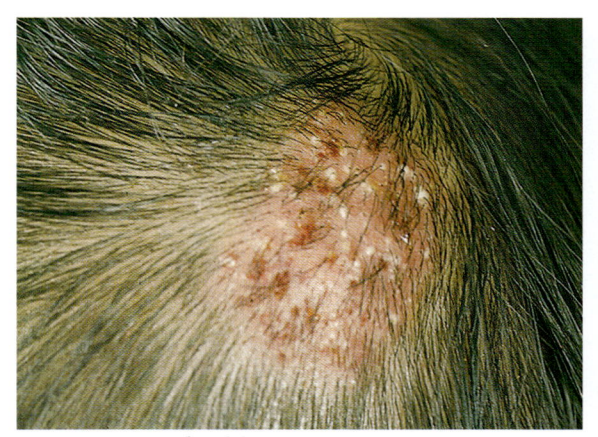

図 20-18　ケルズス禿瘡

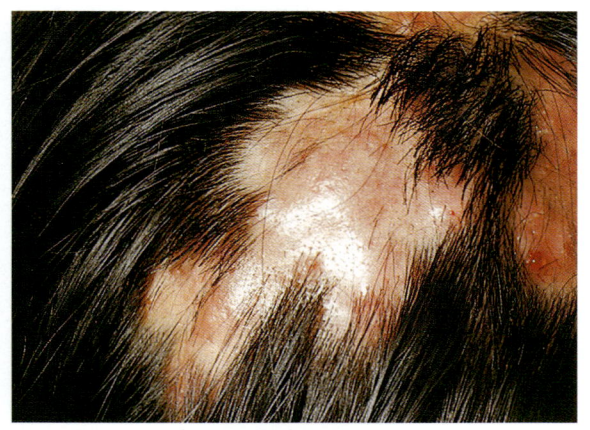

図 20-20　ケルズス禿瘡(治癒後の瘢痕)

ケルズス禿瘡　　　　　　　　　　kerion celsi

被髪頭部の深在性白癬．白癬菌は毛包内に深く侵入し，真皮，皮下組織の中に膿瘍を生ずる．ただし膿瘍内に菌は存在しない．原因菌は *Trichophyton rubrum*, *Microsporum canis* が多い．幼児に好発する．

● 症　状

1) 全身症状(発熱，頭痛，倦怠感など)，リンパ節腫脹を伴うことが多い．
2) 被髪頭部に毛包性の膿疱を伴う発赤，腫脹．
3) ときに隆起した肉芽腫様病変となり，その中に小膿疱が認められる．
4) 病巣の頭髪は脱落し，残っている毛も容易に抜去できる．
5) 6〜8週で治癒し，ところどころに瘢痕性脱毛を生ずる(図20-20)．
6) ときに白癬疹を生ずる．

● 診断のポイント

1) 膿疱，膿瘍を伴う肉芽腫で，毛が容易に抜ける．
2) 毛の内外に多数の胞子が証明される．
3) トリコフィチン反応強陽性．
4) 副腎皮質ステロイド外用薬の誤用によって生ずることが多い．

● 鑑別診断

1) 頑癬：全身症状なし．毛に菌要素ほとんどなし．ただし副腎皮質ステロイド薬外用により深在性白癬となり得る．
2) 白癬(菌)性肉芽腫 granuloma trichophyticum Majocchi：普通は体部白癬の病巣の中に肉芽腫性の結節を生ずる．肉芽腫の中に菌要素あり．トリコフィチン反応陰性．

● 治　療

グリセオフルビン，イトラコナゾールの内服．抗真菌薬の外用はしない．洗髪．

白 癬

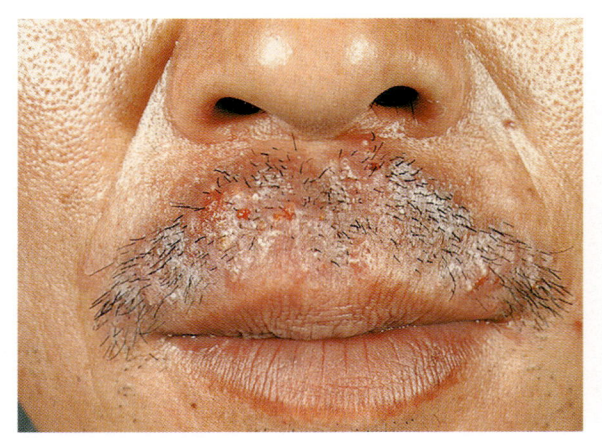

図 20-21　白癬性毛瘡

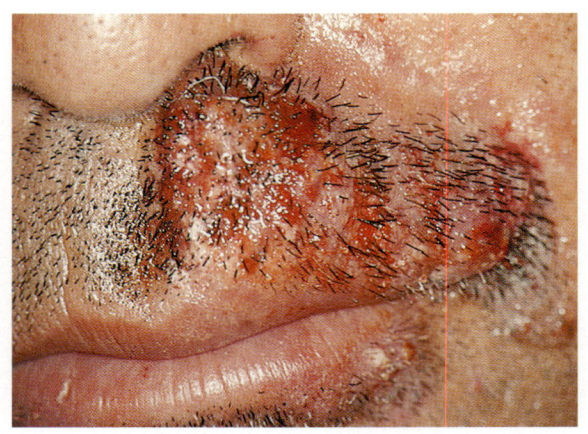

図 20-23　白癬性毛瘡

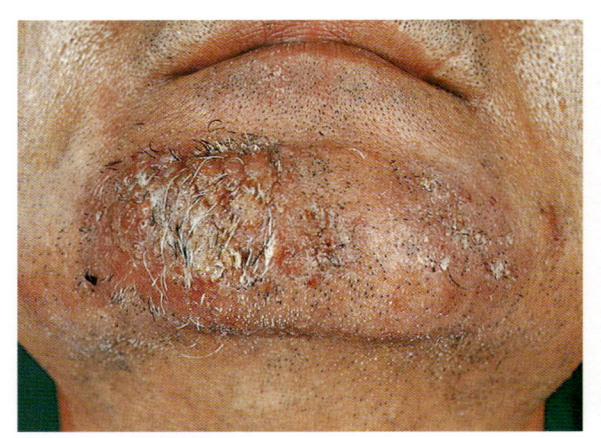

図 20-22　白癬性毛瘡

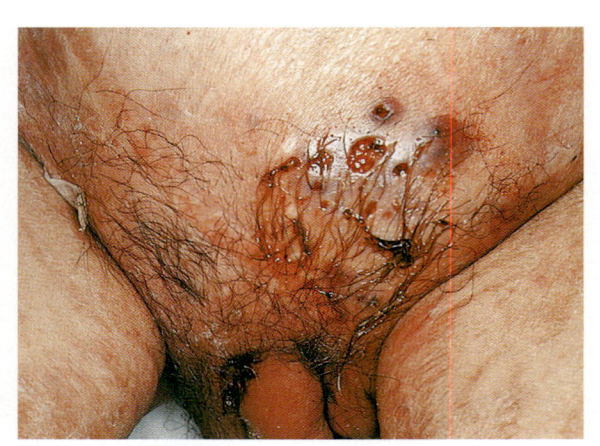

図 20-24　白癬性膿瘍

白癬性毛瘡
sycosis trichophytica

鬚毛部の深在性白癬．
尋常性毛瘡の抗菌薬ないし副腎皮質ステロイド療法中に続発することが多い．尋常性毛瘡と同じく，成人男性の鬚毛部に限られる．原因菌は *Trichophyton rubrum*，*T. mentagrophytes* が多い．

● 症　状
1）鬚毛部の一部に鱗屑を伴う紅斑を生ずる．
2）やがて浸潤が増し，隆起した肉芽腫様の病変となる．
3）その中に毛包に一致した膿疱が散在，多発．
4）圧迫により排膿がある．
5）毛は抜けやすくなる．

● 診断のポイント
1）表面に痂皮と毛包性の膿疱を有する肉芽腫性の結節が集まった局面．
2）痂皮および抜けやすい毛より白癬菌の証明．
3）トリコフィチン反応陽性．
4）副腎皮質ステロイド外用薬使用の既往．

● 鑑別診断
1）尋常性毛瘡：肉芽腫性の結節は例外的．毛は抜けやすくない．
2）白癬性膿瘍：腎移植後（図20-24）など，細胞性免疫の低下している状態で発生する．細菌性膿瘍と大差がないが，周辺に表在性の白癬の病巣があれば診断できる．

● 治　療
グリセオフルビン，イトラコナゾールの内服．

白　癬

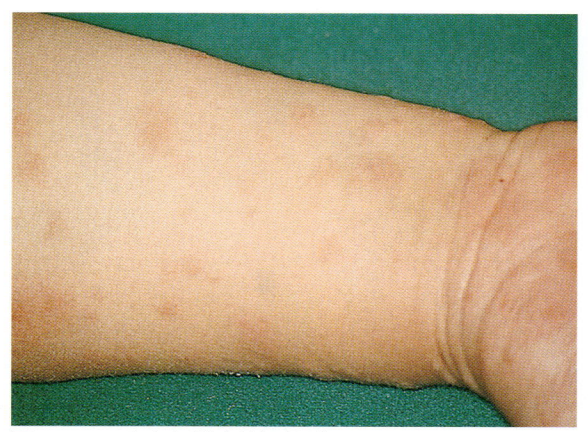

図20-25　白癬疹(滲出性紅斑型)

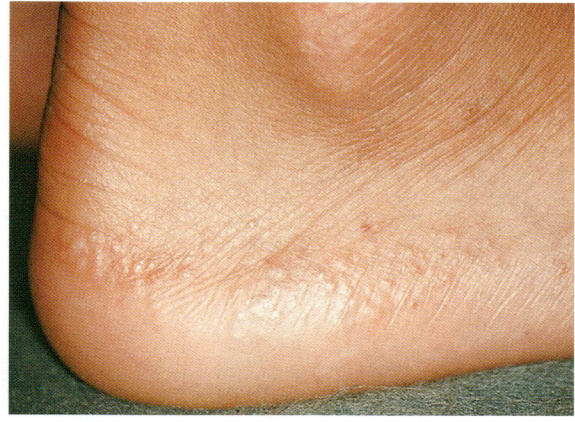

図20-27　白癬疹(汗疱状型)

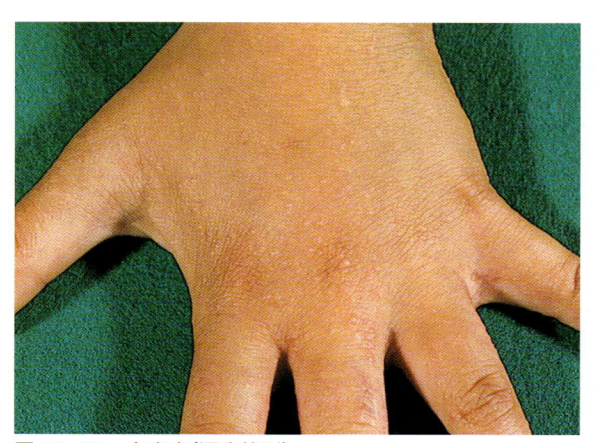

図20-26　白癬疹(汗疱状型)

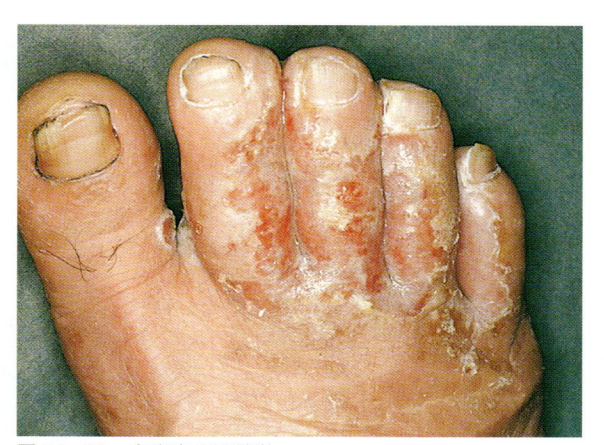

図20-28　白癬疹の原発巣

白癬疹
trichophytid, dermatophytid

多くは足白癬が悪化した時，またはケルスス禿瘡の際，病巣内の白癬菌の菌体成分ないし病変局所での生産物質が抗原となってアレルギー性に生じたものをいう．

●症状
1）好発部位：普通は四肢末端に対称性．ときに四肢，体幹にも生ずる．
2）発疹のタイプはさまざま．汗疱様白癬疹がもっとも多く，足の汗疱状白癬を原発巣(図20-28)として手，足に生ずる(図20-26，27)．
3）苔癬状白癬疹はケルスス禿瘡に伴うことが多い．
4）その他，まれに滲出性紅斑(図20-25)，環状紅斑のかたちで生ずる．

●診断のポイント
1）ケルスス禿瘡または表在性白癬病巣の急激な悪化(図20-28)．
2）その後左右対称性，四肢末端のアレルギー性発疹．発疹は同じ発育段階にある．
3）白癬疹では菌陰性．
4）トリコフィチン反応陽性．

●治療
1）原発巣の治療が優先する．早期にグリセオフルビン，イトラコナゾールの内服．
2）白癬疹に対する外用療法は行なわず，抗ヒスタミン薬の内服．

カンジダ症

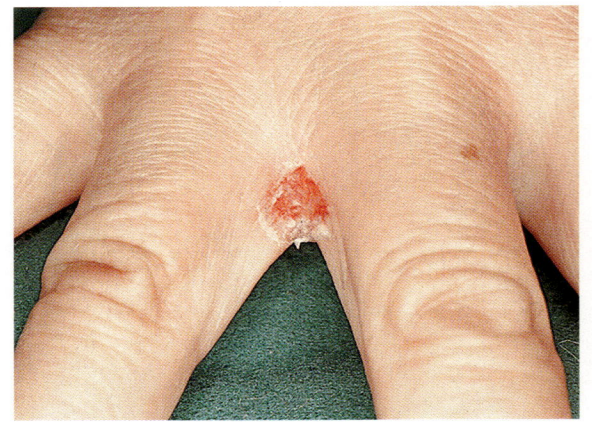

図20-29　カンジダ性指趾間びらん症

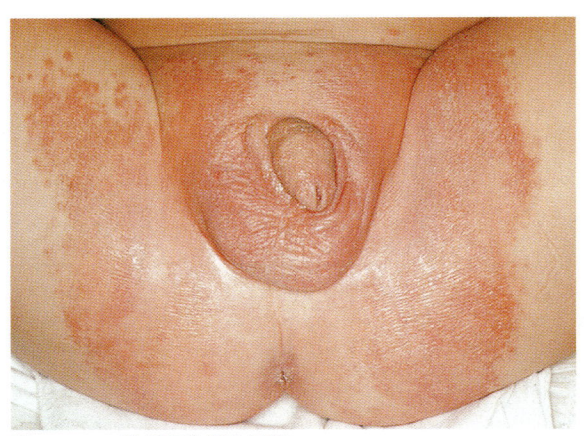

図20-30　乳児寄生菌性紅斑

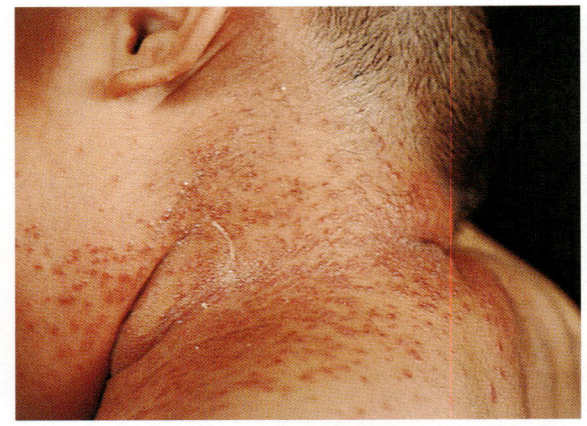

図20-31　乳児寄生菌性紅斑（副腎皮質ステロイド外用薬により殿部から拡大）

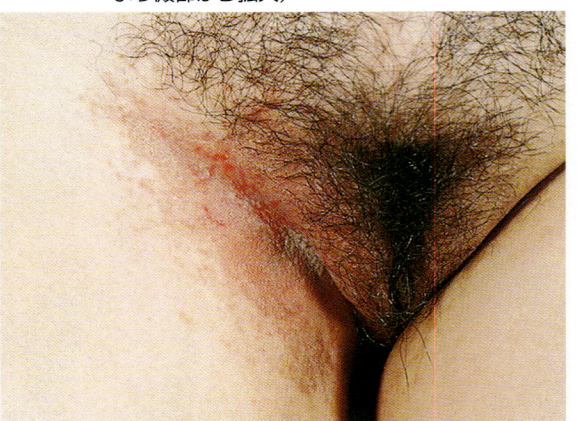

図20-32　カンジダ性間擦疹

カンジダ症　candidiasis

主として Candida albicans による皮膚，粘膜の感染症．Candida albicans は非病原菌として存在し，病原性をもって臨床症状をあらわすためにほかの要因の加わることが必要である．すなわち，
1）年齢：老人，新生児，妊娠．
2）局所的要因：高温，多湿，種々の口腔粘膜病変．
3）全身的要因：栄養障害，糖尿病，Cushing 症候群，免疫不全症候群，副甲状腺機能低下など．
4）抗菌薬，副腎皮質ステロイド薬，抗悪性腫瘍薬の影響．

A．カンジダ性指趾間びらん症　erosio interdigitalis blastomycetica
水仕事の多い中年女性に好発．

症　状
1）第3指間に好発．
2）境界鮮明の浅いびらん．
3）周囲皮膚は白く浸軟する．

B．乳児寄生菌性紅斑　erythema mycoticum infantile
乳児，オムツの下の何らかの病変に副腎皮質ステロイド外用薬を使用している間に発生することが多い．napkin candidiasis ともいう．

症　状
1）殿部，陰股部からはじまり，肩，背中に拡大する．
2）皮膚の褶に一致して潮紅を生ずる．
3）次第に米粒大の浸潤の少ない紅斑，丘疹が発生．
4）紅斑の辺縁に微細な鱗屑縁を有する．

カンジダ症

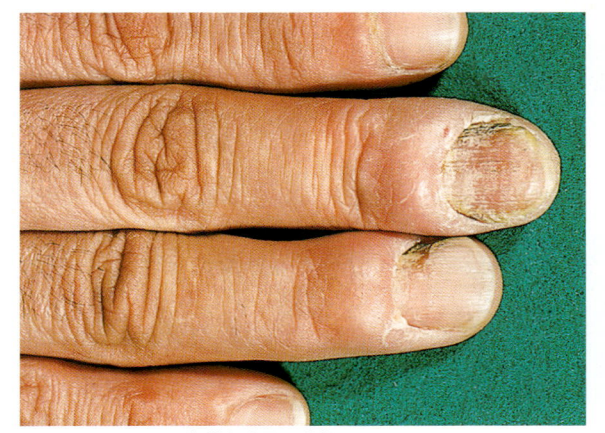

図20-33　カンジダ性爪囲・爪炎

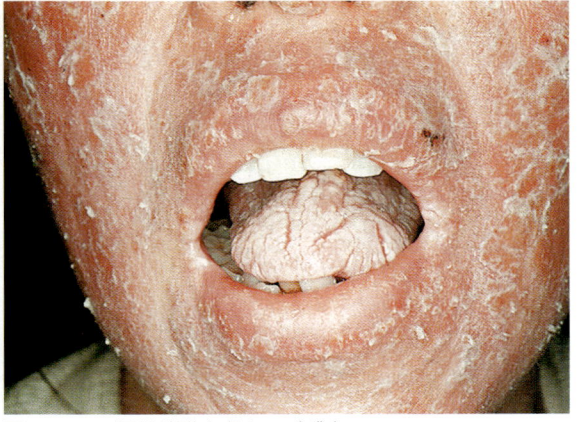

図20-35　慢性粘膜皮膚カンジダ症

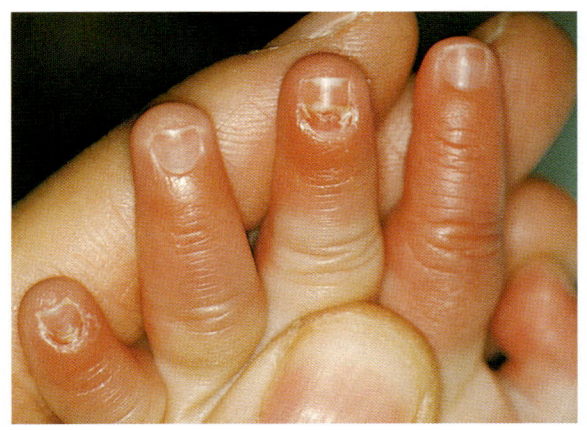

図20-34　カンジダ性爪囲・爪炎

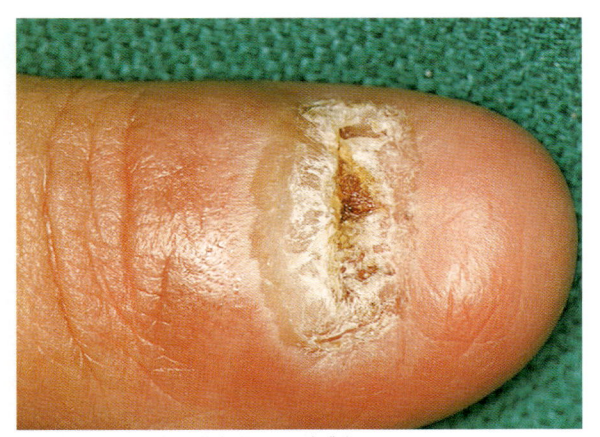

図20-36　慢性粘膜皮膚カンジダ症

C. カンジダ性間擦疹　intertrigo erosiva blastomycetica
成人の間擦部に生ずるカンジダ症．肥満，糖尿病の人に好発する．

● 症　状
1) 陰股部，腋窩，乳房下面，肛門などに生ずる．
2) 乳児寄生菌性紅斑とほぼ同じ．ただし炎症症状はやや強く，かゆみを伴う．

D. カンジダ性爪囲・爪炎　paronychia et onychia blastomycetica
水仕事をする女性に多い．

● 症　状
1) 爪の周囲に軽い発赤，腫脹．
2) 圧迫すると爪郭部から漿液性の分泌物が出る．
3) 爪甲はのちに凹凸となる．
4) 慢性，難治性．

● 診断のポイント
1) 化膿性爪周囲炎に比べて炎症症状が軽い．

● 皮膚カンジダ症の治療
1) 乾燥．
2) 外用薬：イミダゾール系薬剤，ナイスタチン，ピマフシン．
3) 重症例ではイトラコナゾール内服．

E. 慢性粘膜皮膚カンジダ症　chronic mucocutaneous candidiasis（CMCC）
先天性または後天性の細胞性免疫低下，副甲状腺機能低下，代謝異常などを基盤として生ずる慢性の皮膚，粘膜のカンジダ症．

● 症　状
1) 幼小児期より口腔粘膜のカンジダ症．
2) 顔，頸，四肢末端に境界鮮明な，鱗屑を伴う局面．
3) 爪甲の変形，破潰が著しい．

カンジダ症

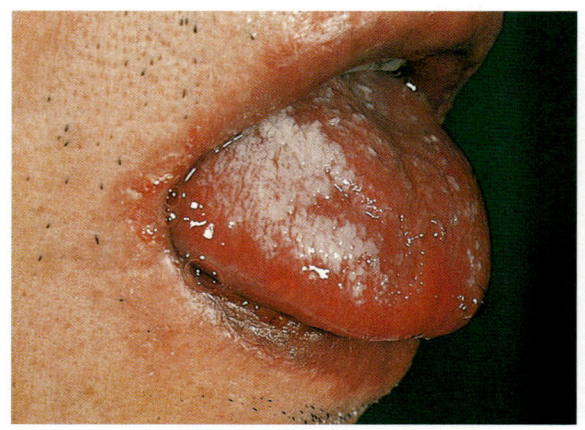

図20-37 急性偽膜性カンジダ症(口角炎を伴う)

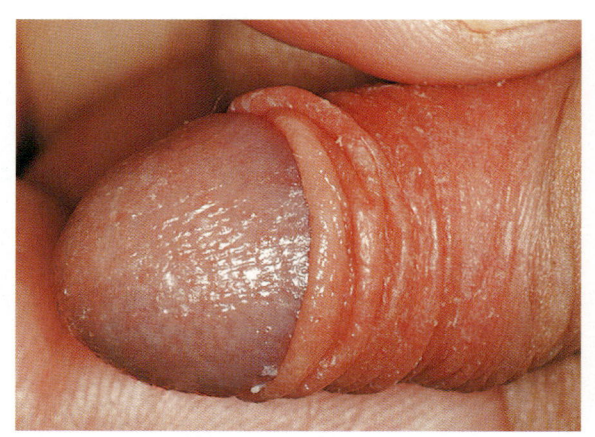

図20-38 カンジダ性亀頭包皮炎

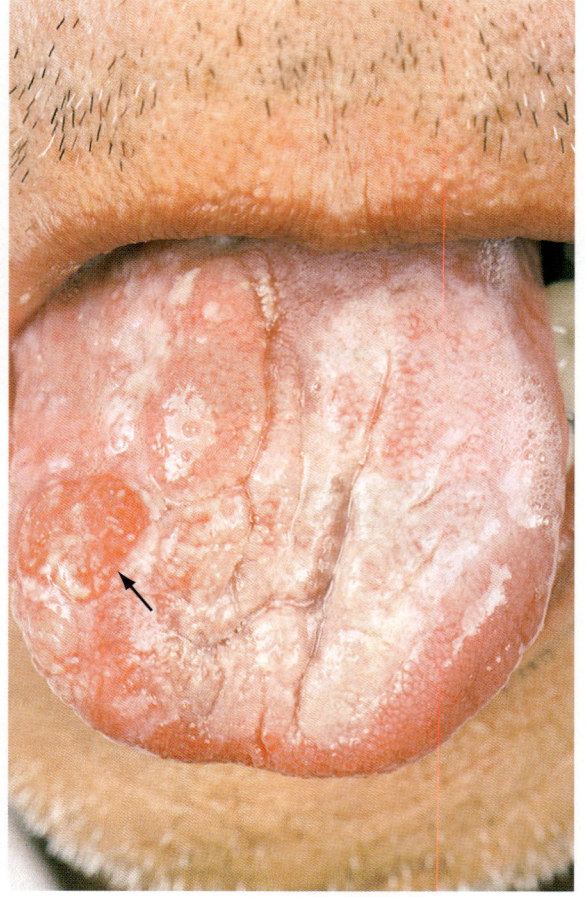

図20-39 慢性肥厚性カンジダ症(癌を伴う↑)

4)実質臓器はおかされない.
5)十数年にわたって慢性,難治性.

F. 口腔粘膜のカンジダ症

一般に菌が粘膜上皮に存在して,表在性の炎症をきたすもの(急性偽膜性カンジダ症)と上皮の著しい肥厚をきたすもの(慢性肥厚性カンジダ症)とがある.鵞口瘡thrushと呼ばれるものは前者に属し,しばしばみられる変化である.

● 症 状
1)白色の小さな点ないし線条→帯状,斑状の被苔となる(図20-37).
2)白色被苔をピンセットで剥離すると,潮紅面があらわれる.
3)周囲の粘膜は潮紅,浮腫性腫脹を示すことがある.
4)慢性に経過すると上皮は敷石状,疣状に肥厚し,剥離できない(慢性肥厚性カンジダ症)(図20-35).

● 診断のポイント
1)被苔のKOH直接鏡検で胞子と仮性菌糸を証明.
2)難治の場合は基礎疾患の検索.
3)梅毒を合併するときはAIDSの可能性.
4)慢性肥厚性カンジダ症では舌癌の合併(図20-39)を考慮する.

● 鑑別診断
1)粘膜の扁平苔癬:白いレース状模様の角化性変化は簡単に剥がすことはできない.
2)白板症:角化傾向が強く,剥離できない.
3)疱疹性歯肉口内炎:口腔の前方にアフタ性変化.歯肉の出血性炎症が強い.厚い舌苔を伴い,カンジダ症と誤診されやすい.

● 治 療
抗カンジダ薬の外用.慢性肥厚性カンジダ症ではイトラコナゾール内服.

癜　風

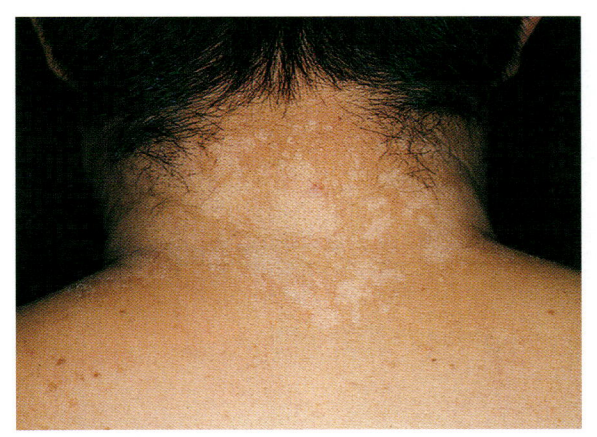

図 20-40　癜　風

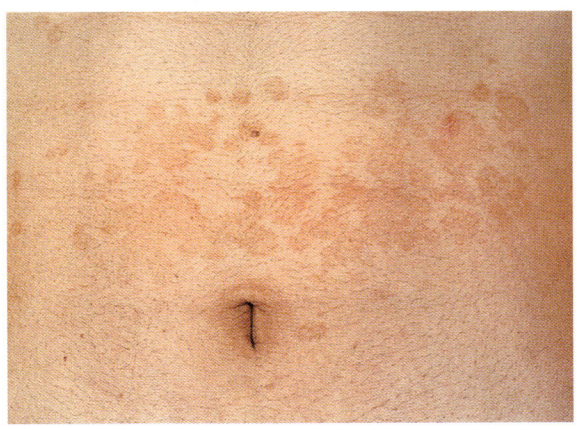

図 20-41　癜　風

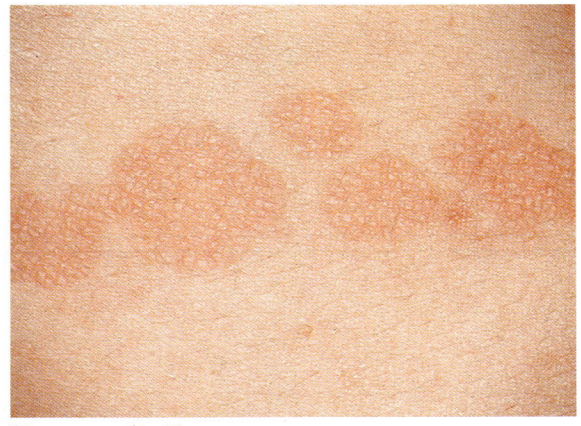

図 20-42　癜　風

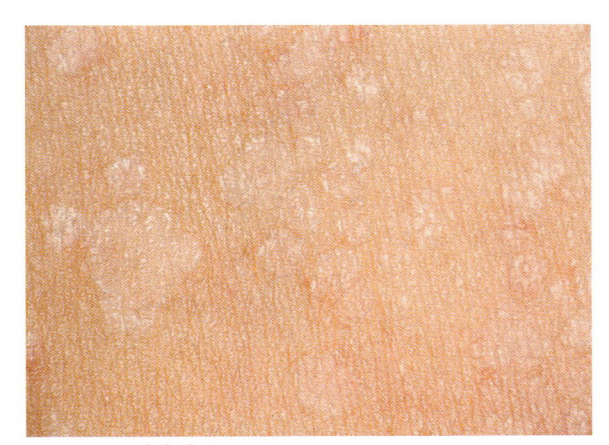

図 20-43　白色癜風

癜　風
pityriasis versicolor

皮膚に常在する癜風菌 malassezia furfur による皮膚の表在性の感染症．多汗症および肥満傾向のある若い男女によくみられ，夏に増悪する．また Cushing 症候群や副腎皮質ステロイド薬長期投与中の人にも生じやすい．

● 症　状
1）好発部位：背，前胸部．小児では顔．
2）多発性の淡褐色の斑．
3）斑の形は円形，ただし融合して不規則な形となる．
4）斑の色は白っぽくみえるものもある．これを白色癜風 pityriasis versicolor alba という（図 20-43）．
5）炎症症状およびかゆみがない．
6）鱗屑の付着は不明瞭．

● 診断のポイント
1）炎症症状のない斑が体幹に多発．
2）表面を鈍いメスで擦ると粃糠状の鱗屑が浮き出る．
3）鱗屑よりの鏡検で菌糸形の癜風菌を証明．
4）ウッド灯で黄金色の蛍光を発する．
5）マラセチア毛包炎 malassezia folliculitis：癜風の好発部位に均一な毛包一致性の丘疹と膿疱が多発．

● 鑑別診断
1）尋常性白斑：表面の鱗屑はない．癜風は陽やけ後に発見され，特に白色癜風では間違いやすい．
2）融合性細網状乳頭腫症：思春期の女性，好発部位は同じ．わずかに角質増生があり，病巣の辺縁では網状に並ぶ丘疹性変化がある．
3）発疹後の色素脱失：特に梅毒，Hansen 病，滴状類乾癬．
4）炎症後の色素沈着：特に melanodermitis toxica．

● 治　療
クロトリマゾールの外用．広範囲の時はイトラコナゾール内服．

スポロトリコーシス

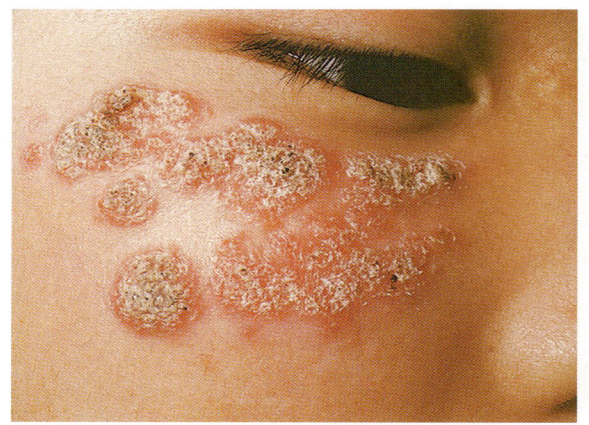

図20-44 スポロトリコーシス(皮膚固定型)

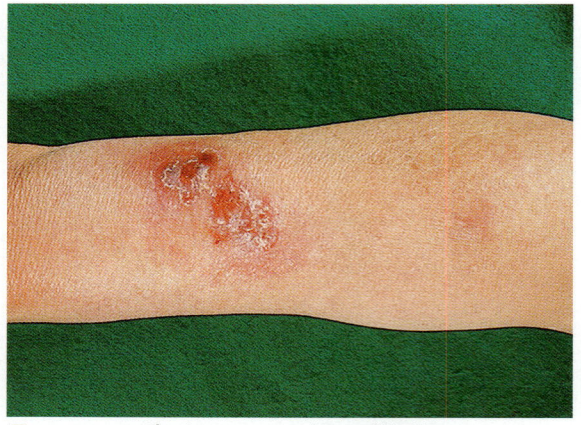

図20-46 スポロトリコーシス(リンパ管型)

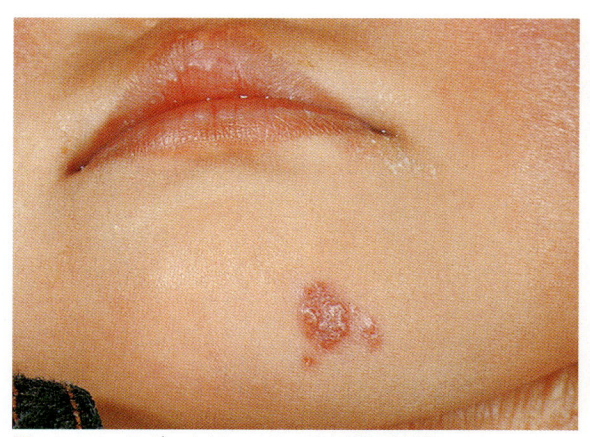

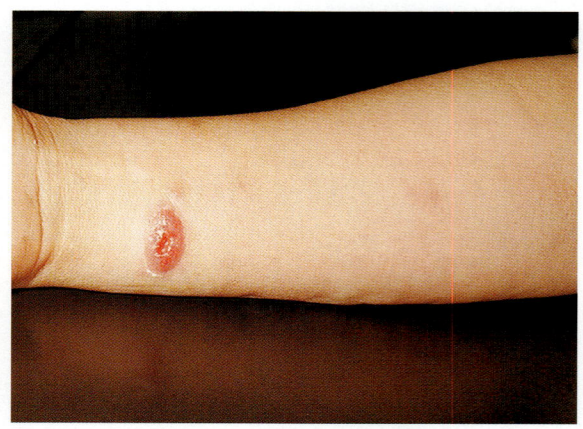

図20-45 スポロトリコーシス(皮膚固定型)

図20-47 スポロトリコーシス(リンパ管型)

スポロトリコーシス
sporotrichosis

土壌中に存在する sporothrix schenckii の感染によって生ずる深在性真菌症のひとつ．
外傷によって皮膚に接種され，3週間ほどの潜伏期間ののちに発症する．人から人への伝染は起こらない．一般に孤立性の肉芽腫性の病変が特徴であり，一部はリンパ管に沿って続発性病巣をつくるが，内臓臓器をおかすことはほとんどない．

● 症 状
1) 好発部位：外傷の受けやすい顔(特に小児)，手背，上肢，まれに下肢．
2) 初発疹は痛みのない膿疱か皮内の結節である．
3) 十分に発育すると紅色，比較的やわらかい肉芽腫性の結節となる(皮膚固定型)．
4) のちに自潰して一部潰瘍となるが，排膿は少ない．
5) 初発疹のほかに，リンパ管に沿って皮内または皮下に膿瘍，結節のかたちで続発疹ができることがある(リンパ管型)．続発疹では表面に潮紅のない場合もある．リンパ管型は顔と上肢に好発する．
6) その他のまれな病型として，粘膜型(鼻腔，口腔)と播種型(リンパ行性，血行性に全身諸臓器に病巣を生ずるもの)とがある．

● 診断のポイント
1) 抗菌薬に反応しない慢性肉芽腫性炎症．
2) 組織片，痂皮よりの培養(サブロー培地，25℃)．
3) 組織内に PAS 染色で菌要素(胞子)や星芒状体を認める．
4) スポロトリキン反応(48時間後判定)陽性．

● 治 療
ヨードカリ内服．イトラコナゾール内服．局所温熱療法(菌は熱に弱く，冬に発症することが多い)．

クロモミコーシス

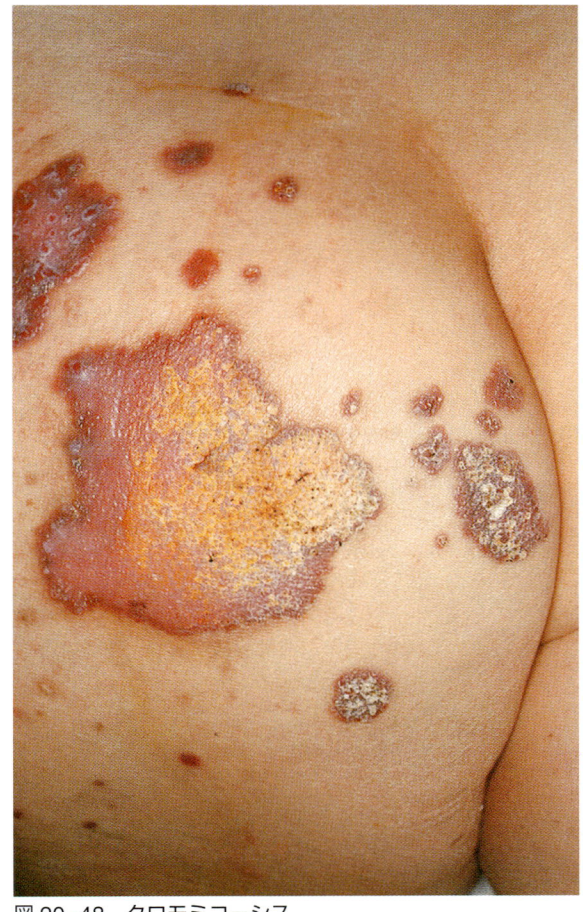

図 20-48 クロモミコーシス

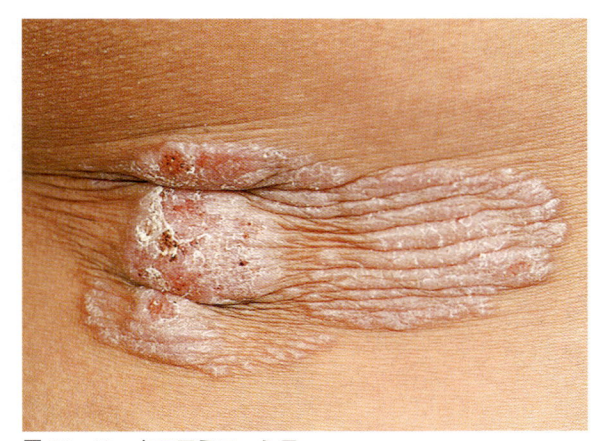

図 20-49 クロモミコーシス

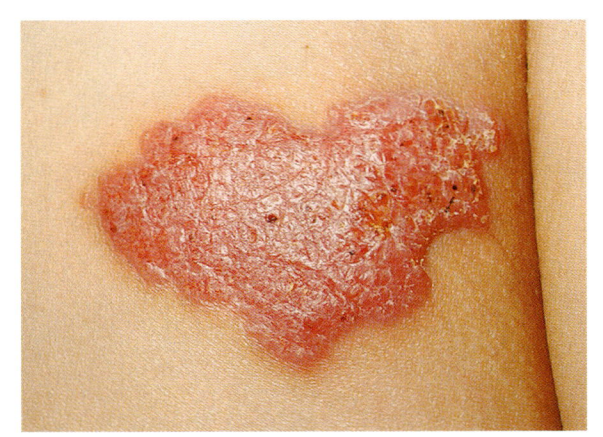

図 20-50 クロモミコーシス

クロモミコーシス
chromomycosis

主に fonsecaea pedrosoi，ときに phialophora verrucosa，phialophora dermatitidis による感染症．小外傷によって皮膚に侵入し，主として皮膚に限局した変化をつくるが，まれに内臓をおかし，脳に転移する．

● 症　状
1）好発部位：外傷を受けやすい部位．下肢，前腕．殿部，顔など．
2）浸潤のある局面の上に疣状の不規則な増殖（したがって疣状皮膚炎 dermatitis verrucosa ともいう）．
3）表面に乾燥した黒褐色の痂皮を伴う．
4）極めて慢性に経過する．

● 診断のポイント
1）黒褐色の点状変化，表面疣状の肉芽腫性局面．
2）痂皮および組織内から菌を培養．サブロー培地に 25 ～ 27℃，数日間で黒色の菌集落が発生．
3）HE 染色標本においても巨細胞の内外に褐色の胞子（sclerotic cell）として認められる．
4）外傷との関係は看過されることが多い．

● 鑑別診断
1）皮膚疣状結核：境界鮮明，辺縁に病巣が強い．
2）尋常性狼瘡：境界比較的鮮明，狼瘡結節の存在，中心瘢痕化．
3）スポロトリコーシス：表面疣状とならない．より肉芽腫性．
4）ボーエン病：褐色の痂皮は似るが，疣状の増殖は乏しい．
いずれも組織診断が必要．

● 治　療
外科的切除．フルシトシン，イトラコナゾール，テルビナフィン内服．局所温熱療法．

皮膚クリプトコックス症

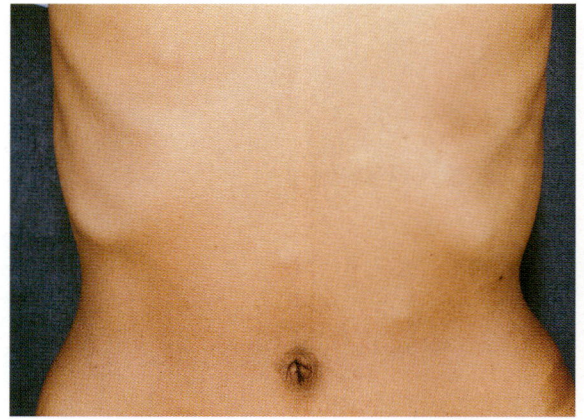

図20-51　続発性皮膚クリプトコックス症（多発性の皮下結節）

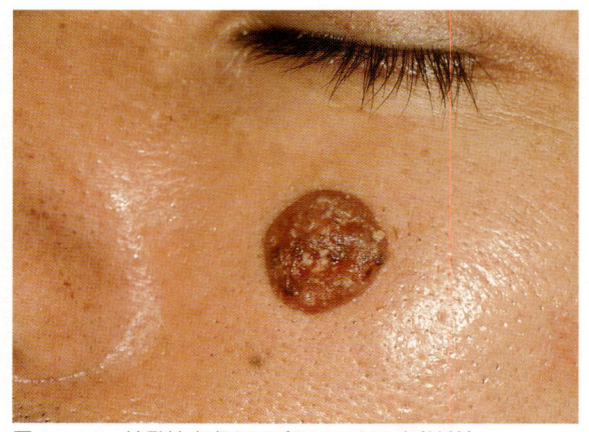

図20-53　続発性皮膚クリプトコックス症（結節）

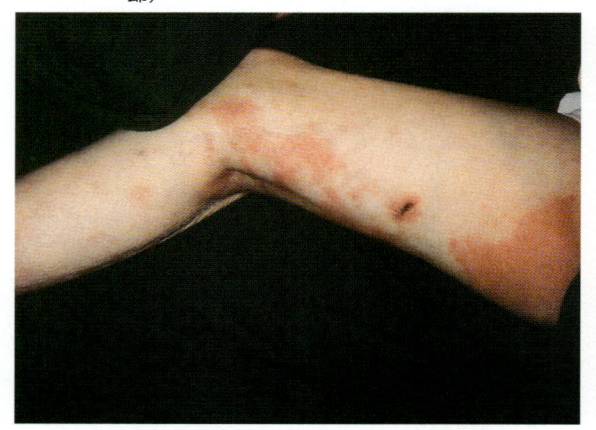

図20-52　続発性皮膚クリプトコックス症（丹毒様病変）

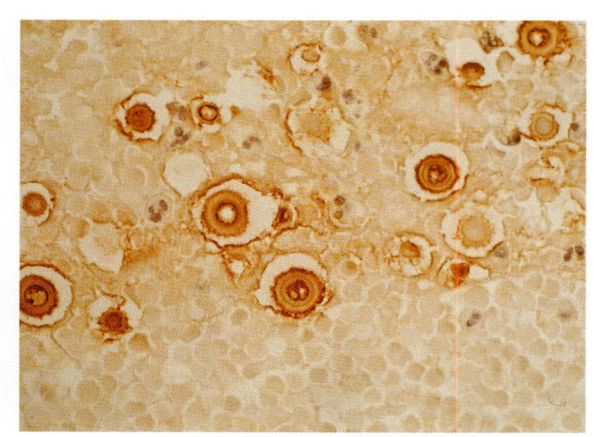

図20-54　抗クリプトコックス抗体による菌の証明

皮膚クリプトコックス症
cutaneous cryptococcosis

Cryptococcus neoformans の感染症で，主として脳髄膜をおかす．皮膚ではきわめてまれな原発性と，脳・脊髄または肺からの続発性のものがある．大部分は続発性皮膚クリプトコックス症であるが，近年免疫不全に伴い，増加の傾向がある．

●症　状
1）原発性のものは外傷による．肉芽腫性病変で所属リンパ節腫脹がある．内臓病変を欠く．
2）続発性：血行性の散布によるので一般に多発性．顔の痤瘡様発疹，体幹，四肢の皮下結節（図20-51）および四肢の丹毒様症状（発赤，腫脹，出血性水疱）（図20-52），ときに下疳様の結節．

●診断のポイント
1）抗菌薬に反応しない丹毒様ないし肉芽腫様病変．続発性では炎症症状を欠く．
2）外傷の既往と所属リンパ節腫脹（原発性）．
3）免疫不全を伴う基礎疾患（続発性）．
4）慢性の髄膜炎（続発性）．
5）膿汁の墨汁染色で菌要素を認める．
6）組織検査：大小の空隙があり，莢膜をもった菌が多数証明される．周囲に炎症症状を欠く（続発性）（図20-54）．

●治　療
イトラコナゾール内服．続発性ではアムホテリシンBとフルシトシンの併用．ミコナゾールの点滴静注．

21. 動物性疾患

疥　癬

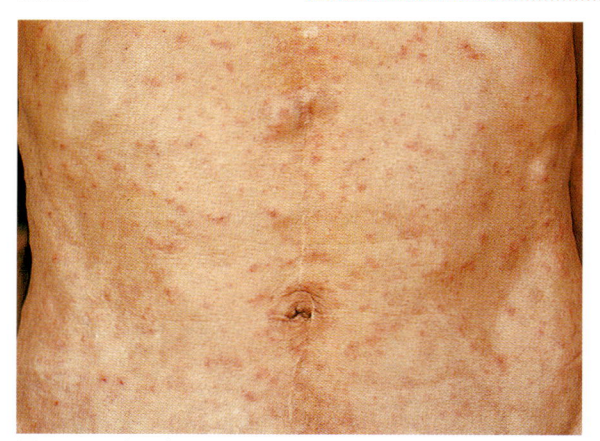

図21-1　疥　癬

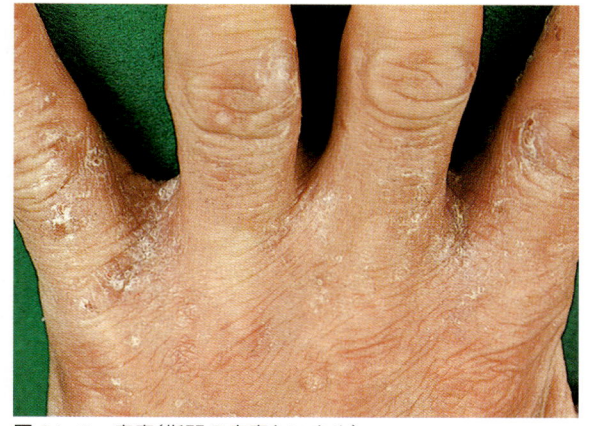

図21-3　疥癬（指間の疥癬トンネル）

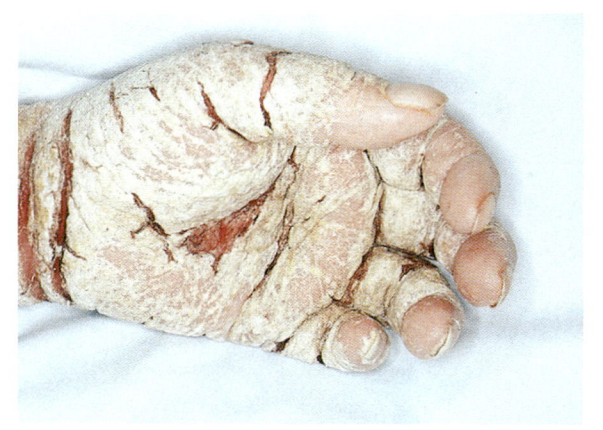

図21-2　ノルウェー疥癬

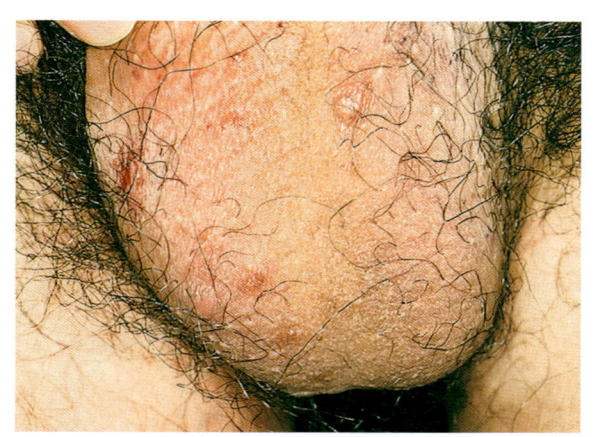

図21-4　疥癬（陰嚢の丘疹）

疥　癬　　　　　　　　　　　　　scabies

疥癬虫のヒトからヒトへの感染によって起こる．戦後流行をきわめ，一時完全に終息したかにみえたが，近年，不潔性交によって再び増加しつつある．sexually transmitted disease (STD) のひとつである一方，病院内，家族内の感染があり，乳幼児にもみられる．

● 症　状
1）好発部位：特に指間，陰嚢，下腹部，四肢屈側など一般にやわらかい部分．
2）粟粒大の赤い丘疹．先端にびらん，小水疱．
3）指間，指の側面では線状に配列し，数mmのトンネルをつくる．その先端に疥癬虫が存在する．
4）かゆみが激しい．特に夜間．

● 診断のポイント
1）不潔性交の経験．家族内に同症．
2）指間および陰嚢の発疹．
3）疥癬トンネルと虫体（図21-6），卵の検出．
4）疥癬虫に対する反応として痒疹丘疹を生ずることがあり，この場合には虫体は証明されない．
5）ノルウェー疥癬 norwegian scabies：疥癬の重症型．角質増生が著しく，厚い痂皮が重積，皸裂を生ずる．紅皮症様，湿疹様の変化が著明．爪の肥厚，リンパ節腫脹も伴う．かゆみは少ない．角質の中に多数の疥癬虫とその幼虫，虫卵を含む（図21-2）．

● 鑑別診断
疥癬は痒疹型反応に属するので，痒疹群の疾患との鑑別が必要である．
1）成人では蕁麻疹様苔癬，多形慢性痒疹．
2）小児ではストロフルス．

● 治　療
硫黄含有軟膏．安息香酸ベンジールローション．

マダニ症・毛虱症

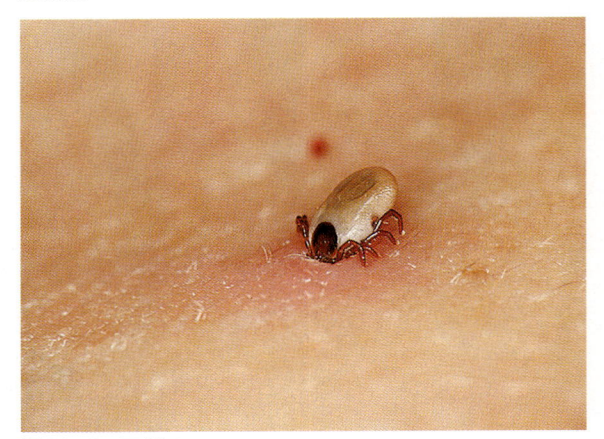

図 21-5　マダニ

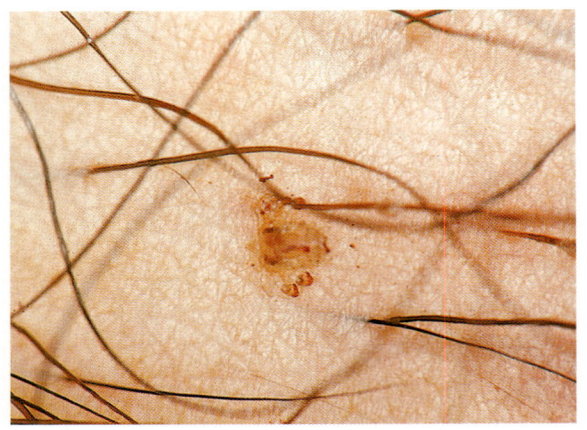

図 21-7　けじらみ

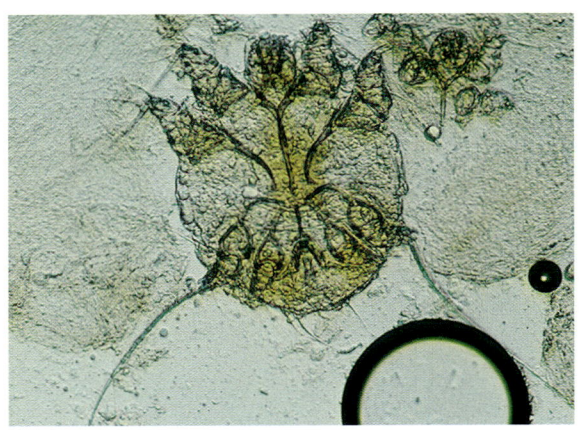

図 21-6　疥癬虫

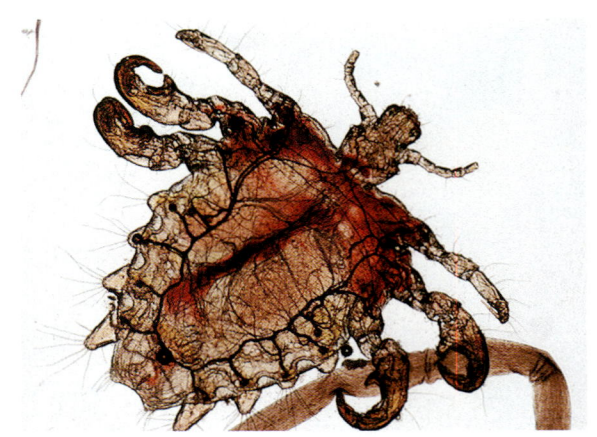

図 21-8　けじらみ

マダニ刺症

tick bite

マダニ類の皮膚寄生．主にメスの成虫．本邦においては，ヤマトダニ ixodes vatus, タネガタダニ i. nipponensis が多い．

● 症　状
1) 大きさ米粒大，灰褐色（タネガタダニ）の虫体を認める．
2) 虫体の周囲皮膚にわずかな潮紅．
3) 痛み，かゆみはない．
4) 合併症：本邦では野兎病（約1週間経過観察），欧州では萎縮性慢性肢端皮膚炎．

● 治　療
虫体を含めた皮膚の切除．鉱物油，グリセリンで虫体の気門を閉鎖することも試みられる．

毛虱（けじらみ）症

pediculosis pubis

ヒトに寄生するしらみには，あたまじらみ，ころもじらみ，けじらみの3種がある．

けじらみは陰毛に寄生するのを好み，多くは性交により伝染するために sexually transmitted disease（STD）に属する．まれに腋毛，睫毛（幼児），その他の体毛につく．

● 症　状
1) 褐色の虫体は陰毛または皮膚面に付着．
2) 白色の卵は陰毛に点状に付着．
3) ときに皮膚に青褐色の小斑 macula caeruleae.

● 治　療
剃毛．安息香酸ベンジルローションの外用．
念のために梅毒血清反応を調べる．

22. 付属器疾患

汗疱

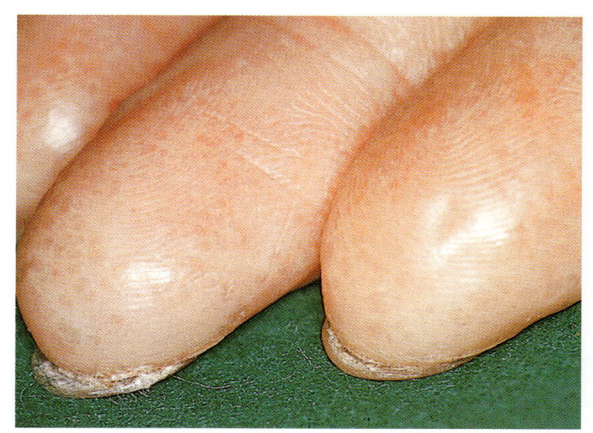

図 22-1 汗疱

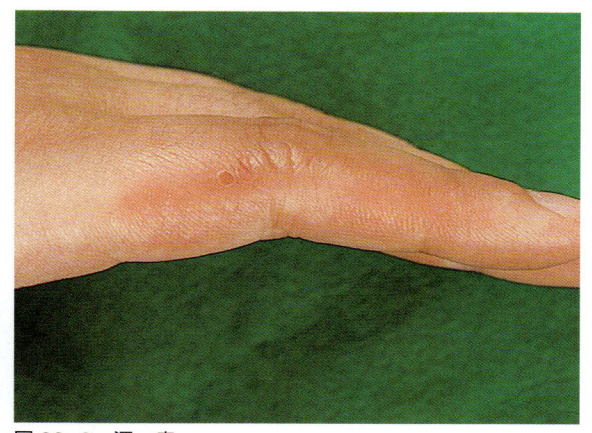

図 22-3 汗疱

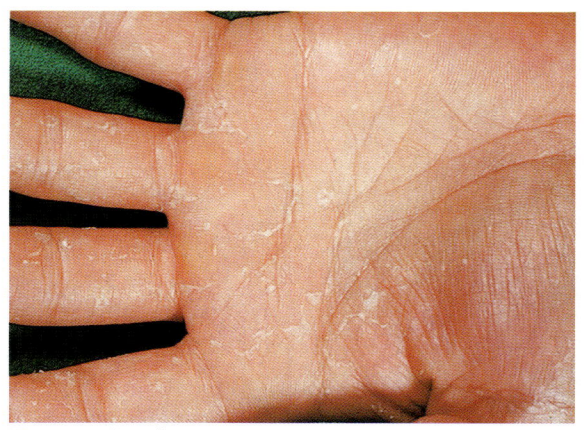

図 22-2 汗疱

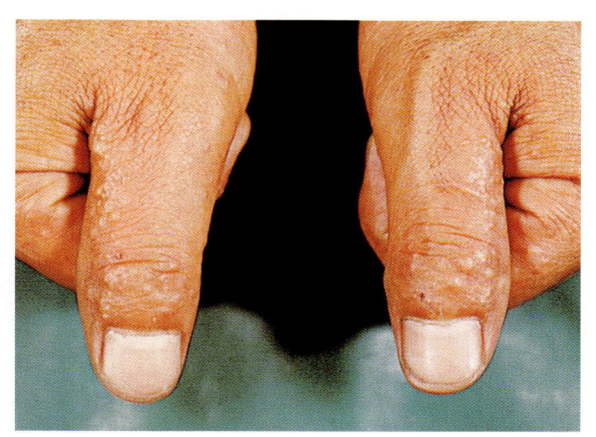

図 22-4 汗疱

汗疱
dyshidrosis, pompholyx

汗疱とは一般に掌蹠の小水疱の総称であり，この中には汗管の病的変化を伴う"真の汗疱"と，汗管の変化を伴わず，種々の皮膚血管反応によるものと，局所性の感染症とがある．
"真の汗疱"は多汗症の人に再発性に生ずる．

● 症　状
1）若い成人，小児．
2）好発部位：指の側面．次いで手掌，足蹠，手背．
3）皮内にある小水疱．周囲に炎症性の潮紅なし．
4）水疱が吸収されると鱗屑縁を生じ（図 22-2），ときに比較的大きく剥離する．
5）はじめに痛がゆいことあり．

● 診断のポイント
次の汗疱状発疹を除外して診断する．

● 汗疱状発疹の鑑別診断
1）手，足の白癬（汗疱状白癬）：多くは片側性にはじまる．新旧の発疹が混在する．白癬菌の証明．
2）膿性汗疱 pyogenic pompholyx：指の側面，手掌に生ずる．はじめ小水疱として生ずるが直ちに膿疱となる．周囲に炎症性の潮紅，痛みがある．ブドウ球菌の証明．
3）接触皮膚炎：急性型は小水疱として発生．指背面にも病変あり．
4）白癬疹：足の白癬の急性増悪時に四肢末端に生ずる．トリコフィチン反応陽性．
5）掌蹠膿疱症：無菌的膿疱．基盤に炎症性の潮紅．褐色の結痂．爪の変化．

● 治　療
抗ヒスタミン薬の外用．

汗疹

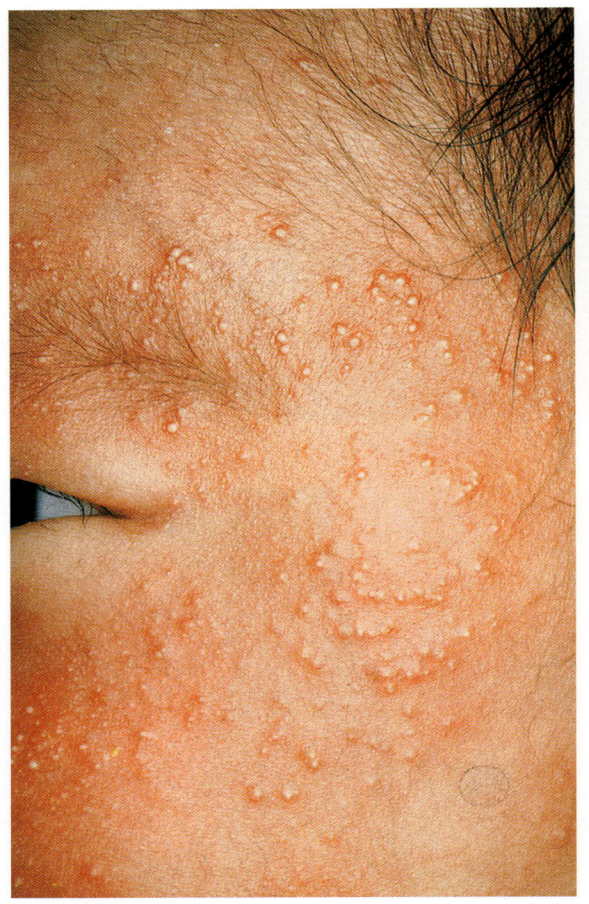

図 22-5　新生児の汗疹

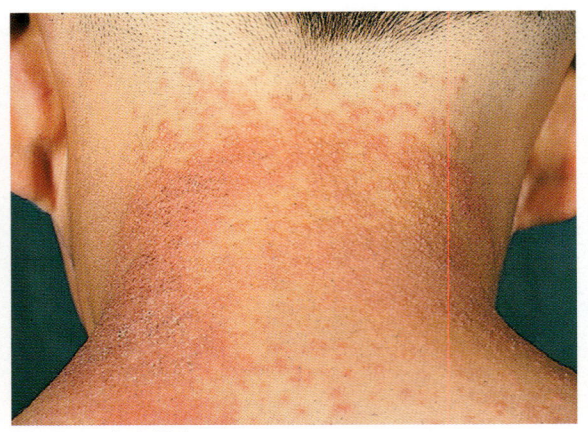

図 22-6　紅色汗疹

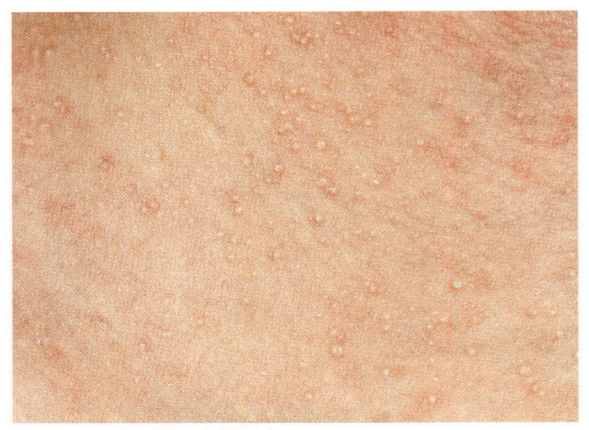

図 22-7　水晶様汗疹（拡大）

汗　疹
miliaria

発汗の異常には多汗症，無汗症のほか，汗の貯留によって種々の症状を呈するものがある．これを発汗貯留症候群 sweat retention syndrome として総括する．汗疹や汗疱はもっとも普通にみられる．

● 症　状
汗疹には次の3つの種類がある．
1）水晶様汗疹 miliaria crystallina：角層内貯留，薄い被膜，炎症症状なし．破れて円い鱗屑縁．発熱後，日焼けのあとに生ずる．
2）紅色汗疹 miliaria rubra：表皮内で破綻．炎症を伴って赤い丘疹が集簇する．痛がゆい．小児および肥満の人が著しい発汗後に，腋窩などに生ずる．
3）深在性汗疹 miliaria profunda：真皮での破綻．かゆみのない白っぽい丘疹が多発．多汗によって増悪する．

● 診断のポイント
1）汗口に一致し，等間隔に並ぶ均一な発疹．
2）発汗との関係に気が付けば診断は容易である．
3）日光照射後に生ずる場合は日光過敏性の皮膚疾患，特に日光皮膚炎と間違いやすい．特に中年女性の前腕伸側，アトピー児の膝，肘の周辺の汗疹．

● 治　療
1）乳幼児では発汗を避け，通風のよい，涼しい所におく．もし日焼けの全身症状を伴う場合には食塩の摂取が必要．
2）水晶様汗疹では局所療法の必要はない．
3）紅色汗疹および深在性汗疹では油性の軟膏は避け，石炭酸亜鉛華リニメントを塗布する．

尋常性痤瘡

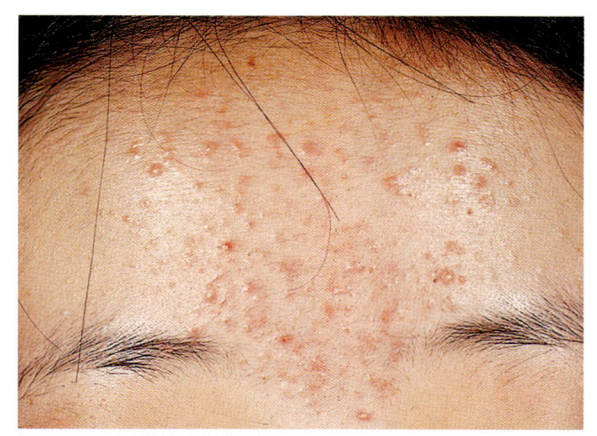

図22-8　尋常性痤瘡（初期）

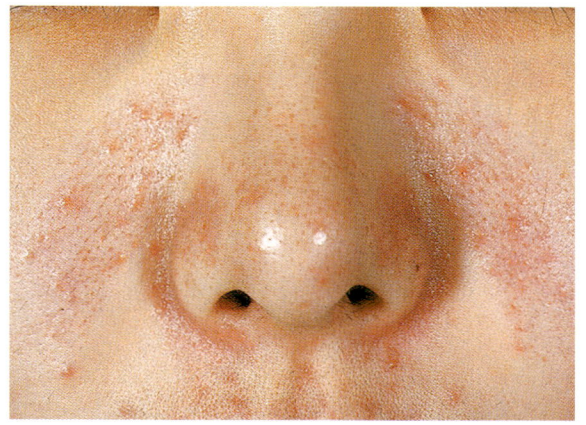

図22-10　尋常性痤瘡（毛包の開大，油性光沢，赤い丘疹）

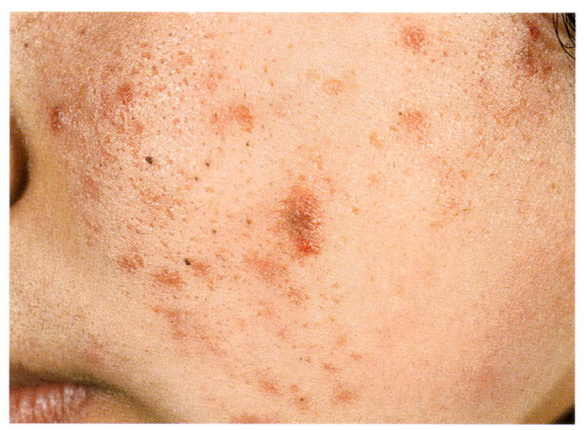

図22-9　尋常性痤瘡（大きな丘疹，瘢痕）

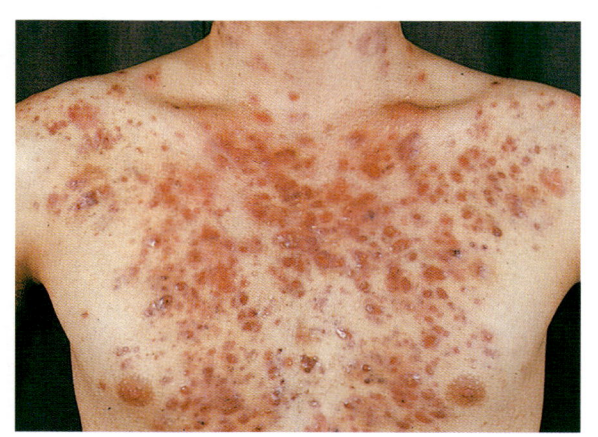

図22-11　集簇性痤瘡

尋常性痤瘡　acne vulgaris

毛包脂腺系の機能の高まる思春期に，顔面に生ずる毛包性の角化異常（閉塞）とその周囲の炎症性変化．遺伝的な素因がある．皮脂中の中性脂肪が毛包内のにきび桿菌 propionibacterium acnes のリパーゼによって加水分解され，炎症を惹起するような遊離脂肪酸が生産される．

●症　状
1）初発疹．毛孔に白または黒い栓を有する小さな丘疹（面皰 comedo）．
2）面皰に炎症が加わり，赤色丘疹→小膿疱→色素沈着→（瘢痕）となる．
3）長期間にわたって繰り返し，思春期を過ぎると自然に軽快する．

●診断のポイント
1）顔の油性光沢．
2）面皰の存在．発疹の多形性．かゆみなし．

●治　療
石けん洗顔，面皰の除去，クンメルフェルド液および抗菌薬の外用．重症の場合，ミノサイクリン，ドキシサイクリン内服．副腎皮質ステロイド外用薬は禁忌．

●集簇性痤瘡　acne conglobata
思春期以後の男性．顔のほか，前胸部，背部にも多発．大きな膿瘍，嚢胞，瘻孔の形成が著しく，のちに瘢痕を生ずる．遺伝的な結合織の異常に基づく．ときに腰・仙骨関節症を合併．

●新生児痤瘡　acne neonatorum
生後2週までの新生児に生ずる痤瘡様発疹．母体からの androgen によるものといわれるが不明．男児は女児よりも多いが，極めてまれな疾患．
症状は尋常性痤瘡と同じ．副腎性器症候群の1症状である場合に注意する．

痤瘡様発疹

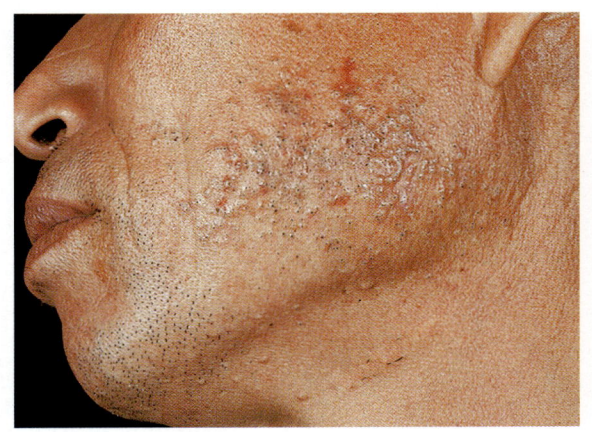

図 22-12　油性痤瘡

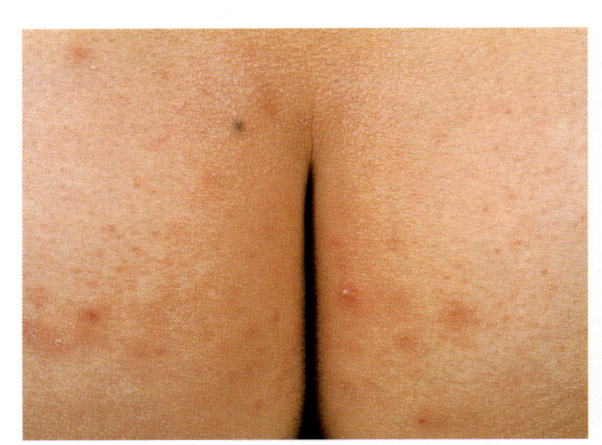

図 22-13　Crohn 病の痤瘡様発疹

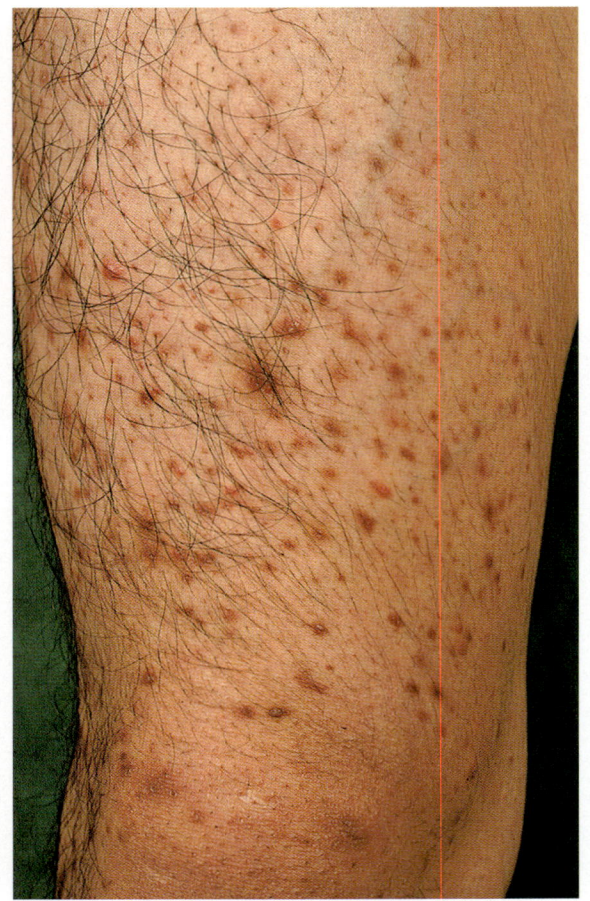

図 22-14　油性痤瘡

痤瘡様発疹　acneiform eruption

比較的原因が明らかで，面皰を欠き，顔以外の部分にも毛包一致性の丘疹・膿疱を生ずるものを総括.

A. 薬剤による痤瘡様発疹（147 頁参照）.

B. 油性痤瘡　oil acne
機械油または鉱物油が衣類にしみ込んで，または直接皮膚に接触して生ずる．職業的な接触が多いために職業性痤瘡 occupational acne ともいう．有機塩素化合物による痤瘡様発疹（chloracne）もこの範疇に属する．ほとんど男性．

● 症　状
1）好発部位：大腿，上肢の伸側．
2）毛包一致性の膿疱．
3）周囲の炎症症状の強さはさまざま．一般に暗赤色．
ときに発赤なし．
4）まれに融合して囊胞状となる．

● 診断のポイント
機械油を扱う病歴と好発部位．

C. 化粧品による痤瘡　acne cosmetica
化粧品に含まれる鉱物油によると思われる痤瘡様発疹．25 歳以後の女性，下顎部，頸部に小膿疱を生じ，面皰を欠く．

D. 全身性疾患に伴う痤瘡様発疹
顔，体幹，殿部などに散発性，毛包に一致した膿疱ないし毛包炎のかたちをとる．
Behçet 病（115 頁），潰瘍性大腸炎，Crohn 病（図 22-13），Cushing 症候群（図 13-58）．

酒皶

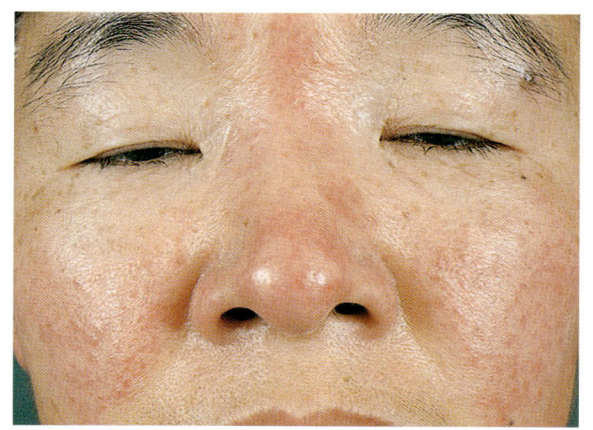

図22-15 酒皶

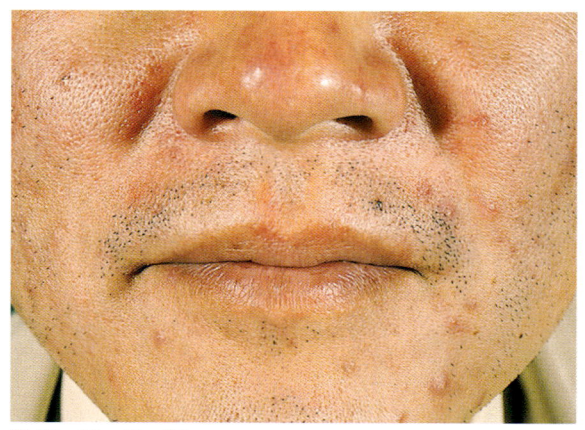

図22-16 酒皶

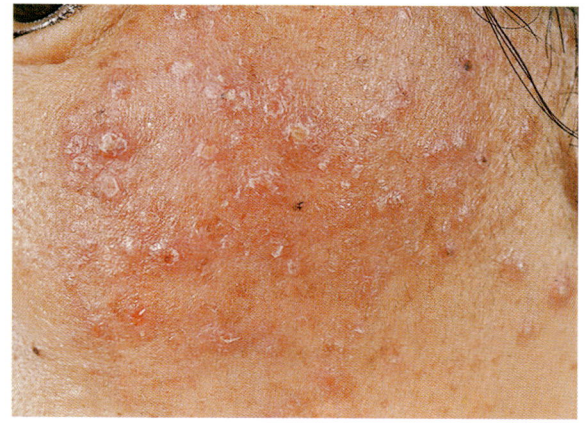

図22-17 酒皶（丘疹の拡大）

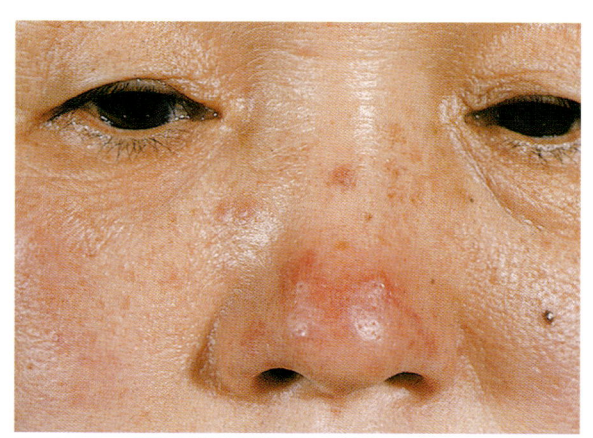

図22-18 酒皶（毛細血管拡張と丘疹）

酒皶
rosacea

素因的な毛細血管拡張 telangiectasia が先行する．局所的な血液循環障害の結果，脂腺の分泌が亢進し，丘疹（リンパ球様細胞の増殖），膿疱，小結節（類上皮細胞の増殖）を生ずる状態をいう．
中年の女性に多い．

症　状
1）好発部位：顔，特に両頬，額，鼻，口囲．
2）はじめびまん性の毛細血管拡張による潮紅．
3）悪化因子：胃腸障害，精神的ストレス，外界温度の変化，副腎皮質ステロイド外用薬の外用（steroid-rosacea）．
4）潮紅の上に赤味の強い丘疹，痂皮を伴う膿疱が散在性に発生．
5）全体に油性光沢あり．
6）眼瞼炎，結膜炎，ときに角膜炎（rosacea-keratitis）．

診断のポイント
1）毛細血管拡張によるびまん性の潮紅の存在．
2）脂漏は重要ではない．
3）好発部位以外では症候性の酒皶（例えば真正多血症）を考慮する．

鑑別診断
1）尋常性痤瘡：面疱の存在．毛細血管拡張はない．
2）顔面播種状粟粒性狼瘡：中心黄色調の小結節，下眼瞼に並ぶ．毛細血管拡張なし．
3）多形日光疹：浸潤のある紅斑丘疹性変化．毛細血管拡張はなく，膿疱・丘疹性変化に乏しい．
4）サルコイドーシス：鼻に限局した酒皶では lupus pernio と，類上皮細胞の増殖する結節型の酒皶（lupoide rosacea）ではサルコイドーシスの粟粒型と鑑別する．

治　療
丘疹，膿疱型にはテトラサイクリン，メトロニダゾール．

円形脱毛症

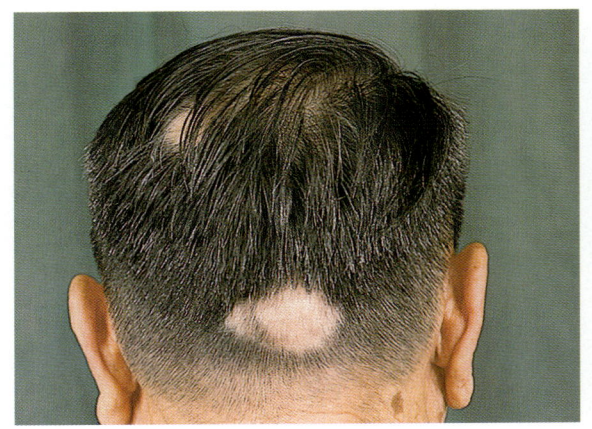

図 22-19　円形脱毛症

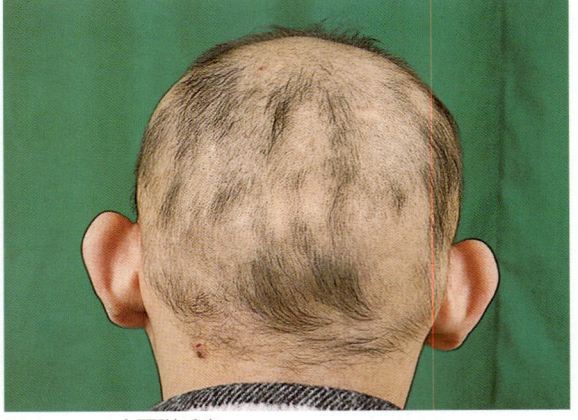

図 22-21　全頭脱毛症

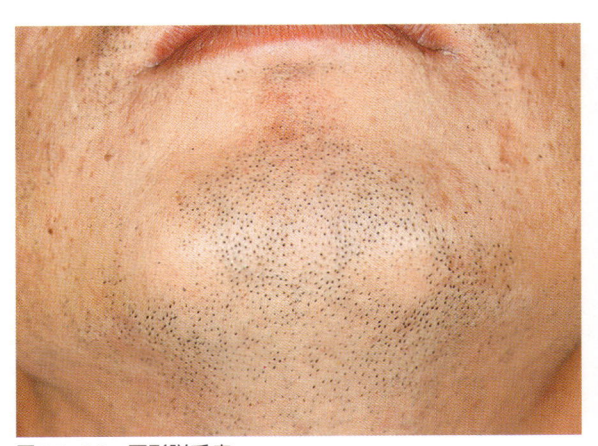

図 22-20　円形脱毛症

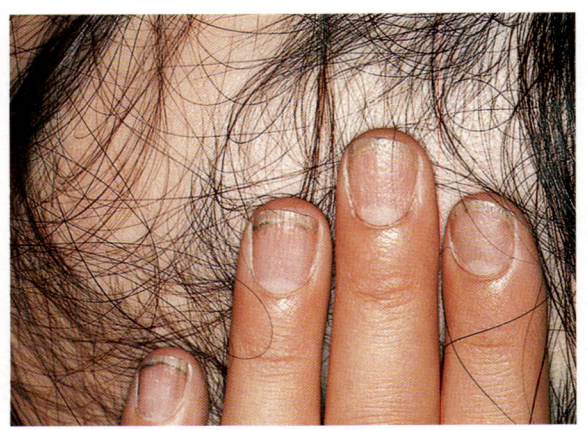

図 22-22　円形脱毛症と爪の点状凹窩

円形脱毛症　alopecia areata

主として頭部の円形の脱毛巣で，遺伝的な素因があるが直接の原因は不明である．近年自己免疫説が有力であるが，自己抗体は証明されていない．小児，成人に普通にみられる．

● 症　状
1) 突然，被髪頭部に1～数個の境界の鮮明な円形の脱毛巣が生ずる．
2) 周辺の頭髪は容易に引き抜くことができる．
3) 脱毛巣の皮膚には炎症症状を認めない．またかゆみもない．
4) 多くは4～6ヵ月で頭髪の再生が起こる．
5) 一部の症例では頭髪のみならず，ひげ，眉毛，睫毛，体毛のすべてが脱落する場合がある(汎発性脱毛症 alopecia universalis)．
6) 広範囲の脱毛症は年余にわたって続くことが多い．
7) 爪甲に点状の陥凹を生ずる(図22-22)．

● 診断のポイント
1) 皮膚に変化のない円形の脱毛巣．
2) 甲状腺機能亢進，副甲状腺機能低下，尋常性白斑，原田病，Down症候群などの合併する頻度が高い．
3) 全頭脱毛症 alopecia totalis ではアトピー素因のある場合および白内障を伴う場合が多い．

● 鑑別診断
1) 梅毒性脱毛症 alopecia syphilitica：2期，側頭部から項部にかけて，小斑状，虫蝕状．円形脱毛症ほど境界は鮮明ではない．
2) 限局性強皮症：皮膚の陥凹，萎縮，褐色の色素沈着．
3) 抜毛症 trichotillomania (図22-26)：欲求不満などの精神医学的背景があって，毛髪を抜去するために起こる脱毛症．学童に多い．病巣の境界は不鮮明．途中で折れた毛が残っている．

脱毛症

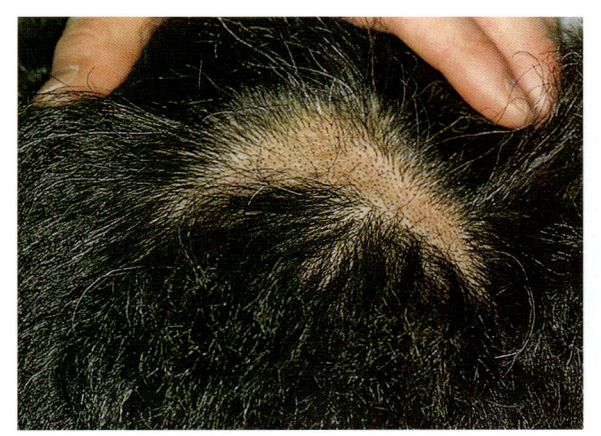

図22-23　術後脱毛症

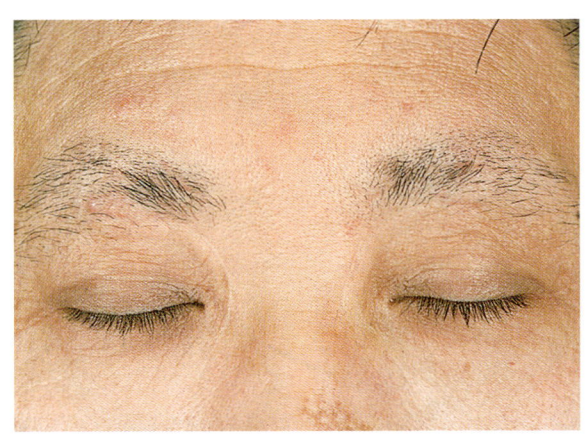

図22-24　Hertoghe徴候

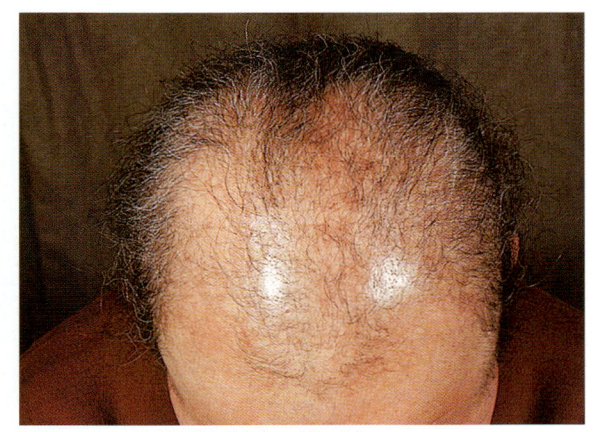

図22-25　男性型脱毛症（47歳，女）

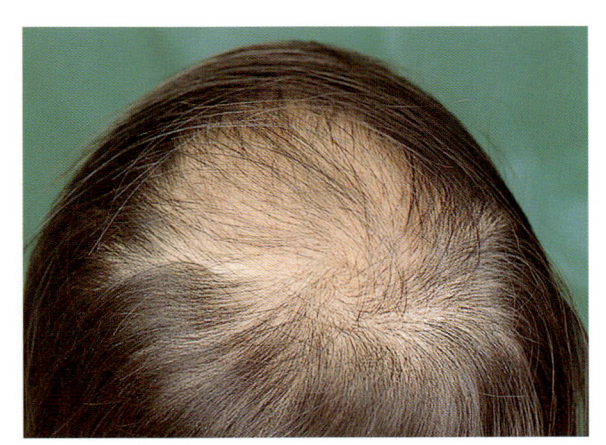

図22-26　抜毛症

4）術後脱毛症 postoperative alopecia（図22-23）：全身麻酔下に行なわれる手術後間もなく三日月型の脱毛巣を生ずる．ときに炎症性の潮紅，痂皮を伴う．

5）Hertoghe徴候（図22-24）：眉毛の外側1/3の脱毛．左右対称性．間脳・下垂体系の障害の時に認められる．

● 治　療

副腎皮質ステロイド外用薬，フロージン液，グリチルリチン．

男性型脱毛症
male-pattern alopecia

男性の壮年性脱毛症 alopecia prematura と同じ．女性にも起こるうる．
androgen の影響による．遺伝傾向あり．

● 症　状

1）前頭正中部より髪際が後退するか，頭頂部よりはじまる．

2）びまん性の脱毛で，毛は細く短い．

3）炎症症状を伴わない．

4）女性では若年者の場合，testosterone の増加が考えられる．

● びまん性の脱毛をきたす疾患

1）急性熱性疾患の回復期：休止期脱毛．毛は棍棒状，爪に Beau's line.

2）産後の脱毛：休止期脱毛．分娩後2～3ヵ月で起こり，4～6ヵ月で旧に復す．

3）消化器疾患：蛋白漏出性胃腸症，潰瘍性大腸炎，特発性脂肪便，腸性肢端皮膚炎など．爪の変化を伴う．

4）内分泌異常：甲状腺機能低下，副甲状腺機能低下．

5）慢性肝障害：腋毛，陰毛の脱落．

6）全身性エリテマトーデス：前頭部．毛は光沢がなく，折れやすい．

7）血液透析中．

多毛症

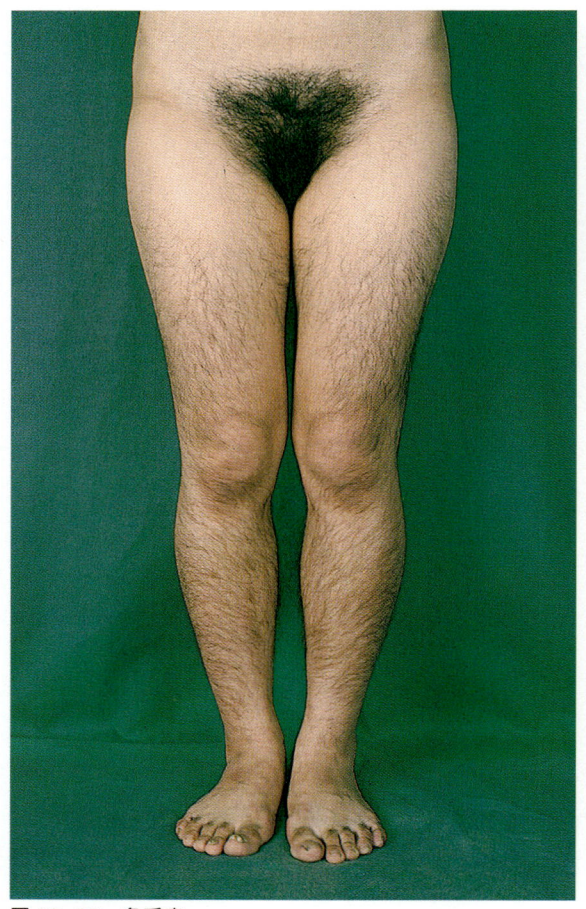

図 22-27　多毛症

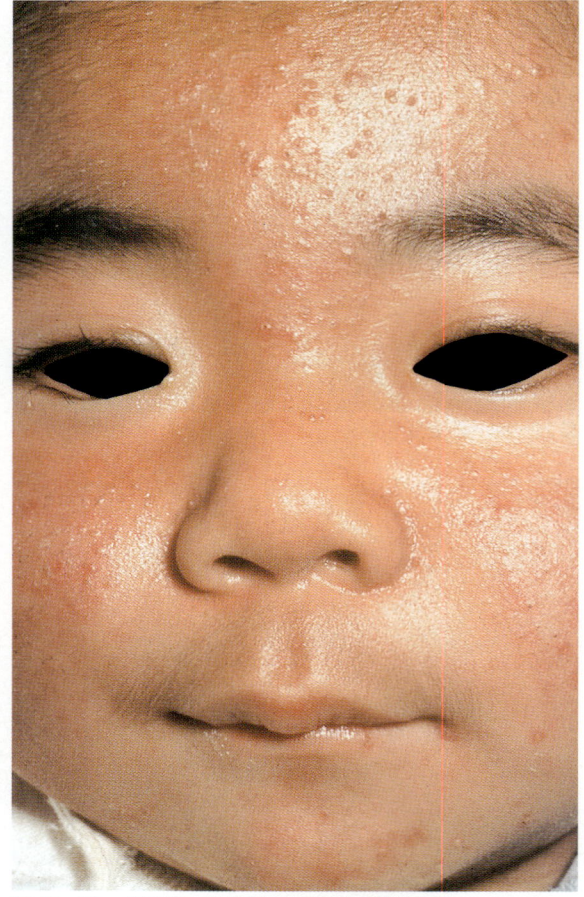

図 22-28　先天性副腎性器症候群（痤瘡様発疹）

多毛症　hirsutism

多毛のうち，androgen の作用により終毛の増加した状態を多毛症 hirsutism という．一方，内分泌の影響のない局所的な多毛を hypertrichosis という．hirsutism では体幹の体毛の増加，陰毛の男性様分布が特徴的．
1) 下垂体，副腎皮質，卵巣の腫瘍．
2) 医原性（副腎皮質ステロイド薬，ACTH）．

付〕副腎性器症候群　adrenogenital syndrome

先天性副腎皮質過形成 congenital adrenal hyperplasia ともいう．常染色体性劣性遺伝．

● 症　状
1) 出生後間もなく出現する副腎性多毛症．男児では陰毛，腋毛の早期発生（図 22-29）．ときに腋臭症を伴う．
2) 痤瘡様発疹と脂漏（図 22-28）．
3) 女児では女性仮性半陰陽．

白　毛・後天性生毛性多毛症

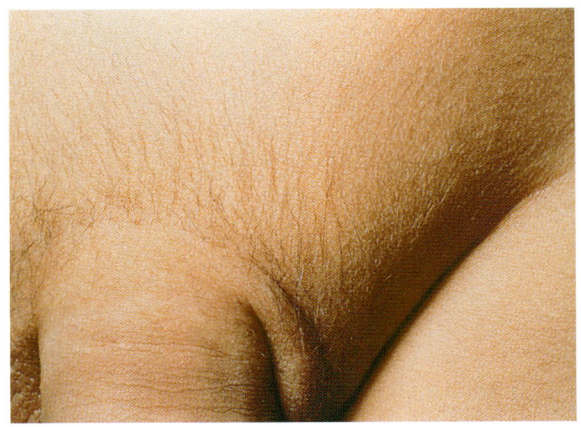

図 22-29　先天性副腎性器症候群（陰毛の早期発生）

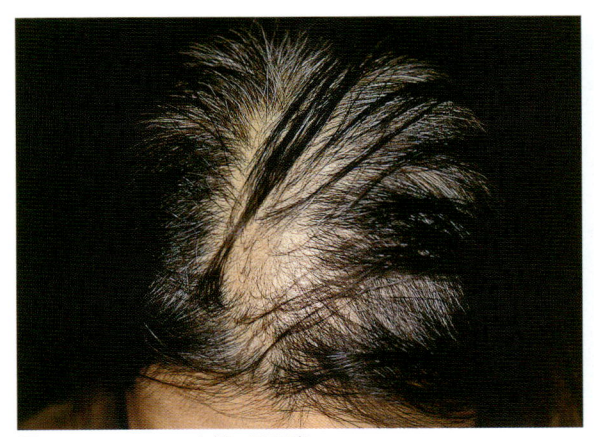

図 22-30　Vogt・小柳・原田病

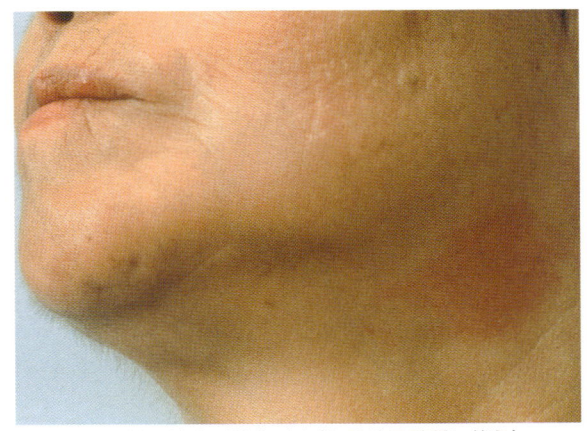

図 22-31　後天性生毛性多毛症（多発性骨髄腫に伴う）

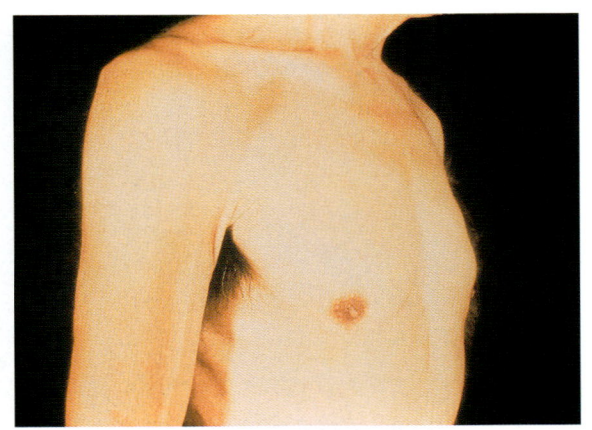

図 22-32　後天性生毛性多毛症（肺癌に伴う）

白　毛
poliosis, canities

毛が白くなる状態で，限局性の白毛 poliosis とびまん性の白髪 canities に区別される．
毛母メラノサイトのメラニン形成低下，毛皮質細胞へのメラニン転送障害，毛皮質細胞におけるメラニンの破潰などによる．

A. 早期白髪症 premature canities（若しらが）
先天性：Werner 症候群，Waardenburg 症候群，筋強直性ジストロフィー症．
後天性：Vogt・小柳・原田病（両側性のぶどう膜炎，白斑，白毛を特徴とする），甲状腺機能亢進症．

B. 限局性白毛症
先天性：まだら症（前額白毛）．
後天性：尋常性白斑，円形脱毛症の回復期，白斑を生ずる全身疾患，薬剤（砒素，クロロキン）．

後天性生毛性多毛症
acquired hypertrichosis lanuginosa

後天的に胎児毛様の生毛が生える状態で，軟毛性多毛症 hypertrichosis vellosa ともいう．種々の内臓悪性腫瘍のデルマドロームとみなされる．

● 症　状
1）顔に顕著であるが，掌蹠を除く全身に生ずる．
2）長さ 1cm ほどの軟らかい，濃い毛が簇生．
3）頭髪，性毛には異常なし．
4）ときには赤い平らな舌（グルカゴノーマ症候群に似る）を伴う．

● hypertrichosis をきたす疾患
1）脳炎・頭部外傷後．2）肢端肥大症．3）吸収不全症候群．4）晩発性皮膚ポルフィリン症（こめかみ，上眼瞼）．5）クレチン病．6）Hurler 症候群．7）Crow-Fukase 症候群（女性，下腿）．

爪疾患

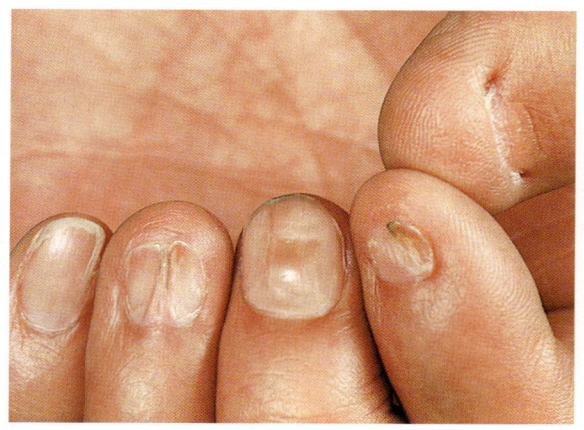

図22-33 nail-patella 症候群

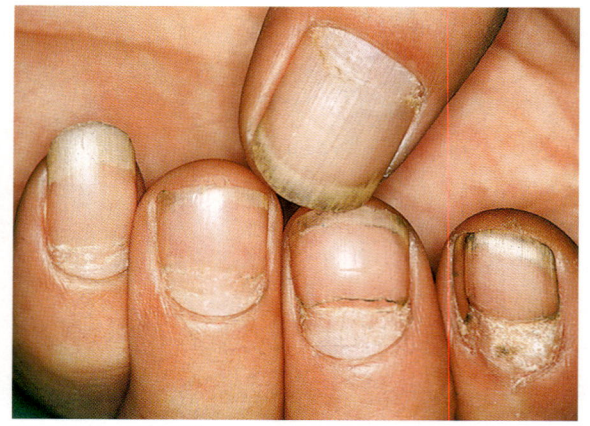

図22-35 ボー線条

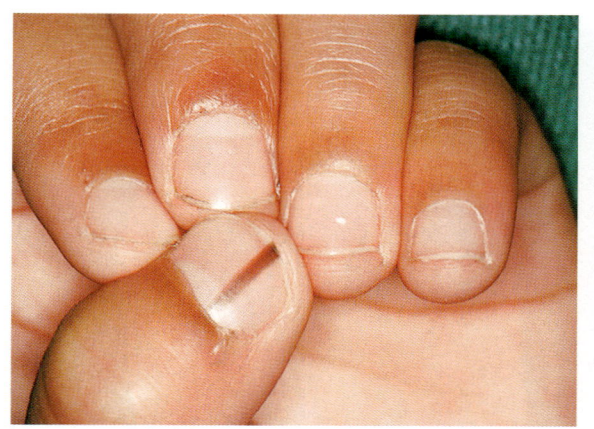

図22-34 黒色線条

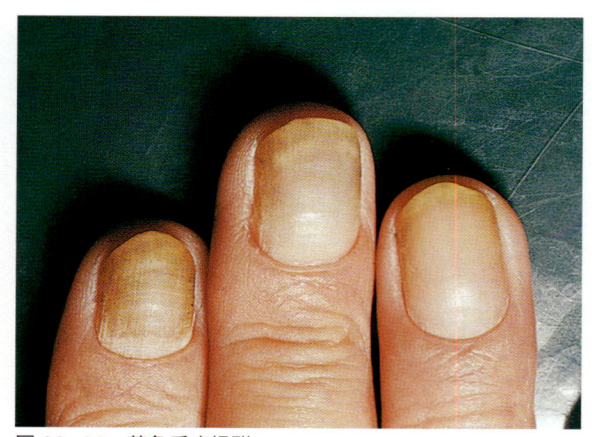

図22-36 黄色爪症候群

nail-patella 症候群

1）爪の形成不全．出生時よりあり，種々のかたちの異常があるが，一般に左右対称性．
2）膝蓋骨の欠損ないし低形成．
3）腸骨棘の突出．
4）ときに先天性腎症．

縦の黒色線条

爪母のメラノサイトの活性増加によって，爪甲に縦のメラニン色素沈着が起こっている状態．
● 原　因
1）生理的．黒人．本邦では数％．
2）爪母の黒子．
3）爪母の炎症性皮膚疾患，外傷など（消退する）．
4）Addison 病（全爪甲にみられる）．

爪甲横溝
Beau's line

爪甲を横に走る溝または線．爪母に種々の刺激が加わって，爪甲の生長が抑制されるために生ずる．
1）障害が加わってから数週で発生．末端方向へ移動．
2）障害が繰り返されると，1本の爪甲に数本の溝．
3）障害がより強いと，溝の部分で爪甲が脱落する（爪甲脱落症 onychomadesis）．
4）全身性の障害では，すべての爪にあらわれる．

黄色爪症候群
yellow nail syndrome

一般に爪甲の発育が著しく遅れると爪甲は黄色く混濁．
1）全爪甲の黄色混濁，ときに肥厚を伴う．
2）四肢のリンパ浮腫（リンパ管の異常による）．
3）気管支拡張症または胸膜の滲出性変化．
4）d-Penicillamine により誘発される．

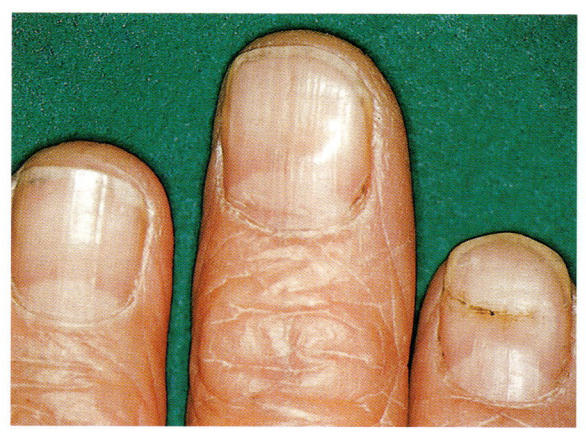

爪疾患

図22-37 匙状化

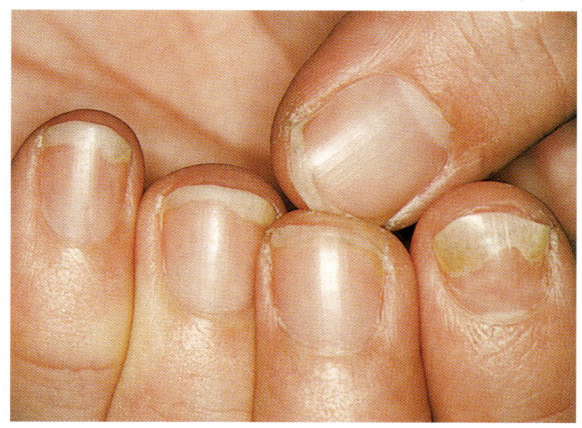

図22-38 爪甲剥離症

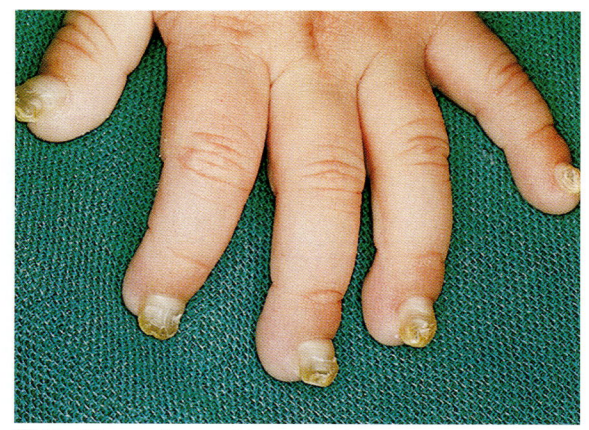

図22-39 pachyonychia congenita

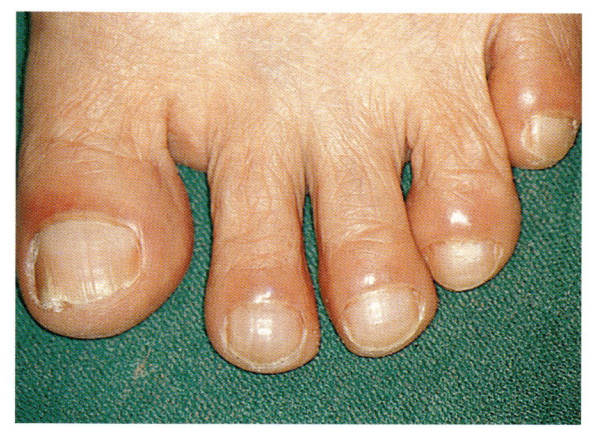

図22-40 時計ガラス爪（肺癌に伴う）

匙状爪
coilonychia, spoon nail

爪甲全体がスプーン状になるか，または先端が陥凹．
● 原　因
1) 鉄欠乏性貧血．
2) 局所的に酸，アルカリ，有機溶媒．

爪甲剥離症
onycholysis

爪甲が爪床より剥離する状態．
1) 爪甲の先端よりはじまり，徐々に進行．
2) 爪甲の中程まで拡大するが，爪甲は脱落しない．
3) 剥離した部分は境界鮮明で，白または黄色く変色．
● 原　因
1) 爪床の感染症（カンジダ，細菌）．
2) 掌蹠の多汗症，甲状腺機能亢進症（Plummer's nail）．
3) demethylchlortetracycline による光線過敏症．

pachyonychia congenita

外胚葉性の形成異常が特徴の遺伝性皮膚粘膜症候群．
1) 爪の肥厚．出生時より存在する必発症状．
2) 舌の白色角化症．
3) 四肢の毛包性の角化性丘疹．
4) ときに掌蹠角化症ないし水疱形成．

時計ガラス爪
Uhrglassnagel

爪甲の過成長．爪が指の先端を包み込むようにのびる．指の末端の軟組織が同時に肥大した状態を，ばち状指（224頁）という．ばち状指は爪床の厚さが2mm以上になると生ずる．
原因については224頁参照．

爪疾患

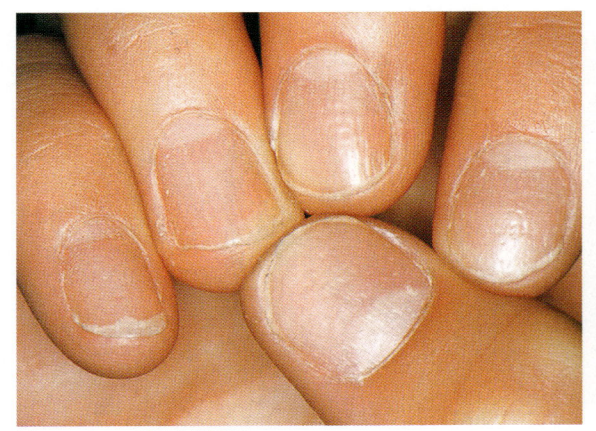

図 22-41　爪甲点状凹窩

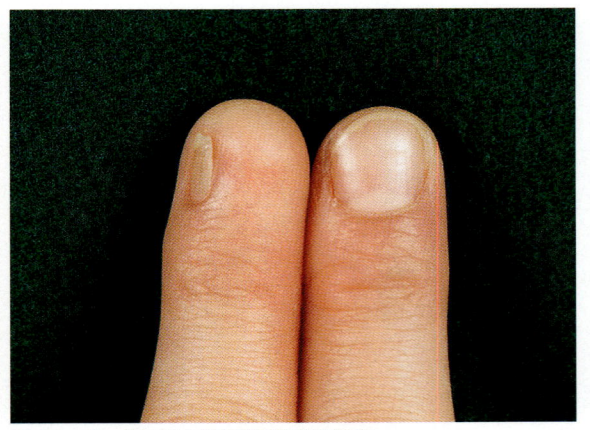

図 22-43　先天性示指爪甲形成異常症

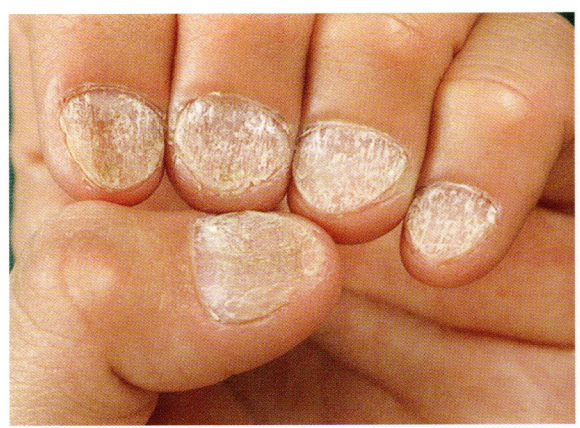

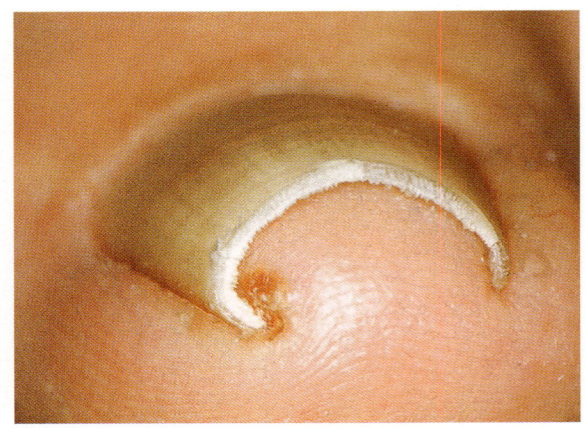

図 22-42　twenty nail dystrophy

図 22-44　陥入爪

爪甲点状凹窩　pitting nail

爪甲に針で穴をあけたような小さな凹みを生ずる状態.
症状および診断のポイント
1）凹窩は孤立性ないし散在性．径1mm程度．
2）爪甲の発育とともに前方に移動し，消失する．
3）健常人でも5％程度にみられる．円形脱毛症（図22-22），乾癬（図12-8, 9）の特徴的な爪変化．

twenty nail dystrophy（of childhood）

粗糙な爪 tranchyonychia が手足の全爪甲にみられる状態．学童に多い．
症状および診断のポイント
1）数ヵ月の間に全爪甲に同質の変化を生ずる．
2）灰ないし褐色，白い鱗屑，縦の線が多くなり，粗糙．爪甲は薄く，もろいが著しい破壊は起こらない．
3）思春期頃までに軽快する例が多い．

先天性示指爪甲形成異常症　congenital onychodysplasia of the index finger

先天性爪疾患の中ではもっとも多い．
症　状
1）先天性．ときに家族性．性差はない．
2）片側または両側の示指爪がおかされる．
3）示指爪は矮爪，多爪（または分裂爪），無爪，方向不揃いなどさまざまな変化を示す．
4）しばしば示指末節骨末端の二分像．

陥入爪　ingrown nail

爪甲が両側縁に向かって彎曲し，爪郭にくい込んで損傷する状態．若い女性に多い．
症　状
1）母趾爪に好発（80％）．圧迫によって痛み．
2）二次的に炎症を生じ，化膿性肉芽腫を生ずる．

爪疾患

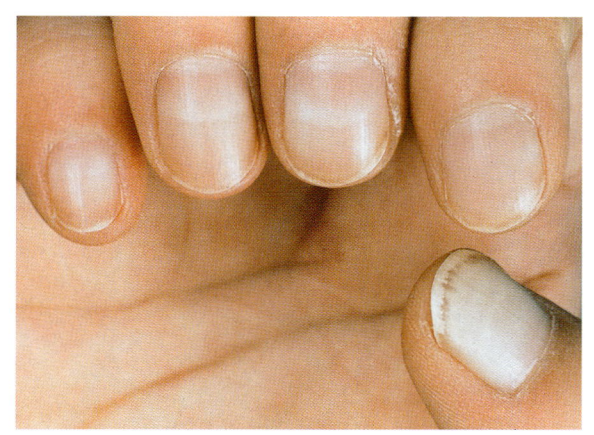

図 22-45　Muhrcke爪

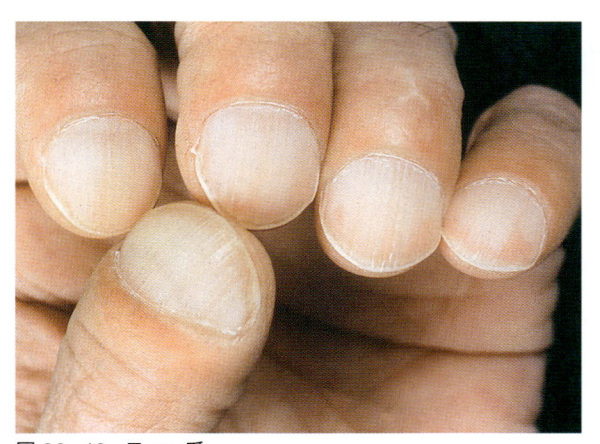

図 22-46　Terry爪

図 22-47　爪甲縦裂症

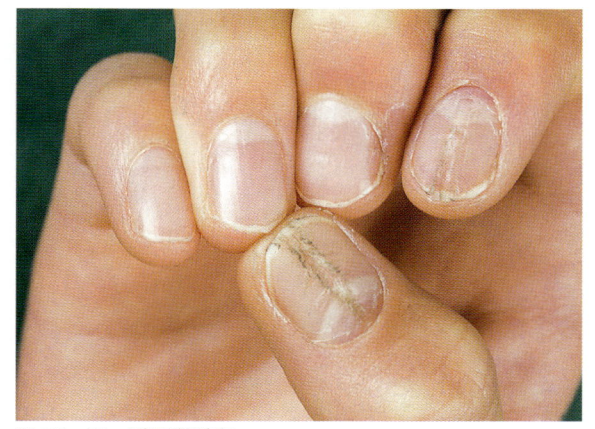

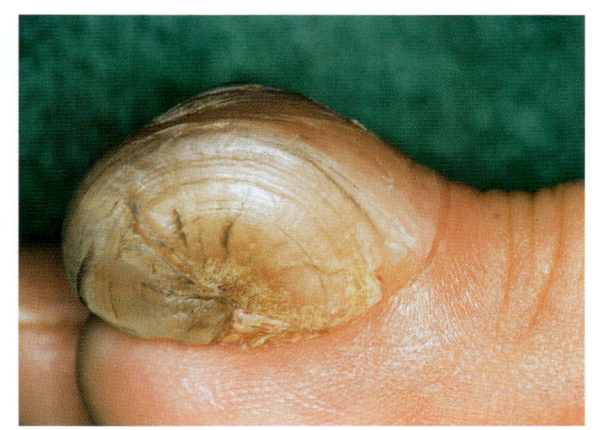

図 22-48　爪甲鉤彎症

Muhrcke爪
Muhrcke's nail

慢性の低アルブミン血症（2g/dl 以下）の爪変化．SLE，ネフローゼ症候群のときにみられる．

症状
1) 爪甲の横の淡い白色帯．幅数 mm，爪半月と同じ曲率半径で，やや離れたところに生ずる．
2) 爪甲自体の変化ではなく，爪甲が伸びても移動しない．

Terry爪
Terry's neil

元来は肝硬変の爪変化であるが，他の疾患（図 22-46 は肺癌）でもみられる．

症状
1) 全指爪甲に一様の乳白色の混濁．
2) 爪半月は消失．
3) 爪甲の形態的変化はない（図 22-46，肺癌に伴うため，ばち状指がある）．

爪甲縦裂症
onychorrhexis

診断のポイント
1) 爪甲の縦線は老人性変化．
2) 爪母の強い栄養障害性変化を意味し，
　a) 小児では咬爪症 onychophagia
　b) 成人では爪母の腫瘍性変化（単発）
　c) 皮膚疾患では扁平苔癬（不整な縦裂症）
を考慮する．

爪甲鉤彎症
onychogryposis

症状
1) 爪甲が羊の角のように彎曲した状態．
2) 爪甲は厚く，硬くなり，汚い黄褐色を呈す．
3) 趾の爪に好発し，外傷，慢性の機械的刺激により生ずる．

23. 口腔粘膜疾患

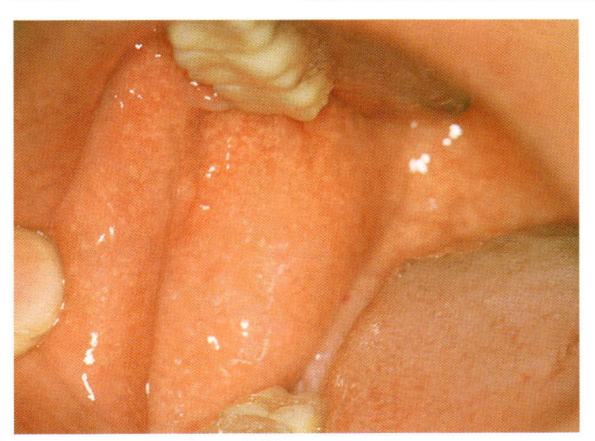

口腔粘膜疾患

図 23-1 フォアダイス状態

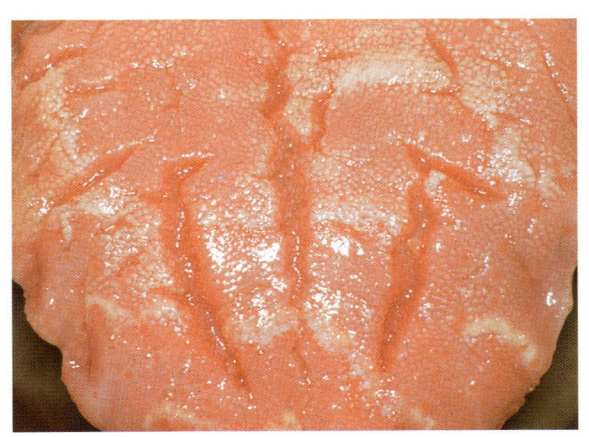

図 23-2 皺襞舌（地図状舌を合併）

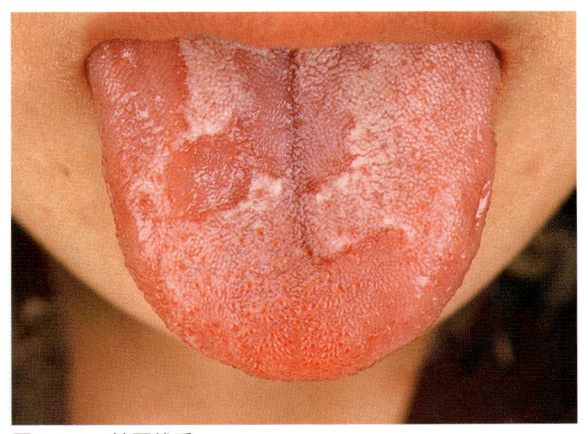

図 23-3 地図状舌

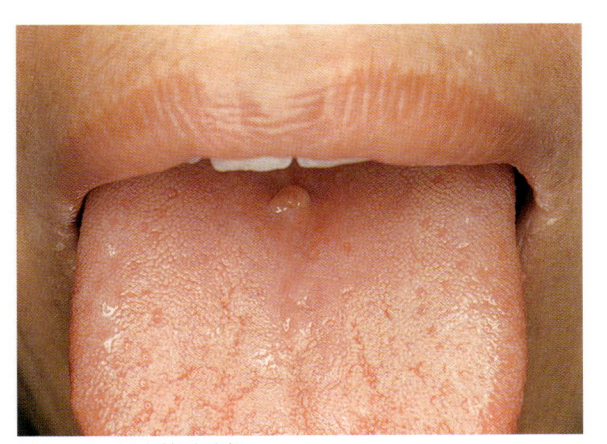

図 23-4 正中菱形舌炎

フォアダイス状態
Fordyce's spots

口腔粘膜に皮脂腺が独立して存在する状態をいう．

症　状
1）思春期以後に見立ち，中年以後の男性での頻度は80％に達する．
2）粟粒大，淡い黄色の結節が群をなす．
3）頬粘膜，口唇の皮膚粘膜移行部に好発．

皺襞舌
lingua plicata

舌表面に溝の多い状態，20歳頃より次第に増加し，症状も著しくなる．

症状および診断のポイント
1）舌中央の縦の大きな溝，舌側縁の放射状の溝および舌背に均等に分布する溝の3型がある．
2）Melkersson-Rosenthal症候群の部分現象，Down症候群では約80％にみられる．

地図状舌
geographic tongue

舌の特殊な落屑性変化で小児および若い女性に多い．

症状および診断のポイント
1）爪甲大の円形ないし半円形の斑が拡大，融合，消退を繰り返す（移動性舌炎ともいう）．
2）病巣は淡紅色で，やや凹んでみえる．
3）斑の辺縁を白くふやけた部分がくまどる．
4）組織学的には乾癬型反応（図12-19参照）．

正中菱形舌炎
glossitis rhombica mediana

炎症ではなく，形成異常と思われる．

症状および診断のポイント
1）舌背の正中部後方に菱形ないし楕円形の斑．
2）色は淡紅色ないし暗赤色．
3）ときに疣状の増殖を伴う．
4）病巣にはカンジダの証明されることが多い．

口腔粘膜疾患

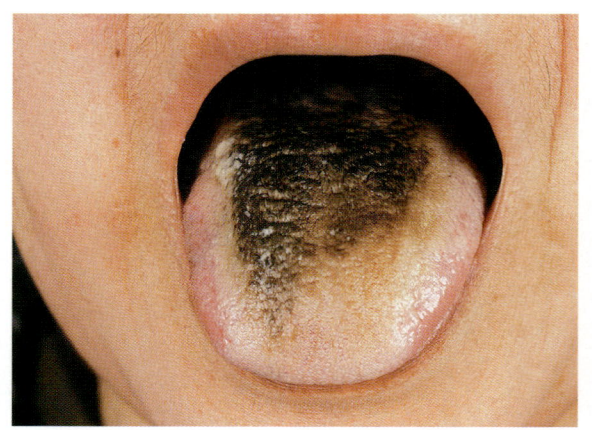

図23-5　毛舌

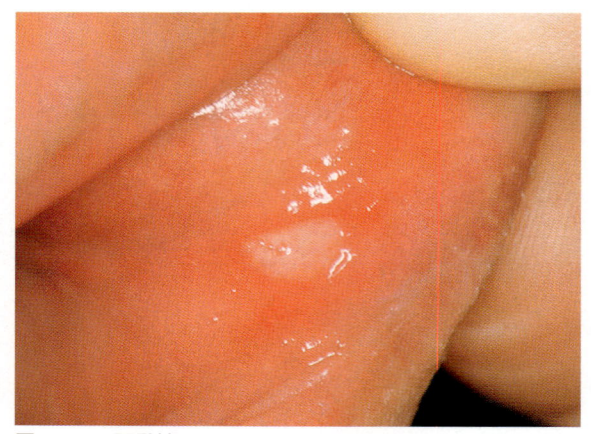

図23-7　再発性アフタ

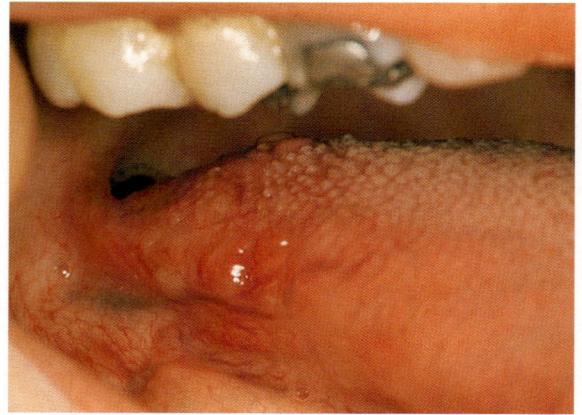

図23-6　舌扁桃

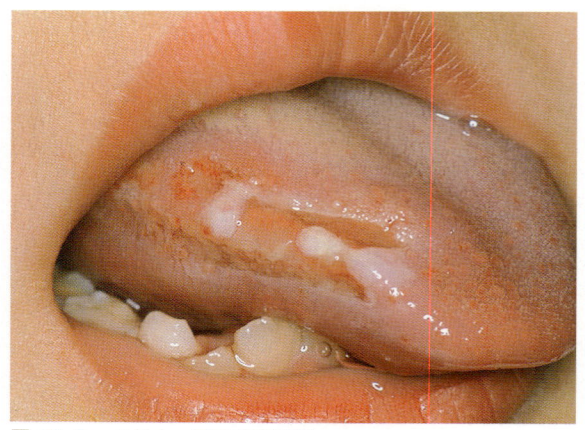

図23-8　ベドナーアフタ（小児）

毛舌　hairy tongue

舌背の中央の糸状乳頭が著しく延長し，角化している状態．抗菌薬のトローチによることが多い．

● 症　状
1）舌の表面に毛が生えているようにみえる．
2）黒色が普通．まれに褐色，黄，赤，緑，白．
3）カンジダを主としたさまざまな真菌，細菌が証明される．

舌扁桃　tonsilla linguae

Waldeyer 咽喉輪の一環としてリンパ組織が舌の側縁に異所性に存在する状態．中年女性に多い．

● 症　状
1）舌の側縁後方に両側性．
2）淡赤色ないし暗赤色の球状に隆起した腫瘤．
3）米粒大から大豆大．いくつかの腫瘤から成る．

再発性アフタ　recurrent aphtha

不規則優性遺伝性．外的刺激に対して過敏な状態．

● 症　状
1）好発部位：舌の側縁，口唇粘膜，頬粘膜．
2）半米粒大の円形のびらん．表面は黄白色，線維素性の偽膜を有し，周辺に紅暈を伴う．
3）同時に数個のアフタが離れて生じ，融合しない．
4）7〜10日で瘢痕とならずになおるが再発する．
5）Behçet 病の初発症状のことがある（123頁）．

ベドナーアフタ　Bednar's aphtha

口腔粘膜，舌に生ずる外傷性の潰瘍．小児に多い．

● 症　状
1）好発部位：舌先端，口蓋，頬粘膜．
2）境界鮮明の潰瘍で，周辺に炎症所見なし．
3）数週で治癒するが同じ部位に再発，瘢痕となる．

口腔粘膜疾患

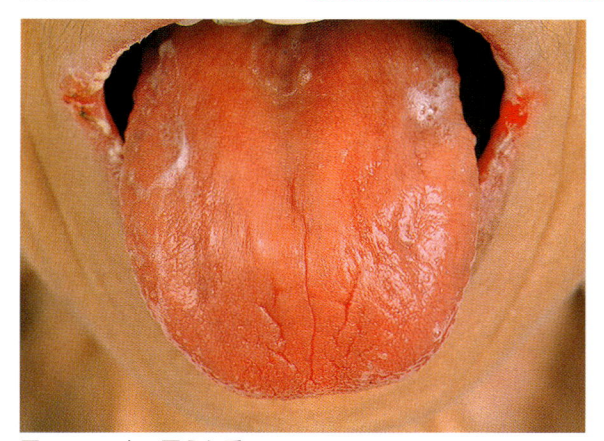

図 23-9　赤い平らな舌

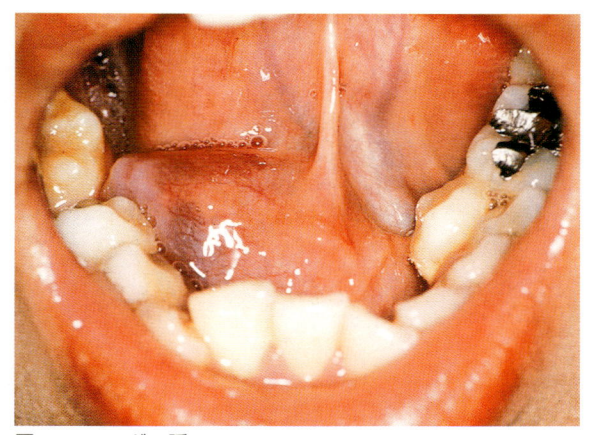

図 23-11　ガマ腫

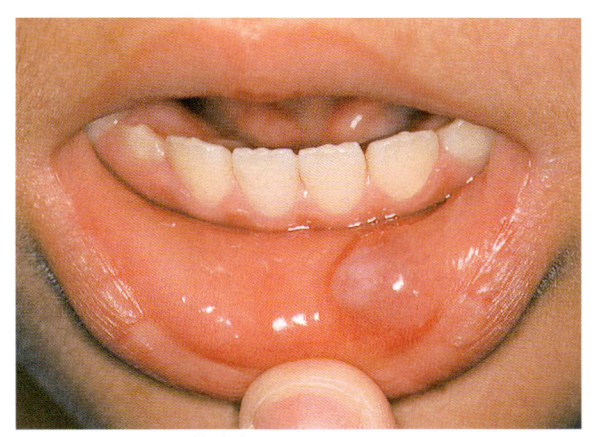

図 23-10　下口唇粘液嚢腫

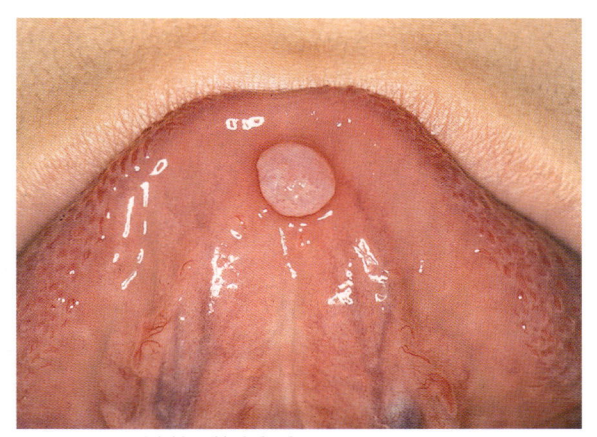

図 23-12　舌先端の粘液嚢腫

赤い平らな舌
rote glatte Zunge

舌乳頭が萎縮し，舌表面が赤く，平らになる状態．

■ 診断のポイント
1）舌乳頭が萎縮すると舌苔を伴わない．
2）鉄欠乏性貧血の舌症状：口角びらん，匙状爪を伴うことが多い．さらに食道の嚥下障害を合併する場合 Plummer-Vinson 症候群という．
3）悪性貧血の舌症状（Möller-Hunter 舌炎）．

粘液嚢腫
mucous cyst

口腔粘膜の粘液嚢腫は唾液の流出障害によって粘液の貯留したもので，粘液瘤 mucocele，唾液停滞嚢腫 mucous retention cyst ともいう．下口唇粘液嚢腫がもっとも多い．

■ 症　状
1）下口唇の粘膜側．通常 1 個．径 1cm 程度．
2）青赤色，表面平滑，弾性軟．
3）ときに浸軟して白くふやけて見える．
4）嚢腫をつぶすと粘稠な液が出て縮小する．
5）舌下腺の嚢腫をガマ腫という．より大きく，片側性で軟らかい（図 23-11）．
6）舌下面の先端近くの嚢腫を Blandin-Nuhr 腺嚢腫という（図 23-12）．

線維腫
fibroma

機械的刺激による粘膜結合織の反応性増殖．

■ 症　状
1）舌の側縁，先端に好発．
2）径数 mm 程度，境界鮮明，半球状に隆起．
3）表面平滑．びらん，潰瘍は起こらない．
4）歯肉の線維腫を線維性エプーリスという．

口腔粘膜疾患

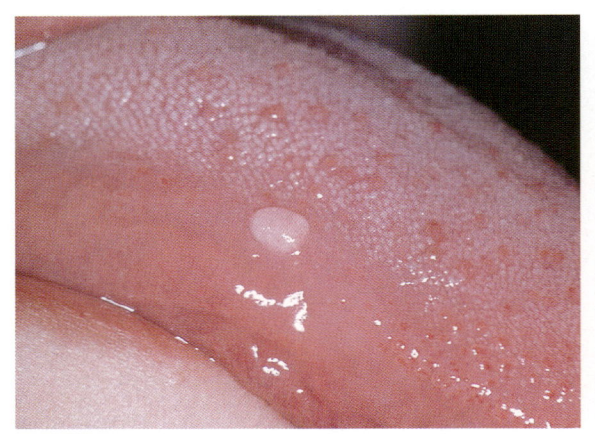

図 23-13 舌線維腫

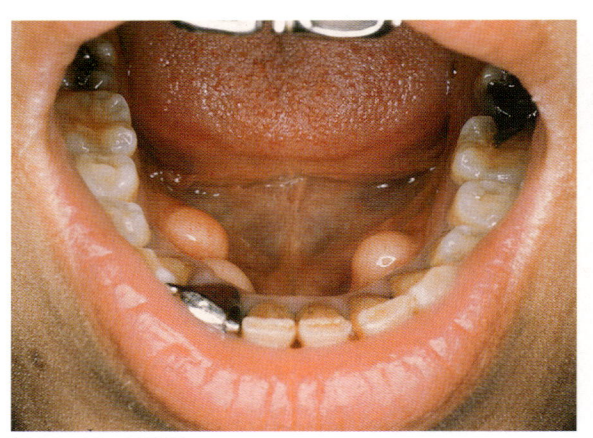

図 23-14 外骨症

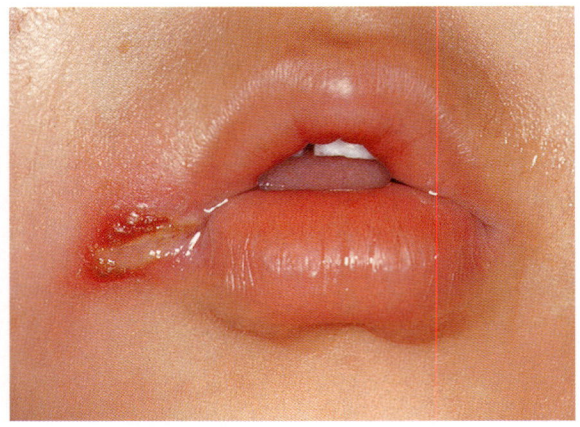

図 23-15 口角炎（細菌性）

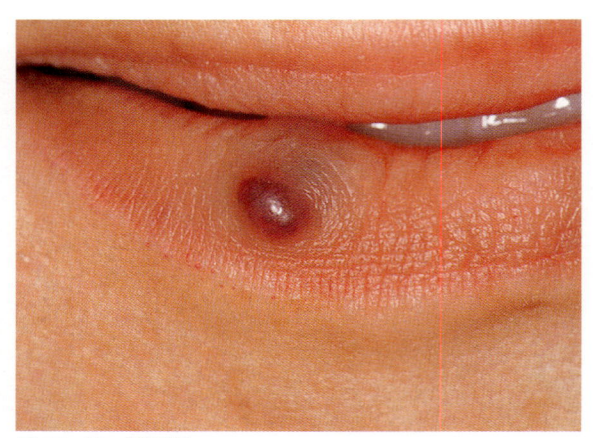

図 23-16 静脈湖

外骨症　exostosis

非腫瘍性の骨突起で，軟口蓋のものを口蓋突起 torus palatinus という．

● 症　状
1）下顎の犬歯，小臼歯の範囲に好発．
2）半球状に隆起した骨様硬の腫瘤．
3）下床とかたく接着し，痛みはない．

口角炎　angular cheilitis

口角部のびらん（perlèche）で原因はさまざま．
● 診断のポイント
1）小児では扁桃の細菌感染，アトピー性皮膚炎など．
2）成人女性ではカンジダ性のことが多い．
3）鉄欠乏性貧血，悪性貧血，糖尿病が誘因となる．

静脈湖　venous lake

静脈性の細小血管の限局性拡張．器質化しやすい血栓を生ずる．老人性血管腫の範疇に入る．
● 症　状
1）下口唇粘膜，舌背，下口唇の口唇紅に生ずる．
2）暗赤色の結節．部位により青味をおびる．孤立性．

24. 老人性変化

老人性変化

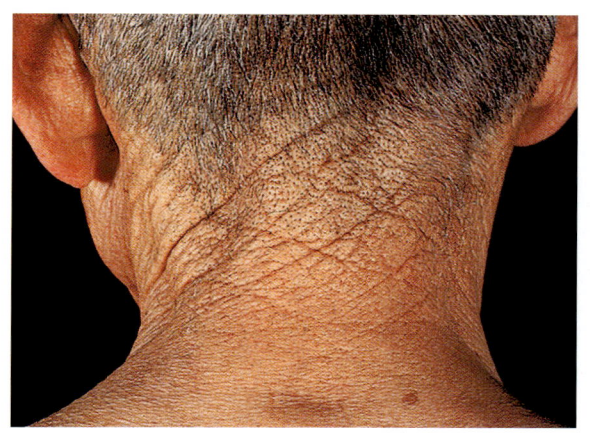

図24-1　項部菱形皮膚

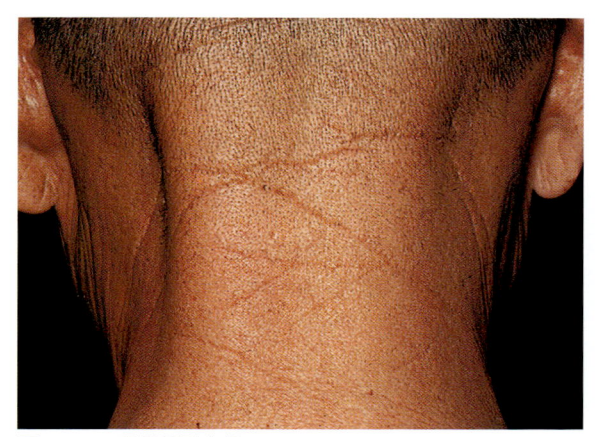

図24-2　項部菱形皮膚

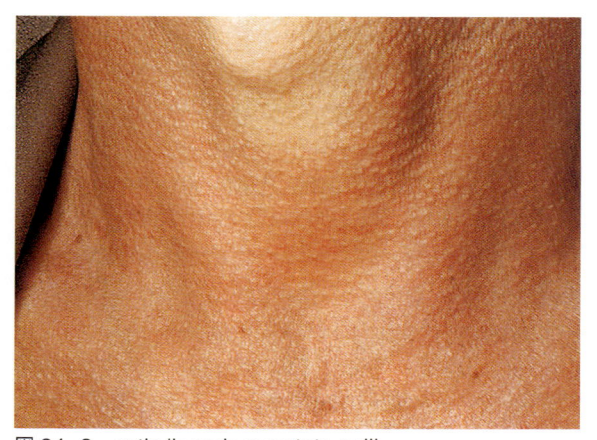

図24-3　cutis linearis punctata colli

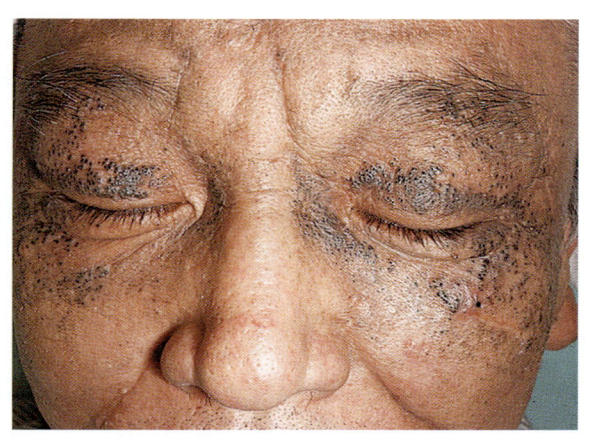

図24-4　老人性面皰

項部菱形皮膚　cutis rhomboidalis nuchae

皮膚の老人性変化のひとつ．紫外線の影響で真皮結合織の変性 actinic elastosis が起こるために生ずる．したがって農夫，水夫など長年日光にあたった老人にみられる．女性ではまれ．

● 症　状
1）老人の項部．
2）大小の深い皺が斜に交叉して菱形を呈する．
3）皮膚は全体として黄褐色，厚く触れる．

● 診断のポイント

光線過敏性の疾患に伴って，比較的早期よりみられることがある．例えばポルフィリン症，特に皮膚晩発性ポルフィリン症．

cutis linearis punctata colli

頸部にみられる老人性変化．
1）頸部に粟粒大の淡黄色隆起．
2）線状に並ぶが融合しない．
3）自覚症状，炎症症状を欠く．
4）副腎皮質ステロイド外用薬で誘発されることがある．

老人性面皰　senile comedones

老人，男性に多い非炎症性の面皰．
1）好発部位：眼窩の外側から頬．
2）黒色，毛孔性角化性変化．
3）多くは10数個集簇する．
4）自覚症状なし．
5）油性痤瘡様発疹と区別する．

老人性変化

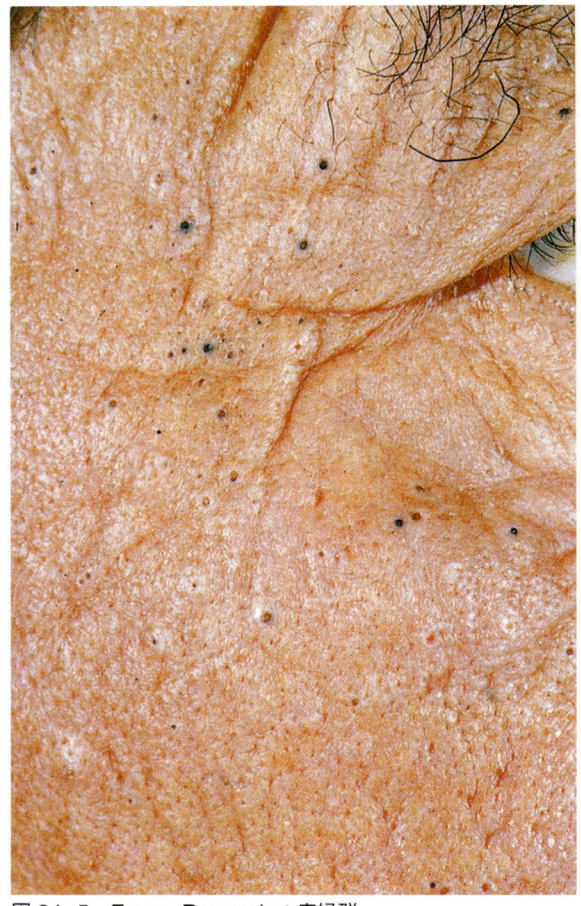

図 24-5　Favre-Racouchot 症候群

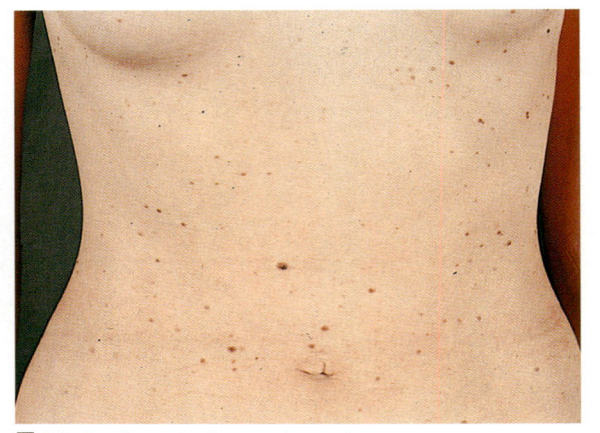

図 24-6　dermatosis papulosa nigra

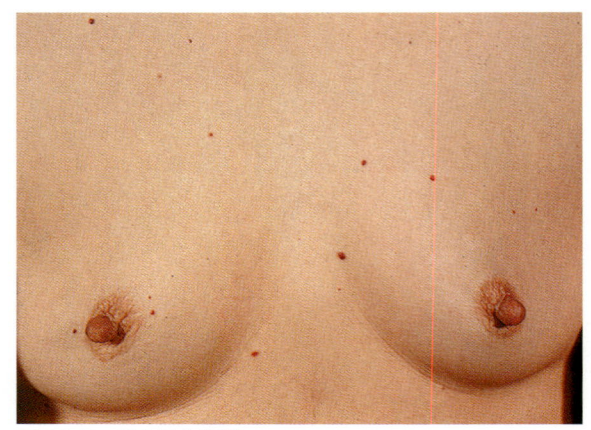

図 24-7　老人性血管腫

Favre-Racouchot 症候群, nodular elastosis

老人男性の顔に生ずる著しい actinic (senile) elastosis による変化. 戸外労働者では, 比較的若年発生例がある.
1）好発部位：こめかみと眼周囲.
2）皮膚は全体として黄褐色, 凹凸.
3）毛包性, 面皰状の黒い点（老人性面皰）.
4）これに混じって皮内の, 大小さまざまのやわらかい小結節（嚢胞）.

dermatosis papulosa nigra

老人性疣贅の亜型. 元来黒人の顔にみられるものであるが, 本邦では30歳代の女性の胸, 腹部に多発する.
● 症　状
1）好発部位：前胸部〜腹部.
2）淡褐色, 粟粒大, 扁平に隆起した小結節.
3）融合せず, 多発する.
4）ほぼ一様の大きさ. 老人性疣贅より小さい.

老人性血管腫
angioma senile

40歳以上の成人の体幹に生ずる丘疹状の毛細血管拡張.
● 症　状
1）好発部位：体幹に散在性.
2）粟粒大〜小豆大, 半球状に盛り上る鮮紅色の結節.
● 鑑別診断
1）Crow-Fukase 症候群：不規則半球状, 色はやや淡い.
2）Fabry 病：点状の毛細血管拡張. 四肢.
3）Osler 病：四肢末端および口腔粘膜.

老人性変化

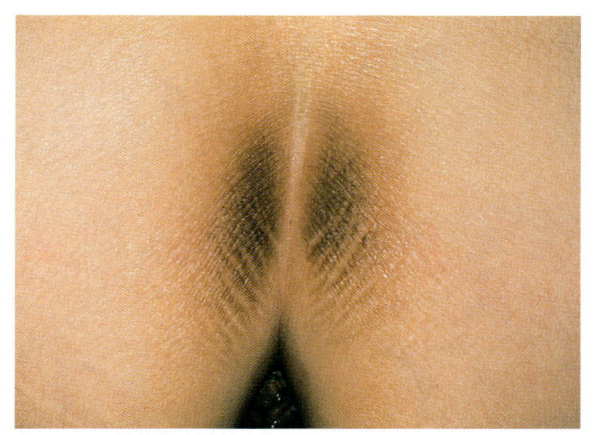

図24-8　殿部老人性苔癬化局面

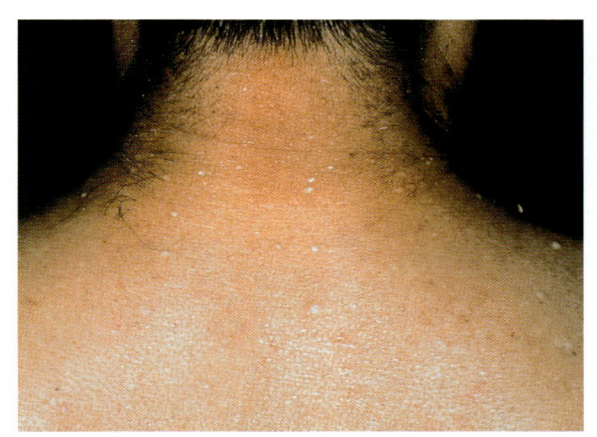

図24-9　white fibrous papulosis of the neck（清水）

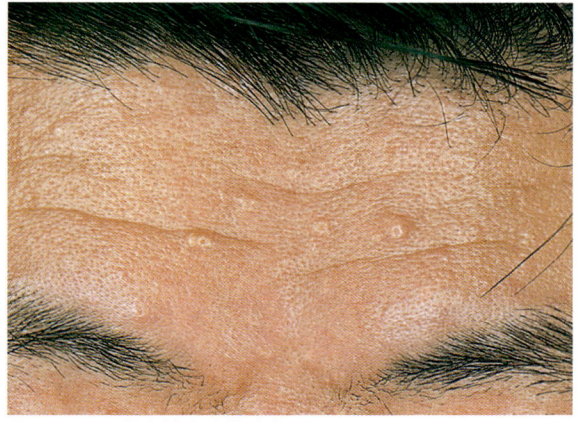

図24-10　老人性脂腺増殖症

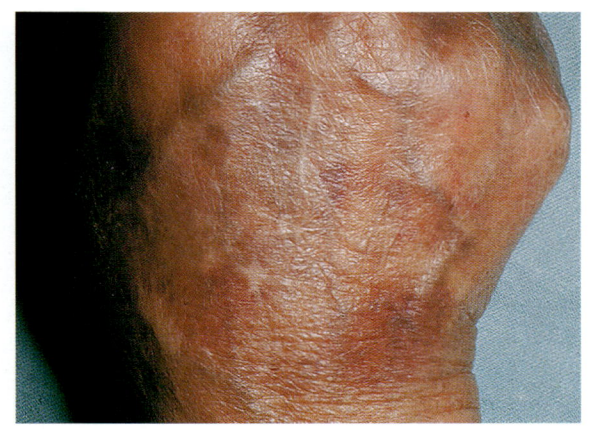

図24-11　星状偽瘢痕

殿部老人性苔癬化局面

皮膚の老化によって生ずる角化異常症のひとつ．ときに表皮直下にアミロイド沈着を認めることがある．

● 症　状
1）殿裂の上方，左右に汚褐色の局面．
2）表皮の肥厚が著しく，苔癬化様にみえる．
3）自覚症状なし．

● 診断のポイント
1）組織像：不全角化，表皮肥厚のほか，毛包，汗口の部分の異常角化と空泡化がみられる．
2）表皮変化の乏しいものは ano-sacral amyloidosis. 上背部に斑状アミロイドーシスを合併することが多い．

white fibrous papulosis of the neck（清水）

項から背部にかけて多発する．径数 mm の扁平に隆起した白色調の小結節．自覚症状なし．

老人性脂腺増殖症
senile sebaceous hyperplasia

中年以後，男性の顔に生ずる成熟した皮脂腺の増殖．
1）好発部位：主に額，ときに頬．
2）1個もしくは数個．
3）径2〜3 mm，黄色の盛り上ったやわらかい結節．
4）中心に臍状の凹み．
5）組織像：開大した毛包孔を取り囲んで成熟した皮脂腺が増殖．

星状偽瘢痕
stellate pseudoscar

手背に普通みられる老人性の皮膚萎縮のひとつ．
1）好発部位：老人の手背．
2）線状，星芒状の皮膚の瘢痕．
3）老人性紫斑はこの部分を避けて生ずる．
4）副腎皮質ステロイド外用薬でも生じ得る．

付録
全身疾患と皮膚

内臓悪性腫瘍と皮膚（後天性）

1）黒色表皮腫	癌とくに胃癌	16）毛細血管拡張	
2）**Leser-Trélat 徴候**	癌	（紙幣状皮膚，くも状血管腫）	肝癌
3）後天性魚鱗癬	悪性リンパ腫	（顔面潮紅）	カルチノイド症候群
4）点状掌蹠角化腫	癌とくに食道癌	17）**Weber-Christian 症候群**	膵癌
5）**皮膚筋炎（成人）**	癌	18）天疱瘡（paraneoplastic pemphigus）	癌
6）環状紅斑（とくに匐行性迂回状紅斑）	癌とくに肺癌	19）水疱性扁平苔癬	胸腺腫
7）蕁麻疹様紅斑	白血病，悪性リンパ腫	20）**Bazex 症候群**	癌とくに上気道癌
8）**Sweet 病**	骨髄性白血病，MDS	21）毛包性ムチン沈着症	悪性リンパ腫
9）壊疽性膿皮症	とくに MDS	22）**壊死性移動性紅斑**	膵（グルカゴノーマ）
10）痒疹	白血病，癌	23）hypertrichosis lanugiosa	癌とくに肺癌
11）瘙痒症	白血病，Hodgkin 病，癌	24）**ばち状指**および肺性肥厚性関節症	肺癌
12）紅皮症	悪性リンパ腫，白血病，癌	25）Bowen 病（多発性）	癌とくに肺，肝癌
13）紫斑（血小板減少性）	白血病	26）multicentric reticulohistiocytosis	癌
14）アナフィラクトイド紫斑（paraneoplastic vasculitis）	癌，とくに肝癌		
15）移動性静脈炎	肺癌，膵癌		

内臓悪性腫瘍と関係のある遺伝性症候群（皮膚症状を伴うもの）

1）von Recklinghausen 母斑症 ………… 悪性神経鞘腫，悪性神経線維腫，pheochromocytoma
2）Bourneville-Pringle 母斑症 ……… 脳，腎，心
3）基底細胞母斑症候群 ………… 下顎の線維肉腫
4）Peutz-Jeghers 症候群 ………………………… 消化管，ときに他臓器の癌
5）**Gardner 症候群** ………………………… 大腸の癌
6）**Cowden 病** ……………… 甲状腺癌および乳癌
7）**Muir-Torre 症候群** ……… 大腸癌など多発性
8）ataxia telangiectasia ………………… 白血病，悪性リンパ腫（胃癌）
9）Bloom 症候群 白血病，悪性リンパ腫，口腔，食道，結腸の癌
10）Chédiak-Higashi 症候群 ……… 悪性リンパ腫
11）Werner 症候群 ………………… 肉腫，脳膜腫
12）**Fanconi 貧血** ………… 口腔，外陰，直腸の癌
13）dyskeratosis congenita …… 舌，食道，咽頭，直腸の癌，ときに白血病
14）Wiskott-Aldrich 症候群…白血病，悪性リンパ腫

1）～7）は優性遺伝性，8）～11）は常染色体性劣性遺伝性，13），14）は伴性劣性遺伝性

発熱と皮膚（発熱を伴う発疹症）

1）紅斑性丘疹	麻疹
	風疹
	伝染性単核球症
	梅毒性バラ疹
	猩紅熱
2）紅斑	丹毒
	SSSS
	B 型および C 型肝炎
	全身性エリテマトーデス
	川崎病
	粘膜皮膚眼症候群
	成人 Still 病
3）小水疱・膿症	水痘
	カポジ水痘様発疹症
	敗血症
	膿疱性細菌疹
	膿疱性乾癬
4）紫斑	敗血症
	白血病
	全身性血管炎
5）皮下結節	敗血症
	悪性リンパ腫
	白血病
	結節性紅斑（感染症後）
	Weber-Christian 症候群

※各項目を通して，表中の太字は関連性の高いもの．

心と皮膚

A. 膠原病ないしリウマチ性疾患
  1）リウマチ熱　　　　　　心炎（心雑音, 心拡大, うっ血性心不全, 心膜炎）
  2）関節リウマチ　　　　　心筋, 心内膜, 弁膜の肉芽腫
  3）**全身性エリテマトーデス**　心膜炎, 心内膜炎（Libman-Sachs）, 心筋炎
  4）**全身性強皮症**　　　　心筋炎, 心膜炎
  5）皮膚筋炎　　　　　　　心筋障害
  6）結節性動脈周囲炎　　　冠動脈炎→心筋梗塞
  7）新生児エリテマトーデス　先天性心ブロック

B. 代謝異常
  1）アミロイドーシス　　　AL型：心肥大, 心電図低電位, 心室中隔肥厚（心エコー）
  　　　　　　　　　　　　FAP型：伝導障害
  2）Fabry病　　　　　　　高血圧, 心筋梗塞, 心不全
  3）ヘモクロマトーシス　　心肥大, 不整脈
  4）カルチノイド症候群　　右心不全
  5）粘液水腫　　　　　　　徐脈, 低血圧
  6）Basedow病　　　　　　動悸, 息切れ, 頻脈

C. 先天性結合織疾患
  1）Ehlers-Danlos症候群　　心弁膜症（僧帽弁）, 心奇形
  2）Marfan症候群　　　　　大動脈弁閉鎖不全, 心不全, 動脈瘤
  3）**弾力線維性仮性黄色腫**（優性遺伝性Ⅰ型）　冠動脈→心筋梗塞
  4）皮膚弛緩症　　　　　　心・血管異常

D. 母斑症
  1）Bourneville-Pringle母斑症　横紋筋腫
  2）LEOPARD症候群　　　　伝導障害
  3）LAMB症候群　　　　　　心粘液腫

E. その他
  1）サルコイドーシス　　　心筋障害→心不全
  2）川崎病　　　　　　　　冠動脈炎→心筋梗塞, 動脈瘤, 心不全
  3）multicentric reticulo-histiocytosis　心内膜の細胞浸潤

F. 心障害による皮膚の循環障害
  1）Osler結節　　　　　　　心内膜炎
  2）コレステロール結晶塞栓症　心, 大血管の人工的操作
  3）網状皮斑・皮内結節　　心粘液腫

心粘液腫と皮膚

1）転移：皮下結節
2）塞栓：皮内小結節, 網状皮斑
3）LAMBまたはNAME症候群：汎発性黒子症, 母斑細胞母斑, 青色母斑を伴う

呼吸器と皮膚

A. 上気道
  1）**血管浮腫**（遺伝性およびアナフィラキシー性）　声門浮腫, 呼吸困難
  2）lipoid proteinosis　　嗄声, 呼吸困難
  3）Wegener肉芽腫症　　　肉芽腫形成, 鞍鼻
  4）再発性多発軟骨炎　　　気道軟骨障害, 嗄声, 呼吸困難

B. 喘息と関係のある皮膚疾患
  1）アトピー性皮膚炎
  2）**アレルギー性肉芽腫症**

C. 肺と皮膚
  1）全身性エリテマトーデス　胸膜炎
  2）**皮膚筋炎**　　　　　　間質性肺炎
  3）**全身性強皮症**　　　　肺線維症
  4）混合性結合織病（MCTD）　肺高血圧症
  5）結節性動脈周囲炎　　　胸膜炎, 肺出血, 間質性肺炎
  6）**Wegener肉芽腫症**　　肺肉芽腫
  7）**サルコイドーシス**　　BHL, 肺線維症
  8）粘膜皮膚眼症候群　　　気管支肺炎
  9）持久性隆起性紅斑　　　間質性肺炎
  10）黄色腫症　　　　　　　気管支粘膜の黄色腫, 呼吸困難
  11）**黄色爪症候群**　　　　胸水, 気管支拡張症
  12）**Osler病**　　　　　　動静脈瘻
  13）Bourneville-Pringle母斑症　嚢腫を伴う肺線維症, 自然気胸
  14）皮膚弛緩症　　　　　　肺気腫
  15）Hermansky-Pudlak症候群　肺線維症

消化器と皮膚

A. 膠原病および血管炎
- 1) 全身性エリテマトーデス　　腸管壁の血管炎（多彩），漿膜炎
- 2) **全身性強皮症**　　食道下部の硬化（嚥下障害），小腸蠕動の低下，吸収障害
- 3) 皮膚筋炎（成人）　　胃癌
- 4) 結節性動脈周囲炎　　腸間膜動脈炎（急性腹症，下血，イレウス）
- 5) アナフィラクトイド紫斑　　腹痛，下痢，下血，腸重積
- 6) **悪性萎縮性丘疹症**　　腹痛，腸穿孔，腹膜炎

B. 先天性血管・結合織疾患
- 1) 弾力線維性仮性黄色腫（劣性遺伝性）　　小動脈瘤（胃，腸出血）
- 2) Ehlers-Danlos 症候群　　胃腸管穿孔
- 3) **Osler 病**　　消化管の血管拡張→出血
- 4) Klippel-Weber 症候群　　血管腫→血便
- 5) **blue rubber bleb nevus 症候群**　　消化管（とくに小腸）の多発性血管腫→出血→貧血

C. 腸管ポリポーシス
- 1) **Peutz-Jeghers 症候群**　　主に小腸の過誤腫，一部腺腫，イレウス，腹痛，血便，腸重積，悪性化（約20％）
- 2) **Gardner 症候群**　　大腸の多発性，腺腫様，悪性化高率
- 3) **Cronkhite-Canada 症候群**　　胃から大腸，多発性，蛋白漏出
- 4) Cowden 病　　食道から大腸の過誤腫，悪性化

D. 代謝異常
- 1) アミロイドーシス　　下痢（AL 型），胃，大腸のアミロイド沈着（AA 型）
- 2) ペラグラ　　消化不良，下痢
- 3) **腸性肢端皮膚炎**　　脂肪便を伴う下痢
- 4) lipoid proteinosis　　食道，胃の黄白色斑ないし結節
- 5) Hermansky-Pudlak 症候群　　肉芽腫性大腸炎

E. その他
- 1) 遺伝性血管浮腫　　腹痛，嘔吐
- 2) Duhring 疱疹状皮膚炎　　グルテン腸炎
- 3) **Behçet 病**　　回盲部の潰瘍→腹痛，下痢，ときに穿孔
- 4) 壊疽性膿皮症　　潰瘍性大腸炎，クローン病
- 5) 紅皮症　　dermatopathic enteropathy
- 6) Melkerson-Rosenthal 症候群　　巨大結腸
- 7) 肥満細胞症　　十二指腸潰瘍
- 8) 熱傷　　Curling 潰瘍

（腫瘍性疾患，感染症を除く．食道病変は別掲）

食道と皮膚

- 1) 汎発性強皮症　　食道下部の硬化，小腸の吸収障害
- 2) 扁平苔癬（薬剤，胸腺腫に伴う）　　嚥下困難，良性の狭窄
- 3) 尋常性天疱瘡　　びらん，水疱，帯状の潮紅
- 4) 水疱性類天疱瘡　　びらん
- 5) **Plummer-Vincent 症候群**　　嚥下困難→癌
- 6) **表皮水疱症**
  - 劣性栄養障害型　　水疱，びらん→狭窄
  - albo-papuloidea　　上部のくもの巣状変化
- 7) 皮膚粘膜ヒアリノーシス　　黄白色ないし結節
- 8) dyskeratosis congenita　　粘膜の角化，憩室，狭窄，嚥下困難
- 9) （点状）掌蹠角化腫　　食道癌

潰瘍性大腸炎の皮膚症状

- 1) **壊疽性膿皮症**
- 2) **結節性紅斑**
- 3) 環状紅斑
- 4) 血栓性静脈炎
- 5) **口腔粘膜のアフタ（潰瘍）**
- 6) pyostomatitis vegetans
- 7) 乾癬様または毛包性苔癬様発疹
- 8) 円形脱毛症
- 9) **痤瘡様発疹**
- 10) ばち状指
- 11) 小児では蝶型紅斑

Crohn病の皮膚症状

1）**結節性紅斑**
2）**壊疽性膿皮症**
3）**多発性の肛囲膿瘍および瘻孔**
4）酒皶
5）ばち状指
6）吸収不全症候群
7）痤瘡様発疹
8）陰嚢の象皮病様変化
9）皮膚結節性動脈周囲炎
10）肉芽腫性口唇炎
11）後天性表皮水疱症

膵と皮膚（糖尿病を除く）

1）臍周囲の紫斑（Cullen's sign）	急性膵炎
2）網状皮斑	膵炎
3）結節性紅斑（関節炎を伴う）	膵炎
4）移動性血栓性静脈炎	膵癌
5）**Weber-Christian 症候群**	膵癌，膵結石，慢性膵炎
6）全身性エリテマトーデス	急性膵炎
7）**壊死性移動性紅斑**	グルカゴノーマ
8）発汗異常	嚢胞性線維症
9）von Hippel-Lindau 病	先天性膵嚢胞

糖尿病と皮膚症状

A. 血管障害
　1）顔の潮紅
　2）**前脛骨部色素斑**
　3）糖尿病性水疱
　4）**リポイド類壊死症**
　5）**糖尿病性壊疽および潰瘍**
B. 脂質代謝異常
　1）**糖尿病性黄色腫**
C. 糖質代謝異常
　1）澄明細胞汗管腫
D. 結合織異常
　1）**浮腫性硬化症**
　2）環状肉芽腫（多発性）
　3）Dupuytren 拘縮
E. 感染症
　1）細菌：癤腫症，**頭部乳頭状皮膚炎**
　2）真菌：外陰部カンジダ症
F. その他
　1）瘙痒症
　2）乾皮症
G. 二次性糖尿病（皮膚症状を伴う）
　1）Cushing 症候群
　2）グルカゴノーマ症候群
　3）ヘモクロマトーシス
　4）晩発性皮膚ポルフィリン症
　5）Seip-Lawrence 症候群（黒色表皮腫）

肝と皮膚

1）黄疸	
2）**異常血管反応**	とくに肝硬変
a）手掌紅斑	
b）くも状血管腫	
c）**紙幣状皮膚**	
3）色素沈着	とくに肝硬変
a）顔，とくに眼囲	
b）掌蹠の点状色素沈着	
c）ヘモクロマトーシス	
4）**晩発性皮膚ポルフィリン症**	慢性肝炎とくにC型肝炎
赤芽球性プロトポルフィリン症（成人）	肝硬変，胆石
5）黄色腫症	胆汁性肝硬変
6）炎症性血管病変	
a）高γグロブリン血症性紫斑	肝硬変
b）**蕁麻疹様血管炎**	B型肝炎の前駆症状
c）アナフィラクトイド紫斑	肝膿瘍，転移性肝癌
d）**混合型クリオグロブリン血症性紫斑**	C型肝炎
e）結節性動脈周囲炎	ときにB型肝炎
7）Sjögren 症候群	原発性胆汁性肝硬変
8）瘙痒症	とくに原発性胆汁性肝硬変
9）**Gianotti 病**	B型肝炎（小児）
10）亜急性痒疹	慢性肝炎
11）壊疽性膿皮症	慢性肝炎，原発性胆汁性肝硬変
12）壊死性遊走性紅斑	肝硬変
13）扁平苔癬	C型肝炎
14）女性化乳房	肝硬変
15）体毛，性毛の減少	肝硬変
16）赤い平らな舌	肝硬変
17）爪変化	肝硬変
a）白色爪	
b）ばち状指	

腎と皮膚

A. 感染症
  1）梅毒
    a）先天梅毒　　　　　　膜性糸球体腎炎
    b）第2期梅毒　　　　　ネフローゼ症候群
  2）B型肝炎　　　　　　　HB腎症（膜性腎症，膜性増殖性腎炎）
  3）AIDS　　　　　　　　　ネフローゼ症候群
  4）**溶連菌性膿痂疹**　　　急性糸球体腎炎
B. 膠原病および血管炎
  1）**全身性エリテマトーデス**　ループス腎炎
  2）**全身性強皮症**　　　　強皮症腎，強皮症腎クリーシス
  3）混合性結合織病（MCTD）　無症候性蛋白尿，ネフローゼ症候群
  4）Sjögren症候群　　　　IgA腎症，間質性腎炎→尿細管アシドーシス
  5）**結節性動脈周囲炎**　　急速進行性腎炎，腎不全
  6）**Wegener肉芽腫症**　　急速進行性腎炎
  7）**アナフィラクトイド紫斑**　IgA腎症
  8）**混合型クリオグロブリン血症**（Melczer症候群）　腎内細小血管炎，種々のタイプの腎炎
  9）蕁麻疹様血管炎　　　　増殖性および膜性糸球体腎炎
C. 代謝異常
  1）アミロイドーシス　　　蛋白尿→ネフローゼ症候群
  2）石灰沈着症　　　　　　慢性腎不全
  3）Crow-Fukase症候群　　微小血管障害による糸球体腎炎
  4）**Fabry病**　　　　　　蛋白尿→腎不全
D. 遺伝性疾患
  1）von Recklinghausen母斑症　膜性腎症，メサンギウム増殖性糸球体腎炎
  2）Bourneville-Pringle母斑症　angiomyolipoma, 嚢腫，両側性，多発性，無症状が多い
  3）弾力線維性仮性黄色腫　腎血管障害→高血圧
  4）von Hippel-Lindau症候群　腎細胞癌
  5）**Nail-Patella症候群**　蛋白尿→腎不全
E. その他
  1）Duhring疱疹状皮膚炎　IgA腎症
  2）遺伝性血管浮腫（HANE）　糸球体腎炎→腎不全
  3）乾癬　　　　　　　　　IgA腎症
  4）掌蹠膿疱症　　　　　　IgA腎症
  5）角層下膿疱症　　　　　IgA腎症
  6）水疱性類天疱瘡　　　　IgA腎症
  7）Behçet病（不全型）　　IgA腎症
  8）サルコイドーシス　　　高Ca尿症
  9）**コレステリン結晶塞栓症**　腎不全
  10）木村病　　　　　　　　微小変化糸球体腎炎，IgM腎症，ネフローゼ症候群

慢性腎不全の皮膚症状

1）乾燥，乾皮症
2）色素沈着（黄褐色）
3）瘙痒症
4）**痒疹**（prurigo uraemica）
5）尿毒症性口内炎
6）爪の変化
    a）half and half nail
    b）brown nail bed arcs
    c）**Muehreckの白帯**
7）石灰沈着（calciphylaxis）
    a）潰瘍
    b）肢端壊疽
    c）網状皮斑
    d）石灰化脂肪織炎
8）後天性穿掘性皮膚症

関節と皮膚

A. 膠原病ないしリウマチ性疾患
  1) **リウマチ熱** — 多発性，対称性，移動性の関節腫脹と疼痛
  2) **関節リウマチ** — 中手指節，近位指節の腫脹と疼痛，対称性，6週以上持続→骨のびらん，破壊，変形
  3) 全身性エリテマトーデス — 一過性の関節痛，ときに大腿骨頭無菌性骨壊死
  4) 全身性強皮症 — 朝のこわばり，関節痛
  5) Sjögren 症候群 — 多発関節炎
  6) 成人 Still 病 — 多発関節炎
  7) 回帰性リウマチ — 指，手，肩，膝の関節痛，潮紅，腫脹
  8) **Reiter 病** — 膝，足関節炎，非対称性，仙腸，脊椎炎

B. 血管炎
  1) **アナフィラクトイド紫斑** — 膝，足関節の痛み，ときに腫脹，液貯留はまれ
  2) 蕁麻疹様血管炎（B型肝炎） — 膝を主とする関節痛
  3) Meltzer 症候群（混合型クリオグロブリン血症） — 多発関節炎
  4) 結節性動脈周囲炎 — 多関節痛
  5) Wegener 肉芽腫症 — 多関節痛

C. 代謝異常および結合織異常
  1) アミロイドーシス（続発性全身性） — 慢性関節リウマチ
  2) アルカプトン尿症 — 脊椎，肩，膝の関節症状（ochronotic arthropathy）
  3) Hurler 症候群 — 運動制限，指関節拘縮
  4) Werner 症候群 — 関節周囲の石灰化→関節拘縮
  5) Marfan 症候群 — 過伸展性関節異常．脊椎・胸郭変形
  6) **Ehlers-Danlos 症候群** — 過度伸展，習慣性脱臼，変形
  7) 皮膚弛緩症（伴性劣性型） — 過度可動性

D. その他
  1) Behçet 病 — 大関節痛（変形なし）
  2) Weber-Christian 症候群 — 多関節痛
  3) **関節症性乾癬** — 遠位指節関節炎，離断性関節炎（指），RA 類似，非対称性の指関節炎（多い）および強直性脊椎炎の5型
  4) **掌蹠膿疱症** — 胸肋鎖骨間骨化症
  5) 集簇性痤瘡および激症痤瘡 — 急性期に多関節痛，慢性期は乾癬性関節炎に相当する
  6) 結節性紅斑（急） — 膝関節痛
  7) 持久性隆起性紅斑 — 多関節痛
  8) 反復性多発軟骨炎 — 大小の多関節炎，ときに単発
  9) **multicentric reticulohistiocytosis** — 膝，肘，肩，手関節の痛み，変形
  10) 肥厚性骨関節症 — 膝，肘関節痛
  11) **nail-patella-elbow 症候群** — 膝蓋，肘の形成異常

関節リウマチの皮膚症状

A. 結合織の類壊死性変化
  1) **リウマチ結節**
  2) linear necrobiotic subcutaneous bands
  3) superficial ulcerating rheumatoid necrobiosis
  4) rheumatoid papules

B. 小血管の循環障害
  1) Raynaud 現象，**朝のこわばり**
  2) 網状皮斑
  3) 爪囲，指腹の梗塞
  4) 紫斑
  5) 水疱，血疱
  6) 下腿潰瘍
  7) 肢端壊疽
  8) 紅痛症
  9) atrophie blanche

C. 壊死性血管炎
  1) 結節（結節性動脈周囲炎）
  2) 血管性紫斑（アナフィラクトイド紫斑）
  3) 蕁麻疹様紅斑（蕁麻疹様血管炎）

D. その他
  rheumatoid neutrophilic dermatosis

E. 因果関係不明の合併症
  1) 高γグロブリン血症性紫斑（Sjögren 症候群を合併するとき）
  2) 持久性隆起性紅斑
  3) 壊疽性膿皮症
  4) 角層下膿疱症

筋と皮膚

A. 膠原病およびリウマチ性疾患
1）**皮膚筋炎**	筋痛，筋力低下
2）全身性強皮症	近位筋の筋力低下
3）全身性エリテマトーデス	筋痛
4）関節リウマチ	関節周囲の筋萎縮
5）限局性（線状）強皮症	筋萎縮
6）**巨細胞性動脈炎**	全身の筋痛，こわばり
7）**結節性動脈周囲炎**	筋肉痛，筋力低下
8）Wegener 肉芽腫症	筋痛
9）Reiter 病	足底筋膜炎

B. その他
1）多発性石灰化上皮腫	筋緊張性ジストロフィー
2）先天性表皮水疱症（劣性遺伝性）	先天的筋ジストロフィー
3）Recklinghausen 母斑症	筋ジストロフィー
4）eosinophylia-myalgia 症候群	筋痛
5）SSSS	膿性筋炎
6）scleromyxoedema	咽頭筋，嚥下困難

神経と皮膚

A. 遺伝性，先天性疾患
1）von Recklinghausen 母斑症	脳, 脊髄の神経線維腫, 神経膠腫（聴神経が多い）
2）Bourneville-Pringle 母斑症	痙攣発作, 精神遅滞
3）**Sturge-Weber 症候群**	石灰化, てんかん, 運動麻痺
4）Klippel-Weber 症候群	痙攣, 錐体および錐体外路障害, 知能障害
5）von Hippel-Lindau 症候群	小脳, 脊髄の血管腫
6）ataxia telangiectasia	小脳性運動失調
7）Refsum 症候群	小脳性運動失調, 多発性ニューロパチー
8）**Sjögren-Larsson 症候群**	精神遅滞, ときに痙性四肢麻痺
9）Rud 症候群	てんかん, 知能障害
10）Stewart 症候群	てんかん, 知能障害
11）Lanbenthal 症候群	小脳性運動失調, 知能低下
12）Mélanose neurocutanée	軟脳膜の悪性黒色腫
13）色素失調症	精神発育障害, 小頭症, 四肢痙直
14）Rothmund-Thomson 症候群	小頭症, 精神遅滞
15）表皮母斑症候群	知能低下, てんかん
16）基底細胞母斑症候群	知能障害, 水頭症, てんかん, 髄芽細胞腫, 脳硬膜の石灰化
17）弾力線維性仮性黄色腫	くも膜下出血

B. 代謝異常
1）ペラグラ	多発性ニューロパチー, 精神不穏
2）フェニールケトン尿症	精神遅滞
3）Hartnup 症候群	小脳性失調, 精神症状
4）Hurler 症候群	知能障害
5）**Fabry 症候群**	脳血管障害, 遺伝性感覚・運動性ニューロパチー
6）色素性乾皮症	知能低下, 精神発育障害, 小頭症, 錐体および錐体外路症状
7）lipoid proteinosis	石灰沈着, てんかん
8）**Crow-Fukase 症候群**	多発性ニューロパチー
9）Lesch-Nyhan 症候群	自傷行為, 錐体および錐体外路症状
10）Kinky hair 病（Menkes 症候群）	知能低下, 痙攣
11）家族性全身性アミロイドーシス	多発性ニューロパチー

C. 膠原病，血管炎
1）**全身性エリテマトーデス**	各種の神経・精神症状, 中枢, 末梢神経障害
2）**結節性動脈周囲炎**	多発性ニューロパチー
3）**アレルギー性肉芽腫性血管炎**	多発性単ニューロパチー
4）Wegener 肉芽腫症	多発性ニューロパチー

D. その他
1）**Sneddon 症候群**	多発性脳梗塞
2）**Behçet 病**	脳幹部, 基底核周辺, 白質の軟化, 脱髄, 髄膜刺激症状, 精神症状
3）Vogt・小柳・原田症候群	脳炎, 髄膜刺激症状
4）サルコイドーシス	顔面神経麻痺, ときに間脳・下垂体部の肉芽腫→尿崩症
5）Melkersson-Rosenthal 症候群	顔面神経麻痺
6）皮膚瘙痒症（感染症, 腫瘍の転移を除く）	多発性硬化症

内分泌と皮膚

A. 甲状腺機能亢進症
  1）一般的皮膚症状
    a）**多汗, 湿潤**
    b）暖かい
  2）色素沈着（顔）
  3）**尋常性白斑**
  4）手掌紅斑
  5）瘙痒症
  6）円形脱毛症
  7）**前脛骨部粘液水腫**
  8）爪甲剥離症
B. 甲状腺機能低下症
  1）一時的皮膚症状
    a）乾燥（減汗）
    b）蒼白
    c）寒冷過敏
    d）浮腫（四肢, 顔）
  2）**瘙痒症**
  3）網状皮斑
  4）黄色腫
  5）**柑皮症**
  6）脱毛（びまん性および Hertoghe 徴候）
C. 副甲状腺機能低下症
  1）一般的皮膚症状
    a）乾燥
    b）鱗屑および角質増加
  2）紅皮症
  3）結節性痒疹
  4）疱疹状膿痂疹
  5）慢性皮膚粘膜カンジダ症
  6）脱毛（斑状）
  7）爪：栄養障害性ときに Beau 線条

（Cushing 症候群, Addison 病については 210, 211 頁参照）

貧血の皮膚症状

1）一般的な皮膚症状：蒼白・色素沈着・脱毛・爪の栄養障害および口腔粘膜変化
2）悪性貧血
  a）**Möller-Hunter 舌炎**
  b）色素脱失（**尋常性白斑・Sutton 母斑・若白髪**）
  c）指趾関節背面の色素沈着
3）鉄欠乏性貧血
  a）**匙状爪**
  b）**赤い平らな舌**
  c）**口角炎**
  d）脱毛
  e）瘙痒症
4）再生不良性貧血
遺伝性
  a）Fanconi 症候群：**白斑を混じた色素沈着**（露光部）
  b）dyskeratosis congenita：**多型皮膚萎縮, 爪の栄養障害・舌の白板症**
後天性
  a）薬剤：紫斑
  b）感染症：紫斑
5）溶血性貧血
原因ないし基礎疾患によって皮膚症状が異なる
6）貧血を伴うその他の皮膚疾患（悪性腫瘍を除く）
  a）先天性ポルフィリン症
  b）骨髄性プロトポルフィリン症
  c）栄養障害性表皮水疱症
  d）多発性汗腺膿瘍
  e）呼吸不全症候群を伴う皮膚疾患

多発性骨髄腫の皮膚症状

1）特異的皮膚症状
  髄外性プラスマ細胞腫（骨病巣からの直接の浸潤, 転移および皮膚原発）
2）非特異的皮膚症状
  a）**アミロイドーシス**
  b）強皮症性粘液水腫
  c）黄色腫
  d）皮膚筋炎
  e）クリオグロブリン血症
  f）過粘度症候群
  g）環状紅斑
  h）Crow-Fukase 症候群
  i）後天性魚鱗癬
  j）後天性表皮水疱症
  k）壊疽性膿皮症

全身性アミロイドーシスと皮膚

1）紫斑を伴う小結節：眼瞼, 鼻, 口囲, 頭, 腋窩, 陰股部
2）ろう様光沢のある小結節
3）色素沈着
4）皮下硬結
5）巨大舌
6）強皮症様顔貌
7）蕁麻疹様紅斑
8）びらん, 潰瘍
9）脱毛

写真提供者一覧

図 5-20	取手協同病院	増沢 真実子
図 5-23	虎の門病院	大西 春彦
図 5-24	西尾市民病院	浅井 寿子
図 6-57	札幌勤医労病院	宮澤 仁
図 6-62	川崎医科大学	延藤 俊子
図 10-12	慶應義塾大学	西川 武二
図 10-13	鹿島労災病院	江間 聡
図 10-18, 19	大和市立病院	徳永 千春
図 13-20	大和市立病院	新井 春枝
図 13-37	横浜労災病院	前島 英樹
図 13-51	都立府中病院	北島 拓弥
図 14-18	大和市立病院	徳永 千春
図 14-19	大和市立病院	新井 春枝
図 14-20, 21	鹿島労災病院	新山 史朗
図 17-56	大和市立病院	新井 春枝
図 17-58	聖路加国際病院	衛藤 光
図 17-60	鹿島労災病院	新山 史朗
図 17-62	聖路加国際病院	衛藤 光
図 18-49	大和市立病院	新井 春枝
図 20-53	横浜南共済病院	山本 美穂
図 22-30	横浜労災病院	向井 秀樹
図 22-31	宮崎大学	井上 勝平

和 文 索 引

あ

アトピー性皮膚炎　19, 50, 80, 297
アトピー皮膚　50
アナフィラクトイド紫斑　115
アフタ　123
　　――性口内炎　296
アミロイドーシス　193
アミロイド苔癬　195
アレルギー性亜敗血症　113
アレルギー性接触皮膚炎　47
アレルギー性肉芽腫性血管炎　119
亜鉛欠乏症候群　206
亜急性単純性痒疹　67
亜急性皮膚エリテマトーデス　103
赤い結節　22, 23
赤い平らな舌　367
悪性萎縮性丘疹症　125, 182
悪性血管内皮細胞腫　294
悪性黒色腫　232, 273
足白癬　337
鞍鼻　333

い

異型白癬　335
異型麻疹　301
異所性蒙古斑　233
萎縮　34
　　――性硬化性苔癬　107
　　――線条　171
石綿状粃糠疹　177
苺状血管腫　23, 241
一次刺激性接触皮膚炎　47
溢血斑　7
遺伝性魚鱗癬　165
遺伝性血管神経浮腫　64
遺伝性出血性毛細血管拡張症　205, 239, 240
遺伝性掌蹠角化症　166
遺伝性対側性色素異常症　217
遺伝性汎発性色素異常症　217
移動性静脈炎　30, 123
伊藤母斑　234
入れずみ　233
陰茎萎縮症　187
陰茎癌　271
陰茎結核疹　324
陰茎縫線嚢腫　257

陰嚢被角血管腫　240
陰部疱疹　295
陰門萎縮症　187

う

ヴィダール苔癬　56
ウイルス性乳頭腫　305
ウンナ母斑　235
うっ滞性皮膚炎　30, 57

え

エイズ　310
エクリン汗管中心性母斑　232
栄養障害性先天性表皮水疱症　160
壊死性痂皮　40
壊死性筋膜炎　122, 316
壊疽　37
　　――性丘疹　16, 28
　　――性丘疹状結核疹　325
　　――性膿皮症　122
円形体　169
円形脱毛症　356
炎症後色素脱失　8
炎症後色素沈着　11
炎症性紫斑　7
遠心性環状紅斑　77
遠心性に拡大する湿疹様病変　77

お

オスラー結節　90
黄菌毛　329
黄色腫　23
　　――症　199
黄色爪症候群　360
黄色苔癬　84
黄色の結節　22, 23
太田母斑　11, 234

か

カフェオレ斑　11, 218, 229, 247, 282
カポジ水痘様発疹症　169, 297
ガマ腫　367
ガラス圧　4, 7
カンジダ症　29, 41, 342
カンジダ性間擦疹　343

カンジダ性亀頭包皮炎　344
カンジダ性指趾間びらん症　342
カンジダ性爪囲炎　343
カンジダ性爪炎　343
外陰萎縮症　271
外陰潰瘍　124
外陰疣贅　307
外骨症　368
外傷性嚢腫　257
外歯瘻　320
回帰性リウマチ　112
疥癬　349
　　――トンネル　349
海綿状血管腫　241
海綿状態　18
海綿状リンパ管腫　243
潰瘍　37
顔の好酸球性肉芽腫　283
顔の白癬　335
夏期痒疹　66
角化性鱗屑　43
角質増生　43
角層下膿疱症　163
仮性黒色表皮腫　223
家族性全身性アミロイドーシス　194
下腿潰瘍　57, 95
褐色の結節　23
化膿性汗腺炎　318
化膿性肉芽腫　133
痂皮　28, 40
　　――形成　40
過敏性血管炎　115
貨幣状皮膚炎　54
顆粒　169
川崎病　121
汗管腫　275
汗管周囲炎　318
汗孔角化症　173
汗疹　352
汗腺膿瘍　318
汗疱　351
　　――状小水疱　26
　　――状白癬　351
　　――様白癬疹　341
眼瞼黄色腫　199
眼帯状疱疹　298
眼天疱瘡　157
環状紅斑　2, 3, 341
環状肉芽腫　130

384　索　引

肝性ポルフィリン症　200
肝性痒疹　70
肝斑　216
関節症性乾癬　176, 179
関節リウマチ　110
頑癬　336
癌前駆症　271
完全色素脱失　8
乾癬性紅皮症　175
乾皮症　42, 54, 58
陥入爪　362
顔面播種状粟粒性狼瘡　129
顔面毛包性紅斑黒皮症　171
寒冷凝集素疾患　85

き

機械的刺激による紫斑　82
機械的蕁麻疹　63
偽癌症　263
気球細胞母斑　232
基底細胞上皮腫　21, 260, 261
基底細胞母斑症候群　262
吸収不全症候群　57
丘疹　14
　　──状血管拡張　4
　　──状梅毒　331
　　──状膨疹　12
　　──性紅斑　2
　　──性蕁麻疹　67
　　──性ムチン沈着症　196
急性偽膜性カンジダ症　344
急性蕁麻疹　63
急性苔癬状痘瘡状粃糠疹　182
急性熱性皮膚粘膜リンパ節症候群　121
急性皮下脂肪織炎　31
境界部母斑　231
強皮骨膜症　225
棘状毛包性角化症　171
局面性類乾癬　286
棘融解　151
　　──細胞　152
巨細胞性動脈炎　120
巨大舌　194, 196
魚鱗癬　42, 50, 165
　　──様紅皮症　167
　　──様鱗屑　42
亀裂　38
筋強直性ジストロフィー症　359
菌状息肉症　183, 286
金製剤による薬疹　148
金皮膚炎　148
緊張性萎縮　34
銀皮症　209

く

クインケ浮腫　12, 63, 64
クモ状血管腫　5, 238
クリオグロブリン血症　85, 118, 202
グルカゴノーマ症候群　203
グルテン過敏性腸炎　158
グロムス腫瘍　245
クロモミコーシス　347
黒い結節　22, 23

け

ケラトアカントーマ　21, 263
ケラトヒアリン母斑　226
ケルズス禿瘡　339, 341
ケロイド　21, 278
けじらみ　350
脛骨前部粘液水腫　197
稽留性肢端皮膚炎　178, 179
毛虱症　350
結核性硬結性紅斑　79
血管外皮細胞腫　294
血管拡張　4
　　──性環状紫斑　84
　　──性肉芽腫　21, 133
　　──性母斑　235, 236
血管芽細胞腫　242
血管脂肪腫　255
血管腫　204, 235
血管神経性浮腫　64
血管性浮腫　12
血管性母斑　241
血管肉腫　294
血小板減少症　6
血小板減少性紫斑　81
血栓症後症候群　57, 94, 95
血疱　24
結節　20
　　──状ムチノーシス　198
　　──性黄色腫　199
　　──性結核性静脈炎　79, 325
　　──性硬化症　248
　　──性紅斑　30, 78, 124, 127
　　──性多発動脈炎　118
　　──性梅毒　332
　　──性皮膚ループスムチン症　99
　　──性痒疹　68
腱黄色腫　199
限局性強皮症　107, 219
限局性色素斑　10
限局性弾力線維形成不全　219
限局性白毛症　359
限局性リンパ管腫　243
懸垂性線維腫　248, 277

こ

剣創状強皮症　107
顕微鏡的結節性多発動脈炎　120

ゴム腫　332
コリン性蕁麻疹　64
コレステロール結晶塞栓症　91
コロジオン児　167
抗悪性腫瘍薬による皮膚障害　150
口囲皮膚炎　149
口蓋突起　368
口角炎　368
口唇癌　271
口唇疱疹　295
硬化　33
　　──性萎縮性苔癬　187
　　──性血管腫　276
　　──性脂肪織炎　95
　　──性粘液水腫　197
高γ-グロブリン血症性紫斑　83
硬結性紅斑　79
後口角部白板症　270
虹彩炎　124
好酸球性膿疱性毛包炎　164
好中球性紅斑　75
紅色陰癬　329
紅色汗疹　352
紅色肥厚症　269
紅斑　2
　　──角化症　168
　　──性丘疹　14
　　──性天疱瘡　153
　　──熱リケッチア症　334
紅皮症　80, 190
硬性下疳　331
光線過敏性薬疹　147
光線性花弁状色素斑　135
光線性類細網症　285
光沢苔癬　188
光毒性皮膚炎　135
咬爪症　363
後天性指趾被角線維腫　279
後天性生毛性多毛症　359
後天性表皮水疱症　148, 155
後天性免疫不全症候群　310
更年期角化腫　166
項部菱形皮膚　369
抗リン脂質抗体症候群　93
黒色癌前駆症　273
黒色線条　360
黒色表皮腫(症)　223
個疹　1
骨好酸球性肉芽腫　293
骨髄性プロトポルフィリン症　137, 248
骨髄性ポルフィリン症　200
固定蕁麻疹　67

索引

固定薬疹　135, 144
孤立性肥満細胞症　292
混合型アミロイドーシス　195
混合型クリオグロブリン血症　117

さ

サルコイドーシス　127
サルコイド反応　129, 132
再発性アフタ　123, 366
細胞増殖型青色母斑　233
索状硬結　30
匙状爪　361
痤瘡型薬疹　147
痤瘡様発疹　16, 17, 149, 354
擦過　36
蚕蝕性潰瘍　260

し

シェーグレン症候群　109
ジベルばら色粃糠疹　184
ジューリング疱疹状皮膚炎　158
自家感作性皮膚炎　55
趾間菌　337
色素失調症　249
色素性乾皮症　34, 35, 138, 271, 273
色素性紫斑性苔癬様皮膚炎　84
色素性蕁麻疹　291
色素性接触皮膚炎　60
色素性痒疹　71
色素脱失　8
色素沈着　10, 194, 204
色素斑　10
持久性隆起性紅斑　76
獅子顔　326
獅子面　290
糸状疣贅　305
刺青　233
脂腺腫　248
脂腺母斑　227
舌なめずり皮膚炎　51
指端硬化症　105
肢端紫藍症　85
湿疹丘疹　15, 18
紫斑　6, 193, 202
紙幣状皮膚　5, 238
若年性黄色肉芽腫　247, 282, 293
若年性黒色腫　231
雀卵斑　216
習慣性丹毒　315
充実性丘疹　14
集簇性痤瘡　353
獣皮様母斑　231
酒皶　355
手掌紅斑　238
術後脱毛症　357

種痘様水疱症　137
主婦湿疹　59
腫瘍性脱毛症　272
腫瘤　20
漿液性丘疹　14, 15, 65
漿液性水疱　24
小痂皮性膿痂疹　313
小水疱　24, 26
　――型斑状白癬　336
小児指線維腫症　279
小児腹壁遠心性脂肪萎縮症　219
小 von Recklinghausen 斑　247
猩紅色菌　337
症候性掌蹠角化症　166
猩紅熱　301
掌蹠角化症　166, 190
掌蹠膿疱症　40, 162
静脈湖　368
初期硬結　331
職業性痤瘡　354
女子下腿うっ血紅斑　30
女性の剛毛　204
脂漏性角化症　253
脂漏性皮膚炎　61, 62, 80
神経線維腫　21
　――症　247
神経皮膚黒色症　231
進行性顔面片側萎縮症　107
進行性紅斑角化症　168
進行性指掌角皮症　59
進行性特発性皮膚萎縮症　219
深在性エリテマトーデス　104
深在性汗疹　352
滲出性紅斑　2, 341
真珠母口内炎　148
尋常性乾癬　40, 80, 175
尋常性魚鱗癬　165
尋常性痤瘡　353
尋常性天疱瘡　151, 155
尋常性白斑　8, 214
尋常性毛瘡　319, 340
尋常性疣贅　21, 305
尋常性狼瘡　271, 321
新生児エリテマトーデス　103
新生児痤瘡　353
新生児類天疱瘡　156
腎性痒疹　70
浸軟　41
心粘液腫　92
真皮内母斑　231
蕁麻疹　12, 63
　――様血管炎　64, 99
　――様紅斑　2, 64
　――様苔癬　67

す

ズック靴皮膚炎　51

ステロイド紫斑　82
ステロイド酒皶　149
ストロフルス　65
スピッツ母斑　231, 232
スポロトリコーシス　346
水晶様汗疹　352
水痘　27, 299
水疱　24
　――性魚鱗癬様角化症　167
　――性類天疱瘡　25, 155
皺襞舌　365

せ

星状偽瘢痕　371
青色ゴムまり様母斑症候群　237
青色母斑　233
成人 Still 病　113
成人 T 細胞性白血病　288
成人型色素性蕁麻疹　292
正中部母斑　235
正中菱形舌炎　365
生物学的偽陽性反応　333
星芒状血管腫　238
星芒体　128
赤芽球性プロトポルフィリン症　201
癤　317
　――腫症　317
石灰化上皮腫　258
接触皮膚炎　27, 47
舌扁桃　366
線維腫　367
線維性エプーリス　367
線維性軟疣　277
線維肉腫　280
前癌症　268
前癌状態　139, 264, 270
前脛骨部萎縮性色素斑　86
尖圭コンジローマ　307
穿孔性潰瘍　260
線状 IgA 皮膚症　159
線状萎縮　34
線状苔癬　189
線状皮膚萎縮症　220
全身性アミロイドーシス　193
全身性エリテマトーデス　85, 97, 357
全身性強皮症　105
全身性銀皮症　209
全身性血管炎　118
全身性白皮症　213
全身性肥満細胞症　291
全頭脱毛症　356
先天性血管拡張性大理石様皮膚　242
先天性示指爪甲形成異常症　362
先天性静脈拡張症　242

先天性赤芽球性ポルフィリン症　201
先天性皮膚欠損症　227
先天性表皮水疱症　160, 271
先天梅毒　332
腺病性苔癬　127, 324
潜伏梅毒　331

そ

早期白髪症　359
爪甲横溝　360
爪甲鉤彎症　363
爪甲縦裂症　363
爪甲脱落症　360
爪甲点状凹窩　362
爪甲剥離症　361
爪白癬　338
増殖性天疱瘡　152
壮年性脱毛症　357
掻破痕　43
瘙痒症　150
足蹠疣贅　305
側頭動脈炎　120
続発性紅皮症　80
続発性皮膚限局性アミロイドーシス　195
粟粒腫　32, 256
組織球腫　276

た

ダリエ徴候　291
ダリエ病　169, 297
帯状疱疹　27, 298
苔癬型反応　185
苔癬丘疹　15
苔癬状白癬疹　341
苔癬状粃糠疹　181, 182, 284
苔癬様発疹　15
体部白癬　336
平らな紅斑　2
大理石様皮膚　88
唾液停滞嚢腫　367
多形滲出性紅斑　73
　　――症候群　73
多形日光疹　137
多型皮膚萎縮　34, 108, 138, 139, 286
多形慢性痒疹　69
多発性陰嚢粉瘤（症）　254
多発性筋炎　108
多発性骨髄腫　193
多発性細網組織球症　281
多発性脂腺嚢腫症　255
多発性嚢腫状骨炎　127
多発性斑状色素沈着症　141
多発性皮膚平滑筋腫　246

多発性ボーエン病　265
多発性毛包上皮腫　259
多発性毛包嚢腫症　255
多発性立毛筋性平滑筋腫　255
多房性小水疱　24
多毛　149
　　――症　358
蛇行状穿孔性弾力線維症　191, 222
脱色素性母斑　228
単純黒子　231
単純性血管腫　235
単純性紫斑　83
単純性先天性表皮水疱症　160
単純性粃糠疹　51
単純性疱疹　295
単発性毛包上皮腫　259
男性型脱毛症　357
丹毒　315
　　――様癌　272
弾力線維性仮性黄色腫　222

ち

致死型表皮水疱症　160
地図状舌　178, 365
遅発性母斑　229
中毒性表皮壊死融解症　145
蝶形紅斑　3
腸性肢端皮膚炎　206, 357
貼布試験　48

つ

恙虫病　334
蔓状血管腫　241

て

デルマドローム　8
デルモグラフィー　13
手足口病　300
滴状乾癬　176
滴状類乾癬　181
手白癬　337
転移性皮膚癌　21, 272
点状陥凹　175
点状集簇性母斑　232
点状出血　7
伝染性紅斑　304
伝染性単核症　304
伝染性軟属腫　309
伝染性膿痂疹　313
癜風　345
　　――菌　345
殿部慢性膿皮症　320
殿部老人性苔癬化局面　371
天疱瘡　148, 151
　　――抗体　151

と

凍瘡　140
　　――状狼瘡　104
疼痛性紅斑症　90
糖尿病性壊疽　85
糖尿病性潰瘍　37
糖尿病性水疱　86
頭部乳頭状皮膚炎　319
頭部白癬　335
特発性ケロイド　278
特発性滴状白斑　214
禿髪性毛包炎　319
時計ガラス爪　224, 225, 361
突発性発疹症　301
鈍性苔癬　57

な

軟線維腫　277

に

ニコチン性白色角化症　270
ニコルスキー現象　41
にきび桿菌　353
肉芽腫　21
　　――性口唇炎　132
　　――性舌炎　132
　　――性皮下脂肪織炎　31
日光角化症　264, 265
日光皮膚炎　135
乳児寄生菌性紅斑　342
乳児多発性汗腺膿瘍　318
乳頭腫　305
乳房外パージェット病　266
乳房パージェット病　266
妊娠腫瘍　133
妊娠性肝斑　216
妊娠性疱疹　156, 158
妊娠性痒疹　66
妊娠線　220

ね

熱傷瘢痕　271
粘液水腫性苔癬　196
粘液嚢腫　256, 367
粘液瘤　367
粘膜苔癬　185

の

ノルウェー疥癬　349
脳回転状皮膚　224, 225
膿痂疹後腎炎　313
嚢腫　32

索　　引　387

――状腺様上皮腫　259
囊胞　32
　　――性腺様上皮腫　248
膿性汗疱　351
膿性水疱　24, 28, 29
膿疱　28
　　――性乾癬　29, 176, 178
　　――性細菌疹　162
　　――性梅毒　332
膿瘍　28
　　――性穿掘性頭部毛包周囲炎　319

は

バザン硬結性紅斑　325
パージェット現象　266
パージェット病　266
ハッチンソン 3 徴候　333
ばち状指　224, 225, 361
肺性肥厚性骨関節症　225
梅毒　331
　　――性間質性舌炎　270, 332
　　――性口峡炎　332
　　――性脱毛　332
　　――性脱毛症　356
　　――性白斑　187, 332
　　――性バラ疹　331
白血病　290
白色萎縮症　89, 99
白色角化症　270
白色爪　204
白色癜風　345
白色粃糠疹　51
白色皮膚描記症　50
白癬　27, 335
　　――菌性肉芽腫　339
　　――疹　27, 339, 341
　　――性膿瘍　340
　　――性毛瘡　340
白髪　359
白斑　8
　　――黒皮症　8
　　――性母斑　228
白板症　270
白毛　359
剝脱性皮膚炎　80
播種状黄色腫　293
播種状紅斑丘疹型薬疹　143
播種状表在性光線性汗孔角化症　173
播種性血管内凝固症候群　81
発汗貯留症候群　352
抜毛症　356
瘢痕　37
　　――ケロイド　278
　　――浸潤　127
　　――性扁平上皮腫　260

――性類天疱瘡　157
斑状アミロイドーシス　195
斑状血管拡張　4
斑状皮膚萎縮症　219
斑状類乾癬　183
伴性劣性魚鱗癬　165
汎発性強皮症　105
汎発性黒子症　218
汎発性黒子症候群　250
汎発性帯状疱疹　298
汎発性脱毛症　356
汎発性粘液水腫　196
晩発性皮膚ポルフィリン症　200, 359
反復性多発軟骨炎　114

ひ

ヒト疣贅ウイルス　305
びまん性色素沈着　10
びまん性体幹被角血管腫　205
びらん　36, 24
被角血管腫　240
皮下結節　30
皮下硬結　30
皮下脂肪織炎様 T 細胞リンパ腫　289
皮下脂肪肉芽腫　111
皮下囊尾虫症　255
皮脂欠乏症　58
皮脂欠乏性皮膚炎　58
皮疹　1
皮斑　88
皮膚 Ki-1 リンフォーマ　289
皮膚悪性リンパ腫　289
皮膚アレルギー性血管炎　116, 325
皮膚萎縮線条　35, 149, 220, 223
皮膚筋炎　35, 108
皮膚クリプトコックス症　348
皮膚結節性動脈周囲炎　30, 117
皮膚限局性アミロイドーシス　195
皮膚障害, 抗悪性腫瘍薬　150
皮膚障害, 副腎皮質ステロイド薬　149
皮膚線維腫　276
皮膚腺病　323
皮膚瘙痒症　58
皮膚粘膜眼症候群　73, 121, 145
皮膚晩発性ポルフィリン症　369
皮膚描記症　13
皮膚放線菌症　323
皮膚疣状結核　322
皮膚様囊腫　32
光アレルギー性接触皮膚炎　48, 285
光接触皮膚炎　136
非結核性抗酸菌症　328
肥厚性瘢痕　278

砒素角化症　265, 271
砒素中毒　269
肥大性ポートワイン母斑　235
火だこ　88
非定型の凍瘡　140
肥満細胞腫　291, 292
肥満細胞症　291
肥満細胞母斑　292
表在性基底細胞上皮腫　261
表在性脂肪腫性母斑　246
表在性頭部白癬　335
表皮下水疱　24
表皮下石灰化結節　258
表皮向性癌　272
表皮内水疱　24
表皮囊腫　254
表皮剝脱素　314
表皮剝離　36
表皮母斑　226
表皮母斑症候群　226
表皮メラニン単位　8
稗粒腫　256
貧血性母斑　244, 247

ふ

フォアダイス状態　365
ブドウ球菌性 Lyell 症候群　314
ブドウ球菌性熱傷様皮膚症候群　314
ブレオマイシンによる皮膚障害　150
ぶどう膜炎　123, 127
風疹　302
　　――症候群　302
不完全色素脱失　8
不全角化　39
複合母斑　231
副腎性器症候群　353
副腎皮質ステロイド薬による皮膚障害　149
浮腫　12
　　――結合性肉芽腫症　132
　　――性硬化症　196
分枝状血管拡張　4
分枝状皮斑　88, 92, 93, 117, 118, 202
粉瘤　254

へ

ベーチェット病　94, 123
ベドナーアフタ　366
ヘモクロマトーシス　208, 211
ペラグラ　60, 207
ヘルパンギナ　296
ベルロック皮膚炎　135
平滑筋母斑　246

索引

閉塞性血栓性血管炎　87, 94
閉塞性動脈硬化症　87
胼胝　43
扁平コンジローマ　331
扁平苔癬　11, 15, 80, 185, 270, 271
　——型薬疹　146
扁平母斑　229
扁平疣贅　308

ほ

ボーエン癌　269
ボーエン病　268
ボーエン様丘疹症　306
ポートワイン母斑　5, 235, 236
ポリポージス　250
ポルフィリン症　200
膨疹　12
疱疹状小水疱　26
疱疹状天疱瘡　154
疱疹状膿痂疹　178
疱疹性歯肉口内炎　296
疱疹性瘭疽　295
蜂巣織炎　316
発作性寒冷血色素尿症　85
発疹性黄色腫　199
母斑細胞　230
　——母斑　11, 23, 230
母斑性黄色内被腫　282
母斑様限局性被角血管腫　240
本態性寒冷蕁麻疹　85
本態性血小板減少症　81

ま

マダニ刺症　350
まだら症　213
摩擦黒色症　141
麻疹　301
慢性萎縮性肢端皮膚炎　107
慢性円板状エリテマトーデス　102, 271
慢性再発性アフタ　296
慢性色素性紫斑　84
慢性蕁麻疹　63
慢性粘膜皮膚カンジダ症　343
慢性膿皮症　271
慢性肥厚性カンジダ症　270, 344
慢性放射線皮膚炎　34, 35, 139, 271
慢性遊走性紅斑　77

み

ミベリ被角血管腫　240
ミルメシア　306

む

ムチン沈着症　196
無菌的膿疱　28

め

メソトレキセートによる皮膚障害　150
メラニン色素　10
面疔　317
面皰　353
　——母斑　226

も

モルスクム反応　309
モンローの微細膿瘍　28
毛孔性角化症　17, 171, 223
毛孔性紅色粃糠疹　80, 190
毛細血管拡張　149, 202, 205, 355
毛舌　366
毛包炎　29, 123
毛包性丘疹　16
毛包性嚢腫　254
毛包性ムチン沈着症　197
毛母腫　258
蒙古斑　11, 233
網状肢端色素沈着症　215, 217
網状皮斑　242
網膜血管様線条　222

や

薬疹　80, 143

ゆ

有棘細胞癌　139, 173, 186, 264, 271
融合性細網状乳頭腫症　191
疣状皮膚炎　347
疣状母斑　226
疣贅状肢端角化症　169
疣贅様表皮発育異常症　308
遊走性血栓性静脈炎　94
油性痤瘡　354

よ

よう　317
幼児型色素性蕁麻疹　291
葉状魚鱗癬　167
葉状白斑　248
痒疹　66, 70

——丘疹　15
鎧状癌　272

ら

癩性結節性紅斑　79
落屑　39
　——性紅皮症　61
落葉状天疱瘡　153

り

リウマチ結節　23, 110, 130
リウマチ性環状紅斑　77
リウマトイド血管炎　110
リッター新生児剝脱性皮膚炎　314
リベド症状　88, 242
リポイド類壊死症　131
リール黒皮症　60
リンパ管腫　243
リンパ球腫　283
リンパ腫様丘疹症　284
リンパ節腫性痒疹　66
粒起革様皮膚　248
隆起性デルモグラフィー　13
隆起性皮膚線維肉腫　280
良性粘膜類天疱瘡　157
両側性太田母斑様色素斑　234
鱗痂皮　39
鱗状毛包性角化症　172
鱗屑　38, 39

る

類アフタ　295

れ

レイノー現象　96, 150, 202
列序性苔癬様母斑　226
連菌性歯肉口内炎　296
連圏状粃糠疹　172

ろ

瘻孔　33
老人性角化腫　264
老人性乾皮症　58
老人性血管腫　5, 370
老人性脂腺増殖症　371
老人性紫斑　82
老人性面皰　369, 370
老人性疣贅　253
狼瘡結節　321
狼瘡状毛瘡　319
狼瘡斑　321

欧文索引

A

abscess 28
acantholysis 151
acantholytic cell 152
acanthosis nigricans 223
acne agminata 129
acne conglobata 353
acne cosmetica 354
acne neonatorum 353
acne vulgaris 353
acneiform drug eruption 147
acneiform eruption 354
acquired digital fibrokeratoma 279
acquired hypertrichosis lanuginosa 359
acquired immunodeficiency syndrome 310
acrochordon 277
acrocyanosis 85
acrodermatitis chronica atrophicans 107
acrodermatitis continua Hallopeau 179
acrodermatitis enteropathica 206
acrokeratosis verruciformis Hopf 169
acropigmentatio reticularis 215, 217
actinic elastosis 369, 370
actinic keratosis 264
actinic reticuloid 285
actinomycosis cutis 323
acute febrile mucocutaneous lymphnode syndrome 121
acute febrile neutrophilic dermatosis 75
Addison 病 211
adenoma sebaceum Pringle 248
adult Still's disease 113
adult T-cell leukemia 288
AIDS 62, 310
Albright 症候群 218, 229
allergic contact dermatitis 47
allergic granulomatosis 119
alopecia areata 356
alopecia neoplastica 272
alopecia prematura 357
alopecia syphilitica 356
alopecia totalis 356
alopecia universalis 356
amelanotic melanoma 133, 273
amyloidosis 193
anaphylactoid purpura 115
anetoderma 219
—— Jadassohn 220
—— Pellizzari 220
angina specifica 332
angioblastoma 242
angiodermatitis 84
angioedema 12
angioid streaks 222
angiokeratoma 240
—— circumscriptum naeviforme 240
—— corporis diffusum 205
—— Mibelli 240
—— scroti 240
angiolipoma 255
angioma 235
—— senile 370
angular cheilitis 368
ano-sacral amyloidosis 371
antineutrophil cytoplasmic antibody 119
antiphospholipid syndrome 93
anular erythema 3, 77
aphtha 123
aphthoid Pospischil-Feyrter 295
aplasia cutis congenita 227
APS 93
argyria 209
arsenic keratosis 265
asteatosis 58
asteatotic dermatitis 58
Atherom 254
atopic dermatitis 50
atopic skin 50
atrophie blanche 89, 99, 117
atrophoderma Pasini-Pierini 219
Auspitz 現象 175
autosensitization dermatitis 55

B

B 細胞リンパ腫 289
balloon cell nevus 232
basal cell epithelioma 260
basal cell nevus syndrome 262
Basaliom 260
Bazex 症候群 180
Beau's line 360
Becker's nevus 229
Becker 母斑 229
Bednar's aphtha 366
Behçet's disease 123, 354
Behçet 病 123, 354
benign mucous membrane pemphigoid 157
berloque dermatitis 135
BFP 333
BHL 127
biologic false positive reaction 333
black heel 82
Blandin-Nuhr 腺囊腫 367
Bloch-Sulzberger 症候群 249
Bloom 症候群 35
blue nevus 233
blue rubber bleb nevus syndrome 237
blue rubber bleb nevus 症候群 241
borderline leprosy 326
Bourneville-Pringle 母斑症 248, 277
bowenoid papulosis 268, 306
bubo indolenta 331
Buerger 病 87
bullous ichthyosiform hyperkeratosis 167
bullous pemphigoid 155
bullous SLE 99

C

C 型母斑 232
c-ANCA 119
café au lait spot 229, 247
calcifying epithelioma 258
cancer en cuirasse 272
Candida albicans 342
candidiasis 342
canities 359
carbuncle 317
carcinoma erysipelatodes 272
cardial myxoma 92
Carney 症候群 218

Casal's necklace 207
cavernous angioma 241
cellular blue nevus 233
cellulitis 316
cheilitis granulomatosa 132
chickenpox 299
chilblain lupus 104, 140
chloasma 216
—— gravidarum 216
chloracne 354
cholesterol crystal embolization 91
chromomycosis 347
chronic actinic dermatitis 285
chronic mucocutaneous candidiasis 343
cicatricial pemphigoid 157
cirsoid angioma 241
clubbed finger 224, 225
clumping cell 268
coilonychia 361
collodion baby 167
comedo 353
common warts 305
compound nevus 231
condyloma acuminatum 307
condyloma latum 331
congenital onychodysplasia of the index finger 362
congenital porphyria 201
contact dermatitis 47
corps ronds 169
corynebacterium minutissimum 329
corynebacterium tenuis 329
Cowden 病 251
CREST 症候群 105
Cronkhite-Canada 症候群 250
Crohn 病 132, 377
Crow-Fukase(深瀬)症候群 204, 359, 370
cryocrystalglobulinaemia 91
cryoglobulinemia 202
cryopathy 140, 202
Cryptococcus neoformans 348
Cushing 症候群 171, 210, 276
cutaneous cryptococcosis 348
cutaneous Ki-1 lymphoma 289
cutis linearis punctata colli 222, 369
cutis marmorata 88
—— teleangiectatica congenita 242
cutis rhomboidalis nuchae 369
cutis verticis gyrata 224
cystic hygroma 243
cysticercosis hominis subcutanea 255

D

d-penicillamine による薬疹 148
Darier's sign 291
De Sanctis-Cacchione 症候群 138
dermal melanocytosis 233
dermatitis herpetiformis Duhring 158
dermatitis papillaris capilliti 319
dermatitis solaris(sun burn) 135
dermatitis verrucosa 347
dermatochalasis 148
dermatofibroma 276
dermatofibrosarcoma protuberans 280
dermatomyositis 108
dermatophytid 341
dermatosis papulosa nigra 370
dermographia elevata 13
dermographism 13
dermographismus alba 50
dermoid cyst 32, 254
desquamation 39
diabetic bulla 86
diabetic gangrene 85
diffuse myxedema 196
disseminated intravascular coagulation 81
disseminated morphea 107
disseminated superficial actinic porokeratosis 173
doller skin 238
drug eruption 143
drug induced photosensitivity 147
dyschromatosis symmetrica hereditaria Toyama 217
dyschromatosis universalis hereditaria 217
dyshidrosis 351
dyskeratosis congenita 35
dysplastic nevus 232

E

EB ウイルス 303, 304
ecchymosis 7
eczema marginatum 336
Ehlers-Danlos 症候群 221
elastosis perforans serpiginosa 148, 191, 222
encephalotrigeminal angiomatosis 236
eosinophilic granuloma of the face 283
eosinophilic pustular folliculitis 164

ephelides 216
epidermal cyst 254
epidermodysplasia verruciformis 308
epidermolysis bullosa acquisita 155
epidermolysis bullosa dystrophica 160
epidermolysis bullosa hereditaria 160
epidermolysis bullosa lethalis Herlitz 160
epidermolysis bullosa simplex 160
epidermolytic toxin 314
epidermotropic carcinoma 272
episodic angioedema with eosinophilia 64
epithelial nevus 226
epithelioma adenoides cysticum 259
epithelioma spinocellulare segregans 264
erosio interdigitalis blastomycetica 342
eruptive xanthoma 199
erysipelas 315
erythema ab igne 88
erythema anulare centrifugum 77
erythema anulare rheumaticum 77
erythema chronicum migrans 77
erythema elevatum diutinum 76
erythema exsudativum multiforme 73
erythema induratum 79
erythema infectiosum 304
erythema mycoticum infantile 342
erythema nodosum 78
—— leprosum 79
erythrasma 329
erythroderma 80
erythroderma desquamativum Leiner 61
erythrokeratodermia 168
—— figurata variabilis 168
—— progressiva 168
erythromelanosis follicularis faciei 171
erythroplasia(Queyrat) 269
erythropoietic protoporphyria 201
exanthema subitum 301
excoriation 36
exfoliative dermatitis 80
exostosis 368
exsudative erythema 2

external dental fistula 320
extramammary Paget's disease 266

F

Fabry 病 205
facies leontina 326
Favre−Racouchot 症候群 370
fibroma 367
　　── molle 277
　　── pendulum 277
fibrosarcoma 280
fixed drug eruption 144
follicular mucinosis 197
folliculitis decalvans 319
fonsecaea pedrosoi 347
Fordyce's spots 365
Forschheimer's spots 302
Fox−Fordyce 病 56
friction melanosis 141
furuncle 317
furunculosis 317

G

gangrene 37
generalized argyria 209
geographic tongue 365
Gianotti 症候群 303
Gianotti 病 303
giant cell arteritis 120
gingivostomatitis herpetica 296
glomus tumor 245
glossitis interstitialis luica 332
glossitis rhombica mediana 365
glucagonoma syndrome 203
Gorlin 症候群 262
grains 169
granuloma annulare 130
granuloma pyogenicum 133
granuloma teleangiectaticum 133
granuloma trichophyticum 339
granulomatosis sclerodermiformis sive disciformis 131
Grönblad−Strandberg 症候群 222
gumma 332
Günther 病 201

H

Hailey−Hailey 病 170
hairy tongue 366
hand−foot−mouth disease 300
Hand−Schüller−Christian 病 282, 293
Hansen 病 326
Hartnup 症候群 35

HB ウイルス 303
Heberden 結節 23
Heerfordt 症候群 128
hemiatrophia faciei progressiva 107
hemochromatosis 208
hereditary angioneurotic edema 64
hereditary hemorrhagic teleangiectasia 239
hereditary intraepithelial dyskeratosis 270
hereditary leucokeratosis 270
herpangina 296
herpes gestationis 156
herpes progenitalis 295
herpes simplex 295
herpes zoster 298
　　── generalisatus 298
　　── ophthalmicus 298
herpetic whitlow 295
herpetiform pemphigus 154
herpetiform vesicle 26
Hertoghe 徴候 50, 357
hidradenitis suppurativa 318
hirsutism 358
histiocytoma 276
histiocytosis X 199
human papilloma virus 305
hyalinosis cutis et mucosae 137, 248, 259
hydroa aestivale 201
hydroa vacciniforme 137
hypergammaglobulinaemic purpura 83
hyperkeratosis 43
　　── follicularis in cutem penetrans 191
hypersensitivity angitis 115
hypertrichosis 358
hypertrophic portwine stain 235
hypertrophic scar 278

I

ichthyosiform erythroderma 167
ichthyosiform scale 42
ichthyosis 165
　　── linearis circumflexa 168
　　── vulgaris 165
idiopathic guttate leucoderma 214
IgA pemphigus 154
IgA 天疱瘡 154
impetigo contagiosa 313
impetigo herpetiformis 178
incontinentia pigmenti 249
indeterminate leprosy 326

induration 30
infantile digital fibromatosis 279
infectious mononucleosis 304
ingrown nail 362
inherited ichthyosis 165
insect bite 66
intertrigo erosiva blastomycetica 343
intradermal nevus 231

J

Jarisch−Herxheimer 反応 333
junction nevus 231
juvenile melanoma 231
juvenile xanthogranuloma 282

K

Kaposi 肉腫 310
Kaposi's varicelliform eruption 297
Kasabach−Merritt 症候群 81, 241
keloid 278
keratoacanthoma 263
keratodermia tylodes palmaris progressiva 59
keratoma climacterium 166
keratoma senile 264
keratosis blenorrhagica 166
keratosis follicularis spinulosa 171
keratosis follicularis squamosa Dohi 172
keratosis palmoplantaris 166
keratosis pilaris 171
kerion celsi 339
Klippel−Trénaunay 症候群 237
Klippel−Weber 症候群 237
knuckle pads 23
Köbner 現象 175, 185, 308
Koenen 腫瘍 248
Kogoj 海綿状膿疱 178
Koplik 斑 301
kraurosis penis 187
kraurosis vulvae 187
Kveim 反応 128
Kyrle 病 191

L

lamellar ichthyosis 167
Langerhans cell histiocytosis 293
Langerhans 細胞組織球症 293
Laugier−Hunziker−Baran 症候群 218, 250
LE−panniculitis 104
lentiginosis profusa 218

lentigo maligna melanoma 273
lentigo simplex 231
LEOPARD 症候群 218, 250
lepromatous leprosy 326
leprosy 326
Leser-Trélat 徴候 253, 287
Letterer-Siwe 病 293
leucoderma syphilitica 332
leucoderma syphiliticum 187
leukemia 290
leukokeratosis 270
leukoplakia 270
lichen amyloidosus 195
lichen mucosae 185
lichen myxedematosus 196
lichen nitidus 188
lichen obtusus 57
lichen planus 185
　　　── anularis 185
　　　── cum pigmentation 185
　　　── hypertrophicus 185
　　　── linearis 185
　　　── verrucosus 185
lichen sclerosus et atrophicus 187
lichen scrofulosorum 324
lichen simplex chronicus Vidal 56
lichen striatus 189
lichen urticatus 67
lichenoid drug eruption 146
lichenoid eruption 15
lichenoid reaction 185
lick dermatitis 51
lilac ring 107
linear IgA dermatosis 159
linear necrobiotic subcutaneous bands 111
lingua plicata 365
lipodystrophia centrifugalis abdominalis infantilis 219
lipogranulomatosis subcutanea 111
lipolysis 30
livedo 88
　　　── e calore 88
　　　── racemosa 88, 93, 117, 118, 202
　　　── reticularis 88
　　　── reticularis with summer ulceration 89
　　　── vasculitis 89
localized amyloidosis 195
lues 331
　　　── connata 332
lupoide rosacea 355
lupus erythematodes discoides 102
lupus erythematodes profundus 104

lupus miliaris disseminatus faciei 129
lupus pernio 355
lupus vulgaris 321
lupus 症候群 148
Lyell 症候群 145
lymphadenosis benigna cutis 283
lymphangioma 243
　　　── cavernosum subcutaneum 243
　　　── circumscriptum 243
lymphocytoma cutis 283
lymphomatoid papulosis 284
Lymphoplasie der Haut 283

M

macula caeruleae 350
macular amyloidosis 195
macular atrophy 219
maculo-papular amyloidosis 195
Maffucci 症候群 241
malassezia furfur 345
male-pattern alopecia 357
malignant atrophic papulosis 125
malignant hemangioendothelioma 294
malignant hemangiopericytoma 294
malignant melanoma 273
mammary Paget's disease 266
Marfan 症候群 220
mastocytoma 291, 292
mastocytosis 291
MCLS 121
MCTD 101
measles 301
median raphe cyst of the penis 257
melanodermitis toxica 60
mélanoses neurocutanées 231
melanosis circumscripta praecancerosa 273
melanosis Riehl 60
Melczer 症候群 117, 202
Melkersson-Rosenthal 症候群 132
metastatic carcinoma 272
micro-livedo 91
microcrusting impetigo contagiosa 313
microscopic polyarteritis nodosa 120
Microsporum canis 335, 339
miliaria 352
　　　── crystallina 352
　　　── profunda 352
　　　── rubra 352

milium 256
mixed connective tissue disease 101
molluscum contagiosum 309
mongolian spot 233
monilethrix 症候群 171
morbus Bowen 268
morbus Darier 169
morphea 107, 219
Mucha-Habermann 182
mucinosis cutis 196
mucocele 367
mucous cyst 256, 367
mucous retention cyst 367
Muhrcke 爪 363
Muir-Torre 症候群 251
multicentric reticulohistiocytosis 259, 281
multiple follicular cysts 255
multiple leiomyoma 246
multiple piloleiomyoma 255
multiple scrotal atheromatosis 254
multiple self-healing epitheliomas 263
multiple sweat gland abscess of infant 318
multiple trichoepithelioma 259
Munro's microabscess 28, 176
mycobacterium marinum 328
mycosis fungoides 286
myrmecia 306

N

naevoxanthoendothelioma 282
naevus anaemicus 244
naevus anelasticus Lewandowsky 219
naevus araneus 238
naevus comedonicus 226
naevus depigmentosus 228
naevus flammeus 235
naevus fuscocaeruleus ophthalmomaxillaris Ota 234
naevus leiomyomatosus 246
naevus lipomatosus superficialis 246
naevus sebaceus 227
naevus spilus 229
naevus tardivus 229
naevus vasculosus 241
naevus verrucosus 226
naevus vitiligoides 228
nail-patella 症候群 360
napkin candidiasis 342
necrobiosis lipoidica 131
necrotizing fasciitis 316

neonatal lupus erythematosus 103
neurofibromatosis 247
neutrophilic erythema 75
nevus cell 230
—— nevus 230
nevus of Ito 234
nevus of Ota 234
nevus Unna 235
Nikolsky 現象 145, 151, 314
nodular cutaneous lupus mucinosis 99
nodular elastosis 370
nodular melanoma 273
nodular mucinosis 198
nodulus cutaneus 276
nontuberculous mycobacteriosis 328
norwegian scabies 349
nummular dermatitis 54

O

occupational acne 354
ocular melanosis 234
ocular pemphigus 157
ödemgebundene Granulomatose 132
oil acne 354
onychia blastomycetica 343
onychogryposis 363
onycholysis 361
onychomadesis 360
onychomycosis 338
onychophagia 363
onychorrhexis 363
oral hairy leukoplakia 310
Osler-Rendu 病 239
Osler 病 205, 240
Osler's node 90
ostitis fibrosa multiplex cystica 127
overlap 症候群 101

P

p-ANCA 119
pachydermoperiostosis 225
pachyonychia congenita 270, 361
Paget's disease 266
palindromic rheumatism 112
palmar erythema 238
palmoplantar pustulosis 162
panangitis nodosa cutanea 117
Panzerkrebs 272
papillomatose confluent et réticulée Gougerot 191
papular mucinosis 196

papulonecrotic tuberculide 325
parapsoriasis en plaque 183
parapsoriasis guttata 181
Parkes Weber 症候群 237
paronychia blastomycetica 343
Parrot's furrow 332
partial albinism 213
patch test 48
Pautrier 微細膿瘍 183, 286, 287, 288
pellagra 207
pemphigus 151
—— foliaceus 153
—— vegetans 152
—— vulgaris 151
penis tuberculide 324
perifolliculitis capitis abscedens et suffodiens 319
perioral dermatitis 149
periporitis 318
pernio 140
persistent light reaction 147, 285
petechia 7
Peutz-Jeghers 症候群 250
phlebectasia congenitale 242
phlebitis migrans 94, 123
phlebitis tuberculosa nodosa 325
photo patch test 136
photocontact dermatitis 136
piebaldism 213
pigmentatio macularis multiplex idiopathica 141
pigmentatio petaloides actinica 135
pigmented contact dermatitis 60
pilar cyst 254
pilomatricoma 258
pitted keratolysis 320
pitting nail 362
pityriasis alba 51
pityriasis amiantacea 177
pityriasis circinata Toyama 172
pityriasis lichenoides 181, 182
—— et varioliformis acuta 182
pityriasis rosea Gibert 184
pityriasis rubra pilaris 190
pityriasis simplex 51
pityriasis versicolor 345
—— alba 345
Plummer's nail 361
poikiloderma 34, 139
poliosis 359
polyarteritis nodosa 118
polymorphous light eruption 137
polyostotic fibrous dysplasia 218
polyposis 250
pompholiciform vesicle 26
pompholyx 351

索　　引　393

porokeratosis Mibelli 173
porphyria 200
—— cutanea tarda 200
portwine stain nevus 235
postimpetiginous nephritis 313
postthrombotic syndrome 57, 95
praecancerosis 268
pregnancy tumor 133
premature canities 359
pretibial myxedema 197
pretibial pigmented patches 86
primary irritant contact dermatitis 47
progeria 221
propionibacterium acnes 353
prurigo 66
—— aestivalis 66
—— chronica multiformis 69
—— gestationis 66
—— hepatica 66
—— lymphadenica 66
—— nodularis Hyde 68
—— pigmentosa 71
—— simplex subacuta 67
—— symptomatica 70
—— uraemica 66
—— uratica 66
pruritus cutaneus 58
pseudoacanthosis nigricans 171, 223
Pseudocancerose 263
pseudoxanthoma elasticum 222
PSM-melanoma 273
psoriasis arthropathica 179
psoriasis guttata 176
psoriasis pustulosa 178
psoriasis vulgaris 175
psoriatic erythroderma 175
pulmonary hypertrophic osteoarthropathy 225
purple toes syndrome 91
purpura nephritis 115
purpura pigmentosa chronica 84
purpura senilis 82
purpura simplex 83
pustular bacterid 162
pustular psoriasis 178
pyoderma chronica gluttealis 320
pyoderma gangrenosum 122
pyogenic pompholyx 351

Q

Quincke's edema 64

R

racemous angioma 241

radiodermatitis chronica　139
Ramsay Hunt 症候群　298
Raynaud's phenomenon　96
recurrent aphtha　366
red palm　238
regressing atypical histiocytosis　284
Reiter 病　74
relapsing polychondritis　114
reticular erythematous mucinosis　71, 198
rheumatoid arthritis　110
rheumatoid neutrophilic dermatitis　112
rheumatoid nodule　110
rheumatoid papules　112
rheumatoid vasculitis　110
Rickettsia tsutsugamushi　334
rosacea　355
　── -keratitis　355
roseola syphilitica　331
rote glatte Zunge　367
Rothmund-Thomson 症候群　35, 221
rubella　302
rubeola　302
Rud 症候群　167

S

salmon patch　235
sarcoidosis　127
scabies　349
scar　37
　── keloid　278
　── sarcoidosis　127
scarlatina　301
Schamberg 病　57
Schaumann 体　128
Schönlein-Henoch 紫斑　115
Schuppenkruste　39
sclerodactylia　105
scleroderma circumscriptum　107
scleroderma diffusum　105
sclerodermia plana atrophicae　219
sclerodermie en coup de sabre　107
scleroedema Buschke　196
scleromyxedema　197
scratch dermatitis　150
sebocystomatosis　255
seborrheic dermatitis　61
seborrheic keratosis　253
Senear-Usher 症候群　153
senile comedones　369
senile sebaceous hyperplasia　371
serologic test for syphilis　333

sexually transmitted disease　295, 349, 350
Sézary 症候群　80, 287
shagreen patch　248
Sjögren-Larsson 症候群　167
Sjögren syndrome　109
skin tag　277
SLE　97, 118, 140
Sneddon-Wilkinson disease　163
Sneddon 症候群　89, 93
soft fibroma　277
solitary mastocytosis　292
solitary trichoepithelioma　259
Spiegler-Fendt 類肉腫　283
spinalioma　271
Spitz 母斑　231, 232
spongiosis　18
spontaneous keloid　278
spoon nail　361
sporothrix schenckii　346
sporotrichosis　346
spotted fever rickettsiosis　334
squamous cell carcinoma　271
staphylococcal scalded skin syndrome (SSSS)　41, 145, 314
stasis dermatitis　57
STD　295, 349, 350
steatocystoma multiplex　255
stellate pseudoscar　371
steroid acne　149
steroid-rosacea　149, 355
Stevens-Johnson 症候群　73
stomatitis aphthosa　296
strawberry mark　241
striae atrophicae　220
striae gravidarum　220
strophulus　65
STS　333
Sturge-Weber 症候群　236
subacute cutaneous lupus erythematosus　103
subcorneal pustular dermatosis　163
subcutaneous panniculitis-like T-cell lymphoma　289
subepidermal calcified nodule　258
sucks and gloves 症候群　304
superficial spreading malignant melanoma　273
superficial ulcerating rheumatoid necrobiosis　111
Sutton 現象　214
Sutton's nevus　214, 232
sweat retention syndrome　352
Sweet 病　75
sycosis lupoid　319
sycosis trichophytica　340

sycosis vulgaris　319
symmetrical lividities of the soles of the feet　141
syphilis　331
syringoma　275
systemic amyloidosis　193
systemic lupus erythematodes　97, 118, 140
systemic mastocytosis　291
systemic sclerosis　105

T

tattoo　233
telangiectasia　355
TEN　145
tendinous xanthoma　199
Terry 爪　363
thromboangitis obliterans　87
thrombocytopenic purpura　81
tick bite　350
Tierfellnaevus　231
tinea capitis　335
　── superficialis　335
tinea corporis　336
tinea cruris　336
tinea faciei　335
tinea manus　337
tinea pedis　337
tinea unguium　338
tonsilla linguae　366
torus palatinus　368
total albinism　213
toxic epidermal necrolysis　145
TPHA　333
transepidermal elimination　191
traumatic epidermal cyst　257
Treponema pallidum　331
trichomycosis axillaris　329
trichophytia maculovesiculosa　336
trichophytid　341
trichophyton mentagrophytes　336
Trichophyton rubrum　336, 337
trichotillomania　356
tsutsugamushi disease　334
tuberculoid leprosy　326
tuberculosis verrucosa cutis　322
tuberous sclerosis　248
tumor　20
twenty nail dystrophy　362
Tzanck 試験　151

U

ulcus cruris　57
　── varicosum　95

ulcus durum　331
ulcus rodens　260
ulcus terebrans　260
urticaria　12, 63
　　──　papulosa　67
　　──　perstans　67
　　──　pigmentosa　291
urticarial vasculitis　64, 99

V

varicella　299
vascular spider　238
vasculitis allergica cutis (Ruiter)　116
venereal warts　307
venous lake　368
verruca filiformis　305
verruca plana　308
verruca plantaris　305
verruca senilis　253
verruca vulgaris　305
vesicule　24
vitiligo vulgaris　214
Vogt・小柳・原田病　214, 359
von Recklinghausen 病　244, 247, 282

W

Waardenburg 症候群　215, 359
Weber-Christian 脂肪織炎　30
Wegener's granulomatosis　119
Wegener 肉芽腫症　119
Werner 症候群　221, 273, 359
white fibrous papulosis of the neck　371
white leaf-shaped macule　248
Wickham 線条　186
Wissler-Fanconi 症候群　113

X

xanthelasma palpebrarum　199
xanthoma tuberosum　199
xanthomatosis　199
xeroderma pigmentosum　138
xerosis　58
　　──　senilis　58

Y

yellow nail syndrome　360

Z

Zinsser-Fanconi 症候群　270

検印省略

皮膚病アトラス

定価（本体 12,000円＋税）

1977年 8月19日	第1版	第1刷発行
1984年 2月 1日	第2版	第1刷発行
1992年 4月25日	第3版	第1刷発行
1997年 9月23日	第4版	第1刷発行
2004年 3月24日	第5版	第1刷発行
2020年11月22日	同	第7刷発行

著　者　西山 茂夫（にしやま しげお）
発行者　浅井 麻紀
発行所　株式会社 文光堂
　　　　〒113-0033　東京都文京区本郷7-2-7
　　　　TEL（03）3813-5478（営業）
　　　　　　（03）3813-5411（編集）

©西山茂夫, 2004　　　印刷：公和図書　製本：ブロケード

ISBN978-4-8306-3445-1　　　Printed in Japan

- 本書の複製権，翻訳権・翻案権，上映権，譲渡権，公衆送信権（送信可能化権を含む），二次的著作物の利用に関する原著作者の権利は，株式会社文光堂が保有します．
- 本書を無断で複製する行為（コピー，スキャン，デジタルデータ化など）は，私的使用のための複製など著作権法上の限られた例外を除き禁じられています．大学，病院，企業などにおいて，業務上使用する目的で上記の行為を行うことは，使用範囲が内部に限られるものであっても私的使用には該当せず，違法です．また私的使用に該当する場合であっても，代行業者等の第三者に依頼して上記の行為を行うことは違法となります．
- JCOPY〈出版者著作権管理機構　委託出版物〉
本書を複製される場合は，そのつど事前に出版者著作権管理機構（電話 03-5244-5088, FAX 03-5244-5089, e-mail：info@jcopy.or.jp）の許諾を得てください．

丘疹 ①一般的

真皮の炎症に基づく細胞成分の増加による皮膚の限局性の盛り上がり．

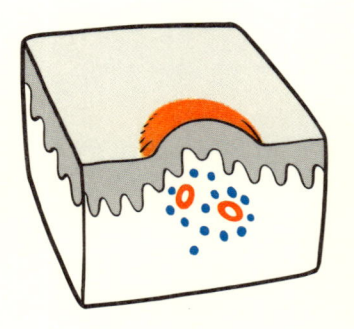

p.14

丘疹 ⑤壊疽性丘疹

表皮の壊死変化を伴う線維素性炎症．周辺に赤味が強い．膿疱との鑑別必要．

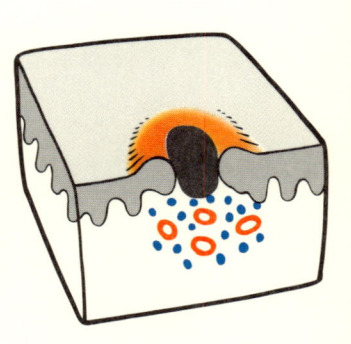

p.14

丘疹 ②漿液性丘疹

真皮上層の滲出性炎症と表皮内の浮腫による境界不明瞭な丘疹．

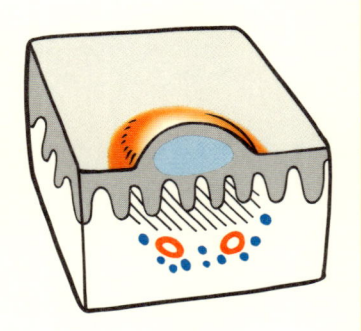

p.14

水疱 ①小水疱

表皮細胞間の浮腫による小さな水疱．汗疱状と疱疹状とに分けられる．

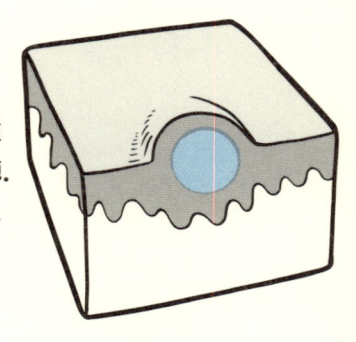

p.26

丘疹 ③苔癬丘疹

角化の異常を伴う真皮上層の慢性炎症．
表面平らで多角形を呈する．

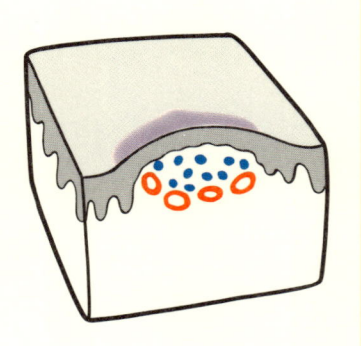

p.14

水疱 ②表皮内水疱

大豆大以上の水疱．棘融解による天疱瘡が代表的．弛緩性で破れやすい．

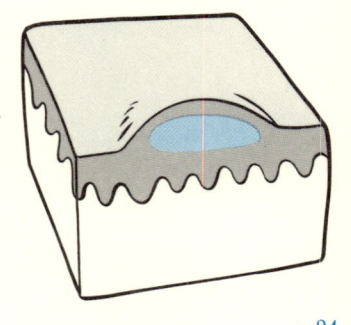

p.24

丘疹 ④毛包性丘疹

毛包に一致する炎症または角化異常．半球状に盛り上がり中央に毛を有す．

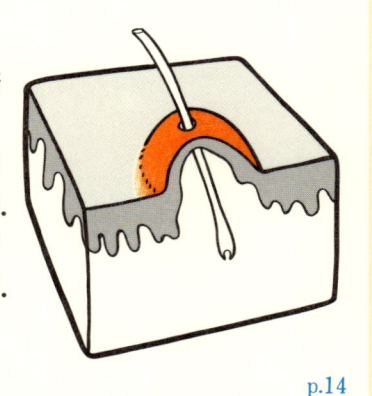

p.14

水疱 ③表皮下水疱

真皮の滲出性炎症または表皮基底細胞ないし基底膜の変化による．緊満性で破れ難い．

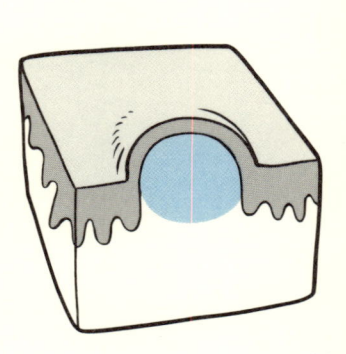

p.24